OPTOMETRIST

# 국가고시
# 안경사

## 기출동형
## 단기완성

**필기＋실기**

시대에듀

## 국가고시 안경사 기출동형 단기완성
### 필기 + 실기

### Always with you

사람의 인연은 길에서 우연하게 만나거나 함께 살아가는 것만을 의미하지는 않습니다.
책을 펴내는 출판사와 그 책을 읽는 독자의 만남도 소중한 인연입니다.
**시대에듀**는 항상 독자의 마음을 헤아리기 위해 노력하고 있습니다. 늘 독자와 함께하겠습니다.

## PROFILE

**김미진 편저**

**학 력**
서울과학기술대학교 안경광학과 학사
서울과학기술대학교 안경광학과 석사
서울과학기술대학교 안경광학과 박사

**경 력**
전) 신성대학교 안경광학과 강사
현) 서울과학기술대학교 안경광학과 겸임교수
현) 서영대학교 안경광학과 강사
현) 눈사랑안경 명지오션점 대표

---

**시대에듀 끝까지 책임진다! 시대에듀!**
QR코드를 통해 도서 출간 이후 발견된 오류나 개정법령, 변경된 시험 정보, 최신기출문제, 도서 업데이트 자료 등이 있는지 확인해 보세요! **시대에듀 합격 스마트 앱**을 통해서도 알려 드리고 있으니 구글 플레이나 앱 스토어에서 다운받아 사용하세요.
또한, 파본 도서인 경우에는 구입하신 곳에서 교환해 드립니다.

**편집진행** 김준일 · 이경민 · 오다움　**표지디자인** 김도연　**본문디자인** 하한우 · 홍영란

# 머리말 PREFACE

안경사는 시력 보호와 시생활의 질 향상에 이바지하는 보건의료 전문가로서, 국민의 눈 건강을 책임지는 중요한 역할을 담당합니다. 이러한 전문가로 성장하기 위해 반드시 거쳐야 하는 과정이 바로 안경사 국가고시입니다. 국가고시는 단순한 시험이 아니라, 전문 직업인으로서 요구되는 지식과 자질을 종합적으로 평가하는 중요한 관문입니다.

본 교재는 수험생 여러분이 짧은 기간 안에 국가고시를 효율적으로 대비할 수 있도록 기획되었습니다. 2019년부터 최근까지의 기출문제를 분석하여 출제 경향과 핵심 포인트를 선별하였고, 반복적으로 등장하는 주요 개념을 심화 정리하였습니다. 또한, 파트마다 출제예상문제와 해설을 수록하여 학습한 내용을 실제 문제 해결에 적용할 수 있도록 하였습니다.

국가고시를 준비하는 과정은 방대한 학습량과 압박으로 인해 절대 쉽지 않습니다. 그러나 학문적 기반 위에 체계적으로 정리된 이 교재를 활용한다면, 단순한 암기를 넘어 이해 중심의 학습과 실전 능력 향상을 동시에 이룰 수 있을 것입니다.

끝으로, 이 책을 통해 학습한 모든 학생이 안경사 국가고시에 당당히 합격하고, 더 나아가 국민의 눈 건강을 지키는 전문가로 성장하기를 바랍니다. 여러분의 노력이 반드시 결실을 볼 수 있기를 진심으로 응원합니다.

편저 김미진 드림

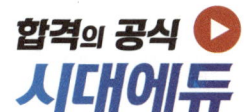

자격증 · 공무원 · 금융/보험 · 면허증 · 언어/외국어 · 검정고시/독학사 · 기업체/취업
이 시대의 모든 합격! 시대에듀에서 합격하세요!
www.youtube.com ➜ 시대에듀 ➜ 구독

# 자격시험안내 INFORMATION

## ◉ 안경사란?
안경사는 안경(시력보정용에 한정)의 조제 및 판매와 콘택트렌즈(시력보정용이 아닌 경우를 포함)의 판매를 주된 업무로 하는 사람으로, 고객에게 안경 및 콘택트렌즈를 처방하고 맞추어주며, 시력 보조구의 사용법을 알려주는 자를 말한다.

(출처 : 의료기사 등에 관한 법률, 통계청 한국표준직업분류)

## ◉ 시험과목

| 구 분 | 교 시 | 시험과목 | 문항 수 | 시험형식 | 시험시간 | 총 점 |
|---|---|---|---|---|---|---|
| 필 기 | 1교시 | 1. 시광학이론 | 85 | 객관식 | 09:00~10:15(75분) | 190점 |
| | 2교시 | 1. 의료관계법규<br>2. 시광학응용 | 105(20/85) | 객관식 | 10:50~12:20(90분) | |
| 실 기 | 3교시 | 1. 실기시험 | 60 | 객관식 | 12:55~13:55(60분) | 60점 |

## ◉ 합격기준
▶ 필기시험 각 과목 만점의 40% 이상 및 전 과목 총점의 60% 이상 득점한 자
▶ 실기시험 만점의 60% 이상 득점한 자

## ◉ 응시자격
▶ 대학·산업대학·전문대학에서 해당 보건의료 전공을 하고 현장실습 과목을 이수하여 졸업(또는 이듬해 2월 이전 졸업 예정) 한 사람
▶ 보건복지부장관이 인정하는 외국 대학에서 해당 전공을 하고 해당 국가의 관련 면허를 취득한 사람
▶ 1988년 5월 28일 기준, 의료기사법 부칙에 따라 안경업소에서 안경 조제 및 판매 업무를 수행한 경력이 있는 사람
▶ 「의료기사 등에 관한 법률」 제5조, 제7조에 해당하는 결격사유 등에 해당되지 않는 자

## ◉ 2025 시험일정

| 구 분 | 접수일 | 시험장 공고일 | 시험일 | 합격자 발표 | 응시료 |
|---|---|---|---|---|---|
| 38회 | 09.03(수)<br>~<br>09.10(수) | 11.05(수) | 12.20(토) | 2026.01.09(금) | 110,000원 |

※ 상기 시험일정은 시행처 사정에 따라 일부 변경될 수 있으므로 국시원 홈페이지에서 정확한 일정을 확인하시길 바랍니다.

## 컴퓨터시험(CBT) 유의사항

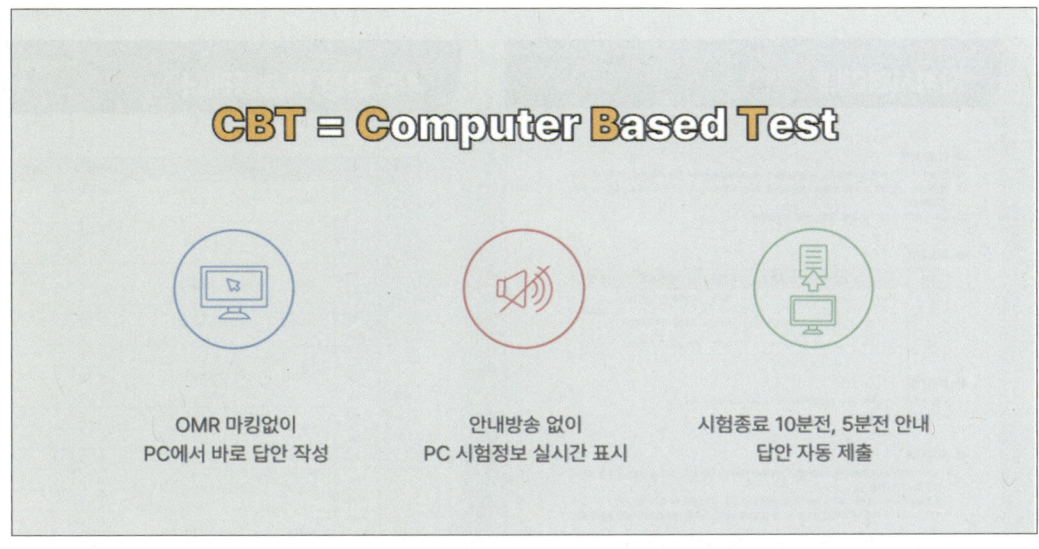

2025년 제38회 안경사 국가시험부터 CBT(컴퓨터 기반 시험)가 도입됩니다.

- PC를 이용한 컴퓨터시험으로만 응시 가능
- 컴퓨터시험(CBT)은 답안카드를 작성하지 않으며, 감독관의 지시에 따라 시험기기(PC)를 사용
- 응시자는 시험시간이 종료되기 전까지 시험실에서 퇴실할 수 없음
- 컴퓨터시험(CBT) 응시자 안내 동영상 및 튜토리얼은 국시원 홈페이지에서 확인 가능
  - 동영상 : 국시원 홈페이지 → 시험정보 → 컴퓨터시험 → CBT
  - 튜토리얼 : 국시원 홈페이지 → 시험정보 → 컴퓨터시험 → CBT → CBT 체험하기(모바일 환경에서는 구동되지 않거나 화면 오류 등이 발생할 수 있음)

## 응시자 유의사항

- 준비물 : 응시표, 신분증(주민등록증, 운전면허증, 여권, 국가보훈등록증, 외국인등록증, 청소년증, 주민등록번호가 기재된 장애인등록증 등)
- 소지불가물품 : 통신기기 및 전자기기(휴대전화, 태블릿PC, 스마트시계, 이어폰, 전자계산기 등)
  ※ 발견 시 부정행위로 처리될 수 있음
- 시험일 응시자 입장완료시간까지 해당 시험실의 지정된 좌석에 앉아있어야 하며, 1교시 시험에 결시한 자는 이후 시험교시에 응시 불가
  ※ 응시자 입장 완료시간
  - 1교시 : 08시 30분
  - 2교시 : 10시 40분
  - 3교시 : 12시 45분
- 「필기시험 시험문제 및 가답안의 공개는 응시자를 대상으로 한국보건의료인국가시험원(이하 국시원) 홈페이지를 통해 시험일로부터 5일간 공개

# 이 책의 구성과 특징 STRUCTURES

## 시험안내와 합격을 위한 최적의 학습방법 제공

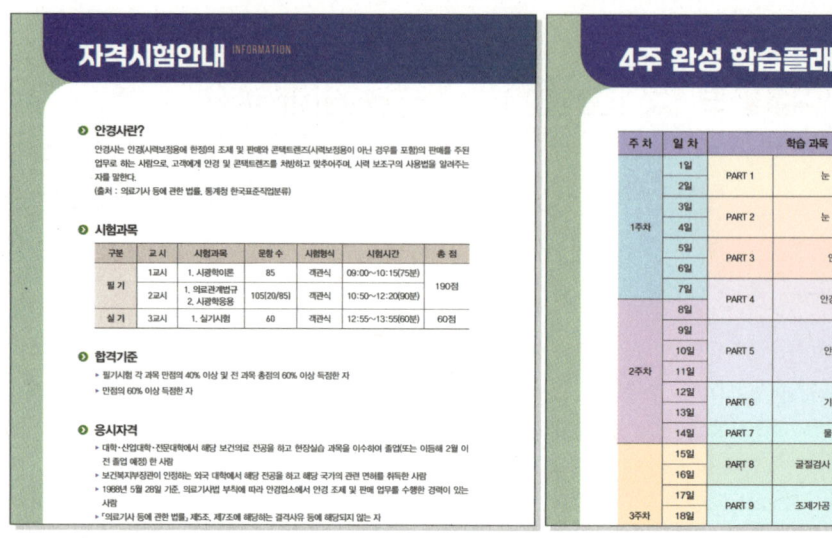

국가고시 안경사 시험안내와 합격을 위한 4주 완성 셀프 학습플래너로 자신만의 학습방향을 수립할 수 있습니다.

## 단기완성을 위한 필기 + 실기 이론을 한 번에 정리

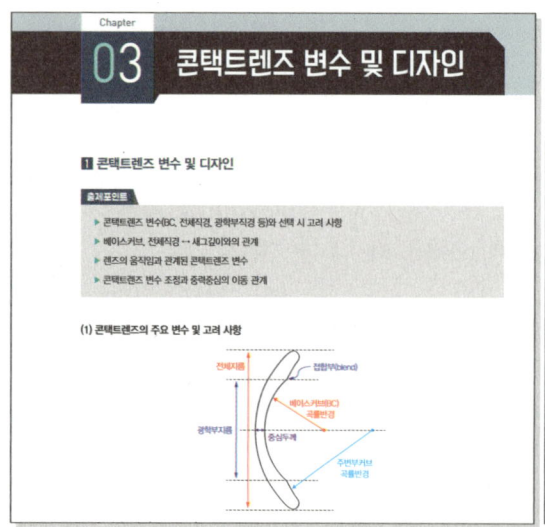
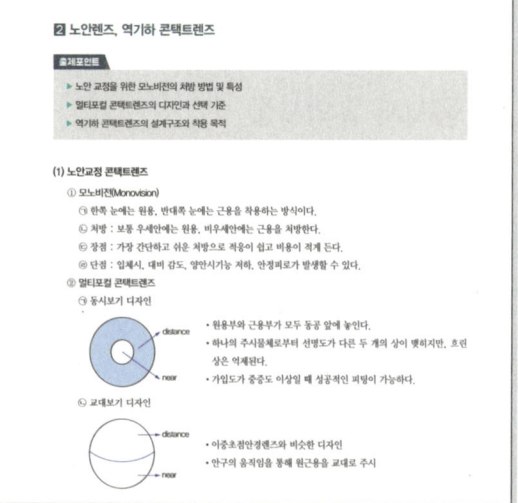

필기와 실기시험의 방대한 이론을 시험에 꼭 필요한 핵심만 수록하여 학습 효율을 극대화했습니다.

합격의 공식 Formula of pass | 시대에듀 www.sdedu.co.kr

## 출제예상문제 + 기출동형 모의고사 5회로 연습부터 실전까지 한 권에!

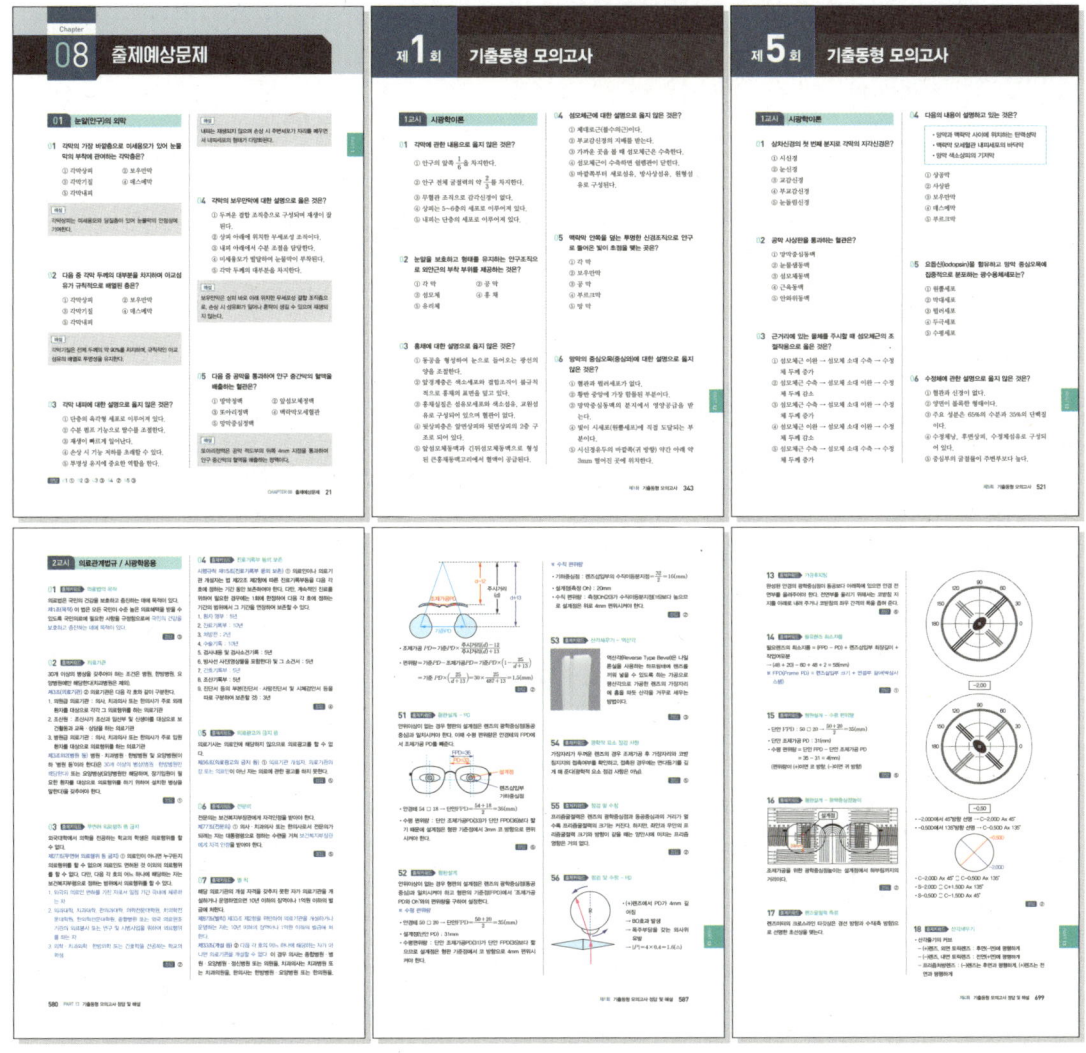

시험 유형을 면밀히 분석하여 시험과 동일한 유형의 문제로 구성한 출제예상문제와 기출동형 모의고사 5회로 실전과 가장 가까운 연습이 가능합니다.

# 4주 완성 학습플래너 PLANNER

| 주 차 | 일 차 | 학습 과목 | | 공부한 날 | 완 료 |
|---|---|---|---|---|---|
| 1주차 | 1일 | PART 1 | 눈 해부학 | 월   일 | % |
| | 2일 | | | 월   일 | % |
| | 3일 | PART 2 | 눈 생리학 | 월   일 | % |
| | 4일 | | | 월   일 | % |
| | 5일 | PART 3 | 안질환 | 월   일 | % |
| | 6일 | | | 월   일 | % |
| | 7일 | PART 4 | 안경재료학 | 월   일 | % |
| 2주차 | 8일 | | | 월   일 | % |
| | 9일 | PART 5 | 안경광학 | 월   일 | % |
| | 10일 | | | 월   일 | % |
| | 11일 | | | 월   일 | % |
| | 12일 | PART 6 | 기하광학 | 월   일 | % |
| | 13일 | | | 월   일 | % |
| | 14일 | PART 7 | 물리광학 | 월   일 | % |
| 3주차 | 15일 | PART 8 | 굴절검사 이론 및 실무 | 월   일 | % |
| | 16일 | | | 월   일 | % |
| | 17일 | PART 9 | 조제가공 이론 및 실무 | 월   일 | % |
| | 18일 | | | 월   일 | % |
| | 19일 | PART 10 | 시기능이상 이론 및 실무 | 월   일 | % |
| | 20일 | | | 월   일 | % |
| | 21일 | PART 11 | 콘택트렌즈 이론 및 실무 | 월   일 | % |
| 4주차 | 22일 | | | 월   일 | % |
| | 23일 | PART 12 | 제1회 기출동형 모의고사 | 월   일 | % |
| | 24일 | | 제2회 기출동형 모의고사 | 월   일 | % |
| | 25일 | | 제3회 기출동형 모의고사 | 월   일 | % |
| | 26일 | | 제4회 기출동형 모의고사 | 월   일 | % |
| | 27일 | | 제5회 기출동형 모의고사 | 월   일 | % |
| | 28일 | | 오답노트 정리 및 최종 마무리 | 월   일 | % |

# 이 책의 목차 CONTENTS

## PART 1  눈 해부학

- CHAPTER 01  눈알(안구)의 외막 · · · · · · · · · · · · · · · · · · · · · · · · · · · · 003
- CHAPTER 02  눈알(안구)의 중막 · · · · · · · · · · · · · · · · · · · · · · · · · · · · 006
- CHAPTER 03  눈알(안구)의 내막과 시신경 · · · · · · · · · · · · · · · · · 009
- CHAPTER 04  눈알(안구)의 내용물 · · · · · · · · · · · · · · · · · · · · · · · · · 011
- CHAPTER 05  안와, 눈꺼풀 및 결막 · · · · · · · · · · · · · · · · · · · · · · · · 013
- CHAPTER 06  눈물기관과 외안근 · · · · · · · · · · · · · · · · · · · · · · · · · · 016
- CHAPTER 07  눈의 신경, 혈관분포 및 유전 · · · · · · · · · · · · · · · · 019
- CHAPTER 08  출제예상문제 · · · · · · · · · · · · · · · · · · · · · · · · · · · · · · · · 021

## PART 2  눈 생리학

- CHAPTER 01  시력과 시야 · · · · · · · · · · · · · · · · · · · · · · · · · · · · · · · · · · 033
- CHAPTER 02  광각과 색각 · · · · · · · · · · · · · · · · · · · · · · · · · · · · · · · · · · 036
- CHAPTER 03  굴절생리 · · · · · · · · · · · · · · · · · · · · · · · · · · · · · · · · · · · · · 039
- CHAPTER 04  조절과 폭주 · · · · · · · · · · · · · · · · · · · · · · · · · · · · · · · · · · 040
- CHAPTER 05  눈알(안구)의 편위 · · · · · · · · · · · · · · · · · · · · · · · · · · · · 042
- CHAPTER 06  눈의 신경지배 및 장애 · · · · · · · · · · · · · · · · · · · · · · 044
- CHAPTER 07  눈 생리검사의 이해 · · · · · · · · · · · · · · · · · · · · · · · · · · 047
- CHAPTER 08  출제예상문제 · · · · · · · · · · · · · · · · · · · · · · · · · · · · · · · · 049

## PART 3  안질환

- CHAPTER 01  각막질환 · · · · · · · · · · · · · · · · · · · · · · · · · · · · · · · · · · · · · 061
- CHAPTER 02  결막질환 · · · · · · · · · · · · · · · · · · · · · · · · · · · · · · · · · · · · · 063
- CHAPTER 03  수정체질환 · · · · · · · · · · · · · · · · · · · · · · · · · · · · · · · · · · 066
- CHAPTER 04  망막질환 · · · · · · · · · · · · · · · · · · · · · · · · · · · · · · · · · · · · · 068
- CHAPTER 05  유리체질환 · · · · · · · · · · · · · · · · · · · · · · · · · · · · · · · · · · 070
- CHAPTER 06  포도막염 · · · · · · · · · · · · · · · · · · · · · · · · · · · · · · · · · · · · · 072
- CHAPTER 07  눈꺼풀질환 · · · · · · · · · · · · · · · · · · · · · · · · · · · · · · · · · · 074
- CHAPTER 08  녹내장 · · · · · · · · · · · · · · · · · · · · · · · · · · · · · · · · · · · · · · · · 076
- CHAPTER 09  전신질환과 관련된 안과질환 · · · · · · · · · · · · · · · · 077
- CHAPTER 10  기타 주요 질환 · · · · · · · · · · · · · · · · · · · · · · · · · · · · · · 079
- CHAPTER 11  출제예상문제 · · · · · · · · · · · · · · · · · · · · · · · · · · · · · · · · 080

# 이 책의 목차 CONTENTS

## PART 4  안경재료학

- CHAPTER 01 금속 안경테의 특성 및 선택 · · · · · · · · · 089
- CHAPTER 02 플라스틱 및 비금속 안경테의 특성 및 선택 · · · 093
- CHAPTER 03 안경렌즈 재료의 특성 · · · · · · · · · · · · 097
- CHAPTER 04 안경렌즈의 상품별 특성 · · · · · · · · · · 103
- CHAPTER 05 기능성 렌즈의 특성 · · · · · · · · · · · · 107
- CHAPTER 06 출제예상문제 · · · · · · · · · · · · · · · 111

## PART 5  안경광학

- CHAPTER 01 안광학계 · · · · · · · · · · · · · · · · · 123
- CHAPTER 02 비정시의 광학적 교정 · · · · · · · · · · · 132
- CHAPTER 03 근용안경 · · · · · · · · · · · · · · · · · 141
- CHAPTER 04 프리즘굴절력 · · · · · · · · · · · · · · · 144
- CHAPTER 05 안경배율 · · · · · · · · · · · · · · · · · 146
- CHAPTER 06 출제예상문제 · · · · · · · · · · · · · · · 149

## PART 6  기하광학

- CHAPTER 01 빛의 전파 · · · · · · · · · · · · · · · · 169
- CHAPTER 02 빛의 반사와 굴절 · · · · · · · · · · · · · 172
- CHAPTER 03 프리즘 · · · · · · · · · · · · · · · · · · 177
- CHAPTER 04 렌 즈 · · · · · · · · · · · · · · · · · · 180
- CHAPTER 05 조리개와 수차 · · · · · · · · · · · · · · 186
- CHAPTER 06 출제예상문제 · · · · · · · · · · · · · · · 188

## PART 7  물리광학

- CHAPTER 01 파 동 · · · · · · · · · · · · · · · · · · 203
- CHAPTER 02 간 섭 · · · · · · · · · · · · · · · · · · 206
- CHAPTER 03 회 절 · · · · · · · · · · · · · · · · · · 208
- CHAPTER 04 편 광 · · · · · · · · · · · · · · · · · · 209
- CHAPTER 05 출제예상문제 · · · · · · · · · · · · · · · 212

## PART 8  굴절검사 이론 및 실무

- CHAPTER 01 예비검사 · · · · · · · · · · · · · · · · · · · · · · · · · · · · · · · · · · · **219**
- CHAPTER 02 원용검사 · · · · · · · · · · · · · · · · · · · · · · · · · · · · · · · · · · · **224**
- CHAPTER 03 근용검사 · · · · · · · · · · · · · · · · · · · · · · · · · · · · · · · · · · · **232**
- CHAPTER 04 출제예상문제 · · · · · · · · · · · · · · · · · · · · · · · · · · · · · · · **234**

## PART 9  조제가공 이론 및 실무

- CHAPTER 01 조제가공 기초 · · · · · · · · · · · · · · · · · · · · · · · · · · · · · · **249**
- CHAPTER 02 조제가공 본과정 · · · · · · · · · · · · · · · · · · · · · · · · · · · · **253**
- CHAPTER 03 다초점렌즈 조제가공 · · · · · · · · · · · · · · · · · · · · · · · · **260**
- CHAPTER 04 특수기능안경 · · · · · · · · · · · · · · · · · · · · · · · · · · · · · · · **263**
- CHAPTER 05 출제예상문제 · · · · · · · · · · · · · · · · · · · · · · · · · · · · · · · **265**

## PART 10  시기능이상 이론 및 실무

- CHAPTER 01 양안시기능 · · · · · · · · · · · · · · · · · · · · · · · · · · · · · · · · · **281**
- CHAPTER 02 안위이상검사 · · · · · · · · · · · · · · · · · · · · · · · · · · · · · · · **287**
- CHAPTER 03 폭주기능검사 · · · · · · · · · · · · · · · · · · · · · · · · · · · · · · · **293**
- CHAPTER 04 안위이상의 처방 · · · · · · · · · · · · · · · · · · · · · · · · · · · · **296**
- CHAPTER 05 조절기능검사 · · · · · · · · · · · · · · · · · · · · · · · · · · · · · · · **298**
- CHAPTER 06 양안시기능이상 · · · · · · · · · · · · · · · · · · · · · · · · · · · · · **300**
- CHAPTER 07 출제예상문제 · · · · · · · · · · · · · · · · · · · · · · · · · · · · · · · **301**

## PART 11  콘택트렌즈 이론 및 실무

- CHAPTER 01 전안부의 이해 및 검사 · · · · · · · · · · · · · · · · · · · · · · · **315**
- CHAPTER 02 콘택트렌즈의 재질 및 물성 · · · · · · · · · · · · · · · · · · · **316**
- CHAPTER 03 콘택트렌즈 변수 및 디자인 · · · · · · · · · · · · · · · · · · · **319**
- CHAPTER 04 콘택트렌즈 광학 · · · · · · · · · · · · · · · · · · · · · · · · · · · · · **321**
- CHAPTER 05 하드 콘택트렌즈 · · · · · · · · · · · · · · · · · · · · · · · · · · · · · **323**
- CHAPTER 06 소프트 콘택트렌즈 · · · · · · · · · · · · · · · · · · · · · · · · · · · **325**
- CHAPTER 07 토릭 및 특수 콘택트렌즈 · · · · · · · · · · · · · · · · · · · · · **326**
- CHAPTER 08 콘택트렌즈 관련 문제 및 해결법 · · · · · · · · · · · · · · **328**
- CHAPTER 09 착용자의 검사와 관리 · · · · · · · · · · · · · · · · · · · · · · · **329**
- CHAPTER 10 출제예상문제 · · · · · · · · · · · · · · · · · · · · · · · · · · · · · · · **330**

# 이 책의 목차 CONTENTS

## PART 12  기출동형 모의고사

제1회 기출동형 모의고사 · · · · · · · · · · · · · · · · · · · · · · · · · · · **343**
제2회 기출동형 모의고사 · · · · · · · · · · · · · · · · · · · · · · · · · · · **388**
제3회 기출동형 모의고사 · · · · · · · · · · · · · · · · · · · · · · · · · · · **432**
제4회 기출동형 모의고사 · · · · · · · · · · · · · · · · · · · · · · · · · · · **477**
제5회 기출동형 모의고사 · · · · · · · · · · · · · · · · · · · · · · · · · · · **521**

## PART 13  기출동형 모의고사 정답 및 해설

제1회 기출동형 모의고사 정답 및 해설 · · · · · · · · · · · · · · · · · **569**
제2회 기출동형 모의고사 정답 및 해설 · · · · · · · · · · · · · · · · · **603**
제3회 기출동형 모의고사 정답 및 해설 · · · · · · · · · · · · · · · · · **637**
제4회 기출동형 모의고사 정답 및 해설 · · · · · · · · · · · · · · · · · **671**
제5회 기출동형 모의고사 정답 및 해설 · · · · · · · · · · · · · · · · · **706**

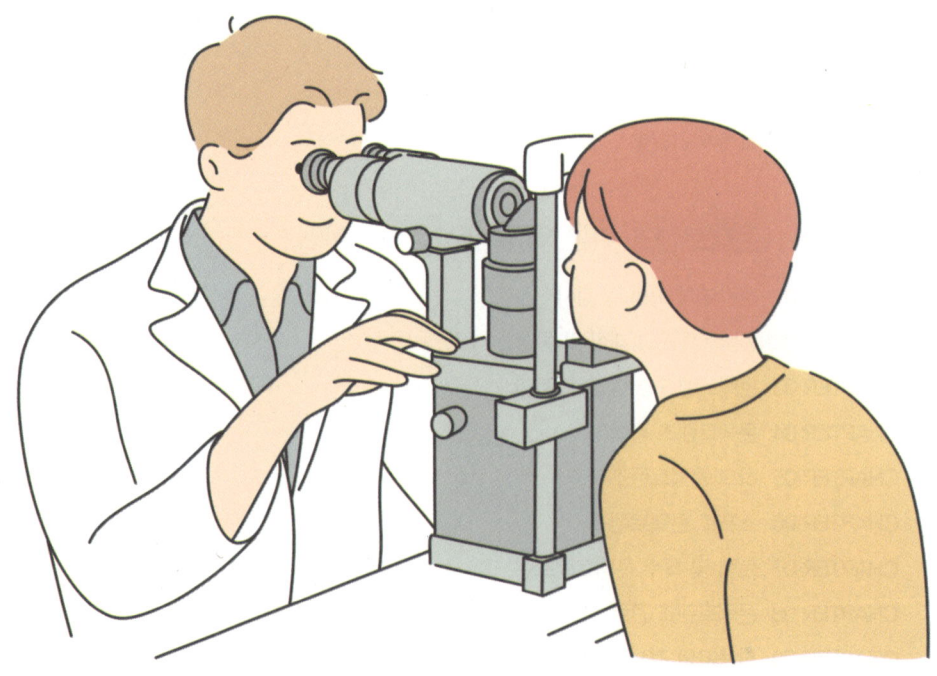

국가고시 안경사 기출동형 단기완성

# PART 1

# 눈 해부학

CHAPTER 01 눈알(안구)의 외막
CHAPTER 02 눈알(안구)의 중막
CHAPTER 03 눈알(안구)의 내막과 시신경
CHAPTER 04 눈알(안구)의 내용물
CHAPTER 05 안와, 눈꺼풀 및 결막
CHAPTER 06 눈물기관과 외안근
CHAPTER 07 눈의 신경, 혈관분포 및 유전
CHAPTER 08 출제예상문제

합격의 공식
시대에듀
SD EDU

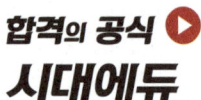
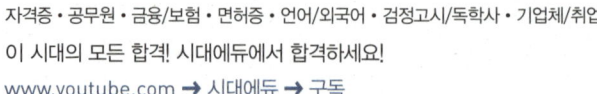

# Chapter 01 눈알(안구)의 외막

## 1 각 막

> **출제포인트**
> ▶ 각막의 층별 구조와 기능, 특성
> ▶ 각막의 무혈관성, 투명성 유지 원리
> ▶ 각막의 신경지배 및 감각 기능

### (1) 각막의 주요 특성

① 혈관이 없는 무혈관 조직으로 안구의 앞쪽 $\frac{1}{6}$을 차지한다.

② 굴절력이 약 43D로 안구 전체 굴절력의 $\frac{2}{3}$이다.

③ 실질의 규칙적인 섬유 배열과 내피의 수분함량 조절 기능에 의해 각막의 투명도가 유지된다.

④ **지각신경** : 눈신경(삼차신경 제1분지)

### (2) 해부학적 구조(바깥쪽 → 안쪽)

① **각막상피**
  ㉠ 5~6층의 편평상피세포로 구성되어 있고 빠르게 재생이 가능하다.
  ㉡ 상피의 표면에는 미세융모와 당질층이 존재하여, 표면적 확대와 눈물막의 안정성에 기여한다.
  ㉢ 신경 말단이 분포하여 외부 자극에 민감하다(실질적인 보호층의 역할).

② **보우만막**
  ㉠ 상피와 실질 사이의 무세포성 결합조직층이다.
  ㉡ 손상 시 재생되지 않아 흉터가 남는다.

③ **각막실질**
  ㉠ 전체 두께의 약 90%이다.
  ㉡ 아교섬유층이 규칙적으로 배열되어 있어, 투명한 굴절면을 제공한다.

④ **데스메막**
  ㉠ 각막실질과 내피 사이의 얇고 투명한 탄력성 막이다(내피세포의 기저막).
  ㉡ 나이가 들어감에 따라 두께가 증가한다.

⑤ **각막내피**
  ㉠ 단층의 육각형 세포로 거의 재생되지 않는다.
  ㉡ 앞방과 각막 사이의 물질교환을 수행한다.
  ㉢ **수분 펌프 기능**을 통해 **각막의 탈수를 조절**함으로써 **투명성**을 유지한다.
  ㉣ 손상 시 각막부종 및 투명성을 상실한다.

## 2 공 막

**출제포인트**
▶ 공막의 기능
▶ 공막의 해부학적 위치 및 구조적 특징
▶ 공막을 통과하는 신경 및 혈관

### (1) 공막의 주요 특성
① 안구 외막의 후방 $\frac{5}{6}$를 차지한다.
② **불투명하고 단단한 섬유성 조직**으로 구성된다.
③ 상공막의 혈관과 맥락막의 혈관망으로부터 영양을 공급받는다.
④ **공막의 두께** : 외안근 부착부위가 약 0.3mm로 가장 얇고, 시신경 주변이 약 1mm로 가장 두껍다.

### (2) 기능 및 역할
① **안구의 형태 유지** : 단단한 구조로 안압에 견디며 눈의 구형을 유지한다.
② **외부 충격으로부터 보호** : 강한 결합조직으로 눈을 보호한다.
③ **외안근 부착부위** : 6개의 외안근이 공막에 부착되어 안구 운동을 조절한다.

### (3) 해부학적 구조
① **상공막** : 가장 바깥층으로, 느슨한 결합조직이며 혈관이 풍부하여 공막에 영양을 공급한다.
② **공막기질층** : 불투명막을 형성하는 주된 섬유성 결합조직층으로, 다양한 크기의 **아교질 섬유가 불규칙하게 배열되어 있어 공막이 희고 불투명하게 보인다**.
③ **공막갈색판** : 맥락막과 인접하며, 멜라닌 색소를 함유하여 **광선을 차단**하고 안구 내 빛 반사를 방지한다.
④ **사상판** : 공막 후방의 망상구조로, 시신경섬유와 망막중심동맥이 통과한다.
⑤ 공막돌기 : 섬모체근이 부착하는 부분으로, 방수 배출과 연관되어 있다.

**(4) 공막을 통과하는 신경 및 혈관**

① 사상판 : 시신경섬유, 망막중심동맥 및 정맥

② 각막 가장자리에서 약 4mm 뒤쪽 : 앞섬모체동맥 및 정맥

③ 안구 적도부에서 약 4mm 뒤쪽 : 또아리정맥(중간막의 혈액을 배출)

# Chapter 02 눈알(안구)의 중막

## 1 홍 채

**출제포인트**
- ▶ 홍채의 기능
- ▶ 홍채의 혈관 형성
- ▶ 홍채의 근육구조 및 신경지배

### (1) 홍채의 주요 특성
① 각막과 수정체 사이에 위치하는 혈관성 조직이다.
② 전안부에서 빛의 양을 조절하는 구경조리개 역할을 한다.

### (2) 해부학적 구조
① 앞면 : 고랑 구조, 홍채주름 존재
② 뒷면 : 색소상피 세포층(빛의 투과 방지)
③ 중심부 : 동공조임근, 동공확대근

### (3) 홍채 근육의 배열과 신경지배

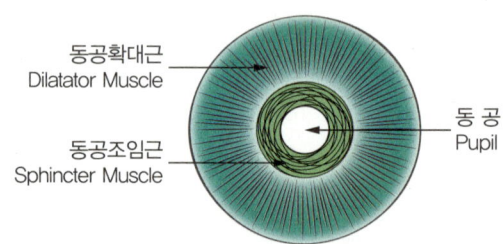

| 근 육 | 배 열 | 지배신경 |
|---|---|---|
| 동공조임근 | 동공 둘레에 환상 | 부교감신경 |
| 동공확대근 | 홍채뿌리에서부터 방사상 | 교감신경 |

### (4) 홍채의 혈액 공급

① 앞섬모체동맥 + 긴뒤섬모체동맥 → 큰홍채동맥고리 형성

② 해당 고리는 홍채와 섬모체로 가지를 내어 혈액을 공급한다.


## 2 섬모체(모양체)

**출제포인트**
- ▶ 기능 및 역할
- ▶ 방수 생성 및 위치
- ▶ 섬모체근의 구성과 생리, 지배신경

### (1) 섬모체의 주요 특성

① 맥락막 앞쪽 끝에서 홍채뿌리에 이르는 직각삼각형 모양의 구조이다.

② 홍채를 지지하고 조절작용을 담당하며, 방수를 생성(섬모체돌기의 무색소상피)한다.

### (2) 섬모체근의 구성과 기능

① 세로섬유(공막극에 부착), 방사상 섬유, 원형섬유로 구성된다.

② 제대로근(불수의근)으로 수정체 조절에 관여하고 부교감신경의 지배를 받는다.

③ 조절작용 : 섬모체근 수축 → 모양체 소대 이완 → 수정체 볼록해짐 → 굴절력 증가

④ 섬모체근 수축 시 쉴렘관이 열려 방수 배출을 촉진시킨다.

## 3 맥락막

**출제포인트**
- ▶ 맥락막의 특성과 기능
- ▶ 맥락막모세혈관의 영양 공급

### (1) 맥락막의 주요 특성
① 공막과 망막색소상피(RPE) 사이에 위치한다.
② 0.1~0.2mm 두께의 혈관막이다(색소와 혈관이 풍부).

### (2) 주요 기능
① 공막, 유리체, 망막의 바깥층($\frac{1}{3}$ 부위, 특히 시세포층)에 산소와 영양분을 공급한다.
② 색소가 풍부하여 공막을 통과한 빛을 흡수 및 차단한다.

# Chapter 03 눈알(안구)의 내막과 시신경

## 1 망 막

**출제포인트**
- ▶ 색소상피세포층의 기능
- ▶ 시세포층의 영양공급 경로 : 맥락막모세혈관
- ▶ 광수용체 세포
- ▶ 시신경유두의 구조 및 기능
- ▶ 망막의 신경원

### (1) 망막의 주요 특성
① 안구의 내막으로 빛 자극을 시각 신호로 변환하는 감각신경 조직이다.
② 색소상피층과 신경층으로 구성된다.

### (2) 색소상피층의 기능
① 시세포를 지지하고 보호한다.
② 시세포 바깥조각의 손상된 원반을 제거한다.
③ 비타민A를 저장하고 방출한다.
④ 혈액망막장벽으로 작용한다.
⑤ 멜라닌 색소과립을 함유하고 있어 시세포에 수용되지 않은 여분의 빛을 흡수한다.

### (3) 망막의 신경원(신경층의 주요 세포)
① 시자극 전달 경로 : 시세포 → 두극세포 → 신경절세포 → 시신경
② 시세포(광수용체세포)
  ㉠ **원뿔세포** : 중심오목에 고도로 밀집되어 있고, 중심시와 색각을 담당하며, 요돕신(iodopsin)을 함유하고 있다.
  ㉡ **막대세포** : 주변부 망막에 분포하고 있다(중심오목에는 없음). 주변시로 어두운 곳에서도 빛에 민감하게 반응하며, 로돕신(rhodopsin)을 함유하고 있다.
③ 연합성 신경원(자극을 서로 통합) : 수평세포(시세포 – 두극세포), 무축삭세포(두극세포 – 신경절세포)
④ 구조 지지작용 : 뮐러세포

### (4) 황반과 중심오목

① 황반 : 망막의 중심부에 위치하며, 원뿔세포가 밀집되어 있어 중심 시력을 담당한다.

② 중심오목 : 황반부 중앙의 함몰부로, 혈관이 없고 원뿔세포만 존재하여 빛이 직접 원뿔세포에 닿는 부분이다.

### (5) 시신경유두

① 망막에서 시신경이 빠져나가는 부위로 신경절세포의 축삭이 모여 형성된다.

② 시세포가 존재하지 않기 때문에 생리적 암점(Mariotte's blind spot)이 나타난다.

③ 망막중심동맥과 정맥이 통과한다.

## 2 시신경

> **출제포인트**
> ▶ 신경절세포 축삭의 신경연접 부위
> ▶ 시각전달경로
> ▶ 제2번 뇌신경의 기능

### (1) 시신경의 주요 특성

① 제2번 뇌신경으로 시각 정보를 뇌로 전달하는 감각신경이다.

② 망막의 신경절세포 축삭으로 구성된다.

③ 중추신경계의 일부로 손상 시 재생되지 않는다.

### (2) 시각정보 전달 경로

시각 정보는 다음과 같은 경로를 따라 대뇌 후두엽까지 전달된다.

① 시신경(Optic Nerve)

② 시신경교차(Optic Chiasm)

③ 시각로(Optic Tract)

④ 가쪽무릎체(Lateral Geniculate Body) – 시냅스(신경 연접) 형성

⑤ 시각로부챗살(Optic Radiation)

⑥ 시피질(Visual Cortex, 후두엽 피질)

# Chapter 04 눈알(안구)의 내용물

## 1 수정체

**출제포인트**
- ▶ 수정체의 해부학적 구조와 성분
- ▶ 수정체의 기능과 조직적 특성
- ▶ 노화에 따른 수정체의 변화

### (1) 형태와 구조
① 양볼록렌즈 형태로 정적굴절상태에서 굴절력은 약 +19D이다.
② 전낭(Anterior Capsule) : 두껍고 상피세포가 존재하여 수정체섬유를 생성한다.
③ 후낭(Posterior Capsule) : 얇고 상피세포가 존재하지 않는다.
④ 곡률 : 앞면이 뒷면보다 더 평평하다(곡률반경은 앞면이 뒷면보다 크다).

### (2) 조직학적 특성
① 조절기능을 수행한다.
② 일생동안 성장이 지속된다.
③ 혈관과 신경이 없어 투명성이 유지된다.

### (3) 성분 구성
① 약 65% 수분과 35% 단백질, 미량의 미네랄이 함유되어 있다.
② 중심부로 갈수록 굴절률이 높아진다.

### (4) 노화에 따른 변화
① 탄력성이 감소하면서 조절력이 저하된다(노안이 발생).
② 수분량이 감소하고 불용성 단백질이 증가한다.
③ 칼륨, 아스코르빈산, 글루타티온 및 산소 소모량이 감소된다.
④ 단백질 변성과 혼탁이 진행되어 백내장 발생 위험이 증가한다.

## 2 방 수

**출제포인트**
- ▶ 방수 생성 부위
- ▶ 방수 생산과 배출 메커니즘
- ▶ 방수의 유출 경로

### (1) 방수의 생성 및 기능
① 방수는 섬모체돌기의 무색소상피세포에서 생성된다.
② 1분당 약 2.5㎕, 하루 총 약 2.4ml 생성된다.
③ 생성량은 오전이 오후보다 많으며, 연령 증가 시 감소한다.
④ 방수의 생성과 유출의 균형으로 안압을 유지한다.
⑤ 각막과 수정체에 영양을 공급한다.

### (2) 방수의 순환 및 배출 경로
① 뒷방 → 동공 → 앞방 흐름
② 주된 유출 경로(90%) : 섬유주 → 쉴렘관 → 집합관 → 방수정맥 → 상공막정맥
③ 보조 유출 경로(10%) : 포도막 공막 유출

### (3) 방수와 안압
① 정상 안압 : 10~24mmHg
② 하루 중 2~5mmHg 변화할 수 있다.
③ 방수 유출량이 감소하면 안압이 높아진다.


## 3 유리체

**출제포인트**
- ▶ 유리체의 성분 및 기능

### (1) 기본 구조와 성분
① 유리체는 수정체 뒤, 망막 앞의 공간을 채우는 투명하고 혈관이 없는 겔 상태의 조직이다.
② 약 99% 수분, 1% 콜라겐, 소량의 히알루론산 등으로 구성된다.

### (2) 유리체의 기능
① 안구 내 최대 용적을 차지하며 안구의 형태를 유지한다.
② 망막을 안구벽에 밀착시켜 망막박리를 방지한다.

# Chapter 05 안와, 눈꺼풀 및 결막

## 1 안 와

> **출제포인트**
> ▶ 안와의 형태와 구성
> ▶ 안와의 기능
> ▶ 안와의 개구부를 통과하는 혈관 및 신경

### (1) 안와의 형태와 구조
① 안구와 그 부속기관을 둘러싸는 뼈 구조로, 사각뿔 모양의 공간이다.
② 깊이는 약 4.5cm, 용적은 약 30ml(안구 전체 용적의 약 5배)이다.
③ 7개의 뼈(이마뼈, 벌집뼈, 눈물뼈, 나비뼈, 위턱뼈, 광대뼈, 입천장뼈)로 구성된다.
④ 좌우 내벽은 서로 평행, 안쪽과 바깥쪽벽은 약 45°, 좌우 바깥쪽 벽끼리는 약 90°의 각도를 이룬다.

### (2) 안와의 기능
① 물리적 외상으로부터 안구와 시각 부속기관을 보호한다.
② 혈관 및 신경의 통로 역할을 한다.

### (3) 주요 개구부를 통과하는 혈관 및 신경
① 시신경구멍 : 시신경, 눈동맥, 교감신경섬유
② 위안와틈새 : 눈돌림신경, 도르래신경, 눈신경, 가돌림신경, 위눈정맥, 섬모체신경절의 교감신경지
③ 아래안와틈새 : 위턱신경의 일부 가지, 아래눈정맥, 아래안와정맥

## 2 눈꺼풀

**출제포인트**
- ▶ 눈꺼풀의 작용 근육과 지배신경
- ▶ 눈꺼풀의 해부학적 단면

### (1) 눈꺼풀의 기능
① 안구 보호 : 외부 자극과 이물질로부터 안구를 보호한다.
② 윤활 작용 : 눈깜박임으로 안구 표면에 눈물을 고루 분포시킨다.
③ 광선의 양을 제한한다.

### (2) 눈꺼풀의 단면도

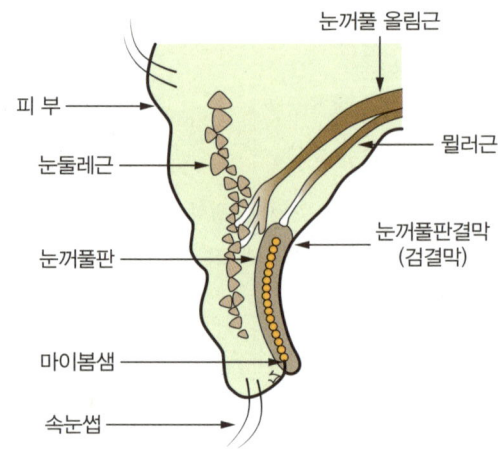

### (3) 눈꺼풀의 주요 근육
① 눈둘레근 : 눈을 감을 때 작용하는 근육으로, 얼굴신경의 지배를 받는다.
　㉠ 안와부 : 마음대로근(수의근), 의식적으로 눈을 감는 작용을 한다.
　㉡ 눈꺼풀부 : 제대로근(불수의근), 가볍게 눈을 감는 작용을 한다.
② 위눈꺼풀올림근 : 마음대로근(수의근), 눈을 뜰 때 작용하는 근육으로, 눈돌림신경의 지배를 받는다.
③ 뮐러근 : 제대로근(불수의근), 위눈꺼풀올림근의 작용을 보조하며, 교감신경의 지배를 받는다.

## 3 결막

> **출제포인트**
> ▶ 결막의 조직학적 구성
> ▶ 결막의 기능 및 분비세포

### (1) 결막의 구성
① 눈꺼풀의 안쪽과 안구의 앞부분을 덮는 얇고 투명한 점막으로, 세 부분으로 나누어진다.
  ㉠ 눈꺼풀판결막 : 눈꺼풀의 안쪽을 덮는다.
  ㉡ 눈알결막 : 안구의 앞쪽에 노출된 공막 위를 덮는다(각막 제외).
  ㉢ 구석결막 : 눈꺼풀과 안구가 연결되는 접힘 부위이다.

### (2) 결막의 층 구조
① 상피층 : 2층 이상의 원주세포층으로 각막가장자리 근처는 5~7층이며 바닥세포층에는 색소가 함유되어 있다.
② 결막기질
  ㉠ 아데노이드층 : 림프조직이 풍부해 면역기능을 수행한다.
  ㉡ 섬유혈관층 : 혈관과 결합조직이 분포한다.

### (3) 결막의 기능
① 점액과 덧눈물을 분비하여 안구 건조를 방지한다.
② 자극에 대한 감각을 느끼고 눈깜박임 반사에 관여한다(눈신경 지배).

### (4) 결막의 분비샘
① 술잔세포 : 점액 성분을 분비하고, 상피층에 존재한다.
② 크라우제샘(Krause), 볼프링샘(Wolfring) : 덧눈물을 분비하고, 결막기질에 위치한다.

# Chapter 06 눈물기관과 외안근

## 1 눈물기관

**출제포인트**
- ▶ 눈물막의 3층 구조와 분비샘
- ▶ 눈물샘의 위치 및 해부학적 구분
- ▶ 눈물의 항균작용
- ▶ 눈물의 배출 경로

### (1) 눈물의 기능
① 각막 표면을 균일하게 유지하여 시력을 안정시킨다.
② 각막 및 결막 표면에 붙은 세포 노폐물과 이물을 세척한다.
③ 각막에 산소 및 영양을 공급한다.
④ 항균 성분을 통해 감염을 방지한다.
　㉠ IgA : 라이소자임과 함께 세균을 용해한다.
　㉡ IgE : 알레르기 결막염 등 과민성 질환 발생 시 증가한다.
　㉢ 라이소자임 : 세균의 세포벽을 파괴한다.
　㉣ 베타리신 : 라이소자임보다 더 강한 항균작용을 한다.

### (2) 눈물막의 3층 구조와 기능

| 눈물층 | 분비샘 | 기능 |
|---|---|---|
| 지방층 | 마이봄샘, 짜이스샘 | • 눈물의 증발과 넘침 방지<br>• 눈꺼풀과 눈알 사이의 윤활 작용 |
| 수성층 | 덧눈물샘<br>(볼프링샘, 크라우제샘)<br>주눈물샘 | • 각막의 신진대사 촉진<br>• 항균작용<br>• 이물질 및 노폐물의 운반 등 |
| 점액층 | 술잔세포 | • 각막을 친수성으로 만듦<br>• 눈물의 표면장력을 낮추어 눈물이 고루 퍼지게 함 |

평상시 눈물은 덧눈물샘에서 분비되고, 상처, 질병 등으로 인한 삼차신경의 자극이나 정신적 자극으로 인한 눈물은 주눈물샘(눈물샘오목)에서 분비된다.

### (3) 눈물샘의 위치

① **주눈물샘** : **안와 위벽 바깥쪽에 위치**, 위눈꺼풀올림근의 널힘줄에 의해 안와부와 눈꺼풀부로 나뉜다.

② **덧눈물샘(크라우제샘, 볼프링샘)** : 구석결막의 기질에 위치한다.

③ **마이봄샘** : 눈꺼풀의 검판에 위치한다.

④ **술잔세포** : **결막 상피층**에 위치한다.

### (4) 눈물의 배출경로

눈물샘 → 눈물점 → 눈물소관 → 눈물주머니 → 코눈물관 → 아래콧길

## 2 외안근

> **출제포인트**
> ▶ 외안근의 시작 부위, 작용(주작용 / 보조작용), 지배신경 구분
> ▶ 외안근의 해부학적 위치 및 형태 인식
> ▶ 양안 주시에 따른 동향근

### (1) 외안근의 분류와 시작 부위

| 분류 | 시작 부위 |
| --- | --- |
| 위곧은근 | 공동힘줄고리(총건륜) 위쪽 |
| 아래곧은근 | 공동힘줄고리(총건륜) 아래쪽 |
| 안쪽곧은근 | 공동힘줄고리(총건륜) 안쪽 |
| 가쪽곧은근 | 공동힘줄고리(총건륜) 가쪽 |
| 위빗근 | 시신경관 안쪽 위 |
| 아래빗근 | 안와 안쪽벽 아래 |

※ 외안근 중 위빗근의 길이가 가장 길고, 아래빗근의 길이가 가장 짧다.

## (2) 외안근의 작용과 지배신경

| 근육 | 주작용 | 보조작용 | 지배신경 |
|---|---|---|---|
| 위곧은근 | 올림(상전) | 안쪽돌림, 내회선 | 눈돌림신경(동안신경) |
| 아래곧은근 | 내림(하전) | 안쪽돌림, 외회전 | 눈돌림신경(동안신경) |
| 안쪽곧은근 | 안쪽돌림(내전) | – | 눈돌림신경(동안신경) |
| 가쪽곧은근 | 가쪽돌림(외전) | – | 가돌림신경 |
| 위빗근 | 내회선 | 내림, 가쪽돌림 | 도르래신경 |
| 아래빗근 | 외회전 | 올림, 가쪽돌림 | 눈돌림신경(동안신경) |

## (3) 주시 방향에 따른 동향근

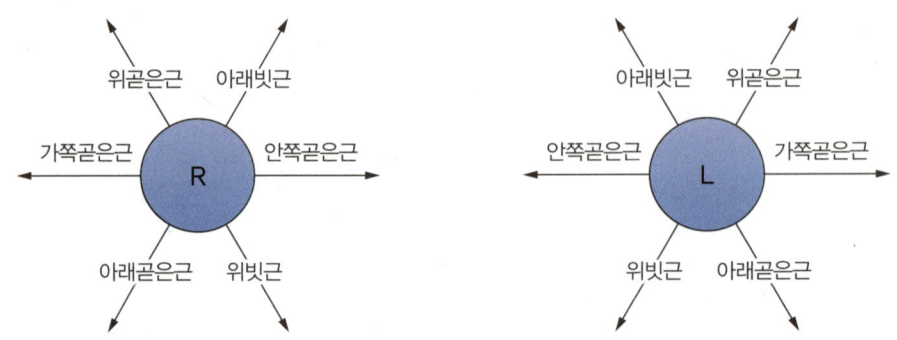

| 시선 방향 | 오른쪽 눈 동향근 | 왼쪽 눈 동향근 |
|---|---|---|
| 오른쪽 | 가쪽곧은근(가돌림신경) | 안쪽곧은근(눈돌림신경) |
| 왼쪽 | 안쪽곧은근(눈돌림신경) | 가쪽곧은근(가돌림신경) |
| 오른쪽 위쪽 | 위곧은근(눈돌림신경) | 아래빗근(눈돌림신경) |
| 오른쪽 아래쪽 | 아래곧은근(눈돌림신경) | 위빗근(도르래신경) |
| 왼쪽 위쪽 | 아래빗근(눈돌림신경) | 위곧은근(눈돌림신경) |
| 왼쪽 아래쪽 | 위빗근(도르래신경) | 아래곧은근(눈돌림신경) |

이러한 동향근 관계는 Hering의 법칙(양안 주시 시, 양쪽 눈의 동일 방향 운동에 관여하는 근육은 동일한 신경 자극을 받는다)에 따라 설명된다.

# Chapter 07 눈의 신경, 혈관분포 및 유전

## 1 눈의 신경 및 혈관분포

**출제포인트**
- ▶ 눈동맥의 분지와 그 경로(사상판을 통과하는 혈관)
- ▶ 눈의 신경분포 및 신경장애

### (1) 눈의 주요 신경 분포

| 신 경 | 분 류 | 지배 구조 |
|---|---|---|
| 시신경 | 감각신경 | 망막의 시각정보 전달 |
| 눈돌림신경 | 운동 + 자율신경 | 위곧은근, 아래곧은근, 안쪽곧은근, 아래빗근, 눈꺼풀올림근, 동공조임근, 섬모체근 |
| 도르래신경 | 운동신경 | 위빗근 |
| 가돌림신경 | 운동신경 | 가쪽곧은근 |
| 눈신경 | 감각신경 | 각막, 결막, 눈꺼풀 피부 등 감각 |
| 얼굴신경 | 운동신경 | 눈둘레근 |
| 부교감신경 | 자율신경 | 동공조임근(축동), 섬모체근(조절) |
| 교감신경 | 자율신경 | 동공확대근(산동) |

### (2) 눈의 주요 혈관 분포

① **눈동맥** : 속목동맥에서 분지된다.
  ㉠ 주요 가지 : 망막중심동맥, 섬모체동맥, 눈물샘동맥, 근육동맥, 위안와동맥 등이 있다.
  ㉡ 망막중심동맥 : 사상판을 통과하여 시신경을 따라 망막에 분포한다.
  ㉢ 섬모체동맥 : 섬모체와 홍채, 맥락막에 분포한다.
② **정맥 배출** : 위안와정맥과 아래안와정맥이 해면정맥굴로 배출된다.

## 2 눈의 유전

**출제포인트**
▶ 색맹의 유전

### (1) X-연관 열성 유전의 기본 원리
① 색맹은 X염색체 열성 유전질환으로, $X^c$(색맹 유전자)가 X염색체에 존재한다.
② 남성(XY)은 X염색체 하나만 가지므로 $X^cY$이면 발현된다. → 색맹
③ 여성(XX)은 $X^cX$일 경우 보인자이며, $X^cX^c$인 경우 발현된다. → 색맹

### (2) 색맹의 유전확률

| 부모 형질 | 가능한 자녀 | 유전 결과 요약 |
|---|---|---|
| 어머니 보인자($XX^c$)<br>아버지 정상(XY) | 딸 : $XX^c$, XX<br>아들 : $X^cY$, XY | 딸 : 50% 보인자, 50% 정상<br>아들 : 50% 색맹, 50% 정상 |
| 어머니 정상(XX)<br>아버지 색맹($X^cY$) | 딸 : $XX^c$<br>아들 : XY | 딸 : 100% 보인자<br>아들 : 100% 정상 |
| 어머니 보인자($XX^c$)<br>아버지 색맹($X^cY$) | 딸 : $XX^c$, $X^cX^c$<br>아들 : $X^cY$, XY | 딸 : 50% 보인자, 50% 색맹<br>아들 : 50% 색맹, 50% 정상 |

# Chapter 08 출제예상문제

## 01 눈알(안구)의 외막

**01** 각막의 가장 바깥층으로 미세융모가 있어 눈물막의 부착에 관여하는 각막층은?

① 각막상피　② 보우만막
③ 각막기질　④ 데스메막
⑤ 각막내피

> **해설**
> 각막상피는 미세융모와 당질층이 있어 눈물막의 안정성에 기여한다.

**02** 다음 중 각막 두께의 대부분을 차지하며 아교섬유가 규칙적으로 배열된 층은?

① 각막상피　② 보우만막
③ 각막기질　④ 데스메막
⑤ 각막내피

> **해설**
> 각막기질은 전체 두께의 약 90%를 차지하며, 규칙적인 아교섬유의 배열로 투명성을 유지한다.

**03** 각막 내피에 대한 설명으로 옳지 않은 것은?

① 단층의 육각형 세포로 이루어져 있다.
② 수분 펌프 기능으로 탈수를 조절한다.
③ 재생이 빠르게 일어난다.
④ 손상 시 기능 저하를 초래할 수 있다.
⑤ 투명성 유지에 중요한 역할을 한다.

> **해설**
> 내피는 재생되지 않으며 손상 시 주변세포가 자리를 메우면서 내피세포의 형태가 다양화된다.

**04** 각막의 보우만막에 대한 설명으로 옳은 것은?

① 두꺼운 결합 조직층으로 구성되며 재생이 잘 된다.
② 상피 아래에 위치한 무세포성 조직이다.
③ 내피 아래에서 수분 조절을 담당한다.
④ 미세융모가 발달하여 눈물막이 부착된다.
⑤ 각막 두께의 대부분을 차지한다.

> **해설**
> 보우만막은 상피 바로 아래 위치한 무세포성 결합 조직층으로, 손상 시 섬유화가 일어나 혼탁이 생길 수 있으며 재생되지 않는다.

**05** 다음 중 공막을 통과하여 안구 중간막의 혈액을 배출하는 혈관은?

① 망막정맥　② 앞섬모체정맥
③ 또아리정맥　④ 맥락막모세혈관
⑤ 망막중심정맥

> **해설**
> 또아리정맥은 공막 적도부의 뒤쪽 4mm 지점을 통과하며 안구 중간막의 혈액을 배출하는 정맥이다.

**정답** 01 ① 02 ③ 03 ③ 04 ② 05 ③

**06** 공막의 해부학적 설명 중 옳은 것은?

① 공막은 전방 $\frac{1}{6}$을 차지한다.
② 공막은 투명한 섬유성 조직이다.
③ 공막은 수정체를 감싸는 조직이다.
④ 공막에는 외안근이 부착된다.
⑤ 공막은 안구 내막을 형성한다.

> **해설**
> 외안근이 공막에 부착되어 안구 운동을 조절하고, 공막은 불투명한 섬유성 조직으로 후방 $\frac{5}{6}$을 구성한다.

**07** 다음 중 공막의 구조와 기능의 연결이 바르게 짝지어진 것은?

① 공막갈색판 – 외안근 부착
② 공막기질층 – 혈관 분포
③ 상공막 – 멜라닌 색소 함유
④ 사상판 – 시신경섬유 통과
⑤ 공막돌기 – 안구 내막 형성

> **해설**
> 사상판은 공막 후방에 위치한 그물망 구조로 시신경섬유와 망막중심혈관이 통과하는 부위이다.

## 02 눈알(안구)의 중막

**08** 다음 중 동공확대근에 대한 설명으로 옳은 것은?

① 동공부에 환상으로 배열된다.
② 부교감신경의 지배를 받는다.
③ 수축 시 동공이 축소된다.
④ 방사상 배열되어 있다.
⑤ 각막에 인접한 근육이다.

> **해설**
> 동공확대근은 방사상 배열되며 교감신경 지배를 받아 산동을 유도한다.

**09** 큰홍채동맥고리를 형성하는 혈관은?

① 긴뒤섬모체동맥과 망막중심동맥
② 앞섬모체동맥과 긴뒤섬모체동맥
③ 앞섬모체동맥과 짧은뒤섬모체동맥
④ 긴뒤섬모체동맥과 아래눈정맥
⑤ 앞섬모체동맥과 또아리정맥

> **해설**
> 큰홍채동맥고리는 앞섬모체동맥과 긴뒤섬모체동맥이 만나 형성된다.

**10** 다음의 특성과 관계있는 안구 조직은?

- 동공의 크기 및 입사광선량을 조절
- 자율신경이 지배
- 혈관성 조직

① 홍 채
② 모양체
③ 수정체
④ 유리체
⑤ 공 막

> **해설**
> 홍채는 혈관과 근육을 포함하는 조직으로 자율신경계의 조절작용에 의해 동공의 크기를 변화시켜 눈으로 들어오는 빛의 양을 조절한다.

**정답** 06 ④  07 ④  08 ④  09 ②  10 ①

**11** 섬모체근의 수축으로 나타나는 생리적 변화로 옳은 것은?

① 방수 생성이 억제된다.
② 동공이 축소된다.
③ 모양체소대가 수축된다.
④ 수정체의 굴절력이 증가한다.
⑤ 안압이 상승한다.

> **해설**
> 섬모체근이 수축하면 모양체 소대는 이완되고, 수정체는 볼록해지며 굴절력이 증가한다.

**12** 방수의 주된 생성 부위는?

① 각막내피
② 쉴렘관
③ 홍채의 혈관
④ 섬모체의 색소상피
⑤ 섬모체의 무색소상피

> **해설**
> 방수는 섬모체돌기의 무색소상피세포에서 생성된다.

**13** 다음 중 섬모체에 대한 설명으로 옳은 것은?

① 세로섬유는 수정체와 직접 연결된다.
② 방수는 색소상피세포에서 생성된다.
③ 섬모체근은 자율신경계의 지배를 받는다.
④ 섬모체근은 마음대로근(수의근)이다.
⑤ 조절작용 시 모양체 소대는 수축된다.

> **해설**
> 섬모체근은 자율신경계의 지배를 받는 제대로근(불수의근)이며, 방수는 무색소상피세포에서 생성된다. 조절 시 모양체 소대는 이완된다. 세로섬유는 공막극에 부착된다.

**14** 다음 중 맥락막의 기능으로 옳은 것은?

① 안압 유지
② 동공을 통한 광량 조절
③ 조절을 통한 수정체의 굴절력 변화
④ 공막을 통과한 빛을 흡수함으로써 시기능 향상
⑤ 망막 내측의 직접적 혈류 공급

> **해설**
> 맥락막은 멜라닌 색소를 통해 공막을 통과한 빛을 흡수함으로써 시각의 선명도를 높여준다. 동공의 크기 조절은 홍채, 수정체 조절은 섬모체가 담당한다.

**15** 맥락막에 존재하는 모세혈관층이 직접 영양을 공급하는 망막의 부위는?

① 신경절세포층    ② 내망상층
③ 내핵층          ④ 외핵층
⑤ 시세포층

> **해설**
> 망막의 바깥층인 시세포층(광수용기층)은 맥락막의 모세혈관층에서 산소와 영양을 공급받는다. 망막의 내측은 망막중심동맥에서 공급받는다.

**16** 색소와 혈관이 풍부하고 망막 외측에 영양을 공급하며, 빛을 흡수하여 시기능을 향상시키는 안구의 조직은?

① 각 막        ② 맥락막
③ 수정체       ④ 결 막
⑤ 유리체

> **해설**
> 맥락막은 0.1~0.2mm 두께의 혈관막으로 공막, 유리체, 망막의 바깥층($\frac{1}{3}$ 부위, 특히 시세포층)에 산소와 영양분 공급하고, 공막을 통과한 빛을 흡수하여 시각의 선명도를 향상시킨다.

정답  11 ④  12 ⑤  13 ③  14 ④  15 ⑤  16 ②

## 03 눈알(안구)의 내막과 시신경

**17** 망막 색소상피세포의 기능으로 옳지 않은 것은?

① 산란된 빛의 흡수
② 혈액망막장벽의 형성
③ 비타민A 저장 및 공급
④ 시각신호의 대뇌 전달
⑤ 시세포 대사물의 탐식

**해설**
시각신호의 대뇌 전달은 신경절세포 축삭(시신경)의 기능이다.

**18** 중심오목(Fovea)에 대한 설명으로 옳은 것은?

① 혈관이 풍부하다.
② 막대세포가 밀집되어 있다.
③ 중심시력을 제공한다.
④ 로돕신이 풍부하다.
⑤ 시신경유두가 존재한다.

**해설**
중심오목은 원뿔세포만 존재하며 고해상도 중심시력을 담당한다. 혈관은 존재하지 않는다.

**19** 막대세포에 대한 설명으로 옳은 것은?

① 색각을 담당한다.
② 암순응에 관여한다.
③ 중심오목에만 분포한다.
④ 혈액망막장벽을 형성한다.
⑤ 요돕신(Iodopsin)을 함유한다.

**해설**
막대세포는 어두운 곳에서 활성화되며, 로돕신이라는 감광색소를 함유한다.

**20** 다음 중 중심오목에 영양을 공급하는 혈관은?

① 망막중심동맥
② 유리체동맥
③ 맥락막모세혈관
④ 상공막혈관
⑤ 아래눈정맥

**해설**
중심오목에는 혈관이 존재하지 않으며, 시세포층에 필요한 산소와 영양은 인접한 맥락막의 모세혈관을 통해 확산방식으로 공급된다.

**21** 다음의 내용과 관계있는 망막 부위는?

- 시세포가 없어 맹점(Blind Spot)이 생김
- 신경절세포의 축삭이 모여 형성
- 망막중심혈관이 통과함

① 황 반
② 중심오목
③ 톱니둘레
④ 시신경유두
⑤ 광수용세포층

**해설**
시신경유두는 시신경이 빠져나가는 부위로 시세포가 존재하지 않아 맹점이 형성되며, 망막중심동맥과 정맥이 이곳을 통과한다.

**22** 망막에 결상된 상을 시신경으로 전달하는 세포들의 순서로 옳은 것은?

① 두극세포 → 신경절세포 → 시세포
② 신경절세포 → 시세포 → 두극세포
③ 신경절세포 → 두극세포 → 시세포
④ 시세포 → 두극세포 → 신경절세포
⑤ 시세포 → 신경절세포 → 두극세포

**해설**
시각 정보는 시세포 → 두극세포 → 신경절세포 순서로 전달되어, 신경절세포의 축삭을 통해 시신경으로 전달된다.

**정답** 17 ④ 18 ③ 19 ② 20 ③ 21 ④ 22 ④

**23** 시신경을 구성하는 신경절세포의 축삭이 시냅스(신경 연접)를 형성하는 부위는?

① 시신경유두
② 시각로
③ 시각로부챗살
④ 가쪽무릎체
⑤ 시피질

> 해설
> 신경절세포의 축삭은 가쪽무릎체에서 시냅스를 형성하며, 시각 정보는 이곳에서 다음 뉴런으로 전달된다.

**24** 망막에서 시피질까지 시각 자극이 전달되는 순서로 옳은 것은?

① 시신경 → 시신경교차 → 시각로 → 가쪽무릎체 → 시각로부챗살 → 시피질
② 시신경 → 시각로 → 시신경교차 → 시각로부챗살 → 가쪽무릎체 → 시피질
③ 시신경 → 가쪽무릎체 → 시신경교차 → 시각로 → 시각로부챗살 → 시피질
④ 시신경 → 시신경교차 → 시각로 → 시각로부챗살 → 가쪽무릎체 → 시피질
⑤ 시신경 → 시신경교차 → 가쪽무릎체 → 시각로 → 시각로부챗살 → 시피질

> 해설
> 시각 전달 경로는 시신경 → 시신경교차 → 시각로 → 가쪽무릎체 → 시각로부챗살 → 시피질 순이다.

**25** 제2뇌신경(시신경)에 대한 설명으로 옳은 것은?

① 손상되어도 재생이 가능하다.
② 운동신경에 해당한다.
③ 망막의 두극세포 축삭으로 구성된다.
④ 감각신경이며 시각 전달을 담당한다.
⑤ 아래안와틈새를 통해 안구로 들어간다.

> 해설
> 시신경은 망막의 신경절세포 축삭으로 구성된 감각신경이다. 손상 시 재생되지 않는다.

## 04 눈알(안구)의 내용물

**26** 다음 중 수정체에 대한 설명으로 옳지 않은 것은?

① 수정체 전낭은 상피세포로 구성되어 있다.
② 수정체는 무혈관성 조직이다.
③ 수정체는 일생 동안 계속 성장한다.
④ 수정체의 곡률반경은 앞면이 뒷면보다 작다.
⑤ 수정체는 탄력성을 이용해 조절작용을 수행한다.

> 해설
> 수정체의 곡률은 후면이 더 볼록하고, 곡률반경은 전면이 더 크다.

**27** 수정체의 기능 및 특성에 대한 설명으로 옳은 것은?

① 수정체는 수정체낭 내 혈관망을 통해 영양을 공급받는다.
② 수정체의 중심부는 굴절률이 낮고 주변부는 높다.
③ 수정체는 주로 탄수화물과 지질로 구성되어 있다.
④ 수정체는 조절작용을 통해 망막에 초점을 맞춘다.
⑤ 수정체의 두께는 성인이 된 후 감소한다.

> 해설
> 수정체는 모양체근 수축과 이완에 따라 두께가 변해 조절 기능을 수행한다.

정답 23 ④ 24 ① 25 ④ 26 ④ 27 ④

**28** 수정체의 노화에 따른 변화로 옳은 것은?

① 탄력성 증가
② 가용성 단백질 증가
③ 직경과 두께 증가
④ 아스코르빈산 증가
⑤ 수분 함량 증가

> 해설
> 수정체는 나이가 들수록 직경과 두께가 증가하고, 탄력성과 가용성 단백질은 감소한다.

**29** 다음 중 수정체의 해부학적 구조에 대한 설명으로 옳은 것은?

① 수정체는 후낭에 상피세포가 분포한다.
② 수정체는 앞면보다 뒷면의 곡률반경이 더 크다.
③ 수정체는 양볼록렌즈 형태로 빛을 발산시킨다.
④ 수정체의 전낭은 후낭보다 두껍다.
⑤ 수정체는 혈관을 통해 산소를 공급받는다.

> 해설
> 수정체 전낭은 후낭보다 두껍고, 상피세포가 존재하여 수정체섬유를 생성한다.

**30** 다음 중 방수를 생성하는 위치는?

① 홍 채
② 유리체
③ 공막돌기
④ 각막내피
⑤ 섬모체돌기

> 해설
> 방수는 섬모체돌기의 무색소상피세포에서 생성된다.

**31** 방수의 순환 경로로 옳은 것은?

① 앞방 → 동공 → 뒷방 → 유리체
② 동공 → 뒷방 → 앞방 → 공막
③ 뒷방 → 동공 → 앞방 → 섬유주
④ 뒷방 → 앞방 → 동공 → 쉴렘관
⑤ 뒷방 → 수정체 → 유리체 → 망막

> 해설
> 뒷방에서 생성된 방수는 동공을 지나 앞방으로 흐른 뒤 섬유주로 배출된다.

**32** 다음 중 방수의 주된 유출 경로에 포함되지 않는 것은?

① 섬유주  ② 쉴렘관
③ 집합관  ④ 포도막
⑤ 방수정맥

> 해설
> 방수의 주된 유출 경로(90%)는 섬유주 → 쉴렘관 → 집합관 → 방수정맥 → 상공막정맥이며, 포도막 → 공막 유출은 10% 정도이다.

**33** 방수의 생성과 분비에 대한 설명 중 옳지 않은 것은?

① 방수는 하루 약 2.4mL 정도 생성된다.
② 방수의 생성량은 나이가 들수록 줄어든다.
③ 방수 유출의 주된 경로는 섬유주 – 쉴렘관이다.
④ 방수 유출이 막히면 저안압증이 발생할 수 있다.
⑤ 방수는 각막과 수정체에 영양을 공급한다.

> 해설
> 방수 유출이 막히면 안압이 상승하여 고안압증 또는 녹내장 발생 위험도가 증가한다.

28 ③  29 ④  30 ⑤  31 ③  32 ④  33 ④  **정답**

**34** 유리체의 주요 성분으로 옳은 것은?

① 단백질과 지질
② 수분과 콜라겐
③ 탄수화물과 수분
④ 콜레스테롤과 단백질
⑤ 수분과 섬유질

> 해설
> 유리체는 약 99% 수분과 1% 콜라겐, 히알루론산으로 구성되어 있다.

**35** 유리체의 기능에 대한 설명으로 옳지 않은 것은?

① 망막을 안구벽에 밀착시킨다.
② 눈알의 형태를 유지한다.
③ 빛의 통과를 돕는다.
④ 시신경의 정보를 전달한다.
⑤ 안구 내 최대 용적을 차지한다.

> 해설
> 유리체는 투명하고 혈관이 없는 겔 상태 조직으로 안구 내 용적의 $\frac{2}{3}$를 차지한다. 안구의 형태를 유지하고 망막을 안구벽에 밀착시키는 역할을 한다.

## 05 안와, 눈꺼풀 및 결막

**36** 안와를 구성하는 뼈에 해당하지 않는 것은?

① 위턱뼈
② 나비뼈
③ 관자뼈
④ 광대뼈
⑤ 벌집뼈

> 해설
> 관자뼈(측두골)는 안와를 구성하지 않는다.

**37** 다음 중 위안와틈새를 통과하지 않는 것은?

① 눈신경
② 시신경
③ 도르래신경
④ 가돌림신경
⑤ 눈돌림신경

> 해설
> 시신경은 시신경구멍을 통해 안구 내로 들어간다.

**38** 다음 중 안구를 외부 충격으로부터 보호하는 조직은?

① 수정체
② 안 와
③ 유리체
④ 방 수
⑤ 망 막

> 해설
> 안와는 골성 구조로 외부 충격으로부터 안구를 물리적으로 보호한다.

**39** 눈을 감을 때 작용하는 근육과 지배신경의 연결로 옳은 것은?

① 뮐러근 – 얼굴신경
② 눈둘레근 – 얼굴신경
③ 눈둘레근 – 눈돌림신경
④ 위눈꺼풀올림근 – 눈돌림신경
⑤ 위눈꺼풀올림근 – 교감신경

> 해설
> 눈을 감을 때 작용하는 근육은 눈둘레근이며, 얼굴신경이 지배한다.

정답 34 ② 35 ④ 36 ③ 37 ② 38 ② 39 ②

**40** 다음 중 위눈꺼풀올림근의 지배신경은?

① 얼굴신경
② 교감신경
③ 눈돌림신경
④ 부교감신경
⑤ 삼차신경

> 해설
> 위눈꺼풀올림근은 눈을 뜰 때 작용하는 근육으로, 눈돌림신경의 지배를 받는다.

**41** 눈꺼풀의 피부쪽에 위치하며, 눈을 감을 때 작용하는 근육은?

① 위눈꺼풀올림근
② 안와사이막
③ 눈둘레근
④ 눈꺼풀판
⑤ 뮐러근

> 해설
> 눈둘레근은 눈꺼풀판 바깥쪽에 위치하며, 눈꺼풀 전체를 둘러싸고 눈을 감는 역할을 한다.

**42** 눈꺼풀의 안쪽과 안구의 앞부분을 덮는 얇고 투명한 점막 조직으로 점액과 덧눈물을 분비하는 것은?

① 눈꺼풀테
② 결 막
③ 눈꺼풀판
④ 각 막
⑤ 안와사이막

> 해설
> 결막은 얇고 투명한 점막조직으로 림프샘이 풍부하고 술잔세포와 덧눈물샘이 위치하고 있다.

**43** 결막 상피층에 존재하며 점액을 분비하는 세포는?

① 술잔세포
② 각막상피세포
③ 무색소상피세포
④ 수정체섬유세포
⑤ 망막시세포

> 해설
> 술잔세포는 결막 상피층에 존재하며 점액을 분비해 눈 표면을 보호한다.

## 06 눈물기관과 외안근

**44** 기본적인 눈물분비를 담당하는 덧눈물샘에 해당하는 것은?

① 술잔세포   ② 마이봄샘
③ 짜이스샘   ④ 몰 샘
⑤ 크라우제샘

> 해설
> 크라우제샘은 구석결막 기질에 위치하며 수성층을 형성하는 덧눈물샘이다.

**45** 알레르기결막염과 가장 관련 있는 면역글로불린은?

① IgA   ② IgD
③ IgE   ④ IgG
⑤ Igm

> 해설
> IgE는 알레르기 반응에서 비만세포에 결합해 히스타민 분비를 유도하는 중심 역할을 한다(알레르기결막염, 천식, 아토피 등에서 수치가 증가).

**정답** 40 ③ 41 ③ 42 ② 43 ① 44 ⑤ 45 ③

**46** 다음 중 눈물의 배출 경로로 옳은 것은?

① 눈물주머니 → 눈물점 → 눈물소관 → 아래콧길 → 코눈물관
② 눈물소관 → 눈물주머니 → 눈물점 → 코눈물관 → 아래콧길
③ 눈물점 → 코눈물관 → 눈물소관 → 아래콧길 → 눈물주머니
④ 눈물점 → 눈물소관 → 눈물주머니 → 코눈물관 → 아래콧길
⑤ 코눈물관 → 눈물주머니 → 눈물소관 → 눈물점 → 아래콧길

해설
눈물은 눈물점 → 눈물소관 → 눈물주머니 → 코눈물관 → 아래콧길 순으로 배출된다.

**47** 눈물막의 지방층을 분비하는 기관은?

① 짜이스샘  ② 술잔세포
③ 볼프링샘  ④ 마이봄샘
⑤ 크라우제샘

해설
마이봄샘은 눈꺼풀의 검판에 위치하며, 지방층을 형성하여 눈물 증발을 방지한다.

**48** 주눈물샘에 대한 설명으로 옳은 것은?

① 결막 상피층에 존재한다.
② 위눈꺼풀올림근의 널힘줄에 의해 안와부와 눈꺼풀부로 구분된다.
③ 점액층을 형성한다.
④ 결막기질의 아데노이드층에 위치한다.
⑤ 평상시 눈물분비를 담당한다.

해설
주눈물샘은 안와 위벽 바깥쪽에 위치하며, 위눈꺼풀올림근의 널힘줄에 의해 안와부와 눈꺼풀로 나뉜다. 반사눈물이나 정신적인 자극에 의한 눈물이 분비되고 수성층을 형성한다.

**49** 다음 중 안와의 안쪽벽 아래에서 시작하는 근육으로 외안근 중 길이가 가장 짧은 것은?

① 위곧은근
② 아래곧은근
③ 위빗근
④ 아래빗근
⑤ 가쪽곧은근

해설
아래빗근은 공동힘줄고리(총건륜)이 아닌 위턱뼈의 안쪽벽에서 시작하는 외안근이다.

**50** 다음 중 주작용이 내회선이며 도르래신경의 지배를 받는 근육은?

① 위곧은근
② 위빗근
③ 아래곧은근
④ 아래빗근
⑤ 가쪽곧은근

해설
위빗근은 도르래신경의 지배를 받고, 주작용은 내회선이며 보조작용은 내림과 가쪽돌림이다.

**51** 다음 중 보조작용이 안쪽돌림과 내회선이며 주작용이 올림인 근육은?

① 위빗근
② 아래빗근
③ 위곧은근
④ 아래곧은근
⑤ 가쪽곧은근

해설
위곧은근은 주작용으로 안구를 위로 움직이며, 보조적으로 안쪽돌림과 내회선을 수행한다.

정답 46 ④ 47 ④ 48 ② 49 ④ 50 ② 51 ③

**52** 양안이 왼쪽 방향을 주시할 때 동향근을 지배하는 신경 조합으로 옳은 것은?

① 왼쪽 눈 – 가돌림신경, 오른쪽 눈 – 눈돌림신경
② 왼쪽 눈 – 눈돌림신경, 오른쪽 눈 – 도르래신경
③ 왼쪽 눈 – 눈돌림신경, 오른쪽 눈 – 가돌림신경
④ 왼쪽 눈 – 도르래신경, 오른쪽 눈 – 가돌림신경
⑤ 왼쪽 눈 – 가돌림신경, 오른쪽 눈 – 도르래신경

> 해설
> 왼쪽 주시 시, 왼쪽 눈은 가쪽곧은근(가돌림신경), 오른쪽 눈은 안쪽곧은근(눈돌림신경)이 작용한다.

## 07 눈의 신경, 혈관분포 및 유전

**53** 눈동맥에서 기원하여 사상판을 통과하여 안구 내로 들어가는 혈관은?

① 눈물샘동맥　② 섬모체동맥
③ 망막중심동맥　④ 위안와동맥
⑤ 근육동맥

> 해설
> 망막중심동맥은 시신경과 함께 사상판을 통과하여 망막에 혈액을 공급한다.

**54** 눈둘레근의 신경지배는?

① 눈돌림신경　② 도르래신경
③ 얼굴신경　④ 눈신경
⑤ 가돌림신경

> 해설
> 눈둘레근은 안면근육 중 하나로, 얼굴신경에 의해 지배되며 눈을 감는 작용을 한다.

**55** 다음 증상이 나타날 때 손상된 신경은?

- 눈꺼풀처짐
- 동공확대
- 올림, 내림, 안쪽돌림 장애

① 가돌림신경
② 시신경
③ 삼차신경
④ 눈돌림신경
⑤ 얼굴신경

> 해설
> 눈돌림신경 손상 시 위곧은근, 아래곧은근, 안쪽곧은근, 아래빗근, 눈꺼풀올림근 등 운동근육과 부교감신경의 지배를 받는 동공조임근, 섬모체근의 기능이 모두 영향을 받는다.

**56** X-연관 열성 유전의 특징으로 옳은 것은?

① 남녀 모두 동일한 빈도로 발현된다.
② 남성은 반드시 보인자 상태를 거친다.
③ 아버지가 색맹이면 아들은 색맹이다.
④ 보인자인 여성은 질환을 발현하지 않는다.
⑤ 여성은 유전되지 않는다.

> 해설
> 색맹유전자는 X염색체의 열성유전으로 보인자(XX^c)인 경우 색맹이 발현되지 않는다.

**57** 어머니가 보인자이고 아버지가 정상일 때 아들의 색맹 발현 확률은?

① 0%　② 25%
③ 50%　④ 75%
⑤ 100%

> 해설
> 아들은 X^cY 또는 XY가 되므로 50% 확률로 색맹이 발현된다.

정답　52 ①　53 ③　54 ③　55 ④　56 ④　57 ③

국가고시 안경사 기출동형 단기완성

# PART 2

# 눈 생리학

CHAPTER 01   시력과 시야
CHAPTER 02   광각과 색각
CHAPTER 03   굴절생리
CHAPTER 04   조절과 폭주
CHAPTER 05   눈알(안구)의 편위
CHAPTER 06   눈의 신경지배 및 장애
CHAPTER 07   눈 생리검사의 이해
CHAPTER 08   출제예상문제

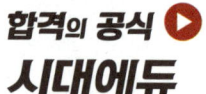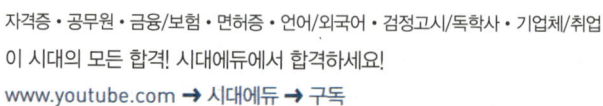

# Chapter 01 시력과 시야

## 1 시 력

**출제포인트**

- ▶ 시력의 종류
- ▶ 시력과 최소분리시각
- ▶ 시력 측정 시표(란돌트고리)

### (1) 시력의 종류

| 구 분 | 정 의 | 예시 시표 |
|---|---|---|
| 최소가시시력 | 가장 약한 빛 또는 점을 감지하는 능력 | 어두운 방에서 빛 감지 |
| 최소분리시력 | 두 개의 점 또는 선을 분리해서 인식하는 능력 | C자, E자 시표(틈 인식) |
| 최소가독시력 | 문자나 숫자를 정확히 인식하는 능력 | 숫자 / 한글 / 알파벳 시표 |

### (2) 란돌트고리 시표를 이용한 시력(최소분리시각)의 측정

① 표준시표 : 직경 7.5mm, 폭 1.5mm, **틈 간격 1.5mm**이다.
② **5m의 거리에서 1.5mm의 틈 간격을 식별**할 수 있고 이보다 더 작은 틈의 간격을 식별하지 못하는 눈의 **시력을 1.0**이라 한다.

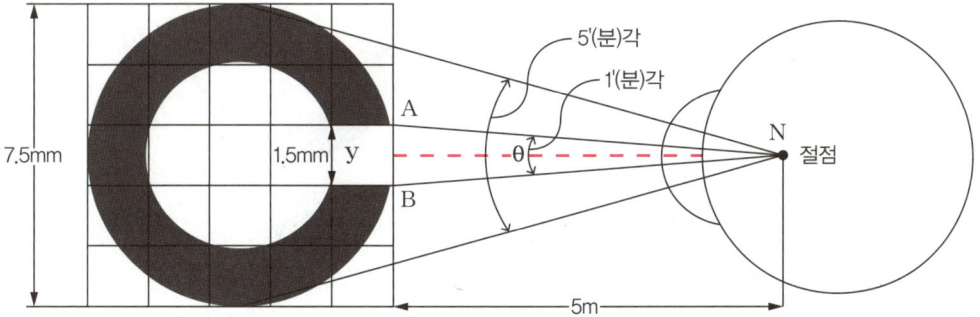

### (3) 시력과 최소분리시각

① 시력 = $\dfrac{1}{\text{최소분리시각(분)}}$ → 최소분리시각 = $\dfrac{1}{\text{시력}}$

㉠ 시력 1.0 → 최소분리시각 = $\dfrac{1}{\text{시력}}$ = $\dfrac{1}{1.0}$ = 1.0(분)

㉡ 시력 0.2 → 최소분리시각 = $\dfrac{1}{\text{시력}}$ = $\dfrac{1}{0.2}$ = 5.0(분)

## 2 시 야

**출제포인트**

▶ 정상 시야의 범위
▶ 시야 및 이솝터(isopter)
▶ 시각경로병변에 따른 시야장애 형태

### (1) 시야검사와 이솝터

① **시야**: 정면 응시 시 동시에 인지 가능한 시각의 범위를 말한다.
② **이솝터(isopter)**: 시야 내에서 동일한 감각 역치를 갖는 점들을 연결한 등감각선이다.
③ 생리적맹점: 중심와에서 약 15° 외측(귀쪽)에 존재한다.
④ (한눈)정상시야의 범위

| 방 향 | 시야 범위 |
|---|---|
| 위 쪽 | 약 60° |
| 아래쪽 | 약 75° |
| 코쪽(내측) | 약 60° |
| 귀쪽(외측) | 약 100~110° |

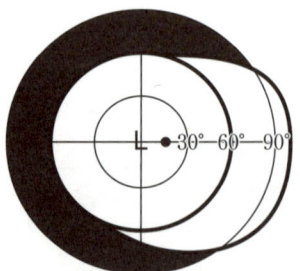

### (2) 시각전달경로의 병변과 시야결손

| 병변 부위 | 시야결손 형태 |
|---|---|
| 시신경 | 병변이 있는 쪽의 시야결손 |
| 시신경 교차부 | 양 귀쪽반맹(교차섬유), 양 코쪽반맹(비교차섬유) |
| 시각로 | 병변과 반대쪽 동측 반맹 |

## 3 약시와 저시력

> **출제포인트**
> ▶ 약시의 종류 : 굴절부등약시
> ▶ 약시의 종류 : 시각차단약시
> ▶ 저시력 및 보조기구

### (1) 약시의 종류

① **굴절부등약시**(부동시성약시) : 양쪽 눈의 굴절력 차이(특히 원시)로 인해 망막상 크기 또는 선명도의 현저한 차이로 한쪽 눈의 상이 흐리게 맺히면서 해당 눈이 억제되어 발생한다.
② **시각차단약시**(폐용약시) : 시자극의 장기적인 차단(폐용)에 의해 시기능이 발달하지 못하여 발생한다(백내장, 각막혼탁, 유리체출혈, 안검하수, 장기간 안대 착용 등).
③ 기질약시 : 시신경, 망막, 시각피질 등 시각경로에 구조적 병변이 있는 경우 발생한다.
④ 굴절이상약시 : 고도 근시, 원시, 난시로 인해 발생한다.
⑤ 사시약시 : 사시로 인해 발생한 복시를 회피하기 위해 사시가 있는 눈의 황반기능이 억제되어 발생한다.
⑥ 히스테리성약시 : 해부학적 병변이 없고 안과 검사 결과가 정상이지만 심리적·정신적 요인으로 인해 발생한다.

### (2) 저시력

최대 교정 시력이 0.3 이하이거나 시야가 20° 이하로 제한되어 일상생활에 어려움을 주는 시력 저하 상태를 말한다.

### (3) 저시력 보조기구

목적 : 남아 있는 시기능을 최대한 활용하도록 지원한다.
① 광학적 보조기구 : 확대경(근용), 망원경(원용), 망원현미경 등
② 비광학적 보조기구 : 독서대, 조명기구 등
③ 전자기기 : 전자확대기 등

# Chapter 02 광각과 색각

## 1 광각생리

**출제포인트**

▶ 명순응 vs 암순응
▶ 푸르키녜 이동

### (1) 광각생리(명순응 vs 암순응) 중요

| 항 목 | 명순응 | 암순응 |
|---|---|---|
| 주요 세포 | 원뿔세포 | 막대세포 |
| 시각 색소 | 요돕신(Iodopsin) | 로돕신(Rhodopsin) |
| 적응 시간 | 30~40초 | 20~30분 |
| 민감 파장 | 555nm(황록) | 505nm(청록) |
| 특 징 | • 중심부 광각이 예민<br>• 형태와 색채감각이 뛰어남 | • 주변부 광각이 예민<br>• 약한 빛에도 물체를 식별(암순응장애 시 야맹증 발생 가능) |

※ 암순응 초기에는 원뿔세포가 먼저 반응하며 이후 막대세포의 민감도 증가
- 원뿔세포 : 약 10초 이내 반응 시작, 약 5-8분 내 적응 완료
- 막대세포 : 약 7-10분 후부터 민감도 증가, 약 20-30분 소요

### (2) 푸르키녜 이동(Purkinje Shift)

시세포의 순응정도에 따라 밝은 곳에서는 555nm의 황녹색 계열, 어두운 곳에서는 505nm의 청록색 계열의 빛이 밝게 보인다.

## 2 색각생리

> **출제포인트**
> ▶ 색각의 3속성(색상, 명도, 채도), 시세포 등
> ▶ 색각을 인지하는 시세포
> ▶ 색각검사법

### (1) 색각(Color Vision)
① 색을 인지하는 시각적 기능은 원뿔세포가 담당한다.
② 3가지 원뿔세포 : 적색(L), 녹색(M), 청색(S)에 각각 민감하게 반응한다.

### (2) 색의 3속성

| 속 성 | 정 의 | 예 시 |
|---|---|---|
| 색 상 | 파장의 종류 | 빨강, 초록 등 |
| 명 도 | 밝고 어두움의 정도 | 밝은 노랑, 어두운 파랑 등 |
| 채 도 | 색의 순수한 정도 | 탁한 빨강, 선명한 빨강 등 |

### (3) 주요 색각 검사법

| 검사법 | 특 징 | 장 점 | 단 점 |
|---|---|---|---|
| 거짓동색표 | 여러 가지 색의 원형점으로 구성된 배경에 숫자·문자 삽입 | 빠르고 간편, 집단검사용 | 정확도 낮음 |
| 나겔 색각경 | 적 + 녹 혼합 → 기준색과 일치 | 정밀하게 색각이상 종류와 정도를 파악할 수 있음 | 조작 복잡, 시간 소요 |
| D-15 검사 | 색상 배열 검사 | 중등도 이상 색각이상 구분 | 경증은 판별이 어려움 |
| 패른워스 - 먼셀 100색상 검사 | 85~100색 배열 | 민감도 매우 높음 | 검사 시간 길고 피로 유발 |

## 3 광각 및 색각이상

> **출제포인트**
> ▶ 주간맹의 원인
> ▶ 야맹의 증상과 원인
> ▶ 전색맹의 증상

### (1) 주간맹(Hemeralopia)
① 원인 : 원뿔세포 기능 저하, 중심부 혼탁 등으로 인해 발생한다.
② 증상 : 밝은 환경에서 시력이 저하되고, 어두운 환경에서 시력이 더 양호하다.
③ 관련 질환 : 백내장(수정체 중앙부 혼탁), 전색맹, 축성시신경염

### (2) 야맹(Nyctalopia)
① 원인 : 암순응 장애(주로 막대세포 기능 이상) 등으로 인해 발생한다.
② 증상 : 밤이나 어두운 환경에서 시력이 저하된다.
③ 관련 질환 : 비타민A 결핍, 망막색소변성, 오구치병
※ 오구치병 : 막대세포 신호전달에 이상이 생기는 상염색체 열성유전질환이다.

### (3) 전색맹(Achromatopsia)
① 원인 : 모든 원뿔세포의 기능 소실로 인해 발생한다.
② 증상 : 색 인식이 불가(흑백 시야)하고 시력이 저하(0.1 이하)되며, 주간맹, 심한 눈떨림이 발생한다.
③ 특징 : 주로 선천적 요인(유전적 요인)에 의해 발생한다.

# Chapter 03 굴절생리

## 1 굴절생리 및 굴절이상

> **출제포인트**
> ▶ 원시의 정의와 증상
> ▶ 근시의 유형(병적근시, 거짓근시)과 증상
> ▶ 불규칙난시의 원인과 정의

### (1) 근시(Myopia)
① 상측초점이 망막 앞에 맺히는 상태이다.
② 원인 : 정시보다 안축장이 길거나 굴절력이 높은 눈에서 나타난다.
③ 증상 : 원거리는 흐리고, 근거리는 비교적 선명하게 보인다.
④ 유 형
  ㉠ 단순근시 : 생리적 범위 내의 근시이다.
  ㉡ **병적근시** : 안축장이 병적 연장되어 맥락막위축, 귀쪽코누스 등의 안저병증을 동반한다.
  ㉢ 합병근시 : 백내장, 각막질환, 망막변성 등 눈의 병리적 변화로 인해 발생하는 근시이다.
  ㉣ **거짓근시** : 조절근의 과긴장으로 망막 앞에 초점이 맺히는 가성 근시 상태로, 장시간 근거리 작업 후 원거리 흐림 증상이 발생한다.

### (2) 원시(Hyperopia)
① 상측초점이 망막 뒤에 맺히는 상태이다.
② 원인 : 정시에 비해 안축장이 짧거나 굴절력이 낮은 눈에서 주로 나타난다.
③ 특징 : 조절을 통해 원거리는 선명하게 볼 수 있으나, 장시간 근거리 작업 시 조절피로가 발생한다.
④ 증상 : 눈피로, 노안 증상 조기 발생 등이 있다.

### (3) 난시(Astigmatism)
① 눈의 굴절력이 경선에 따라 달라 상이 하나의 점으로 맺히지 않는 상태이다.
② 분 류
  ㉠ 규칙난시 : 양 주경선이 서로 직각을 이루고, 경선별 굴절력변화가 규칙적이다(교정 용이).
  ㉡ **불규칙난시** : 양 주경선이 직각을 이루지 않고, 경선별 굴절력변화가 불규칙적이며, 주로 원추각막, 각막흉터 등의 원인으로 발생한다(교정 어려움).

# Chapter 04 조절과 폭주

## 1 조절생리

**출제포인트**
▶ 조절 시 눈의 변화

### (1) 조절의 정의
먼 곳에서 가까운 곳으로 시선을 이동할 때, 굴절력을 증가시켜 망막에 상을 맺히게 하는 과정이다.

### (2) 조절의 생리적 기전
① 섬모체근의 수축으로 인해 섬모체소대가 이완한다.
② 수정체의 (전면)곡률, 중심두께, 굴절력이 증가한다.
③ 동공이 축소된다.
④ 쉴렘관 열림으로 인해 방수의 유출이 증가한다.
⑤ 폭주(눈모음)가 발생한다.

## 2 조절이상

**출제포인트**
▶ 노안의 정의와 증상
▶ 노화된 수정체의 생리적 특성
▶ 수정체없음증(무수정체안)의 증상

### (1) 노안(Presbyopia)
① 정의 : 나이가 들면서 수정체의 탄력성 감소로 인해 조절력이 감소하여 근거리에 초점을 맞추기 어려워지는 생리적 현상이다.
② 원인 : 수정체의 경화 및 섬모체 기능 감소로 인해 발생한다.
③ 주요 증상 : 근점이 멀어짐, 근거리 작업 시 흐림, 눈의 피로 현상이 나타난다.

### (2) 수정체의 노화현상

① 점차 황색으로 변하고 탄력성이 감소한다.
② 수분과 가용성 단백질이 감소한다.
③ 단단한 핵층, 불용성 단백질이 증가한다.
④ 용적이 지속적으로 증가한다.

### (3) 수정체없음증(무수정체안)

① 정의 : 외상, 백내장 수술 등으로 수정체가 완전히 제거된 상태이다.
② 고도 원시와 조절력의 완전한 소실로 근거리 및 원거리 모두에서 심한 시력 저하가 발생한다.
③ 청색시증(Blue Vision)이 나타난다.
④ 보정 : 인공수정체 삽입술, 콘택트렌즈 등으로 보정이 가능하다.
※ 무수정체안과 청색시증
  • 수정체는 자외선 및 단파장(청색광)을 흡수하는 필터 역할을 한다.
  • 백내장 수술 후 수정체가 제거되면 청색광이 직접 망막에 도달하여 청색시증이 발생할 수 있다.

## 3 폭주와 개산

> **출제포인트**
>
> ▶ 눈모음(폭주)의 종류

### (1) 폭주와 개산

① 양안시를 유지하기 위한 양안의 이향안구운동을 말한다.
② 폭주(Convergence) : 두 눈이 가까운 물체를 보기 위해 안쪽으로 모이는 움직임을 말한다.
③ 개산(Divergence) : 두 눈이 먼 물체를 보기 위해 바깥쪽으로 벌어지는 움직임을 말한다.

### (2) 폭주(눈모음)의 종류

① 긴장성 폭주 : 양안을 뜨고 먼 곳을 보는 순간 발생하는 기본 폭주이다.
② 근접성 폭주 : 가까운 곳을 본다는 심리적 인식만으로 발생하는 폭주이다.
③ 조절성 폭주 : 조절 반응 시 동반되는 폭주이다.
④ 융합성 폭주 : 양안 단일시를 위한 폭주이다.

# Chapter 05 눈알(안구)의 편위

## 1 사위와 사시

**출제포인트**
- ▶ 굴절조절내사시의 증상과 처방
- ▶ 간헐외사시의 증상
- ▶ A형 / V형 사시의 판별
- ▶ 마비사시의 증상

### (1) 사위와 사시의 개념
① 사위 : 융합이 제거되었을 때 드러나는 잠재적 편위(잠복사시)를 말한다.
  ㉠ 종류 : 내사위, 외사위, 수직사위 등이 있다.
  ㉡ 진단 : 가림벗김검사, 프리즘분리법, 편광분리법 등이 있다.
  ㉢ 증상 : 융합 유지 시 근육성 눈피로를 유발한다.
② 사시 : 눈의 편위가 항상 드러나 있는 눈을 말한다.
  ㉠ 종류 : 내사시, 외사시, 상사시, 하사시 등이 있다.
  ㉡ 진단 : 가림검사, 하쉬버그 검사 등이 있다.

### (2) 사시 유형별 특징 및 감별
① **굴절조절내사시**
  ㉠ 고도 원시를 교정하지 않을 경우 조절 과다로 인해 폭주량이 증가하여 내사시가 발생한다.
  ㉡ 원거리 사각과 근거리 사각은 비슷한 수준으로 나타난다.
  ㉢ 적절한 원시 안경으로 교정 가능하다.
② **간헐외사시**
  ㉠ 한국, 일본, 중국 등 동양인에게 발병빈도가 높고, 주로 유년기에 발병한다.
  ㉡ 아침에 일어나거나 피로, 열이 날 때, TV를 볼 때 외사시가 간헐적으로 발생한다.
  ㉢ 밝은 햇빛이 비취는 경우, 몹시 눈부셔하거나 한쪽 눈을 감는 행동 등이 관찰된다.
③ **A형 / V형 사시**
  ㉠ **A형 사시** : 위를 볼 때는 내사시, 아래를 볼 때는 외사시가 나타나며, 사시각이 10△ 이상이다.
  ㉡ V형 사시 : 위를 볼 때는 외사시, 아래를 볼 때는 내사시가 나타나며, 사시각이 15△ 이상이다.

④ **마비사시**
  ㉠ 외안근 또는 뇌신경 손상으로 안구운동이 제한되어 발생한다.
  ㉡ 복시, 안구운동 제한, 이상머리위치, 방향오인 등의 증상이 나타난다.
  ㉢ 마비안으로 주시할 때의 사시각이 정상 눈으로 주시할 때의 사시각보다 크다(제2편위각 > 제1편위각).
  ㉣ 마비근에 따라 안구의 편위가 나타난다(위곧은근 마비 시 하사시, 안쪽곧은근 마비 시 외사시 등).

# Chapter 06 눈의 신경지배 및 장애

## 1 동공생리

> **출제포인트**
> ▶ 동공의 크기변화
> ▶ 대광반사 경로 및 정상 반응

### (1) 동공의 특성
① 기능 : 눈으로 들어오는 빛의 양을 조절한다.
② 동공 크기 : 평균 2~4mm(신생아 < 청년기 > 노년기)이다.
③ 밝은 환경, 가까운 물체 주시 시 축동한다.
④ 동공부동 : 양안 동공 크기 차이가 0.5mm 이상인 상태를 말한다.

### (2) 동공의 생리적 조절
① 동공확대(산동) : 교감신경 → 동공확대근 작용
② 동공축소(축동) : 부교감신경 → 동공조임근 작용

### (3) 대광반사 경로
시신경 → 시신경교차 → 시각로 → 덮개앞핵 → E-W핵 → 섬모체신경절 → 동공조임근
① **직접대광반사** : 직접 자극을 가한 눈의 동공이 축소된다.
② **간접대광반사** : 자극을 받지 않은 반대쪽 눈의 동공도 함께 축소된다.

## 2 이상동공

> **출제포인트**
> ▶ 긴장동공
> ▶ 호르너증후군
> ▶ 아르길–로버트슨동공
> ▶ 구심성 vs 원심성 동공운동장애

### (1) 긴장동공
① **대광 – 근접반사 해리** : 대광반사는 소실되지만 근접반사는 정상적으로 나타난다.
② 주로 20~40대 여성에게 발생하며, 단안성으로 발생하는 경우가 많다.
③ 필로카르핀(0.125%)에 의한 동공 수축이 일어난다.
④ 세극등 검사 시 부채꼴 마비현상이 관찰된다.

### (2) 호르너증후군
① 교감신경로의 손상으로 인해 동공축소, 눈꺼풀처짐, 땀없음증 등의 증상이 나타난다.
② 어두운 곳에서 동공부등이 심화된다(질환이 있는 눈의 동공확대가 일어나지 않음).
③ 산동제(코카인) 점안 시 동공확대가 일어나지 않으면 호르너증후군으로 확진할 수 있다.

### (3) 구심성 vs 원심성 동공운동장애
① **구심성**동공운동장애 : 망막, 시신경, 시각로 병변으로 인해 질환이 있는 눈의 직접대광반사는 소실되거나 감소하고, 간접대광반사는 정상적으로 일어난다(정상안에 펜라이트를 비추면 직접 + 간접대광반사가 모두 일어남).
② **원심성**동공운동장애 : 눈돌림신경핵 또는 눈돌림신경의 병변으로 인해 직접 + 간접대광반사가 모두 소실되거나 감소하고 밝은 곳에서 동공부등이 심화된다.

### (4) 아르길 – 로버트슨 동공
① 대광 – 근접반사해리현상이 나타난다.
② 매독성 중추신경질환과 관련된 증상이다.
③ 산동제에 반응을 보이지 않는다.

## 3 눈의 신경지배 및 장애, 눈떨림(안진)

**출제포인트**
- ▶ 눈돌림신경 장애의 증상
- ▶ 눈모음부족과 관련된 근육
- ▶ 눈떨림의 유형

### (1) 눈의 신경지배 및 장애 증상

| 신 경 | 지배 근육 | 장애 증상 |
|---|---|---|
| 눈돌림신경 | 위눈꺼풀올림근 | 눈꺼풀처짐 |
| | 위곧은근, 아래곧은근, 안쪽곧은근, 아래빗근 | 외사시, 안구운동(올림, 내림, 눈모음) 장애 |
| | 섬모체근, 동공조임근 | 조절부족, 동공확대 |
| 도르래신경 | 위빗근 | 수직 복시, 상사시, 머리 기울임 보상 |
| 가돌림신경 | 가쪽곧은근 | 내사시, 원거리 복시 |

### (2) 눈떨림의 유형과 특징

① **시운동눈떨림** : 일정한 방향의 물체 추적 시 발생하는 생리적 눈떨림이다.
② **전정눈떨림** : 전정기관 이상 시 발생하며, 병적 원인에 의한 경우가 많다.
③ **선천눈떨림** : 출생 직후부터 나타나는 비정상적인 움직임의 눈떨림이다.
④ **잠복눈떨림** : 피로나 융합 약화 시 발생한다.
⑤ **끄덕임연축** : 안면 및 경부 근육과 연관된 간헐적 떨림이다.

# Chapter 07 눈 생리검사의 이해

## 1 안저 및 눈 생리검사

**출제포인트**
- ▶ 전기생리학적 검사의 활용
- ▶ 초음파검사의 활용
- ▶ 안저검사의 활용
- ▶ 빛간섭단층촬영의 활용
- ▶ 안압계 및 안압 측정 방법

### (1) 안저검사
① 검안경으로 안구 내부 구조(망막, 맥락막, 시신경유두, 망막혈관 등)를 시각적으로 관찰하는 검사를 말한다.
② 황반변성, 당뇨망막병증, 고혈압망막병증, 녹내장 등 조기 진단에 활용된다.

### (2) 전기생리학적 검사
① **눈전위도검사(EOG)** : 망막상존전위를 측정하여 망막색소상피세포 기능을 평가하는 검사이다.
② **망막전위도검사(ERG)** : 망막활동전위의 변화를 기록하여 광수용체 및 망막의 기능을 평가하는 검사이다.
③ **시유발전위검사(VEP)** : 시각 자극에 대한 대뇌피질의 전위 변화를 측정하여 시각 경로 기능을 평가하는 검사이다.

### (3) 빛간섭단층촬영(OCT)
① 적외선에 가까운 빛의 파장을 이용한 고해상도 단층촬영이다.
② 비접촉 방식으로 망막층의 구조적 이상을 정밀하게 확인할 수 있다.
③ 녹내장, 황반변성 등의 진단에 활용된다.

### (4) 초음파검사
① 안구의 길이 측정에 사용된다.
② 백내장 수술 전 준비검사에 활용된다(인공수정체의 도수 결정).
③ 매체 혼탁 시 망막박리나 눈 속 이물질을 확인하기 위해 사용된다.

### (5) 형광안저혈관조영술

① 형광색소를 정맥주사 후 안저를 촬영한다.

② 망막혈관 및 맥락막혈관의 순환상태를 평가한다.

③ 당뇨망막병증, 황반변성, 녹내장 진단 보조에 활용된다.

### (6) 안압검사

안구 내부의 압력을 측정하여 녹내장 등의 조기 진단에 활용된다.

① **공기안압계** : 비접촉 방식으로, 공기압으로 각막을 눌러 안압을 측정한다.

② **골드만안압계** : 접촉식 방식으로, 각막의 일정 면적을 편평하게 만드는 힘을 측정한다. 세극등에 부착되어 앉은 자세에서 측정하며, 정확도가 높다.

# Chapter 08 출제예상문제

## 01 시력과 시야

**01** 5m 거리에서 시력이 0.25일 때 란돌트고리 시표의 틈 간격은?

① 3.0mm
② 6.0mm
③ 7.5mm
④ 10.0mm
⑤ 12.5mm

**해설**
- $\left(\text{시력} = \dfrac{1}{\text{최소시각}}\right)$이므로 $\left(\text{최소시각} = \dfrac{1}{\text{시력}}\right)$이다.
- 시력이 0.25일 때, 최소시각은 $\dfrac{1}{0.25} = 4.00$(분각)
- 1분각의 틈 간격이 1.5mm → 4분각 시표의 틈 간격 = 4 × 1.5 = 6.0(mm)

**02** 떨어져 있는 두 개의 점이나 선을 분리하여 인식할 수 있는 능력에 해당하는 시력은?

① 최소가시시력
② 최소판별시력
③ 최소가독시력
④ 최소분리시력
⑤ 최소배열시력

**해설**
최소분리시력은 둘 이상의 자극을 독립적으로 인식할 수 있는 능력으로, 란돌트고리 시표로 주로 측정한다.

**03** 5m거리에서 2분각의 란돌트고리의 틈 간격을 식별할 수 있었고 그보다 작은 틈 간격은 식별할 수 없었을 경우 시력은 얼마인가?

① 0.2
② 0.3
③ 0.4
④ 0.5
⑤ 1.0

**해설**
$$\text{시력} = \dfrac{1}{\text{최소시각(분)}} = \dfrac{1}{2} = 0.5$$

**04** 정상인의 한눈시야에서 가장 넓은 방향과 가장 좁은 방향을 차례대로 나열한 것은?

① 위쪽 / 아래쪽
② 아래쪽 / 안쪽
③ 아래쪽 / 바깥쪽
④ 바깥쪽 / 위쪽
⑤ 바깥쪽 / 아래쪽

**해설**
귀쪽(바깥쪽) 시야는 약 100~110°로 가장 넓고, 위쪽 시야는 약 60°로 가장 좁다.

**정답** 01 ② 02 ④ 03 ④ 04 ④

**05** 시신경교차부의 교차섬유의 손상으로 발생하는 시야장애는?

① 중심시야결손
② 양안 코쪽반맹
③ 단안 실명
④ 양안 귀쪽반맹
⑤ 양안 동측반맹

해설
시신경교차부의 교차섬유 손상 시, 양안의 귀쪽 시야가 소실된다.

**06** 우측 시각로 손상 시 나타나는 시야결손은?

① 양안 오른쪽반맹
② 양안 왼쪽반맹
③ 양안 귀쪽반맹
④ 단안 실명
⑤ 중심시야결손

해설
우측 시각로는 양안의 좌측 시야를 담당하므로 좌측 동측반맹이 발생한다.

**07** 시야검사에서 양코쪽반맹이 나타나는 병변 부위는?

① 좌측 시각피질
② 시신경
③ 우측 시각로
④ 시신경교차부의 교차섬유
⑤ 시신경교차부의 비교차섬유

해설
시신경교차부의 비교차섬유가 손상되면 양안의 코쪽 시야가 결손된다.

**08** 시야에 관한 설명으로 옳지 않은 것은?

① 바깥쪽 시야가 가장 넓다.
② 위쪽 시야가 가장 좁다.
③ 이솝터는 시야검사에서 동일한 감각 분포를 시각화한 선이다.
④ 주변시는 색채 식별이 중심시보다 뛰어나다.
⑤ 생리적 맹점은 귀쪽에 존재한다.

해설
중심시가 주변시보다 물체의 형태와 색채 식별에 더 뛰어나다.

**09** 양안의 굴절력 차이로 좌우의 망막상이 현저히 다르게 맺혀 융합이 되지 않을 때 한쪽 눈이 억제되어 약시로 진행되는 경우는?

① 기질약시
② 사시약시
③ 시각차단약시
④ 굴절부등약시
⑤ 히스테리성약시

해설
굴절부등약시는 양안 간 굴절력 차이로 인해 상의 선명도가 달라지고, 융합이 어려워 비우세안이 억제되면서 약시가 발생한다.

**10** 백내장, 각막혼탁 등으로 시자극이 장기간 차단되어 발생하는 약시는?

① 시각차단약시
② 사시약시
③ 기질약시
④ 굴절부등약시
⑤ 히스테리성약시

해설
시각차단약시는 백내장, 안검하수, 각막혼탁 등으로 인해 시자극이 장기간 차단되어 시기능 발달이 억제되어 발생하는 약시이다.

정답 05 ④  06 ②  07 ⑤  08 ④  09 ④  10 ①

**11** 시신경이나 망막의 병변 등 시각경로에 구조적 손상이 있어 회복이 어려운 약시는?

① 사시약시
② 굴절이상약시
③ 기질약시
④ 시각차단약시
⑤ 히스테리성약시

해설
기질약시는 시신경이나 망막, 시각피질 등에 구조적 손상이 있어 시기능이 손상되는 경우이며, 일반적으로 치료가 어렵다.

**12** 저시력 보조기기의 사용 목적은?

① 시력을 완전히 회복시킨다.
② 병변을 치료한다.
③ 남은 시기능을 최대한 활용한다.
④ 새로운 병변을 예방한다.
⑤ 수술을 대체한다.

해설
저시력 보조기기는 잔존 시기능을 최대한 활용하여 일상생활의 자립을 돕기 위한 도구이다.

**13** 다음 중 원용 저시력 보조기기에 해당하는 것은?

① 확대경
② 독서대
③ 전자확대기
④ 콘택트렌즈
⑤ 망원경

해설
저시력자는 시력향상이 불가능하므로 망막상의 확대가 필요하며 원용은 망원경, 근용은 확대경을 보조기기로 사용한다.

## 02 광각과 색각

**14** 명순응 상태에서 가장 밝게 느껴지는 파장은?

① 480nm
② 505nm
③ 555nm
④ 680nm
⑤ 730nm

해설
명순응 상태에서는 원뿔세포가 주로 작용하며, 이 세포는 약 555nm(황록색) 파장에 가장 민감하게 반응한다.

**15** 푸르키녜 이동 현상에 대한 설명으로 옳은 것은?

① 어두울수록 시각 민감도가 장파장에서 단파장으로 이동한다.
② 어두울수록 청색 계열보다 적색 계열이 더 밝게 보인다.
③ 어두울수록 555nm 파장의 빛에 민감해진다.
④ 암순응 시에도 명확한 색지각이 유지된다.
⑤ 중심시야는 암순응 시 가장 밝게 느낀다.

해설
푸르키녜 이동은 명순응(555nm)에서 암순응(505nm)으로 밝기 감도가 단파장 쪽으로 이동하는 현상이다.

**16** 암순응 상태에서 작용하는 시각 색소는?

① 요돕신
② 로돕신
③ 멜라닌
④ 루테인
⑤ 카로틴

해설
로돕신은 막대세포에 존재하는 시각 색소로, 어두운 환경에서 시각 기능에 중요한 역할을 한다.

정답 11 ③ 12 ③ 13 ⑤ 14 ③ 15 ① 16 ②

**17** 광각 민감도에 대한 설명으로 옳은 것은?

① 중심부가 어두운 곳에서 더 민감하다.
② 주변부가 명소시에서 민감하다.
③ 주변부가 암소시에서 민감하다.
④ 중심부와 주변부는 민감도 차이가 없다.
⑤ 중심부는 청록파장에 민감하다.

> **해설**
> 어두운 환경에서는 중심보다 주변시야(막대세포 분포)가 더 민감하게 반응한다.

**18** 색을 인지하는 것은 어떤 세포의 기능인가?

① 막대세포
② 각막상피세포
③ 원뿔세포
④ 두극세포
⑤ 신경절세포

> **해설**
> 색각은 주로 명소시에서 기능하는 원뿔세포의 작용이며, 각 파장에 민감한 3가지 세포가 분포한다.

**19** 거짓동색표를 이용한 색각검사에 관한 설명으로 옳은 것은?

① 색각이상의 정도를 정밀하게 평가 가능
② 조작 방법이 복잡하다.
③ 빠르고 간편하여 집단검사에 적합하다.
④ 적색과 녹색의 파장을 조합해 기준색을 맞추는 방법이다.
⑤ 색상의 배열 정확도를 평가한다.

> **해설**
> 거짓동색표는 검사 시간이 짧고 간단하여 많은 사람을 대상으로 한 색각이상 선별 검사에 적합하다.

**20** 색각이상의 정도와 종류를 가장 정확히 알 수 있는 검사법은?

① D-15 검사
② 거짓동색표
③ 100 색상검사
④ 나겔 색각경
⑤ 색각등 검사

> **해설**
> 나겔 색각경은 적색과 녹색광을 혼합하여 기준광과 일치시키는 방식으로, 색각이상의 정도와 유형을 정확하게 평가할 수 있다.

**21** 암순응이 불량한 경우 나타날 수 있는 증상은?

① 반 맹
② 다시증
③ 주간맹
④ 절대맹
⑤ 야 맹

> **해설**
> 암순응은 막대세포의 기능과 연관되며, 이 기능이 저하되면 어두운 환경에 적응하지 못해 야맹이 발생한다.

**22** 주간맹과 가장 관련 있는 질환은?

① 오구치병
② 망막색소변성
③ 비타민A결핍증
④ 중앙부 혼탁이 있는 백내장
⑤ 사시안

> **해설**
> 중심부 혼탁이 진행된 백내장은 밝은 환경에서 시력 저하를 유발하여 주간맹 증상이 나타날 수 있다.

17 ③  18 ③  19 ③  20 ④  21 ⑤  22 ④  **정답**

**23** 다음 중 전색맹에 대한 설명으로 옳은 것은?

① 원뿔세포 기능이 완전히 소실된 상태이다.
② 시력은 정상이지만 색각이 없다.
③ 막대세포 기능 결손으로 발생한다.
④ 청색만 인지하지 못하는 상태이다.
⑤ 밝은 곳에서는 시력이 양호하다.

> 해설
> 전색맹은 모든 원뿔세포가 기능하지 않으며, 시력저하, 색각 상실, 주간맹, 심한 눈떨림 등이 나타나는 특징이 있다.

**24** 야맹이 나타나는 주요 질환으로 옳은 것은?

① 녹내장　　② 황반변성
③ 망막색소변성　④ 백내장
⑤ 망막박리

> 해설
> 망막색소변성은 막대세포가 먼저 손상되어 암순응 장애와 야맹 증상이 선행되어 나타난다.

## 03 굴절생리

**25** 다음 설명에 해당하는 굴절이상은?

- 안축장이 병적으로 길어짐
- 귀쪽코누스와 맥락망막위축 동반

① 단순근시　　② 병적근시
③ 거짓근시　　④ 야간근시
⑤ 기계근시

> 해설
> 병적근시는 해부학적 변화와 안저소견이 함께 나타나는 고도근시이다.

**26** 정적굴절상태에서 상이 망막 뒤에 맺히고, 근거리 작업 시 조절피로가 유발되는 굴절이상은?

① 근 시　　② 원 시
③ 사 시　　④ 난 시
⑤ 부등시

> 해설
> 원시는 정적굴절상태에서 망막 뒤에 상측초점이 맺히며, 근거리에서 조절을 많이 사용하여 피로를 유발한다.

**27** 양 주경선이 직각을 이루지 않는 난시로 광학적 교정이 어려운 굴절이상은?

① 도난시　　② 직난시
③ 규칙난시　④ 혼합난시
⑤ 불규칙난시

> 해설
> 불규칙난시는 원추각막, 각막흉터 등의 원인으로 양 주경선이 직각을 이루지 않고 경선별 굴절력의 변화가 불규칙하여 일반적인 안경이나 콘택트렌즈로 교정이 어렵다.

## 04 조절과 폭주

**28** 조절 시 일어나는 생리적 반응으로 옳지 않은 것은?

① 섬모체근 수축
② 수정체 두꺼워짐
③ 동공 축소
④ 굴절력 증가
⑤ 수정체 전면곡률 감소

> 해설
> 조절 시 수정체 전면의 곡률이 증가하여 수정체는 더 볼록해지고 두꺼워진다.

정답 23 ① 24 ③ 25 ② 26 ② 27 ⑤ 28 ⑤

**29** 다음 중 조절 시 일어나는 눈의 변화에 해당하지 않는 것은?

① 눈모음
② 동공축소
③ 수정체 곡률 증가
④ 섬모체소대 수축
⑤ 방수유출증가

> 해설
> 조절 시 섬모체근이 수축하고, 섬모체소대는 이완하여 수정체가 두꺼워진다.

**30** 노안의 주요 증상으로 옳은 것은?

① 원거리 시력 저하
② 조절력 과잉
③ 수정체 투명도 증가
④ 근거리 작업 시 불편감
⑤ 수정체 탄력 증가

> 해설
> 노안은 근거리 조절이 어려워져 책 읽기나 근거리 작업 시 흐림과 피로감을 유발한다.

**31** 노화된 수정체의 특성으로 옳지 않은 것은?

① 수분 감소
② 탄력성 감소
③ 핵 크기 증가
④ 불용성 단백질 감소
⑤ 용적이 지속적으로 증가

> 해설
> 노화된 수정체는 탄력성이 감소하고 불용성 단백질이 증가한다.

**32** 수정체없음증에서 나타날 수 있는 증상은?

① 청색시증
② 동공 수축
③ 조절력 증가
④ 심한 근시
⑤ 황색시증

> 해설
> 수정체가 없으면 청색광을 걸러주는 기능이 상실되어 청색시증이 나타날 수 있다.

**33** 다음 중 가까운 곳을 본다는 심리적 인식만으로 발생하는 눈모음은?

① 조절성 눈모음
② 융합성 눈모음
③ 긴장성 눈모음
④ 근접성 눈모음
⑤ 절대적 눈모음

> 해설
> 근접성 눈모음은 물체가 가까이 있다고 '심리적으로 인지'할 때 발생하는 눈모음이다.

**34** 조절성 폭주에 대한 설명으로 옳은 것은?

① 양안단일시를 위해 발생한다.
② 무의식적으로 발생한다.
③ 가까운 물체를 볼 때 가장 많이 사용하는 눈모음이다.
④ 수의적으로 조절가능하다.
⑤ 양안을 뜨고 먼곳을 보는 순간 발생한다.

> 해설
> 근거리 주시 시 가장 많이 사용하는 폭주는 조절 자극으로 발생하는 조절성 폭주이다.

29 ④  30 ④  31 ④  32 ①  33 ④  34 ③  **정답**

## 05 눈알(안구)의 편위

**35** 사위와 사시에 대한 설명으로 옳은 것은?

① 사시는 융합이 제거될 때만 나타나는 안위이상이다.
② 사위는 근육성 눈피로를 유발할 수 있다.
③ 사위는 항상 나타나는 안위이상이다.
④ 사시는 가림검사로 진단이 불가능하다.
⑤ 사위는 복시를 반드시 동반한다.

> **해설**
> 사위는 융합이 제거될 때만 나타나는 잠복사시로, 융합을 위한 폭주력이 필요하므로 근육성 눈피로를 유발할 수 있다.

**36** 간헐외사시에 해당하는 증상은?

① 복시와 방향 오인
② 주로 청소년기에 발생
③ 햇빛 아래에서 한쪽 눈을 감음
④ 항상 외사시 편위 유지
⑤ 고도원시에서 주로 발생

> **해설**
> 간헐외사시는 밝은 환경, 피로 시 외사시가 간헐적으로 나타나며 한쪽 눈을 감는 행동이 특징이다.

**37** A형 사시에 대한 설명으로 옳은 것은?

① 위를 주시할 때 외사시가 심해진다.
② 아래를 주시할 때 내사시가 심해진다.
③ 위와 아래를 주시할 때 사시각의 차이가 없다.
④ 위를 주시할 때는 내사시, 아래를 주시할 때는 외사시가 심해진다.
⑤ 외안근 마비와 관련이 있다.

> **해설**
> A형 사시는 위를 주시할 때는 내사시, 아래를 주시할 때는 외사시 경향이 강해지며 이때 사시각의 차이가 10△ 이상일 때 진단된다.

**38** 마비사시의 특징으로 옳지 않은 것은?

① 제1편위각이 제2편위각보다 크다.
② 안구운동 제한이 관찰된다.
③ 이상머리위치가 나타난다.
④ 복시가 동반될 수 있다.
⑤ 방향 오인이 발생할 수 있다.

> **해설**
> 마비사시에서는 제2편위각이 제1편위각보다 크며, 안구운동 제한과 복시, 머리기울임 등이 동반된다.

**39** 다음 중 외안근 마비와 그로 인한 안구 편위가 바르게 연결된 것은?

① 안쪽곧은근 마비 – 하사시
② 위쪽곧은근 마비 – 외사시
③ 위쪽곧은근 마비 – 하사시
④ 안쪽곧은근 마비 – 상사시
⑤ 위쪽곧은근 마비 – 내사시

> **해설**
> 위쪽곧은근이 마비되면 올림작용이 저하되어 눈이 아래로 편위되어 하사시를 유발한다.

**정답** 35 ② 36 ③ 37 ④ 38 ① 39 ③

**40** 다음 중 굴절조절내사시 환자에게 가장 적절한 처방은?

① 프리즘 안경
② 색필터 안경
③ 편광필터 안경
④ 원시교정 안경
⑤ 근시교정 안경

> 해설
> 굴절조절내사시는 원시 교정을 통해 조절성 폭주를 줄이는 것이 치료의 핵심이다.

## 06 눈의 신경지배 및 장애

**41** 정상동공에 관한 설명으로 옳은 것은?

① 상면의 크기를 제한한다.
② 밝은 곳에서 동공은 커진다.
③ 어두운 곳에서 동공은 작아진다.
④ 가까운 곳을 볼 때 동공은 작아진다.
⑤ 정상인의 양안 동공 크기는 0.5mm 이상 차이가 난다.

> 해설
> 동공은 밝은 곳에서 축소, 어두운 곳에서 확대되며, 가까운 곳을 볼 때 조절반응과 함께 축동이 일어난다.

**42** 동공의 대광반사 경로를 순서대로 나열한 것은?

① 시신경 → 시신경교차 → E-W핵 → 시각로 → 섬모체신경절 → 덮개앞핵 → 동공조임근
② 시신경 → 시신경교차 → E-W핵 → 섬모체신경절 → 시각로 → 덮개앞핵 → 동공조임근
③ 시신경 → 시신경교차 → 시각로 → 덮개앞핵 → E-W핵 → 섬모체신경절 → 동공조임근
④ 시신경 → 시신경교차 → 덮개앞핵 → E-W핵 → 시각로 → 섬모체신경절 → 동공조임근
⑤ 시신경 → 시신경교차 → 시각로 → E-W핵 → 덮개앞핵 → 섬모체신경절 → 동공조임근

> 해설
> 대광반사는 시신경 → 시신경교차 → 시각로 → 덮개앞핵 → E-W핵 → 섬모체신경절 → 동공조임근 순으로 일어난다.

**43** 다음 설명 중 호르너증후군의 특징으로 가장 적절한 것은?

① 밝은 곳에서 동공부등이 심해진다.
② 질환이 있는 쪽의 동공이 확대되어 있다.
③ 산동제에 과민반응을 보인다.
④ 어두운 곳에서 동공부등이 심하다.
⑤ 눈돌림신경의 손상으로 발생한다.

> 해설
> 호르너증후군은 교감신경 손상으로 어두운 곳에서도 동공이 확장되지 않아 동공부등이 심해진다.

**44** 다음 중 대광 – 근접반사해리가 나타나고 세극등 관찰 시 부채꼴 모양의 마비가 관찰되는 이상동공은?

① 아르길 – 로버트슨동공
② 긴장동공
③ 구심성동공운동장애
④ 원심성동공운동장애
⑤ 호르너증후군

정답 40 ④ 41 ④ 42 ③ 43 ④ 44 ②

해설
긴장동공은 대광반사가 소실되고 근접반사는 남아 있으며, 세극등에서 부채꼴 마비가 관찰된다.

**47** 눈돌림신경 마비로 나타날 수 있는 증상이 아닌 것은?

① 눈꺼풀처짐
② 상하운동 장애
③ 동공확대
④ 내사시
⑤ 외사시

해설
내사시는 가쪽곧은근 이상 시 나타나는 증상으로 가돌림신경 마비와 관련된다.

**45** 동공반사가 모두 소실되고 양안의 동공 크기 차이가 밝은 곳에서 뚜렷할 때 가장 가능성 있는 장애는?

① 긴장동공
② 호르너증후군
③ 구심성동공운동장애
④ 원심성동공운동장애
⑤ 아르길 – 로버트슨동공

해설
원심성동공운동장애는 눈돌림신경핵 또는 눈돌림신경의 손상으로 인해 축동이 불가능하며, 직접대광반사와 간접대광반사가 모두 소실되거나 감소된다.

**48** 다음 중 시운동눈떨림의 특징으로 옳은 것은?

① 수면 시 잘 나타난다.
② 고정 응시 시 발생한다.
③ 움직이는 물체를 따라갈 때 관찰된다.
④ 눈을 감았을 때 더 심해진다.
⑤ 눈꺼풀 근육 이상 시 나타난다.

해설
시운동눈떨림은 움직이는 물체를 따라가는 동안 발생하는 눈떨림으로 시각 자극에 의해 유발된다.

**46** 중추신경매독과 관련이 있으며, 산동제에 반응이 없고 대광 – 근접반사 해리가 나타나는 이상동공은?

① 긴장동공
② 호르너증후군
③ 아르길 – 로버트슨동공
④ 원심성동공운동장애
⑤ 구심성동공운동장애

해설
아르길 – 로버트슨동공은 매독성 중추질환에서 발생하며, 축소된 동공, 대광 – 근접반사해리, 산동제 무반응이 특징이다.

**49** 다음 중 눈모음 부족일 때 손상이 의심되는 근육은?

① 위곧은근
② 안쪽곧은근
③ 아래곧은근
④ 가쪽곧은근
⑤ 동공조임근

해설
안쪽곧은근의 주작용은 안쪽돌림으로 안쪽곧은근의 기능 이상 시 눈모음이 부족할 수 있다.

정답 45 ④ 46 ③ 47 ④ 48 ③ 49 ②

## 07 눈 생리검사의 이해

**50** 망막상존전위를 측정하는 검사는?

① 눈전위도검사
② 망막전위도검사
③ 시유발전위검사
④ 빛간섭단층촬영
⑤ 형광안저혈관조영술

> **해설**
> 눈전위도검사(EOG)는 망막색소상피세포의 기능을 반영하여 망막상존전위를 측정하는 검사이다.

**51** 시유발전위검사(VEP)의 기능으로 적절한 것은?

① 시신경 구조 확인
② 시신경유두 영상화
③ 대뇌의 시각 반응 측정
④ 혈관 투과성 평가
⑤ 안압 측정

> **해설**
> 시유발전위검사(VEP)는 시각 자극에 대한 대뇌피질의 전기 반응을 측정하는 검사로, 시각경로의 기능을 평가할 수 있다.

**52** 초음파검사의 활용으로 옳은 것은?

① 망막 혈류 측정
② 안구 길이 측정
③ 망막 단층촬영
④ 시각 자극 전달 측정
⑤ 안압 측정

> **해설**
> 초음파검사는 안구 길이를 측정하며, 인공수정체 도수 결정에 활용된다.

**53** 빛간섭단층촬영에 대한 설명 중 옳지 않은 것은?

① 적외선을 이용한 단층촬영
② 안구 조직의 단면 관찰 가능
③ 망막과 시신경유두 촬영 가능
④ 눈전위 반응을 측정함
⑤ 비접촉 방식 검사임

> **해설**
> 빛간섭단층촬영은 적외선을 이용하여 망막층 및 시신경유두의 구조를 시각적으로 촬영하는 검사로, 눈전위 반응은 측정하지 않는다.

**54** 각막에 접촉하여 안압을 측정하며 가장 널리 사용되는 안압계는?

① 함입안압계
② 공기안압계
③ 골드만안압계
④ 쉬와츠안압계
⑤ 리바운드안압계

> **해설**
> 골드만안압계는 세극등에 부착되어 사용하는 접촉식 안압계로 정확도가 높아 널리 사용된다.

**정답** 50 ① 51 ③ 52 ② 53 ④ 54 ③

국가고시 안경사 기출동형 단기완성

# PART 3

# 안질환

CHAPTER 01 각막질환
CHAPTER 02 결막질환
CHAPTER 03 수정체질환
CHAPTER 04 망막질환
CHAPTER 05 유리체질환
CHAPTER 06 포도막염
CHAPTER 07 눈꺼풀질환
CHAPTER 08 녹내장
CHAPTER 09 전신질환과 관련된 안과질환
CHAPTER 10 기타 주요 질환
CHAPTER 11 출제예상문제

합격의 공식
시대에듀

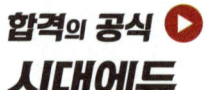

자격증·공무원·금융/보험·면허증·언어/외국어·검정고시/독학사·기업체/취업
이 시대의 모든 합격! 시대에듀에서 합격하세요!
www.youtube.com → 시대에듀 → 구독

# Chapter 01 각막질환

## 1 감염성 각막궤양

**출제포인트**

- ▶ 진균각막궤양 : 위성병소, 앞방축농
- ▶ 녹농균각막궤양 : 청록색 삼출물
- ▶ 단순포진각막염 : 가지모양궤양, 각막지각 저하
- ▶ 신경영양각막염 : 삼차신경(눈신경) 마비, 각막지각 소실
- ▶ 무렌각막궤양 : 주변부궤양, 심한 통증, 신생혈관
- ▶ 비타민A결핍각막궤양 : 야맹증, 각막연화, 비토반점
- ▶ 노출각막염 : 각막건조, 눈둘레근 마비
- ▶ 원추각막 : 문슨징후, 부정난시
- ▶ 노년환 : 나이 관련 각막변성

### (1) 진균각막염

① 곡물 또는 직물을 취급하거나 농업에 종사하는 사람들에게서, 각막 상피에 외상이 발생했을 때 발병 위험이 높다.
② 회황색 원형 침윤, 위성 병소, 앞방축농, 각막내피반 등의 증상이 나타난다.
③ 스테로이드제 남용으로 발병 빈도가 증가하고 있다.

### (2) 녹농균각막궤양

① 오염된 점안용액을 통해 감염된다.
② 청록색 삼출물, 심한 통증과 시력장애 등의 증상이 나타난다.
③ 소프트콘택트렌즈 착용자에게서 발생할 가능성이 높다.

### (3) 단순포진각막염

① 자외선, 스트레스, 면역저하 등이 원인이다.
② 나뭇가지 모양 궤양, 각막지각 저하 등의 증상이 있다.
③ 반복 · 재발 가능성이 있고 원반각막염 같은 합병증이 발생할 수 있다.

## 2 비감염성 각막궤양

### (1) 무렌각막궤양
① 주변 각막실질층의 만성염증 질환이다.
② 심한 통증, 신생혈관, 눈부심 등의 증상이 나타난다.
③ 상피 재생과 흉터 형성이 함께 진행된다.

### (2) 신경영양각막염
① 삼차신경 제1분지(눈신경)의 마비로 인해 발생한다.
② 각막지각이 소실되어 반사눈물흘림과 눈깜박임 기능이 저하되는 증상이 나타난다.
③ 손상된 각막의 회복이 지연된다.

### (3) 노출각막염
① 얼굴신경마비, 안구돌출, 눈꺼풀겉말림 등이 원인이다.
② 눈꺼풀이 각막을 완전히 덮지 못하면서 각막이 외부 환경에 지속적으로 노출된다.
③ 눈시림, 이물감, 충혈, 건조성 및 자극성 염증 등의 증상이 나타난다.
④ 각막 하부($\frac{1}{3}$ 부위)에 궤양이나 염증이 발생할 가능성이 높다.

### (4) 비타민A결핍각막궤양
① 각막중심부에 회색 궤양이 생기고 각막지각 저하로 인해 통증이 없다.
② 야맹증, 눈마름증 등의 증상이 나타난다.
③ 각막연화증, 결막의 비토반점 등이 발생할 수 있다.

## 3 각막의 변성

### (1) 원추각막
① 각막 중심부가 얇아지면서 서서히 앞쪽으로 돌출된다.
② **문슨징후(Munson's Sign)** : 아래쪽을 보면 아래 눈꺼풀테가 원추상으로 보인다.
③ **플라이셔고리(Fleischer's Ring)** : 각막 원추의 밑바닥에 갈색 또는 녹색의 선이 보인다.
④ 부정난시에 의해 시력이 저하되며, 하드렌즈로 시력교정이 가능하다.

### (2) 노년환
① 노인성 각막변성으로 양쪽 눈 모두 증상이 나타나는 것이 특징이다(양측성).
② 각막 가장자리에 고리 모양의 흰색 혼탁이 생기지만, 중심부는 투명하게 유지된다(시력저하 없음).

# Chapter 02 결막질환

**출제포인트**

▶ 급성세균결막염 : 핑크아이, 점액화농성 분비물
▶ 급성바이러스성 결막염 : 인두결막염, 유행각결막염, 급성출혈결막염의 구분
▶ 클라미디아결막염 : 저개발국가의 주요 실명 원인
▶ 계절알레르기 결막염 : 꽃가루, 동물의 털 등에 대한 즉시형 과민반응
▶ 플릭텐각결막염 : 세균단백에 대한 지연형 과민반응, 결절 형성
▶ 봄철각결막염 : 심한 가려움, 거대유두, 원추각막 발생빈도 높음
▶ 거대유두결막염 : 가려움, 거대유두, 콘택트렌즈나 의안 착용 시 발생
▶ 퇴행질환 : 검열반, 군날개 형태 구분

## 1 급성세균결막염

(1) 급성 충혈이 나타나며, 핑크 아이(Pink Eye)라고 불린다.
(2) 점액화농성 분비물, 결막부종, 유두 형성 등이 동반된다.
(3) 이물감, 작열감, 눈부심, 눈물흘림 등의 증상이 나타난다.

## 2 급성바이러스결막염

**(1) 인두결막염**
　① 고열, 인후통이 동반되며, 급성여포결막염이 함께 나타난다.
　② 어린이에게 흔하게 발생하며, 여름철 수영장에서 감염되는 경우가 많다.

### (2) 유행각결막염

① 전염성이 매우 강하고 3~4주 동안 지속된다.
② 1년 내내 발생하지만, 여름에 특히 유행한다.
③ 충혈, 눈물흘림, 결막부종 등의 증상이 나타난다.
④ 발병 5~14일 후 상피 각막염으로 눈부심이 심해진다.

### (3) 급성출혈결막염

① 바이러스성 질환으로 '아폴로눈병'으로도 불린다.
② 매우 짧은 잠복기(8~48시간)와 경과 기간(5~7일)을 가진다.
③ 갑작스런 통증과 결막밑출혈이 동반된다.

## 3 알레르기성결막염

### (1) 계절알레르기결막염

① 꽃가루, 풀, 먼지, 동물의 털 등에 대한 즉시형 과민반응이다.
② 가려움, 눈물흘림, 충혈 등의 증상이 나타난다.
③ 점성이 있는 분비물이 나온다.

### (2) 봄철각결막염

① 봄과 여름에 양쪽 눈에서 발병한다(양측성).
② 사춘기 이전의 소년들에게 흔히 발생한다.
③ 위눈꺼풀에 거대유두가 생기며, 실 같은 점액성 분비물이 관찰된다.
④ 각막 상피 손상 또는 원추각막 발생 가능성이 있다.

### (3) 플리텐각결막염

① 세균단백에 대한 지연형 과민반응이다.
② 각막 주변(주로 하부 $\frac{1}{3}$ 부위)에 회백색 결절(플리텐)이 관찰된다.
③ 눈부심, 이물감, 눈물흘림 등의 증상이 나타난다.

### (4) 거대유두결막염

① 콘택트렌즈 또는 의안 등을 착용하는 경우 발생 빈도가 높다.
② 위눈꺼풀판결막에 거대유두가 형성된다.
③ 가려움, 이물감, 점성분비물, 렌즈 불편감 등의 증상이 나타난다.

## 4 기타 결막질환

(1) 트라코마(클라미디아결막염)

① 결막충혈, 점액화농성 분비물, 여포, 판누스 증상이 나타난다.
② 눈꺼풀속말림, 눈꺼풀처짐, 비루관폐쇄 등의 합병증이 동반될 수 있다.
③ 눈물분비장애로 실명에 이를 수 있다(저개발국가의 주요 실명 원인).

(2) 퇴행성 질환

① 검열반
  ㉠ 자외선, 바람, 먼지 노출에 의한 결막의 퇴행성 변화가 나타나는 질환이다.
  ㉡ 코쪽 안구결막에 노란색 융기로 나타난다(탄력성 조직과 유리질의 축적).
  ㉢ 증상이 거의 없으나 미용상의 이유로 제거하는 경우가 많다.

② 군날개
  ㉠ 검열반이 진행되어 각막을 향해 자라나는 삼각형 모양 병변이다.
  ㉡ 각막난시를 유발할 수 있고 시축을 침범할 경우 수술적 절제를 고려해야 한다.

# Chapter 03 수정체 질환

> **출제포인트**
> ▶ 노년백내장의 진행 단계별 특성
> ▶ 외상백내장의 특성
> ▶ 주간맹의 원인

## 1 노년백내장의 진행 단계

(1) 나이가 들면 수정체 섬유 단백질의 분자량이 증가하면서 서서히 투명성을 잃는다.

① 초기백내장 : 쐐기모양으로 시작되며, 시력 변화가 거의 없다. 일시적인 근시 변화가 나타난다.
② 팽대백내장 : 수정체 피질이 팽창하여 용적이 증가하고 한눈 복시 증상이 발생하며, 시력저하가 동반된다.
③ 성숙백내장 : 전체적인 혼탁으로 동공이 희게 보이고 용적은 정상이지만 시력 저하가 심해지며, 수술이 필요하다.
④ 과숙백내장 : 수정체가 수축하고 피질이 액화되며, 핵 침강 현상이 나타난다(수술 난이도 증가).
⑤ 모르가니백내장 : 수정체 피질 완전히 액화되어 핵이 가라앉아 침전된 상태로 백내장이 가장 진행된 단계이다.

## 2 외상백내장

(1) 외부 충격으로 인한 수정체 파열 및 혼탁이 생긴 백내장이다.
(2) 방사선, 고압 전기, 적외선, 유리 제조공 등에 의한 백내장이 있다.
(3) 단안성이며, 젊은 연령층에서 가장 흔한 백내장이다.
(4) 보시우스 고리, 꽃잎 형태의 혼탁 등의 증상이 나타난다.
(5) 철로 인한 좌상은 갈색 또는 황색 혼탁 증상이 나타난다.
(6) 구리로 인한 좌상은 녹회색 톱니바퀴 모양의 동그란 혼탁 증상이 나타나, '해바라기백내장'이라고 불린다.

※ 보시우스 고리 : 홍채 색소가 좌상으로 인해 침착하여 흑갈색의 동그란 고리 모양 혼탁을 보이는 증상

## 3 당뇨백내장

(1) 대사산물 축적으로 인해 삼투압 상승하며 급속하게 진행된다.
(2) 눈송이 모양의 혼탁 증상이 나타난다.
(3) 수술 후 염증 발생 빈도가 높고 치유 기간이 길어질 수 있다.

## 4 중심부 백내장과 주간맹

(1) 혼탁 위치가 동공 중심부에 존재한다.
(2) 밝을 때 동공이 축소됨으로 어두울 때보다 시력 저하가 더 심해진다(주간맹).

# Chapter 04 망막질환

> **출제포인트**
> ▶ 나이관련황반변성 : 변형시증, 암점, 노인 실명의 주요 원인
> ▶ 망막중심동맥폐쇄 : 앵두반점, 통증 없는 급격한 시력저하
> ▶ 망막분지정맥폐쇄 : 동정맥 교차부 폐쇄, 망막출혈, 신생혈관
> ▶ 망막박리 : 전구증상으로 광시증과 날파리증

## 1 나이관련 황반변성

(1) 황반 부위에 노화로 인한 여러 가지 변화가 동반되어 생기는 질환으로 노인 실명의 주요 원인이다.

(2) 변형시, 중심암점 등의 시력장애가 나타난다.

(3) 삼출성과 비삼출성으로 구분된다.

   ① **삼출성** : 신생혈관, 출혈 등이 발생, 빠른 시력 저하
   ② **비삼출성** : 드루젠(부르크막의 변성), 점진적인 시력 저하

## 2 망막중심동맥폐쇄

(1) 응급질환이며 신속한 처치가 필요하다.

(2) 갑작스럽고 통증 없이 시력이 저하된다.

(3) 직접대광반사는 소실되고 간접대광반사는 정상적으로 관찰된다.

(4) 망막 내층 부종으로 망막에 혼탁이 발생하고 창백하다.

(5) 중심오목 부위에 앵두반점이 관찰된다.

   ※ **앵두반점** : 망막의 두께가 얇아져 색소상피와 맥락막의 붉은색이 비치는 것

## 3 망막분지정맥폐쇄

(1) 고혈압, 당뇨, 동맥경화 등이 주요 원인으로 작용한다.
(2) 동정맥 교차부에서 혈류 정체가 발생한다.
(3) 폐쇄된 정맥은 확장되고 꾸불꾸불해지며, 면화반(하얀 솜뭉치 같은 연성삼출물), 미세혈관류(모세혈관이 늘어나고 약해짐), 망막부종, 망막출혈 등이 관찰된다.
(4) 병변이 황반을 침범하면 실명 위험이 높아진다.

## 4 망막박리

(1) 전구증상으로 광시증과 날파리증이 나타난다.
(2) 진행 시 검은 장막이 쳐져 있는 느낌을 받게 된다.
(3) 즉각적인 수술을 요한다.

# Chapter 05 유리체질환

> **출제포인트**
> - 유리체혼탁 : 날파리증 유발
> - 별모양유리체증 : 칼슘과 지방산 침착, 자각증상 없음
> - 섬광유리체융해 : 콜레스테롤 결정체, 움직임 따라 이동, 가라앉음
> - 뒤유리체박리 : 유리체 액화로 발생, 고리 모양의 혼탁, 광시증

## 1 유리체혼탁

(1) 유리체 변성, 출혈, 염증 발생 후 유리체 내 부유물이 발생한다.
(2) 가벼운 증상으로 날파리증이 나타나며, 심한 경우 시력 저하로 이어질 수 있다.

## 2 별모양유리체증

(1) 칼슘과 지방산이 결합한 침착물이 유리체강을 떠다니는 증상이다.
(2) 대개 60세 이후에 단안성으로 나타난다.
(3) 자각증상이 없고 시력에 영향을 미치지 않는다.

## 3 섬광유리체융해

(1) 황색 콜레스테롤 결정체가 유리체강을 떠다니는 증상이다.
(2) 안구 움직임에 따라 떠다니다가 정지 시 가라앉는다.
(3) 주로 만성 포도막염이나 망막박리와 연관되어 나타난다.
(4) 대체로 양쪽 눈에서 발생한다.

## 4 뒤유리체박리

(1) 노년 변화, 근시 또는 염증에 의해 유리체가 액화되면서 유리체막이 망막에서 분리된다.
(2) 날파리증, 광시증, 황반부종에 의한 시력장애가 동반된다.

# Chapter 06 포도막염

> **출제포인트**
> ▶ 앞포도막염 : 섬모체충혈, 동공수축, 앞방축농, 방수흐림, 각막침착
> ▶ 베체트병 : 전체포도막염, 구강 / 외음부 궤양, 피부증상 동반
> ▶ 교감안염 : 외상 후 비외상안에 포도막염 발생, 섬모체 손상과 관련
> ▶ 보그트 – 고야나기 – 하라다병 : 멜라닌세포 자가면역 공격, 뇌증상, 백모, 피부백반

## 1 포도막염의 분류

(1) **앞포도막염** : 홍채와 섬모체에 염증이 생기는 것으로 충혈, 축농, 동공수축 등의 증상이 나타난다.
(2) **중간포도막염** : 모양체 주위의 유리체 염증으로 발생한다.
(3) **뒤포도막염** : 맥락막과 망막에 염증이 발생하여 시력 저하와 날파리증이 나타난다.
(4) **전체포도막염** : 포도막의 앞, 중간, 뒤 전체에 염증이 발생한 상태이다.

## 2 앞포도막염

(1) 섬모체충혈, 방수흐림, 앞방축농 등과 같은 증상이 나타난다.
(2) 동공조임근 자극으로 동공이 수축된다.
(3) 황백색굳기름 등 각막침착물이 생긴다.
(4) 눈부심, 눈물흘림, 가벼운 시력장애 등과 같은 증상이 나타난다.
(5) 동공가장자리에 흰색 또는 회색의 작은 결절이 관찰된다(쾨페결절, 부사카결절).

## 3 교감안염

(1) 눈에 외상을 입은 후 나타나는 전체포도막염이다.
(2) 외상을 입은 눈이나 외상을 받지 않은 쪽의 눈에 발생한다.
(3) 외상을 입은 후 4~8주가 가장 위험하며, 수년 후에 발병하기도 한다.
(4) 섬모체 손상 시 발생 위험이 커진다.

## 4 베체트병

(1) 우리나라에서 발생빈도가 높은 전체포도막염이다.
(2) 구강궤양, 외음부궤양, 피부증상 등이 동반된다.
(3) 앞방축농, 홍채염, 뒤포도막염, 망막염 등이 나타난다.
(4) 재발이 잘 되며, 망막기능 저하로 실명율이 높다.

## 5 보그트 – 고야나기 – 하라다병

(1) 멜라닌세포에 대한 자가면역반응으로 전체포도막염을 유발한다.
(2) 뇌신경계 증상(두통, 청각장애), 피부백반, 백모, 탈모 등의 증상이 나타난다.
(3) 변형시, 눈부심, 날파리증 등의 시력장애가 발생할 수 있다.

# Chapter 07 눈꺼풀질환

**출제포인트**
- ▶ 눈꺼풀겉말림과 속말림의 차이
- ▶ 눈꺼풀에 발생하는 급성 화농성 염증의 종류 및 감염부위
- ▶ 토끼눈의 원인과 증상
- ▶ 눈꺼풀질환 관련 해부학적 구조
- ▶ 치료 시 절개 방향 : 눈꺼풀테와의 관계

## 1 눈꺼풀속말림

(1) 눈꺼풀이 안쪽으로 말려 속눈썹이 각막을 찌르는 상태를 말한다.
(2) 눈꺼풀연축, 눈꺼풀판의 흉터, 노년 변화 등이 주된 원인이다.
(3) 이물감, 결막충혈, 눈물흘림, 눈부심, 각막상피손상 등의 증상이 나타난다.

## 2 눈꺼풀겉말림

(1) 눈꺼풀이 바깥쪽으로 말리는 상태이다.
(2) 얼굴신경마비, 노화, 수술 / 외상에 따른 흉터 등이 주요 원인이다.
(3) 결막노출, 자극감, 눈물흘림, 안구건조 등의 증상이 나타난다.

## 3 토끼눈

(1) 눈꺼풀이 완전히 닫히지 않아 안구가 노출되는 상태를 말한다.
(2) 눈둘레근 마비, 심한 안구 돌출 등이 주된 원인으로, 눈을 완전히 감을 수 없다.
(3) 각막 건조, 결막 충혈, 안구 노출 등의 증상이 나타난다.

### 4 속다래끼

(1) 마이봄샘에 발생하는 급성 화농성 염증이다.
(2) 결막면에 농양이 발생하고 통증을 유발한다.
(3) 눈꺼풀테와 직각으로 절개하여 배농한다.


### 5 바깥다래끼

(1) 짜이스샘 또는 몰샘에 발생하는 급성 화농성 염증이다.
(2) 눈꺼풀 외측 발적, 압통, 부종 등의 증상이 나타난다.
(3) 눈꺼풀테와 평행으로 절개하여 배농한다.

# Chapter 08 녹내장

> **출제포인트**
> - 개방각녹내장의 초기 및 말기증상
> - 폐쇄각녹내장의 증상

## 1 개방각녹내장

(1) 섬유주의 변성, 쉴렘관 내피 변성으로 인해 방수 유출에 대한 저항이 증가하여 발생한다.
(2) 말기까지 서서히 진행되고 안압이 상승한다.
(3) 시신경유두가 함몰되고, 시야장애 증상이 나타난다.
(4) **초기** : 중심부근암점(자각증상 거의 없음)
(5) **말기** : 관모양시야

## 2 폐쇄각녹내장

(1) 전방각 폐쇄로 방수 유출이 차단되어 안압이 급격히 상승하여 발생한다.
(2) 50~60대 여성에서 많이 발생하며, 우리나라에서 발생빈도가 높은 편이다.
(3) 진행 단계에 따른 증상
   ① 아급성기 : 가벼운 시력 흐림 증상과 무지개색 달무리가 보이며, 섬모체충혈, 동공확대가 관찰된다.
   ② 급성 발작기 : 심한 안구통증을 동반한 시력상실, 구토, 동공확대, 대광반사소실 등의 증상이 나타난다.
   ③ 만성기 : 시신경유두의 함몰과 위축이 발생하고 합병증으로 백내장 등이 발생할 수 있다.

# Chapter 09 전신질환과 관련된 안과질환

> **출제포인트**
> ▶ 쇼그렌증후군의 안과증상
> ▶ 당뇨병에 동반되는 망막질환
> ▶ 갑상샘눈병증

## 1 쇼그렌증후군

(1) 자가면역질환이다.
(2) 주로 중년 이후 여성에게 발병한다.
(3) 눈의 건조감, 눈부심, 이물감, 작열감 등의 증상이 나타난다.
(4) 건성각결막염, 입안마름증, 류마티스관절염 등을 동반할 수 있다.

## 2 당뇨망막병증

(1) 당뇨병의 유병 기간과 밀접한 관계가 있다.
(2) 망막의 미세 순환장애로 발생한다(주로 후극부, 망막주변부).
(3) 신생혈관의 증식 여부에 따라 증식성과 비증식성으로 구분된다.
  ① **비증식성** : 점 모양 또는 불꽃모양의 망막출혈, 면화반, 미세혈관자루, 고리모양망막병증 등이 관찰되며, 발병 이후 진행을 막을 수 없으므로 정기적인 안저검사가 필요하다.
  ② **증식성** : 신생혈관이 섬유조직에 증식하면서 유리체수축을 일으키고 뒤유리체박리, 유리체출혈, 망막박리로 진행될 수 있다.

## 3 갑상샘눈병증

(1) 갑상선 기능항진증(주로 그레이브스병)에 동반되는 안와질환이다.

(2) 자가면역질환으로 급성염증반응을 유발하고 안와 내 용적이 증가하며, 안구돌출이 발생할 수 있다.

(3) **눈꺼풀증상** : 달림플징후(눈꺼풀뒤당김), 그레페징후(눈꺼풀내림지연), 눈깜박임 횟수 감소 등의 증상이 나타난다.

(4) **안구운동장애** : 눈모음부족, 복시 증상이 동반될 수 있다.

(5) **시력장애** : 외안근 비후로 인한 압박시신경병증, 노출각막염이 발생할 수 있다.

# Chapter 10 기타 주요 질환

> **출제포인트**
> - 안와연조직염 : 소아 안구돌출, 급성 화농성 안와질환
> - 뒤공막염 : 심한 통증을 동반한 시력장애
> - 눈물길 폐쇄 관련 질환 등

## 1 안와연조직염

(1) 안와 내 세포조직에 발생하는 급성 화농성 염증이다.
(2) 소아 안구돌출의 가장 흔한 원인이다.
(3) 대부분 코곁굴염의 전이로 발생한다.
(4) 눈꺼풀 부종 및 발적, 고열, 복시, 시력저하, 심한 통증 등이 나타난다.

## 2 코눈물관막힘

(1) 신생아의 하스너판 미개방으로 인해 발생한다.
(2) 점액성 분비물과 지속적 눈물흘림 증상이 나타난다.
(3) 대부분 생후 수개월 내 자연 개통된다.
(4) 필요 시 마사지나 탐침을 시행하기도 한다.

## 3 뒤공막염

(1) 공막 후부에 발생한 염증이다.
(2) 심한 통증과 시력저하, 복시, 안구운동장애 등을 유발한다.
(3) 심한 류마티스관절염 환자에게 주로 발생한다.

# Chapter 11 출제예상문제

## 01 각막질환

**01** 농부, 곡물 취급자에게 흔히 발생하며 회황색 원형침윤과 위성병소를 보이는 질환은?

① 녹농균각막궤양
② 포도알균각막염
③ 진균각막궤양
④ 노출각막염
⑤ 플릭텐각결막염

**해설**
진균각막궤양은 주로 각막상피 외상 후 발생하며, 농업 종사자나 곡물 취급자에게 흔하게 나타난다. 위성 병소와 회황색 침윤이 특징적이며, 스테로이드 사용 시 증상이 악화될 수 있다.

**02** 다음의 증상과 관련된 각막질환은?

- 가지모양궤양, 각막지각 저하
- 원반각막염 동반 가능
- 자외선 노출 후 재발

① 단순포진각막염
② 비타민A결핍각막궤양
③ 무렌각막궤양
④ 노출각막염
⑤ 녹농균각막염

**해설**
단순포진각막염은 가지모양궤양과 각막지각 저하가 특징이며, 자외선, 스트레스 등으로 재발할 수 있다.

**03** 눈꺼풀의 불완전한 폐쇄가 원인이 되어 각막 아래쪽 $\frac{1}{3}$ 부위에 궤양이 잘 생기는 안과질환은?

① 녹농균각막궤양
② 무렌각막궤양
③ 진균각막염
④ 노출각막염
⑤ 원추각막

**해설**
노출각막염은 눈을 완전히 감지 못하는 경우 각막이 공기에 노출되어 발생하며, 특히 하부 각막에 염증과 궤양이 잘 생긴다.

**04** 다음의 증상과 관계있는 안질환은?

- 주변 각막실질층의 만성염증
- 심한 통증 동반
- 충혈, 눈물흘림, 신생혈관

① 진균각막궤양
② 신경영양각막염
③ 무렌각막궤양
④ 원추각막
⑤ 노출각막염

**해설**
무렌각막궤양은 진행성 염증 질환으로 주변부의 병변이 특징이다.

**정답** 01 ③ 02 ① 03 ④ 04 ③

**05** 다음 중 노년환(Arcus Senilis)에 관한 설명으로 옳은 것은?

① 단안에만 발생한다.
② 중심부까지 침범하는 지질 침착이다.
③ 시력 저하를 유발한다.
④ 고리모양 혼탁이 가장자리에 생기며 중심은 투명하다.
⑤ 각막 상피 벗겨짐이 특징이다.

**해설**
노년환은 고령자에서 발생하는 생리적 변화로, 각막 주변부에 고리 모양의 백색 혼탁이 생기며 중심부는 투명하게 유지된다. 시력에는 영향을 주지 않는다.

## 02 결막질환

**06** 다량의 점액성 화농 분비물과 유두 증식이 관찰되고, 결막 전체에 심한 충혈이 나타나서 '핑크아이(Pink Eye)'라고 불리는 결막질환은?

① 인두결막염
② 유행각결막염
③ 거짓막결막염
④ 급성출혈결막염
⑤ 급성세균결막염

**해설**
급성세균결막염은 결막 전체에 심한 충혈이 나타나므로 '핑크아이(Pink Eye)'로 불린다.

**07** 다음과 같은 증상을 나타내는 결막염은?

- 사춘기 전후 발생
- 실 같은 점액 분비물
- 위눈꺼풀 결막에 거대유두
- 원추각막 발생 위험성 있음

① 거대유두결막염   ② 트라코마
③ 플리텐각결막염   ④ 봄철각결막염
⑤ 계절알레르기 결막염

**해설**
봄철각결막염은 사춘기 소년에게 흔히 발생하고, 점액 분비와 위눈꺼풀 거대유두가 특징이다.

**08** 세균단백에 대한 지연형 과민반응으로 각막 가장자리에 회백색 결절이 생기는 결막염은?

① 군날개
② 플리텐각결막염
③ 유행각결막염
④ 계절알레르기 결막염
⑤ 트라코마

**해설**
플리텐각결막염은 각막주변 결절과 함께 나타나며, 세균단백에 대한 지연형 과민반응에 의한 것이다.

**09** 다음의 증상과 관계있는 결막염은?

- 꽃가루, 풀, 동물의 털 등에 대한 과민반응
- 면역글로불린(IgE)이 증가
- 눈물이 많이 나고 충혈, 가려움 등을 호소
- 눈을 비빌 때 끈끈한 점성 분비물이 관찰됨

① 인두결막염   ② 유행각결막염
③ 아토피각결막염   ④ 봄철각결막염
⑤ 계절알레르기 결막염

**정답** 05 ④  06 ⑤  07 ④  08 ②  09 ⑤

> **해설**
> 계절알레르기 결막염은 꽃가루, 동물의 털 등에 대한 즉시형 과민반응으로 나타나는 염증반응이다.

**10** 다음 중 검열반에 대한 설명으로 옳은 것은?

① 각막을 침범하여 시력저하를 유발한다.
② 콘택트렌즈 착용 시 흔히 발생한다.
③ 자외선 노출에 의해 발생, 코쪽 안구결막의 황색결절이 특징이다.
④ 클라미디아 감염이 주원인이다.
⑤ 사춘기 남아에게서 흔히 발생한다.

> **해설**
> 검열반은 자외선 등에 의한 결막의 퇴행성 변화로, 코쪽에 황색결절이 관찰된다.

## 03 수정체질환

**11** 다음은 노년백내장에서 나타나는 특성이다. 현재 진행 단계는?

- 섬유 단백질 증가
- 쐐기모양 혼탁
- 가벼운 시력 저하

① 초기백내장　　② 팽대백내장
③ 성숙백내장　　④ 과숙백내장
⑤ 모르가니백내장

> **해설**
> 백내장 초기 단계에서는 주변부에 혼탁이 있으므로 시력 저하는 심하지 않다.

**12** 녹회색 톱니바퀴 모양의 혼탁이 수정체낭 하부에 관찰되었다. 예상되는 수정체질환은?

① 해바라기백내장　② 모르가니백내장
③ 고압전기백내장　④ 유리공백내장
⑤ 적외선백내장

> **해설**
> 구리와 같은 금속 이물에 의해 유발되는 백내장은 전형적으로 해바라기 형태의 혼탁을 보인다.

**13** 수정체혼탁이 동공 중심부에 위치하여 어두울 때보다 밝을 때 시력 저하 현상이 두드러지는 것은?

① 야　맹　　　　② 주간맹
③ 복　시　　　　④ 혼란시
⑤ 고도근시

> **해설**
> 주간맹은 중심부 혼탁으로 인해 주간에 시력이 떨어지고, 야간에 동공이 확장되면서 시력이 상대적으로 호전되는 현상을 보인다.

## 04 망막질환

**14** 노인 실명의 주요 원인으로 변형시증, 중심시력 저하, 황갈색 드루젠이 관찰되는 망막질환은?

① 고혈압망막병증
② 당뇨망막병증
③ 망막정맥분지폐쇄
④ 망막중심동맥폐쇄
⑤ 나이관련 황반변성

> **해설**
> 드루젠이 관찰되고 중심 시력 저하가 있는 경우는 나이관련 황반변성의 특징이다.

**정답** 10 ③　11 ①　12 ①　13 ②　14 ⑤

**15** 중심오목의 앵두반점이 특징이며, 통증 없이 시력 저하가 급격하게 나타나는 질환은?

① 당뇨망막병증
② 망막색소변성
③ 망막중심동맥폐쇄
④ 망막정맥폐쇄
⑤ 망막박리

> **해설**
> 망막중심동맥폐쇄는 초응급질환으로 앵두반점이 특징이며, 무통성 급성 시력저하가 발생한다.

**16** 광시증, 날파리증 이후 마치 장막이 쳐진 듯한 시야장애가 생기는 질환은?

① 망막박리
② 당뇨망막병증
③ 고혈압망막병증
④ 망막중심동맥폐쇄
⑤ 망막분지정맥폐쇄

> **해설**
> 망막박리는 전구증상으로 광시증과 날파리증이 나타나며, 증상이 심해지면 시야 장막 현상이 동반된다.

## 05 유리체질환

**17** 유리체혼탁에 의해 발생하는 대표적인 증상은?

① 근 시
② 복 시
③ 날파리증
④ 황반변성
⑤ 시야결손

> **해설**
> 유리체혼탁은 부유물로 인해 눈앞에 날파리가 떠다니는 것 같은 증상을 보인다.

**18** 다음의 증상과 관계있는 유리체질환은?

> • 유리체 액화와 연관
> • 광시증, 날파리증 발생
> • 섬유성 혼탁고리가 관찰됨

① 유리체출혈
② 망막색소변성
③ 섬광유리체융해
④ 별모양유리체증
⑤ 뒤유리체박리

> **해설**
> 유리체가 액화되어 유리체막이 망막에서 떨어지며 발생하는 상태가 뒤유리체박리이다. 특징적 증상으로 광시증과 날파리증, 섬유성 고리(Weiss Ring)가 있다.

**19** 다음의 증상과 관계있는 유리체질환은?

> • 유리체강 내 황색 콜레스테롤 결정체가 떠다님
> • 안구운동 정지 시 가라앉음
> • 주로 양안에 발생

① 유리체출혈
② 뒤유리체박리
③ 섬광유리체융해
④ 별모양유리체증
⑤ 일차유리체증식

> **해설**
> 섬광유리체융해는 황색 콜레스테롤 결정이 부유하는 특징이 있으며, 움직이면 떠다니다가 정지하면 가라앉는다.

**20** 유리체강 내에 칼슘과 지방산의 화합물이 떠다니는 증상으로 대개 60세 이후 노년층에서 나타나는 질환은?

① 별모양유리체증
② 섬광유리체융해
③ 뒤유리체박리
④ 유리체출혈
⑤ 증식유리체망막병증

**정답** 15 ③ 16 ① 17 ③ 18 ⑤ 19 ③ 20 ①

해설
별모양유리체증은 대개 60세 이후 노인에게 나타나는 증상으로 유리체 내에 칼슘과 지방산 침착물이 생기지만 시력에 영향을 주지 않고 자각증상도 거의 없다.

## 06 포도막염

**21** 다음 증상과 관련 있는 질환은?

- 섬모체충혈
- 쾨페결절, 부사카결절
- 동공수축, 방수흐림, 앞방축농, 각막침착물

① 급성결막염  ② 교감안염
③ 앞포도막염  ④ 망막박리
⑤ 시신경위축

해설
섬모체충혈, 방수흐림, 앞방축농 등은 앞포도막염의 전형적인 전안부 염증 증상이다.

**22** 한쪽 눈의 외상 후 수년 내에 외상을 입은 눈이나 외상을 입지 않은 눈에 발생할 수 있는 전체포도막염은?

① 결핵포도막염  ② 쇼그렌증후군
③ 베체트병  ④ 교감안염
⑤ 하라다병

해설
교감안염은 외상에 의해 노출된 항원에 대한 면역반응으로 반대쪽 눈에도 염증이 생기는 양안성 포도막염이다.

**23** 뇌신경계 증상, 피부백반, 탈모 등의 증상과 전체포도막염을 동반하는 질환은?

① 보그트 – 고야나기 – 하라다병
② 베체트병
③ 교감안염
④ 결핵포도막염
⑤ 매독포도막염

해설
보그트 – 고야나기 – 하라다병은 멜라닌세포에 대한 자가면역질환으로 뇌신경계 증상, 피부백반, 탈모 등의 증상과 전체포도막염을 유발한다.

**24** 다음 증상과 관련 있는 질환은?

- 반복되는 구강궤양, 외음부궤양, 피부병변
- 전체포도막염 유발, 망막혈관염 동반
- 우리나라에서 가장 흔한 전체포도막염

① 교감안염  ② 베체트병
③ 쇼그렌증후군  ④ 매독성맥락막염
⑤ 하라다병

해설
베체트병은 우리나라에서 가장 흔한 전체포도막염의 원인이며 구강궤양, 외음부궤양과 피부 병변이 동반된다.

## 07 눈꺼풀질환

**25** 마이봄샘의 감염으로 눈꺼풀 결막면에 노란 농양이 발생하는 질환은?

① 눈꺼풀겉말림  ② 속다래끼
③ 콩다래끼  ④ 눈꺼풀피부염
⑤ 바깥다래끼

정답  21 ③  22 ④  23 ①  24 ②  25 ②

> **해설**
> 속다래끼는 마이봄샘에 생긴 급성 화농성염증으로 결막면에 노란 농양점이 관찰된다.

**26** 다음 중 바깥다래끼에 관한 내용으로 옳지 않은 것은?

① 짜이스샘, 몰샘에 발생하는 급성 화농성염증이다.
② 초기에는 발적, 가려움 증상을 보인다.
③ 진행되면 압통이 심하고 경화된 결절이 생긴다.
④ 4~5일이 지나면 농양이 되어 피부로 배출된다.
⑤ 수술 시 눈꺼풀테와 수직으로 절개하여 배농한다.

> **해설**
> 바깥다래끼가 자연배출이 안 될 때는 눈둘레근의 보호를 위해 눈꺼풀테와 나란하게 피부를 절개하여 배농한다.

**27** 다음의 내용과 관계있는 질환은?

> - 속눈썹이 안구 표면을 자극하는 상태
> - 원인 : 노인성 변화, 반흔성(눈꺼풀판의 흉터), 눈꺼풀연축
> - 증상 : 각막상피손상, 결막충혈, 눈물 흘림, 눈부심 등

① 덧눈꺼풀  ② 눈꺼풀처짐
③ 눈꺼풀속말림  ④ 눈꺼풀겉말림
⑤ 토끼눈

> **해설**
> 눈꺼풀속말림은 눈꺼풀테가 안쪽으로 말려 속눈썹이 각막을 찌르며 통증 및 눈부심을 유발한다.

**28** 얼굴신경 마비로 눈이 제대로 감기지 않아 안구가 노출되고, 각막 건조 및 충혈이 발생하는 질환은?

① 눈꺼풀겉말림  ② 눈꺼풀속말림
③ 토끼눈  ④ 눈꺼풀처짐
⑤ 안쪽눈구석주름

> **해설**
> 토끼눈은 안구가 외부에 지속적으로 노출되어 건조로 인한 각막과 결막의 손상 및 염증을 유발하는 질환이다.

## 08 녹내장

**29** 다음 중 개방각녹내장의 특징으로 옳은 것은?

① 심한 안구 통증이 동반된다.
② 초기에는 자각증상이 없다.
③ 응급처치가 필요한 질환이다.
④ 앞방이 깊은 눈에서 자주 발생한다.
⑤ 48시간 이내에 안압을 조절해야 한다.

> **해설**
> 개방각녹내장은 서서히 진행되며 초기에는 자각증상이 거의 없고, 앞방이 얕은 눈에서 자주 발생한다.

**30** 개방각녹내장 말기에 관찰되는 시야장애는?

① 중심암점  ② 코쪽계단
③ 관모양시야  ④ 고리모양암점
⑤ 전시야 소실

> **해설**
> 개방각녹내장 말기에는 중심부시야만 남는 터널시야 형상(관모양시야)을 보인다.

**정답** 26 ⑤ 27 ③ 28 ③ 29 ② 30 ③

**31** 다음의 증상과 관계있는 질환은?

> • 안압상승으로 인한 급격한 시력장애
> • 무지개색의 달무리, 섬모체충혈, 구토, 동공 확대
> • 시신경유두 위축과 함몰, 백내장 등이 합병

① 개방각녹내장　　② 폐쇄각녹내장
③ 원발영아녹내장　④ 신생혈관녹내장
⑤ 스테로이드녹내장

**해설**
폐쇄각녹내장은 급성으로 발생하여 달무리, 구토, 심한 안구통증, 시력장애가 동반된다. 만성이 되면 시신경유두 위축과 함몰, 백내장 등이 합병될 수 있다.

## 09 전신질환과 관련된 안과질환

**32** 다음 중 쇼그렌증후군의 대표적인 안과 증상은?

① 홍채이상　　② 안구건조증
③ 녹내장　　　④ 유리체혼탁
⑤ 중심암점

**해설**
쇼그렌증후군은 자가면역질환으로 건성각결막염(안구건조증)을 유발한다.

**33** 갑상샘눈병증과 관련된 증상이 아닌 것은?

① 안구돌출　　② 눈꺼풀후퇴
③ 안구운동장애　④ 중심암점
⑤ 압박성 시신경병증

**해설**
중심암점은 주로 시신경염이나 중심망막 관련 질환에서 발생한다. 갑상샘눈병증의 주요 증상은 안구돌출, 안구건조, 눈꺼풀 기능이상, 안구운동장애 등이다.

**34** 망막의 미세순환장애로 정맥확장, 망막출혈, 면화반 등의 증상이 나타나는 질환은?

① 당뇨망막병증　　② 고혈압망막병증
③ 미숙아망막병증　④ 망막동맥폐쇄
⑤ 망막정맥폐쇄

**해설**
당뇨망막병증은 당뇨병으로 인한 미세순환장애로 망막출혈, 면화반 등의 증상을 보인다.

## 10 기타 주요 질환

**35** 다음 중 소아 안구돌출의 가장 흔한 원인이며, 고열과 복시, 통증을 동반하는 급성 화농성 질환은?

① 안와종양　　② 갑상샘눈병증
③ 안와연조직염　④ 안와림프종
⑤ 안와정맥류

**해설**
안와연조직염은 주로 코곁굴염(부비동염)에서 전이되며 소아 안구돌출의 가장 흔한 원인이다.

**36** 심한 안구 통증, 시력저하, 복시, 안구운동장애를 동반하는 공막염은?

① 상공막염　　② 뒤공막염
③ 광범위공막염　④ 괴사공막염
⑤ 청색공막

**해설**
뒤공막염은 심한 류마티스관절염 환자에게 합병할 수 있는 공막질환으로 전형적으로 복시와 시력장애를 동반한다.

31 ② 32 ② 33 ④ 34 ① 35 ③ 36 ② **정답**

국가고시 안경사 기출동형 단기완성

# PART 4

# 안경재료학

CHAPTER 01 금속 안경테의 특성 및 선택
CHAPTER 02 플라스틱 및 비금속 안경테의 특성 및 선택
CHAPTER 03 안경렌즈 재료의 특성
CHAPTER 04 안경렌즈의 상품별 특성
CHAPTER 05 기능성 렌즈의 특성
CHAPTER 06 출제예상문제

합격의 공식 시대에듀

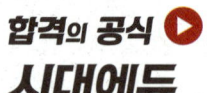
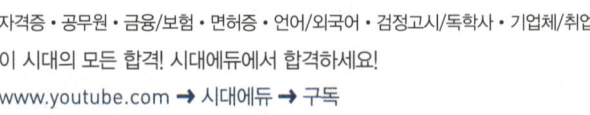

자격증·공무원·금융/보험·면허증·언어/외국어·검정고시/독학사·기업체/취업
이 시대의 모든 합격! 시대에듀에서 합격하세요!
www.youtube.com → 시대에듀 → 구독

# Chapter 01 금속 안경테의 특성 및 선택

## 1 금속 안경테의 종류 및 특성

**출제포인트**
- ▶ 티타늄 안경테의 특성
- ▶ 티타늄 안경테의 납땜 특성
- ▶ 사용자 특성에 따른 안경테 재료 선택
- ▶ 형상기억합금(니티놀)의 특성

### (1) 티타늄 안경테
① 티타늄 안경테의 일반적 특징
  ㉠ 가볍고 강함 : 비중이 약 4.5로 스테인리스나 모넬보다 가볍다.
  ㉡ 내부식성 우수 : 땀, 염분, 산소 등에 대한 내성이 뛰어나다.
  ㉢ 비자성체 : 자성을 띠지 않아 의료용 기기에 적합하다.
  ㉣ 생체적합성 우수 : 알레르기 반응 거의 없으며, 민감한 피부에 적합하다.
② 티타늄의 납땜과 가공 특성
  ㉠ 공기 중 산화가 매우 빠르게 일어나기 때문에 산화 방지를 위한 아르곤(Ar) 가스가 필요하다.
  ㉡ 일반 금속보다 가공이 어렵다.
③ 재료 선택 기준(사용자 특성 고려)
  ㉠ 알레르기 체질 / 땀이 많은 사람
  ㉡ 내부식성과 경량성을 중요시하는 경우

### (2) 구리 – 니켈계 합금
① **모 넬**
  ㉠ 니켈 69%, 구리 28%, 철 2%, 마그네슘 1%로 구성된 합금이다.
  ㉡ 강도와 내부식성이 매우 뛰어나다.
  ㉢ 바닷물이나 땀에도 부식되지 않아 안경테로 적합하지만, 니켈 알레르기를 유발할 수 있다.

② 양 백
  ㉠ 구리 64%, 니켈 18%, 아연 18%로 구성된 합금이다.
  ㉡ 은색 광택을 가지며, 탄력성, 내부식성, 가공성이 우수하다.
  ㉢ 산화되어 녹청이 발생하면 인체에 해로울 수 있으므로 도금 처리 및 관리가 중요하다.
③ 블랑카-Z
  ㉠ 구리 62%, 니켈 22%, 아연 13%, 주석 2%로 구성된 합금이다.
  ㉡ 탄력성, 도금성, 내식성이 우수하다.
  ㉢ 연결부, 패드 암, 안경테 다리 등에 사용된다.
④ 청 동
  ㉠ 구리 85~95%, 주석 5~15%로 구성된 합금이다.
  ㉡ 내식성과 기계적 강도가 우수하다.
  ㉢ 가공성은 다소 낮으나 내구성 있는 안경테에 사용된다.
⑤ 황 동
  ㉠ 구리 60~70%, 아연 30~40%로 구성된 합금이다.
  ㉡ 연성과 전기전도성이 뛰어나며, 제작 비용이 낮아 대중적인 안경테 소재로 사용된다.
⑥ 베릴륨동
  ㉠ 구리 약 97~98%, 베릴륨 1.5~2%, 소량의 니켈이 포함된 고탄성 합금이다.
  ㉡ 매우 높은 탄성과 강도를 지니며, 정밀한 안경테 부품에 사용된다.
  ㉢ 베릴륨은 독성이 있으므로 가공 시 주의가 필요하다.

### (3) 형상기억합금

① 형상기억합금 개요
  ㉠ 온도 변화나 외력에 의해 변형이 일어나더라도 적절한 열처리로 원래 형태로 복원시킬 수 있는 성질을 가진 합금이다.
  ㉡ 안경테에 사용되는 대표 소재 : 니티놀(Nitinol) = 니켈(Ni) + 티타늄(Ti)
② 니티놀(NiTi)의 주요 특성
  ㉠ 형상기억 효과 : 일정 온도 이상에서 원래 형태로 복귀한다.
  ㉡ 초탄성(Superelasticity) : 탄성한계를 넘어 큰 변형이 있어도 복원된다.
  ㉢ 내충격성 및 복원력 우수 : 접힘, 휘어짐에도 형태를 유지한다.
  ㉣ 가볍고 강도 높음 : 경량성과 내구성을 동시에 가진다.
  ㉤ 생체적합성 우수 : 피부 자극과 알레르기 반응이 적어 의료용으로도 사용된다.
  ㉥ 부식에 강함 : 땀, 염분 등에 대한 내식성이 뛰어나다.
③ 안경테에서의 활용
  ㉠ 주로 다리부, 연결부 등에 사용된다.
  ㉡ 외부 충격 흡수 및 복원력이 뛰어나 어린이용 안경테나 스포츠용 안경테 등에 적합하다.

## 2 금속 안경테의 도금

> **출제포인트**
> ▶ 도금 전처리 금속
> ▶ 이온도금의 원리와 특성
> ▶ 금장(GF)과 금도금(GP)

### (1) 도금의 목적과 개요
① 금속 표면에 다른 금속을 입혀 내식성, 미관성, 접착성, 내마모성 등을 향상시키는 표면 처리 기술을 말한다.
② 안경테에는 내구성과 외관 향상을 위해 다양한 도금 방식이 사용된다.

### (2) 도금의 분류와 비교
① **습식도금(전해도금)** : 전류를 이용하여 액상의 도금용액 속 금속 이온을 기판에 환원시켜 도금하는 방식으로 비교적 장비가 단순하고 대량 생산에 유리하나, 폐수 발생 등의 문제가 있다.
② **건식도금(이온도금)** : 진공 상태에서 금속을 이온화시켜 기판에 증착하는 방식이다. 피막 특성이 우수하고 친환경적이나 고가의 장비가 필요하고 공정이 복잡하다.

| 항 목 | 이온도금(Ti-IP) | 전해도금 |
|---|---|---|
| 공정 방식 | 건식(진공 증착, 고에너지 이온 증착) | 습식(액상 도금) |
| 피막 특성 | 초경질피막(경도, 밀착성, 내식성, 내마모성 우수) | 상대적으로 약함 |
| 환경 영향 | 무공해 공정 | 폐수 발생 |
| 공정 난이도 | 고진공 필요, 공정 복잡 | 비교적 단순 |

### (3) 도금 공정과 전처리 금속
① 일반적으로 '전처리 → 주도금 → 후처리'의 공정으로 진행된다.
② 전처리는 도금의 접착성과 내식성, 도금의 품질을 결정하는 중요한 과정이다.
③ 전처리 금속으로는 니켈(Ni)이 주로 사용된다.
　㉠ 장점 : 밀착성, 내식성, 광택성 우수
　㉡ 단점 : 피부 알레르기 유발 가능성

### (4) 금도금(GP)과 금장(GF)의 구분

| 구 분 | GP(Gold Plated) | GF(Gold Filled) |
|---|---|---|
| 금 도금 방식 | 전해도금 | 기계 압착 또는 열압착 |
| 금 함량 | 매우 낮음 | 1/20 이상 |
| 도금층 두께 | 얇음(약 0.5μm 이하) | 두꺼움(수 μm 이상) |
| 내구성 | 낮 음 | 높 음 |

| 외관 유지력 | 낮음(마모 시 벗겨질 수 있음) | 높음(장기간 광택 유지) |
| --- | --- | --- |
| 피부 적합성 | 낮음(알레르기 유발 가능) | 높음(피부 자극 적음) |
| 표기 예시 | 18K GP | 1/20 14K GF |

## 3 금속 안경테의 납땜

> **출제포인트**
> ▶ 땜납의 종류 및 특성
> ▶ 용제(Flux)의 역할

### (1) 땜의 정의와 목적
① 두 금속 부품을 접합하기 위해 융점이 낮은 금속 합금(땜납)을 녹여 접합하는 기술을 말한다.
② 안경테 제조 시 작은 부품을 연결하거나 수리할 때 주로 사용된다.

### (2) 땜납의 종류와 분류
① 연납 : 전자 회로, 전기배선 등 전기전자 산업에 주로 사용
② 경납 : 기계적 강도 필요시 사용 (안경테에 주로 사용)

| 구 분 | 융 점 | 종 류 |
| --- | --- | --- |
| 연 납 | 450℃ 이하에서 녹는 땜납 | 납(Pb)과 주석(Sn)의 합금 |
| 경 납 | 450℃ 이상에서 녹는 땜납 | 금납, 은납, 황동납, 인동납 등 |

### (3) 땜의 조건 및 유의사항
① 땜납의 융점은 접합할 금속보다 낮아야 한다.
② 접합 강도는 접촉면의 구조와 열전달 상태에 영향을 받는다.

### (4) 용제(Flux)의 역할
① 금속 표면의 산화막을 제거한다.
② 땜납의 유동성을 향상시킨다.
③ 접합 표면을 청결하게 유지한다.
④ 접합력 향상에 기여한다.

# Chapter 02 플라스틱 및 비금속 안경테의 특성 및 선택

## 1 플라스틱 안경테의 조건

**출제포인트**

▶ 플라스틱 안경테가 갖추어야 할 조건

### (1) 플라스틱 안경테의 구비 조건

① 가공성 우수 : 절삭, 성형, 접합 등이 용이해야 한다.
② 내열성 : 열에 의해 쉽게 변형되지 않아야 한다.
③ 내약품성 : 땀, 화장품, 세척제 등에 의해 변형되지 않아야 한다.
④ 내충격성 : 충격에 의해 파손되거나 깨지지 않아야 한다.
⑤ 열팽창계수 적정 : 열에 의한 팽창이 심하지 않아야 형태의 안정성이 높다.
⑥ 적당한 표면경도 : 너무 낮으면 긁힘이 발생하기 쉽고 너무 높으면 가공성이 저하된다.
⑦ 색상 표현성 : 디자인 구현을 위한 시각적 특성도 고려해야 한다.

## 2 열가소성과 열경화성 수지

**출제포인트**

▶ 열가소성 수지의 특성과 안경테 소재
▶ 열경화성 안경테 소재

(1) **열가소성 플라스틱** : 가열하면 연화되고 냉각하면 다시 굳어지는 성질을 가진 재료로, 반복적인 성형과 재활용이 가능하다.
(2) **열경화성 플라스틱** : 가열 시 화학반응을 통해 경화되는 성질을 가진 재료로 재성형이 불가능하다.

### (3) 열가소성 vs 열경화성 플라스틱의 비교

| 구 분 | 열가소성 플라스틱 | 열경화성 플라스틱 |
|---|---|---|
| 구 조 | 선상구조 (선형 고분자) | 망상구조(3차원 입체 구조) |
| 성형 방식 | 가열 → 연화 → 냉각 | 가열 → 화학 반응 → 경화 |
| 반복 성형 | 가능(재활용 가능) | 불가능(비가역성) |
| 대표 성질 | 연화, 재가공, 유연성 | 고강도, 내열성, 내약품성 |
| 대표 소재 | 아세테이트, 셀룰로이드, 폴리아미드 | 에폭시수지, 페놀수지, 우레탄수지 |
| 단 점 | 내열성 낮음, 화학물에 약함 | 파손 시 수리 불가, 재활용 어려움 |

## 3 열가소성 플라스틱 안경테

**출제포인트**

▶ 셀룰로이드와 셀룰로오스 아세테이트의 특성 및 차이
▶ 폴리아미드의 특성
▶ 폴리에테르이미드의 특성
▶ 형상기억플라스틱의 특성

### (1) 셀룰로이드(Celluloid)

① 원료 : 천연섬유소(셀룰로오스) + 질산
② 탄력성과 가역성을 높이기 위해 가소제(장뇌)가 첨가된다.
③ 사출성형법으로 제조된다.
④ 가공성, 착색, 탄력성이 우수하다.
⑤ 열에 취약하다(130℃ 이상에서 기포가 발생, 180℃ 이상에서 발화 우려 있음).
⑥ 내열성, 보관성이 떨어진다.
⑦ 자외선에 약해 변색의 우려가 있다.

### (2) 셀룰로오스 아세테이트(Cellulose Acetate)

① 원료 : 천연섬유소(셀룰로오스) + 무수빙초산
② 난연성이며, 자외선에 의한 변색의 우려가 없다.
③ 복원성은 셀룰로이드보다 낮다.

(3) 폴리아미드(Polyamide)

① 아미드 결합으로 연결된 사슬모양의 고분자 화합물이다.
② 나일론계 수지로 내충격성, 착색성이 우수하다.
③ 사출성형이 가능하며, 높은 유연성과 강도를 가진다.

(4) 폴리에테르이미드(Polyetherimide)

① 초경량이며, 내열성 및 난연성이 우수하다.
② 고탄성으로 복원력이 우수하다.
③ 고가의 고기능성 안경테에 사용된다.
④ 울템(Ultem) : 대표적인 안경테 소재이다.

(5) 형상기억플라스틱

① 외력을 받아 변형되어도 원래 형태로 복원되는 성질이 있다.
② 유연성과 내구성이 뛰어나고 편의성이 높다.

## 4 열경화성 플라스틱 안경테

**출제포인트**

▶ 열경화성 플라스틱의 특성과 종류
▶ 에폭시수지의 특성
▶ 주형중합법

(1) 에폭시수지(Epoxy Resin)

① 경화 시 수축이 거의 일어나지 않아 치수 안정성이 매우 우수하다.
② 내열성 · 내약품성 · 착색성이 뛰어나다.
③ 주입성형가공으로 다양한 디자인이 가능하다.
④ 대표적인 소재로 옵틸(Optyl)이 있다.

(2) 페놀수지(Phenol Resin)

① 내열성 · 내수성 우수하다.
② 접착력이 강하고 전기 절연성이 있어 전기 · 전자 부품, 안경테 등에 사용된다.

(3) 멜라민수지(Melamine Resin)

① 내열성 · 내마모성이 우수하다.
② 단단하고 스크래치에 강해 식기류 및 내열성이 요구되는 부품에 주로 사용된다.

### (4) 우레탄수지(Urethane Resin)
① 내충격성·유연성이 뛰어나며, 주입성형에도 적합하다.
② 복원력이 좋아 스포츠용품 및 기능성 부품에 사용된다.

### (5) 폴리에스터수지(Polyester Resin)
① 비교적 저렴하며, 내화학성 및 강도가 우수하다.
② 보통 유리섬유와 함께 사용되며, 주로 구조재 또는 성형품에 적용된다.

## 5 비금속 안경테

**출제포인트**
▶ 동물성 소재의 비금속 안경테

### (1) 귀갑테
① 거북의 등껍질로 만든 고급 수제 안경테를 말한다.
② 고유의 무늬와 광택이 있으며, 높은 탄성과 복원성, 고급 외관을 가지고 있다.
③ 고가, 수급 어려움, 가공 난이도가 높다는 단점이 있다.
④ 현재는 CITES(멸종위기종 보호협약)에 따라 사용이 금지된다.

### (2) 목재 안경테
① 대나무나 단단한 목재 등을 가공한 안경테이다.
② 친환경적이고 독특한 질감과 강한 내구성을 가지고 있다.

### (3) 뿔 테
① 소뿔 등에서 가공한 수제 안경테이다.
② 독특한 질감이 있으며, 복원성이 우수하다.

# Chapter 03 안경렌즈 재료의 특성

## 1 안경렌즈의 조건

**출제포인트**

▶ 안경렌즈 소재의 조건
▶ 시력교정용 광학렌즈의 조건

(1) 안경렌즈 재료의 이상적 조건
    ① 무색투명하고, 가시광선의 투과율이 높아야 한다.
    ② 기포나 흠이 없어야 한다.
    ③ 조성이 균일하고 왜곡 현상이 없어야 한다.
    ④ 연마 및 가공이 용이해야 한다.
    ⑤ 내화학성, 내풍화성, 내기후성이 우수해야 한다.

(2) 안경렌즈의 광학적 조건
    ① 굴절률이 높을수록 얇은 렌즈로 가공하기에 유리하다.
    ② 아베수가 클수록 색수차가 적다.
    ※ 이상적인 안경렌즈는 굴절률과 아베수가 높을수록 좋은 렌즈이나, 고굴절률렌즈일수록 아베수가 작고 표면 반사율이 높아지는 경향이 있다.

## 2 광학유리렌즈의 소재와 성질

**출제포인트**

▶ 유리안경렌즈의 주성분과 첨가물
▶ 유리렌즈의 강화 방법 : 화학강화 vs 열강화
▶ 안경렌즈의 내충격성 시험 방법

### (1) 광학유리의 주성분과 특성

① 광학유리 : 안경렌즈, 카메라, 현미경, 망원경, 프리즘 등의 광학기계에 이용되는 유리를 말한다.
② 광학유리는 다양한 산화물 성분으로 구성되며, 그 역할에 따라 다음 세 가지로 분류한다.

| 구 분 | 정의 및 역할 | 예 시 |
|---|---|---|
| 망목형성 산화물<br>(산성 산화물) | 유리의 기본 골격을 형성하는 주요 성분 | 산화규소($SiO_2$), 붕산($B_2O_3$), 인산($P_2O_5$) 등 |
| 수식형 산화물<br>(염기성 산화물) | 망목형성 산화물과 결합하여 유리의 물성을 변화시킴(가공성과 굴절률, 분산도 등을 조절) | 산화납(PbO), 산화바륨(BaO), 산화칼슘(CaO) |
| 중간매체 산화물<br>(양성 산화물) | 망목 형성 또는 수식 산화물로 작용 가능하며, 첨가량에 따라 성질이 달라짐. | 산화알루미늄($Al_2O_3$), 이산화티타늄($TiO_2$) |

㉠ 산화납(PbO), 이산화티타늄($TiO_2$) : 굴절률을 높이며, 플린트유리에 사용된다.
㉡ 산화나트륨($Na_2O$), 산화칼륨($K_2O$) : 유리의 융점을 낮춰 가공성을 높이는 역할을 한다.

### (2) 광학유리의 종류

아베수(Abbe number)는 렌즈의 색수차 정도를 나타내는 수치로 이를 기준으로 광학유리를 분류한다.
① 크라운유리(Crown Glass) : 아베수 ≥ 55, 색수차 작음, 굴절률 낮고 비중 작음
② 플린트유리(Flint Glass) : 아베수 ≤ 50, 색수차 큼, 굴절률 높고 비중 큼
※ 과도유리(Transitional Glass) : 아베수 50~55 사이의 유리

### (3) 유리안경렌즈의 특성

| 항목 | 특 성 |
|---|---|
| 굴절률 | n=1.5~1.9 → 높은 굴절률의 얇은 렌즈와 고도수 렌즈 생산 가능 |
| 경 도 | 표면경도 우수 → 긁힘에 강하고 내구성이 크며 렌즈 수명이 김 |
| 분 산 | 굴절률에 비해 낮은 분산 → 동일 굴절률의 플라스틱렌즈보다 색수차가 적음 |
| 융합력, 접착력 | 다른 재질과 융착력 및 결합력이 양호 → 융착형 2중초점 및 3중초점 렌즈 제작에 용이 |
| 환경문제 | 제조공정이 환경에 무해 → 부산물도 환경에 무해 |
| 열적 성질 | 내열성 높음 → 높은 온도에서도 형태 변화나 광학적 성질을 잃지 않음 |
| 밀 도 | 2.55~4.02g/cm³ → 렌즈가 무거워 안경 착용감이 떨어짐 |
| 광흡수 | 적외선 흡수율 높음 → 적외선 방지 효과가 있으나, 자외선 흡수율은 낮음 |

## (4) 유리렌즈의 강화방법

| 항 목 | 열강화(물리적 강화법) | 화학강화(이온교환법) |
|---|---|---|
| 강화 방식 | 고온 가열 후 급랭 | 질산염($KNO_3$)에서 $Na^+$ → $K^+$ 이온교환<br>ZnO, MgO 첨가하면 이온교환 촉진 |
| 강화 원리 | 열적 수축에 의한 표면 압축응력 유도 | 이온 크기 차이에 따른 표면 압축응력 유도 |
| 처리 온도, 시간 | 600~700℃, 냉각 2~5분(실온, 냉풍) | 400~500℃, 16~20 시간 |
| 압축응력($kg/mm^2$) | 약 10~20 | 약 30~35 |
| 강화층 깊이 | 400~600 µm(깊음) | 60~100µm(얇음) |
| 왜곡검사 | 잘 보임 | 잘 보이지 않음 |
| 장 점 | 공정 간단, 깊은 강화층 확보 가능 | 높은 표면강도, 굴절면 정밀 유지 가능 |

## (5) 안경렌즈의 내충격성 시험

**강구낙하시험** : 렌즈 중심에 금속구를 일정 높이에서 낙하시켜 파손 여부로 내충격성을 평가한다.

# 3 플라스틱렌즈의 소재와 성질

### 출제포인트

- ▶ 열경화성 플라스틱의 특징
- ▶ 열경화성 플라스틱의 특성과 대표 소재
- ▶ 열가소성 플라스틱의 특성과 대표 소재
- ▶ CR-39 렌즈의 주형중합법 및 제조공정 이해
- ▶ 유리렌즈와 플라스틱렌즈의 비교

## (1) 열경화성 플라스틱렌즈와 열가소성 플라스틱렌즈

① **열경화성 플라스틱렌즈**
  ㉠ 가열 시 3차원 망목 구조를 형성하고 재성형이 불가능하다.
  ㉡ **내마모성**과 **투과성**이 우수하고 염색이 용이하지만 충격에는 다소 약한 편으로, 주형주조 방식으로 제작된다.
  ㉢ CR-39(ADC)가 대표적이며, 그 외 페놀수지, 에폭시수지, 멜라민수지 등이 있다.

② **열가소성 플라스틱렌즈**
  ㉠ 가열 시 연화되고 냉각 시 경화되며, 재가공이 가능하다.
  ㉡ **내충격성**이 우수하고 표면경도와 내마모성이 다소 낮은 편이다.
  ㉢ 폴리카보네이트(PC)가 대표적이며, PMMA, 나일론, 폴리스티렌(PS), 트라이브록스(Trivex) 등이 있다.

### (2) 주요 플라스틱렌즈 소재

① ADC(Allyl Diglycol Carbonate, CR-39)
  ㉠ 열경화성 수지에 해당한다.
  ㉡ 굴절률 1.499, 아베수 약 58로 색수차가 적고 투과율이 높다.
  ㉢ 염색이 용이하고 가공성이 뛰어나 일반 안경렌즈로 널리 사용된다.

② PC(Polycarbonate)
  ㉠ 열가소성 수지에 해당한다.
  ㉡ 굴절률 1.586으로 높고, 내충격성이 매우 뛰어나다.
  ㉢ 아동용, 스포츠용, 산업용 렌즈에 적합하다.
  ㉣ 염색성, 표면경도가 낮아 하드코팅이 필요하다.

③ PMMA(Polymethyl Methacrylate)
  ㉠ 열가소성 수지에 해당한다.
  ㉡ 투명도는 우수하지만 충격에 약하다.
  ㉢ 무게가 가볍고 광학용 부품 등에 사용된다.

④ Trivex(우레탄계 수지)
  ㉠ 열경화성 수지에 해당한다.
  ㉡ 굴절률 1.53, 아베수 43~46으로 색수차가 적다.
  ㉢ 플라스틱렌즈 중 가장 가볍고 투명도가 가장 높다.
  ㉣ 내충격성·내약품성·염색성이 모두 우수하며, 중심두께를 1mm까지 가공할 수 있다.
  ㉤ 왜곡이 적어 편광렌즈, 감광렌즈, 누진렌즈 등 특수목적 렌즈에 이상적으로 사용된다.

### (3) 플라스틱 안경렌즈의 특성

| 항목 | 특성 |
| --- | --- |
| 굴절률 | n=1.5~1.74 → 높은 굴절률로 얇은 렌즈와 고도수 렌즈를 생산(유리렌즈보다는 낮음) |
| 경도 | 표면경도 낮음 → 하드 코팅 필요 |
| 파손 | 잘 파손되지 않음 → 스포츠용이나 어린이 안경으로 적합 |
| 결합력 | 감광성 물질 결합이 용이 |
| 염색성 | 모든 색상이 가능 → 어떤 색상이라도 염색할 수 있음 |
| 열적 성질 | 내열성이 약함 → 높은 온도에서 형태 변화나 광학적 성질을 잃기 쉬움 |
| 비중 | 1.32~1.36g/cm³ → 유리렌즈에 비해 가벼움 |
| 광흡수 | 자외선 흡수율이 높음 → 자외선 방지효과 |

### (4) 플라스틱렌즈의 가공 및 제조법

① 사출성형법
  ㉠ 열가소성 플라스틱인 PC, PMMA 등의 제조공정에 해당한다.
  ㉡ 가열한 수지를 금형에 고압으로 주입 후 냉각시켜 성형하는 방식이다.
  ㉢ 생산속도가 빠르고 대량생산에 적합하다.

② **주형중합법**
    ㉠ 열경화성 플라스틱인 ADC(CR-39) 등의 제조공정에 해당한다.
    ㉡ 단량체(Monomer)를 주형(Mold)에 주입한 후 중합시켜 고체 상태의 렌즈를 형성하는 방식이다.
    ㉢ 공정단계 : 원료배합 → 몰드에 주입 → 중합 → 몰드 제거 → 풀림질
    ※ 개스킷의 역할
        • 주형 사이에 끼워 넣어 간격을 일정하게 유지하고 중심두께를 결정한다.
        • 모노머의 유출 방지 및 열 충격 완화 기능을 수행한다.
        • 중합할 때 생기는 렌즈의 체적수축을 보완한다.
        • 외부에서의 공기, 기타 이물의 혼입을 방지한다.
    ※ 풀림질(서냉, Annealing) : 중합 완료 후 서서히 냉각하여 내부 잔류응력을 제거하고 렌즈 안정성을 높이는 과정이다.

## 4 컬러렌즈의 착색법

**출제포인트**

▶ 플라스틱렌즈의 착색법

### (1) 염색착색법(Dye Immersion)

염료 용액에 렌즈를 일정 시간 담가 염료가 렌즈 내부로 침투하게 하는 방식으로 주로 CR-39 같은 열경화성 수지 렌즈에 사용되며, 균일하고 선명한 색을 낼 수 있다.

### (2) 용융착색법(Melt Tinting)

착색 물질을 유리 또는 수지에 직접 혼합한 뒤 가열·용융하여 제조 시 렌즈에 색을 입히는 방식으로 플라스틱뿐 아니라 광학유리에도 적용되며, 산업용 기능성 렌즈에 활용된다.

### (3) 도장착색법(Spray Tinting)

착색제를 렌즈 표면에 스프레이처럼 분사하여 착색하는 방법으로 장식적이거나 국소 부위 착색에 효과적이다.

### (4) 진공증착법(Vacuum Deposition)

금속 산화물이나 유기 착색제를 진공 상태에서 증착시켜 렌즈 표면에 얇은 착색막을 형성하는 방식으로 고급 선글라스나 기능성 렌즈에 사용된다.

### (5) 분사착색법(Dispersive Tinting)

착색제를 렌즈 표면에 미세하게 분사하여 고르게 분산시키는 방식으로 도장착색법과 유사하나 더 정밀하게 착색이 가능하다.

## 5 안경렌즈의 표면처리

**출제포인트**
- ▶ 반사방지코팅의 원리
- ▶ 단층막 vs 다층막의 비교
- ▶ 반사율과 투과율의 관계
- ▶ 미러코팅의 방법과 목적

### (1) 안경렌즈 표면처리의 종류

| 처리 방식 | 기 능 |
|---|---|
| 반사방지코팅 | 반사 방지 |
| 하드코팅 | 긁힘 방지 |
| 자외선차단코팅 | 자외선 차단 |
| 미러코팅 | 반사율을 증가시키는 코팅 |
| 내열코팅 | 열에 약한 플라스틱의 열파괴 현상 방지 |
| 오염방지코팅 | 오염을 최소화 |

### (2) 반사방지코팅(AR Coating)

① 빛의 간섭 현상을 이용하여 반사율을 줄인다.
② 다층막 코팅 : 단층막보다 여러 굴절률의 코팅층을 적층하여 더 넓은 파장대에서 반사율을 줄인다.
③ 빛의 입사량 = 투과율 + 반사율 : 반사율이 감소하면 투과율이 증가하고 시야 선명도가 향상된다.

# Chapter 04 안경렌즈의 상품별 특성

## 1 고굴절률렌즈

**출제포인트**
- ▶ 고굴절률렌즈의 특성
- ▶ 고굴절률렌즈의 처방

### (1) 고굴절률렌즈의 개념
① 굴절률이 높은 렌즈 재질을 말한다(1.67, 1.70, 1.74 등).
② 같은 도수를 구현할 때 더 작은 곡률과 얇은 두께로 설계가 가능하다.

### (2) 굴절률 증가 따른 렌즈의 변화
① 곡률이 작아진다(= 곡률반경이 커짐).
② (−)렌즈는 가장자리 두께가 감소하고 (+)렌즈는 중심부 두께가 감소한다.
③ 표면반사율이 증가하여 가시광선 투과율이 감소한다.
④ 아베수가 감소하여 색수차가 증가한다.

### (3) 고굴절률렌즈의 선택
① 고도근시 / 고도원시 처방 시 효과적이다.
② 얇고 가벼운 외관으로 미용 목적에 적합하다.

## 2 비구면렌즈

**출제포인트**
- ▶ 비구면렌즈의 특성
- ▶ 구면렌즈와 비구면렌즈의 비교

### (1) 비구면렌즈의 개념
① 렌즈 중심에서 주변으로 갈수록 곡률이 점진적으로 변화하는 렌즈를 말한다.
② **구면수차 및 왜곡수차를 보정**하여 넓고 선명한 시야 확보가 가능하다.
③ 렌즈를 얇고 평탄하게 설계할 수 있어 고굴절렌즈와 병용 시 효과적이다.

### (2) 구면렌즈와 비구면렌즈의 비교

| 항 목 | 구면렌즈 | 비구면렌즈 |
|---|---|---|
| 곡 률 | 일정한 곡률 | **주변부로 갈수록 평편해짐** |
| 주변 시야 | 왜곡 있음 | 왜곡 적음 |
| 두 께 | 더 두꺼움 | **더 얇고 가벼움** |
| 적용 도수 | 중등도 이하 적합 | 고도 근시 / 원시에 효과적 |

## 3 이중초점렌즈

**출제포인트**
▶ 이중초점렌즈의 구현 방법
▶ 상의 도약과 형태에 따른 이중초점렌즈의 분류
▶ 슬랩오프 가공

### (1) 이중초점렌즈 개요
① 원용과 근용 영역을 하나의 렌즈에 결합한 구조로 되어있다.
② 굴절력 차이는 곡률반경을 작게 하거나 굴절률을 높게 설정하여 구현된다.
③ 제조방식으로 융착형(유리, 굴절률 차이)과 원피스형(플라스틱, 곡률 차이)이 있다.

### (2) 상의 도약
① 시선이 근용부의 상부경계선을 지날 때 상이 위로 이동하여 보이는 현상이다.
② **원인** : 모렌즈와 자렌즈의 프리즘굴절력 변화의 연속성이 깨어지면서 발생한다.
③ **도약량** : 세그높이(자렌즈 광학중심점 ~ 근용부 상부경계선)와 가입도(Add Power)에 비례한다.

### (3) 이중초점렌즈 분류(도약 / 경계선 기준)

① 무도약형

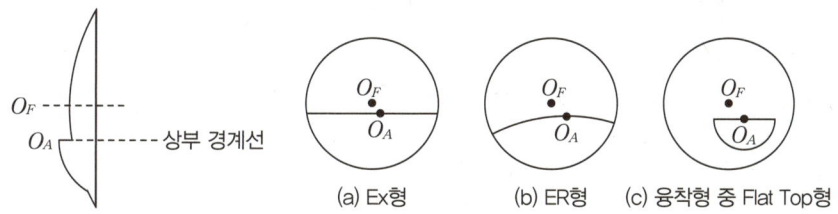

㉠ 자렌즈의 광학중심점이 근용부의 상부경계선 상에 위치한다.
㉡ 상의 도약이 없고, 근용부 시야가 넓다.
㉢ 상부경계선에 단차가 있다.
㉣ EX형, ER형, 융착형 플랫탑형(Flat Top형) 등이 있다.

② 무단차형

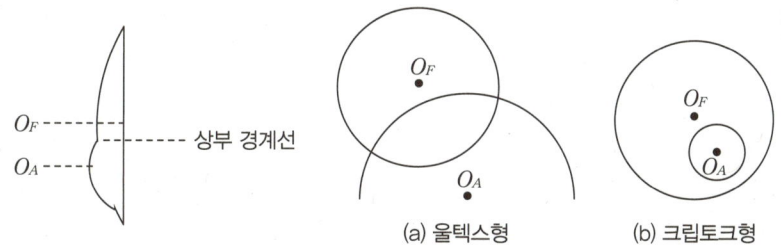

㉠ 자렌즈의 상부경계선이 원호 형태를 이룬다.
㉡ 상부경계선의 단차가 없으나, 상의 도약이 크다.
㉢ 울텍스형, 크립토크형, 심리스형, 바이텍스형 등이 있다.

③ 절충형

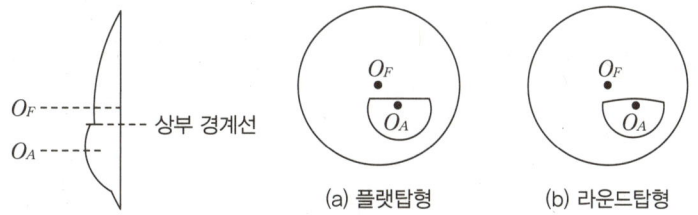

㉠ 무도약형과 무단차형의 장단점을 절충한 구조이다.
㉡ 무도약형보다 단차가 줄어들고 무단차형보다 상의 도약이 감소한다.
㉢ 플랫탑형, 커브드탑형, 라운드탑형 등이 있다.

### (4) 슬랩오프 가공

① 굴절부등시가 이중초점렌즈를 착용할 때 원용부 굴절력 차이로 인해 근용부 시점에서 발생하는 수직방향 프리즘 불균형을 보정하는 가공법이다.
② 한쪽 렌즈 하부를 절삭해 프리즘효과를 보정하고, 양안의 수직 정렬을 맞춘다.

## 4 누진굴절력렌즈

> **출제포인트**
> ▶ 누진굴절력렌즈의 특성
> ▶ 가입도 변화에 따른 누진대, 수차 특성 변화
> ▶ 프리즘디닝 가공과 효과

### (1) 누진굴절력렌즈의 일반적인 특성

① 상단(원용부), 중앙부(누진대), 하단(근용부)로 구성된다.
② 누진대는 굴절력이 연속적으로 증가하는 중간 시야 영역이다.
③ 경계선이 없어 외관상 보기 좋고, 명시역이 연속적이다(= 불명시역이 없다).

### (2) 가입도 증가에 따른 특성

① 누진대가 길어지고 폭이 좁아진다.
② 주변부 수차가 커진다.
③ 근용부의 명시범위가 좁아진다.
④ 적응하기 어렵다.

### (3) 프리즘디닝(Prism Thinning) 가공

누진굴절력렌즈의 원용부 두께를 줄이는 가공 방식이며, 기저하방 프리즘효과를 발생하게 한다.

※ 슬랩오프(Slab-off) 가공 : 굴절부등시의 이중초점렌즈에서 수직 프리즘의 불균형 해소를 위한 가공이다.

# Chapter 05 기능성 렌즈의 특성

## 1 컬러렌즈

**출제포인트**

▶ 회색렌즈 : 전 파장 균일 흡수 → 색 왜곡 없이 자연색 보존
▶ 노란색렌즈 : 단파장 차단 → 콘트라스트 향상, 흐린 날 / 야간 / 사격 시 유용

### (1) 컬러렌즈의 광학적 역할

① 특정 파장의 빛을 선택적으로 흡수하거나 투과시켜 시각 기능을 향상시킨다.
② 명도, 콘트라스트 개선 또는 눈부심 감소를 위해 사용된다.

### (2) 대표적인 컬러렌즈의 특성 및 용도

| 렌즈 색상 | 분광투과율 | 주요 특성 및 용도 |
|---|---|---|
| 회 색 | 15%(멸광률), 50%, 75% 곡선 (파장 320~800nm) | • 가시광선 전체 파장을 균일하게 흡수 → 색의 왜곡 최소화<br>• 자연스러운 시야 제공으로 장시간 사용에 적합<br>• 모든 색깔의 의복, 머리색, 피부색에 잘 어울림 |
| 갈 색 | 15%(멸광률), 50%, 75% 곡선 (파장 320~800nm) | • 단파장일수록 흡수되고, 장파장일수록 투과 → 콘트라스트 향상<br>• 아웃도어 활동, 눈부심 감소<br>• 부드럽고 따뜻한 인상을 줌 |

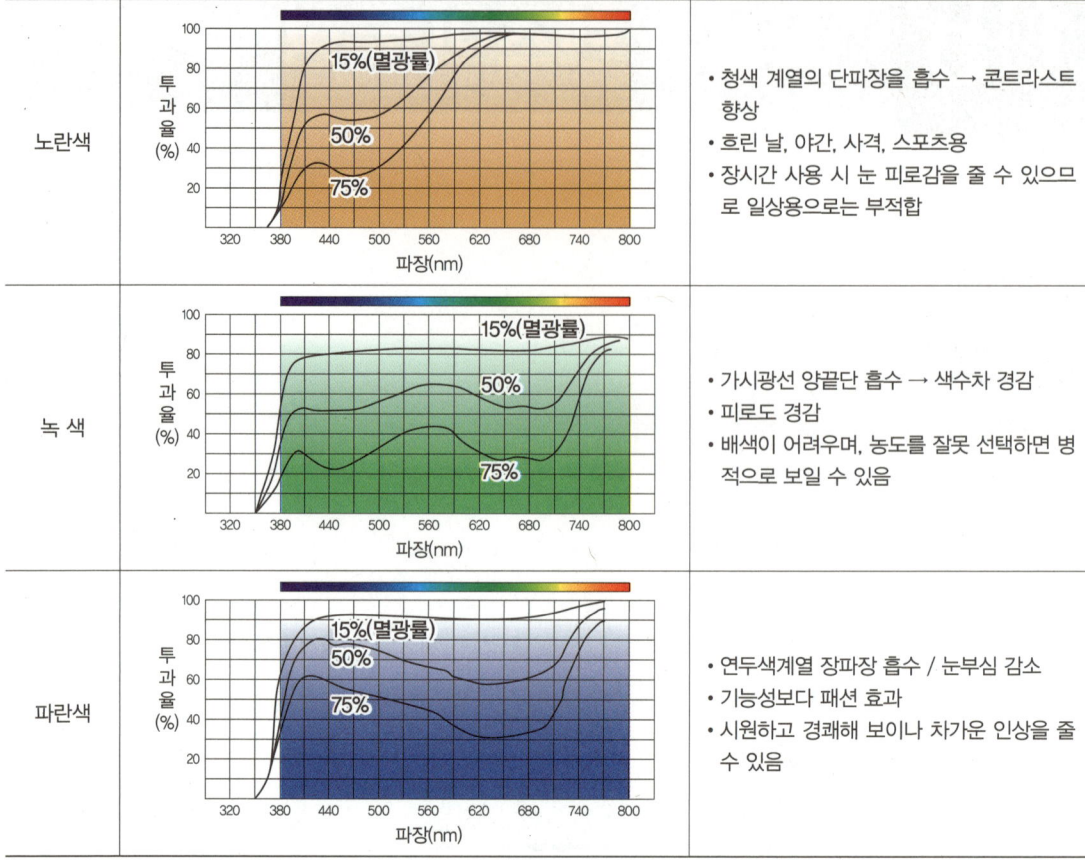

# 2 감광렌즈

**출제포인트**

▶ 착색 / 퇴색 메커니즘

## (1) 감광렌즈의 정의 및 원리

① 감광렌즈 : 자외선 또는 가시광선의 광량에 따라 광투과율이 가역적으로 변하는 렌즈를 말한다.

② 빛의 세기와 온도 조건에 따라 착색 속도, 농도, 퇴색 시간이 달라진다.

## (2) 감광렌즈의 반응 조건

| 조건 요소 | 착색 및 퇴색 반응 |
|---|---|
| 광선의 종류 | • 자외선(250~450nm) 및 단파장 가시광선에 의해 착색<br>• 장파장 가시광선(600nm 이상) 및 적외선(열작용)에 의해 퇴색 |
| 온 도 | • 온도가 낮을수록 더 진하게 착색<br>• 고온에서는 퇴색이 빠르고 착색은 약해짐 |
| 시 간 | • 일반적으로 착색 반응은 빠르고 퇴색 반응은 느림 |
| 멀티코팅 | • 멀티코팅에 의해 자외선이 반사되기 때문에 무코팅렌즈보다 착색농도가 연함 |

## (3) 재질별 착색 반응 메커니즘

| 렌즈 종류 | 감광물질 | 반응 메커니즘 |
|---|---|---|
| 유리렌즈 | 은할로겐화합물 | 렌즈 내부에 분산된 은할로겐화합물이 자외선에 의해 은 입자로 환원되어 착색 |
| 플라스틱렌즈 | 유기광반응성염료 | 렌즈 내부 전체에 분산되거나, 표면에 코팅된 광반응성 염료가 자외선에 노출되면 분자구조가 바뀌어 착색 |

## (4) 감광렌즈 특성과 사용상 유의사항

① 실내에서는 착색되지 않는다(자외선 없음). 따라서 자외선 차단 코팅된 유리창 뒤에서는 착색이 제한된다.
② 퇴색 상태에서도 완전 투명하지 않고 약간의 색을 띤다.
③ 착색 상태에서 어두운 공간(지하, 터널 등)에 진입하면 일시적으로 시력이 저하될 가능성이 있다.
④ 장기간 사용 시 감광 성분의 열화로 인해 착색 및 퇴색 속도나 색 농도가 저하될 수 있다.
⑤ 착색 상태의 농도는 주변 온도, 광량, 렌즈 재질, 사용 연한 등에 따라 달라진다.


# 3 편광렌즈

**출제포인트**

▶ 편광렌즈의 기능 및 용도

## (1) 편광의 정의와 특징

① 일반적인 자연광은 모든 방향으로 진동하는 빛이다.
② 편광(Polarized Light)은 특정 방향으로만 진동하는 빛을 말한다.
③ 반사광(수면, 유리, 설원)은 경계면과 나란하게 진동하는 빛(수평으로 진동)이 많이 포함되어 있다.

(2) 편광렌즈의 원리와 구조

① 편광필터(Polarizing Filter)는 편광축 방향으로 진동하는 빛만 투과시킨다(편광축과 수직으로 진동하는 빛은 흡수).
② 일반적으로 편광축은 수직(90°) 방향으로 하여 수평으로 진동하는 반사광을 차단한다.

(3) 사용 목적 및 효과

① 설원, 해변, 도로, 수면 등의 반사광을 차단하여 눈부심을 감소시킨다.
② 낚시, 스키, 운전, 골프 등에 활용된다.

## 4 기타렌즈(사이즈렌즈, 렌티큘러렌즈, 프레넬프리즘렌즈)

**출제포인트**

▶ 사이즈렌즈
▶ 렌티큘러렌즈
▶ 프레넬프리즘렌즈

(1) 사이즈렌즈(Size Lens)

① 좌우 망막상 크기가 달라 융합이 어려운 부등상시 상태를 교정하는 렌즈이다.
② 굴절력은 유지하면서 렌즈의 곡률, 두께, 재질 등을 조절하여 상의 크기만 변화시킨다.
③ 주로 본태적 부등상시를 교정한다(광학적 부등상시는 콘택트렌즈로 교정).

(2) 렌티큘러렌즈(Lenticular Lens)

① 중심부에만 도수를 집중시키고 주변부는 얇게 만든 렌즈이다.
② 10D 이상의 고도 근시나 고도 원시(무수정체안)를 교정하는데 사용된다.
③ 외관상 비정상적인 느낌과 주변 시야의 왜곡이 발생할 수 있다.

(3) 프레넬프리즘렌즈(Fresnel Prism Lens)

① 여러 개의 작은 프리즘을 연결한 얇은 필름 형태의 렌즈이다.
② 안위이상을 교정할 프리즘량이 큰 경우에 사용된다.
③ 얇고 가벼우며, 수차가 적다.
④ 표면이 고르지 않고 투명도가 낮다.
⑤ 프리즘이 증가할수록 시력 및 대비감도가 저하된다.

# Chapter 06 출제예상문제

## 01 금속 안경테의 특성 및 선택

**01** 다음 중 티타늄 안경테의 특성에 해당하지 않는 것은?

① 비자성체이다.
② 내부식성이 뛰어나다.
③ 일반 금속보다 가공이 어렵다.
④ 생체적합성이 우수하다.
⑤ 비중이 높아 강도가 뛰어나다.

> **해설**
> 티타늄은 비중이 낮은 초경량 금속으로 강도가 뛰어나다.

**02** 티타늄 안경테를 납땜할 때 공기 중에서 땜질이 어려운 주된 이유는?

① 자성이 강하기 때문
② 비중이 크기 때문
③ 산화가 쉽게 일어나기 때문
④ 전기가 잘 통하지 않기 때문
⑤ 인장강도가 낮기 때문

> **해설**
> 티타늄은 공기 중에서 산화가 매우 빠르게 일어나기 때문에 납땜 작업 시 아르곤(Ar) 가스를 사용한다.

**03** 피부가 민감하고 땀이 많은 사람에게 적합한 금속 안경테 소재는?

① 니켈 합금      ② 티타늄
③ 블랑카-Z      ④ 양 백
⑤ 청 동

> **해설**
> 티타늄은 내부식성과 생체적합성이 뛰어나 피부가 민감하고 땀이 많은 사용자에게 적합하다.

**04** 다음 중 니켈 함량이 높아 피부 알레르기를 유발할 수 있는 안경테 소재는?

① 황 동      ② 청 동
③ 양 백      ④ 모 넬
⑤ 블랑카-Z

> **해설**
> 모넬은 니켈이 주성분으로 함량이 60% 이상이며, 피부 알레르기를 유발할 수 있다.

**05** 주성분이 구리, 니켈, 아연으로 구성된 합금으로 은색 광택과 우수한 가공성을 지닌 것은?

① 청 동      ② 양 백
③ 황 동      ④ 베릴륨동
⑤ 블랑카-Z

> **해설**
> 양백은 은색 광택을 가지고 탄력성, 내부식성, 가공성이 우수한 소재이다.

**06** 다음 중 탄성이 우수하여 안경테 다리에 많이 사용되는 소재는?

① 황 동      ② 청 동
③ 양 백      ④ 베릴륨동
⑤ 블랑카-Z

**정답** 01 ⑤  02 ③  03 ②  04 ④  05 ②  06 ⑤

> **해설**
> 블랑카-Z는 구리계 고탄성 합금으로, 고급 안경테 다리에 적합한 특성을 가진다.

**07** 다음 중 형상기억합금에 해당하는 안경테 소재는?

① 모넬
② 양백
③ 니티놀
④ 티타늄
⑤ 하이니켈

> **해설**
> 니티놀은 니켈과 티타늄의 합금으로, 형상기억성과 초탄성을 갖는 대표적인 형상기억합금이다.

**08** 형상기억합금 안경테 소재의 특성이 아닌 것은?

① 충격 흡수가 잘되어 상해 예방에 유리하다.
② 열에 의해 형태를 유지하지 못한다.
③ 생체적응력이 높고 피부 자극이 적다.
④ 다리와 연결부 소재로 많이 사용된다.
⑤ 고탄성과 복원력을 가진다.

> **해설**
> 형상기억합금은 열에 의해 원래 형태로 복원되는 특성을 가진다.

**09** 다음 중 이온도금의 장점이 아닌 것은?

① 폐수 발생이 적다.
② 밀착성이 좋다.
③ 내식성이 우수하다.
④ 공정이 간단하다.
⑤ 피막 경도가 높다.

> **해설**
> 이온도금은 초경질 피막을 얻을 수 있으나 고가의 장비가 필요하고 공정이 복잡하다.

**10** 다음 중 금속 안경테에 사용되는 도금 표기와 내용이 올바르게 짝지어진 것은?

① 1/20 14K GF – 금도금
② 18K GP – 금장
③ 1/10 14K GF – 금장
④ 22K GP – 금 함량이 22% 이상인 금장
⑤ Ti-IP – 전해도금 방식

> **해설**
> 금장은 금함량이 중량 대비 1/20 이상으로 GF(Gold Filled)로 표기한다. GP(Gold Plated)는 금도금이다.

**11** 안경테 납땜에 사용되는 땜납에 대한 설명으로 옳은 것은?

① 땜납의 융점은 모금속보다 높다.
② 은납은 연납에 속한다.
③ 납과 주석의 합금은 경납이다.
④ 은납은 경납에 속하며 접합강도가 우수하다.
⑤ 땜납은 항상 주석 단일금속으로 구성된다.

> **해설**
> 은납은 경납으로 분류되며, 접합 강도가 높아 안경테에 적합하다.

**12** 땜 공정 시 사용하는 용제(flux)의 주요 역할로 옳은 것은?

① 산화피막 생성
② 땜납의 점도 증가
③ 땜납의 유동성 향상
④ 접합부 오염 유도
⑤ 땜납 융점 증가

> **해설**
> 용제는 산화물 제거 및 땜납의 유동성 증가를 통해 접합을 원활하게 한다.

**정답** 07 ③  08 ②  09 ④  10 ③  11 ④  12 ③

## 02 플라스틱 및 비금속 안경테의 특성 및 선택

**13** 플라스틱 안경테 소재가 갖추어야 할 조건으로 적절하지 않은 것은?

① 절삭이나 성형이 쉬워야 한다.
② 땀이나 세척제에도 변형되지 않아야 한다.
③ 열에 의해 쉽게 팽창해야 한다.
④ 충격에 쉽게 깨지지 않아야 한다.
⑤ 표면이 일정한 경도를 유지해야 한다.

> 해설
> 플라스틱 안경테는 열팽창계수가 낮아야 안정적인 치수를 유지할 수 있다.

**14** 열가소성 플라스틱의 일반적인 특성이 아닌 것은?

① 가열하면 연화된다.
② 선상구조를 갖는다.
③ 반복 성형이 가능하다.
④ 가열하면 화학결합이 일어난다.
⑤ 재활용이 가능하다.

> 해설
> 열가소성 수지는 가열하면 화학적 변화 없이 물리적 연화만 일어난다.

**15** 다음 중 열경화성 수지에 해당하는 안경테 소재는?

① 셀룰로오스 아세테이트
② 폴리아미드
③ 에폭시수지
④ 아크릴
⑤ 셀룰로이드

> 해설
> 에폭시수지는 중합 경화 후에는 재가열해도 다시 녹지 않는 열경화성 수지이다.

**16** 열가소성과 열경화성 수지의 차이로 옳은 것은?

① 열가소성은 경화되면 다시 녹지 않는다.
② 열경화성은 가열하면 부드럽게 성형할 수 있다.
③ 열가소성은 화학결합으로 경화된다.
④ 열경화성은 선상구조를 가진다.
⑤ 열가소성은 재가열하여 재활용이 가능하다.

> 해설
> 열가소성 수지는 가열과 냉각을 반복하며 재성형과 재활용이 가능하다.

**17** 셀룰로오스 아세테이트를 제조하기 위해 사용되는 반응물은?

① 셀룰로오스 + 염산
② 셀룰로오스 + 아세트산
③ 셀룰로오스 + 무수빙초산
④ 셀룰로오스 + 질산
⑤ 셀룰로오스 + 우레탄

> 해설
> 셀룰로오스 아세테이트는 천연 셀룰로오스와 무수빙초산의 반응으로 제조된다.

**18** 천연 셀룰로오스에서 유래한 열가소성 안경테 재료는?

① 폴리아미드
② 폴리스티렌
③ 폴리카보네이트
④ 셀룰로오스 아세테이트
⑤ PMMA

> 해설
> 셀룰로오스 아세테이트는 천연 셀룰로오스를 기반으로 한 열가소성 수지이다.

정답 13 ③  14 ④  15 ③  16 ⑤  17 ③  18 ④

**19** 셀룰로이드에 가소제를 첨가하는 주요 목적은?

① 탄력성과 가공성 확보
② 색상 유지
③ 인화성 증가
④ 고온 안정성 확보
⑤ 비용 절감

> **해설**
> 셀룰로이드에 가소제를 첨가하는 이유는 탄력성과 유연성을 확보하여 가공성을 높이기 위함이다.

**20** 셀룰로이드와 비교했을 때 셀룰로오스 아세테이트의 장점으로 옳은 것은?

① 복원성이 뛰어남
② 자외선 안정성이 높음
③ 고온에서 변형됨
④ 투명도 낮음
⑤ 단가가 낮음

> **해설**
> 셀룰로이드는 자외선에 의해 변색되기 쉬우며, 그에 반해 셀룰로오스 아세테이트 자외선에 의한 변색이 거의 없다.

**21** 착색성과 내충격성이 우수한 나일론계 수지는?

① 셀룰로오스 아세테이트
② 셀룰로이드
③ 폴리아미드
④ 탄화규소
⑤ 우레탄수지

> **해설**
> 폴리아미드는 나일론계 수지로 내충격성과 착색성이 뛰어나다.

**22** 외력을 받아도 원래 형태로 복원되는 특성을 가진 안경테 소재는?

① 아세테이트
② 프로피오네이트
③ PMMA
④ 우레탄수지
⑤ 형상기억플라스틱

> **해설**
> 형상기억플라스틱은 쉽게 비틀거나 굽힐 수 있으나 힘을 가하지 않으면 원래 모양으로 복원되는 성질을 가진 재료이다.

**23** 주형중합법으로 제작 가능한 열경화성 안경테 소재는?

① 셀룰로오스 아세테이트
② 폴리아미드
③ 옵 틸
④ 폴리카보네이트
⑤ 셀룰로이드

> **해설**
> 옵틸은 에폭시계 열경화성 수지로 주형중합법으로 제작이 가능하다.

**24** 착색이 용이하고 내열성이 우수하며 치수안정성이 좋은 열경화성 플라스틱은?

① 셀룰로이드
② 폴리아미드
③ 탄소섬유
④ 폴리카보네이트
⑤ 에폭시수지

> **해설**
> 에폭시수지는 열경화성 수지로 경화 시 수축이 거의 일어나지 않아 치수안정성이 뛰어나다.

19 ① 20 ② 21 ③ 22 ⑤ 23 ③ 24 ⑤ **정답**

**25** 천연 유래 소재로 만든 비금속 안경테에 대한 설명으로 옳은 것은?

① 셀룰로이드테는 동물성 소재이다.
② 귀갑테는 복원성이 우수하고 고유 광택이 있다.
③ 귀갑테는 수지가공을 통해 성형된다.
④ 폴리아미드테는 천연 셀룰로오스를 이용한다.
⑤ 옵틸테는 동물성 고분자 화합물이다.

> 해설
> 귀갑테는 천연 동물성 소재로 고유의 무늬와 탄성, 복원성이 우수한 고급 안경테로 인공 수지에 해당하지 않는다.

## 03 안경렌즈 재료의 특성

**26** 안경렌즈의 재료로 이상적인 조합은?

① 굴절률이 낮고 아베수가 작은 재료
② 굴절률이 높고 아베수가 작은 재료
③ 굴절률이 낮고 아베수가 큰 재료
④ 굴절률이 높고 아베수가 큰 재료
⑤ 굴절률이 높고 색분산이 큰 재료

> 해설
> 이상적인 렌즈 재료는 얇고 색수차가 적은 것이어야 하므로 굴절률이 높고 아베수가 큰 조합이 바람직하다.

**27** 다음 중 안경렌즈의 재료로 적합한 것은?

① 열팽창계수가 높을 것
② 비중이 높을 것
③ 표면 반사율이 높을 것
④ 아베수가 낮을 것
⑤ 무색투명하고 가시광선 투과율이 높을 것

> 해설
> 안경렌즈는 무색투명하고 표면 반사율이 낮을수록 가시광선 투과율이 높아 좋은 렌즈이다.

**28** 다음 중 유리안경렌즈에 대한 설명으로 옳지 않은 것은?

① 프린트유리는 크라운유리보다 비중이 크다.
② 유리의 주성분은 이산화규소($SiO_2$)이다.
③ 크라운유리에 이산화티타늄($TiO_2$)를 첨가하면 굴절률이 증가한다.
④ 크라운유리는 굴절률이 낮고 색수차가 작다.
⑤ 유리는 열경화성에 속한다.

> 해설
> 유리는 점성이 매우 큰 '광냉각된 액체'로 열을 가하면 연화 상태를 거쳐 액화되는 열가소성 성질을 지닌다.

**29** 화학강화된 유리렌즈의 특징으로 옳지 않은 것은?

① 표면에 압축응력이 형성된다.
② $Na^+$ 이온이 $K^+$ 이온으로 치환된다.
③ 강화층 깊이는 열강화보다 깊다.
④ 표면 압축응력이 열강화보다 크다.
⑤ 강화에는 $KNO_3$ 용액이 사용된다.

> 해설
> 화학강화는 표면층만 강화되므로 강화층 깊이는 얇지만, 표면 압축응력은 열강화보다 더 크다.

**30** 안경렌즈의 내충격성 검사를 위한 시험으로 적절한 것은?

① 염수분무시험   ② 인장강도시험
③ 광투과도검사   ④ 강구낙하시험
⑤ 내마모성검사

정답 25 ② 26 ④ 27 ⑤ 28 ⑤ 29 ③ 30 ④

> [해설]
> 강구낙하시험은 렌즈의 충격 저항성을 평가하기 위해 표준화된 시험이다.

**31** 다음 중 플라스틱렌즈에 관한 설명으로 옳은 것은?

① 염색이 어렵다.
② 무겁고 단단하다.
③ 가볍고 충격에 강하다.
④ 표면 경도가 높다.
⑤ 유리보다 더 투명하다.

> [해설]
> 플라스틱렌즈는 가볍고 충격에 강하며, 파손되었을 때 유리보다 안전하다.

**32** 열경화성 수지에 관한 설명으로 옳지 않은 것은?

① 3차원 망목 구조를 형성한다.
② 주로 주형중합법으로 성형한다.
③ 한번 경화되면 재가공이 되지 않는다.
④ 열가소성 수지보다 내충격성이 우수하다.
⑤ 대표적인 안경렌즈 재료로 CR-39가 있다.

> [해설]
> 열경화성 수지는 열가소성 수지에 비해 내충격성이 다소 약하다.

**33** 다음 중 내충격성이 큰 열가소성 수지에 해당하는 것은?

① 폴리카보네이트(PC)
② 에폭시수지
③ CR-39
④ 페놀수지
⑤ 멜라민수지

> [해설]
> 폴리카보네이트는 내충격성이 우수한 열가소성 수지로 산업용 또는 스포츠용 안경렌즈로 적당하다.

**34** CR-39 렌즈의 제조방법으로 적절한 것은?

① 진공증착법　② 증착성형법
③ 회전주조법　④ 주형중합법
⑤ 사출성형법

> [해설]
> 열경화성 수지인 CR-39 렌즈는 단량체(Monomer)를 주형(Mold)에 주입한 후 중합시켜 고체 상태의 렌즈를 형성하는 중형중합방식으로 성형된다.

**35** 다음 설명에 해당하는 플라스틱렌즈 소재는?

> • 열가소성 수지
> • 굴절률 높음
> • 내충격성 우수
> • 산업용 보호안경

① 아릴디글리콜카보네이트(ADC)
② 폴리메틸메타아크릴레이트(PMMA)
③ 폴리카보네이트(PC)
④ 폴리스티렌(PS)
⑤ 하이드록시에틸메타아크릴레이트(HEMA)

> [해설]
> 폴리카보네이트(PC)는 굴절률이 높고 내충격성이 우수하여 산업용, 스포츠용 보안경으로 적합하다.

**36** 플라스틱렌즈의 착색 방법 중 진공 상태에서 착색 물질을 렌즈 표면에 증착시키는 방식은?

① 염색착색법　② 용융착색법
③ 도장착색법　④ 진공증착법
⑤ 분사착색법

**정답** 31 ③　32 ④　33 ①　34 ④　35 ③　36 ④

> **해설**
> 진공증착법은 렌즈 표면에 얇고 균일한 착색막을 증착하여 고급 렌즈 제작에 활용된다.

**37** 다층막 반사방지코팅의 장점으로 옳은 것은?

① 색수차 감소
② 가공성 향상
③ 반사율 증가
④ 렌즈 두께 감소
⑤ 가시광선 투과율 증가

> **해설**
> 다층막은 다양한 파장 조건에 맞춰 설계되어 넓은 파장 영역에서 반사율을 줄이기 때문에 가시광선 투과율이 증가한다.

**38** 미러코팅에 대한 설명으로 옳은 것은?

① 렌즈의 굴절률을 높인다.
② 오염물질이 잘 붙지 않는다.
③ 자외선 투과율을 높인다.
④ 금속막을 이용하여 반사율을 높인다.
⑤ 표면경도를 높인다.

> **해설**
> 미러코팅은 알루미늄 등 금속 박막을 증착하여 가시광선의 반사율을 증가시키는 목적으로 이용된다.

**39** 반사방지코팅렌즈의 효과로 옳은 것은?

① 시야가 흐릿해진다.
② 반사광이 증가한다.
③ 투과율이 감소한다.
④ 시야가 선명해진다.
⑤ 야간 빛 번짐이 심해진다.

> **해설**
> 반사방지코팅렌즈는 반사광이 감소하고 투과광이 증가하여 시야 선명도가 향상된다.

## 04 안경렌즈의 상품별 특성

**40** 동일한 도수를 가지는 (−)안경렌즈에서 저굴절률렌즈와 비교하였을 때, 고굴절률렌즈가 갖는 특성으로 옳은 것은?

① 중심 두께가 증가한다.
② 색수차가 감소한다.
③ 반사율이 감소한다.
④ 아베수가 감소한다.
⑤ 곡률반경이 작아진다.

> **해설**
> 굴절률이 높아지면 아베수는 낮아지며 색수차가 증가한다. 반사율도 높아지고, 렌즈 곡률은 작아져 (−)렌즈는 가장자리 두께가 줄어든다.

**41** 굴절률이 1.60에서 1.74로 증가했을 때 렌즈에 나타나는 변화로 가장 적절한 것은?

① 투과율 증가　② 반사율 증가
③ 두께 증가　④ 아베수 증가
⑤ 색수차 감소

> **해설**
> 굴절률이 높아질수록 렌즈 − 공기 경계면의 반사율이 커지며, 투과율은 오히려 낮아지고 아베수는 줄어든다.

**42** 고도근시 환자에게 고굴절률 렌즈를 사용하는 주요 이유는?

① 색수차를 줄이기 위해
② 반사를 증가시키기 위해
③ 가장자리 두께를 줄이기 위해
④ 중심 두께를 줄이기 위해
⑤ 가격을 낮추기 위해

**정답** 37 ⑤　38 ④　39 ④　40 ④　41 ②　42 ③

해설
(-)렌즈에서 도수가 높을수록 가장자리가 두꺼워지므로 고굴절률 렌즈를 사용하면 곡률이 줄어들고 두께가 얇아져 미용상 효과가 크다.

해설
EX형은 렌즈 절반이 근용부로 구성되어 시야가 넓고 상의 도약이 없지만, 경계선이 눈에 띄는 단점이 있다.

**43** 다음 중 근시용 비구면렌즈의 장점으로 옳은 것은?

① 중심부 굴절률이 높다.
② 주변부 왜곡수차가 증가한다.
③ 주변부 두께가 증가한다.
④ 시야가 좁아진다.
⑤ 얇고 가벼운 디자인 구현이 가능하다.

해설
비구면렌즈는 곡률을 점차 변화시켜 주변부 두께를 줄이고 얇고 평평한 외형을 제공한다. 또한 주변부 왜곡수차를 보정해 시야도 넓어진다.

**46** 단일 재질형 이중초점렌즈에서 자렌즈와 모렌즈의 굴절력 차이를 만드는 요인은?

① 굴절률
② 반사율
③ 아베수
④ 투과율
⑤ 곡률반경

해설
동일한 재질에서는 곡률반경 차이로 굴절력 차이를 만든다. 자렌즈는 더 짧은 곡률반경으로 제작해 더 높은 굴절력을 갖는다.

**44** (-)렌즈에서 비구면 설계를 적용할 때 기대되는 효과로 옳지 않은 것은?

① 무게가 증가한다.
② 구면수차가 감소한다.
③ 왜곡수차가 감소한다.
④ 주변부 두께가 감소한다.
⑤ 주변부 곡률반경이 커진다.

해설
비구면렌즈는 중심에서 주변으로 곡률을 평탄하게 조정해 (-)렌즈의 가장자리 두께를 줄이고 무게도 가볍게 만들 수 있다.

**47** 슬랩오프(Slab-Off) 가공이 필요한 상황은?

① 굴절률이 서로 다른 경우
② 아베수 차이가 큰 경우
③ 근용부 크기가 다른 경우
④ 수직 프리즘굴절력 차이가 큰 경우
⑤ 수평 프리즘굴절력 차이가 큰 경우

해설
슬랩오프 가공은 수직 프리즘의 불균형을 보정하는 방법으로, 주로 근거리 작업 시 양안 정렬을 개선하기 위해 사용된다.

**45** 근용 시야가 가장 넓고 상의 도약이 발생하지 않지만, 경계선이 뚜렷한 단점을 가진 이중초점렌즈는?

① EX형　　② 커브드탑형
③ 라운드탑형　　④ 플랫탑형
⑤ 심리스형

**48** 누진굴절력렌즈에서 가입도가 높아질수록 나타나는 현상으로 옳은 것은?

① 근용부 명시 시야가 넓어진다.
② 누진대 폭이 넓어진다.
③ 주변부 수차가 감소한다.
④ 비점수차가 증가한다.
⑤ 상의 선명도가 향상된다.

43 ⑤　44 ①　45 ①　46 ⑤　47 ④　48 ④　**정답**

> **해설**
> 가입도가 높아질수록 누진대 변화율이 커지며, 그로 인해 주변부 비점수차나 왜곡수차가 커진다.

**49** 누진굴절력렌즈의 원용부 두께를 줄이고자 할 때 사용되는 가공 방법은?

① 슬랩오프
② 렌티큘러
③ 멀티코팅
④ 비구면가공
⑤ 프리즘디닝

> **해설**
> 프리즘디닝 가공은 누진굴절력렌즈의 원용부 두께를 줄이기 위해 곡률반경을 동일하게 하면서 윗부분을 떼어내는 가공법으로 기저하방 프리즘 효과가 나타난다.

**50** 누진굴절력렌즈의 장점으로 옳은 것은?

① 경계선이 있어 시각 전환이 명확하다.
② 가입도가 크면 적응하기 쉽다.
③ 명시 영역이 연속적이다.
④ 주변부 수차가 없다.
⑤ 근용부 시야가 넓다.

> **해설**
> 누진굴절력렌즈는 원용~근용까지 경계선 없이 연속적으로 명시 영역이 형성되어 있는 것이 특징이다.

## 05 기능성 렌즈의 특성

**51** 가시광선 영역에서 전체 파장대의 빛을 고르게 흡수하여 색상을 자연스럽게 인식할 수 있는 컬러렌즈는?

① 회색 렌즈
② 갈색 렌즈
③ 노란색 렌즈
④ 분홍색 렌즈
⑤ 파란색 렌즈

> **해설**
> 회색 렌즈는 전체 파장을 고르게 흡수하여 색 왜곡이 거의 없기 때문에 자연스러운 색 인식에 적합하다.

**52** 흐린 날 운전 시 대비감도 향상을 위해 추천되는 착색렌즈는?

① 회색 렌즈
② 자색 렌즈
③ 노란색 렌즈
④ 분홍색 렌즈
⑤ 녹색 렌즈

> **해설**
> 노란색 렌즈는 청색광을 흡수하여 흐린 날이나 야간에 대비(콘트라스트)를 높여 운전에 적합하다.

**53** 다음 중 분광투과율 곡선이 거의 평탄한 형태로 나타나는 렌즈는?

① 회색 렌즈
② 녹색 렌즈
③ 적색 렌즈
④ 황색 렌즈
⑤ 청색 렌즈

> **해설**
> 회색 렌즈는 모든 가시광선 파장에 대해 일정하게 빛을 흡수하므로 분광투과율 곡선이 거의 평탄하다.

**54** 감광렌즈의 착색 작용으로 옳지 않은 것은?

① 착색 반응은 보통 370nm 자외선에서 가장 활성화된다.
② 온도가 낮을수록 착색이 더 진하게 나타날 수 있다.
③ 퇴색 속도가 착색 속도보다 빠르다.
④ 착색 농도는 온도와 광량에 영향을 받는다.
⑤ 유리렌즈는 은화합물에 의해 착색된다.

> **해설**
> 감광렌즈는 일반적으로 착색은 빠르고 퇴색은 느리게 일어난다.

**정답** 49 ⑤ 50 ③ 51 ① 52 ③ 53 ① 54 ③

**55** 감광렌즈의 특징으로 가장 적절한 것은?

① 실내 조명 아래서 착색된다.
② 자외선이 적을수록 더 짙게 착색된다.
③ 착색 / 탈색은 온도의 영향을 받지 않는다.
④ 온도가 높으면 퇴색이 빠르게 일어난다.
⑤ 렌즈는 항상 일정한 농도로 착색된다.

> **해설**
> 온도가 높으면 착색농도는 옅어지고 퇴색 반응은 더 빠르게 진행된다.

**56** 다음 중 편광렌즈의 대표적인 기능으로 옳은 것은?

① 색 대비 증가
② 자외선 흡수
③ 특정 반사광 차단
④ 근거리 시야 확대
⑤ 광투과율 향상

> **해설**
> 편광렌즈는 수면이나 설원에서 발생하는 수평 방향의 반사광을 차단해 눈부심을 감소시킨다.

**57** 낚시용 편광렌즈를 착용하였을 때 물속 시야를 선명하게 볼 수 있는 이유는?

① 자외선을 흡수해서
② 적외선을 흡수해서
③ 색수차가 감소해서
④ 광투과율이 증가하여
⑤ 수면 반사광을 제거하여

> **해설**
> 편광렌즈는 수면 위로 반사된 편광을 차단하여 물 속을 보다 선명하게 볼 수 있게 해준다.

**58** 좌우 눈의 망막 상 크기가 달라 양안시가 어려운 경우 교정용으로 사용되는 렌즈는?

① 편심렌즈
② 감광렌즈
③ 사이즈렌즈
④ 프레넬렌즈
⑤ 렌티큘러렌즈

> **해설**
> 사이즈렌즈는 망막 상의 크기를 조절하여 부등상시를 교정하는 데 사용된다.

**59** 무수정체안 환자에게 사용되는 고도 원시 보정용 렌즈는?

① 이중초점렌즈
② 렌티큘러렌즈
③ 프레넬렌즈
④ 사이즈렌즈
⑤ 감광렌즈

> **해설**
> 렌티큘러렌즈는 중심의 광학부(Optical Zone)는 도수를 유지하고, 주변부는 두께 및 무게 경감을 위해 얇게 가공된 렌즈이다.

**60** 프리즘 도수가 큰 경우 안위이상을 교정하기 위해 얇은 플라스틱판으로 제작되는 렌즈는?

① 슬랩오프 가공렌즈
② 이중초점렌즈
③ 조광렌즈
④ 프레넬프리즘렌즈
⑤ 누진굴절력렌즈

> **해설**
> 프레넬프리즘렌즈는 여러 개의 작은 프리즘을 연속적으로 배치하여 일반 프리즘렌즈에 비해 얇고 가볍다.

**정답** 55 ④ 56 ③ 57 ⑤ 58 ③ 59 ② 60 ④

국가고시 안경사 기출동형 단기완성

# PART 5

# 안경광학

CHAPTER 01 안광학계
CHAPTER 02 비정시의 광학적 교정
CHAPTER 03 근용안경
CHAPTER 04 프리즘굴절력
CHAPTER 05 안경배율
CHAPTER 06 출제예상문제

합격의 공식 시대에듀

# Chapter 01 안광학계

## 1 각막과 수정체 및 기타 매질

> **출제포인트**
> ▶ 각막과 수정체의 구조 및 광학적 특성
> ▶ 각막과 수정체의 형상, 곡률반경, 굴절률 분포
> ▶ 조절 시 수정체의 곡률 변화

### (1) 각 막
① 오목메니스커스 형상이다.
② 곡률반경은 전면 +7.7mm, 후면 +6.8mm이다(곡률 : 전면 < 후면).
③ 중심두께는 약 0.5mm이고 가장자리두께는 0.8~1.0mm이다.
④ 정면에서 바라보았을 때 수직 직경 10mm, 수평 직경 11mm이다(수직 < 수평).
⑤ 굴절력은 약 43.05D이다(전면 +48.83D + 후면 −5.88D).
⑥ 굴절률은 1.376이다.
⑦ 안구 전체 굴절력의 $\frac{2}{3}$ 이상을 차지한다.

### (2) 전 방
① 전방깊이는 각막 후면~수정체 전면 3mm이다.
② (방수)굴절률은 1.336이다.
③ 조절 시 수정체 전면이 볼록해지므로 전방깊이는 얕아진다.

### (3) 수정체
① 양볼록렌즈 형상이다.
② 곡률반경은 전면 +10mm, 후면 −6mm이다(곡률 : 전면 < 후면).
③ 굴절률은 중심부로 갈수록 증가하며, 평균 약 1.401이다(피질은 약 1.386, 핵은 약 1.406).
④ 굴절력은 +19~33D로 조절기능을 담당한다.
⑤ 조절 시 전면의 곡률이 커지고(곡률반경은 작아 짐) 중심두께가 두꺼워지면서 굴절력이 증가한다.

### (4) 유리체
수정체와 망막 사이에 굴절률이 약 1.336인 물질(방수와 비슷)로 채워져 있다.

## 2 안광학계의 주요점의 정의와 기능

> **출제포인트**
> ▶ 주요점의 정의와 기능
> ▶ 주요점의 위치

### (1) 초 점

① 상측초점(F′)
  ㉠ 정의 : 눈 앞 무한대의 물점에서부터 빛이 입사하였을 때 맺는 상점을 말한다.
  ㉡ 위치 : 각막정점 기준 +24mm 지점에 위치한다.
  ㉢ 기능 : 상측초점의 위치에 따라 정시와 비정시를 구분한다(정시 – 망막 중심와, 근시 – 망막보다 앞쪽, 원시 – 망막보다 뒤쪽).

② 물측초점(F)
  ㉠ 정의 : 눈에서 굴절된 후 광축과 평행하게 출사하는 광선에 대응하는 광축 상의 물점이다.
  ㉡ 위치 : 각막정점기준 −15.7mm 지점에 위치한다.

### (2) 주 점

① 정의 : 주평면과 광축의 교점(주평면 : 이론적인 광선의 굴절면)으로, 거리측정의 기준점이 된다.
② 위치 : 각막과 수정체의 중간쯤에 위치한다(물측주점 : +1.348mm, 상측주점 : +1.602mm).
③ 기능 : 거리 측정의 기준(물체거리는 물측주점, 상거리는 상측주점)으로, 횡배율이 1인 점이다.

### (3) 절 점

① 정의 : 물측절점으로 입사하는 광선과 상측절점에서 출사하는 광선이 서로 평행하여 굴절이 일어나지 않는 점을 말한다.
② 위치 : 수정체의 후극부(물측절점 +7.078mm, 상측절점 +7.332mm)에 위치한다.
③ 기능 : 시각과 정적시야의 크기를 재는 기준으로, 각배율이 1인 점이다.

### (4) 안구회선점

① 정의 : 안구회전의 중심점이다.
② 위치 : 안구 전체의 중심점 부근에 위치한다(각막정점기준 +13.5mm).
③ 기능 : 동공간거리, 양안시기능, 동적시야 측정의 기준점이다.

## 3 안광학계의 주요축과 카파각

> **출제포인트**
> ▶ 동공중심선, 시축, 주시축, 조준선을 구성하는 주요점
> ▶ 카파각과 안위상태(조준선과 동공중심선의 상대적인 위치)

### (1) 동공중심선
① 각막 전면의 곡률중심점과 입사동점을 지나고 각막 전면에 수직인 선이다.
② 정면에서 관찰 시 동공의 기하학적 중심을 지나간다.
③ 광축의 대용선이다.

### (2) 시선, 주시선(축), 조준선
① **시선(축)** : 주시점과 중심와를 잇는 선으로 절점을 지난다.
② **주시선(축)** : 주시점과 안구회선점을 잇는 선이다.
③ **조준선** : 주시점과 입사동점을 잇는 선으로, 시선과 주시선의 대용선이다. 정면의 불빛을 바라볼 때 각막반사상이 조준선 상에 있다.

### (3) 카파각과 안위
① **카파각** : 조준선과 동공중심선이 입사동점에서 이루는 각도를 의미한다.
② 대략적인 안위의 이상 유무와 정도를 알 수 있다.
③ 각막 전면의 반사상을 이용한 측정법(허쉬버그법)
  ㉠ 각막반사상의 표준위치는 동공중심에서 코 방향 약간 위쪽이다.
  ㉡ 동공중심에서 각막반사상까지의 거리(mm)를 측정하였을 때, 약 $\frac{1}{4}(3°) \sim \frac{1}{2}2(6°)$mm이면 정상이다.
  ㉢ **동공중심선의 위치** : 정면의 시계 중앙을 바라볼 때(조준선이 시계 중앙을 향할 때) 동공중심선은 귀 방향 약간 아래를 향한다(우안 4시, 좌안 8시 방향).

## 4 광학적 모형안

**출제포인트**
- ▶ 광학적 모형안의 개념
- ▶ 굴스트란드 정식/약식 모형안, 생략안의 비교

**광학적 모형안** : 안광학계에서 굴절 및 조절에 관여하는 여러 매체의 광학상수 값을 표준정시를 기준으로 정리·나열한 것이다.

### (1) 굴스트란드의 정식모형안
① 정적굴절상태와 최대동적굴절상태의 2가지 상태에서 수치를 제시한다(전체 굴절력 +58.64 ~ 70.57D).
② 6개의 굴절면으로 구성되어 있다(각막의 전면과 후면, 수정체피질의 전면과 후면, 수정체핵의 전면과 후면).

### (2) 굴스트란드의 약식모형안, 헬름홀츠 모형안
① 정적굴절상태와 최대동적굴절상태의 2가지 상태에서 수치를 제시한다.
② 3개의 굴절면으로 구성되어 있다(각막면과 수정체의 전면).

### (3) 생략안
① 안광학계를 하나의 굴절면(등가구면)과 단일 굴절률로 간략하게 나타낸 것을 말한다.
② 리스팅, 돈더, 엠슬리, 굴스트란드의 생략안 등이 있다.
③ 등가구면은 (모형안)각막 뒤 2mm에 위치한다.
④ 주점(등가구면의 정점)과 절점(등가구면의 곡률중심)이 각각 1개 존재한다.
⑤ 안축장의 길이 = 상측초점거리
⑥ 곡률반경 : 5.55mm, 굴절률 : 1.333 → 굴절력 : $D' = \dfrac{n-1}{r} = \dfrac{1.333-1}{0.00555} = 60(D)$

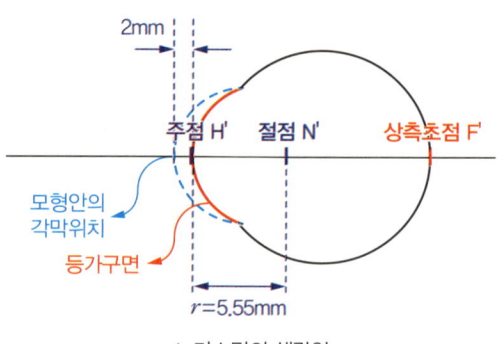

▲ 리스팅의 생략안

## 5 홍채, 입사동, 출사동

> **출제포인트**
> - ▶ 홍채의 기능
> - ▶ 입사동, 출사동의 개념
> - ▶ 주광선(Chief Ray)의 경로

### (1) 홍 채
① 안광학계의 구경조리개 역할을 수행한다.
② 동공 크기를 조절하여 눈에 들어오는 빛의 양을 조절한다.

### (2) 입사동(Entrance Pupil)
① 각막에 의한 홍채가장자리의 허상이다.
② 홍채 전방 0.5mm에 위치한다.
③ 홍채 가장자리 크기보다 13% 크다.
④ 조절 시 동공의 크기가 작아진다.
⑤ 조절력이 동일할 때 동공의 크기는 근시 > 정시 > 원시 순서이다.

### (3) 출사동(Exit Pupil)
① 수정체에 의한 홍채가장자리의 겉보기상이다.
② 홍채 후방 0.1mm에 위치한다.
③ 홍채 가장자리 크기보다 약간 크다.

### (4) 주광선(Chief Ray)
① 구경조리개를 극한으로 줄였을 때 유효광선속의 중심을 지나는 가상적 광선이다.
② 입사동의 중심과 출사동의 중심을 통과한다.

## 6 동공과 시력

**출제포인트**
▶ 동공 크기 변화에 따른 초점심도와 피사체심도의 변화
▶ 동공의 크기와 시력의 관계

### (1) 착란원과 허용착란원

① **착란원** : 점광원이 렌즈를 통과한 후 맺는 초점이 상면에서 벗어날 때 상면에 맺는 원형의 빛을 말한다. 초점의 위치가 상면에서 벗어날수록 착란원의 크기는 증가한다.

② **허용착란원**
  ㉠ 상면(망막)에서 선명하게 인식할 수 있는 일정한 한계 지름 내의 착란원을 말한다.
  ㉡ 허용착란원의 크기가 클수록 광학계의 해상도가 우수하다.
  ㉢ 눈에서는 시세포의 크기와 관련된다.

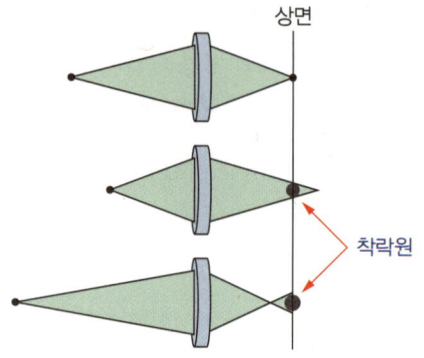

### (2) 피사체심도와 초점심도

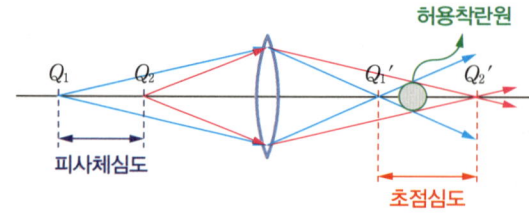

① **피사체심도**는 선명하게 인식할 수 있는 물체거리의 허용범위를 말한다($Q_1 \sim Q_2$).
② **초점심도**는 선명하게 인식할 수 있는 상면의 전후 범위를 말한다($Q_1' \sim Q_2'$).
③ 피사체심도(또는 초점심도)가 깊어지는 경우
  ㉠ 동공의 크기가 작아질수록
  ㉡ 눈의 굴절력이 클수록(근시 > 정시 > 원시)
  ㉢ 보려는 주시물체가 멀리 있을수록
  ㉣ 물체버전스가 작을수록(※ 거리와 버전스는 반비례)
  ㉤ 허용착란원이 커질수록

### (3) 핀홀효과

① 동공의 크기보다 작은 구멍을 눈 앞에 두면 초점심도 및 피사체심도가 깊어져 시력이 향상되는 효과를 말한다.
② 핀홀효과가 나타나지 않으면 광학적 교정 대상이 아니다(매체의 혼탁을 의심할 수 있음).

(4) 동공과 시력
① 동공의 크기에 따라 초점심도, 수차, 망막조도, 회절현상 등의 요인이 작용하여 시력에 영향을 미친다.
② 동공 확대가 시력에 미치는 영향
   ㉠ 초점심도는 얕아짐 → 시력 저하 효과
   ㉡ 수차 증가 → 시력 저하 효과
   ㉢ 망막조도 상승 → 시력 향상 효과
   ㉣ 회절현상 감소 → 시력 향상 효과

## 7 근시화 현상

**출제포인트**
▶ 동공확대와 구면수차, 야간근시의 관계
▶ 실생활에서 발생하는 근시화 현상

(1) 근시화 현상
① 조절이 가해져 상이 망막보다 앞에 맺히는 상태로, 원거리 시야가 흐릿하게 보이는 현상이다.
② 일시적이거나 환경적 조건에 의해 유발될 수 있다.

(2) 근시화 현상의 종류
① 야근근시 : 어두운 환경에서 동공이 확대되고 구면수차가 증가하여 초점이 망막 앞쪽으로 이동하여 발생하는 근시화 현상이다.
② 기계근시 : 현미경, 망원경 등 광학 장비 사용 시 발생하는 근시화 현상이다.
③ 공간근시 : 구름 한 점 없는 맑은 하늘처럼 특별히 주시할 대상이 없을 때 발생하는 근시화 현상이다.
④ 멘델바움 효과 : 눈 앞 가까운 위치에 망, 보호판, 먼지 등 장애물이 존재할 때 발생하는 근시화 현상이다. 안경착용 상태에서는 안경렌즈의 손지문, 반사광에 의한 유령상 등으로 인해 발생한다.

## 8 색수차와 적록검사

> **출제포인트**
> ▶ 색수차를 이용한 적록검사의 원리 이해
> ▶ 적색·녹색 시표의 선명도 차이에 따른 교정상태 해석과 보정

### (1) 색수차
① 백색광이 입사하였을 때 서로 다른 파장의 빛이 굴절률 차이로 인해 초점이 맺히는 위치가 달라져서 상이 흐려지는 현상이다.
② 파장이 짧을수록 굴절률이 높아 초점이 앞쪽에 맺히게 된다.
③ 눈의 색수차
　눈으로 들어오는 광선들의 색수차는 약 1D이지만, 400nm 이하의 짧은 파장의 광선은 수정체에서 흡수되고 망막에서는 시감도가 민감한 파장으로 집중력이 이동되기 때문에 일상생활에서는 색수차를 거의 느끼지 못한다.

### (2) 적록검사
① 눈의 색수차를 이용하여 굴절상태(교정 정도)를 평가하는 검사이다.
② 백색광이 입사하면 굴절률이 높은 녹색, 황색, 적색의 순으로 결상된다.
③ 녹색, 황색, 적색 사이의 색수차는 약 0.25D이다.
④ 적색, 녹색 바탕에 검은색 시표를 주시하면서 선명도를 비교하여 선명도가 비슷하면 검사가 종료된다.

### (3) 적록검사의 해석과 보정

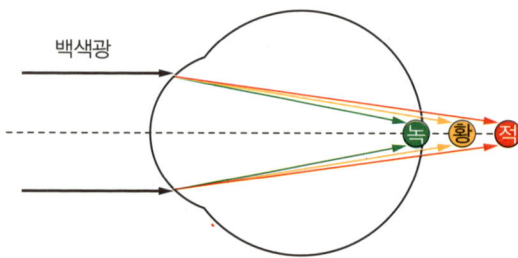 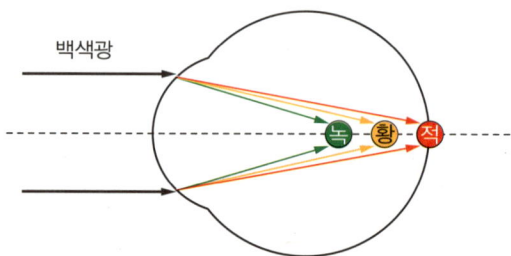

① **녹색 바탕의 시표가 선명**하게 보일 때
　㉠ 기준 파장(황색)이 망막 뒤에 위치
　㉡ 과교정된 근시, 저교정된 원시
　㉢ (+)굴절력 추가

② **적색 바탕의 시표가 선명**하게 보일 때
　㉠ 기준 파장(황색)이 망막 앞에 위치
　㉡ 과교정된 원시, 저교정된 근시
　㉢ (-)굴절력 추가

## 9 체르닝타원곡선

**출제포인트**

▶ 체르닝타원곡선의 구성 및 기능
▶ 곡선의 형태에 영향을 주는 요소

### (1) 정의 및 목적

비점수차 제거식을 안경렌즈에 적용하여 비점수차를 최소화하는 조건을 나타낸 곡선이다.

### (2) 그래프의 구성 및 형태

① 렌즈의 전체 굴절력($D'$)을 x축, 렌즈의 전면 굴절력($D_1'$)을 y축으로 하여 타원으로 나타낸다.
② 전면굴절력은 2개의 값을 가진다(울러스턴형, 오스트발트형).
③ 실제 안경의 제작은 전면굴절력이 작은 오스트발트 곡선부를 사용한다.
④ 곡선의 모양은 주시거리와 렌즈의 굴절률에 따라 달라진다.

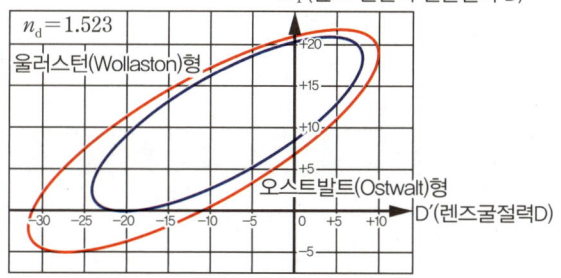

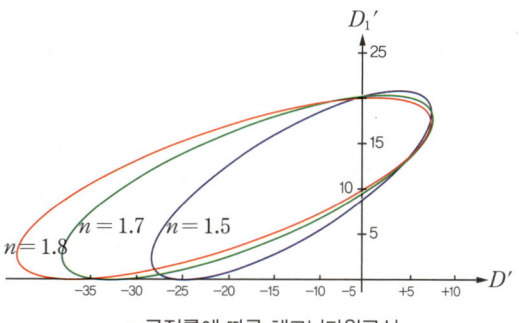

▲ 굴절률에 따른 체르닝타원곡선

# Chapter 02 비정시의 광학적 교정

## 1 근시와 원시의 광학적 교정

**출제포인트**

- ▶ 정시와 비정시의 구분
- ▶ 원점의 개념과 원점굴절도 계산
- ▶ 굴절이상도의 의미
- ▶ 교정렌즈의 굴절력과 부호
- ▶ 비정시의 광학적 교정 원리

### (1) 정시와 비정시의 구분

상측초점과 원점의 위치로 정시와 비정시를 구분

| 기 준 | 정 시 | 근 시 | 원 시 |
|---|---|---|---|
| 상측초점의 위치 | 망막 중심와 | 망막보다 앞에 위치 | 망막보다 뒤에 위치 |
| 원점의 위치 | 눈 앞 무한대 | 눈 앞 유한거리 | 눈 뒤 유한거리 |

※ **상측초점** : 무한원에 있는 물점으로부터 입사하는 광선(평행광선)이 광학계를 통과한 후 맺는 상점

※ **원점** : 정적굴절상태에서 망막 중심와에 선명한 상을 맺는 외계의 대응 물점

### (2) 비정시의 원인

정시 : 굴절력 +60D, 안축장의 길이 24mm

① **축성 비정시** : 눈의 굴절력은 정시와 같으나 안축장의 길이가 24mm보다 길거나 짧은 경우의 비정시를 말한다.

② **굴절성 비정시** : 눈의 안축장의 길이는 정시와 같으나 눈의 굴절력이 60D보다 크거나 작은 경우의 비정시를 말한다.

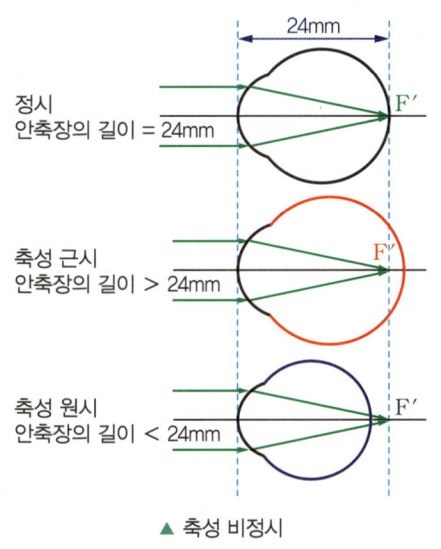

▲ 축성 비정시

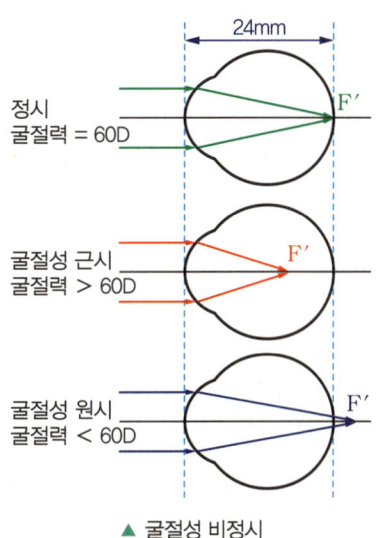

▲ 굴절성 비정시

### (3) 비정시(근시, 원시)의 광학적 교정

① **원점굴절도** $= \dfrac{1}{원점거리}$ (단위 : $m^{-1} = D$)

② **굴절이상도**는 정시와 비교해 굴절력의 차이가 어느 정도인가를 나타낸다(원점굴절도와 크기는 같고 부호는 반대).

  ㉠ 원점이 눈 앞 1m에 있는 눈(근시) : 원점굴절도 $= \dfrac{1}{-1} = -1(D)$, 굴절이상도 $= +1(D)$

  ㉡ 원점이 눈 뒤 1m에 있는 눈(원시) : 원점굴절도 $= \dfrac{1}{+1} = +1(D)$, 굴절이상도 $= -1(D)$

③ 비정시의 광학적 교정은 비정시의 원점과 교정렌즈의 상측초점을 일치시키는 원리이다(교정렌즈의 상측 굴절력은 비정시의 원점굴절도와 거의 같다).

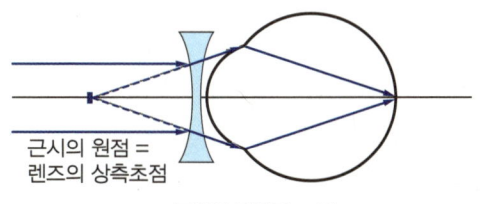

▲ 근시의 광학적 교정

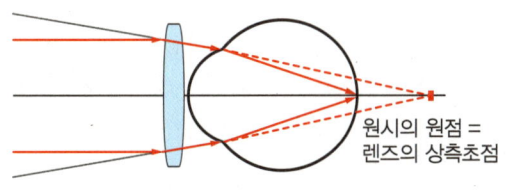

▲ 원시의 광학적 교정

## 2 원시와 눈의 조절기능

**출제포인트**

▶ 굴절검사 방법에 따른 원시량의 구분과 계산

(1) 조절이 개입된 상태에서의 원시의 구분

① 수의성 원시 : 조절력이 풍부하여 원거리, 근거리 모두 선명하게 인식하는 원시이다.
② 상대성 원시 : 조절력의 도움으로 원거리는 선명하게 보지만 근거리는 조절력이 부족하여 선명하게 인식하지 못하는 원시이다.
③ 절대성 원시 : 최대 조절력이 약해서 원거리와 근거리 모두 선명하게 인식하지 못하는 원시이다.

(2) 원시량의 종류

① 전원시량 : 조절마비굴절검사(CR ; Cycloplegic Refraction)로 측정된 원시량
② 현성원시량 : 현성굴절검사(MR ; Manifest Refraction)로 측정된 원시량
③ 절대원시량 : 조절력을 최대로 사용하였을 때, 원거리를 선명하게 볼 수 있는 최소 (+)굴절력
④ 잠복원시량 : 전원시량 – 현성원시량
⑤ 수의원시량 : 현성원시량 – 절대원시량

## 3 정점간거리와 교정렌즈의 굴절력

**출제포인트**

- 정점간거리에 따른 교정굴절력 계산
- 정점간거리 변화와 교정효과
- 콘택트렌즈와 안경 처방의 도수 변환 원리
- (+) / (−)렌즈의 위치 변화에 따른 과교정 · 저교정 상태 판단

(1) 정점간거리의 개념과 효과

① 정점간거리(Vertex Distance) : 렌즈의 상측정점과 각막정점 사이의 거리를 말한다.
② 안경 vs 콘택트렌즈 : 정점간거리가 다르므로 같은 굴절력이라도 눈에 미치는 교정효과가 다르다.

(2) 정점간거리에 따른 교정렌즈의 굴절력($D_V'$)

$$D_V' = \frac{A}{1 - l \cdot A} (l : 정점간거리, A : 원점굴절도), A = \frac{1}{a} (a : 원점거리)$$

(3) 정점간거리 변화에 따른 교정렌즈의 굴절력($D_V'$)

$$D_V' = \frac{D_0'}{1 - (l - l_0) \cdot D_0'} (l - l_0 : VD변화량, D_0' : 초기교정굴절력)$$

(4) 정점간거리와 교정효과

완전교정된 안경의 정점간거리가 변하면 교정과잉 또는 교정부족 현상이 발생한다.

| 정점간거리(VD) | 교정효과 |
|---|---|
| VD가 길어지면 | • (+)효과 발생(근시화된 상태) → (−)도수 추가<br>• 근시교정용 (−)렌즈는 교정부족(저교정 상태) → 더 높은 굴절력 필요<br>• 원시교정용 (+)렌즈는 교정과잉(과교정 상태) → 더 낮은 굴절력 필요 |
| VD가 짧아지면 | • (−)효과 발생(원시화된 상태) → (+)도수 추가<br>• 근시교정용 (−)렌즈는 교정과잉(과교정 상태) → 더 낮은 굴절력 필요<br>• 원시교정용 (+)렌즈는 교정부족(저교정 상태) → 더 높은 굴절력 필요 |

## 4 토릭렌즈에 의한 상의 형성

**출제포인트**

▶ 토릭렌즈의 경선과 초선
▶ 전초선 · 후초선의 의미와 방향
▶ 최소착란원의 굴절력과 위치 계산

### (1) 렌즈의 경선별 굴절력변화에 따른 렌즈의 종류

① 구면렌즈 : 경선의 방향과 관계없이 굴절력이 일정하다.
② 원주렌즈 : 굴절력이 0이 되는 경선(축 방향)이 존재하고, 경선의 방향에 따라 굴절력이 다르다.
③ 토릭렌즈 : 경선의 방향에 따라 굴절력이 다르다. 구면 + 원주, 원주 + 원주로 구성된다.

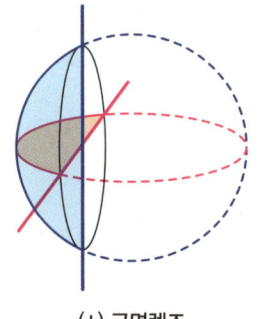

(+) 구면렌즈
수직, 수평 방향의 굴절력이 같다.

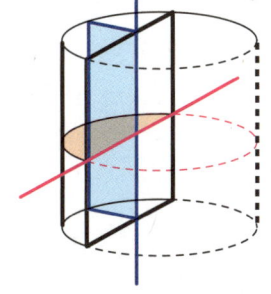

(+) 원주(실린더)렌즈
수직 방향의 굴절력이 0(축 방향)
수평 방향의 굴절력이 최대

### (2) 토릭렌즈의 경선과 초선

① 토릭렌즈는 경선의 방향에 따라 굴절력이 다르므로 서로 수직인 2개의 주경선을 기준으로 한다.
  ㉠ 굴절력이 가장 강한 경선의 방향 → 강주경선
  ㉡ 굴절력이 가장 약한 경선의 방향 → 약주경선
② 양 주경선에 의한 상은 경선과 수직인 방향의 선으로 결상된다.
  ㉠ 전초선 : 강주경선에 의해 렌즈를 통과한 후 먼저 형성되는 초선이다.

ⓒ 전초선의 위치$(f_S') = \dfrac{1}{\text{강주경선의 굴절력}(D_S')}$

ⓒ **후초선** : 약주경선에 의해 렌즈를 통과한 후 전초선의 뒤에 형성되는 초선이다.

ⓒ 후초선의 위치$(f_W') = \dfrac{1}{\text{약주경선의 굴절력}(D_W')}$

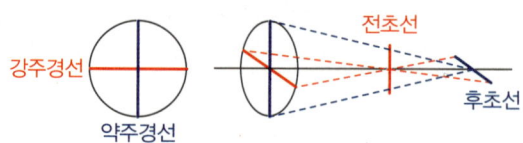

▲ 토릭렌즈의 경선과 초선

**(3) 비점결상과 스텀의 원추체상**

① 비점결상 : 난시안과 토릭렌즈는 경선에 따라 굴절력이 달라서 각 경선별로 다른 위치에 결상된다.
② 스텀의 원추체상 : 비점결상을 만드는 상공간의 광선속 전체이다.
  ⓒ 전초선, 최소착란원, 후초선 순으로 배열된다.
  ⓒ **스텀의 간격**은 전초선과 후초선 사이의 거리이며, 간격이 클수록 난시도가 심한 눈이다.

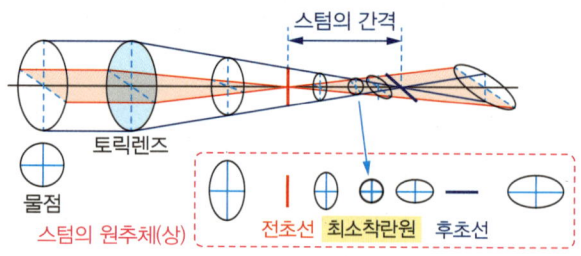

**(4) 최소착란원**

① 비점결상의 상공간에서 가장 선명한 상을 맺는 위치이다.
② 유일하게 물체와 같은 모양의 상이 맺힌다.
③ 최소착란원의 버전스$(D_0') = \dfrac{D_S' + D_W'}{2}$
④ 최소착란원의 위치$(f_0') = \dfrac{1}{D_0'} = \dfrac{1}{D_S' + D_W'} = \dfrac{2 \cdot f_S' \cdot f_W'}{f_S' + f_W'}$ (전초선과 후초선의 조화평균)

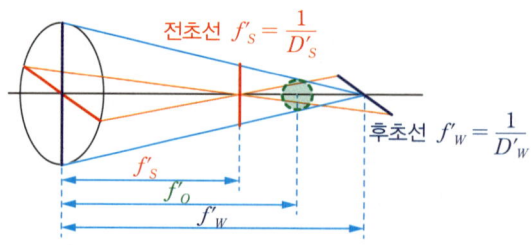

- $D_S'$ 강주경선의 굴절력
- $f_S'$ 강주경선의 상측초점거리
- $D_0'$ 최소착란원의 버전스
- $A_S = D_S' - D_W'$ 비점격차(= 난시량)
- $D_W'$ 약주경선의 굴절력
- $f_W'$ 약주경선의 상측초점거리
- $f_0'$ 최소착란원까지의 거리

## 5 토릭렌즈의 중간경선의 굴절력

**출제포인트**

▶ 토릭렌즈의 중간경선의 굴절력 계산

(1) 토릭렌즈의 중간경선($\theta$)의 굴절력($D_\theta'$)

구면렌즈의 굴절력($S'$)과 원주렌즈의 굴절력($C'$)으로 나타낼 수 있다.

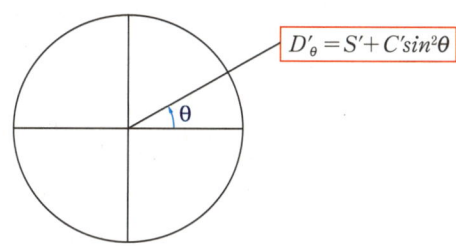

$$D'_\theta = S' + C'\sin^2\theta$$

※ 중간경선의 굴절력 간단하게 구하기

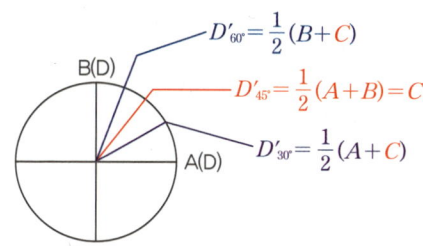

예 $S-1.00D\ C-1.00D,\ Ax\ 180°$

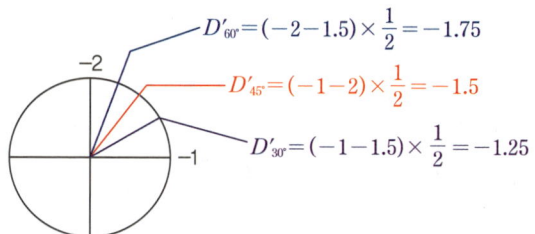

## 6 난시의 분류

**출제포인트**

▶ 강주경선 방향에 따른 난시의 분류
▶ 전초선과 후초선의 위치에 따른 난시의 분류
▶ 나안상태에서 선명한 초선의 방향

(1) 눈의 렌즈계를 이루는 요소에 의한 분류

① 각막난시는 각막전면이 토릭면인 경우를 말한다.
② 수정체난시는 수정체가 토릭렌즈형태이다.
③ 잔여난시(생리적 난시)는 전체난시량에서 각막난시량을 뺀 값이다(전체난시량 − 각막난시량).

### (2) 경선별 굴절력 변화에 따른 분류

① 정난시는 양주경선이 서로 수직이고 경선별 굴절력의 변화가 규칙적이다(규칙난시).
② 부정난시는 양주경선이 서로 수직을 이루지 않고 경선별 굴절력의 변화가 불규칙적이다(불규칙난시).
※ 광학적 교정은 정난시를 대상으로 한다.

### (3) 강주경선의 방향에 따른 분류

① 직난시는 강주경선의 방향이 수직 부근이다.
② 도난시는 강주경선의 방향이 수평 부근이다.
③ 사난시는 강주경선의 방향이 수직이나 수평 부근이 아닌 난시를 말한다.

### (4) 전초선, 후초선의 위치에 따른 분류

정적굴절상태에서 전초선과 후초선의 위치에 따라 다음과 같이 분류한다.
① 근시성 복난시는 전초선과 후초선이 모두 망막의 앞쪽에 위치한다.
② 근시성 단난시는 전초선은 망막의 앞쪽에, 후초선은 망막 상에 위치한다.
③ 혼합난시는 전초선은 망막의 앞쪽에, 후초선은 망막의 뒤쪽에 위치한다.
④ 원시성 단난시는 전초선은 망막 상에, 후초선은 망막의 뒤쪽에 위치한다.
⑤ 원시성 복난시는 전초선과 후초선이 모두 망막의 뒤쪽에 위치한다.

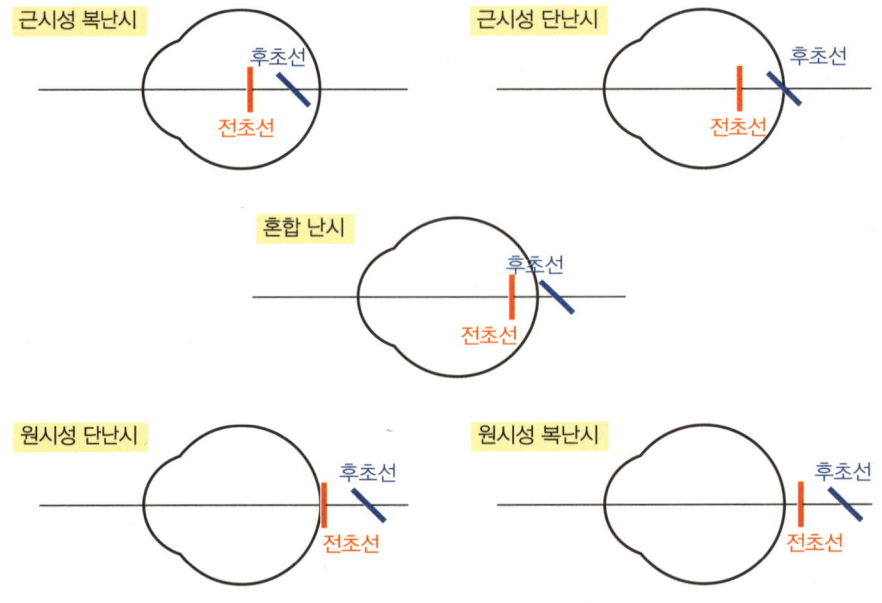

▲ 전초선, 후초선의 위치에 따른 난시의 분류

# 7 난시의 광학적 교정

> **출제포인트**
> ▶ 난시의 광학적 교정 원리
> ▶ (−)원주렌즈 교정축(Ax)의 결정
> ▶ 완전교정 토릭렌즈와 난시의 유형

## (1) 난시의 광학적 교정원리

근시와 원시의 교정원리와 같으며, 경선별로 적용하여 교정한다.
① 난시안의 양주경선의 초선에 대응되는 물점 위치를 각 주경선의 가상적 원점으로 한다.
② 난시안의 가상적 원점에 교정 토릭렌즈의 강주경선과 약주경선의 상측초점을 일치시킨다.
③ 합성광학계(난시안 + 교정렌즈)의 굴절력이 정시와 같아져 망막에 상이 결상된다.

## (2) 난시의 원용안경처방검사

① 운무법을 적용하여(강한 +렌즈 가입) 근시성 복난시상태로 만든다.
② 후초선이 망막에 놓일 때까지 (−)구면렌즈를 가입하여 근시성 단난시상태가 되도록 한다(S값 측정).
③ 방사선시표에서 가장 흐린 방향을 원주렌즈의 축으로 하고, 방사선시표의 모든 방향의 선명도가 일정해 질 때까지 원주렌즈를 가입한다(C값을 측정).

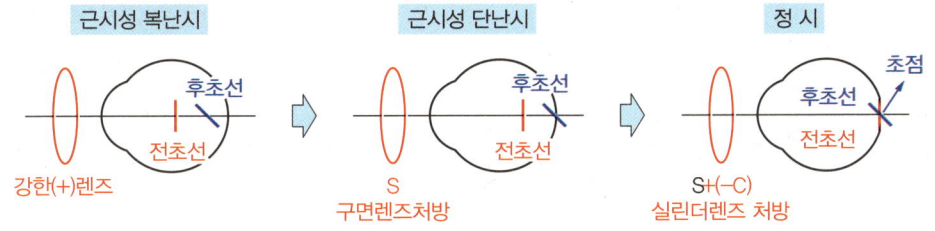

▲ 난시의 원용안경처방 검사순서

## (3) 교정 (−)원주렌즈의 축 방향

① 운무법으로 난시교정처방검사를 하면 난시는 (−)원주렌즈로 교정하게 된다.
② 축 방향은 전초선(약주경선) 방향이며, 안경사측에서 측정한 TABO식 방향각으로 한다.
③ 근시성 상태에서 방사선시표를 보았을 때 (−)원주렌즈의 축 방향은 선명하게 보이는 시간방향에 30°를 곱한 값이다(축 방향 = (선명하게 보이는 시간방향) × 30°).

## 8 크로스실린더렌즈를 이용한 난시정밀검사

**출제포인트**
- ▶ 크로스실린더렌즈의 (+) / (−)축과 굴절력
- ▶ 렌즈표기법 (S+C, S−C, C−C)
- ▶ 반전검사를 이용한 난시정밀검사

### (1) 크로스실린더렌즈의 광학적 구조

크로스실린더렌즈 : 양주경선의 굴절력이 절대값은 같고 부호가 다른 토릭렌즈를 말한다(Cr±0.25, Cr±0.50 등).
① 적색점(선) : 굴절력이 (+), (−)축
② 흑색점(선) : 굴절력이 (−), (+)축
③ ±축과 45°를 이루는 경선 : 굴절력이 0, 중간기준축
④ 중간기준축을 경계로 (+)영역과 (−)영역으로 나뉜다.

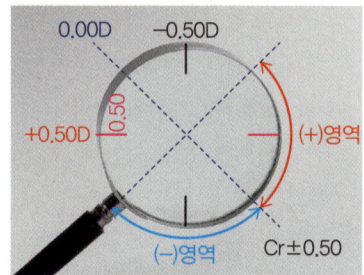

### (2) 크로스실린더렌즈의 반전검사

① 중간기준축을 회전축으로 하여 180°회전하는 것을 말한다.
② 반전하면 (+)축과 (−)축, (+)영역과 (−)영역의 위치가 교차된다.

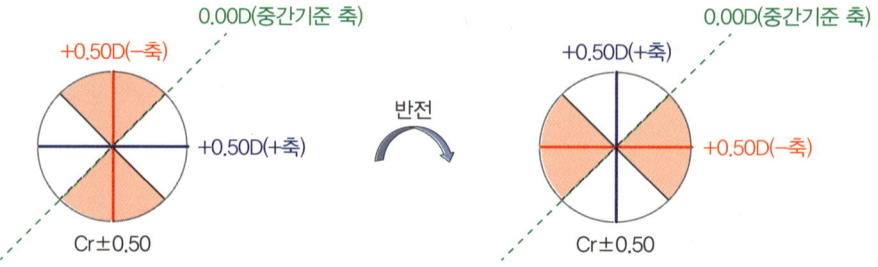

③ 난시정밀검사 시 검사시표는 방향성이 없는 점군시표를 사용한다.

# Chapter 03 근용안경

## 1 조절력과 조절범위

**출제포인트**
- ▶ 근거리 물체를 보기 위한 조절력의 계산
- ▶ 원점, 근점, 조절범위의 연관 관계 및 계산
- ▶ 굴절력과 거리의 관계, 최대조절력의 계산

### (1) 원점, 근점, 조절범위의 정의
① 원점은 정적굴절상태에서 망막 중심와에 선명상을 맺는 외계의 물점이다.
② 근점은 최대동적굴절상태에서 망막 중심와에 선명상을 맺는 외계의 물점이다.
③ 조절범위(선명시역, 명시역)는 선명한 상을 맺는 물체 공간이다(원점~근점).

### (2) 최대조절력
① 원점굴절도 = $\dfrac{1}{원점거리}$

② 근점굴절도 = $\dfrac{1}{근점거리}$

③ 최대조절력 = 원점굴절도 − 근점굴절도

## 2 원용안경의 조절효과

**출제포인트**
- ▶ 원용안경이 조절력에 미치는 영향
- ▶ 안경과 콘택트렌즈 착용 시의 필요 조절력 변화
- ▶ 정점간거리 변화에 따른 조절효과의 계산

## (1) 원용안경의 조절효과

① 원용안경을 착용하고 근거리를 주시하면 정점간거리로 인해 실제 요구되는 조절력에 영향을 준다.

② 조절효과($\triangle A_c$)는 정점간거리, 원용안경의 굴절력, 주시거리에 따라 달라진다.

$$\triangle A_c = 2l \cdot D_V \cdot S$$

$l$ : 정점간거리
$D_V{'}$ : 원용안경의 굴절력
$S$ : 주시거리 버전스

③ 필요한 조절력($A_c$) : $A_c = -S + \triangle A_c$

## (2) 안경 vs 콘택트렌즈 착용 시 조절력 비교

① 근시 : 원용안경 착용 시 조효과 (−) → 필요 조절력 감소
② 원시 : 원용안경 착용 시 조절효과 (+) → 필요 조절력 증가

# 3 가입도 및 근용안경 처방

### 출제포인트

▶ 작업거리(주시거리)에 따른 필요 조절력 계산
▶ 유용조절력을 고려한 가입도의 계산
▶ 근용안경의 굴절력의 계산(원용안경굴절력 + 가입도)

## (1) 가입도 및 유용조절력의 정의

① 가입도는 근거리를 보기 위해 원용안경처방 값에 추가할 (+)구면굴절력이다.
② 유용굴절력은 최대조절력 중 실제 사용하게 하는 굴절력이다.
※ 최대동적굴절상태에서 장시간 근거리 작업을 하면 조절성 안정피로가 발생할 수 있으므로 최대조절력의 일부를 남겨 놓고 일부만 사용하게 한다.

## (2) 가입도 및 근용안경의 처방

① 필요조절력은 주시거리의 역수로 계산한다(주시거리 버전스와는 부호가 반대).
② 실제 가입도는 필요조절력에 유용굴절력을 고려하여 처방한다.
③ **가입도 = 필요조절력 − 유용조절력**
④ **근용안경처방값 = 원용안경처방값 + 가입도**
⑤ 최대조절력이 2.00D, 유용조절력은 최대조절력의 $\frac{1}{2}$, 눈 앞 25cm을 주시하기 위한 가입도

㉠ 눈 앞 25cm → 필요 조절력 : $\frac{1}{0.25} = +4.00D$

㉡ 유용조절력은 최대조절력의 $\frac{1}{2}$ → 유용조절력 : $+1.00D$

㉢ 가입도 = $4.00 - 1.00 = +3.00D$

## 4 이중초점렌즈

> **출제포인트**
> ▶ 이중초점렌즈의 명시역과 불명시역
> ▶ 상도약의 개념 및 계산
> ▶ 근용부 합성광학중심점의 위치

### (1) 이중초점렌즈의 명시역과 불명시역

① 명시역 : 원용부 조절범위와 근용부 조절범위를 합한 것이다(= 원용부 조절범위 + 근용부 조절범위).

② 불명시역 : 원용부와 근용부 명시역 사이에 선명하게 볼 수 없는 범위이다(가입도 > 최대조절력).

### (2) 이중초점렌즈의 상도약량

① 상의 도약 : 이중초점렌즈에서 원용부에서 근용부로 시선이 이동될 때, 물체의 상이 갑자기 위로 이동하여 보이는 현상으로 자렌즈의 상부경계선에서 프리즘굴절력 변화의 연속성이 깨어지기 때문에 발생한다.

② 상도약량 = 가입도$(A)$ × $\vec{r_A}$(단위 : D · cm=△)

$\vec{r_A}$ : 자렌즈의 광학중심점에서 상부경계선까지의 위치벡터이다(실용적으로는 방향을 고려하지 않고 크기로만 계산할 수 있다).

※ 프리즘굴절력(△)에서 길이의 단위는 반드시 cm를 사용

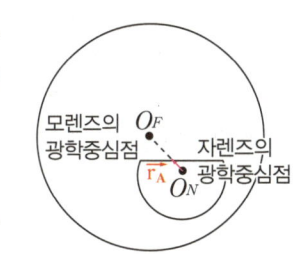

### (3) 이중초점렌즈의 근용부 합성광학중심점

이중초점렌즈의 원용부가 구면렌즈일 때 근용부 합성광학중심점은 모렌즈의 광학중심점($O_F$)과 자렌즈의 광학중심점($O_N$)를 잇는 직선상에 위치하고 원용구면굴절력(S)과 가입도(A)에 따라 5가지로 분류할 수 있다.

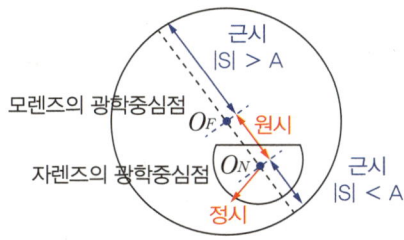

① S > 0(원시) : $O_F$와 $O_N$사이
② S = 0(정시) : $O_N$
③ S < 0, |S| > A(근시) : $O_F$보다 위쪽
④ S < 0, |S| = A(근시) : 존재하지 않는다.
⑤ S < 0, |S| < A(근시) : $O_N$보다 아래쪽

# Chapter 04 프리즘굴절력

## 1 프리즘굴절력

**출제포인트**

▶ 프리즘굴절력의 계산
▶ 시선이동에 따른 프리즘 발생량
▶ 잘못된 조제가공으로 인한 프리즘 효과
▶ 프리즘 처방을 위한 편심량 계산

### (1) 프리즘굴절력의 크기와 방향

① 프리즘굴절력의 크기(△)는 렌즈의 굴절력($D'$)과 광학중심점에서 입사점까지의 거리($h$)에 의해 결정된다($P = -h \times D'$ (단위 : $D \cdot cm = \triangle$)).

※ 프리즘굴절력(△)에서 길이의 단위는 반드시 cm를 사용할 것

② 프리즘굴절력의 방향(Base)

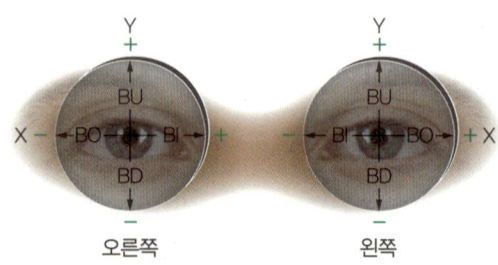

수직 방향
(+)방향 = Base 90°= BU
(−)방향 = Base 270°= BD

수평 방향
(+)방향 = Base 0°= 오른쪽 BI, 왼쪽 BO
(−)방향 = Base 180°= 오른쪽 BO, 왼쪽 BI

※ 구면렌즈에서의 기저방향

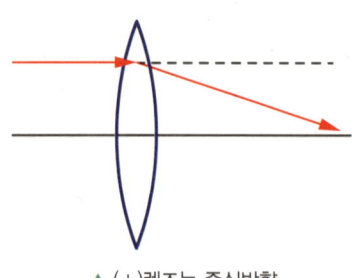

▲ (+)렌즈는 중심방향  ▲ (−)렌즈는 가장자리 방향

(2) 안경착용 시 발생하는 프리즘 효과
　① 안경렌즈의 광학중심점과 시선이 불일치할 때
　② 잘못 조제 가공된 안경을 착용한 경우
　③ 안경렌즈에서 발생하는 프리즘 효과 구하기
　　㉠ 안경렌즈를 스코어원으로 나타냄
　　㉡ 렌즈의 광학중심점을 기준으로 시선의 위치를 파악
　　㉢ 수직과 수평으로 분리하여 프리즘양을 구함

(3) 프리즘처방을 위한 편심량
　① 렌즈의 광학중심점과 동공중심이 일치하지 않을 때 프리즘이 발생하며, 이를 프리즘처방에 이용한다.
　② 프리즘처방을 위한 편심량($d$)
　　→ $P = d \times D'$
　　→ $d = \dfrac{P}{D'}$

# Chapter 05 안경배율

## 1 교정렌즈의 자기배율(안경배율)

**출제포인트**
- ▶ 자기배율의 정의 및 변수
- ▶ 자기배율에 영향을 주는 요인
- ▶ 사이즈렌즈의 배율 조절

### (1) 자기배율
안경을 쓰고 볼 때와 나안으로 볼 때의 망막 상의 크기의 비(일반적으로 안경배율은 자기배율을 뜻함)

### (2) 안경배율

안경배율$(F_{SM})$ = 굴절력계수$(F_R)$ × 형상계수$(F_S)$ = $\left\{\dfrac{1}{1+l_V \cdot D_V{'}}\right\} \cdot \left\{\dfrac{1}{1-\dfrac{t}{n} \cdot D_1{'}}\right\}$

### (3) 자기배율의 조정(자기배율을 증가시키는 경우)

| 구 분 | 굴절력계수$(F_R)$ | | 형상계수$(F_S)$ | | |
|---|---|---|---|---|---|
| | 정점간거리$(l_V)$ | 굴절력$(D_V{'})$ | 중심두께$(t)$ | 굴절률$(n)$ | 전면굴절력$(D_1{'})$ |
| (+)렌즈 | 길 게 | (절대값)증가 | 증 가 | 감 소 | 증 가 |
| (−)렌즈 | 짧 게 | (절대값)감소 | | | |

〈내면토릭렌즈와 외면토릭렌즈의 비교〉

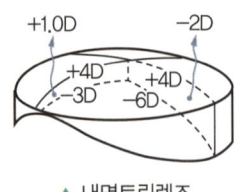
▲ 내면토릭렌즈

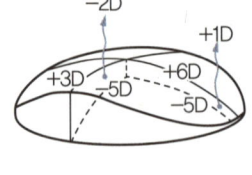
▲ 외면토릭렌즈

① **내면토릭렌즈(전면이 구면, 후면이 토릭면)** : 전면굴절력이 일정하므로 형상계수는 모든 경선에서 같고 굴절력계수만 경선별로 차이가 난다.
② **외면토릭렌즈(전면이 토릭면, 후면이 구면)** : 경선에 따라 굴절력계수와 형상계수가 모두 다르다.

## 2 교정렌즈의 상대배율

**출제포인트**
- ▶ 상대배율의 정의
- ▶ 상대배율이 1이 되는 조건(교정렌즈의 위치)

### (1) 상대배율의 정의
표준 정시가 나안으로 본 망막 상의 크기와 완전교정된 비정시안의 망막 상의 크기의 비

### (2) 축성비정시와 굴절성비정시의 상대배율
완전교정안경의 굴절력이 같더라도 비정시의 원인(축성, 굴절성)에 따라 상대배율은 다르게 나타난다.

| 구 분 | 비정시의 원인 | 상대배율 = 1인 교정렌즈의 위치 |
|---|---|---|
| 축성 비정시 | 안축장의 길이 이상 | 물측초점 |
| 굴절성 비정시 | 안구의 굴절력 이상 | 물측주점 |

### (3) 정점간거리와 상대배율
상대배율은 정점간거리가 길어질수록 근시교정용 (−)렌즈에서는 감소, 원시교정용 (+)렌즈에서는 증가한다.

## 3 교정안경의 시야

**출제포인트**
- ▶ 안경시야의 변화율 계산
- ▶ 광학적 복시 및 광학적 암점의 이해

### (1) 안경시야의 정의와 변화율
① 안경시야 : 안경테 안으로 제한되는 시야 범위를 말한다.

② 안경렌즈굴절력($D'$)에 의한 시야의 증감 $= 1 - \dfrac{D'}{40}$ (정점간거리 : 12mm, 안구회선점까지의 거리 : 13mm일 때)

### (2) 시야 변화 경향
① (+)렌즈 : 시야 감소(배율 증가 → 확대되어 보임 → 시야 범위가 감소)
② (−)렌즈 : 시야 증가(배율 감소 → 축소되어 보임 → 시야 범위가 증가)
③ 시야 변화율은 1D당 약 2.5% 변화한다.

## (3) 광학적 암점과 광학적 복시

① 광학적 암점

ㄱ (+)렌즈의 가장자리에서 안경렌즈 주변 시야와 렌즈 바깥쪽 실제 시야 사이에 단락이 생겨 보이지 않는 부분을 말한다.

ㄴ (+)렌즈의 굴절력이 높을수록 암점의 범위가 넓어진다.

② 광학적 복시

ㄱ (−)렌즈의 가장자리 경계를 시점으로 하여 물체를 볼 때 같은 물체의 상이 2개로 보이는 현상을 말한다.

ㄴ (−)렌즈의 굴절력이 높을수록 복시의 범위가 넓어진다.

# Chapter 06 출제예상문제

## 01 안광학계

**01** 안광학계의 각막과 수정체에 관한 설명으로 옳지 않은 것은?

① 각막은 오목메니스커스 형상이다.
② 수정체는 양볼록렌즈 형상이다.
③ 수정체의 굴절률은 중심부로 갈수록 커진다.
④ 각막의 굴절력은 +33D이다.
⑤ 정적굴절상태에서 수정체의 굴절력은 +19D이다.

해설
각막의 굴절력은 +43D로 눈 전체 굴절력의 $\frac{2}{3}$ 정도를 차지한다.

**02** 각막에 대한 설명으로 옳은 것은?

① 굴절력은 약 +19D이다.
② 오목메니스커스 형상이다.
③ 조절 시 곡률이 변한다.
④ 수정체보다 굴절력이 작다.
⑤ 전면 곡률반경이 후면보다 짧다.

해설
각막은 전면이 완만하고 후면의 곡률이 더 큰 오목메니스커스 형상이다. 조절은 수정체가 담당한다.

**03** 다음 중 수정체에 대한 설명으로 옳은 것은?

① 굴절률은 주변부가 중심부보다 높다.
② 양오목렌즈 형상이다.
③ 후면이 전면보다 더 볼록하다.
④ 조절 시 후면의 곡률 변화가 크다.
⑤ 후면 곡률반경이 전면보다 크다.

해설
정적굴절상태에서 수정체는 후면 곡률이 전면보다 크며, 곡률반경은 후면이 더 짧다. 조절 시 전면의 곡률 변화가 크다.

**04** 안광학계의 주요점에 관한 내용으로 옳지 않은 것은?

① 주점은 거리를 측정하는 기준점이다.
② 안구회선점은 동적시야를 측정하는 기준점이다.
③ 절점은 시각과 정적시야를 측정하는 기준점이다.
④ 주점과 절점의 위치는 일치한다.
⑤ 정시안의 상측초점은 망막 중심오목에 놓인다.

해설
주점과 절점의 위치는 광학계의 전후 매질이 같을 때 일치한다. 안광학계는 전후 매질이 다르므로 주점과 절점은 각각 다른 곳에 위치한다(주점은 대략 각막과 수정체 사이, 절점은 수정체 뒤쪽에 위치함).

정답 01 ④ 02 ② 03 ③ 04 ④

**05** 다음 중 시각 및 정적시야의 크기를 측정할 때 사용하는 기준점은?

① 주 점
② 절 점
③ 초 점
④ 안구회선점
⑤ 입사동점

> 해설
> 절점은 정적시야와 시각의 크기를 측정하는 기준점으로 사용된다.

**06** 다음 중 동적시야 및 양안시기능 검사 시 사용되는 기준점은?

① 초 점
② 절 점
③ 주 점
④ 회전점
⑤ 입사동점

> 해설
> 회전점(안구회선점)은 양안기능 평가와 동적시야를 측정하는 기준점으로 사용된다.

**07** 안광학계에서 절점의 대략적인 위치는?

① 각막 앞쪽
② 망막 위
③ 각막과 수정체 사이
④ 수정체 내부
⑤ 수정체 후극부

> 해설
> 절점은 해부학적으로 수정체 후극부에 위치하며, 시각과 정적시야의 기준점으로 사용된다.

**08** 각막 전면에 수직이고 입사동점을 지나는 선으로 광축의 대용축은?

① 시 축
② 주시축
③ 조준선
④ 동공중심선
⑤ 각막곡률계축

> 해설
> 동공중심선은 각막 전면의 곡률중심점과 입사동점을 지나는 선으로 광축의 대용선으로 사용된다.

**09** 안광학계에서 시선과 주시선의 임상적인 대용축으로 사용되는 조준선은 주시점과 어떤 점을 잇는 선인가?

① 주 점
② 절 점
③ 안구회선점
④ 입사동점
⑤ 각막정점

> 해설
> 조준선은 주시점과 입사동점을 잇는 선이다(시선 : 주시점 – 절점 – 중심와, 주시선 : 주시점 – 회전점).

**10** 왼쪽 눈의 카파각이 약 5°로 측정되었다. 이 눈으로 전방에 있는 시계 문자판의 중앙을 보는 경우 동공중심선이 향하는 방향은 대략 몇 시 방향인가?

① 3시
② 4시
③ 6시
④ 8시
⑤ 9시

> 해설
> 동공중심선은 조준선(각막반사상)을 기준으로 귀 방향 약간 아래를 향한다. 눈 앞에 있는 시계를 바라볼 때 조준선은 시계 중앙을 향하고 동공중심선은 귀 방향 약간 아래를 향하므로 왼쪽은 8시, 오른쪽은 4시 방향이다.

05 ② 06 ④ 07 ⑤ 08 ④ 09 ④ 10 ④ **정답**

**11** 굴스트란드(Gullstrand)의 정식모형안에 대한 설명으로 옳은 것은?

① 눈을 정적굴절상태와 최대동적굴절상태로 나누어 광학적 수치를 제시하였다.
② 눈의 굴절면은 3개의 굴절면으로 각막면, 수정체전면, 수정체후면으로 구성되어 있다.
③ 각막의 굴절력은 +33D이다.
④ 최대동적굴절상태에서 수정체의 굴절력은 +43D이다.
⑤ 정적굴절상태에서 전체 굴절력은 +71D이다.

해설
광학적 모형안은 표준 정시인 눈의 굴절과 조절에 관여하는 여러 광학적 요소의 수치를 제시한 것이다. 정식모형안은 6개의 굴절면으로 구성되어 있고 각막의 굴절력은 43D, 수정체의 굴절력은 19~33D이다.

**12** 생략안에서 절점은 어디에 위치하는가?

① 각막 중심
② 수정체 중심
③ 안구 중심
④ 등가구면의 곡률중심
⑤ 망막의 중심와

해설
생략안에서 절점은 등가구면의 곡률중심에 위치한다.

**13** 다음은 눈의 홍채에 관한 설명이다. 옳지 않은 것은?

① 입사동은 각막에 의한 홍채 가장자리의 겉보기상이다.
② 눈으로 들어오는 입사광선속을 제한하는 역할을 한다.
③ 입사동은 홍채 가장자리의 크기보다 크다.
④ 출사동은 입사동의 크기보다 크다.
⑤ 망막상의 밝기는 입사동의 크기에 비례한다.

해설
입사동(동공)은 각막에 의한 홍채가장자리의 겉보기상(허상)으로 크기는 홍채가장자리보다 약 13% 크다. 출사동은 수정체에 의한 홍채가장자리의 겉보기상으로 입사동의 크기보다는 작고, 홍채가장자리보다는 약간 크다.

**14** 안광학계로 들어오는 주광선(Chief Ray)은 어디를 향해 입사하는가?

① 초 점
② 주 점
③ 절 점
④ 입사동점
⑤ 수정체중심

해설
주광선은 입사동의 중심과 출사동의 중심을 통과한다.

**15** 안광학계에서 입사동은 어디에 위치하는가?

① 각막 전면
② 수정체 전면
③ 각막과 홍채 사이
④ 수정체 후면
⑤ 안구회선점

해설
입사동은 각막에 의해 형성된 홍채 가장자리의 겉보기상으로 각막과 홍채 사이에 위치한다.

**16** 안광학계에서 초점심도와 피사체심도가 깊어지는 경우는?

① 조명이 어두워진다.
② 주시물체가 가까워진다.
③ 눈의 원시도가 증가한다.
④ 허용착란원이 작아진다.
⑤ 물체버전스가 작아진다.

정답 11 ① 12 ④ 13 ④ 14 ④ 15 ③ 16 ⑤

> [해설]
> 초점심도는 물체의 상이 선명하게 인식되는 상면의 전후 허용범위이며, 피사체심도는 선명상으로 인식되는 물체거리의 허용범위이다. 초점심도와 피사체심도가 깊어지는 경우는 다음과 같다.
> - 조명이 밝을수록(동공이 축소되기 때문)
> - 주시 물체가 멀리 있을수록
> - 물체버전스가 작을수록
> - 눈의 굴절력이 클수록(근시도가 증가할수록)
> - 허용착란원이 클수록

**17** 동공이 커질 때 발생할 수 있는 광학적 현상은?

① 회절현상 증가    ② 초점심도 증가
③ 피사체심도 증가  ④ 구면수차 증가
⑤ 망막조도 감소

> [해설]
> 동공이 커지면 주변부 광선의 영향이 커져 구면수차가 증가하게 된다.

**18** 동공의 크기가 작아질 때 시력에 미치는 영향으로 옳은 것은?

① 초점심도가 얕아져 시력이 저하되는 효과가 발생한다.
② 수차가 감소하여 시력이 향상되는 효과가 발생한다.
③ 망막조도가 상승하여 시력이 향상되는 효과가 발생한다.
④ 회절현상이 감소하여 시력이 향상되는 효과가 발생한다.
⑤ 시력에 미치는 영향이 거의 없다.

> [해설]
> 동공축소가 시력에 미치는 영향은 다음과 같다.
> - 초점심도는 깊어짐 → 시력 향상
> - 수차 감소 → 시력 향상
> - 망막조도 감소 → 시력 저하
> - 회절현상 증가 → 시력 저하

**19** 밤에 동공이 확대되면서 구면수차가 증가하여 발생하는 근시화 현상은?

① 야간근시
② 기계근시
③ 공간근시
④ 핀홀효과
⑤ 멘델바움 효과

> [해설]
> 어두운 곳에서 동공이 확대되면 주변부 광선의 양이 증가하고 주변부 광선은 중심부와 비교해 상이 앞쪽에 형성된다. 이를 구면수차라 하고 야간 근시화의 원인이 된다.

**20** 멘델바움 효과에 대한 설명으로 옳은 것은?

① 조절력 저하로 발생한다.
② 색수차로 인해 발생한다.
③ 근거리 장애물로 유발된다.
④ 밝은 환경에서 주로 발생한다.
⑤ 동공이 작을수록 심해진다.

> [해설]
> 근거리 장애물이 시야 안에 있을 때, 조절이 가해져 근시화 현상이 발생한다.

**21** 적록검사에서 피검사자가 적색 바탕의 시표가 더 선명하다고 한다. 이때 근시안의 상태와 적절한 조치는?

① 과교정 / (+)렌즈 추가
② 과교정 / (−)렌즈 추가
③ 저교정 / (−)렌즈 추가
④ 저교정 / (+)렌즈 추가
⑤ 완전교정 / 조정 불필요

> [해설]
> 적색 바탕의 시표가 선명 → 초점이 망막보다 앞 → 근시는 저교정 상태 → (−)렌즈 추가 필요

**정답** 17 ④  18 ②  19 ①  20 ③  21 ③

**22** 원거리 적록검사에서 녹색바탕의 검은색 시표가 적색바탕의 시표보다 더 선명하게 보이는 경우 눈의 상태로 옳은 것은?

① 과교정된 원시, 과교정된 근시
② 저교정된 원시, 저교정된 근시
③ 과교정된 원시, 저교정된 근시
④ 저교정된 원시, 과교정된 근시
⑤ 정 시

**해설**
백색광이 안광학계를 통과하면 굴절률이 높은 순서대로 상을 맺게 된다(녹색-황색-적색). 녹색 바탕의 시표가 적색 바탕의 시표보다 더 선명하게 보인다면 기준 파장(황색)이 망막 뒤에 놓여 있는 것이므로 원시는 저교정된 상태이고, 근시는 과교정된 상태로 볼 수 있다.

**23** 다음은 체르닝(Tscherning) 타원곡선에 관한 설명이다. 옳지 않은 것은?

① 안경렌즈의 비점수차가 없을 조건식의 그래프이다.
② 가로축(x축)은 안경렌즈의 전체굴절력이다.
③ 세로축(y축)은 안경렌즈의 후면굴절력이다.
④ 곡선의 모양은 주시거리에 따라 달라진다.
⑤ 안경렌즈는 주로 전면굴절력이 작은 곡선부인 오스트발트형을 기준으로 제작한다.

**해설**
체르닝 타원곡선의 세로축(y축)은 안경렌즈의 전면굴절력이다.

## 02 비정시의 광학적 교정

**24** 다음은 비정시에 관한 설명이다. 옳지 않은 것은?

① 근시의 상측초점은 망막 중심와보다 앞쪽에 위치한다.
② 원시의 상측초점은 망막 중심와보다 뒤쪽에 위치한다.
③ 근시의 원점은 눈 앞 무한대에 위치한다.
④ 원시의 원점은 눈 뒤 유한거리에 위치한다.
⑤ 안구의 불충분한 성장은 원시의 원인이 될 수 있다.

**해설**
근시의 원점은 눈 앞 유한거리에 위치한다.

**25** 비정시의 광학적 교정 원리로 옳은 것은?

① 눈의 원점 = 교정렌즈의 물측초점
② 눈의 원점 = 교정렌즈의 상측초점
③ 눈의 근점 = 교정렌즈의 물측초점
④ 눈의 근점 = 교정렌즈의 상측초점
⑤ 눈의 초점 = 교정렌즈의 물측초점

**해설**
비정시의 교정은 눈의 원점과 교정렌즈의 상측초점을 일치시켜 줌으로써 눈 앞 무한대에서 오는 광선이 망막 중심와에 상을 맺도록 하는 것이다.

**26** 눈 앞 0.5m에 있는 물체가 망막에 정확히 상을 맺고 있다. 이 눈에 대한 설명으로 옳은 것은?

① 원점거리는 +0.5m이다.
② 원점굴절도는 +2.00D이다.
③ 굴절이상도는 −2.00D이다.
④ 이 눈은 근시이고 교정 시 −2.00D 렌즈를 사용한다.
⑤ 이 눈은 원시이고, 교정 시 +2.00D 렌즈를 사용한다.

정답 22 ④ 23 ③ 24 ③ 25 ② 26 ④

해설

원점거리 = $-0.5$m → 원점굴절도 = $\dfrac{1}{-0.50}$ = $-2.00$D
→ 굴절이상도 = $+2.00$D → 교정렌즈 = $-2.00$D

해설

**굴절검사의 종류와 원시량**
- 나안시력 : OU 0.5(1.0 × S+2.00D) → 나안시력 0.5, 절대원시량 2.00D(시력이 1.0을 유지하는 데 필요한 최소한의 굴절력이 2.00D)
- 조절마비제하 굴절검사(CR) : S+5.00D → 전체원시량 +5.00D
- 현성굴절검사(MR) : S+4.00D → 현성원시량 S+4.00D
- 잠복원시량 = 전체원시량 − 현성원시량 = +1.00D
- 수의원시량 = 현성원시량 − 절대원시량 = +2.00D

**27** 원점이 눈 뒤 2m에 있는 눈에 대한 설명으로 옳은 것은?

① 이 눈은 정시이며 교정이 필요 없다.
② 원점굴절도는 −0.50D이다.
③ 교정렌즈의 굴절력은 −0.50D이다.
④ 굴절이상도는 +0.50D이다.
⑤ 이 눈은 원시이고 교정렌즈의 굴절력은 +0.50D이다.

해설

원점거리 +2.00m → 원점굴절도 = $\dfrac{1}{+2.00}$ = $+0.50$D
→ 굴절이상도 = $-0.50$D → 교정렌즈 = $+0.50$D → 원시

**29** 원점거리가 눈 앞 10cm인 사람이 정점간거리가 10mm인 안경을 착용하려고 한다. 이 안경렌즈의 굴절력은?

① −9.00D   ② +9.00D
③ −10.00D  ④ +11.00D
⑤ −11.00D

해설

- 원점거리 : $a = -10$cm $= -0.1$m
- 원점굴절도 : $A = \dfrac{1}{a} = \dfrac{1}{-0.1} = -\dfrac{10}{1} = -10$(D)
- $A = -10D$, $l = -10$mm $= -0.01$m일 때 교정렌즈의 굴절력 : $D_V' = \dfrac{A}{1 - l \cdot A} = \dfrac{-10}{1 - (-0.01) \times (-10)}$
  $= \dfrac{-10}{1 - 0.10} = \dfrac{-10}{0.90} = -11.11 \fallingdotseq -11.00$(D)

**28** 다음은 굴절검사의 결과이다. 원시량에 대해 바르게 해석한 것은?

- 나안시력 : OU 0.5(1.0 × S+2.00D)
- 조절마비제하 굴절검사(CR) : S+5.00D
- 현성굴절검사(MR) : S+4.00D

① 절대원시량은 +2.50D이다.
② 전체원시량은 +4.00D이다.
③ 현성원시량은 +3.00D이다.
④ 잠복원시량은 +1.00D이다.
⑤ 수의원시량은 +4.00D이다.

**30** S −5.00D의 콘택트렌즈를 착용하던 사람이 정점간거리 10mm의 안경을 착용하고자 할 때, 적절한 안경렌즈의 굴절력은?

① −4.50D   ② −4.75D
③ −5.25D   ④ −5.50D
⑤ −6.00D

해설

$l - l_0 : -0.010$m, $D_0' : -5.00$D
→ $D_V' = \dfrac{D_0'}{1 - (l - l_0) \cdot D_0'} = \dfrac{-5.00}{1 - (-0.010) \times (-5.00)}$
$\fallingdotseq 5.25$(D)

**정답** 27 ⑤  28 ④  29 ⑤  30 ③

**31** 정점간거리 변화로 인해 과교정 상태가 발생할 수 있는 경우는?

① 원시교정용 안경을 눈에 가까이 착용한 경우
② 근시교정용 안경을 눈에서 멀리 착용한 경우
③ 근시교정용 안경을 눈에 가까이 착용한 경우
④ (-)콘택트렌즈 처방 굴절력으로 안경을 처방한 경우
⑤ (+)안경처방 굴절력으로 콘택트렌즈를 처방한 경우

> 해설
> 정점간거리가 짧아지면 (-)효과가 발생하여 (-)렌즈로 교정되는 근시교정용 안경은 과교정 상태가 된다.

**32** 정점간거리 15mm에서 완전교정된 안경을 10mm 위치에서 착용했을 때 나타날 수 있는 상태는?

① 근시용 렌즈 : 저교정 / 원시용 렌즈 : 저교정
② 근시용 렌즈 : 과교정 / 원시용 렌즈 : 저교정
③ 근시용 렌즈 : 과교정 / 원시용 렌즈 : 과교정
④ 근시용 렌즈 : 완전교정 / 원시용 렌즈 : 과교정
⑤ 근시용 렌즈 : 완전교정 / 원시용 렌즈 : 완전교정

> 해설
> 정점간거리가 짧아지면 (-)교정효과가 나타나므로 근시용 (-)렌즈는 과교정, 원시용 (+)렌즈는 저교정 상태가 된다.

**33** 교정렌즈의 정점간거리(VD)가 길어졌을 때 나타나는 교정상태로 옳지 않은 것은?

① 근시는 저교정 상태가 된다.
② 원시는 과교정 상태가 된다.
③ 근시는 콘택트렌즈에서 안경으로 교정할 때 더 높은 굴절력이 필요하다.
④ 원시는 콘택트렌즈에서 안경으로 교정할 때 더 낮은 굴절력이 필요하다.
⑤ 원시화된 상태가 되므로 (+)굴절력을 추가한다.

> 해설
> 교정렌즈의 정점간거리가 길어지면 근시화된 상태가 되므로 (-)굴절력을 추가한다.

**34** 'S+2.00D ○ C+1.00D Ax 180°'인 얇은 토릭렌즈가 공기 중에 놓여 있다. 무한대의 물점에서부터 평행광선속이 입사하였을 때 최소착란원의 위치는?

① 10cm
② 20cm
③ 30cm
④ 40cm
⑤ 50cm

정답 31 ③ 32 ② 33 ⑤ 34 ④

**해설**

- 최소착란원의 버전스($D_0'$)
  $$= \frac{강주경선의\ 굴절력(D_S')+약주경선의\ 굴절력(D_W')}{2}$$
- 최소착란원의 위치($f_0'$)
  $$=\frac{1}{최소착란원의\ 버전스(D_0')}=\frac{2}{D_S'+D_W'}$$

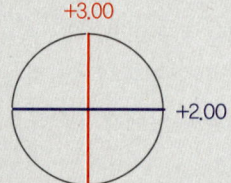

S+2.00D C+1.00D Ax 180°

$$D_0'=\frac{3.00+2.00}{2}=\frac{5.00}{2}=+2.50(D)$$

$$f_0'=\frac{1}{D_0'}=\frac{1}{2.50}=0.40(m)=40(cm)$$

※ 렌즈의 굴절력과 상측초점은 항상 역수관계이다 $\left(D'=\frac{1}{f'}\right)$

---

**36** S+5.00D ◯ C−3.00D Ax 180°인 토릭렌즈에 평행광선이 입사할 때, 전초선과 후초선 사이의 거리는?(단, 렌즈는 공기 중에 놓여 있다)

① 20cm
② 25cm
③ 30cm
④ 40cm
⑤ 50cm

**해설**

- 전초선의 위치($f_S'$) $= \dfrac{1}{강주경선의\ 굴절력(D_S')}$
  $$= \frac{1}{+5.00} = +0.20(m)$$
- 후초선의 위치($f_W'$) $= \dfrac{1}{약주경선의\ 굴절력(D_W')}$
  $$= \frac{1}{+2.00} = +0.50(m)$$
- 스텀의 간격(전초선~후초선) : 30cm

---

**35** S+6.00D ◯ C−4.00D Ax 90°인 토릭렌즈에 평행광선이 입사하였다. 최소착란원의 위치는?(단, 렌즈는 공기 중에 놓여 있다)

① 20cm
② 25cm
③ 33cm
④ 40cm
⑤ 50cm

**해설**

- 최소착란원의 버전스 : $D_0'=\dfrac{6.00+2.00}{2}=\dfrac{8.00}{2}$
  $$= +4.00(D)$$
- 최소착란원의 위치 :
  $$f_0'=\frac{1}{D_0'}=\frac{1}{4.00}=0.25(m)=25(cm)$$

---

**37** 'S+1.00D ◯ C+1.50D Ax 180°'인 얇은 토릭렌즈가 공기 중에 놓여 있다. 무한대의 물점에서부터 평행광선속이 렌즈에 입사하였을 때 강주경선에 의해 결상되는 초선의 방향은?

① 30°
② 60°
③ 90°
④ 150°
⑤ 180°

**해설**

토릭렌즈의 경선과 초선은 서로 수직이고, 강주경선에 의해 결상되는 초선은 전초선이다. 'S+1.00D ◯ C+1.50D Ax 180°'인 토릭렌즈의 강주경선이 90°이므로 전초선의 방향은 180°이다.

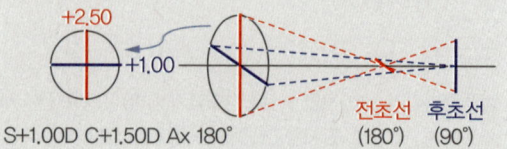

35 ② 36 ③ 37 ⑤ **정답**

**38** S-4.00D ○ C-2.00D Ax 180°인 토릭렌즈의 타보식 방향각 30° 경선의 굴절력은?

① -2.00D
② -4.00D
③ -4.50D
④ -5.50D
⑤ -6.00D

해설
- 토릭렌즈의 중간경선($\theta$)의 굴절력($D_\theta'$) :
  $D_\theta' = S + C \cdot \sin^2\theta$
- S-4.00D ○ C-2.00D Ax 180°인 토릭렌즈의 30°경선의 굴절력
  - $D_\theta' = S + C \cdot \sin^2\theta = (-4) + (-2) \times \sin^2 30°$
    $= -4 - \dfrac{1}{2} = -4.5(D)$

※ 45°경선의 굴절력은 양주경선 굴절력의 평균값, 30°경선의 굴절력은 0°와 45°의 평균값, 60°경선의 굴절력은 45°와 90°의 평균값으로 구할 수 있다. 따라서 45°경선의 굴절력을 먼저 구하고, 30°, 60°를 각각 구한다.

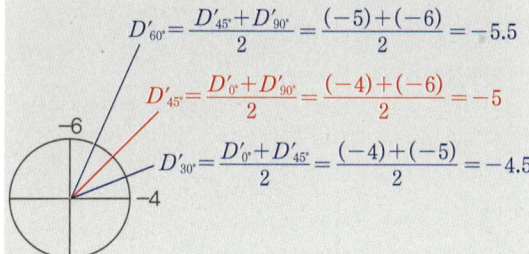

$D'_{60°} = \dfrac{D'_{45°} + D'_{90°}}{2} = \dfrac{(-5)+(-6)}{2} = -5.5$
$D'_{45°} = \dfrac{D'_{0°} + D'_{90°}}{2} = \dfrac{(-4)+(-6)}{2} = -5$
$D'_{30°} = \dfrac{D'_{0°} + D'_{45°}}{2} = \dfrac{(-4)+(-5)}{2} = -4.5$

**39** 정적굴절상태에서 전초선이 망막에 위치하는 난시는?

① 혼합난시
② 근시성 단난시
③ 원시성 단난시
④ 근시성 복난시
⑤ 원시성 복난시

해설
원시성 단난시는 전초선은 망막에, 후초선은 망막 뒤에 위치한다.

**40** 다음은 근시성 단성도난시에 관한 내용이다. 옳지 않은 것은?

① 타보식 방향각 180°에 강주경선이 위치한다.
② 정적굴절상태에서 전초선은 망막의 앞쪽에 맺힌다.
③ 정적굴절상태에서 후초선은 망막의 뒤쪽에 맺힌다.
④ 전초선은 수직 방향, 후초선은 수평 방향으로 맺힌다.
⑤ 정적굴절상태에서 방사선시표를 주시하면 3시 방향이 선명하게 보인다.

해설
- 도난시 → 강주경선이 수평(180°)
- 근시성 단난시 → 전초선은 망막의 앞쪽에, 후초선은 망막 상에 위치, 방사선시표를 주시하면 후초선 방향(3시 방향)이 선명하게 보인다.

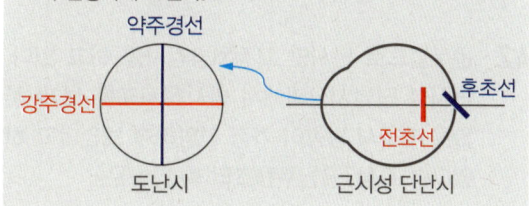

**41** 원용안경처방이 S-2.00D ○ C-0.50D Ax 180°인 난시안을 근시성 단난시로 만들어주는 렌즈의 굴절력은?

① C-0.50D Ax 90°
② C-2.00D Ax 180°
③ S-0.50D
④ S-1.50D
⑤ S-2.00D

정답 38 ③ 39 ③ 40 ③ 41 ⑤

> **해설**
> S−2.00D ◯ C−0.50D Ax 180°로 교정되는 난시안을 근시성 단난시상태로 만들려면 약주경선의 굴절력 +62D을 +60D에 맞추어 줄 수 있는 −2D의 구면렌즈를 처방한다.

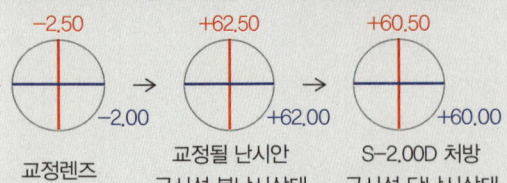

| 교정렌즈 | 교정될 난시안 근시성 복난시상태 | S−2.00D 처방 근시성 단난시상태 |

> ※ S−2.00D 대신 C−2.00D Ax 90°을 가입해도 근시성 단난시상태를 만들 수 있다.
> ※ 난시의 원용안경처방검사 순서

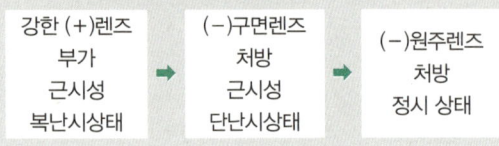

**42** 운무법으로 난시안 교정처방검사를 하고 있다. 근시성 단난시상태에서 방사선시표를 보게 하였을 때 2시 방향이 가장 선명하게 보인다고 하였다면 교정 (−)원주렌즈의 축 방향은?

① 30°
② 60°
③ 90°
④ 150°
⑤ 180°

> **해설**
> 근시성 단난시상태에서 방사선 시표를 보았을 때 1시 방향이 선명하게 보였다면 (−)원주렌즈의 축 방향은 (선명하게 보이는 시간방향) × 30°이므로 60°이다.

**43** 다음 중 근시성 복성도난시를 교정하는 처방은?

① S−1.00D ◯ C+1.00D Ax 90°
② S−2.00D ◯ C−1.00D Ax 90°
③ S−1.00D ◯ C−1.00D Ax 180°
④ S−1.00D ◯ C+2.00D Ax 180°
⑤ S+2.00D ◯ C−1.00D Ax 180°

> **해설**
> • 교정렌즈 : S−2.00D ◯ C−1.00D Ax 90°
> • 수직 경선 : −2.00D, 수평 경선 : −3.00D → 근시성 복난시
> • 난시안의 강주경선 : −3.00D로 교정되는 수평 방향 → 도난시

**44** 강주경선이 수직 방향이고, 전초선은 망막 앞에 후초선은 망막에 위치하는 난시안은?

① 근시성 복성직난시
② 근시성 단성직난시
③ 혼합난시
④ 원시성 단성도난시
⑤ 원시성 복성도난시

> **해설**
> • 강주경선이 수직 → 직난시
> • 전초선은 망막 앞, 후초선만 망막에 위치 → 근시성 단난시

**45** 크로스실린더렌즈의 (−)축이 90°경선에 위치하였을 때 이 렌즈에 관한 설명으로 옳지 않은 것은?

① 수평경선은 (−)굴절력을 가진다.
② 수직경선의 굴절력은 0D이다.
③ 중간기준축은 45°에 위치한다.
④ 강주경선은 타보식 방향각 90°에 위치한다.
⑤ 중간기준축을 기준으로 (+)영역과 (−)영역으로 나눌 수 있다.

> **해설**
> 크로스실린더렌즈의 (−)축이 수직으로 위치하면 수직경선은 (+)굴절력을 가진다.

42 ② 43 ② 44 ② 45 ②

**46** Cr±1.00D이고, (−)축이 45° 방향에 위치할 때 크로스실린더렌즈의 표기로 옳은 것은?

① S−1.00D ◯ C−2.00D Ax 45°
② S−1.00D ◯ C−2.00D Ax 135°
③ S−1.00D ◯ C+2.00D Ax 45°
④ S+1.00D ◯ C−2.00D Ax 135°
⑤ S+1.00D ◯ C−2.00D Ax 45°

> **해설**
> (−)축 45° → −1.00D @ 45°, +1.00D @ 135° → S+1.00 ◯ −2.00D Ax 45°

**47** 정적굴절상태에서 S+2.00D ◯ C−0.50D Ax 90°의 시험렌즈를 착용한 다음 ±0.50D 크로스실린더렌즈의 (−)축을 180° 방향으로 겹쳐서 착용하였더니 완전교정 되었다. 이 눈의 상태에 관한 설명으로 옳은 것은?

① 원시성 복성도난시인 눈이다.
② 눈의 강주경선은 타보(TABO)각 180°이다.
③ 완전교정렌즈의 수평경선 굴절력은 +2.00D 이다.
④ 완전교정렌즈의 수직경선 굴절력은 +1.75D 이다.
⑤ 나안으로 방사선시표를 보면 수직 방향이 진하게 보인다.

> **해설**
>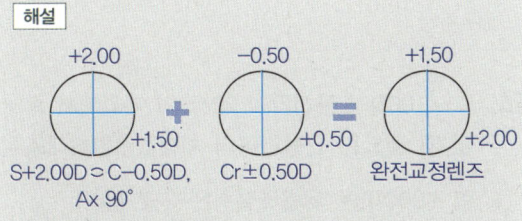
> - 완전교정렌즈의 굴절력 : +1.50D, +2.00D → 눈의 굴절력: +58.50D, +58.00D → 원시성 복성직난시
> - 나안으로 방사선시표를 보면 전초선 방향인 수평 방향이 진하게 보인다.

## 03 근용안경

**48** 원점이 눈 뒤 50cm이고, 최대조절력이 4.00D일 때 근점의 위치는?

① 눈 앞 25cm
② 눈 앞 33cm
③ 눈 앞 40cm
④ 눈 앞 50cm
⑤ 눈 앞 100cm

> **해설**
> - 원점굴절도 = $\dfrac{1}{원점거리} = \dfrac{1}{+0.50} = +2.00(D)$
> - 근점굴절도 = 원점굴절도 − 최대조절력
>   $= +2.00 − 4.00 = −2.00(D)$
> - 근점거리 = $\dfrac{1}{근점굴절도} = \dfrac{1}{−2.00} = −0.50(m)$
> → 눈 앞 50cm

**49** 근시의 원점이 눈 앞 1m이고 근점이 눈 앞 10cm일 때 최대조절력은 얼마인가?

① 1.00D  ② 3.00D
③ 5.00D  ④ 9.00D
⑤ 10.00D

> **해설**
> - 원점굴절도 = $\dfrac{1}{원점거리} = \dfrac{1}{−1} = −1.00(D)$
> - 근점굴절도 = $\dfrac{1}{근점거리} = \dfrac{1}{−0.10} = −10.00(D)$
> - 최대조절력 = 원점굴절도 − 근점굴절도
>   $= (−1.00) − (−10.00) = +9.00(D)$
> ※ 디옵터수직선에 원점(−1.00D)과 근점(−10.00D)의 위치를 나타내면 그 사이의 간격(+9.00D)이 최대조절력이다.
>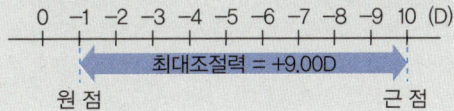

정답 46 ⑤ 47 ③ 48 ④ 49 ④

**50** S-1.00D로 완전교정되는 근시의 최대조절력이 4.00D이다. 이 사람이 나안으로 선명하게 볼 수 있는 범위는?

① 눈 앞 무한대에서 눈 앞 1m까지
② 눈 뒤 2m에서 눈 앞 1m까지
③ 눈 앞 1m에서 눈 앞 20cm까지
④ 눈 앞 50cm에서 눈 앞 20cm까지
⑤ 눈 뒤 1m에서 눈 앞 10cm까지

| 해설 |
| --- |

- 완전교정렌즈의 굴절력과 원점굴절도는 거의 같다. → 원점은 -1.00D에 위치한다.
- 원점에서 최대조절력(+4.00D)만큼 조절을 하면 근점의 위치는 -5.00D이다.
- 원점(-1.00D)에서 근점(-5.00D)까지 선명시역이 된다.
- 공기 중에서 거리와 디옵터는 역수관계이므로 디옵터 범위를 거리 범위로 바꾸어 준다.
- 선명시역(조절범위):
$-1 \sim -5(D) = \dfrac{1}{-1} \sim \dfrac{1}{-5} = -1 \sim -0.2(m)$

※ 디옵터수직선에 원점(-1.00D)과 근점(-5.00D)의 위치를 나타내면 그 사이의 간격이 조절범위이다.

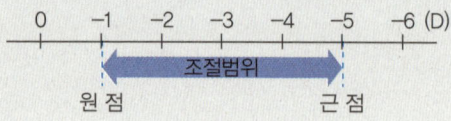

**51** 정시안, 근시안, 원시안이 완전교정안경을 착용하고 근거리를 주시할 때 필요 조절력이 가장 적은 경우는?

① 정시안
② 안경착용 원시안
③ 안경착용 근시안
④ 콘택트렌즈 착용 근시안
⑤ 콘택트렌즈 착용 원시안

| 해설 |
| --- |

근시안이 안경을 착용하면, 더 적은 조절력이 필요하고, 원시안이 안경을 착용하면 더 많은 조절력이 필요하다. 이러한 원용안경의 조절효과는 정점간거리에 영향을 받으므로 콘택트렌즈를 착용할 때 조절효과는 거의 나타나지 않는다.

**52** 원용완전처방이 S-5.00D인 사람이 정점간거리가 10mm인 안경을 착용하고 눈 앞 20cm을 주시할 때 필요한 조절력은 대략 얼마인가?

① 3.50D   ② 4.00D
③ 4.50D   ④ 5.00D
⑤ 5.50D

| 해설 |
| --- |

- $l = -0.01(m)$, $D_V' = -5.00(D)$, $S = -5.00(D)$일 때 조절효과($\triangle A_c$)
→ $\triangle A_c = 2l \cdot D_V' \cdot S = 2 \times (-0.01) \times (-5.00) \times (-5.00)$
$= -0.50(D)$
- 필요 조절력: $A_c = -S + \triangle A_c = -(-5.00) + (-0.50)$
$= +4.50(D)$

**53** 작업거리 33cm, 최대조절력 3.00D인 정시안에게 필요한 가입도는?(유용조절력은 최대조절력의 $\dfrac{1}{2}$로 한다)

① +0.50D   ② +0.75D
③ +1.00D   ④ +1.50D
⑤ +2.00D

| 해설 |
| --- |

- 작업거리 33cm → 필요조절력 = $\dfrac{1}{0.33} = +3.00(D)$
- 유용조절력 = $3.00 \times \dfrac{1}{2} = +1.50(D)$
- 가입도 = 300 - 1.50 = 1.50(D)

**54** S -1.00D의 근시안이 20cm의 거리에서 독서할 때 필요한 근용안경의 처방값은?(최대조절력 4.00D이며, 유용조절력은 $\dfrac{1}{2}$로 한다)

① S+1.00D   ② S+2.00D
③ S+3.00D   ④ S+4.00D
⑤ S+5.00D

정답  50 ③  51 ③  52 ③  53 ④  54 ②

> **해설**
> - 작업거리 20cm → 필요조절력 $= \dfrac{1}{0.20} = +5.00D$
> - 유용조절력 $= 4.00 \times \dfrac{1}{2} = +2.00D$
> - 가입도 $= 5.00 - 2.00 = 3.00D$
> - 근용안경 굴절력 $=$ 원용$(-1.00)+$가입도$(3.00) = +2.00D$

**55** 최대조절력이 2.00D인 정시안의 작업거리가 40cm일 때 필요한 가입도는 얼마인가?(단, 유용조절력은 최대조절력의 $\dfrac{1}{2}$로 한다)

① 0.50D
② 1.00D
③ 1.50D
④ 2.00D
⑤ 2.50D

> **해설**
> - 정시의 근용안경은 근거리 작업을 위해 필요한 굴절력에서 유용굴절력을 고려하여 처방하면 된다.
> - 작업거리 버전스 $= \dfrac{1}{\text{작업거리(눈 앞 40cm)}} = -\dfrac{1}{0.40}$
>   $= -\dfrac{100}{40} = -2.50(D)$
> - 유용조절력 = 최대조절력$(+2.00) \times \dfrac{1}{2} = +1.00(D)$
> - 가입도 $= -($작업거리 버전스$) -$ 유용굴절력
>   $= -(-2.50) - (1.00) = +1.50(D)$
>
> ※ 디옵터 수직선을 이용한 풀이
>
>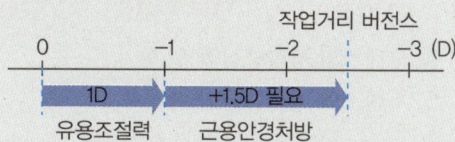
>
> 정시의 원점은 0.00D, 작업거리 버전스는 $-2.50D$에 표시하면, 눈 앞 40cm를 명시하기 위해서는 $+2.50D$가 필요하다. 이 중 유용조절력 $+1.00D$를 사용하기 때문에 가입도는 $+1.50D$를 처방하면 된다.

**56** S+3.00D로 완전교정되는 원시의 최대조절력이 2.00D이다. 'S+2.50D, Add 1.50D'인 이중초점렌즈를 착용하였을 때 조절범위는?

① 눈 앞 2m~눈 앞 20cm
② 눈 뒤 2m~눈 앞 50cm
③ 눈 뒤 33cm~눈 앞 1m
④ 눈 뒤 1m~눈 앞 33cm
⑤ 눈 뒤 2m~눈 앞 33cm

> **해설**
>
>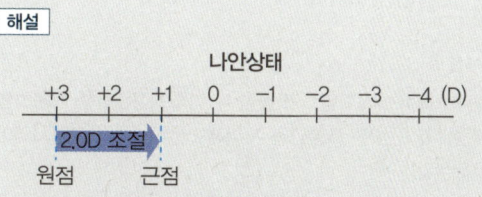
>
> - 교정렌즈의 굴절력과 원점굴절도는 거의 같다.
>   → 완전교정 굴절력이 +3.00D이므로 원점은 +3.00D에 위치한다.
> - 원점에서 최대조절력 +2.00D를 사용하면 근점의 위치는 +1.00D이다.
>   → 나안상태 조절범위 : 원점(+3.00D)~근점(+1.00D)
>
>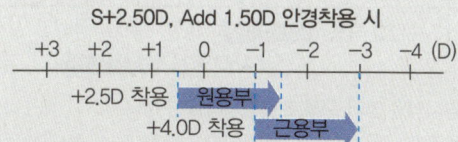
>
> - 'S+2.50D, Add 1.50D'인 이중초점렌즈를 착용하면 원용부의 명시역은 +2.50D, 근용부의 명시역은 +4.00D만큼 눈 앞(오른쪽)으로 이동한다.
>   - 원용부 명시역 : $+0.50 \sim -1.50(D)$
>   - 근용부 명시역 : $-1.00 \sim -3.00(D)$
> - 이중초점렌즈의 명시역(조절범위) = 원용부 + 근용부
>   → 조절범위 : $+0.50 \sim -3.00(D) = \dfrac{1}{+0.50} \sim \dfrac{1}{-3.00}$
>   $= +2.00 \sim -0.33(m)$

**57** 원점굴절도가 +2.00D이고 최대조절력이 2.00D 인 사람이 'S+1.50D, Add 3.00D'인 이중초점 렌즈를 착용하였다. 이때 선명하게 볼 수 없는 범위는?

① 눈 앞 1m~눈 앞 67cm
② 눈 앞 1m~눈 앞 40cm
③ 눈 앞 1m~눈 앞 33cm
④ 눈 앞 67cm~눈 앞 40cm
⑤ 눈 앞 50cm~눈 앞 33cm

> **해설**
> 최대조절력보다 가입도가 높을 때 이중초점렌즈를 착용하면 원용부와 근용부 조절범위 사이에 간격이 생겨 불명시역이 발생한다.
>
>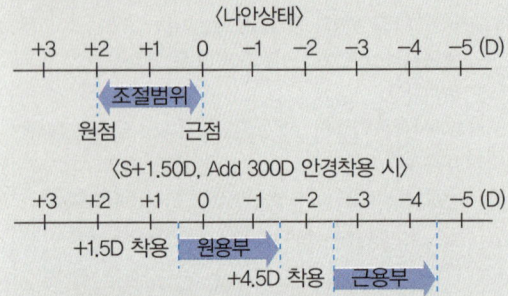
>
> • 명시역을 먼저 구하고 불명시역을 구한다.
> • 원점이 +2.00D에 위치하고, 원점에서 최대조절력 +2.00D를 사용하면 근점의 위치는 0.00D이다.
>  → 나안상태 명시역 : 원점(+2.00D)~근점(0.00D)
> • 'S+1.50D, Add 3.00D'인 이중초점렌즈를 착용하면 원용부의 명시역은 +0.50D, 근용부의 명시역은 +4.50D만큼 눈 앞(오른쪽)으로 이동한다.
> • 최대조절력(+2.00D)을 사용하면 원용부의 명시역은 +0.50 ~ -1.50D, 근용부의 명시역은 -2.50 ~ -4.50D 이므로 원용부와 근용부 명시역 사이에 간격이 존재한다.
>  → 불명시역 : $-1.50 \sim -2.50(D) = \frac{1}{-1.50} \sim \frac{1}{-2.50}$
>  $= -0.67 \sim -0.40(m)$

**58** 이중초점렌즈의 처방이 'S-2.00D ◯ C-0.50D Ax 180°, Add 2.50D'이다. 자렌즈의 지름이 20mm인 클립토크(Krip Tok)형를 착용하고 원용부에서 근용부로 시선을 이동할 때 자렌즈의 상부경계선에서 발생하는 상의 도약량은?

① 0.50△
② 1.00△
③ 1.50△
④ 2.00△
⑤ 2.50△

> **해설**
> 상의 도약량의 크기는 가입도와 자렌즈의 광학중심점($O_N$) 에서 상부경계선까지의 거리의 곱으로 구할 수 있다. 클립토 크형 이중초점렌즈에서 자렌즈의 광학중심점($O_N$)에서 상부 경계선까지의 길이는 자렌즈의 반지름이다.
>
>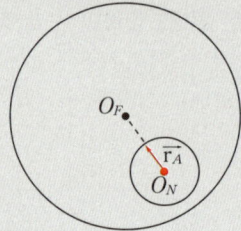
>
> 상도약량 = (가입도) × (자렌즈의 반지름) = 2.50(D) × 1(cm)
>  = 2.50(△)

**59** 이중초점렌즈의 처방이 'S-1.00D, Add 2.00D' 이다. 이 렌즈의 근용부 합성광학중심점의 위치는?

① 자렌즈의 광학중심점
② 모렌즈의 광학중심점
③ 모렌즈의 광학중심점과 자렌즈의 광학중심점 사이
④ 모렌즈의 광학중심점 위쪽
⑤ 자렌즈의 광학중심점 아래쪽

> **해설**
> 원용구면굴절력(-1.00D)의 절대값이 가입도(+2.00D)보다 작은 근시교정용 이중초점렌즈의 근용부 합성광학중심점은 자렌즈의 광학중심점 아래쪽에 위치한다.

57 ④ 58 ⑤ 59 ⑤ **정답**

## 04 프리즘굴절력

**60** S-2.50D인 렌즈가 공기 중에 놓여 있다. 렌즈의 광학중심점에서 수직 위로 2mm 떨어진 곳에 광축과 나란하게 입사하는 광선의 프리즘양은?

① 0.3△ BU
② 0.3△ BD
③ 0.5△ BU
④ 0.5△ BD
⑤ 0.6△ BU

해설
- 크기: $P = -h \times D' = -(+0.2) \times (-2.50)$
  $= +0.50(\triangle)$
- 방향: 수직 방향 (+) → Base Up

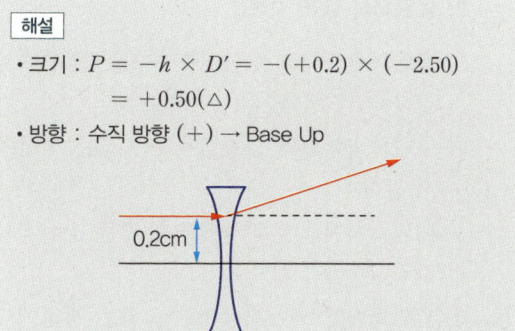

**61** OD : S-2.00D 렌즈에서 시선이 광학중심에서 아래로 3mm를 지날 때, 유발되는 프리즘굴절력은?

① 0.3△ BD
② 0.6△ BD
③ 0.3△ BU
④ 0.6△ BU
⑤ 1.2△ BD

해설

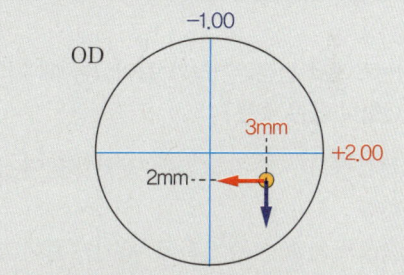

$|P| = |(-2.00) \times 0.3| = 0.6(\triangle)$
$h = -0.3cm, D' = -2.00D$
$P = -h \times D' = -(-0.3) \times (-2.00) = -0.60(\triangle)$
수직 방향 (−) → Base Down

**62** 원용안경의 처방이 OD : S+2.00D ○ C-3.00D Ax 180°이다. 조제 가공이 잘못되어 렌즈의 광학중심점이 귀 방향으로 3mm, 위로 2mm으로 이동되었다. 이때 동공 중심에 미치는 프리즘의 영향은?

① 0.3△ BI ○ 0.2△ BU
② 0.6△ BI ○ 0.3△ BD
③ 0.2△ BO ○ 0.4△ BU
④ 0.3△ BO ○ 0.6△ BD
⑤ 0.6△ BO ○ 0.2△ BD

해설
조제가공이 잘못되어 안경렌즈의 광학중심점이 귀 방향, 위로 이동했다면 광학중심점을 기준으로 시선의 위치는 코 방향, 아래로 이동한다.

- 수평 방향 : 시선이 광학중심점에서 귀 방향 0.3cm
  - 크기: $P = -h \times D' = -(+0.3) \times (+2.00)$
    $= -0.60(\triangle)$
  - 방향: 수평 방향 (−) → 오른쪽 BO
- 수직 방향 : 시선이 광학중심점에서 아래 0.2cm
  - 크기: $P = -h \times D' = -(-0.2) \times (-1.00)$
    $= -0.20(\triangle)$
  - 방향: 수직 방향 (−) → BD

**63** OD : S+5.00D ○ C-1.00D Ax 90°인 토릭렌즈를 착용하고, 2△ BI ○ 1△ BU의 프리즘 효과를 얻으려 한다. 필요한 수평 및 수직 편심량은?

① 귀 방향 10mm, 아래 2mm
② 귀 방향 4mm, 아래 10mm
③ 코 방향 2mm, 아래 10mm
④ 코 방향 10mm, 위 4mm
⑤ 코 방향 5mm, 위 2mm

정답 60 ③ 61 ② 62 ⑤ 63 ⑤

**해설**
- 토릭렌즈의 굴절력 : 수평 방향= +4.00D,
  수직 방향= +5.00D
- 프리즘굴절력 : 2△BI → $P= +2.00(D \cdot cm)$,
  1△BU → $P= +1.00(D \cdot cm)$
- 수평 방향 편심량($d$) : $P=d \times D' \to d = \dfrac{P}{D'} = \dfrac{+2.00}{+4.00}$
  $= 0.5(cm) \to$ 코 방향으로 편심
- 수직 방향 편심량($d$) : $P=d \times D' \to d = \dfrac{P}{D'} = \dfrac{+1.00}{+5.00}$
  $= 0.2(cm) \to$ 위로 편심

## 05 안경배율

**64** (+)렌즈에서 정점간거리가 길어졌을 때 나타나는 변화로 옳은 것은?

① 굴절력계수가 감소하여 자기배율이 감소한다.
② 굴절력계수가 증가하여 자기배율이 감소한다.
③ 굴절력계수가 증가하여 자기배율이 증가한다.
④ 형상계수가 감소하여 자기배율이 증가한다.
⑤ 형상계수가 증가하여 자기배율이 증가한다.

**해설**
(+)렌즈에서 정점간거리 길어질수록 굴절력계수가 증가하여 자기배율이 증가한다.

**65** (−)렌즈에서 자기배율을 증가시키는 방법으로 옳은 것은?

① 전체 굴절력을 증가시킨다.
② 중심두께를 얇게 한다.
③ 렌즈의 굴절률을 증가시킨다.
④ 정점간거리를 감소시킨다.
⑤ 전면 면굴절력을 줄인다.

**해설**
(−)렌즈에서는 정점간거리가 작을수록 굴절력 계수가 증가하여 자기배율이 증가한다. 중심두께, 전면굴절력을 감소시키거나 굴절률이 높은 재질의 렌즈를 사용하면 형상계수가 감소하여 자기배율은 감소한다.

**66** 외면토릭렌즈와 내면토릭렌즈의 안경배율에 관한 설명으로 옳은 것은?

① 내면토릭렌즈의 형상계수는 모든 경선에서 같다.
② 내면토릭렌즈의 굴절력계수는 모든 경선에서 같다.
③ 내면토릭렌즈의 안경배율은 모든 경선에서 같다.
④ 외면토릭렌즈의 형상계수는 모든 경선에서 같다.
⑤ 외면토릭렌즈의 굴절력계수는 모든 경선에서 같다.

**해설**
전면이 구면인 내면토릭렌즈는 전면굴절력이 모든 경선에서 동일하므로 형상계수가 경선별로 차이가 없다.

**67** 다음 중 사이즈렌즈의 자기배율을 가장 크게 할 수 있는 조건의 조합은?

① 전면굴절력 감소, 중심두께 증가, 굴절률 증가
② 전면굴절력 증가, 중심두께 감소, 굴절률 감소
③ 전면굴절력 증가, 중심두께 증가, 굴절률 증가
④ 전면굴절력 증가, 중심두께 증가, 굴절률 감소
⑤ 전면굴절력 감소, 중심두께 감소, 굴절률 증가

**정답** 64 ③ 65 ④ 66 ① 67 ④

> **해설**
> 전면굴절력 증가, 중심두께 증가, 굴절률 감소 → 형상계수 증가 → 자기배율 증가

**68** 교정렌즈의 상대배율에 관한 설명으로 옳은 것은?

① 표준 정시와 나안 상태 비정시안의 망막 상의 크기의 비이다.
② 상대배율은 교정렌즈의 위치에 따라 달라진다.
③ 굴절성근시의 상대배율은 1보다 크다.
④ 굴절성원시의 상대배율은 1보다 작다.
⑤ 축성비정시의 상대배율이 1이 되는 교정안경의 위치는 물측주점이다.

> **해설**
> 비정시의 원인과 교정안경렌즈의 위치에 따라 상대배율은 달라진다.

**69** 굴절성 또는 축성 비정시안이 교정안경을 착용하고 표준 정시와 같은 크기로 물체를 인식하려면 교정 안경렌즈는 어디에 위치해야 하는가?(단, 교정렌즈는 얇은렌즈로 취급한다)

|   | 굴절성 비정시 | 축성 비정시 |
|---|---|---|
| ① | 물측초점 | 물측주점 |
| ② | 상측초점 | 물측초점 |
| ③ | 물측주점 | 물측초점 |
| ④ | 상측주점 | 상측주점 |
| ⑤ | 물측절점 | 상측절점 |

> **해설**
> 축성 비정시는 안경렌즈가 눈의 물측초점에 놓일 때, 굴절성 비정시는 안경렌즈가 눈의 물측주점(임상적으로는 각막정점)에 놓이면 상대배율은 1이다.

**70** 정시안과 근시안이 동일한 모양의 안경테를 착용할 때, S-8.00D의 안경을 착용한 근시안의 시야 변화율은 얼마인가?(단, 정점간거리는 12mm, 회전점까지의 거리 13mm이다)

① 20% 증가
② 20% 감소
③ 25% 증가
④ 25% 감소
⑤ 30% 증가

> **해설**
> 시야 변화율은 1D당 약 2.5% 변화하며, (−)렌즈에서는 증가한다. → 8 × 2.5 = 20(%) 증가

**71** 같은 크기와 모양의 안경테를 착용하였을 때 광학적 복시가 가장 넓게 나타나는 것은?(단, 정점간거리가 같다)

① −1.00D
② −5.00D
③ −10.00D
④ +5.00D
⑤ +10.00D

> **해설**
> 광학적 복시는 (−)렌즈의 가장자리에서 발생하고, (−)굴절력이 높을수록 복시의 범위가 넓어진다.

**정답** 68 ② 69 ③ 70 ① 71 ③

MEMO

국가고시 안경사 기출동형 단기완성

# PART 6

# 기하광학

CHAPTER 01 　빛의 전파
CHAPTER 02 　빛의 반사와 굴절
CHAPTER 03 　프리즘
CHAPTER 04 　렌 즈
CHAPTER 05 　조리개와 수차
CHAPTER 06 　출제예상문제

합격의 공식 시대에듀

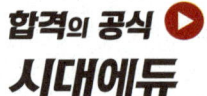 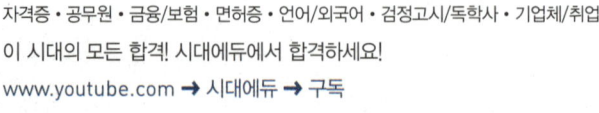 

# Chapter 01 빛의 전파

## 1 빛의 전파 원리와 굴절률

**출제포인트**

- ▶ 빛의 전파 원리
- ▶ 빛의 속도와 (절대)굴절률
- ▶ 상대굴절률의 개념 및 계산
- ▶ 매질에 따른 빛의 속도 변화와 파장 변화

### (1) 빛의 전파 원리

① 빛의 직진성 : 빛은 동일한 매질 내에서 직진한다.
② 페르마의 원리 : 빛은 두 점 사이를 이동할 때 시간이 최소가 되는 경로를 선택한다.
③ 광선역행의 원리 : 빛은 반사 또는 굴절된 이후에 진로를 반대로 바꾸면 동일한 경로를 따라 되돌아 간다.

### (2) 절대굴절률

① 진공에서 빛의 속도($c$)는 약 $3 \times 10^8$m/sec이고 매질 내에서는 빛의 속도가 느려진다.
② 굴절률 : 매질 내에서 느려지는 속도의 비율

→ 굴절률$(n) = \dfrac{\text{진공에서 빛의 속도}(c)}{\text{매질 내에서 빛의 속도}(v)}$

### (3) 상대굴절률

① 매질1에 대한 매질2의 상대굴절률 $= \dfrac{\text{매질2의 굴절률}(n_2)}{\text{매질1의 굴절률}(n_1)}$

② 유리의 굴절률이 $\dfrac{3}{2}$, 물의 굴절률이 $\dfrac{4}{3}$일 때 물에 대한 유리의 상대굴절률 $= \dfrac{3/2}{4/3} = \dfrac{9}{8}$

### (4) 굴절률과 파장변화

굴절률이 높은 매질을 통과할 때 속도는 느려지고 파장은 짧아진다(빛의 속도와 파장은 비례관계).

→ 굴절률$(n) = \dfrac{c}{v} = \dfrac{\text{진공에서 빛의 파장}(\lambda_0)}{\text{매질 내에서 빛의 파장}(\lambda)}$

## 2 광학적 거리와 겉보기 깊이

**출제포인트**

▶ 광학적 거리의 정의와 계산
▶ 겉보기 깊이의 정의와 계산
▶ 굴절률과 광학적 거리, 겉보기 깊이와의 관계

### (1) 광학적 거리

① 굴절률이 n인 매질 내에서 빛이 진행한 시간 동안 진공 중에서 진행한 거리를 말한다.
② 광학적 거리($d$) = 굴절률($n$) × 실제거리($L$)

※ 실제거리($L$) = $\dfrac{\text{광학적 거리}(d)}{\text{굴절률}(n)}$

### (2) 겉보기 깊이

① 매질 내에 있는 물체를 공기 중에서 관찰할 때 실제 거리보다 가까워 보이는데 이를 겉보기 깊이 또는 축소거리, 환산거리라고 한다.

② 겉보기 깊이($L'$) = $\dfrac{\text{실제거리}(L)}{\text{굴절률}(n)}$

※ 물리적 거리(실제거리) = $L' \times n$

## 3 버전스의 개념과 계산

**출제포인트**

▶ 버전스의 단위, 거리와 버전스의 관계 및 계산
▶ 수렴 / 발산 광선의 버전스 부호

### (1) 버전스의 정의

① 버전스($V$) : 빛이 퍼지거나(발산) 모이는(수렴) 정도를 나타내는 양을 말한다.

② 버전스($V$) = $\dfrac{\text{굴절률}(n)}{\text{거리}(L)}$

③ 단위 : $m^{-1}$ = D(Diopter ; 디옵터)

※ 굴절률은 단위가 없고, 거리의 단위는 m를 사용한다.

(2) 버전스의 부호

①  광선이 수렴할 경우 : 수렴점까지의 거리 → $L>0$ → $V>0$

② 광선이 발산할 경우 : 광원까지의 거리 → $L<0$ → $V<0$

③ 평행광선속은 0, 발산광선속은 (−), 수렴광선속은 (+)이다.

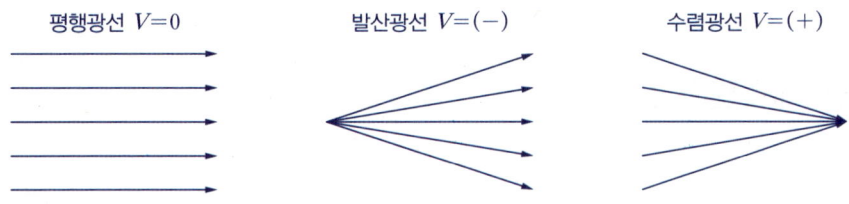

# Chapter 02 빛의 반사와 굴절

## 1 평면(거울)에서 빛의 반사

**출제포인트**

▶ 반사의 법칙(입사각 = 반사각)
▶ 평면거울의 평행이동 및 회전에 의한 상의 변화
▶ 2매의 평면거울 사이의 꺾임각 및 상의 개수

### (1) 반사의 법칙 : 입사각 = 반사각

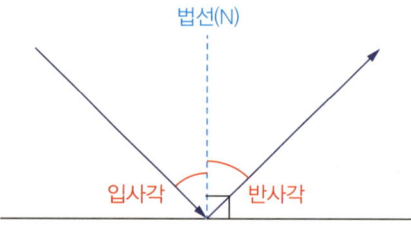

### (2) 평면거울의 평행이동 및 회전에 의한 상의 변화

① 평행이동 : 평면거울이 $l$만큼 평행이동하면 상은 $2l$만큼 이동한다.
② 회전이동 : 평면거울의 회전각이 $\alpha$일 때 상은 $2\alpha$만큼 회전한다.

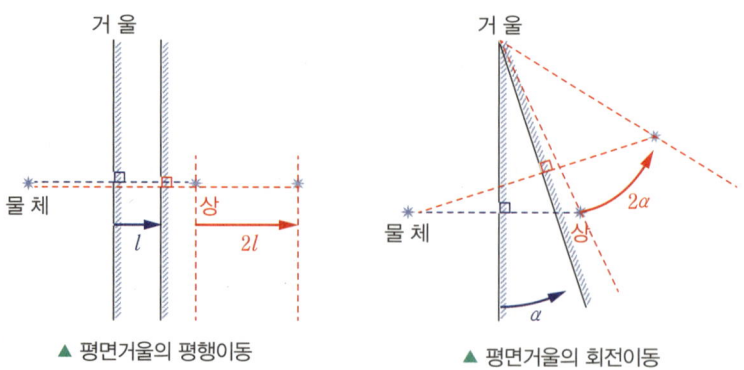

▲ 평면거울의 평행이동 　　　　▲ 평면거울의 회전이동

### (3) 2매의 평면거울에 의한 상

2매의 평면거울이 바닥에 수직으로 놓여 있고 사잇각이 $\theta$일 때
① 2매의 평면거울에 의한 꺾임각 = $360 - 2\theta$

② 2매의 평면거울 사이에 있는 물체에 의한 상의 개수

$$\frac{360}{\theta} = N$$

㉠ 홀수이면 N개
㉡ 짝수이면 (N−1)개
㉢ 소수(N.×××)이면 정수 N개

## 2 평면에서 빛의 굴절

**출제포인트**

▶ 굴절의 법칙의 이해 및 적용
▶ 파장, 속도, 진동수의 변화 관계
▶ 평면 유리판 통과 시 입사각과 출사각의 관계

### (1) 굴절의 법칙(스넬의 법칙)

① 굴절률이 다른 매질에 빛이 입사할 때 빛의 진행경로는 굴절의 법칙을 따른다.
② 굴절의 법칙 : $n_1 \cdot \sin\theta_1 = n_2 \cdot \sin\theta_2$
③ 입사각의 정현(sine)과 굴절각의 정현비는 항상 일정하다.

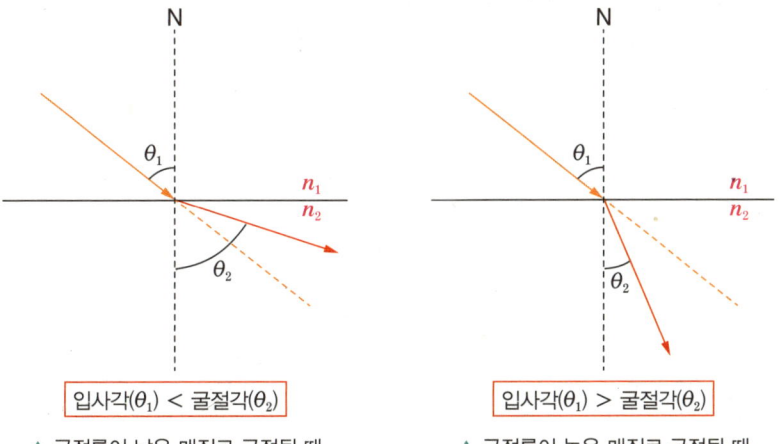

▲ 굴절률이 낮은 매질로 굴절될 때       ▲ 굴절률이 높은 매질로 굴절될 때

### (2) 평면에서 빛의 굴절

① 빛은 파장에 따라 굴절률이 다르다.
② 파장이 짧을수록 굴절률이 크고 속도는 느리다.
③ 입사각이 같을 때 굴절률이 높을수록 굴절각은 작아진다(굴절의 법칙).

④ 매질이 바뀌어도 빛의 진동수와 주기는 변하지 않는다.

※ 굴절률이 높은 매질로 굴절될 때 파장 및 속도의 변화
- 속도($v$)가 느려진다. ($v = f \cdot \lambda$)
- 진동수($f$)는 변하지 않는다.
- 파장($\lambda$)이 짧아진다.
- 입사각보다 굴절각이 작다.

### (3) 빛의 굴절과 겉보기상

① 물속의 물체는 실제 위치보다 위로 떠 보인다(축소된 거리로 보인다).
② 평행 유리판이 기울어져 있을 때 광축을 따라 입사한 광선은 유리판을 통과한 후 광축과 평행하게 진행한다(단, 출사점은 광축에 있지 않음).

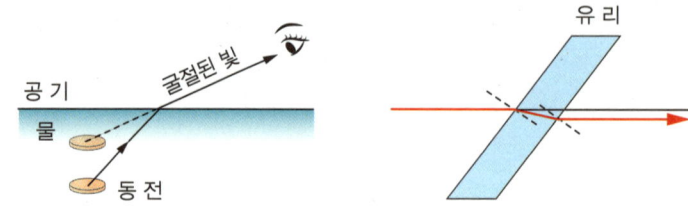

## 3 전반사와 임계각

**출제포인트**
▶ 전반사 발생 조건 이해
▶ 임계각의 정의와 계산

### (1) 빛의 굴절과 임계각

굴절률이 높은 매질에서 굴절률이 낮은 매질로 입사할 때 빛의 경로

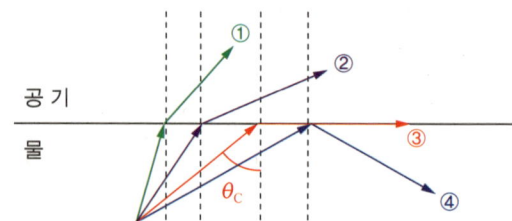

① 입사각보다 굴절각이 크다.
② 입사각이 커질수록 굴절각도 커진다.

③ 굴절각이 90°가 되면 굴절광선은 표면을 따라 진행한다.
  ㉠ 임계각($\theta_C$) : 굴절각이 90°가 될 때의 입사각, 굴절의 법칙에서 유도된다.
  ㉡ $n_1 \cdot \sin\theta_1 = n_2 \cdot \sin 90°$ → 임계각($\sin\theta_C$) = $\dfrac{n_2}{n_1}$

④ 입사각이 임계각보다 클 때, 입사한 광선의 100%가 반사된다(이때, 입사각과 반사각은 같다).

### (2) 전반사(Total Reflection)

① 투명 매질의 경계면에서 입사한 빛의 100%가 전부 반사되는 현상이다.
② 전반사의 조건
  ㉠ 굴절률이 높은 매질에서 낮은 매질로 진행해야 한다.
  ㉡ 입사각이 임계각보다 커야 한다.

## 4 구면에서 빛의 반사

> **출제포인트**
> ▶ 거울에 의한 상의 종류(도립실상 / 정립허상, 확대 / 축소)
> ▶ 거울의 반사공식 및 배율

### (1) 반사의 공식

① **오목거울** : 거울의 중심이 거울면의 왼쪽에 위치한다.
② **볼록거울** : 거울의 중심이 거울면의 오른쪽에 위치한다.
③ **거울의 중심과 초점과의 관계** : 거울의 초점($f$)은 물측초점과 상측초점이 같고, 곡률중심($r$)의 $\dfrac{1}{2}$에 위치 → $r = 2f → f = \dfrac{r}{2}$

④ 물체거리($s$), 상거리($s'$), 초점거리($f$)와의 관계 → $\dfrac{1}{s} + \dfrac{1}{s'} = \dfrac{1}{f}$

⑤ 거울의 배율($M$) → $M = -\dfrac{s'}{s}$ ($M>0$ : 정립 / $M<0$ : 도립, $|M|>1$ : 확대 / $|M|<1$ : 축소)

### (2) 오목거울에 의한 상

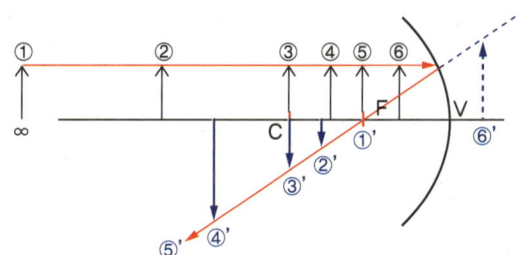

| 물체의 위치 | 상의 위치 | 상의 종류 |
|---|---|---|
| ① −∞ | 초점(F) | 실상점 |
| ② −∞ ~ 곡률중심(C = 2F) | 초점(F) ~ 곡률중심(C) | 축소도립실상 |
| ③ 곡률중심(C = 2F) | 곡률중심(C) | 등배도립실상 |
| ④ 곡률중심(C = 2F) ~ 초점(F) | 곡률중심(C) ~ −∞ | 확대도립실상 |
| ⑤ 초점(F) | −∞ | 결상되지 않음 |
| ⑥ 초점(F) ~ 정점(V) | 거울의 뒤쪽 | 확대정립허상 |

### (3) 볼록거울에 의한 상

항상 축소정립허상만 맺는다.

## 5 구면에서 빛의 굴절

**출제포인트**

▶ 단일구면의 면굴절력 계산
▶ 물측초점과 상측초점의 정의

### (1) 단일구면의 면굴절력

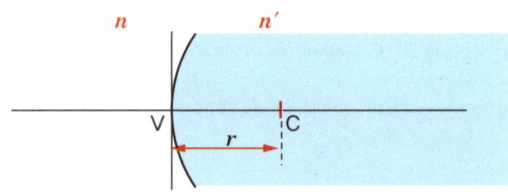

① 단일구면 : 서로 다른 매질의 경계면이 구면인 것을 말한다.

② 단일구면의 면굴절력$(D') = \dfrac{n' - n}{r}$

※ 단일구면을 이루는 매질의 굴절률 차이가 클수록, 곡률반지름이 작을수록 면굴절력은 커진다.

### (2) 초점의 개념

① 물측초점(F) : 구면에서 굴절 후 나아가는 광선이 평행출사광이 되는 특수한 경우의 물점을 말한다.

② 상측초점(F') : 평행입사광이 구면에서 굴절 후 수렴하거나 발산하는 특수한 경우의 상점을 말한다.

# Chapter 03 프리즘

## 1 프리즘에서의 빛의 굴절

**출제포인트**

▶ 프리즘에서의 빛의 굴절과 상의 이동
▶ 프리즘에서 최소꺾임각의 조건
▶ 프리즘굴절력의 단위 및 계산
▶ 아베수와 색수차, 분산의 관계

(1) 프리즘의 정의와 구성

① 프리즘 : 투명한 매질로 이루어진 삼각기둥이다.
② 삼각형 단면은 정각과 기저로 구성된다.
  ㉠ **정각(Apex)** : 두 굴절면이 이루는 꼭짓점을 말한다.
  ㉡ **기저(Base)** : 정각의 대응하는 면의 평평한 바닥, 빛이 꺾이는 방향이다.
③ 반사, 굴절, 분산의 기능을 한다.

(2) 프리즘에서의 빛의 굴절

① 프리즘을 통과한 광선은 기저 방향으로 꺾이고, 프리즘에 의한 상은 정각 쪽으로 이동한다.
② 꺾임각은 입사광선과 출사광선이 이루는 각이다.
③ 꺾임각은 프리즘의 굴절률과 정각이 클수록 커진다.
④ 입사각에 따라 꺾임각의 크기는 달라진다.

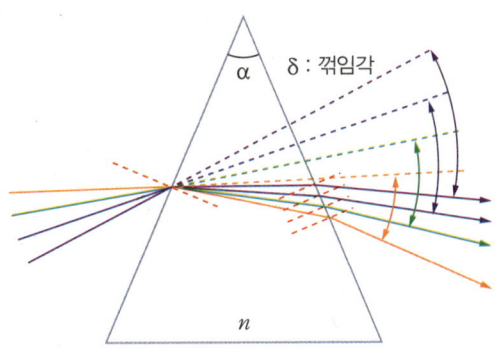

⑤ 제1면의 입사각과 제2면의 굴절각이 같을 때 꺾임각은 최소가 된다.

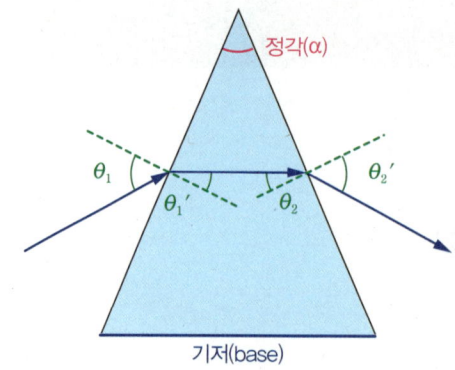
▲ 최소꺾임각일 때 광선의 경로

### (3) 프리즘굴절력

① **프리즘굴절력** : 프리즘이 광선을 편향시키는 능력이다.
② 얇은 프리즘의 최소꺾임각과 프리즘굴절력은 같다.
③ 정각($\alpha$)이 클수록, 굴절률($n$)이 클수록 프리즘굴절력은 커진다.
   → 프리즘굴절력($P$) = $\alpha(n-1)$, (단위 : crad, △)
④ 1△ : 프리즘을 통과한 빛이 1m를 진행했을 때 1cm 편향되는 것을 말한다.

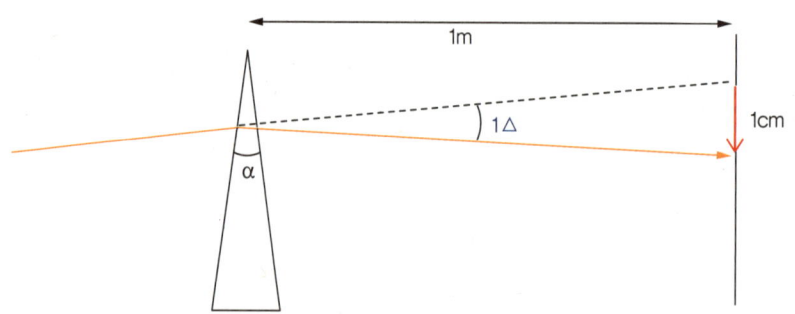

$$1\triangle = \frac{1}{100}rad = 1crad(센티라디안) = 약\ 0.573°$$

### (4) 분산능과 아베수

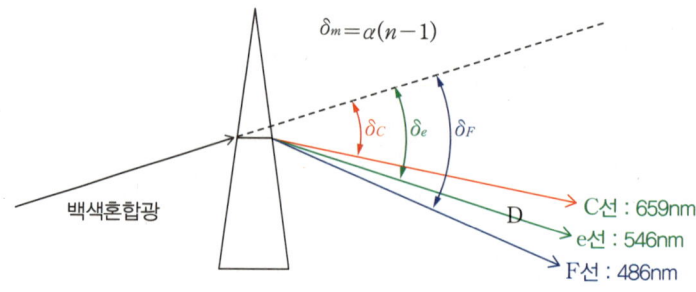

① 백색광은 여러 가지 파장의 빛이 합쳐진 혼합광으로 프리즘을 통과하면 파장(색)에 따라 분리된다(파장에 따라 최소꺾임각이 다름).

② **분산능(Dispersion)** : 백색광이 파장별로 어느 정도 퍼지는가를 나타내는 수치, 기준 파장(e선)을 기준으로 양 끝단의 파장(C선과 F선)이 퍼져 나간 정도를 계산한다.

→ 분산능($\triangle$) $= \dfrac{\delta_F - \delta_C}{\delta_e} = \dfrac{\alpha(n_F - 1) - \alpha(n_C - 1)}{\alpha(n_e - 1)} = \dfrac{n_F - n_C}{n_e - 1}$

③ **아베수($v$)** : 분산능의 역수, 아베수가 클수록 분산능이 작고 색수차가 줄어든다.

→ 아베수($v$) $= \dfrac{n_e - 1}{n_F - n_C}$

④ 안경렌즈는 아베수가 클수록, 분광기에 쓰이는 렌즈는 아베수가 작을수록 좋은 렌즈이다.

# Chapter 04 렌즈

## 1 얇은 렌즈의 굴절력

**출제포인트**
- ▶ 버전스의 개념을 활용한 굴절력의 계산
- ▶ 렌즈의 상측초점과 굴절력의 관계 및 계산
- ▶ 단일구면의 면굴절력을 이용한 굴절력의 계산

### (1) 상측초점과 상측굴절력

① 상측초점(F') : 무한대에 있는 물점에서부터 입사한 평행광선속이 렌즈에서 굴절한 후 광축 상의 한 점으로 향하거나 한 점에서부터 발산하는데, 이 점을 렌즈의 상측초점이라 한다.

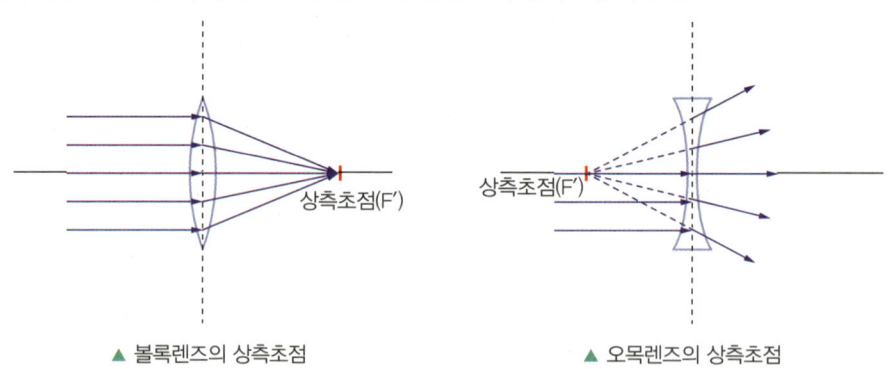

▲ 볼록렌즈의 상측초점　　　▲ 오목렌즈의 상측초점

② 렌즈의 (상측)굴절력($D'$) : 상측초점거리($f'$)의 역수 $D' = \dfrac{1}{f'}(D)$

### (2) 렌즈의 결상 공식

① 렌즈의 굴절력 : 렌즈에서 굴절 전후의 버전스 변화량이다.

　㉠ 렌즈의 굴절력($D'$) = 상버전스($S'$) − 물체버전스($S$)

　㉡ 가우스 결상공식 : $S' = S + D'$ (버전스형), $\dfrac{1}{s'} = \dfrac{1}{s} + \dfrac{1}{f'}$ (거리형)

② 렌즈의 재질(굴절률)과 모양(곡률반경)이 결정되면 렌즈의 굴절력과 상측초점거리는 고정되고, 물점과 상점의 위치는 가우스 결상공식에 따라 변한다.

### (3) 렌즈제작자의 공식

① 렌즈의 굴절력($D'$)= 전면 면굴절력($D_1'$) + 후면 면굴절력($D_2'$)

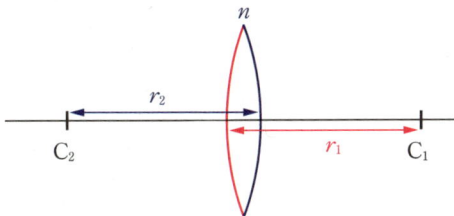

② $D' = \dfrac{n-1}{r_1} + \dfrac{1-n}{r_2}$ ($n$ : 렌즈의 굴절률, $r_1$ : 전면곡률반경, $r_2$ : 후면곡률반경)

## 2 얇은 렌즈의 결상관계(상의 종류)

**출제포인트**

▶ 얇은 렌즈의 3가지 기본 광선 경로
▶ 물체의 위치에 따른 상의 종류
▶ 배율의 계산

### (1) 얇은 렌즈의 기본광선(평행광선법을 이용한 상의 작도)

① 광축과 평행하게 입사하는 광선은 굴절 후 상측초점(F′)를 향하거나 상측초점에서 나온 것처럼 발산한다.
② 물측초점(F)을 향하는 광선은 굴절 후 광축과 평행하게 진행한다.
③ 렌즈중심(O)을 지나는 광선(주광선 ; Chief Ray)은 굴절되지 않고 직진한다.
  → 3개의 기본광선이 만나는 점이 상점(Q′)이 된다.

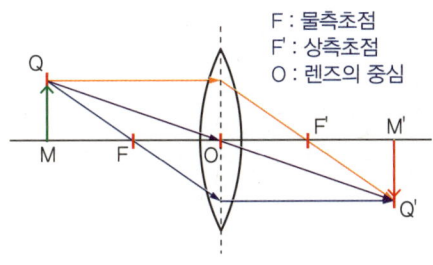

▲ 볼록렌즈에서의 상의 작도

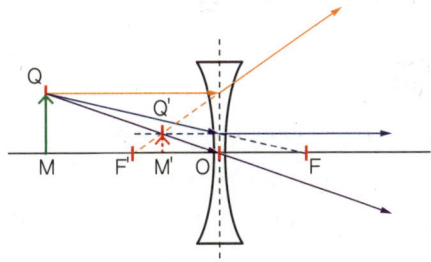

▲ 오목렌즈에서의 상의 작도

## (2) 볼록렌즈에 의한 상의 종류

물체의 위치에 따른 볼록렌즈의 상

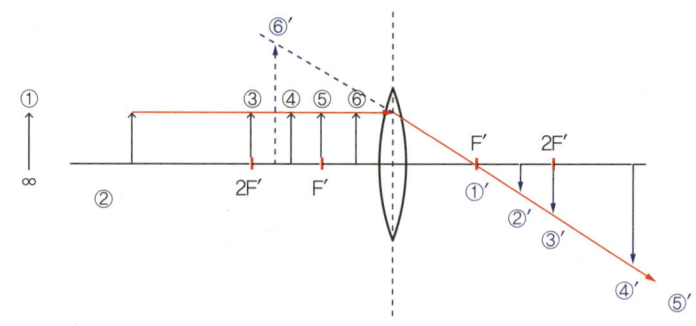

| 물체의 위치 | 상의 위치 | 상의 종류 |
|---|---|---|
| ① −∞ | 상측초점(F′) | 실상점 |
| ② −∞ ~ 물측초점거리의 2배(2F) | 상측초점(F′) ~ 상측초점거리의 2배(2F′) | 축소도립실상 |
| ③ 물측초점거리의 2배(2F) | 상측초점거리의 2배(2F′) | 등배도립실상 |
| ④ 물측초점거리의 2배(2F) ~ 물측초점(F) | 상측초점거리의 2배(2F′) ~ +∞ | 확대도립실상 |
| ⑤ 물측초점(F) | +∞ | 결상되지 않음 |
| ⑥ 물측초점(F) ~ 렌즈 | 렌즈의 앞쪽 | 확대정립허상 |

## (3) 오목거울에 의한 상

항상 축소된 정립허상만 맺음

## (4) 렌즈의 (횡)배율

$$횡배율(M) = \frac{상거리(s')}{물거리(s)}$$

## 3 두꺼운 렌즈의 주요점

**출제포인트**

▶ 주점(H), 절점(N)의 정의와 광선의 경로
▶ 렌즈의 형태에 따른 주점의 위치
▶ 주점과 절점의 역할

※ 얇은 렌즈 vs 두꺼운 렌즈
- 얇은 렌즈(Thin Lens) : 중심두께($t$)를 0으로 취급($t=0$)
- 두꺼운 렌즈(Thick Lens) : 중심두께($t$)를 고려($t\neq 0$)

## (1) 주평면과 주점

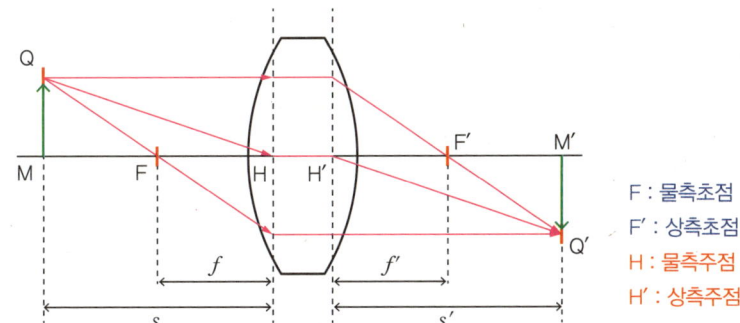

① **주평면** : 두꺼운 렌즈의 이론적인 굴절면, 주평면 사이에는 굴절이 일어나지 않는다.
② **주점** : 주평면과 광축의 교점으로 거리측정의 기준점, 횡배율이 1인 점이다.
③ **물측주점(H)** : 물거리, 물측초점거리를 재는 기준점이다.
④ **상측주점(H′)** : 상거리, 상측초점거리를 재는 기준점이다.
⑤ 렌즈의 형상과 주점의 위치
  ㉠ 양볼록(오목)렌즈는 렌즈의 내부
  ㉡ 메니스커스렌즈는 렌즈의 외부(곡률이 큰 쪽의 외부)
  ㉢ 평볼록(오목)렌즈는 볼록(오목)면에 접함(전면이 평면 → 상측주점 = 상측정점, 후면이 평면 → 물측주점 = 물측정점)

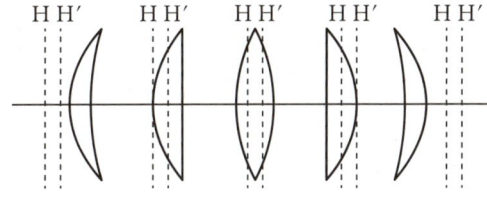

## (2) 주광선과 절점

① **주광선(Chief Ray)**
  ㉠ 얇은 렌즈 : 렌즈의 중심을 지나는 광선으로 굴절되지 않고 직진한다.
  ㉡ 두꺼운 렌즈 : 물측절점(N)과 상측절점(N′)을 지나는 광선으로 입사광선과 출사광선이 평행하다.
② **절점** : 시각, 정적시야의 기준점이며, 각배율이 1인 점이다.
③ 렌즈의 전후 매질이 같으면 주점과 절점은 일치한다.

# 4 두꺼운 렌즈의 굴절력

**출제포인트**

▶ 두꺼운 렌즈의 주점굴절력과 정점굴절력의 관계 및 계산
▶ 형상계수, 전면 호칭면굴절력, 상측정점굴절력의 관계 및 계산

## (1) 두꺼운 렌즈의 굴절력

두꺼운 렌즈는 거리의 기준점에 따라 굴절력이 구분된다.

① **상측주점굴절력**($D'$)
  ㉠ 주점을 기준으로 측정된 굴절력을 말한다.
  ㉡ $D' = D_1' + D_2' - \dfrac{t}{n} \cdot D_1' \cdot D_2'$ ($D_1'$ : 전면굴절력, $D_2'$ : 후면굴절력, $n$ : 렌즈의 굴절률, $t$ : 렌즈의 중심두께)

② **상측정점굴절력**($D_V'$)
  ㉠ 정점을 기준으로 측정된 굴절력을 말한다.
  ㉡ 주점굴절력이 실제 굴절력이나, 주점의 위치가 렌즈의 형태에 따라 달라지므로 안경렌즈는 실용적인 측면에서 정점굴절력을 사용한다.

## (2) 형상계수와 두꺼운 렌즈의 굴절력

① 형상계수($F_s$) : 주점굴절력에 대한 정점굴절력의 보정 비율을 말한다.

$$F_s = \dfrac{1}{1 - \dfrac{t}{n} \cdot D_1'}$$

② 상측정점굴절력($D_V'$) = 형상계수($F_S$) × 상측주점굴절력($D'$)

## (3) 전면의 호칭면굴절력

① 전면 호칭면굴절력($D_N'$) = 형상계수($F_S$) × 전면의 면굴절력($D_1'$)
② 상측정점굴절력($D_V'$) = 전면 호칭면굴절력($D_N'$) + 후면 굴절력($D_2'$)

※ 렌즈의 굴절력 관계 요약

($n$ : 렌즈의 굴절률, $t$ : 중심두께, $r_1$ : 전면의 곡률반경, $r_2$ : 후면의 곡률반경)

| 구 분 | 기 호 | 관계식 |
|---|---|---|
| 전면의 면굴절력 | $D_1'$ | $D_1' = \dfrac{n-1}{r_1}$ |
| 후면의 면굴절력 | $D_2'$ | $D_2' = \dfrac{1-n}{r_2}$ |
| ※ 얇은 렌즈의 굴절력 | $D'$ | $D' = D_1' + D_2'$ |
| 상측주점굴절력 | $D'$ | $D' = D_1' + D_2' - \dfrac{t}{n} \cdot D_1' \cdot D_2'$ |
| 형상계수 | $F_S$ | $F_S = \dfrac{1}{1 - \dfrac{t}{n} \cdot D_1'}$ |
| 전면의 호칭면굴절력 | $D_N'$ | $D_N' = F_S \times D_1'$ |
| 상측정점굴절력 | $D_V'$ | $D_V' = F_S \times D'$, $D_V' = D_N' + D_2'$ |

## 5 얇은 렌즈의 합성

> **출제포인트**
> ▶ 렌즈의 굴절력과 초점거리와의 관계
> ▶ 얇은 렌즈 2개 이상의 합성굴절력 계산(밀착 vs 분리)

(1) 얇은 렌즈의 합성굴절력

 ① 밀착 시 : $D' = D_1' + D_2'$

 ② 공기 중에서 거리 $d$ 만큼 떨어져 있을 때 : $D' = D_1' + D_2' - d \cdot D_1' \cdot D_2'$

(2) 렌즈의 굴절력($D'$)과 상측초점거리($f'$)와의 관계

$$D' = \frac{1}{f'} \leftrightarrow f' = \frac{1}{D'}$$

# Chapter 05 조리개와 수차

## 1 구경조리개와 시야조리개

**출제포인트**
- ▶ 구경조리개(입사동, 출사동)의 기능 및 역할
- ▶ 시야조리개(입사창, 출사창)의 기능 및 역할

### (1) 구경조리개
① 광학계를 통과하는 광선의 양을 제한하는 조리개이다.
  ㉠ 입사동 : 물측에서 본 구경조리개의 상을 말한다.
  ㉡ 출사동 : 상측에서 본 구경조리개의 상을 말한다.
② 구경조리개의 예로는 카메라의 조리개, 눈의 홍채, 별도의 조리개가 없을 때의 렌즈 가장자리가 있다.

### (2) 시야조리개
① 상을 맺을 수 있는 범위(시야)를 제한하는 조리개이다.
  ㉠ 입사창 : 물측에서 본 시야조리개의 상을 말한다.
  ㉡ 출사창 : 상측에서 본 시야조리개의 상을 말한다.
② 시야조리개의 예로는 필름, 눈의 망막, 눈꺼풀, 안경테의 렌즈삽입부가 있다.

## 2 색수차와 단색광수차

> **출제포인트**
> ▶ 색수차의 원인과 제거 방법
> ▶ 단색광수차의 종류

### (1) 색수차
① 색수차 : 렌즈에 혼합광인 백색광이 입사했을 때 파장(색)에 따라 상이 맺히는 위치가 달라서 상의 선명도가 떨어지는 현상이다.
② 제거 방법
  ㉠ 재질(굴절률)이 서로 다른 2매의 렌즈를 밀착시킨다.
  ㉡ 같은 재질, 굴절력이 다른 2매의 렌즈를 일정 거리($d$)만큼 떨어뜨려 렌즈계를 구성한다.
  $$d = \frac{f_1' + f_2'}{2} \left( f_1' = \frac{1}{D_1'}, \, f_2' = \frac{1}{D_2'} \right)$$

### (2) 단색광수차
① 구면수차 : 렌즈형태가 구면으로 되어 있어 렌즈의 중심을 통과하는 광선과 주변을 통과하는 광선이 한 점에서 결상되지 않아 상이 흐려지는 현상이다.
② 코마수차 : 광축 위에 있지 않은 물점에서 광축에 비스듬하게 입사한 빛이 광학계를 통과하여 결상될 때 혜성의 꼬리모양으로 상이 흐려지는 현상이다.
③ 비점수차 : 광축 위에 있지 않은 물점에서 출발한 빛은 렌즈의 경선방향에 따라 상이 맺는 위치가 달라져 상이 흐려지는 현상이다.
④ 왜곡수차 : 광축에 수직인 격자상의 물체가 렌즈를 통과하여 결상될 때 중심부 배율과 주변부 배율이 달라서 상의 주변부가 휘어지는 현상이다.
⑤ 상면만곡 : 평면의 상이 렌즈를 통과하여 결상될 때 평면이 아닌 곡면으로 결상되는 현상이다.

# Chapter 06 출제예상문제

## 01 빛의 전파

**01** 어떤 매질에서 빛의 속도가 $2.0 \times 10^8$ m/sec이었을 때 이 매질의 굴절률은?(단, 진공에서의 빛의 속도는 $3.0 \times 10^8$ m/sec이다)

① 1.0
② 1.3
③ 1.5
④ 1.8
⑤ 2.0

**해설**

굴절률$(n) = \dfrac{\text{진공에서 빛의 속도}}{\text{매질 내에서 빛의 속도}} = \dfrac{c}{v_\text{매질}} = \dfrac{3 \times 10^8}{2 \times 10^8}$
$= 1.5$

**02** 굴절률이 각각 $n_1 = 1.5$, $n_2 = 1.2$인 두 매질이 있다. 매질 1에 대한 매질 2의 상대굴절률은?

① 0.8
② 1.0
③ 1.25
④ 1.5
⑤ 1.8

**해설**

상대굴절률$(n_{12}) = \dfrac{\text{매질2의 굴절률}(n_2)}{\text{매질1의 굴절률}(n_1)} = \dfrac{1.2}{1.5} = 0.8$

**03** 진공에서 파장이 600nm인 빛이 굴절률 2.0인 매질로 입사하였다. 매질 속에서의 파장은?

① 150nm
② 200nm
③ 250nm
④ 300nm
⑤ 400nm

**해설**

매질 내에서 빛의 속도는 느려지고, 파장은 짧아진다.

매질 내에서의 빛의 파장$(\lambda_{2.0}) = \dfrac{\text{진공에서의 빛의 파장}(\lambda_0)}{\text{굴절률}(n)}$
$= \dfrac{600}{2.0} = 300(\text{nm})$

**04** 다음 중 광선역행의 원리에 대하여 설명하고 있는 것은?

① 빛은 동일한 매질 내에서는 직진한다.
② 빛은 반사되면 파장이 짧아진다.
③ 빛은 매질에 따라 속도가 변한다.
④ 빛은 굴절 시 원래 진행 방향을 유지한다.
⑤ 빛은 진행 경로를 반대로 하면 같은 경로를 따라 되돌아 나간다.

**해설**

광선역행의 원리는 빛이 반사 또는 굴절하여 진행할 때, 그 경로를 반대로 하면 같은 경로를 따라 진행한다는 원리이다.

**05** 굴절률이 1.5인 매질 A와 1.8인 매질 B가 있다. 매질 A에서 B로 입사할 때 빛의 속성은 어떻게 변하는가?

① 속도 변화가 없다.
② 속도가 느려진다.
③ 속도가 빨라진다.
④ 진동수가 감소한다.
⑤ 파장이 증가한다.

**해설**

굴절률이 큰 매질로 이동하면 속도와 파장은 감소하고, 진동수는 변하지 않는다.

**정답** 01 ③　02 ①　03 ④　04 ⑤　05 ②

**06** 빛이 굴절률 1.6인 매질을 통과할 때 광학적 거리를 80cm로 하려면 실제 진행 거리는?

① 40cm  ② 50cm
③ 60cm  ④ 70cm
⑤ 80cm

> 해설
> 실제거리$(L) = \dfrac{광학적\ 거리(d)}{굴절률(n)} = \dfrac{80}{1.6} = 50(cm)$

**07** 굴절률이 1.5이고 두께가 9cm인 평면유리판이 있다. 빛이 이 유리판을 수직으로 통과할 때 광학적 거리와 겉보기 깊이는?

|   | 광학적 거리(cm) | 겉보기 깊이(cm) |
|---|---|---|
| ① | 6.0 | 15.0 |
| ② | 9.0 | 13.5 |
| ③ | 10.0 | 12.0 |
| ④ | 13.5 | 6.0 |
| ⑤ | 15.0 | 6.0 |

> 해설
> 광학적 거리$(d) = 굴절률(n) \times 실제거리(L) = 9 \times 1.5 = 13.5(cm)$
> 겉보기 깊이$(L') = \dfrac{실제거리(L)}{굴절률(n)} = \dfrac{9}{1.5} = 6.0(cm)$

**08** 수조 바닥에 있는 물체가 수면으로부터 1m 아래에 있다. 공기 중에서 볼 때, 이 물체는 실제보다 얼마나 얕아 보이는가?(단, 물의 굴절률은 $\dfrac{4}{3}$이다)

① 25cm  ② 30cm
③ 40cm  ④ 45cm
⑤ 50cm

> 해설
> 겉보기 깊이$(L') = \dfrac{실제거리(L)}{굴절률(n)} = \dfrac{100}{\frac{4}{3}} = 100 \times \dfrac{3}{4}$
> $= 75(cm)$
> → 실제보다 25cm 얕아 보인다.

**09** 두께가 12cm인 평면 유리판을 통해 물체를 볼 때 겉보기 깊이가 8cm였다면, 유리의 굴절률은?

① 1.2  ② 1.3
③ 1.4  ④ 1.5
⑤ 1.6

> 해설
> 겉보기 깊이$(L') = \dfrac{실제거리(L)}{굴절률(n)}$
> → 굴절률$(n) = \dfrac{실제거리(L)}{겉보기\ 깊이(L')} = \dfrac{12}{8} = 1.5$

**10** 공기 중에서 한 광선이 기준면에서 33cm 뒤에서 수렴한다. 이 광선의 버전스는?

① -2.00D  ② +2.00D
③ -3.00D  ④ +3.00D
⑤ -4.00D

> 해설
> 수렴광선이므로 $L = +33cm = +0.33m$
> → 버전스$(V) = \dfrac{굴절률(n)}{거리(L)} = \dfrac{1}{+0.33} = +3.00(D)$

**11** 렌즈의 앞 1m 거리의 물점에서 렌즈로 입사하는 유효 광선속의 버전스는?(단, 렌즈는 공기 중에 놓여 있다)

① -1.0D  ② -2.0D
③ -5.0D  ④ +1.0D
⑤ +2.0D

정답  06 ②  07 ④  08 ①  09 ④  10 ④  11 ①

> [해설]
> 버전스 = $\dfrac{굴절률(1.0)}{거리(-1)}$ = $-1.0(D)$
> ※ 물점이 렌즈의 앞(왼쪽)에 있으므로 거리의 부호가 (−)이며, 거리의 단위는 반드시 미터(m)를 사용한다.

**12** 어떤 렌즈로부터 출사된 광선이 +1.00D의 버전스를 가질 때, 이 광선이 수렴 또는 발산하는 위치는?

① +0.50m
② −0.50m
③ +1.00m
④ −1.00m
⑤ +2.00m

> [해설]
> 버전스($V$) = $\dfrac{굴절률(n)}{거리(L)}$
> → 거리($L$) = $\dfrac{굴절률(n)}{버전스(V)}$ = $\dfrac{1}{+1.00}$ = $+1.00(m)$

## 02 빛의 반사와 굴절

**13** 평면거울을 30° 회전시키면 상의 위치가 몇 도 변화하는가?

① 15°
② 30°
③ 45°
④ 60°
⑤ 90°

> [해설]
> 평면거울이 30°회전하면 상은 2배인 60°회전한다.

**14** 다음 그림과 같이 지면에 수직으로 놓여 있는 두 개의 평면거울이 100°의 각도를 이루고 있고 지면과 평행하게 진행하는 광선이 거울1에 60°의 각도로 입사하였다. 거울1에 입사한 광선과 거울1과 거울2에서 차례대로 반사된 광선은 몇 도를 이루는가?

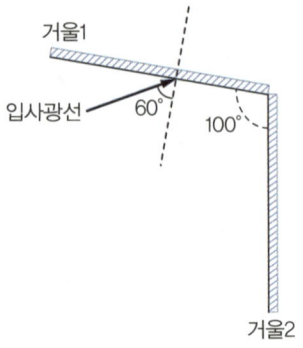

① 60°
② 90°
③ 120°
④ 160°
⑤ 180°

> [해설]
> 2매의 평면거울이 이루는 각($\theta$)에 의한 꺾임각
> $= 360 - 2\theta = 360 - 200 = 160°$
>
>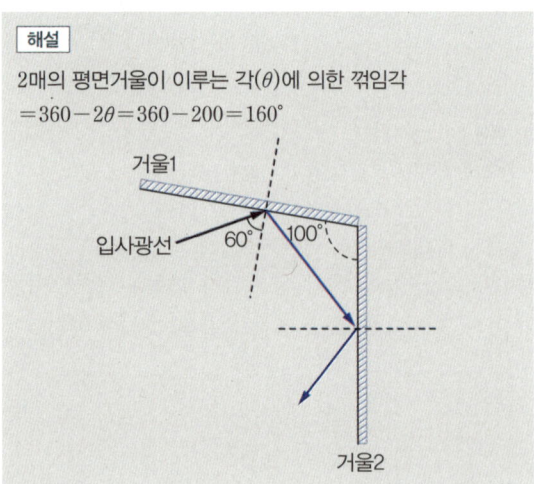

정답 12 ③ 13 ④ 14 ④

**15** 바닥에 수직으로 놓여 있는 두 개의 평면거울이 이루는 각도가 72°이고 그 사이에 물체가 놓여 있다. 이 물체에 대한 상의 개수는?

① 2개
② 3개
③ 4개
④ 5개
⑤ 6개

해설
2매의 평면거울이 이루는 각도가 72°일 때 상의 개수
$= \frac{360}{\theta} = \frac{360}{72} = 5$ → 홀수이므로 상의 개수는 5개

**16** 빛이 굴절률이 다른 매질로 진행해 나갈 때의 경로로 옳지 않은 것은?(단, n은 굴절률이다)

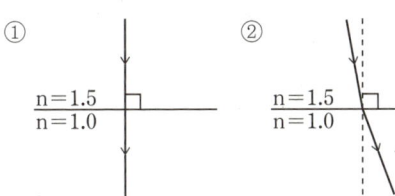

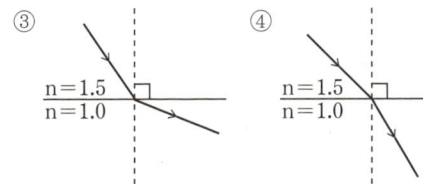

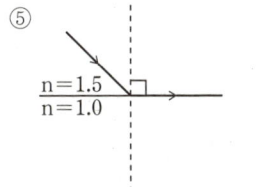

해설
빛이 굴절률이 높은 매질에서 낮은 매질로 진행하면 굴절의 법칙에 의해 굴절각이 커지는 방향으로 굴절된다.

**17** 다음 그림과 같이 공기 중에서 유리로 입사한 광선이 A광선과 B광선으로 나뉘어 굴절되었다. 두 광선 A와 B에 관한 설명으로 옳은 것은?

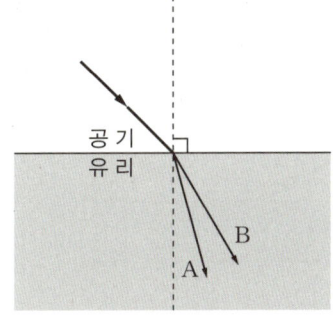

① A보다 B의 굴절률이 크다.
② A보다 B의 속도가 빠르다.
③ A보다 B의 굴절각이 작다.
④ A보다 B의 파장이 짧다.
⑤ A보다 B의 진동수가 크다.

해설

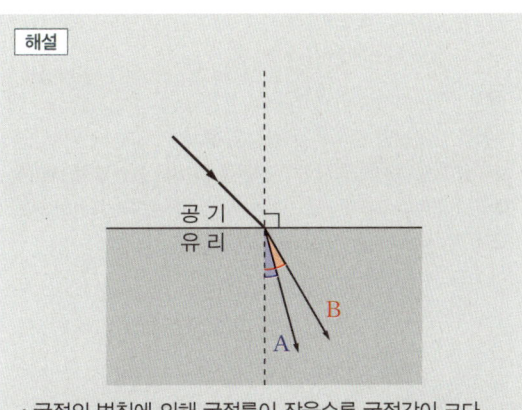

• 굴절의 법칙에 의해 굴절률이 작을수록 굴절각이 크다.
• A보다 B의 굴절각이 크다.
  → A보다 B의 굴절률이 작다.
  → A보다 B의 속도가 빠르다.
  → A보다 B의 파장이 길다.
  → A보다 B의 진동수가 작다.

정답  15 ④  16 ④  17 ②

**18** 다음 그림과 같이 굴절률이 1.5인 평면 유리판이 공기 중에 놓여 있다. 이 유리판에 60°의 각도로 입사하는 광선이 유리판을 통과하여 지나갈 때 유리판에서 출사하는 광선의 굴절각은?

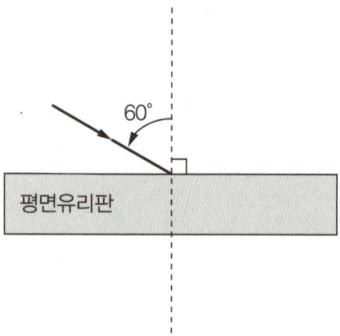

① 15°
② 30°
③ 45°
④ 60°
⑤ 90°

해설
평행한 유리판을 통과하는 광선은 출사 위치가 바뀔 뿐 입사광선과 평행하게 출사한다(창문을 통해서 물체를 볼 때 물체의 변형이나 왜곡은 없으나 실제 위치와는 약간의 차이가 있다).

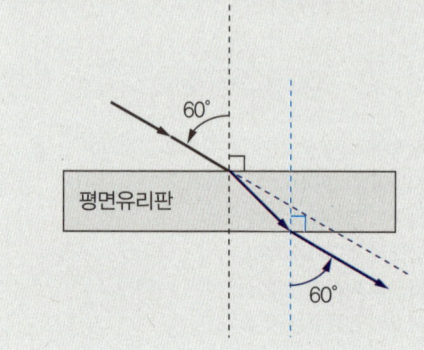

**19** 다음 그림과 같이 빛이 굴절률이 $\sqrt{2}$인 매질에서 공기 중으로 나아갈 때 굴절각이 90°가 되는 입사각은?

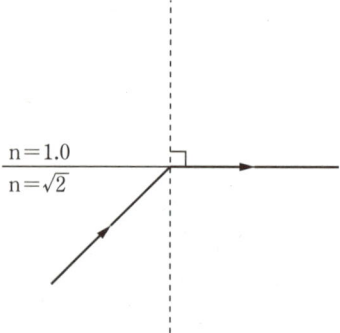

① 10°
② 30°
③ 45°
④ 50°
⑤ 60°

해설
굴절률이 $\sqrt{2}$인 매질에서 공기($n_2=1$)로 입사할 때의 임계각은
$\sin\theta_C = \dfrac{n_2}{n_1} = \dfrac{1}{\sqrt{2}} \left(\sin 45° = \dfrac{\sqrt{2}}{2} = \dfrac{1}{\sqrt{2}}\right) \to \theta_C = 45°$

**20** 오목거울로 축소된 도립실상을 얻기 위한 물체의 위치는?

① 곡률 중심과 초점 사이에 위치
② 곡률 중심에 위치
③ 곡률 중심보다 먼 위치
④ 초점에 위치
⑤ 초점과 정점 사이에 위치

해설
물체가 곡률 중심보다 먼 위치에 있으면 축소된 도립실상이 생긴다.

18 ④  19 ③  20 ③  **정답**

**21** 다음 그림과 같이 오목거울의 앞쪽 30cm에 물체가 놓여 있다. 오목거울의 곡률반경이 40cm일 때 이 물체에 의해 맺히는 상의 종류는?

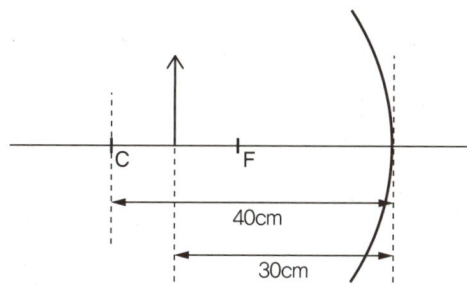

① 축소된 정립허상
② 확대된 정립허상
③ 축소된 도립실상
④ 확대된 도립실상
⑤ 같은 크기의 도립실상

> **해설**
> 물체가 거울의 중심(C = 2F)과 물측초점(F) 사이에 위치할 때 평행광선법으로 상을 작도하면 확대된 도립실상이 결상된다.
> ※ 평행광선법에 의한 상의 작도
> • 광축과 평행하게 입사한 광선은 거울에서 반사하여 상측초점을 지난다.
> • 물측초점을 향하여 입사한 광선은 거울에서 반사하여 광축과 평행하게 진행한다.
> • 거울의 중심을 향하여 입사하는 광선은 거울에서 반사하여 입사한 방향 그대로 되돌아 진행한다.
> → 3개의 기본광선이 만나는 점(Q′)이 상점이 된다.
>
>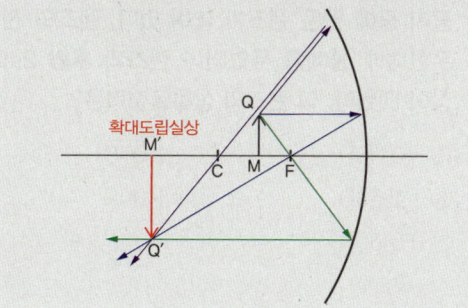

**22** 다음 그림과 같이 굴절률이 1.5인 유리봉의 끝을 곡률반경이 20cm가 되도록 연마하였다. 유리봉이 공기 중에 놓여 있을 때 볼록면의 상측면굴절력은?

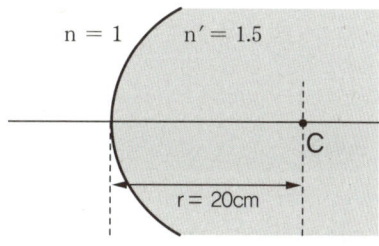

① +1.00D   ② +1.50D
③ +2.00D   ④ +2.50D
⑤ +3.00D

> **해설**
> 구면의 상측면굴절력 :
> $D' = \dfrac{n'-n}{r} = \dfrac{1.5-1}{0.20(m)} = \dfrac{0.50}{0.20} = +2.50(D)$
> ※ 길이의 단위는 반드시 미터(m)를 쓴다.

**23** 굴절률이 1.5인 유리봉의 끝부분이 +2.00D의 굴절력을 갖도록 제작되었다. 이 구면의 곡률반경은?(단, 유리봉은 공기 중에 놓여 있다)

① +10cm    ② +20cm
③ +25cm    ④ +50cm
⑤ +100cm

> **해설**
> $D' = \dfrac{n'-n}{r} \rightarrow r = \dfrac{n'-n}{D'} = \dfrac{1.5-1}{+2.00} = \dfrac{0.50}{2.00} = 0.25(m)$

**24** 광축상에 위치한 점광원에서 발산한 광선이 구면을 통과한 후 광축과 평행하게 진행하였다. 이 점광원의 위치는?

① 상측초점   ② 물측초점
③ 곡률중심   ④ 상측주점
⑤ 물측주점

정답 21 ④  22 ④  23 ③  24 ②

> **해설**
> 광원이 물측초점에 있을 때, 굴절 후 출사광선은 평행하게 진행한다.

## 03 프리즘

**25** 공기 중에 놓여 있는 얇은 프리즘에서 일어나는 빛의 굴절에 관한 설명으로 옳은 것은?

① 프리즘의 정각이 클수록 꺾임각은 작아진다.
② 프리즘의 굴절률이 클수록 꺾임각은 작아진다.
③ 프리즘을 통과한 광선은 정각 방향으로 꺾인다.
④ 프리즘에 의한 상은 기저 방향으로 이동한다.
⑤ 제1면의 입사각과 제2면의 굴절각이 같으면 꺾임각이 최소가 된다.

> **해설**
> • 프리즘의 정각이 클수록 꺾임각은 커진다.
> • 프리즘의 굴절률이 클수록 꺾임각은 커진다.
> • 프리즘을 통과한 광선은 기저 방향으로 꺾인다.
> • 프리즘에 의한 상은 정각 방향으로 이동한다.

**26** 정각이 0.3rad이고 굴절률이 1.5인 얇은 프리즘의 프리즘굴절력은?(단, 프리즘은 공기 중에 놓여 있다)

① 3△  ② 5△
③ 10△ ④ 12△
⑤ 15△

> **해설**
> 정각($a$)이 0.3rad이고 굴절률($n$)이 1.5인 얇은 프리즘의 굴절력($P$)
> → $P = a(n-1) = 0.3 \times (1.5-1) = 0.15(rad) \times 100$
> $= 15(crad) = 15(\triangle)$

**27** 다음 중 안경렌즈의 아베수에 영향을 미치는 것은?

① 회 절  ② 편 광
③ 굴절률 ④ 산 란
⑤ 간 섭

> **해설**
> 아베수는 분산능의 역수이며, 분산능과 아베수 모두 렌즈의 굴절률과 관계가 있다.

**28** 아베수에 대한 설명 중 옳은 것은?

① 아베수가 작을수록 색수차가 작다.
② 아베수는 분산의 제곱에 비례한다.
③ 아베수는 프리즘의 정각에 비례한다.
④ 아베수가 클수록 색분산이 작다.
⑤ 아베수가 클수록 프리즘 꺾임각이 증가한다.

> **해설**
> 아베수가 클수록 분산이 작고 색수차가 작아진다.

## 04 렌즈

**29** 공기 중에 얇은 렌즈가 놓여 있다. 렌즈의 전방 무한대에 물체를 두었더니 렌즈의 후방 2m에 상이 맺혔다. 이 렌즈의 상측굴절력은?

① -0.50D ② -1.00D
③ -1.50D ④ +1.00D
⑤ +0.50D

> **해설**
> 무한대에 있는 물점에서부터 입사한 평행광선속이 렌즈에서 굴절한 후 광축 상에 맺는 상점이 상측초점이며, 렌즈의 (상측)굴절력($D'$)은 상측초점거리($f'$)의 역수로 구할 수 있다.
> 상측초점거리($f'$) = +2m일 때 렌즈의 굴절력($D'$)
> → $D' = \dfrac{1}{f'} = \dfrac{1}{+2} = +0.50(D)$

25 ⑤  26 ⑤  27 ③  28 ④  29 ⑤ **정답**

**30** 공기 중에 얇은 볼록렌즈가 놓여 있다. 렌즈의 전방 1m에 물체를 두었더니 렌즈의 후방 50cm에 상이 만들어졌다. 이 렌즈의 굴절력은?

① +1.00D  ② +2.00D
③ +3.00D  ④ +4.00D
⑤ +5.00D

해설
렌즈의 굴절력은 버전스의 변화량으로 구할 수 있다.
- 상버전스 = $\dfrac{1}{상거리} = \dfrac{1}{+0.50(m)} = +2.00(D)$
- 물체버전스 = $\dfrac{1}{물거리} = \dfrac{1}{-1(m)} = -1.00(D)$
- 렌즈의 굴절력 = 상버전스(+2.00) − 물체버전스(−1.00) = +3.00(D)

※ 가우스결상공식을 이용
→ $D' = \dfrac{1}{s'} - \dfrac{1}{s} = \dfrac{1}{+0.5} - \dfrac{1}{-1} = +3.00(D)$

**31** 공기 중에 +2.00D의 얇은 볼록렌즈가 놓여 있다. 물체가 렌즈의 전방 1m에 놓여 있을 때, 상의 위치는?

① 10cm  ② 20cm
③ 50cm  ④ 75cm
⑤ 100cm

해설
렌즈의 굴절력($D'$) = +2.00D, 물체거리($s$) = −1m일 때
- 물체버전스($S$) = $\dfrac{1}{s} = \dfrac{1}{-1} = -1.00(D)$
- 상버전스($S'$) = $S + D' = (-1.00) + (+2.00) = +1.00$
→ 상거리 : $s' = \dfrac{1}{S'} = \dfrac{1}{+1.00} = 1(m)$

**32** 굴절률이 1.5인 유리로 제작한 얇은 볼록메니스커스렌즈가 공기 중에 놓여 있다. 양면의 곡률반경이 각각 10cm, 50cm일 때 렌즈의 굴절력은?

① −5.00D  ② −4.00D
③ +3.00D  ④ +4.00D
⑤ +5.00D

해설

$n = 1.5$, $r_1 = 10cm$, $r_2 = 50cm$

$r_1 = 0.10$, $r_2 = 0.50$, $n = 1.5$ 일 때
$D' = \dfrac{1.5 - 1.0}{0.10} + \dfrac{1.0 - 1.5}{0.50} = 5.00 + (-1.00)$
$= +4.00(D)$

**33** 공기 중에 놓여 있는 얇은 렌즈에 입사하는 광선에 관한 설명으로 옳지 않은 것은?(단, 광축상에서 진행하는 광선은 제외한다)

① 광축에 평행하게 입사하는 광선은 볼록렌즈에서 굴절한 후 상측초점을 지난다.
② 렌즈의 광학중심점으로 입사한 광선은 볼록렌즈에서 굴절되지 않고 직진한다.
③ 물측초점을 향하여 입사한 광선은 오목렌즈에서 굴절한 후 평행하게 진행한다.
④ 렌즈의 광학중심점으로 입사한 광선은 오목렌즈에서 굴절한 후 평행하게 진행한다.
⑤ 광축에 평행하게 입사하는 광선은 오목렌즈에서 굴절한 후 상측초점에 나온 것처럼 발산한다.

해설
렌즈의 광학중심점으로 입사한 광선은 굴절되지 않고 직진한다.

**34** 공기 중에 볼록렌즈가 놓여 있다. 물체가 물측초점과 렌즈 사이에 있을 때 볼록렌즈에 의해 맺히는 상의 특징은?

① 축소된 도립실상  ② 축소된 정립허상
③ 확대된 도립실상  ④ 확대된 정립허상
⑤ 같은 크기의 정립허상

정답 30 ③  31 ⑤  32 ④  33 ④  34 ④

> **해설**
> 볼록렌즈에서 물체가 물측초점과 렌즈 사이에 위치하면 상은 렌즈의 앞쪽에 확대된 정립허상을 맺는다.

**35** 공기 중에 오목렌즈가 놓여 있다. 물체가 상측초점거리의 2배가 되는 곳에 있을 때 오목렌즈에 의해 생기는 상의 특징은?

① 확대도립실상
② 축소도립허상
③ 축소정립허상
④ 확대정립실상
⑤ 같은 크기의 정립실상

> **해설**
> 오목렌즈는 항상 축소된 정립허상을 맺는다.

**36** 공기 중에 +5.00D의 얇은 구면렌즈가 놓여 있다. 물체의 크기와 같은 도립실상이 맺히는 물체의 위치는?

① −10cm    ② −20cm
③ −40cm    ④ −60cm
⑤ −80cm

> **해설**
> 볼록렌즈의 물측초점의 두 배가 되는 곳(2F)에 물체가 위치할 때 등배도립실상을 맺는다. 렌즈의 물측초점거리($f$)는 상측초점거리($f'$)와 부호가 반대이고, 상측초점거리는 렌즈의 굴절력을 이용해 구한다.
> 상측초점거리($f'$) = $\dfrac{1}{\text{렌즈의 굴절력}(D')} = \dfrac{1}{+5.00}$
>             = +0.20(m)
> → 물측초점거리($f$) = −0.20(m) = −20(cm)
> → $2f$ = −40(cm)

**37** 공기 중에 놓여 있는 렌즈의 앞 20cm에 물체가 있고 상이 렌즈 뒤 50cm에 결상되었다. 횡배율은 얼마인가?(단, 렌즈는 얇은 렌즈로 취급한다)

① −5.0배    ② −2.5배
③ −2.0배    ④ +2.0배
⑤ +2.5배

> **해설**
> 횡배율(m) = $\dfrac{\text{상거리}(s')}{\text{물거리}(s)} = \dfrac{+50}{-20} = -2.5$(배)

**38** 두꺼운 렌즈의 주점과 절점에 관한 설명으로 옳은 것은?

① 주점은 시각과 정적시야 측정의 기준점이다.
② 절점은 거리 측정의 기준점이다.
③ 물체의 위치에 따라 절점의 위치는 달라진다.
④ 물측주점과 상측주점의 각배율은 1이다.
⑤ 물측절점을 향하여 입사한 광선과 상측절점에서 출사한 광선은 서로 평행하다.

> **해설**
> ① 주점은 거리 측정의 기준점이다.
> ② 절점은 시각과 정적시야 측정의 기준점이다.
> ③ 주점과 절점의 위치는 고정되어 있다.
> ④ 물측주점과 상측주점은 횡배율이 1인 점이다.

**39** 다음 중 두꺼운 렌즈에 대한 설명으로 옳지 않은 것은?

① 절점은 각배율이 1인 점이다.
② 주점은 횡배율은 1인 점이다.
③ 주점과 절점은 항상 일치한다.
④ 절점은 시각과 정적시야 측정 기준점이다.
⑤ 주점은 거리측정의 기준점이다.

> **해설**
> 물측 매질과 상측 매질의 굴절률이 같을 때, 주점과 절점이 일치한다.

35 ③   36 ③   37 ②   38 ⑤   39 ③   **정답**

**40** 전면이 평면인 평볼록렌즈에서 상측주점의 위치는?

① 물측정점
② 상측정점
③ 렌즈 내부
④ 물측정점의 앞쪽
⑤ 상측정점의 뒤쪽

해설
전면이 평면인 평볼록렌즈의 상측주점은 상측정점과 일치한다.

**41** 물측주점과 상측주점이 렌즈의 왼쪽에 위치하는 것은?

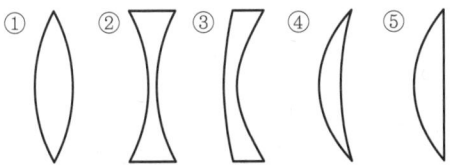

해설
메니스커스형 렌즈의 주점은 렌즈의 외부에 존재하고 더 볼록한 면쪽으로 이동한다. 따라서 주점이 렌즈의 왼쪽에 위치하는 것은 전면이 더 볼록한 볼록메니스커스렌즈이다.

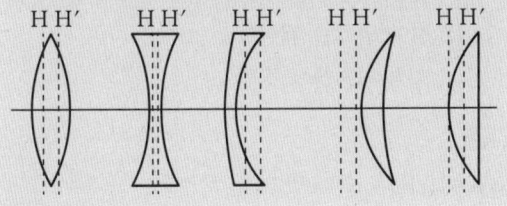

**42** 전면의 면굴절력이 +10.00D, 후면의 면굴절력이 −5.00D, 상측정점굴절력이 +7.00D인 렌즈의 전면 호칭면굴절력은?

① +10.00D  ② +11.00D
③ +12.00D  ④ +13.00D
⑤ +14.00D

해설
상측정점굴절력($D_V'$) = 전면호칭면굴절력($D_N'$) + 후면의 면굴절력($D_2'$)
→ $D_N' = D_V' - D_2' = (+7.00) - (-5.00) = +12.00(D)$

**43** 공기 중에 있는 두꺼운 렌즈의 형상계수가 1.1이다. 렌즈의 상측주점굴절력이 +5.00D일 때 상측정점굴절력은?

① +4.00D  ② +4.50D
③ +5.00D  ④ +5.50D
⑤ +6.00D

해설
상측정점굴절력($D_V'$) = 형상계수($F_S$) × 상측주점굴절력($D'$)
= 1.1 × 5.00 = 5.50(D)

**44** 상측정점굴절력이 +15.00D, 상측주점굴절력이 +10.00D일 때, 형상계수는?

① 1.1  ② 1.2
③ 1.3  ④ 1.4
⑤ 1.5

해설
상측정점굴절력($D_V'$) = 형상계수($F_S$) × 상측주점굴절력($D'$) → $F_S = \dfrac{D_V'}{D'} = \dfrac{15}{10} = 1.5$

정답  40 ②  41 ④  42 ③  43 ④  44 ⑤

**45** 굴절력이 +7.00D와 -3.00D인 두 개의 얇은 구면렌즈를 밀착시켰을 때 합성된 렌즈의 상측초점거리는?(단, 렌즈는 공기 중에 놓여 있다)

① +10cm  ② +25cm
③ +50cm  ④ +75cm
⑤ +100cm

**해설**
여러 매의 얇은 렌즈가 서로 밀착되어 있을 때 합성된 렌즈의 굴절력은 모든 렌즈의 굴절력의 합이다.
→ $D' = D_1' + D_2' = (+7.00) + (-3.00) = +4.00(D)$
상측초점거리($f'$)는 렌즈의 굴절력($D'$)의 역수이다.
→ $f' = \dfrac{1}{D'} = \dfrac{1}{+4.00} = +0.25(m)$

**46** 상측초점거리가 각각 -20cm와 +50cm인 두 개의 얇은 구면렌즈가 공축상에서 40cm 떨어져 있다. 합성렌즈계의 상측주점굴절력은?

① -0.50D  ② -1.00D
③ -1.50D  ④ +1.00D
⑤ +0.50D

**해설**
공기 중에 거리 $d$만큼 떨어져 있는 얇은 렌즈의 합성굴절력은 $D' = D_1' + D_2' - d \cdot D_1' \cdot D_2'$이고 각각의 렌즈굴절력은 초점거리의 역수로 구할 수 있다.
- 상측초점거리가 -20cm인 렌즈의 굴절력 :
  $D_1' = \dfrac{1}{f'} = \dfrac{1}{-0.20} = -5.00(D)$
- 상측초점거리가 +50cm인 렌즈의 굴절력 :
  $D_2' = \dfrac{1}{f'} = \dfrac{1}{+0.50} = +2.00(D)$

-5.00D   +1.00D

$d = 0.40m$

- 합성렌즈계의 상측주점굴절력
  $D' = D_1' + D_2' - d \cdot D_1' \cdot D_2'$
  $= (-5.00) + (+2.00) - 0.40 \times (-5.00) \times (+2.00)$
  $= +1.00(D)$

## 05 조리개와 수차

**47** 다음 중 조리개에 관한 설명으로 옳지 않은 것은?

① 구경조리개는 광학계에 입사하는 유효광선속의 크기를 제한한다.
② 시야조리개는 상을 맺을 수 있는 범위인 시야를 제한한다.
③ 입사동은 물측에서 본 구경조리개의 상이다.
④ 출사창은 상측에서 본 시야조리개의 상이다.
⑤ 눈의 망막은 구경조리개의 역할을 한다.

**해설**
안광학계에서 망막은 시야조리개의 역할을 하고, 홍채가 구경조리개의 역할을 한다.

**48** 상측에서 본 구경조리개의 상은?

① 입사동    ② 출사동
③ 동 공    ④ 입사창
⑤ 출사창

**해설**
입사동은 물측에서 본 구경조리개의 상이고, 출사동은 상측에서 본 구경조리개의 상이다.

**49** 시야조리개의 주요 기능으로 옳은 것은?

① 굴절률을 결정함
② 상의 크기를 결정함
③ 유효광선속을 제한함
④ 시야 범위를 제한함
⑤ 초점 위치를 조정함

**해설**
상을 맺는 시야의 범위를 제한하는 조리개를 시야조리개라 한다.

45 ②  46 ④  47 ⑤  48 ②  49 ④  **정답**

**50** 재질이 같은 두 렌즈를 사용하여 색수차 제거 렌즈를 만들려고 한다. 렌즈의 굴절력이 각각 +10D와 +5D일 때 두 렌즈 사이의 거리는?

① 5cm　　② 10cm
③ 15cm　　④ 20cm
⑤ 25cm

> [해설]
> • 재질이 같은 2개의 렌즈로 색수차를 제거하려면 두 렌즈의 초점거리 평균값만큼 간격($d$)을 둔다.
> $$d = \frac{f_1' + f_2'}{2}$$
> • 각 렌즈의 상측초점거리는 굴절력의 역수로 구할 수 있다.
> $$d = \frac{f_1' + f_2'}{2} = \frac{\frac{1}{D_1'} + \frac{1}{D_2'}}{2} = \frac{\frac{1}{10} + \frac{1}{5}}{2} = \frac{0.3}{2} = 0.15(m)$$

**51** 광축에 수직인 격자 상의 물체가 광학계를 통과한 후 상을 맺을 때 상의 주변부가 휘어지는 것과 관계있는 수차는?

① 왜곡수차　　② 코마수차
③ 비점수차　　④ 상면만곡
⑤ 구면수차

> [해설]
> 광축에 수직인 격자 상의 물체가 광학계를 통과한 후 중심부와 주변부의 배율이 달라서 상을 맺을 때 상의 주변부가 휘어지는 것을 왜곡수차라 한다. 이때, 주변부가 중심부보다 배율이 크면 실패형, 주변부가 중심부보다 배율이 작으면 술통형 왜곡이 발생한다.
>
> | 물 체 | 실패형 왜곡 | 술통형 왜곡 |
> |---|---|---|
> |  |  |  |

정답 50 ③　51 ①

MEMO

국가고시 안경사 기출동형 단기완성

# PART 7

# 물리광학

CHAPTER 01 파 동
CHAPTER 02 간 섭
CHAPTER 03 회 절
CHAPTER 04 편 광
CHAPTER 05 출제예상문제

합격의 공식
SD EDU 시대에듀

# Chapter 01 파동

## 1 빛의 파동성

**출제포인트**

▶ 빛의 파동성과 전자기파의 특성 이해
▶ 빛의 속도, 파장, 진동수와 관련된 계산 문제
▶ 회절, 간섭, 편광 등 파동 현상을 통한 빛의 성질 해석
▶ 도플러 효과, 굴절률 변화, 위상 변화 등 실생활에서의 파동성 분석
▶ 자외선, 가시광선 등 전자기파 영역별 특징 구분

### (1) 파동의 정의와 종류

① **파동** : 주기적인 진동이 매질 또는 공간을 통해 주변으로 퍼져나가는 현상을 말한다.
② 매질은 제자리에서 진동만 일어나고 에너지만 전달된다.

### (2) 파동의 종류

① **역학적 파동** : 매질을 통해서만 전파되는 파동이다(음파, 물결파 등).
② **전자기파** : 진공에서도 전파되는 파동이다(빛, 자외선, X선 등).

### (3) 파동의 분류

① 매질의 진동 방향에 따른 분류
  ㉠ 횡파(고저파) : 매질의 진동 방향이 파동의 진행 방향과 수직인 파동이다(빛(전자기파), 줄의 운동, 지진파의 S파 등).
  ㉡ 종파(소밀파) : 매질의 진동 방향이 파동의 진행 방향과 평행인 파동이다(소리, 용수철의 진동, 지진파의 P파 등).

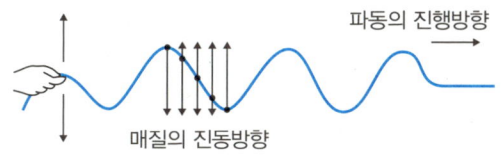

▲ 횡 파

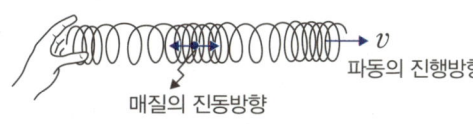

▲ 종 파

② 파면에 따른 분류
  ㉠ 구면파 : 파원이 점광원일 경우, 에너지가 모든 방향으로 퍼지며 파면이 구의 형태를 이루는 파동이다.
  ㉡ 평면파 : 무한히 먼 거리의 광원에서 도달하는 파동으로, 파면이 직선 또는 평면 형태로 진행된다.

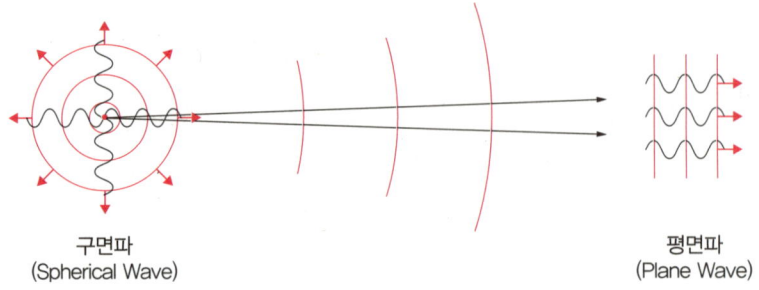

구면파 (Spherical Wave)     평면파 (Plane Wave)

▲ 구면파가 멀어질수록 평면파에 가까워짐

### (4) 파동의 구성요소

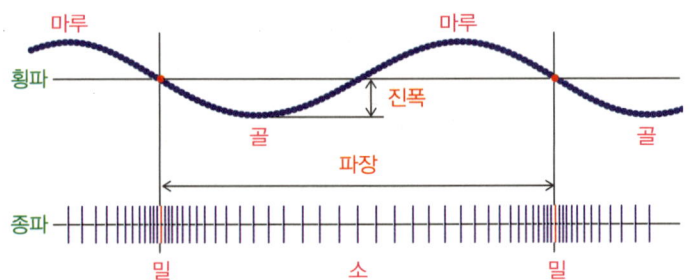

① 진폭(A) : 진동의 중심에서 마루 또는 골까지의 거리로, 파동 에너지는 진폭의 제곱에 비례한다.
② 진동수($f$) : 매질의 한 점이 1초 동안 진동하는 횟수이다(단위 : Hz).
③ 파장($\lambda$) : 1회 진동 시 이동한 거리로 단위는 m를 사용한다.
④ 전파속도($v$) : 파동이 1초 동안 이동한 거리이다($v = f \cdot \lambda$).

### (5) 파동의 성질

① 간섭 : 두 파동이 만나 중첩되어 새로운 파형을 형성하는 현상이다.
② 회절 : 파동이 장애물 또는 틈을 통과할 때 휘어져 장애물의 뒤쪽에 전달되는 현상이다.
③ 편광 : 횡파에서 특정 방향으로만 진동하는 현상이다.

### (6) 빛의 파동성

① 빛의 성질
  ㉠ 빛은 횡파이며, 전자기파로서 진공에서도 전파가 가능하다.
  ㉡ 파동에서만 일어나는 간섭, 회절, 편광 현상이 나타난다.

② 빛의 속도와 굴절률
　㉠ 빛의 속도는 매질에 따라 달라진다(진공 > 공기 > 물 > 유리).
　㉡ 굴절률은 매질 내에서 느려지는 속도의 비율을 말한다.
　　→ 굴절률$(n) = \dfrac{진공에서\ 빛의\ 속도(c)}{매질\ 내에서\ 빛의\ 속도(v)} = \dfrac{\lambda_{진공}}{\lambda_{매질}}$
　㉢ 굴절률이 클수록 파장은 짧아지고, 속도는 느려진다.

③ 반사파의 위상변화
　㉠ **고정단(Fixed End) 반사** : 굴절률이 낮은 매질에서 높은 매질을 만나 반사될 때, 위상이 180°변한다.
　㉡ **자유단(Free End) 반사** : 굴절률이 높은 매질에서 낮은 매질을 만나 반사될 때, 위상이 변하지 않는다.

④ 전자기파의 영역

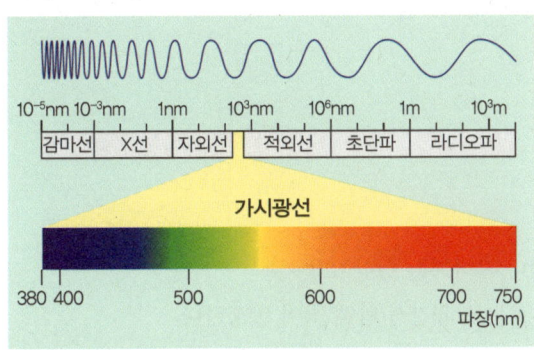

　㉠ 자외선 : 약 100~380nm, 살균효과, 백내장의 원인이 될 수 있다.
　㉡ 가시광선 : 약 380~750nm, 사람의 시각으로 인지 가능한 범위이다.
　㉢ 적외선 : 약 750~$10^6$nm, 열선 및 원적외선 등이 있다.

### (7) 도플러 효과
① 파원 또는 관측자가 움직일 때 파동의 진동수와 파장의 변화가 관측되는 현상이다.
② 파원과 관측자 사이의 거리가 가까워질수록 파장이 짧아진다(청색편이).
③ 파원과 관측자 사이의 거리가 멀어질수록 파장이 길어진다(적색편이).

# Chapter 02 간섭

## 1 빛의 간섭

**출제포인트**
- ▶ 빛의 간섭 현상의 원리 이해(위상차, 경로차)
- ▶ 매질의 경계면에 일어나는 반사율 계산
- ▶ 반사방지코팅(단층막)의 간섭 조건 및 최소 두께

### (1) 빛의 간섭 개념
① 간섭 : 두 개의 파동(빛)이 만나 진폭이 커지거나 작아지는 현상이다.
② 경로차 또는 위상차에 따라 보강간섭(강해짐) 또는 상쇄간섭(약해짐)이 발생한다.

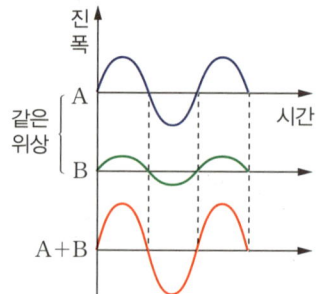

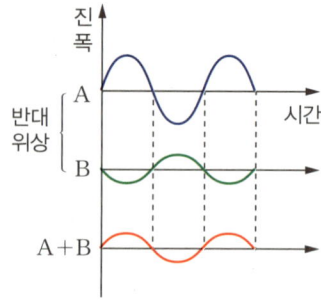

㉠ **보강간섭(밝은 무늬)** : 두 파동이 같은 위상(마루와 마루, 골과 골)을 가질 때 두 파동이 중첩되어 합성파의 진폭이 커지는 경우를 말한다.

㉡ **상쇄간섭(어두운 무늬)** : 두 파동이 반대 위상(마루와 골, 골과 마루)을 가질 때, 두 파동이 중첩되어 합성파의 진폭이 작아지는 경우를 말한다.

### (2) 투명 매질에서의 반사율
① 빛이 투명한 매질(렌즈)을 만나면 일부는 반사되고, 일부는 투과된다.
② 투과율(T) + 반사율(R) = 100(%) → 반사율을 줄이면 투과율이 증가한다.
③ 서로 다른 굴절률 매질의 경계면에서 반사되는 비율

㉠ 반사율$(R) = \left(\dfrac{n_2 - n_1}{n_2 + n_1}\right)^2 \times 100(\%)$

  &#9406; 빛이 공기($n_1$) 중에서 안경렌즈($n_2$)로 수직으로 입사할 때의 (단면)반사율

   → $R = \left(\dfrac{1.5-1}{1.5+1}\right)^2 \times 100 = 4(\%)$ → 양면에서는 8% 반사되어 투과율이 92%로 감소한다.

**(3) 반사방지코팅의 원리**

 ① 렌즈 표면의 반사를 줄이기 위해 코팅막을 입힘 → 가시광선 투과율 증가

 ② 코팅막의 전후면에서 반사된 빛이 상쇄간섭을 일으키게 설계

 ③ 최소 반사를 위한 광학적 조건

  코팅막의 최소 두께($d$) $= \dfrac{\lambda}{4n}$ ($\lambda$ : 입사광의 파장, $n$ : 코팅막의 굴절률)

# Chapter 03 회절

## 1 빛의 회절

**출제포인트**

▶ 회절의 정의 및 회절 조건 이해
▶ 프레넬 회절 vs 프라운호퍼 회절 구분
▶ 회절 현상의 예시
▶ 파장에 따른 회절 간격

### (1) 빛의 회절

① 빛이 장애물의 모서리나 좁은 틈을 지날 때, 직진하지 않고 휘어지는 현상이다.
② 회절현상은 파장이 길수록, 틈이 좁거나 날카로운 가장자리에서 잘 일어난다.
③ 회절현상은 호이겐스의 원리로 설명된다.
④ **호이겐스의 원리** : 파면의 각 점이 다음 파동의 점광원이 되어 퍼져나가고, 각 점광원에서 나오는 구면파동의 공통으로 접하는 곡면(포락면)이 다음 파면을 형성하면서 파동이 전파된다.

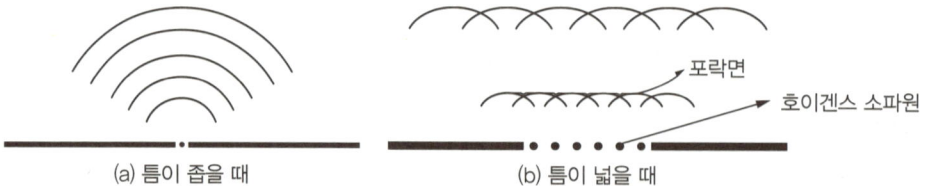

(a) 틈이 좁을 때    (b) 틈이 넓을 때

### (2) 회절의 예시

① 빛이 원형 조리개를 통과할 때 동심원 모양의 무늬가 발생한다.
② 면도날 가장자리의 흐릿한 부분이 나타난다.

### (3) 프레넬 회절 vs 프라운호퍼 회절

| 구 분 | 프레넬 회절 | 프라운호퍼 회절 |
| --- | --- | --- |
| 광원과 스크린 사이 거리 | 가깝다 | 매우 멀다(무한대) |
| 파동의 형태 | 구면파 | 평면파 |

# Chapter 04 편광

## 1 빛의 편광

**출제포인트**

▶ 편광의 개념 및 정의
▶ 부르스터의 법칙 : 편광각의 정의 및 계산
▶ 말루스의 법칙 : 편광판 2장을 통과한 빛의 세기 변화

### (1) 편광의 정의

① 편광(Polarization) : 특정 방향으로 진동하는 빛을 말한다.
② 자연광은 다양한 진동 방향이 무작위로 섞여 있는 무편광의 빛이다.

### (2) 편광의 생성

① **흡수에 의한 편광**

  ㉠ 편광판은 특정 방향의 전기장 성분만 통과시키고, 나머지는 흡수하여 편광된 빛을 만든다.
  ㉡ 말루스의 법칙 : 여러 개의 편광판을 통과하면 편광축이 이루고 있는 각에 따라 빛의 세기는 감소한다.

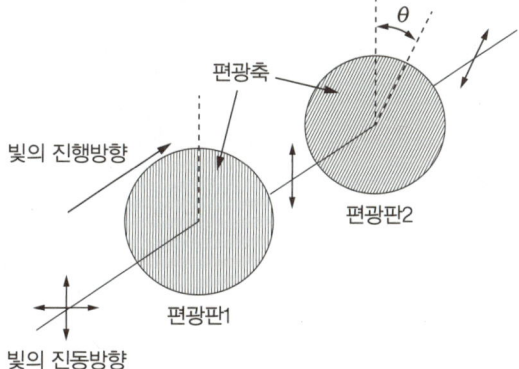

- 최초 입사광의 세기 : $I_0$
- 편광판1를 통과한 후 빛의 세기

  $I_1 = \dfrac{1}{2} I_0$

- 편광판2를 통과한 후 빛의 세기

  $I_2 = \dfrac{1}{2} I_0 \cdot \cos^2 \theta$

② 반사에 의한 편광
  ㉠ 입사광이 투명한 매질의 표면에 반사되면 반사광이 부분적으로 또는 완전히 편광될 수 있다.
  ㉡ 매질의 경계면에서 반사와 굴절이 일어날 때 경계면(입사면과 수직)과 나란하게 진동하는 빛이 반사가 더 잘 일어난다.
  ㉢ 부르스터의 법칙 : 편광되지 않은 빛이 투명한 매질에 입사하여 반사와 굴절이 일어날 때 반사광선과 굴절광선이 90°를 이루는 경우 반사광선은 완전 직선편광된다. 이때의 입사각을 편광각(부르스터의 각 ; $\theta_B$)이라 한다.

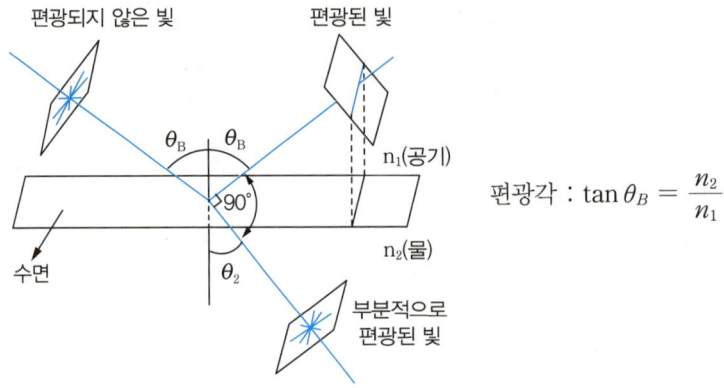

편광각 : $\tan \theta_B = \dfrac{n_2}{n_1}$

③ 복굴절에 의한 편광
  ㉠ 방해석과 같은 복굴절성 결정은 광선을 두 개로 나누어 서로 다른 편광 상태로 진행시킨다.
  ㉡ 정상광선(Ordinary Ray)과 이상광선(Extraordinary Ray)으로 분리되어 진행하며, 각기 다른 편광 방향과 속도를 갖는다.

④ 산란에 의한 편광
  빛이 대기 중의 작은 입자를 만나 산란되면, 입사광선과 산란광선이 이루는 각에 따라 편광된다.

2 빛의 산란

출제포인트

▶ 파장에 따른 산란의 강도
▶ 산란과 물체의 색

(1) 빛의 산란

① 빛의 파장과 크기가 비슷하거나 작은 입자를 만나 사방으로 퍼져 나가는 현상이다.
② 산란된 빛은 부분 편광될 수 있다.

(2) 산란과 물체의 색

① 레일리 산란(Rayleigh Scattering)

㉠ 산란을 일으키는 입자의 크기가 빛의 파장보다 훨씬 작을 때 발생한다.

㉡ 산란 강도는 파장의 4제곱에 반비례한다. → $\propto \dfrac{1}{\lambda^4}$

㉢ 청색광(짧은 파장)이 적색광(긴 파장)보다 산란이 더 잘 일어난다.

㉣ 예시 : 맑은 날 하늘이 파란 이유, 해 질 무렵 태양이 붉게 보이는 이유

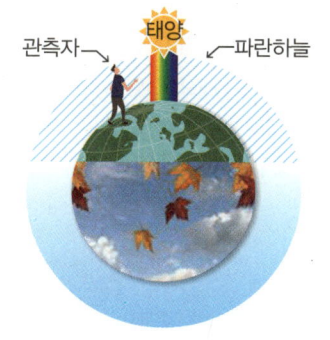 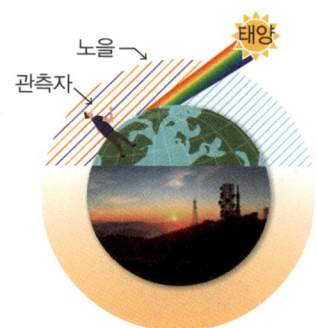

② 미 산란(Mie Scattering)

㉠ 산란을 일으키는 입자의 크기가 빛의 파장과 비슷하거나 클 때 발생한다.
㉡ 파장에 따른 차이가 거의 없어 백색광이 유지된다.
㉢ 예시 : 구름이 흰색으로 보이는 이유

# Chapter 05 출제예상문제

## 01 파동

**01** 다음 중 빛이 횡파임을 입증하는 현상으로 가장 적절한 것은?

① 반 사
② 굴 절
③ 간 섭
④ 회 절
⑤ 편 광

**해설**
편광은 횡파에서만 나타나는 현상이다.

**02** 파장이 600nm인 빛이 굴절률 n=1.5인 매질로 입사했다. 매질에서의 파장은?

① 300nm
② 350nm
③ 400nm
④ 450nm
⑤ 500nm

**해설**
굴절률$(n) = \dfrac{\lambda_{진공}}{\lambda_{매질}} \rightarrow \lambda_{매질} = \dfrac{\lambda_{진공}}{굴절률(n)} = \dfrac{600}{1.5} = 400(nm)$

**03** 망막의 시세포가 반응하는 빛의 파장 영역은?

① 100~200nm
② 200~400nm
③ 400~700nm
④ 800~1000nm
⑤ 1000~1200nm

**해설**
사람이 볼 수 있는 가시광선 영역은 약 380~780nm이며, 통상적으로 400~700nm의 범위이다.

**04** 파동의 진폭이 2배가 될 때 파동 에너지의 변화는?

① $\dfrac{1}{2}$배
② 2배
③ $\sqrt{2}$배
④ 4배
⑤ 변화 없음

**해설**
파동의 에너지는 진폭의 제곱에 비례한다. → $E \propto A^2$

**05** 별빛 스펙트럼에서 적색편이가 나타났다면 그 의미는?

① 멀어지고 있다.
② 다가오고 있다.
③ 정지해 있다.
④ 온도가 높다.
⑤ 온도가 낮다.

**해설**
별의 적색편이는 도플러 효과로 인해 파장이 길어지는 현상으로 관측자와 광원이 멀어지고 있음을 의미한다.

**06** 공기 중에서 수면으로 빛이 입사될 때, 굴절률이 1.33인 수면에서 반사된 빛의 위상 변화는?

① 0°
② 90°
③ 180°
④ 270°
⑤ 360°

**해설**
공기(굴절률 1.0)에서 굴절률이 높은 수면으로 입사될 때 반사파는 180° 위상이 변한다.

**정답** 01 ⑤ 02 ③ 03 ③ 04 ④ 05 ① 06 ③

**07** 파장이 500nm이고, 진동수가 $6 \times 10^{14}$Hz인 빛의 속도는?

① $1.5 \times 10^8$ m/s  ② $3.0 \times 10^8$ m/s
③ $2.0 \times 10^8$ m/s  ④ $3.3 \times 10^8$ m/s
⑤ $6.0 \times 10^8$ m/s

해설
빛의 속도$(v)$ = 진동수$(f)$ × 파장$(\lambda)$
$= (6 \times 10^{14}) \times (500 \times 10^{-9})$
$= 3.0 \times 10^8$ (m/s)

**08** 다음 중 자외선(UV)의 특성이 아닌 것은?

① 살균효과가 있다.
② 파장이 800nm 이상이다.
③ 백내장을 유발할 수 있다.
④ 화학작용이 강하다.
⑤ 보라색 근처 파장이다.

해설
자외선은 약 200~400nm 범위의 광선으로 가시광선보다 파장이 짧고 에너지가 크다.

## 02 간섭

**09** 안경렌즈의 반사방지코팅에 주로 이용하는 물리 현상은?

① 회절  ② 분산
③ 간섭  ④ 편광
⑤ 난반사

해설
반사방지코팅은 상쇄간섭을 이용해 반사광을 줄이고, 광선의 투과율을 높인다.

**10** 공기 중에 굴절률이 1.5인 렌즈가 놓여 있다. 이 렌즈에 수직 입사하는 광선속의 투과율은?(단, 이 렌즈는 무코팅 렌즈이다)

① 84%  ② 88%
③ 92%  ④ 96%
⑤ 100%

해설
굴절률이 1.5인 렌즈의 단면 반사율은 4%로 입사면과 출사면에서 각각 4%가 반사된다. 따라서 이 렌즈를 통과하면 투과율은 입사광선 양의 약 92%로 줄어든다.

**11** 안경렌즈$(n=1.5)$를 굴절률이 1.25인 물질로 코팅하였다. 파장 600nm의 빛이 최소 반사를 일으키려면 코팅막의 최소 두께는?

① 80nm  ② 90nm
③ 100nm  ④ 120nm
⑤ 140nm

해설
코팅막의 최소 두께$(d) = \dfrac{\lambda}{4n} = \dfrac{600}{4 \times 1.25} = 120$(nm)

## 03 회절

**12** 평면파가 좁은 틈을 통과하면서 파면이 휘어지는 현상은?

① 반사  ② 굴절
③ 간섭  ④ 회절
⑤ 산란

해설
회절은 파동이 장애물을 통과할 때 진행 방향이 굽어지는 현상으로 서로 다른 매질의 경계면에서 일어나는 굴절 현상과는 구분된다.

정답 07 ② 08 ② 09 ③ 10 ③ 11 ④ 12 ④

**13** 다음 중 회절현상을 설명하는 원리는?

① 호이겐스의 원리 ② 말루스의 법칙
③ 도플러 효과 ④ 페르마의 원리
⑤ 브루스터의 법칙

해설
회절현상은 파면의 각 점이 새로운 파동의 점광원이라는 호이겐스의 원리로 설명할 수 있다.

**14** 단일 슬릿 회절에서 가장 간격이 넓은 무늬를 형성하는 빛은?

① 자색광 ② 청색광
③ 녹색광 ④ 황색광
⑤ 적색광

해설
회절 무늬의 간격은 파장에 비례하며, 적색광의 파장이 가장 길다.

**15** 단일 슬릿에 의한 회절에 대한 설명으로 옳지 않은 것은?

① 입사광의 파장이 길수록 회절 무늬 간격이 넓다.
② 슬릿의 폭이 넓을수록 회절 무늬 간격이 넓다.
③ 광원이 멀리 있으면 프라운호퍼 회절이 일어난다.
④ 광원이 가까이 있으면 프레넬 회절이 일어난다.
⑤ 입사광이 평면파이면 프라운호퍼 회절이 일어난다.

해설
슬릿의 폭이 좁을수록 회절 무늬 간격이 넓어진다.

## 04 편 광

**16** 편광현상으로 알 수 있는 빛의 성질은?

① 빛은 입자이다.
② 빛은 종파이다.
③ 빛은 횡파이다.
④ 빛은 직진한다.
⑤ 빛의 진동수는 일정하다.

해설
편광은 특정한 방향으로 진동하는 빛을 뜻하며, 횡파에서만 일어나는 현상이다.

**17** 빛이 공기 중에서 굴절률이 $\sqrt{3}$인 매질로 입사할 때, 편광각(브루스터의 각)은?

① 15° ② 30°
③ 45° ④ 60°
⑤ 90°

해설
$\tan\theta_B = \dfrac{n_2}{n_1} = \dfrac{\sqrt{3}}{1} \rightarrow (\tan 60° = \sqrt{3}) \rightarrow$ 편광각$(\theta_B) = 60°$

**18** 입사광의 세기가 $I_0$인 자연광이 편광판 하나를 통과하였을 때, 통과 후 빛의 세기는?

① $\dfrac{1}{2}I_0$ ② $\dfrac{1}{4}I_0$
③ $\dfrac{1}{8}I_0$ ④ $\dfrac{3}{4}I_0$
⑤ $\dfrac{3}{8}I_0$

해설
편광판은 편광축 방향으로 진동하는 빛만 통과시키고, 나머지는 흡수하므로 빛의 세기가 절반으로 줄어든다.

13 ① 14 ⑤ 15 ② 16 ③ 17 ④ 18 ① **정답**

**19** 편광축이 서로 60°를 이루는 두 편광판을 통과한 자연광의 최종 세기는?

① $\dfrac{1}{2}I_0$ ② $\dfrac{1}{4}I_0$

③ $\dfrac{1}{8}I_0$ ④ $\dfrac{3}{4}I_0$

⑤ $\dfrac{3}{8}I_0$

> **해설**
> 첫 번째 편광판을 통과한 후, 빛의 세기는 $I_1 = \dfrac{1}{2}I_0$로 감소하고, 두 번째 편광판을 통과한 후, 빛의 세기는
> $I_2 = \dfrac{1}{2}I_0 \cdot \cos^2\theta = \dfrac{1}{2}I_0 \times \left(\dfrac{1}{2}\right)^2 = \dfrac{1}{8}I_0$로 감소한다.

**20** 맑은 날 하늘이 파랗게 보이는 주된 물리 현상은?

① 빛의 간섭
② 빛의 회절
③ 빛의 산란
④ 빛의 굴절
⑤ 빛의 편광

> **해설**
> 하늘이 파랗게 보이는 이유는 태양광 중 파장이 짧은 빛(청색광)이 대기 중 입자에 의해 더 많이 산란되기 때문이다.

**정답** 19 ③ 20 ③

MEMO

국가고시 안경사 기출동형 단기완성

# PART 8

# 굴절검사 이론 및 실무

CHAPTER 01  예비검사
CHAPTER 02  원용검사
CHAPTER 03  근용검사
CHAPTER 04  출제예상문제

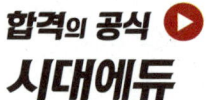
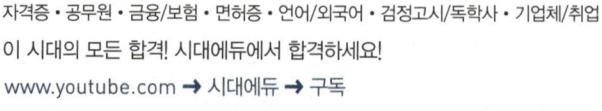

# Chapter 01 예비검사

## 1 나안시력검사

> **출제포인트**
> ▶ 시력의 정의 및 계산 : 최소분리시각, 거리환산시력
> ▶ 시력검사 단계: 시력표 → FC → HM → LP
> ▶ 시력 1.0 이상에서 정시와 원시의 구분
> ▶ 시력 1.0 미만에서 근시와 원시의 구분

### (1) 시력의 정의 및 계산

① 시력 = $\dfrac{1}{\text{최소분리시각(분)}}$

② 최소분리시각 : 10분각 → 시력 = $\dfrac{1}{10}$ = 0.1

### (2) 시력검사 단계

① 일반 시력검사 : 시력표 사용(5m 기준)

② 시력표에서 가장 큰 시표(0.1)를 읽지 못할 때의 시력검사 순서

  ㉠ 검사거리 단축 → 시력 = 검사시표(0.1) × $\dfrac{\text{시표판독거리}}{\text{기준 거리}}$

  ㉡ 안전지수(FC ; Finger Count) : 손가락 개수 인식

  ㉢ 안전수동(HM ; Hand Motion) : 손 흔들기 인식

  ㉣ 광각(LP ; Light Perception) : 빛을 감지하는지를 판별

  ㉤ 빛을 감지하지 못할 때 → 맹

### (3) 나안시력에 따른 추가 검사

① **나안시력 1.0 이상** : 정시, 수의성 원시, 상대성 원시일 수 있으므로 정시와 원시의 구분 검사를 시행한다.

  ㉠ (+)렌즈 부가검사
   • 시력 감소 → 정시
   • 시력이 향상되거나 유지 → 원시

    ⓒ 적록검사
      • 적색 바탕과 녹색 바탕의 시표 선명도가 동일 → 정시
      • 녹색 바탕의 시표가 더 선명 → 원시
  ② **시력 1.0 미만** : 근시 또는 절대성 원시일 수 있으므로 근시와 원시의 구분 검사를 시행한다.
   (−)렌즈 부가법
    • 시력이 향상되거나 유지 → 근시성 비정시
    • 시력 감소 → 원시성 비정시

## 2 우세안검사

**출제포인트**

▶ 우세안(Dominant Eye)의 개념과 임상적 중요성 이해

### (1) 우세안(Dominant Eye)의 개념
 ① 양안 중 시지각 또는 주시(Primary Fixation)에서 더 우세하게 사용되는 눈을 말한다.
 ② 시기능검사, 굴절검사, 시기능훈련, 노안처방 등에서 고려된다.

### (2) 우세안검사법
 ① 구멍을 통해 양안으로 시표를 응시, 한쪽 눈씩 가렸을 때 시표의 위치가 변하지 않는 눈이 우세안이다.
 ② 원형구멍카드검사(홀카드검사), 마일즈(Miles) 검사 등이 있다.

Eye Dominance Testing

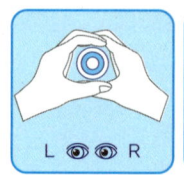 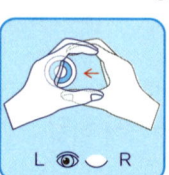 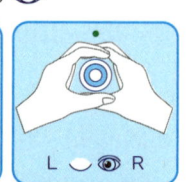

오른쪽이 우세안

## 3 안위검사

**출제포인트**

▶ 가림검사 vs 가림벗김검사의 목적
▶ 안구의 움직임 방향을 해석하여 사시 / 사위 종류 판단

### (1) 가림검사(Cover Test)
① 목적 : 사시 여부(정위 vs 사시)를 판단하기 위한 검사이다.
② 방법 : 한쪽 눈을 가리고 반대쪽 눈의 움직임을 관찰한다.
③ 가리지 않은 눈의 움직임이 없으면 정위, 움직임이 있으면 사시이다.

### (2) 가림벗김검사(Cover-Uncover Test)
① 목적 : 사위 여부(잠재적 안위 이상)를 확인하기 위한 검사이다.
② 방법 : 한쪽 눈을 가렸다가 떼며 움직임을 확인한다.
③ 가렸던 눈의 움직임이 없으면 정위, 움직임이 있으면 사위이다.

### (3) 안구의 움직임과 사시(사위)의 종류

| 안구 움직임 | 코 방향으로 이동 | 귀 방향으로 이동 | 위쪽으로 이동 | 아래로 이동 |
|---|---|---|---|---|
| 사시(사위)의 종류 | 외사시(사위) | 내사시(사위) | 하사시(사위) | 상사시(사위) |

## 4 핀홀시력검사

**출제포인트**

▶ 핀홀시력검사의 목적과 결과 해석

### (1) 핀홀(Pinhole)시력검사
① 목적 : 시력저하의 원인이 굴절이상인지 안과질환인지 감별하기 위한 검사이다.
② 원리 : 핀홀은 초점심도를 깊게 만들어 굴절이상에 의한 흐릿한 상이 더 선명하게 맺히도록 한다.

### (2) 핀홀(Pinhole)시력검사의 결과 해석
① 시력 향상○ → 굴절이상(근시, 원시, 난시 등)
② 시력 향상× → 안과질환(매체 혼탁, 망막 이상 등) 가능성
※ 핀홀검사는 안경교정 가능 여부를 예측하는 간단한 예비검사로, 안과 의뢰 여부 판단에도 활용된다.

## 5 최대조절력검사

> **출제포인트**
> ▶ 최대조절력의 임상적 의미
> ▶ 측정 방법에 따른 최대조절력의 계산

### (1) 최대조절력의 정의와 임상적 의미
① 조절 : 수정체의 곡률을 증가시켜 가까운 물체에 초점을 맞추는 과정이다.
② 최대조절력 : 조절능력의 한계치를 의미하며, 나이가 들수록 감소한다.
③ 노안 진단이나 조절기능 평가 시 필수적인 검사이다.

### (2) 검사방법
① 푸시업(Push-up)법
  ㉠ 피검사자에게 시표(글자 등)를 점차 가까이 가져가며 흐려지는 지점(조절근점)을 측정한다.
  ㉡ 최대조절력 $= \dfrac{1}{조절근점거리}$ (단위: $m^{-1} = D$)
  ㉢ 정시의 조절근점이 10cm였을 때 최대조절력
   → 최대조절력 $= \dfrac{1}{0.10} = +10.00(D)$

② (-)렌즈부가법
  ㉠ 근거리에 시표를 고정하고, (-)렌즈를 점진적으로 부가하여 시표가 흐려지는 시점을 확인한다.
  ㉡ 최대조절력 $= -$검사거리 버전스$\left(\dfrac{1}{검사거리}\right) -$ 부가한 굴절력
  ㉢ 검사거리 40cm, S-6.00D를 부가했을 때 최대조절력
   → 최대조절력 $= -\dfrac{1}{-0.40} - (-6.00) = 2.50 + 6.00 = +8.50(D)$

③ (+)렌즈부가법
  ㉠ 검사거리가 조절근점 보다 가까운 노안의 경우 (+)렌즈를 부가하여 최대조절력을 구한다.
  ㉡ 근거리에 시표를 고정하고, (+)렌즈를 점진적으로 부가하여 시표가 선명해지는 시점을 확인한다.
  ㉢ 최대조절력 $= -$검사거리 버전스$\left(\dfrac{1}{검사거리}\right) -$ 부가한 굴절력
  ㉣ 검사거리 40cm, S+1.00D를 부가했을 때 최대조절력
   → 최대조절력 $= -\dfrac{1}{-0.40} - (+1.00) = 2.50 - 1.00 = +1.50(D)$

## 6 폭주근점검사

**출제포인트**
▶ 폭주근점검사의 목적

### (1) 폭주근점검사의 목적
① 양안융합기능(Convergence)을 평가하기 위한 검사이다.
② 이향운동이 잘 이루어지는지를 확인하여 양안시기능 전반의 이상 여부를 판단한다.
③ 눈의 피로, 복시, 근거리 작업 시 불편감 등의 원인을 파악하는 데 중요하다.

## 7 색각검사

**출제포인트**
▶ 색각이상 검사의 종류

### (1) 색각이상 검사의 종류

| 검사법 | 특 징 | 장 점 | 단 점 |
| --- | --- | --- | --- |
| 거짓동색표 | 여러 가지 색의 원형점으로 구성된 배경에 숫자·문자 삽입 | 빠르고 간편, 집단검사용 | 정확도 낮음 |
| 나겔 색각경 | 적 + 녹 혼합 → 기준색과 일치 | 정밀하게 색각이상 종류와 정도를 파악할 수 있음 | 조작 복잡 시간 소요 |
| D-15검사 | 색상 배열 검사 | 중등도 이상 색각이상 구분 | 경증은 판별이 어려움 |
| 패른워스 - 먼셀 100색상 검사 | 85~100색 배열 | 민감도 매우 높음 | 검사시간 길고 피로 유발 |

# Chapter 02 원용검사

## 1 자동안굴절검사기

**출제포인트**

▶ 자동안굴절검사기의 측정 항목
▶ 측정데이터의 분석(등가구면굴절력, 전체난시량 등)

### (1) 자동안굴절검사기(Auto-Refractometer)

자동으로 망막 반사(Reflex)를 분석하여 굴절이상을 측정하는 기기이다.

| 측정 항목 | 의 미 | 설 명 |
|---|---|---|
| S | 교정구면굴절력 | 근시 또는 원시의 정도 |
| C | 교정원주굴절력 | 난시의 강도 |
| A | 교정원주렌즈의 축 방향 | 난시의 교정축(0~180도) |
| SE | 등가구면굴절력 | S+(C/2)로 계산 |

### (2) 임상적 활용 및 제한점

① 자각적 굴절검사의 기준 값으로 사용 가능하다.
② 조절의 영향을 받을 수 있고, 부정확한 결과가 나올 수 있다.
③ 안경처방의 참고자료로 활용된다(자각적 굴절검사를 통해 최종 처방).
④ 협조가 어려운 환자(소아, 청각장애인 등)에게 유용하다.

## 2 각막곡률계

**출제포인트**

▶ 난시 유형(직난시, 도난시, 사난시) 판단
▶ 각막난시량 계산
▶ 마이어상을 통한 난시 해석

### (1) 각막곡률계(Keratometer)의 측정원리

① 각막전면의 반사상을 관찰해 곡률반경($r$)과 굴절력을 측정한다.
② 곡률반경($r$)과 각막굴절력($D'$)은 다음과 같이 계산된다(※ 기학광학 8번 주제 참고).

$$n_{각막} = 1.3375 \rightarrow D' = \frac{n_{각막} - n_{공기}}{r} = \frac{1.3375 - 1}{r} = \frac{0.3375}{r}$$

### (2) 측정결과 해석

① 양주경선(보통 90°, 180°)의 굴절력을 측정한다.
② 각 경선의 D값 차이는 각막난시량을 의미한다.
③ 강주경선 방향에 따른 난시의 유형에는 직난시, 도난시, 사난시가 있다.
④ 마이어상의 해석
  ㉠ 원형이 고르고 선명한 경우 → 정난시(직난시 또는 도난시)
  ㉡ 불규칙하고 찌그러진 경우 → 부정난시

## 3 정적검영법

**출제포인트**
- ▶ 정적검영법의 정의와 검사목적
- ▶ 중화점에서의 반사광 변화(움직임, 밝기)
- ▶ 반사광 방향 해석을 통한 굴절 상태 예측
- ▶ 순검영값과 원용교정굴절력의 계산
- ▶ 난시 검영법(입사선조광과 경선의 관계)
- ▶ 안모형통을 이용한 검영법의 이해

### (1) 검영법의 정의
검영법 : 망막 반사광의 움직임과 밝기를 관찰하여 피검자의 굴절상태를 객관적으로 측정하는 방법이다.

### (2) 검영법의 분류
① 눈의 상태에 의한 분류
  ㉠ 정적검영법 : 정적굴절상태에서 검사 → 원용교정굴절력
  ㉡ 동적검영법 : 조절력을 개입시킨 상태에서 검사 → 근용교정굴절력, 조절래그
② 검사 위치에 의한 분류
  ㉠ 고정식검영법 : 검사거리를 고정하고 판부렌즈의 굴절력을 변경하면서 중화점을 측정
  ㉡ 이동식검영법 : 검사거리를 고정하지 않고 검사자가 앞뒤로 이동해 가면서 중화점을 측정

### (3) 중화점의 개념
① 망막에 정확히 초점이 맺히는 위치를 말한다.
② 반사광의 움직임이 정지하고, 폭이 넓어지고, 가장 밝고 선명하게 보이는 상태이다.

### (4) 고정식 정적검영법
① 반사광의 방향 해석(발산광선으로 검영 시)
  ㉠ **동행(동일 방향)** : 반사광이 입사광과 같은 방향으로 움직이며, 중화점보다 약한 근시 또는 원시 상태를 나타낸다.
  ㉡ **역행(반대 방향)** : 반사광이 입사광과 반대 방향으로 움직이며, 중화점보다 심한 근시 상태를 나타낸다.
  ※ 검사거리가 50cm일 때, 중화점에서 교정굴절력(순검영값)은 −2.00D이다.

② 검사거리에 따른 보정렌즈의 도수
   ㉠ 검사거리 50cm → +2.00D
   ㉡ 검사거리 67cm → +1.50D
③ 원용교정굴절력(순검영값의 계산)
   ㉠ 검사거리 보정렌즈를 사용한 경우 검영값이 원용교정굴절력이다.
   ㉡ 검사거리 보정렌즈를 사용하지 않은 경우 순검영값이 원용교정굴절력이다.
      → 순검영값 = 검사거리 환산도수 + 중화렌즈
   ㉢ 검사거리가 50cm, 중화렌즈 −2.50D
      → 순검영값 = (−2.00) + (−2.50) = −4.50(D)
   ※ 검사거리 보정렌즈와 순검영값 계산 시 사용하는 검사거리 환산도수는 부호가 반대이다.

### (5) 난시검영법
① 난시안의 검영은 양 주경선을 독립적으로 중화시켜 두 굴절력을 파악한다.
② 입사선조광 방향과 경선은 서로 수직이다.
③ 45° 입사선조광
   → 135° 경선 측정

### (6) 안모형통을 이용한 검영법
① 안모형통 : 검영법 연습을 할 수 있는 도구로 안모형통의 기준선 조작과 렌즈받침대에 원주렌즈를 조합하여 다양한 굴절이상을 만들 수 있다.
② 안모형통의 조작과 교정굴절력
   ㉠ 기준선을 (+)로 맞추면 원시상태 → (+)구면렌즈로 교정
   ㉡ 기준선을 (−)로 맞추면 근시상태 → (−)구면렌즈로 교정
③ 렌즈받침대 가입렌즈와 교정굴절력
   ㉠ C−1.00D Ax 180° 가입 → C+1.00D Ax 180°로 교정
   ㉡ C+2.00D Ax 90° 가입 → C−2.00D Ax 90°로 교정
④ 합성광학계의 교정굴절력
   기준선의 구면굴절력 + 렌즈받침대 렌즈의 부호를 반대로 적용하여 계산한다.

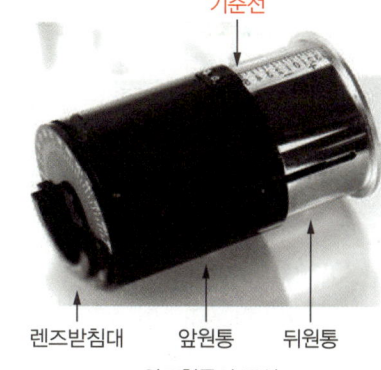
▲ 안모형통의 구성

# 4 자각적 굴절검사

> **출제포인트**
> - ▶ 포롭터에 부착된 보조렌즈의 종류와 용도
> - ▶ 운무법의 원리와 임상적 적용
> - ▶ 최적구면굴절력(BVS)을 결정하는 원칙
> - ▶ 방사선시표를 이용한 난시축의 결정
> - ▶ 크로스실린더법을 이용한 난시정밀검사
> - ▶ 적록검사와 크로스실린더법을 이용한 교정구면굴절력 정밀검사
> - ▶ 프리즘분리법과 편광분리법을 이용한 양안균형검사

## (1) 포롭터 보조렌즈의 종류와 기능

| 기 호 | 종 류 | 기능 및 사용 목적 |
|---|---|---|
| OC | 차폐렌즈 | 단안 시력측정 시 가림용 |
| PH | 핀홀렌즈 | 시력저하 원인 판별 |
| R | 검영법 보정렌즈 | 검사거리(67cm) 보정용 + 1.50D 볼록렌즈 |
| P | 편광렌즈 | 부등상시검사, 양안시검사, 편광적록시표검사 등 |
| RMH / RMV | 적색 마독스로드(수평 / 수직) | 사위검사 시 회전 프리즘과 병용 사용 |
| RL / GL | 적색 / 녹색 렌즈 | 워스4점검사 등 |

## (2) 운무법

① 운무의 목적
  ㉠ 원용안경처방검사에서는 눈을 정적굴절상태로 유지해야 한다.
  ㉡ 조절력 개입을 최소화하기 위해 조절마비제를 사용하거나 운무법을 적용한다.
  ㉢ 안경사는 약물을 사용할 수 없으므로 운무법을 사용한다.

② 운무법의 원리
  ㉠ 강한 (+)굴절력을 가입하여 초점이 망막 앞에 맺히도록 하며, 강한 근시 상태를 유도한다.
  ㉡ 흐린 상으로 인해 조절반응이 차단된다.

③ 임상 적용
  ㉠ 타각적 굴절검사에서 예측된 교정굴절력에 S+2.00D 이상의 도수를 가입한다.
  ㉡ (−)방향으로 도수를 가입하며, 자각적 최고 시력을 찾는다.

### (3) 최적구면굴절력(BVS ; Best Vision Sphere)의 결정

① 최적구면굴절력 : 자각적 굴절검사에서 최고 시력을 얻을 수 있는 구면렌즈의 굴절력이다.
② 결정원칙
  ㉠ **근시** : 최고 시력에 도달했을 때 가장 낮은 (−)굴절력을 선택한다.
  ㉡ **원시** : 최고 시력에 도달했을 때 가장 높은 (+)굴절력을 선택한다.

### (4) 난시의 교정방법

① 난시의 교정 순서
  ㉠ 운무법을 적용하여(강한 +렌즈 가입) 근시성 복난시상태를 만든다.
  ㉡ 후초선이 망막에 놓일 때까지 (−)구면렌즈를 가입하여 근시성 단난시상태가 되도록 한다(S값 측정).
  ㉢ 방사선시표의 모든 방향의 선명도가 일정해질 때까지 원주렌즈를 가입한다(C값을 측정).

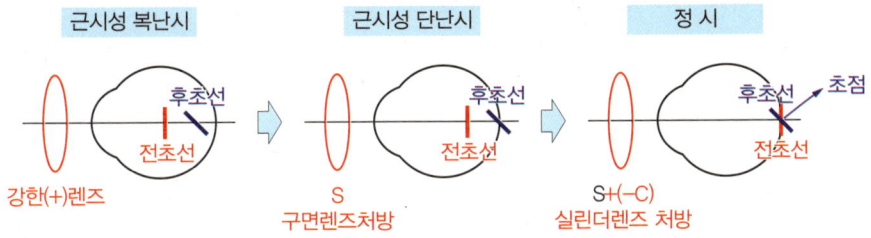

② 방사선 시표와 교정 (−)원주렌즈의 축 방향
  ㉠ 운무상태(근시성상태)에서 난시는 (−)원주렌즈로 교정한다.
  ㉡ 근시성 상태에서 방사선시표를 보았을 때 (−)원주렌즈의 축 방향은 선명하게 보이는 시간방향에 30°를 곱한 값으로 결정한다. → (−)원주렌즈의 축 방향 = (선명하게 보이는 시간방향) × 30°

### (5) 난시정밀검사

① 크로스실린더법을 이용한 난시정밀검사법
  ㉠ 점군시표와 크로스실린더렌즈의 반전검사를 이용하여 시행한다.
  ㉡ 눈은 항상 '주경선 균형상태의 혼합난시'가 되도록 유지해야한다.
  ㉢ 약한 원시성 상태로 만들면 조절이 개입되어 주경선 균형상태의 혼합난시가 된다(운무법으로 측정된 교정굴절력에 S−0.50D를 가입하여 검사를 시작한다).
② 난시축 정밀검사
  ㉠ 교정축과 크로스실린더의 중간기준축을 일치시키고 반전검사를 실시한다.
  ㉡ 비교선명도가 동일하다면 난시축은 정확한 상태이다.
  ㉢ 비교선명도가 다른 경우 난시축을 수정해야 한다.
  ㉣ 선명도가 더 높은 상태에서 적색점 방향으로 5~10° 축을 조정한다.

③ 난시도수 정밀검사
  ㉠ 교정축과 크로스실린더의 (+)축 또는 (−)축을 일치시키고 반전검사를 실시한다.
  ㉡ 비교선명도가 동일하다면 난시도수는 정확한 상태이다.
  ㉢ 비교선명도가 다른 경우 난시도수를 수정해야 한다.
  ㉣ 적색점과 일치할 때 선명하면 (−)원주렌즈를 가입한다.
  ㉤ 백색점과 일치한 때 선명하면 (+)원주렌즈를 가입한다.
  ※ 주의사항 : 원주렌즈를 같은 방향으로 2회 가입하면, 구면렌즈 반대 방향으로 1회 가입하여야 한다 (주경선 균형상태의 혼합난시를 유지하기 위함).

## (6) 교정구면굴절력 정밀검사

① 적록검사
  ㉠ 색수차를 이용하여 보다 정확한 교정구면굴절력을 측정하는 검사이다.
  ㉡ 백색혼합광이 눈에서 굴절되면 녹색, 황색, 적색의 순으로 결상된다.
  ㉢ 교정굴절력의 조정

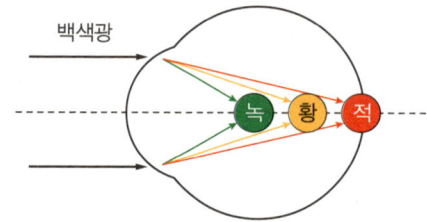 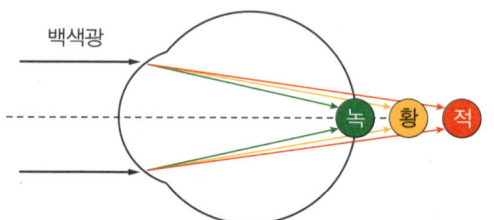

• 적색바탕의 시표가 더 선명하다면 기준 파장인 황색의 상측초점이 망막 앞에 위치하므로 구면굴절력을 (−)방향으로 수정한다.

• 녹색바탕의 시표가 더 선명하다면 기준 파장인 황색의 상측초점이 망막 뒤에 위치하므로 구면굴절력을 (+)방향으로 수정한다.

② 크로스실린더법
  ㉠ 크로스실린더렌즈와 격자시표를 사용하여 보다 정확한 교정구면굴절력을 측정하는 검사이다.
  ㉡ 크로스실린더렌즈의 (+)축을 수평 방향에 가입하면 전초선은 수평선으로, 후초선은 수직선으로 결상된다.
  ㉢ 교정굴절력의 조정

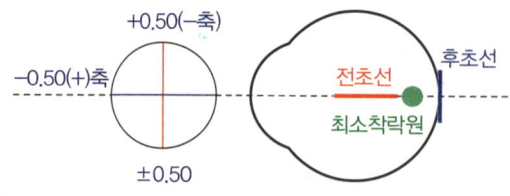 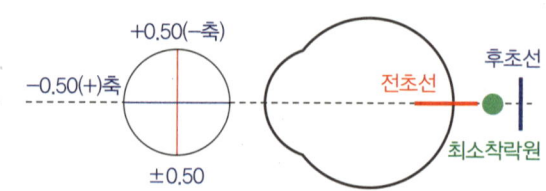

• 수직선이 수평선보다 선명하다면 최소착란원이 망막 앞에 위치하므로 구면굴절력을 (−)방향으로 수정한다.

• 수평선이 수직선보다 선명하다면 최소착란원이 망막 뒤에 위치하므로 구면굴절력을 (+)방향으로 수정한다.

### (7) 양안균형검사

자각적 굴절검사의 마지막 단계로, 양안의 조절 균형상태를 확인하는 검사이다.

① 프리즘분리법
  ㉠ 프리즘을 가입하여 좌우안의 시표를 분리시켜 선명도를 비교한다(시표는 기저와 반대 방향으로 이동).
  ㉡ 선명도가 우세한 쪽의 굴절력을 (+)방향으로 조정한다.

② 편광분리법
  ㉠ 편광축이 서로 수직인 편광렌즈를 가입하여 좌우안의 시표를 분리시켜 선명도를 비교한다.
  ㉡ 선명도가 우세한 쪽의 굴절력을 (+)방향으로 조정한다.

# Chapter 03 근용검사

## 1 동적검영법

**출제포인트**
- ▶ 동적검영법의 종류 및 방법
- ▶ 가입도와 조절래그의 계산

### (1) 단안평가법(MEM)
① 단안상태에서 수행한다.
② 원용교정렌즈 착용 후 중화되는 가입도를 측정한다.
③ 중화렌즈의 도수는 조절래그량을 의미한다.

### (2) Nott 검영법
① 시표거리는 고정, 검사자가 앞뒤로 이동하며 반사 중화점을 관찰한다.
② 중화 위치로부터 실제 조절량을 계산하고 조절자극과 비교하여 조절래그량을 산출한다.

### (3) 동적검영법의 가입도와 조절래그량
① 가입도 = 중화렌즈(Sph) − 원용교정굴절력(Sph)
② 조절래그량 = 조절자극량 − 조절반응량

## 2 자각적 굴절검사

**출제포인트**
- ▶ 가입도 검사(적록검사, 크로스실린더법)의 원리 및 처방
- ▶ 상대조절검사를 이용한 가입도 처방
- ▶ 유용조절력을 고려한 실제 가입도의 처방

### (1) 적록검사
① 백색광이 굴절되면 녹색, 황색, 적색의 순으로 결상된다.
② 조절력이 부족할 경우 녹색 바탕의 시표가 더 선명하며, (+)렌즈를 가입한다.
③ 비교 선명도가 동일하면 검사를 종료한다.

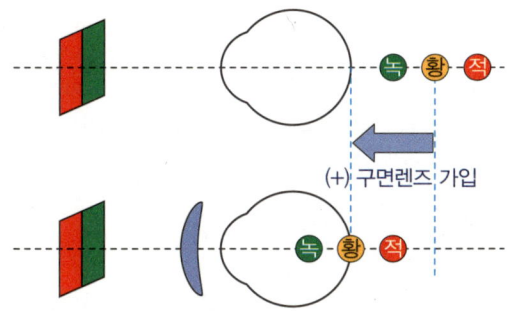

### (2) 크로스실린더법
① 크로스실린더렌즈의 (−)축을 90°로 위치시키고 전초선은 수평선, 후초선은 수직선으로 결상시킨다.
② 조절력이 부족할 경우 가로선이 세로선보다 선명하며, (+)렌즈를 가입한다.
③ 가로선과 세로선의 선명도가 동일하면 검사를 종료한다.

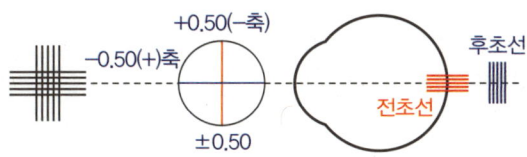

### (3) 상대조절검사
① 양성상대조절(PRA) : (−)렌즈를 가입하여 조절긴장능력을 검사한다.
② 음성상대조절(NRA) : (+)렌즈를 가입하여 조절이완능력을 검사한다.
③ 상대조절검사를 이용한 가입도 $= \dfrac{PRA + NRA}{2}$

### (4) 유용조절력을 고려한 실제 가입도의 처방
※ p142, **3** 참고

# Chapter 04 출제예상문제

## 01 예비검사

**01** 시력이 0.2일 때, 최소분리시각은?

① 2분각
② 5분각
③ 10분각
④ 15분각
⑤ 20분각

**해설**
시력 = $\dfrac{1}{\text{최소분리시각(분)}}$
→ 최소분리시각 = $\dfrac{1}{\text{시력}} = \dfrac{1}{0.2} = 5(\text{분각})$

**02** 5m용 시력표를 사용하여 시력을 측정하였을 때, 가장 작은 0.1시표를 읽지 못하였다. 검사거리를 단축하여 2m에서 시표를 읽을 수 있었다면 이 사람의 시력은?

① 0.02
② 0.04
③ 0.05
④ 0.06
⑤ 0.08

**해설**
검사거리 단축 시
→ 시력 = 검사시표(0.1) × $\dfrac{\text{시표판독거리}}{\text{기준 거리}} = 0.1 \times \dfrac{2}{5} = 0.04$

**03** 나안시력이 1.0일 때 S+0.50D 부가검사를 시행하였고, 검사결과 시력 변화가 없었다면 어떻게 해석할 수 있는가?

① 원시로 판단
② 정시로 판단
③ 근시로 판단
④ 부등시로 판단
⑤ 추가검사 불필요

**해설**
나안시력이 1.0이면 정시 또는 원시의 가능성이 있다. 추가로 (+)구면렌즈 부가검사를 시행하였을 때 시력이 향상되거나 유지하면 원시, 시력이 감소하면 정시로 판단할 수 있다.

**04** 시력이 0.7일 때 (−)렌즈를 부가하였더니 시력이 향상되었다. 올바른 해석은?

① 정 시
② 부등시
③ 약 시
④ 원시성 비정시
⑤ 근시성 비정시

**해설**
나안시력이 1.0 미만이면 근시 또는 원시의 가능성이 있다. 추가로 (−)구면렌즈 부가검사를 시행하였을 때 시력이 향상되거나 유지되면 근시성 비정시로 판단한다.

**05** 눈 앞 50cm 거리에서 손가락 개수를 인식하지 못하고 손을 흔들었을 때 인지하는 경우 시력의 기록은?

① 0.01
② 안전지수(FC)
③ 안전수동(HM)
④ 광각(LP)
⑤ 맹

**정답** 01 ② 02 ② 03 ① 04 ⑤ 05 ③

> **해설**
> 손의 움직임만 인지 → 안전수동(Hand Motion)

**06** 다음 중 우세안을 확인할 수 있는 검사법은?

① 거짓동색표　② 가림검사
③ 가림벗김검사　④ 원형구멍카드검사
⑤ 크로스실린더법

> **해설**
> 우세안은 시지각이나 주시에서 더 자주 사용되는 눈을 판단하는 검사로, 원형구멍카드 검사가 대표적이다.

**07** 가림검사에서 우안을 가렸을 때 좌안이 귀쪽에서 코쪽으로 움직였고, 좌안을 가렸을 때는 우안의 움직임이 관찰되지 않았다면 안위 상태는?

① 정 위　② 외사위
③ 좌안 외사시　④ 좌안 내사시
⑤ 교대사시

> **해설**
> 가림검사에서 움직임이 관찰된 좌안은 사시, 움직임이 없는 우안은 정위 또는 사위이다. 귀쪽에서 코 방향으로 움직였다면 좌안이 귀쪽으로 편위된 좌안 외사시이다.

**08** 정위와 사위를 구분하기 위한 안경처방 예비검사는?

① 가림검사　② 가림벗김검사
③ 우세안검사　④ 핀홀시력검사
⑤ 최대조절력검사

> **해설**
> 가림검사는 정위와 사시를 판별하기 위한 검사이며, 가림벗김검사는 정위와 사위를 판별하기 위한 검사이다.

**09** 가림벗김검사에서 좌안의 가림판을 제거하였을 때 좌안이 귀쪽에서 코쪽으로 움직였다. 안위상태는?

① 외사위　② 내사위
③ 좌안 외사시　④ 좌안 내사시
⑤ 정 위

> **해설**
> 가림벗김검사는 정위와 사위를 판별하는 검사로 가림판을 제거하였을 때 눈의 움직임이 관찰되면 사위로 판단한다. 좌안이 귀쪽에서 코쪽으로 이동하였으므로 외사위이다(수평사위는 좌우안의 구분이 필요 없음).

**10** 오른쪽 눈에 가림벗김검사를 실시한 결과, 가림판을 제거했을 때 오른쪽 눈이 위에서 아래로 움직였다. 안위 상태는?

① 우안 상사위　② 좌안 상사위
③ 우안 하사위　④ 내사위
⑤ 외사위

> **해설**
> 가림벗김검사에서 눈이 위에서 아래로 움직였다는 것은 가려졌던 눈이 위로 편위되어 있었음을 의미한다. 수직사위는 좌우안의 구분을 반드시 해야 하며, 움직임이 관찰되는 눈이 오른쪽이므로 우안 상사위라고 할 수 있다.

**11** 시력저하의 원인이 굴절이상인지 안과질환인지 판단할 수 있는 검사는?

① 편광법　② 폰그레페법
③ 핀홀시력 검사　④ 크로스실린더 검사
⑤ 원형구멍카드 검사

> **해설**
> 핀홀시력검사는 시력저하의 원인을 구분할 수 있는 간단한 검사로, 굴절이상으로 인한 시력저하일 경우에는 핀홀시력이 향상된다.

**정답** 06 ④　07 ③　08 ②　09 ①　10 ①　11 ③

**12** 푸시업검사법으로 최대조절력 검사를 실시하였다. 시표가 최초로 흐려지는 거리가 20cm 일 때 최대조절력은?

① 5.00D  ② 5.50D
③ 6.00D  ④ 6.50D
⑤ 7.00D

**해설**
최대조절력 $= \dfrac{1}{조절근점거리} = \dfrac{1}{0.20} = +5.00(D)$

**13** 검사거리 40cm에서 (−)렌즈부가법으로 조절력 검사를 한 결과가 다음과 같을 때 최대조절력은?

| 원용 완전 교정굴절력 | OU : S−2.00D ◎ C−1.50D Ax180° |
|---|---|
| 시표가 최초로 흐려졌을 때 굴절력 | OU : S−9.50D ◎ C−1.50D Ax180° |

① 7.50D  ② 7.50D
③ 8.00D  ④ 9.50D
⑤ 10.00D

**해설**
부가된 굴절력 −7.50D
→ 최대조절력 $= -\dfrac{1}{-0.40} - (-7.50) = 2.50 + 7.50$
$= +10.00(D)$

**14** 40cm의 거리에서 (+)렌즈부가법으로 조절력검사를 시행하였다. 검사결과가 다음과 같다면 최대조절력은?

| 원용교정굴절력 | OU : S−2.00D ◎ C−1.00D Ax180° |
|---|---|
| 시표가 처음으로 선명하게 보일 때의 굴절력 | OU : S−0.50D ◎ C−1.00D Ax180° |

① +1.00D  ② +1.50D
③ +2.00D  ④ +2.50D
⑤ +3.00D

**해설**
부가된 굴절력 +1.50D
→ 최대조절력 $= -\dfrac{1}{-0.40} - (+1.50) = 2.50 - 1.50$
$= +1.00(D)$

**15** 안경처방을 위한 문진결과가 다음과 같을 때 우선해야 할 예비검사는?

- 52세 여성
- 원거리 시력 : 1.0
- 스마트폰 문자 흐림
- 안과질환 없음

① 안저검사
② 시야검사
③ 조절력검사
④ 우세안검사
⑤ 색각검사

**해설**
근거리 흐림은 노안의 대표 증상으로, 조절 저하와 관련된 조절력검사를 시행하여야 한다.

**16** 안경처방검사의 예비검사로 실시한 폭주근점검사의 목적은?

① 눈물분비기능 측정
② 조절이상여부 확인
③ 사위각측정
④ 이향운동평가
⑤ 우세안검사

**해설**
폭주근점검사는 양안의 시선이 한 점으로 수렴하는 능력을 평가하는 검사로, 이향운동평가에 해당한다.

**정답** 12 ① 13 ⑤ 14 ① 15 ③ 16 ④

**17** 색각이상 여부를 가장 빠르게 선별할 수 있는 검사는?

① 거짓동색표
② 나겔의 색각경
③ D-15검사
④ 암슬러검사
⑤ 패른워스 - 먼셀 100색상 검사

해설
거짓동색표는 빠르고 간편하게 색각이상을 판별할 수 있는 검사이다.

**19** 자동굴절검사기의 측정값이 S = -1.00D, C = -0.50D 이다. 등가구면굴절력은?

① -1.00D
② -1.25D
③ -1.50D
④ -1.75D
⑤ -2.00D

해설
등가구면굴절력(SE) :
$$\to S + \frac{C}{2} = (-1.00) + \frac{(-0.50)}{2} = -1.25(D)$$

## 02 원용검사

**18** 다음의 자동안굴절검사기의 측정값으로 예측할 수 없는 것은?

```
NAME
[REF] VD: 12 mm
⟨R⟩     S       C       A
       -0.75   -0.50   178
       -0.75   -0.50   180
       -0.75   -0.50   181
       SE: -1.00
[KER]
⟨R⟩     D       mm      @
H      44.00   7.68    180
V      45.50   7.50    90
```

① 시 야
② 난시교정축
③ 등가구면굴절력
④ 교정원주렌즈굴절력
⑤ 교정구면렌즈굴절력

해설
자동안굴절검사기는 교정구면·난시굴절력, 난시축 등 굴절 관련 항목을 자동 측정하는 기기이다.

**20** 다음 자동굴절검사기의 측정값에서 알 수 있는 난시량은?

```
NAME
[REF] VD: 12 mm
⟨R⟩     S       C       A
       -0.75   -0.50   178
       -0.75   -0.50   180
       -0.75   -0.50   181
       SE: -1.00
```

① C-0.50D Ax 90°
② C-0.50D Ax 180°
③ C-0.75D Ax 90°
④ C-0.75D Ax 180°
⑤ C-1.00D Ax 90°

해설
난시량은 C와 A로 표현되며, 해당 측정값에서는 -0.50D의 난시가 180° 축 방향에 존재한다.

정답  17 ①  18 ①  19 ②  20 ②

**21** 각막곡률계로 측정한 값이 다음과 같을 때, 각막난시량은?

> • 45.00D, 7.50mm @ 180°
> • 43.25D, 7.80mm @ 90°

① 1.25D
② 1.50D
③ 1.75D
④ 2.00D
⑤ 2.25D

> [해설]
> 각막난시량은 두 경선 간의 굴절력 차이로 계산한다.
> → 45.00 − 43.25 = 1.75(D)

**22** 각막곡률계로 관찰한 마이어상에서, 반사상이 울퉁불퉁하고 찌그러져 있다면 해당 각막의 상태는?

① 직난시
② 도난시
③ 사난시
④ 부정난시
⑤ 수정체난시

> [해설]
> 마이어상이 찌그러져 있으면 부정난시를 의미한다.

**23** 각막곡률계 측정 결과가 다음과 같다. 이 각막의 난시 유형은?

> • 44.50D @ 90°
> • 43.00D @ 180°

① C−1.50D Ax 90°의 직난시
② C−1.50D Ax 90°의 도난시
③ C−1.50D Ax 180°의 직난시
④ C−1.50D Ax 180°의 도난시
⑤ C+1.50D Ax 180°의 도난시

> [해설]
> • 수직경선(90°)의 굴절력이 더 큼 → 수직곡률 > 수평곡률 → 직난시
> • 난시량 : 44.50 − 43.00 = 1.50D
> • (−)축은 더 평평한 경선 → 180° → C−1.50D Ax 180°

**24** 고정식 정적검영법의 특징으로 옳은 것은?

① 검사자가 움직이며 반사광을 관찰한다.
② 검사자는 굴절이상에 따라 측정 위치를 조절한다.
③ 고정된 거리에서 판부렌즈의 굴절력을 변경하면서 반사광을 관찰한다.
④ 조절을 유도하여 굴절력을 측정한다.
⑤ 근용교정굴절력을 측정한다.

> [해설]
> 정적검영법은 피검자의 조절을 개입시키지 않고 고정된 거리에서 반사광을 관찰하는 방법이다.

**25** 정적검영법으로 원용교정굴절력을 측정하고 있다. 발산광선으로 검영할 때, 중화점에서 나타나는 반사광의 특징으로 옳은 것은?

① 밝기가 감소한다
② 움직임이 사라진다
③ 역행이 나타난다
④ 동행이 나타난다
⑤ 비틀림(Slew)이 생긴다

> [해설]
> 중화점에서는 반사광의 움직임이 멈추고 가장 밝고 선명하다.

21 ③  22 ④  23 ③  24 ③  25 ②  [정답]

**26** 정적검영법으로 원용교정굴절력을 측정하고자 한다. 입사광과 반사광이 반대 방향으로 움직일 때 의미하는 것은?(단, 검사거리 보정렌즈를 사용한다)

① 정시상태　　② 중화점상태
③ 원시상태　　④ 근시상태
⑤ 고도원시

해설
반사광이 입사광과 반대 방향(역행)으로 움직이면, 망막보다 앞에 초점이 맺히는 근시상태임을 의미한다.

**27** 정적검영법으로 원용교정굴절력을 측정할 때 S-3.00D에서 중화되었다. 검사거리가 50cm일 때 이 눈의 교정굴절력은?(단, 검사거리 보정렌즈는 사용하지 않았다)

① -1.00D　　② -2.00D
③ -3.00D　　④ -4.00D
⑤ -5.00D

해설
• 검사거리가 50cm → 검사거리 환산도수 -2.00D, 중화렌즈 -3.00D
• 순검영값 = 검사거리 환산도수 + 중화렌즈 → (-2.00) + (-3.00) = -5.00(D)

**28** 발산광선을 사용한 정적검영법에서 반사광이 정지 상태일 때 판부렌즈가 -1.50D였다면 순검영값은?(단, 검사거리는 67cm이고, 검사거리 보정렌즈는 사용하지 않았다)

① -1.50D　　② -2.00D
③ -2.50D　　④ -3.00D
⑤ -3.50D

해설
• 검사거리가 67cm → 검사거리 환산도수 -1.50D, 중화렌즈 -1.50D
• 순검영값 = 검사거리 환산도수 + 중화렌즈 → (-1.50) + (-1.50) = -3.00(D)

**29** 검사거리 50cm에서 정적검영법을 시행한 결과가 다음과 같았다. 교정굴절력은?(단, 검사거리 보정렌즈를 사용한다)

| 입사선조광 방향 | 중화렌즈 |
|---|---|
| 90° | S+1.50D |
| 180° | S+2.50D |

① S+2.50D C-1.00D Ax 90°
② S+1.50D C-1.00D Ax 180°
③ S+2.50D C+1.00D Ax 90°
④ C-1.00D Ax 90°
⑤ C-1.00D Ax 180°

해설
보정렌즈를 사용하였으므로 중화렌즈가 교정굴절력이 된다.
• 입사선조광 방향 90° → 180° 경선검사 → +1.50D
• 입사선조광 방향 180° → 90° 경선검사 → +2.50D
  → 난시교정굴절력 : S+2.50D C-1.00D Ax 90°

**30** S-2.00D C-1.00D Ax 90°로 완전교정되는 눈을 50cm 거리에서 보정렌즈없이 검영하였다. 반사광의 움직임으로 옳은 것은?

① 수평 방향 중화, 수직 방향 동행
② 수평 방향 역행, 수직 방향 중화
③ 수평 방향 역행, 수직 방향 동행
④ 수평 방향 동행, 수직 방향 역행
⑤ 수평 방향 역행, 수직 방향 역행

정답 26 ④ 27 ⑤ 28 ④ 29 ① 30 ②

해설
검사거리가 50cm이므로 검사거리 환산도수는 −2.00D이다. 따라서 교정굴절력이 −2.00D이면 중화, −2.00D보다 심한 근시는 역행, −2.00D보다 약한 근시나 원시는 동행이다.
- 180° 경선 교정굴절력 → −3.00D → 역행
- 90° 경선 교정굴절력 → −2.00D → 중화

**31** 안모형통의 기준선을 −2로 맞추고, C−1.00D Ax 90°를 렌즈받침대에 가입하였을 때, 합성광학계의 교정굴절력은?

① S−2.00D ⌒ C+1.00D Ax 90°
② S−2.00D ⌒ C−1.00D Ax 90°
③ S+2.00D ⌒ C−1.00D Ax 180°
④ S−4.00D ⌒ C−1.00D Ax 90°
⑤ S−4.00D ⌒ C+1.00D Ax 90°

해설
- 안모형통의 기준선을 −2로 맞춤 → 교정굴절력 : S−2.00D
- 렌즈받침대에 C−1.00D Ax 90°를 가입 → 교정굴절력 : C+1.00D Ax 90°
- 합성광학계의 교정굴절력 : S−2.00D ⌒ C+1.00D Ax 90°

**32** 안모형통의 기준선을 +2로 맞추고, C+2.00D Ax 180°를 렌즈받침대에 가입하였을 때, 합성광학계의 교정굴절력은?

① S+2.00D ⌒ C−2.00D Ax 180°
② S−2.00D ⌒ C+2.00D Ax 90°
③ S−2.00D ⌒ C−2.00D Ax 180°
④ S+2.00D ⌒ C+2.00D Ax 90°
⑤ S+4.00D ⌒ C−2.00D Ax 180°

해설
- 안모형통의 기준선을 +2로 맞춤 → 교정굴절력: S+2.00D
- 렌즈받침대에 C+2.00D Ax 180°를 가입 → 교정굴절력: C−2.00D Ax 180°
- 합성광학계의 교정굴절력 : S +2.00D ⌒ C −2.00D Ax 180°

**33** 포롭터에서 검영법을 시행할 때 사용하는 보조렌즈는?

① GL    ② RL
③ PH    ④ R
⑤ P

해설
포롭터에 장착된 보조렌즈 R은 +1.50D 볼록렌즈로, 검영법 시행 시 검사거리(67cm) 보정렌즈로 사용된다.

**34** 수평사위검사에서 상의 분리를 위해 사용하는 보조렌즈는?

① ±.50    ② GL
③ 6△U    ④ RMH
⑤ P

해설
6△U는 Base Up 프리즘으로 수평사위검사에서 두 눈의 상을 분리하는 데 사용된다.

**35** 자각적 굴절검사를 시작할 때 운무를 하는 이유는?

① 강한 근시성 상태를 만들기 위해
② 강한 원시성 상태를 만들기 위해
③ 주경선 균형상태의 혼합난시를 만들기 위해
④ 정위 상태를 만들기 위해
⑤ 시야를 확대하기 위해

해설
자각적 굴절검사에서 운무를 하는 이유는 눈을 강한 근시성 상태로 만들어 조절이 개입되지 않도록 하기 위함이다.

31 ① 32 ① 33 ④ 34 ③ 35 ① **정답**

**36** 다음과 같은 조건에서 자각적 굴절검사를 시행하려고 한다. 시작지점으로 가장 적절한 굴절력은?

- 자동안굴절력계 : S-1.00D
- 운무렌즈 : S+2.00D

① S-1.00D
② S 0.00D
③ S+1.00D
④ S+2.00D
⑤ S+4.00D

**해설**
타각적 굴절검사로 예측되는 교정굴절력이 S-1.00D이고, 운무렌즈로 S+2.00D를 사용하면 자각적 굴절검사의 시작 굴절력은 S+1.00D이다.

**37** 다음은 원용안경처방을 위해 실시한 자각적 굴절검사 결과이다. 교정렌즈의 예상 굴절력은?

| 가입렌즈(D) | 교정시력 |
|---|---|
| S+0.50 | 0.8 |
| S+0.75 | 0.9 |
| S+1.00 | 1.0 |
| S+1.25 | 1.0 |
| S+1.50 | 0.8 |

① S+0.50D
② S+0.75D
③ S+1.00D
④ S+1.25D
⑤ S+1.50D

**해설**
원시의 최적구면굴절력은 최고시력을 얻을 수 있는 가장 높은 (+)굴절력이므로 S+1.25D가 최적구면굴절력이다.

**38** 다음은 원용안경처방을 위해 실시한 자각적 굴절검사 결과이다. 교정굴절력으로 가장 적절한 것은?

| 가입렌즈(D) | 교정시력 |
|---|---|
| S-1.25 | 0.8 |
| S-1.50 | 0.9 |
| S-1.75 | 1.0 |
| S-2.00 | 1.0 |
| S-2.25 | 0.8 |

① S-1.25D  ② S-1.50D
③ S-1.75D  ④ S-2.00D
⑤ S-2.25D

**해설**
근시의 최적구면굴절력은 최고시력을 얻을 수 있는 가장 낮은 (-)굴절력이므로 S-1.75D가 최적구면굴절력이다.

**39** 운무법으로 자각적 굴절검사를 시행할 때, 난시를 교정하기 위해 사용되는 렌즈는?

① 구면렌즈    ② 원주렌즈
③ 핀홀렌즈    ④ 편광렌즈
⑤ 녹색렌즈

**해설**
운무법으로 난시를 검사할 때는 근시성 단난시로 만든 상태에서 (-)원주렌즈로 난시를 교정한다.

**40** 운무법을 이용한 난시검사에서 (-)원주렌즈의 교정축을 결정하기 위해 눈을 어떤 상태로 만들어야 하는가?

① 근시성 단난시
② 원시성 단난시
③ 원시성 복난시
④ 약간의 조절이 개입된 상태
⑤ 주경선 균형상태 혼합난시

**정답** 36 ③  37 ④  38 ③  39 ②  40 ①

해설
운무법을 사용하는 자각적굴절검사에서 난시는 (−)원주렌즈로 교정되고, 근시성 단난시상태에서 (−)원주렌즈의 축 방향을 결정한다.

**41** 근시성 난시안이 방사선시표에서 11시 방향이 가장 선명하게 보인다고 하였다면, 예상되는 (−)원주렌즈의 축 방향은?

① 30°
② 90°
③ 120°
④ 150°
⑤ 180°

해설
근시성 난시가 방사선시표를 보았을 때, 선명한 방향이 11시 (5시)이면 (−)원주렌즈의 축 방향은 5 × 30° = 150°이다.

**42** 원용완전교정처방이 'S−2.00D ○ C+1.00D Ax 120°'이다. 이 난시안이 나안으로 방사선시표를 보았을 때 가장 선명하게 보이는 방향은?

① 1시
② 2시
③ 3시
④ 5시
⑤ 6시

해설
• 눈이 근시성 상태일 때 (−)원주렌즈의 교정축은 선명한 (시간)방향×30°이다. 근시성 상태인지 확인한 후 S+C는 S−C로 전환하고 선명한 시간 방향을 구한다.
• S−2.00D ○ C+1.00D Ax 120° → S−1.00D ○ C−1.00D Ax 30°
• $x$(선명한 방향) × 30° = 30° → $x$ = 1

**43** 운무법으로 자각적 굴절검사를 시행한 결과가 다음과 같았고, 크로스실린더렌즈를 이용하여 난시정밀검사를 하고자 한다. 포롭터에 장착된 렌즈로 적절한 것은?

S−2.00D ○ C−0.50D Ax 180°

① S−1.50D ○ C−1.00D Ax 180°
② S−1.50D ○ C−0.50D Ax 180°
③ S−2.00D ○ C−1.00D Ax 180°
④ S−2.50D ○ C−0.50D Ax 180°
⑤ S−2.50D ○ C−1.00D Ax 180°

해설
난시정밀검사를 시행하기 위해서는 눈을 주경선 균형상태의 혼합난시가 되도록 해야 한다. 운무법으로 측정된 교정굴절력에 S−0.50D를 가입하여 눈을 약한 원시성 상태로 만들어 주면 조절이 개입되어 주경선 균형상태의 혼합난시가 된다.

**44** 다음은 크로스실린더렌즈를 이용한 난시정밀검사 중인 그림이다. 반전검사를 했을 때, 그림 (가)의 상태보다 (나)의 상태가 더 선명하다고 대답하였다면 렌즈의 굴절력 조정으로 옳은 것은?(단, 포롭터에는 S−1.00D ○ C−0.50D Ax 180°가 가입되어 있다)

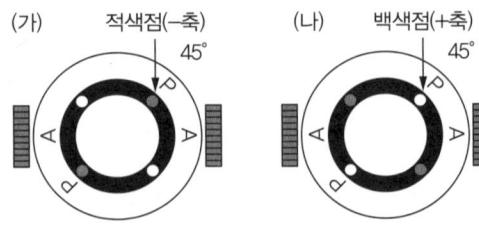

① S−1.00D ○ C−0.50D Ax 5°
② S−1.00D ○ C−0.50D Ax 175°
③ S−1.00D ○ C−0.75D Ax 180°
④ S−1.00D ○ C−0.25D Ax 5°
⑤ S−1.25D ○ C−0.50D Ax 180°

41 ④  42 ①  43 ④  44 ①  **정답**

해설
- 180°에서 교정축과 크로스실린더렌즈의 중간기준축이 일치 → 난시축 정밀검사
- 반전검사를 했을 때 선명도의 차이를 보인다면 난시축을 수정해야 함
- 난시축의 수정 : 더 선명한 (나)상태에서 교정축을 적색점 방향(시계방향)으로 5°이동(180° → 5°)

**46** 원용굴절검사 결과가 다음과 같았고 보다 정확한 교정구면굴절력을 측정하기 위해 적록검사를 하였다. 적색바탕의 시표보다 녹색바탕의 시표가 더 선명하다고 대답하였다면 교정굴절력의 조정으로 옳은 것은?

교정굴절력 : S-1.50D ◯ C-0.75D Ax 180°

① S-1.25D ◯ C-0.50D Ax 180°
② S-1.50D ◯ C-0.50D Ax 180°
③ S-1.50D ◯ C-1.00D Ax 180°
④ S-1.75D ◯ C-0.75D Ax 180°
⑤ S-1.25D ◯ C-0.75D Ax 180°

해설
적록검사 시 녹색바탕의 시표가 더 선명하다면 기준 파장인 황색의 상측초점이 망막 뒤에 놓여 있는 경우이므로 구면굴절력을 (+)방향으로 수정해 준다(S-1.50D → S-1.25D).

**45** 다음은 크로스실린더렌즈를 이용한 난시정밀검사 중인 그림이다. 반전검사를 했을 때, 그림 (가)의 상태가 (나)의 상태보다 선명하다고 대답하였다면 렌즈의 굴절력 조정으로 옳은 것은?(단, 포롭터에는 S-2.50D ◯ C-0.50D Ax 45°가 가입되어 있다)

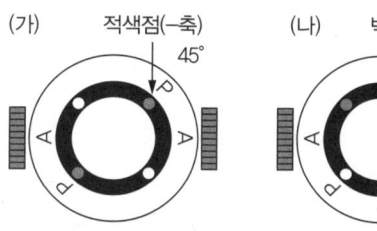

① S-2.50D ◯ C-0.25D Ax 45°
② S-2.50D ◯ C-0.75D Ax 45°
③ S-2.75D ◯ C-0.50D Ax 45°
④ S-2.50D ◯ C-0.50D Ax 40°
⑤ S-2.50D ◯ C-0.50D Ax 50°

**47** 적록검사를 이용하여 구면굴절력의 정밀검사를 할 때 적색 바탕의 시표가 녹색 바탕의 시표보다 선명하다고 대답한다면 굴절력의 조정 방향은?

① S+0.25D 가입
② S-0.25D 가입
③ S+0.50D 가입
④ C-0.25D 가입
⑤ C+0.25D 가입

해설
적록검사 시 적색 바탕의 시표가 녹색 바탕의 시표보다 더 선명하다면 기준 파장인 황색의 상측초점이 망막 앞쪽에 놓여 있다고 볼 수 있으므로 구면굴절력을 (-)방향으로 수정해 주어야 한다.

해설
- 45°에서 교정축과 크로스실린더렌즈의 (+)/(-)축이 일치 → 난시도수 정밀검사
- 반전검사를 했을 때 선명도의 차이를 보인다면 난시도수를 수정해야 함
- 난시도수의 수정 : 적색점(-축)과 교정축이 일치했을 때 선명하다면 C-0.25D 가입

정답 45 ② 46 ⑤ 47 ②

**48** 크로스실린더렌즈의 (+)축을 수평 방향에 위치시키고 격자시표를 사용하여 교정구면굴절력을 확인하려고 한다. 시표의 수직선이 수평선보다 더 선명하게 보인다면 교정굴절력의 조정으로 옳은 것은?(단, 포롭터에는 S-2.50D ◯ C-0.50D Ax 45°가 가입되어 있다).

① S-2.50D ◯ C-0.25D Ax 45°
② S-2.50D ◯ C-0.75D Ax 45°
③ S-2.75D ◯ C-0.50D Ax 45°
④ S-2.25D ◯ C-0.50D Ax 45°
⑤ S-2.75D ◯ C-0.50D Ax 50°

**해설**
크로스실린더렌즈의 (+)축을 수평 방향에 위치시키면 전초선은 수평선, 후초선은 수직선으로 결상된다. 이때 수직선이 수평선보다 더 선명하게 보인다면 최소착란원이 망막 앞에 놓여 있는 경우이므로 구면굴절력을 (-)방향으로 수정해 준다.

**49** 크로스실린더렌즈의 (+)축을 수평 방향에 위치시키고 격자시표를 사용하여 교정굴절력을 확인하려고 한다. 시표의 수평선이 수직선보다 더 선명하게 보인다면 굴절력의 수정 방향은?

① S+0.25D 가입
② S-0.25D 가입
③ S-0.50D 가입
④ C-0.25D 가입
⑤ C+0.25D 가입

**해설**
크로스실린더렌즈의 (+)축을 수평 방향에 위치시키면 눈의 전초선은 수평 방향이고, 후초선은 수직 방향이 된다. 이때 수평선이 수직선보다 선명하게 보인다면 최소착란원이 망막 뒤에 놓여 있는 경우이므로 구면굴절력을 (+)방향으로 수정해 준다.

**50** 포롭터에 다음과 같이 렌즈를 가입하고 프리즘분리법으로 양안균형검사를 하고 있다. 위쪽 시표가 아래쪽 시표보다 더 선명하게 보인다면 굴절력의 조정으로 옳은 것은?(단, 시표는 수평한 줄시표를 사용한다)

- OD : S-1.50D, 3△ BU
- OS : S-1.75D, 3△ BD

① 왼쪽을 S-2.00D로 조정한다
② 왼쪽을 S-1.50D로 조정한다
③ 오른쪽을 S-1.75D로 조정한다
④ 오른쪽을 S-1.25D로 조정한다
⑤ 굴절력의 조정이 필요없다

**해설**
양안균형검사는 좌우의 상을 분리하여 선명도를 비교하는 검사이다. 검사 과정에서 선명도가 우세한 쪽의 굴절력을 (+)방향으로 조정하여 양안의 균형을 맞추게 된다.
- 프리즘을 가입하면 상은 기저와 반대 방향으로 이동
- 우안 : BU → 아래쪽 시표, 좌안 : BD → 위쪽 시표
- 위쪽 시표가 더 선명하다고 했으므로 좌안에 S+0.25D를 가입
- OS : S-1.75D → S-1.50D

**51** 포롭터에 편광렌즈를 가입하고 양안균형검사를 실시하였다. 검사 결과, 다음 그림과 같이 위쪽 시표보다 아래쪽 시표가 더 선명하게 보였다면 굴절력의 조정으로 옳은 것은?(단, 포롭터에는 OU : +1.00D가 가입되어 있다)

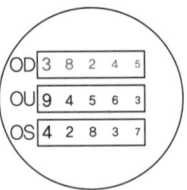

① OD : S+1.25D, OS : S+1.00D
② OD : S+0.75D, OS : S+1.00D
③ OD : S+1.25D, OS : S+1.25D
④ OD : S+1.00D, OS : S+0.75D
⑤ OD : S+1.00D, OS : S+1.25D

48 ③ 49 ① 50 ② 51 ⑤ **정답**

해설
편광분리법으로 양안균형검사를 실시할 때 시표가 더 선명한 쪽의 굴절력을 (+)방향으로 조정한다.
- 아래쪽 시표가 더 선명하다고 했으므로 좌안에 S+0.25D를 가입
- OU : +1.00D → OD : S+1.00D, OS : S+1.25D

## 03 근용검사

**52** 원용교정굴절력이 S-1.00D ◯ C-0.50D Ax 180°인 눈을 동적검영법으로 측정한 결과, S+1.00D ◯ C-0.50D Ax 180°에서 중화되었다. 가입도는?(단, 검사거리 40cm에서 발산광선으로 검영한다)

① +1.00D  ② +1.50D
③ +2.00D  ④ +2.50D
⑤ +3.00D

해설
동적검영법의 가입도 : 중화렌즈(Sph)-원용교정굴절력(Sph)
= (+1.00) - (-1.00) = +2.00(D)

**53** 원용교정굴절력이 S+1.00D ◯ C-0.50D Ax 90°이고 발산광선속을 사용하여 동적검영한 결과가 다음과 같았다. 잠정적 이론가입도는?

| | |
|---|---|
| 동 행 | S+1.00D ◯ C-0.50D Ax90° |
| 중 화 | S+2.00D ◯ C-0.50D Ax90° |
| 역 행 | S+3.00D ◯ C-0.50D Ax90° |

① +0.50D  ② +1.00D
③ +1.75D  ④ +2.00D
⑤ +2.50D

해설
동적검영법의 가입도 : 중화렌즈(Sph) - 원용교정굴절력(Sph)
= (+2.00) - (+1.00) = +1.00(D)

**54** 이동식 동적검영법(Nott법)으로 검영하였을 때 결과가 다음과 같았다. 조절래그량은?

- 주시거리: 눈 앞 40cm
- 중화가 관찰되는 위치: 눈 앞 67cm

① +0.25D  ② +0.50D
③ +0.75D  ④ +1.00D
⑤ +1.25D

해설
이동식동적검영법(Nott법)의 조절래그량
- 조절자극량 = $-\dfrac{1}{주시거리} = -\dfrac{1}{-0.40} = +2.50(D)$
- 조절반응량 = $-\dfrac{1}{중화점 위치} = -\dfrac{1}{-0.67} = +1.50(D)$
- 조절래그량 = 조절자극량 - 조절반응량
  = (+2.50) - (+1.50) = 1.00(D)

**55** 발산광선속을 사용하여 검사거리 40cm에서 단안평가법(MEM법)으로 검영한 결과가 다음과 같았다. 조절래그량은?

| 가입렌즈(D) | 망막반사광 |
|---|---|
| +1.25 | 역 행 |
| +1.00 | 역 행 |
| +0.75 | 중 화 |
| +0.50 | 동 행 |
| +0.25 | 동 행 |

① +0.25D  ② +0.50D
③ +0.75D  ④ +1.00D
⑤ +1.25D

해설
단안평가법(MEM법)의 조절래그량은 중화렌즈의 Sph값이다.

**56** 눈 앞 40cm에 적록시표를 두고 노안 가입도검사를 하였다. 가입도가 필요한 경우는?

① 적색바탕이 더 밝게 보일 때
② 녹색바탕이 더 밝게 보일 때
③ 적색바탕의 시표가 더 선명할 때
④ 녹색바탕의 시표가 더 선명할 때
⑤ 적색바탕의 시표와 녹색바탕의 시표의 선명도가 같을 때

> **해설**
> 적색파장과 녹색파장의 빛이 눈에서 굴절되면 굴절률이 높은 녹색이 먼저 결상되고 적색은 더 뒤쪽에 결상되는데, 기준파장인 황색을 기준으로 ±0.25D 정도 차이가 난다. 따라서 근거리 적록시표를 보았을 때 녹색바탕의 시표가 적색바탕의 시표보다 더 선명하게 보인다고 하면 기준파장인 황색이 망막 뒤에 있음을 나타내므로 가입도가 필요한 상태이다.

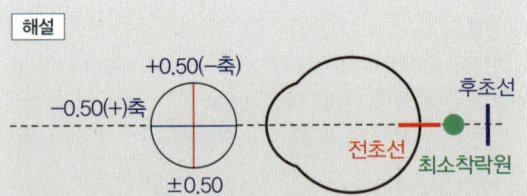

> **해설**
> 크로스실린더렌즈의 적색점(−축)을 90°로 위치시키면 눈의 전초선은 수평 방향이고, 후초선은 수직 방향이 된다. 이 상태에서 근거리 격자시표를 보았을 때 가로선이 더 선명하게 보이면 최소착란원이 망막 뒤에 있음을 나타내므로 조절력이 부족한 상태이다. 따라서 (+)구면렌즈를 부가한다.

**57** 원거리 완전교정 후 포롭터의 보조렌즈 ±.50을 가입하고 근거리 격자시표를 보게 하였다. 격자시표의 가로선이 더 선명하게 보인다고 대답하였을 때 굴절력의 조정으로 옳은 것은?(단, ±.50의 적색점이 90°로 가입되어 있다)

> 원용교정굴절력 : S+1.00D ◯ C−0.75D Ax 90°

① S+1.00D ◯ C−1.00D Ax 90°
② S+0.75D ◯ C−0.75D Ax 90°
③ S+1.25D ◯ C−0.75D Ax 90°
④ S+1.00D ◯ C−0.50D Ax 90°
⑤ S+1.25D ◯ C−1.00D Ax 90°

**58** 원거리 완전교정 후 검사거리 40cm에서 상대조절검사를 하였다. 검사결과가 다음과 같다면 근용안경의 굴절력은?

> • 원용교정굴절력 : OD : S−2.00D, OS : S−2.50D
> • 양성상대조절(PRA) : −1.50D
> • 음성상대조절(NRA) : +2.50D

① OD : S−1.50D, OS : S−2.00D
② OD : S−1.50D, OS : S−1.50D
③ OD : S−1.25D, OS : S−2.00D
④ OD : S−1.25D, OS : S−1.50D
⑤ OD : S−1.00D, OS : S−2.00D

> **해설**
> • 상대조절검사를 이용한 가입도
> $= \dfrac{PRA(-1.50) + NRA(+2.50)}{2} = +0.50(D)$
> • 근용안경굴절력 = 원용 + 가입도
> → (OD : S−2.00, OS : S−2.50) + (S+0.50)
> = (OD : S−1.50, OS : S−2.00)

56 ④  57 ③  58 ①

국가고시 안경사 기출동형 단기완성

# PART 9

# 조제가공 이론 및 실무

CHAPTER 01  조제가공 기초
CHAPTER 02  조제가공 본과정
CHAPTER 03  다초점렌즈 조제가공
CHAPTER 04  특수기능안경
CHAPTER 05  출제예상문제

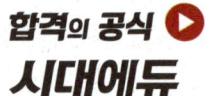
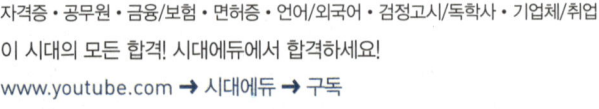

# Chapter 01 조제가공 기초

## 1 안경처방서

**출제포인트**

▶ 안경처방서의 명기사항과 약속사항 구분

### (1) 안경처방서의 명기사항

안경처방서의 명기사항은 안경처방에 필수적인 요소로 조제가공에 직접적으로 반영된다.
① 교정구면렌즈의 상측정점굴절력
② 교정원주렌즈의 상측정점굴절력과 축 방향
③ 프리즘굴절력과 기저 방향
④ 용도별 거리(원용, 근용 등)
⑤ 동공중심간거리(PD)
⑥ 가입도(Add)

### (2) 안경처방서의 약속사항

안경처방서의 약속사항은 필수적인 요소는 아니지만 조제가공을 위해 중요한 항목이다.
① 광학중심점 높이(Oh)
② 필요렌즈 최소직경
③ 최선의 피팅상태
④ 경사각

## 2 렌즈의 굴절력 표기와 측정법

**출제포인트**

- ▶ 렌즈의 굴절력 표기 방식(Sphere, Cylinder, Axis)
- ▶ 토릭렌즈의 굴절력 계산과 양주경선의 해석
- ▶ 원주렌즈 결합과 등가표기법 변환
- ▶ 렌즈미터 눈금 해석, 경선과 초선, 축 방향 이해
- ▶ 렌즈미터 타깃 위치와 프리즘 방향
- ▶ 축 방향과 기저 방향의 표기 범위

### (1) 렌즈의 종류

① **구면렌즈(S)** : 모든 경선의 굴절력이 동일하다. S+1.00D, S-1.00D와 같이 표기한다.
② **원주렌즈(C)** : 굴절력이 0.00D인 축 방향(0~180°)과 축과 수직인 경선의 굴절력으로 표기한다. C+1.00D Ax 180°, C-1.00D Ax 90°와 같이 나타낸다.
③ **토릭렌즈** : 경선에 따라 굴절력이 다르다.

### (2) 렌즈의 경선과 굴절력의 표기법

① 토릭렌즈 양 주경선의 굴절력은 스코어원으로 표현한다.
② 토릭렌즈는 렌즈의 조합에 따라 C-C, S+C, S-C로 표기한다(90° 경선의 굴절력이 -3.00D, 180° 경선의 굴절력이 -2.00D인 렌즈).

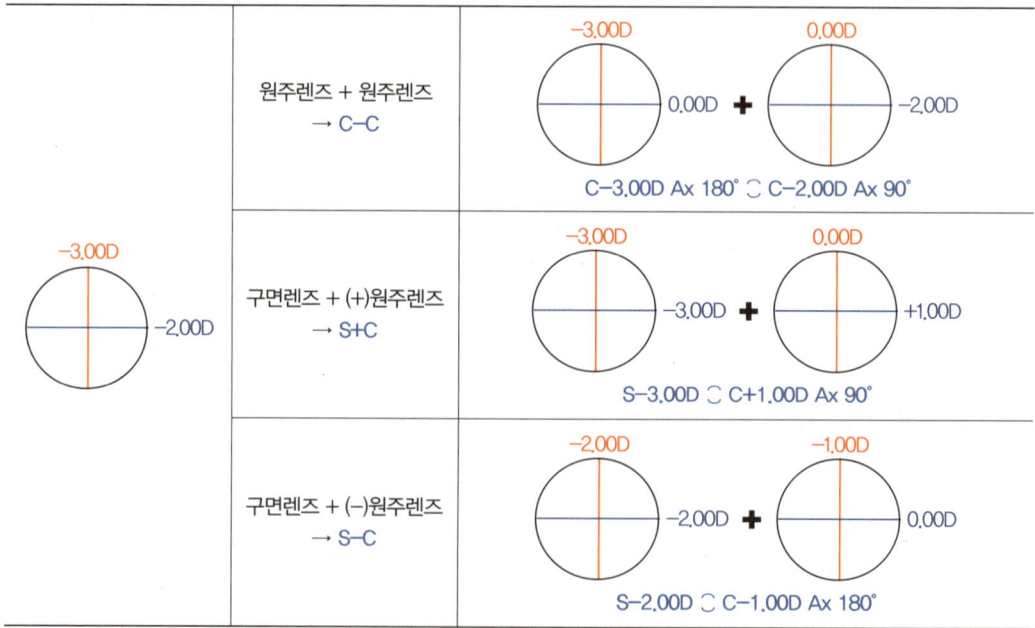

### (3) 프리즘렌즈의 굴절력과 기저 방향

① 프리즘렌즈의 굴절력

입사광선이 렌즈에서 굴절되어 나갈 때 직진 방향으로 1m 떨어진 곳에서 수직으로 편향된 거리가 1cm 일 때를 1△(Prism Diopter)라고 한다.

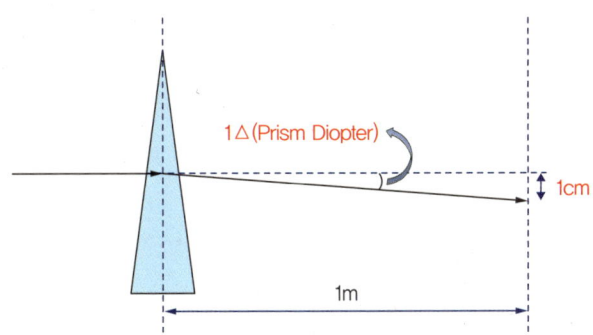

② 프리즘렌즈의 기저 방향

㉠ 렌즈를 정면에서 바라보았을 때 빛이 굴절되는 방향을 의미한다.

㉡ TABO 방향각(0~360°) 또는 BI/BO, BU/BD으로 나타낸다.

㉢ BI/BO은 좌우안에 따라 TABO 방향각이 다르므로 주의해야 한다.

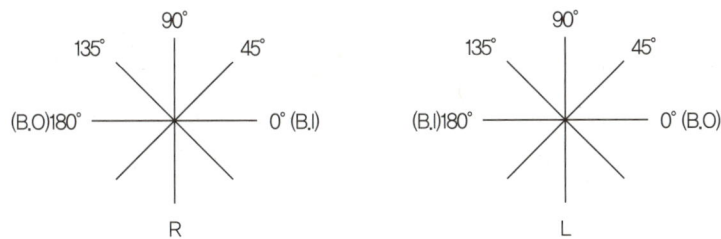

### (4) 렌즈미터 측정법

① 렌즈미터의 개요

㉠ 용도 : 렌즈의 굴절력, 프리즘, 광학중심 등을 측정하는 기기이다.

㉡ 크로스라인 타깃상으로 초선의 위치와 방향을 관찰한다.

② 렌즈미터의 종류 및 비교

| 구 분 | 망원경식 렌즈미터 | 투영식 렌즈미터 |
| --- | --- | --- |
| 관찰법 | 접안렌즈로 직접 관찰 | 스크린에 투영된 상을 관찰 |
| 시도조절 | 관찰자에 따라 **시도조절이 필요** | **시도조절이 불필요**, 다수가 관찰 가능 |
| 측정선명도 | 상대적으로 낮음 | 고해상도 투영화면으로 정밀 측정 가능 |
| 구조 / 가격 | 간단, 저가형 | 복잡, 고가형 |

③ 주요 구조
  ㉠ 콜리미터부 : 측정렌즈를 통과한 광선속을 평행광선속으로 만든다.
  ㉡ 망원경부 : 평행광선속을 스크린에 결상시킨다.
  ㉢ 접안렌즈부(망원경식) : 상을 관찰하는 부분이다.
④ 굴절력의 측정
  ㉠ 크로스라인 타깃상의 선명 초선 방향 → 초선과 수직 방향인 경선의 굴절력 측정(유효범위 : 0~180°)
    • +3.00D에서 100° 초선이 선명 → C+3.00D Ax 100°
  ㉡ 타깃상이 스크린 중앙에서 벗어난 정도와 방향 → 프리즘굴절력과 기저 방향 측정(유효범위 : 0~360°)
    • 타깃이 스크린 중앙에서 30° 방향으로 2칸 벗어난 위치 → 2△ base 30°

# Chapter 02 조제가공 본과정

## 1 피팅(Fitting)

**출제포인트**
- ▶ 표준상태 피팅과 기본 피팅의 개념
- ▶ 코받침, 다리, 전면부 등의 조정 목적과 방향
- ▶ 안경테 착용 습관 등에 따른 테의 변형과 조정

### (1) 피팅의 분류
① 표준상태피팅 : 안경원 진열 전 안경테의 처음 상태를 확인하고, 뒤틀림, 수평, 수직 균형을 유지하기 위한 목적의 조정을 말한다.
② 기본피팅 : 착용자의 얼굴 형태에 맞춰 조정한 후, 초점 및 설계점을 인점하기 위한 조정을 말한다.
③ 그 외 가공후피팅, 사용중피팅 등이 있다.

### (2) 주요 조정 부위 및 효과

| 조정 부위 | 조정 목적 또는 효과 |
|---|---|
| 코받침 | 전면부 높낮이, 정점간거리 조절 |
| 다리벌림각 | 전면부 좌우 기울기 조정 |
| 다리본대 길이 | 귀 위치에 따른 착장 안정성 조정 |
| 경사각 | 전면부 상하 기울기 조정(경사각↑ 시 전면부 하강) |

### (3) 착용상태 점검 및 피팅
① 전면부가 전체적으로 내려갔을 경우 좌우 코받침을 내리거나 폭을 좁힌다.
② 좌우 수평이 맞지 않을 경우 전면부가 올라간 쪽의 다리를 올리거나 내려온 쪽의 다리를 내린다.
③ 측면에서 관측할 때 한쪽이 돌출되었을 경우 돌출된 쪽 다리벌림각을 크게 조정한다.

(4) 조정플라이어의 종류

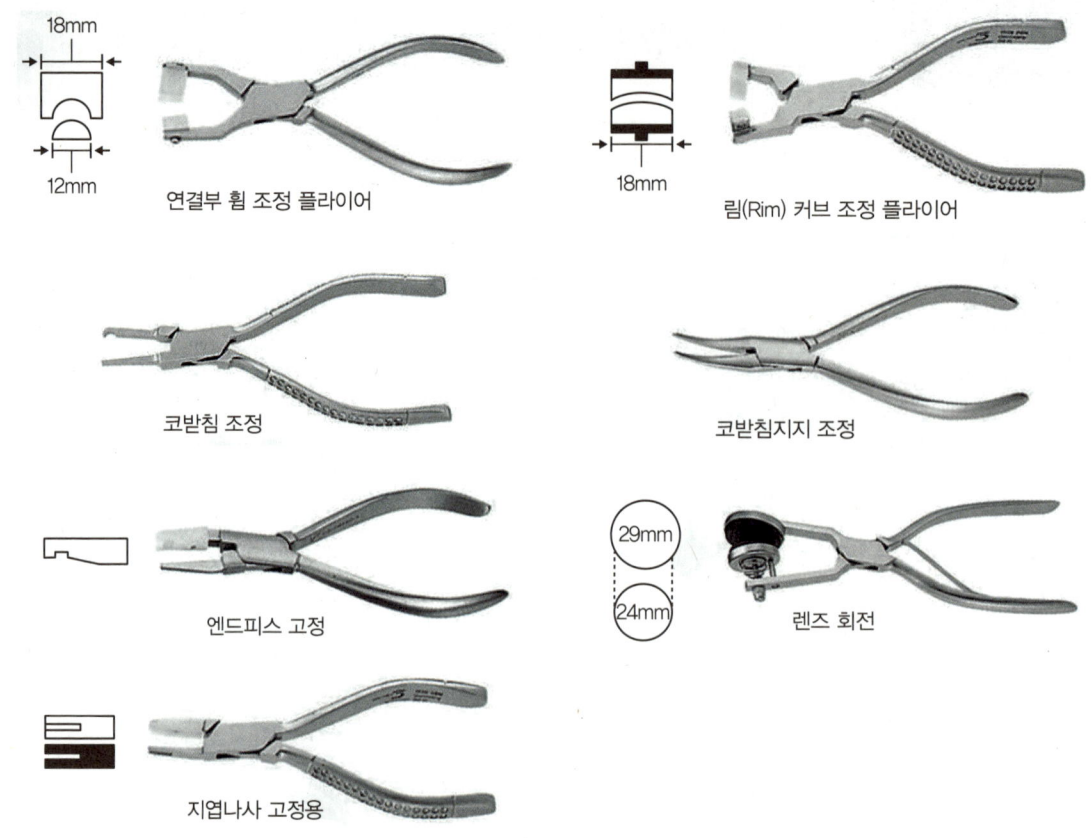

## 2 안경테의 계측과 필요렌즈의 최소직경

**출제포인트**

▶ 안경테의 계측 항목과 표기 형식
▶ 필요렌즈 최소직경의 계산
▶ 편심렌즈의 표기 이해

## (1) 안경테 크기의 요소(Boxing System)

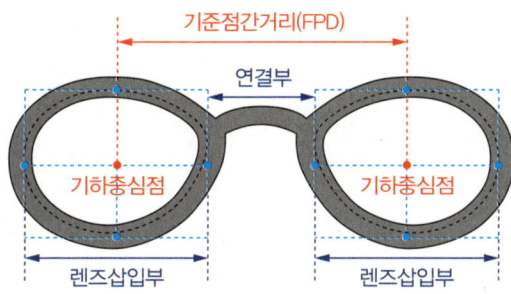

① 렌즈삽입부길이 □ 연결부길이 다리길이
  ㉠ 렌즈삽입부의 크기(Eye Size)
  ㉡ 연결부 길이(DBL ; Distance Between Lenses)
  ㉢ 다리부 길이(Temple Size)
  ㉣ 기준점간거리(FPD ; Frame Pupil Distance)

## (2) 필요렌즈 최소직경

FPD − PD + 렌즈삽입부 최장길이 + 작업여유분

① FPD : 안경테 기준점 간 거리(렌즈삽입부 길이 + 연결부 길이)
② PD : 조제가공 시 고려하는 착용자 동공간거리
③ 작업여유분 : 일반적으로 2mm
④ 필요렌즈 최소직경이 작을수록 얇은 렌즈 가공 가능

## (3) 편심렌즈

① 렌즈의 광학중심점을 기하학 중심에서 가장자리로 이동시킨 렌즈를 의미한다.
② 지름이 65mm인 렌즈의 중심을 2.5mm 편심하여 최소렌즈직경 70mm에 맞춘 편심렌즈 → 65/70 또는 65 + 5로 표기한다.

# 3 형판 제작과 설계점 설정

**출제포인트**

▶ 안경테 형판 제작과 목적
▶ 기준점과 설계점의 관계와 편위량 계산
▶ 경사각 보정 및 광학중심점 높이 계산

## (1) 형판 제작의 필요성과 목적

① 형판 : 안경테 렌즈삽입부와 동일한 형태를 본뜬 작업물이다.
② 투명 플라스틱을 사용하여 직접 제작하거나 디지털 방식으로 추출한다(취형기).
③ 렌즈의 정확한 삽입과 정렬을 위해 반드시 필요하다.

④ 가공 오차 방지 및 표준화된 작업이 가능하게 한다.

## (2) 기준점과 설계점

① **기준점** : 안경테 렌즈삽입부의 중심점이다.

② **설계점** : 착용자의 PD를 기준으로 렌즈의 광학중심점이 위치해야 할 지점이다.

## (3) 설계점의 위치 설정

안경 착용 시 동공 위치, 테의 피팅 상태 등을 종합적으로 고려해 설계점을 설정한다.

① 조제가공PD와 수평편위량

㉠ 주시거리별PD : 주시거리에 따라 조제가공PD의 보정이 필요하다.

㉡ 수평편위량 : 기준PD − 조제가공PD

정점간거리 : 12mm, 각막정점~안구회전점 : 13mm 일 때, 주시거리별PD는 다음과 같이 구한다.

조제가공$PD : (d-12) =$ 기준$PD : (d=13)$

→ 조제가공$PD =$ 기준$PD \times \dfrac{d-12}{d+13}$

→ 수평편위량 $=$ 기준$PD \times \dfrac{25}{d+13}$

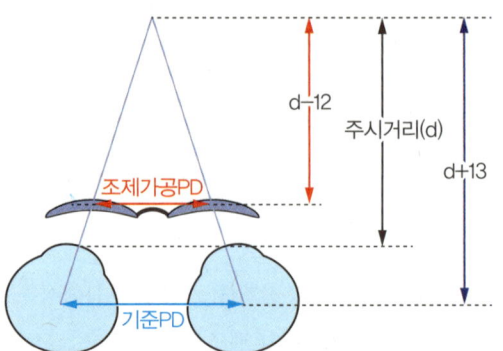

② 광학중심점 높이(Oh)와 경사각보정

㉠ 광학중심점 높이(Oh) : 안경테 하부 림에서 광학중심점까지의 높이를 의미한다.

㉡ 일상적인 머리자세에서 동공중심높이(측정 Oh)를 측정한 경우, 경사각 보정이 필요하다.

㉢ 정점간거리 : 12mm, 각막정점~안구회전점 : 13mm일 때, 조제가공 Oh는 다음과 같이 구한다.

→ 보정량$(d) = 25 \times \sin\theta$

→ 조제가공 $Oh =$ 측정 $Oh - d$

## (4) 설계차트(Box-O-Graph)

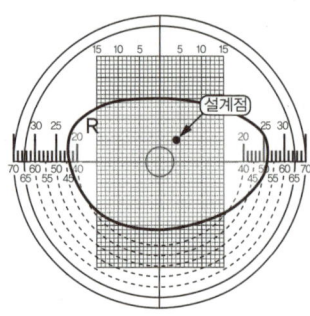

① 기준점과 설계점 간의 위치 보정을 수치화하여 시각적으로 표시한 도표를 말한다.

② 필요렌즈 최소직경, 조제가공PD와 Oh의 확인 등에 활용된다.

③ 정밀한 조제가공을 위한 필수적이고 기본적인 도구이다.

## 4 산각세우기

> **출제포인트**
> ▶ 산각의 종류
> ▶ 렌즈의 굴절력, 프리즘처방에 따른 산각줄기의 커브와 위치
> ▶ 자동옥습기의 렌즈 가공방법(휠의 용도)

### (1) 산각의 종류

산각 : 렌즈 측면에 형성된 경사면으로, 림 내부와 맞닿는 부분의 기울기를 조정하여 안경테와 렌즈가 정밀하게 결합되도록 한다.
① 평산각 : 무테 등 림이 없거나 매우 얇은 테에 적용
② 중산각 : 플라스틱 테, 얇은 렌즈 가공 시 적용
③ 고산각 : 메탈테, 콤비네이션테 등 림이 가는 테, 두꺼운 렌즈 가공 시 적용
④ 역산각 : 나일론실을 사용하는 반무테에 적용

### (2) 산각줄기의 커브와 위치

① 일반렌즈
  ㉠ (+)렌즈, 외면토릭렌즈 : 후면 커브와 평행
  ㉡ (−)렌즈, 내면토릭렌즈 : 전면 커브와 평행
  ㉢ (−)렌즈는 도수에 따라 산각줄기의 커브와 위치를 조정하기도 한다.
    • $D' ≦ |-3.00|D$ : 후면 커브와 평행
    • $D' > |-6.00|D$ : 전면 커브와 평행, 전면에 가깝게 위치(외관 중시)
② 원용프리즘 처방렌즈
  ㉠ (+)렌즈 : 전면 커브와 평행
  ㉡ (−)렌즈 : 후면 커브와 평행
③ 근용프리즘 처방렌즈
  ㉠ 기저내방(BI) : 전면 커브와 평행
  ㉡ 기저외방(BO) : 후면 커브와 평행

### (3) 자동옥습기에서의 산각 가공

① 초기 단계에서는 평산각으로 가공하고, 이후 렌즈 재질과 조건에 따라 산각 각도를 조정한다.
② 1차 연삭 : 입자가 굵은 휠 사용
③ 2차 연삭 : 입자가 고운 휠 사용
④ 경면가공 : 무테, 반무테 등의 렌즈(선택사항)

## 5 렌즈 끼워넣기

**출제포인트**
- ▶ 내부왜곡 발생원인
- ▶ 왜곡검사기의 용도

### (1) 렌즈 끼워넣기 순서
① 가공렌즈 확인 : 중심위치, 크기, 면 커브, 산각 등을 확인한다.
② 렌즈 삽입 방향 결정 : 우안 / 좌안, 프레임 형태를 고려한다.
③ 가열(필요 시) : 셀룰로이드 / 아세테이트 테의 림은 가열하여 작업한다.
④ 렌즈 끼워넣기 : 삽입부에 맞춰 좌우 대칭으로 삽입한다.
⑤ 왜곡 검사 : 왜곡검사기로 응력 및 왜곡 발생 여부를 확인한다.
⑥ 교정 및 피팅으로 마무리한다.

### (2) 내부 왜곡의 원인
① 형판의 모양이 잘못 제작되었을 때
② 안경테 림과 렌즈의 곡률이 불일치할 때
③ 안경테 림의 홈과 렌즈의 산각 각도가 불일치할 때
④ 안경테의 렌즈삽입부보다 렌즈가 크게 가공되었을 때
  ※ 렌즈삽입부보다 렌즈가 작게 가공되면 렌즈가 테에서 떨어져 나가기 쉽다.

### (3) 왜곡검사기
① 렌즈 삽입 후 응력의 유무를 확인하는 데 사용된다.
② 편광 간섭 원리를 이용하여 렌즈 내부 응력을 시각화하여 왜곡을 검사한다.
③ 육안으로 보이지 않는 미세한 변형도 감지할 수 있다.

## 6 점검 및 수정

**출제포인트**
- ▶ 광학적 요소 점검사항
- ▶ 조제가공 오차에 따른 유발사위 및 프리즘 효과
- ▶ 조제가공의 허용오차 범위

### (1) 완성된 안경의 점검 사항

① 광학중심점의 위치와 정렬 여부를(PD, Oh 등) 확인한다.
② 렌즈의 굴절력, 기준 경선의 방향이 정확한지 확인한다.
③ 프리즘굴절력 및 기저 방향을 확인한다.
④ 안경테 림과 렌즈 사이 틈의 존재 여부를 확인한다.
⑤ 내부왜곡이 발생하지 않았는지 확인한다.

### (2) 프리즘굴절력의 계산

① 프리즘굴절력의 크기
　㉠ 프리즘굴절력($P$) = $|h \times D'|$ (단위 : D·cm = △)
　㉡ $h$ : 렌즈의 광학중심점과 동공중심(시선)사이 거리(cm)
　㉢ $D'$ : 렌즈의 굴절력(D)

② 기저 방향 : 두께가 두꺼운 쪽이 기저 방향
　㉠ (+)렌즈 → 렌즈 중심 방향
　㉡ (−)렌즈 → 렌즈 중심 반대 방향

### (3) 조제가공 오차에 따른 프리즘영향

렌즈의 광학중심점과 시선이 일치하지 않으면 프리즘 효과와 사위가 유발될 수 있다.

① **(+)렌즈**에서 **PD가 짧아질 때**
　→ **BI 효과** 발생
　→ 개산부담 → **내사위**
　　유발

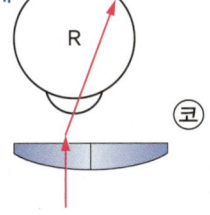

② **(+)렌즈**에서 **PD가 길어질 때**
　→ **BO 효과** 발생
　→ 폭주부담 → **외사위**
　　유발

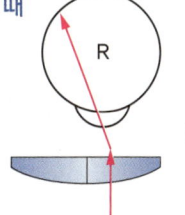

③ **(−)렌즈**에서 **PD가 짧아질 때**
　→ **BO 효과** 발생
　→ 폭주부담 → **외사위**
　　유발

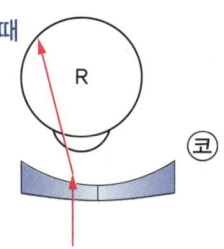

④ **(−)렌즈**에서 **PD가 길어질 때**
　→ **BI 효과** 발생
　→ 개산부담 → **내사위**
　　유발

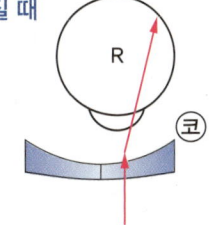

### (4) 조제가공 허용오차 범위

① **원용안경**은 **폭주력의 여유**가 많고, 개산력의 여유는 적다.
　→ **허용오차가 큰방향** : BO, 허용오차가 작은 방향 : BI
② **근용안경은 개산력의 여유**가 많고, 폭주력의 여유는 적다.
　→ **허용오차가 큰방향** : BI, 허용오차가 작은 방향 : BO

# Chapter 03 다초점렌즈 조제가공

## 1 이중초점렌즈 조제가공

**출제포인트**
- 이중초점렌즈의 설계 기준
- 상의 도약량에 영향을 미치는 요소
- 슬랩오프가공의 목적 및 프리즘량 계산
- 합성광학중심점의 위치

### (1) 이중초점렌즈의 설계
① 근용PD를 조제가공PD로 한다.
② 설계점(가상광학중심점) : 근용부 상부경계선의 중앙점이다.
③ 세그높이(가상광학중심점높이) : 경사각 0° 자세에서 피팅된 안경테 하부 림(rim)에서 직상방 각막 가장자리 또는 아래 눈꺼풀까지의 높이이다.
※ 원용을 중시하면 측정값에서 2~3mm 아래로 내려서, 근용을 중시하면 1~2mm 위로 올려서 설계한다.

### (2) 상의 도약
① 이중초점렌즈에서 원용부에서 근용부로 시선이 이동될 때, 물체의 상이 갑자기 위로 이동하여 보이는 현상을 말한다.
② 상도약량＝가입도($A$)×자렌즈광학중심점~상부경계선($h$) (단위 : D·cm＝△)

### (3) 합성광학중심점의 위치
이중초점렌즈의 원용부가 구면렌즈일 때 합성광학중심점은 모렌즈의 광학중심점($O_F$)과 자렌즈의 광학중심점($O_N$)를 잇는 직선상에 위치하고 원용구면굴절력(S)과 가입도(A)에 따라 5가지로 분류할 수 있다.

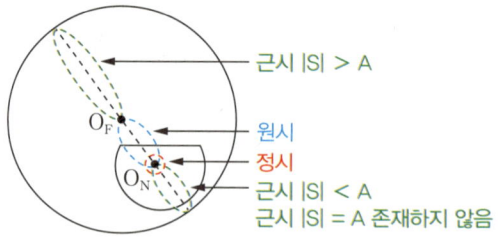

▲ 이중초점렌즈의 근용부 합성광학중심점의 위치

### (4) 슬랩오프 가공

① 굴절부등시가 이중초점렌즈를 착용할 때 원용부 굴절력 차이로 인해 근용부 시점에서 발생하는 수직 방향 프리즘 불균형을 보정하는 가공법이다.
② 한쪽 렌즈 하부를 절삭해 Base Up 프리즘효과가 발생한다.
③ 가공할 렌즈와 프리즘량
　㉠ 가공할 렌즈 : (−)방향의 굴절력이 큰 쪽
　㉡ 프리즘량 : 좌우굴절력차이(D) × 원용부 광학중심점에서 근용부 시선까지의 거리(cm)

## 2 누진굴절력렌즈 조제가공

> **출제포인트**
> ▶ 누진굴절력렌즈의 설계
> ▶ 누진굴절력렌즈의 구조 및 디자인
> ▶ 렌즈의 표식과 광학요소 측정 위치
> ▶ 프리즘디닝가공의 목적 및 효과
> ▶ 거울검사법에 따른 안경테의 미세 조정

### (1) 누진굴절력렌즈의 구조 및 설계

① 누진굴절력렌즈에는 여러 개의 기준점이 표시된다.
　→ 아이포인트(= 피팅크로스), 원·근용 참조원, 기하학적 중심점, 숨김마크, 가입도 값 등

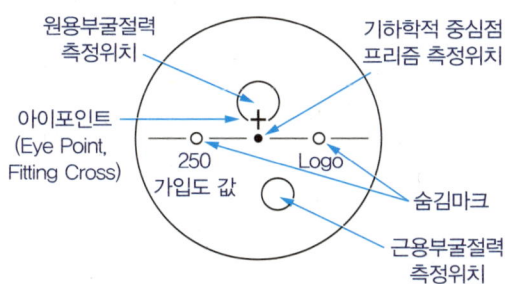

② 형판의 설계점 : 아이포인트로 착용자의 동공중심(원용 PD)과 일치시킨다.
　※ 원용을 우선시할 때는 동공중심에서 아래쪽으로 2mm, 근용을 우선시할 때는 동공중심에서 위쪽으로 2mm 이동시킨다.

### (2) 가입도에 따른 디자인
① 모노디자인 : 하나의 설계 기준을 모든 가입도에 적용한다.
② 멀티디자인 : 가입도에 따라 설계를 달리하여 근용 시야를 확보한다.

### (3) 거울검사와 안경테의 미세조정
① 근용부 참조원의 중심과 동공중심이 일치하는지를 확인한다.
② 불일치할 때 미세조정 방법
　㉠ 동공 중심이 귀 방향에 치우쳐 있을 경우 정점간거리를 길게 한다.
　㉡ 동공 중심이 코 방향에 치우쳐 있을 경우 정점간거리를 짧게 한다.
　㉢ 동공 중심이 아래쪽에 치우쳐 있을 경우 경사각을 크게 하거나 전면부를 아래로 내린다.
　㉣ 동공 중심이 위쪽에 치우쳐 있을 경우 경사각을 작게 하거나 전면부를 위로 올린다.
　　※ 전면부 조정방법 : 좌우 코받침를 내리거나 간격을 좁히면 전면부가 올라간다.

### (4) 프리즘디닝(Prism Thinning) 가공
① 원용부의 두께와 무게를 줄이기 위한 가공법이다.
② 렌즈의 윗부분을 깎아내므로 Base Down 효과가 나타난다.
　※ 이중초점렌즈의 슬랩오프가공과 프리즘효과가 반대

# Chapter 04 특수기능안경

## 1 프리즘처방렌즈

**출제포인트**
- ▶ 프리즘 굴절력의 계산
- ▶ BO, BI, BU, BD 프리즘 각각에 대한 설계점 이동방향 이해
- ▶ 프리즘 처방에 따른 조제가공 PD/Oh의 계산

(1) 프리즘처방에 따른 이동량

프리즘굴절력$(P) = h \times D'$ (단위 : D·cm＝△)

→ 이동량$(h) = \dfrac{\text{프리즘굴절력}(\triangle)}{\text{렌즈의 굴절력}(D)}$ (단위 : cm)

(2) 프리즘처방에 따른 설계점(렌즈의 광학중심) 이동방향

| 프리즘 방향 | (−)렌즈 | (+)렌즈 |
|---|---|---|
| BI(Base In) | 귀쪽 이동 | 코쪽 이동 |
| BO(Base Out) | 코쪽 이동 | 귀쪽 이동 |
| BU(Base Up) | 아래쪽 이동 | 위쪽 이동 |
| BD(Base Down) | 위쪽 이동 | 아래쪽 이동 |

## 2 특수 조제가공

> **출제포인트**
> ▶ 무테안경의 조제가공 순서
> ▶ 반무테안경의 역산각 위치와 홈 깊이
> ▶ 하프톤렌즈 하프라인 위치
> ▶ 편광렌즈의 기준선 방향
> ▶ 복식알바이트처방에서 앞렌즈의 굴절력과 PD

### (1) 무테안경
① 렌즈는 평산각으로 가공하고, 나사나 접착제 없이 렌즈에 직접 구멍을 뚫어 고정하는 방식의 안경이다.
② **고정금대(Strap)** : 일반 금속테의 엔드피스에 해당하는 부분이다.
③ **조제가공 순서** : 평산각 가공 → 구멍 위치 표시 → 구멍 뚫기 → 고정 → 검사 및 수정

### (2) 반무테(하프림테)안경
① 역산각으로 가공하여 나일론 줄로 고정하는 방식의 안경이다.
② **역산각의 산각위치와 홈깊이**
 ㉠ 굴절력이 높은 (−)렌즈는 전면곡률과 평행하게, (+)렌즈는 후면곡률과 평행하게 역산각을 세운다.
 ㉡ 가장자리가 얇은 렌즈는 가장자리 면 중심에 역산각을 세운다.
 ㉢ 역산각의 홈 깊이는 나일론실 두께의 $\frac{1}{2} \sim \frac{1}{3}$ 정도가 적당하다.
 ㉣ 위쪽 림에 닿는 부분은 다른 부분보다 조금 더 깊게 파서 렌즈를 안정적으로 지지하도록 한다.

### (3) 하프톤 렌즈
① 색농도가 아래로 갈수록 옅어지는 컬러렌즈이다.
② **하프라인은 광학중심점 아래 8~10mm에 위치**한다(근거리 작업 시 시야 확보).
③ 형판의 수평기준선과 하프라인이 평행하게 설계한다.

### (4) 편광렌즈
① 특정방향으로 진동하는 빛을 흡수하는 렌즈를 말한다.
② 렌즈의 수평유지표식이 180° 방향으로 정렬되도록 설계한다.
 ※ 수면이나 설면에서 반사하는 빛은 180° 방향으로 진동하는 빛이 많이 포함되어 있고, 렌즈의 수평유지 표식은 편광렌즈의 흡수축에 해당한다.

### (5) 복식알바이트안경
① 앞렌즈와 뒤렌즈의 조합으로 원·근용을 함께 사용한다.
② 프리즘을 유발하지 않기 위해 광학중심거리(PD)의 수정이 중요하다.

# Chapter 05 출제예상문제

## 01 조제가공 기초

**01** 다음 중 안경처방서의 명기사항에 해당하지 않는 것은?

① 구면렌즈의 상측정점굴절력
② 원주렌즈의 축 방향
③ 광학중심점 높이
④ 프리즘의 기저 방향
⑤ 가입도

**해설**
광학중심점 높이는 약속사항이며, 나머지는 명기사항이다.

**02** 다음 중 안경처방서의 명기사항으로만 구성된 것은?

① 가입도, PD, 광학중심점 높이
② 프리즘 기저 방향, 가입도, 광학중심점 높이
③ 필요렌즈 최소직경, 피팅상태, 경사각
④ 구면굴절력, 축 방향, 필요렌즈 최소직경
⑤ 구면굴절력, 가입도, 프리즘 기저 방향

**해설**
구면굴절력, 가입도, 프리즘 기저 방향은 모두 명기사항이다.

**03** 다음 중 안경처방서의 약속사항에 포함되는 것은?

① 가입도
② 사용용도
③ 동공간거리
④ 필요렌즈 최소직경
⑤ 구면렌즈의 굴절력

**해설**
필요렌즈 최소직경은 약속사항이며, 나머지는 명기사항이다.

**04** 다음은 토릭렌즈의 처방이다. 이 렌즈의 90° 경선과 180° 경선의 굴절력은?

$$S+2.00D \bigcirc C+1.00D \text{ Ax } 90°$$

① 90° : +2.00D, 180° : +3.00D
② 90° : +3.00D, 180° : +2.00D
③ 90° : +1.00D, 180° : +2.00D
④ 90° : +2.00D, 180° : +1.00D
⑤ 90° : +1.00D, 180° : +3.00D

**해설**
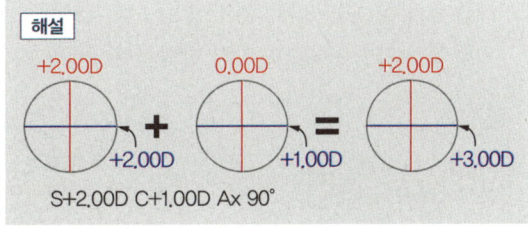
S+2.00D C+1.00D Ax 90°

정답 01 ③ 02 ⑤ 03 ④ 04 ①

05 렌즈미터 상에서 45° 초선이 -1.00D에서 선명하고, 135° 초선이 -2.50D에서 선명하였다. 렌즈의 굴절력 표기로 옳은 것은?

① S-1.00D ◯ C-2.50D Ax 135°
② S-1.00D ◯ C-1.50D Ax 135°
③ S-1.00D ◯ C-1.50D Ax 45°
④ S-2.50D ◯ C+1.50D Ax 135°
⑤ S-3.50D ◯ C+1.50D Ax 45°

**해설**

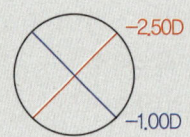

- C-1.00D Ax 45° ◯ C-2.50D Ax 135°
- S-1.00D ◯ C-1.50D Ax 135°
- S-2.50D ◯ C+1.50D Ax 45°

06 다음 중 토릭렌즈의 축 방향과 프리즘렌즈의 기저 방향 유효범위로 옳은 것은?

① 축 방향 : 0~90°, 기저 방향 : 0~180°
② 축 방향 : 0~180°, 기저 방향 : 0~180°
③ 축 방향 : 0~180°, 기저 방향 : 0~360°
④ 축 방향 : 0~360°, 기저 방향 : 0~180°
⑤ 축 방향 : 0~360°, 기저 방향 : 0~360°

**해설**
토릭렌즈의 축 방향은 0~180°, 프리즘렌즈의 기저 방향은 0~360°으로 표기한다.

07 다음은 렌즈미터의 스크린 결과이다. 이를 바탕으로 한 도수 표기는?

- 선명한 초선 : 30° 방향 +1.00D, 120° 방향 +2.00D
- 타깃의 위치 : 스크린 중심에서 60° 방향으로 한 칸 벗어남

① S+1.00D ◯ C +1.00D Ax 60° ◯ 1.0△ Base 240°
② S+2.00D ◯ C -1.00D Ax 120° ◯ 1.0△ Base 60°
③ S+2.00D ◯ C +1.00D Ax 60° ◯ 1.0△ Base 240°
④ S+1.00D ◯ C +1.00D Ax 120° ◯ 1.0△ Base 60°
⑤ S+2.00D ◯ C -2.00D Ax 30° ◯ 1.0△ Base 240°

**해설**
토릭렌즈를 구면렌즈와 (+)원주렌즈의 합성으로 보았을 때
- 낮은 (+)굴절력이 구면렌즈 도수 → S+1.00D
- 두 경선의 굴절력 차이가 원주렌즈 도수 → C+1.00D Ax 120°
- 프리즘굴절력은 중심에서 60° 방향으로 거리 한 칸 벗어남 → 1.0△ Base 60°

**08** 다음 그림은 왼쪽 렌즈를 렌즈미터로 측정한 결과이다. 프리즘의 굴절력과 기저 방향은?

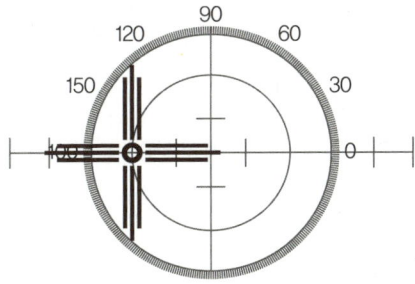

① 0△
② 2△ BU
③ 2△ BD
④ 2△ BO
⑤ 2△ BI

**해설**
타깃상이 스크린 중심에서 180° 방향으로 2칸 벗어남 → 2△ 180° → 왼쪽 렌즈에서 180°는 BI

**09** 원시성 단난시인 노안의 처방으로 가장 적절한 것은?

① S-1.00D, Add 2.00D
② S+1.00D, Add 2.00D
③ C-4.00D Ax 180°, Add 2.00D
④ S+1.00D ◯ C-1.00D Ax 180°, Add 2.00D
⑤ S-1.00D ◯ C-1.00D Ax 180°, Add 2.00D

**해설**
• 원시성 단난시를 교정할 수 있는 토릭렌즈의 양 주경선의 굴절력은 한 방향은 0, 다른 한 방향은 +도수를 갖는다. 또한 노안이므로 Add을 포함하고 있어야 한다.
• S+1.00D ◯ C-1.00D Ax 180° 렌즈의 굴절력은 180° 경선이 +1.00D, 90° 경선이 0.00D을 가지므로 원시성 단난시를 교정할 수 있다.

**10** 다음 그림은 안경렌즈를 렌즈미터로 측정한 크로스라인 타깃상이다. 렌즈의 굴절력 표기는?

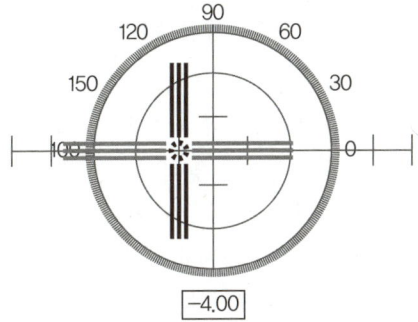

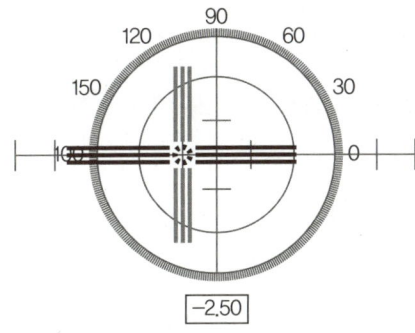

① S-2.50D ◯ C-1.50D Ax 180°
② S-4.00D ◯ C-1.50D Ax 90°
③ S-1.50D ◯ C-2.50D Ax 90°
④ C-4.00D Ax 180° ◯ C-2.50D Ax 90°
⑤ C-4.00D Ax 90° ◯ C-2.50D Ax 180°

**해설**
렌즈미터의 크로스라인 타깃상은 경선방향과 수직(축 방향)으로 선명한 초선상을 맺는다.
• -4.00D에서 90° 방향 선명 → C-4.00D Ax 90°
• -2.50D에서 180° 방향 선명 → C-2.50D Ax 180°

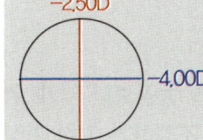

• C-4.00D Ax 90° ◯ C-2.50D Ax 180°
• S-2.50D ◯ C-1.50D Ax 90°
• S-4.00D ◯ C+1.50D Ax 180°

**정답** 08 ⑤ 09 ④ 10 ⑤

## 02 조제가공 본과정

**11** 기본 피팅의 정의로 옳은 것은?

① 안경원 진열 전 표준상태 조정 과정
② 가공 후 착용자에게 최종적으로 맞추는 과정
③ 착용자의 얼굴에 맞춰 설계점을 인점하기 위한 과정
④ 안경테의 처음 상태를 확인하는 과정
⑤ 안경 착용 중 틀어짐 등을 바로잡기 위한 조정 과정

**해설**
기본 피팅은 안경테의 표준상태를 조정한 후 착용자 얼굴에 맞춰 설계점을 인점하기 위한 조정이다.

**12** 안경원에 진열하기 전 안경테의 균형상태를 상태를 확인하고 조정하는 과정은?

① 자각피팅  ② 응용피팅
③ 사용중 피팅  ④ 기본피팅
⑤ 표준상태피팅

**해설**
안경테의 처음 상태를 확인하고 안경테의 뒤틀림이나 좌우의 균형을 바로잡는 조정은 표준상태피팅으로 안경테를 진열하기 전에 선행되어야 하는 과정이다.

**13** 안경테의 전면부가 착용자의 동공보다 낮게 위치한다. 광학중심점 높이를 조정하기 위한 가장 적절한 방법은?

① 경사각을 크게 한다.
② 다리길이를 길게 한다.
③ 다리벌림각을 넓힌다.
④ 코받침의 간격을 넓힌다.
⑤ 코받침의 위치를 아래로 내린다.

**해설**
광학중심점이 낮을 경우 좌우 코받침의 위치를 아래로 내리거나 폭을 좁게 하면 안경의 전면부를 올릴 수 있다.

**14** 왼쪽 다리벌림각이 커진 경우 나타나는 현상으로 옳은 것은?

① 왼쪽 귓바퀴가 눌린다.
② 왼쪽 코능선이 눌린다.
③ 왼쪽 렌즈삽입부가 돌출된다.
④ 오른쪽 다리경사각이 커진다.
⑤ 오른쪽 정점간거리가 짧아진다.

**해설**
왼쪽 다리벌림각이 커지면 해당 방향은 얼굴 쪽으로 눌리고, 반대편(오른쪽) 렌즈삽입부가 돌출된다.

**15** 다음 중 코받침 조정에 사용되는 플라이어는?

①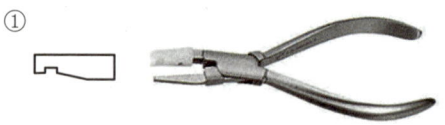

②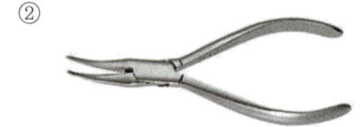

③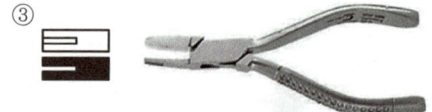

④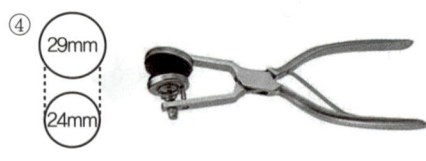

⑤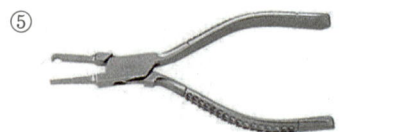

11 ③  12 ⑤  13 ⑤  14 ②  15 ⑤  **정답**

> **해설**
> ① 엔드피스 고정
> ② 코받침지지 조정
> ③ 지엽나사 고정
> ④ 렌즈 회전
> ⑤ 코받침 조정

**16** 안경테 표기가 '54 □ 18 138'로 되어 있다. 이에 대한 설명 중 옳은 것은?

① 수직 길이가 16mm이다.
② 다리부 길이가 72mm이다.
③ 연결부 크기가 20mm이다.
④ 기준점 간 거리가 138mm이다.
⑤ 렌즈삽입부 크기가 54mm이다.

> **해설**
> 54 □ 18 138 → 렌즈삽입부 : 54, 연결부 : 18, 다리부 : 138, 기준점간거리(FPD) : 54 + 18 = 72

**17** 안경테 표기가 '48 □ 19 135'로 되어 있다. 기준점간거리(FPD)는?

① 19mm   ② 29mm
③ 48mm   ④ 67mm
⑤ 135mm

> **해설**
> 기준점간거리(FPD) = 렌즈삽입부(48) + 연결부(19) = 67mm

**18** 박싱시스템(Boxing System)으로 계측한 안경테의 기준점간거리가 68mm, 렌즈삽입부 길이가 50mm일 때, 안경테의 표기는?

① 18 □ 50   ② 18 □ 68
③ 50 □ 18   ④ 50 □ 68
⑤ 68 □ 18

> **해설**
> 연결부 = FPD(68) - 렌즈삽입부(50) = 18mm → 표기 : 렌즈삽입부 □ 연결부 = 50 □ 18

**19** 안경테 표기가 52 □ 18이고 조제가공PD가 60mm일 때 필요렌즈 최소직경은?(단, 작업여유분은 2mm이다)

① 52mm
② 56mm
③ 60mm
④ 64mm
⑤ 68mm

> **해설**
> 52 □ 18 → FPD = 52 + 18 = 70mm
> 필요렌즈 최소직경 = FPD(70) - PD(60) + 렌즈삽입부(52) + 작업여유분(2) = 64mm

**20** 지름이 70mm인 렌즈의 광학중심점을 2mm 편심하였다. 편심렌즈 표기로 옳은 것은?

① 70/74
② 70/72
③ 68/70
④ 66/70
⑤ 64/70

> **해설**
> 지름이 70mm인 렌즈의 중심을 2mm 편심하면 최소렌즈직경 74mm에 맞출 수 있다.
>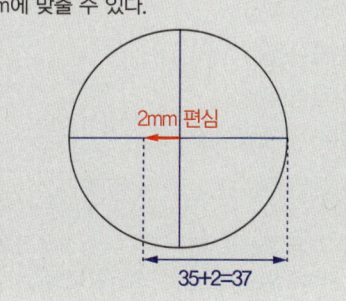

정답 16 ⑤ 17 ④ 18 ③ 19 ④ 20 ①

**21** 형판설계 시 고려해야 할 요소로 적절하지 않은 것은?

① 착용자의 동공간거리
② 렌즈의 광학중심점 위치
③ 안경테의 재질
④ 안경테의 경사각
⑤ 안경테의 기준점간 거리

> 해설
> 형판설계에는 착용자의 PD, 안경테의 모양과 렌즈의 광학중심점의 위치 등의 요소가 중요하며, 테의 재질은 직접적으로 관련된 요소는 아니다.

**22** 형판을 제작하는 주요 목적은?

① 안경테의 디자인 변경
② 안경렌즈의 굴절력 측정
③ 안경렌즈의 정확한 삽입
④ 안경렌즈의 굴절률 측정
⑤ 정점간거리를 측정

> 해설
> 형판은 렌즈를 조제가공할 때 렌즈의 방향, 위치를 정확히 맞추기 위해 사용된다.

**23** 단초점렌즈 가공 시, 렌즈의 광학중심점과 일치하도록 형판상에서 설정하는 지점은?

① 설계점
② 기하중심점
③ 수평이등분선
④ 수직이등분선
⑤ 수평시 측정인점

> 해설
> 안경테의 형태와 동공의 위치, 테의 피팅 상태 등을 고려하여 렌즈의 광학중심점이 위치해야 할 설계점을 설정한다.

**24** 안경테의 크기가 54 □ 16 이고, 조제가공PD가 68mm인 경우, 기준점에서 설계점까지의 이동량은?

① 이동량 없음
② 코쪽으로 1mm 이동
③ 귀쪽으로 1mm 이동
④ 위쪽으로 1mm 이동
⑤ 아래쪽으로 1mm 이동

> 해설
> 54 □ 16 → 기준점간 거리(FPD) = 54 + 16 = 70mm →
> 단안 FPD = 35mm
> 수평이동량 = 단안 FPD(35) − 단안 PD(34) = 1mm(코 방향)

**25** 주시거리가 337mm이고, 단안 기준PD가 35mm일 때 조제가공PD는?(단, 정점간거리는 12mm, 각막정점에서 회전점까지 거리는 13mm로 가정한다)

① 31.0mm   ② 31.5mm
③ 32.0mm   ④ 32.5mm
⑤ 33.0mm

> 해설
> 주시거리$(d) = 337$(mm)
> → 조제가공$PD = $ 기준 $PD \times \dfrac{d-12}{d+13} = 35 \times \dfrac{337-12}{337+13}$
> $\qquad = 32.5$(mm)

**26** 조제가공을 위해 일상적인 머리자세에서 동공중심높이를 측정하였다. 안경테의 경사각 10°인 경우, 수직 방향 보정량은 어떻게 구할 수 있는가?(단, 정점간거리는 12mm, 각막정점에서 회전점까지 거리는 13mm로 가정한다)

① $12 \times \sin 10°$   ② $12 \times \cos 10°$
③ $13 \times \sin 10°$   ④ $13 \times \cos 10°$
⑤ $25 \times \sin 10°$

**21** ③  **22** ③  **23** ①  **24** ②  **25** ④  **26** ⑤  정답

> **해설**
> 일상적인 머리자세에서 동공중심높이를 측정한 경우에는 경사각보정을 해 주어야 하며, 보정량은 (12 + 13) × sin 10°로 구할 수 있다.

> **해설**
> 조제가공을 위한 광학중심점높이는 안경테 하부림에서 설계점까지의 거리로 설계차트 상에서는 21mm이다.

**27** 정식계측방법으로 설계점을 설정할 때, 광학중심점높이는?

- OD : −5.00D
- 정점간거리 : 12mm
- 각막정점에서 안구회전점까지 거리 : 13mm
- 안경테 경사각 : 10°,
- 일상적 머리자세에서 측정한 동공중심높이 : 20mm

① 12mm  ② 14mm
③ 16mm  ④ 18mm
⑤ 20mm

> **해설**
> 보정량: 25 × sin10° ≈ 4.3mm
> → 광학중심점높이 : 20 − 4.3 = 약 16mm

**28** 다음은 설계차트에 설계점을 설정한 그림이다. 광학중심점높이는?

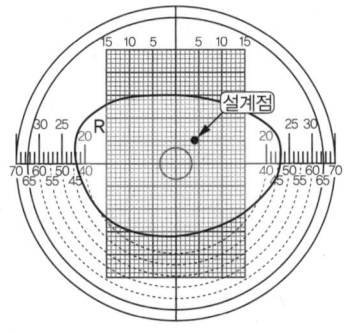

① 16mm  ② 21mm
③ 24mm  ④ 26mm
⑤ 28mm

**29** 자동옥습기에서 렌즈를 가공할 때 시작 단계에서 적용되는 산각은?

① 평산각  ② 저산각
③ 중산각  ④ 고산각
⑤ 역산각

> **해설**
> 자동옥습기로 렌즈를 가공할 때 초기 단계에서는 평산각으로 가공된다.

**30** 안경렌즈를 조제가공할 때 안경테 림의 모양, 홈 깊이 등과 관련 있는 과정은?

① 자르기  ② 산각세우기
③ 가장자리 갈기  ④ 렌즈 끼워넣기
⑤ 면 다듬기

> **해설**
> 안경렌즈의 가장자리와 맞닿는 부분은 안경테 림으로 림의 모양 및 홈 깊이에 맞추어 렌즈의 가장자리를 가공하는 과정을 '산각세우기'라고 한다.

**31** 근용 기저내방 프리즘처방렌즈를 조제가공하고자 한다. 산각줄기에 관한 설명으로 옳은 것은?

① (+)렌즈는 후면, (−)렌즈는 전면에 평행하게
② (+)렌즈는 전면, (−)렌즈는 후면에 평행하게
③ (+)/(−)렌즈 모두 후면에 평행하게
④ (+)/(−)렌즈 모두 전면에 평행하게
⑤ 프리즘 방향에 관계없이 후면에 평행하게

**정답** 27 ③  28 ②  29 ①  30 ②  31 ④

> **해설**
> 근용 기저내방 처방렌즈의 경우 (+)/(−)렌즈 모두 전면의 커브와 평행하게 산각을 세운다.

**32** −10.00D의 렌즈를 조제가공할 때, 외관을 중시한 산각줄기 가공 방법으로 옳은 것은?

① 후면 커브와 평행하게, 후면에 가깝게 산각을 세운다.
② 전면 커브와 평행하게, 후면에 가깝게 산각을 세운다.
③ 후면 커브와 평행하게, 중간에 산각을 세운다.
④ 전면 커브와 평행하게, 전면에 가깝게 산각을 세운다.
⑤ 후면 커브와 평행하게, 중간에 산각을 세운다.

> **해설**
> 가장자리가 두꺼운 (−)렌즈는 외관상 얇아 보이도록 전면 곡률을 따라 전면에 가깝게 산각을 세운다.

**33** 안경테에 렌즈를 끼워 넣은 후 왜곡 여부를 확인하는 기기로 가장 적절한 것은?

① 취형기
② 렌즈미터
③ 동공거리계
④ 자동옥습기
⑤ 왜곡검사기

> **해설**
> 왜곡검사기는 편광 간섭 원리를 이용하여 렌즈 내부 응력을 시각화하여 맨눈으로 확인되지 않는 미세한 변형을 감지할 수 있다.

**34** 다음 중 안경테에 렌즈를 끼워 넣은 후 발생하는 내부 왜곡의 원인으로 가장 적절한 것은?

① 렌즈삽입부 보다 렌즈의 크기가 작을 때
② 안경테 형판과 렌즈 모양이 동일할 때
③ 안경렌즈 크기가 삽입부보다 클 때
④ 림커브와 산각커브가 일치할 때
⑤ 렌즈의 광학중심이 PD에 맞게 설정될 때

> **해설**
> 렌즈삽입부보다 큰 렌즈를 억지로 끼워 넣으면 내부 응력이 발생하여 왜곡이 발생한다.

**35** 다음의 조건으로 가공된 안경을 착용했을 때 양안에 미치는 프리즘 영향은? (단, 광학중심점높이는 정확하게 가공된다)

```
OU : S−5.00D, 기준PD : 60mm, 조제가공
PD : 65mm
```

① 2.5△ BO
② 2.5△ BI
③ 4.5△ BO
④ 4.5△ BI
⑤ 5.0△ BO

> **해설**
> - PD 차이 : 65 − 60 = 5mm = 0.5cm
> - $|P| = h \times D' = 0.5cm \times 5.00D = 2.5△$
> - PD가 길어졌으므로 렌즈의 중심이 귀 방향 → (−)렌즈에서 기저 방향은 중심과 반대이므로 기저내방(BI)

**36** S+3.00D, 원용PD가 64mm인 처방의 안경을 잘못 조제하여 광학중심간거리가 60mm로 가공하였을 때 유발되는 사위는?

① 내사위
② 외사위
③ 상사위
④ 하사위
⑤ 회선사위

**정답** 32 ④ 33 ⑤ 34 ③ 35 ② 36 ①

> **해설**
> PD가 짧아졌으므로 렌즈의 중심이 코 방향 → (+)렌즈에서 기저 방향은 중심 방향이므로 기저내방(BI)
> → 개산부담을 갖는 내사위 유발

> **해설**
>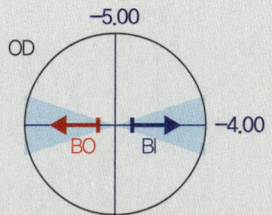
> - 원용안경은 폭주력의 여유가 많고, 개산력의 여유는 적다.
>   → 허용오차가 큰 방향(B.O), 허용오차가 작은 방향(B.I)
>   (−)렌즈에서 BO효과는 광학중심이 코 방향에 위치
>   → PD가 짧아진 경우
>   (−)렌즈에서 BI효과는 광학중심이 귀 방향에 위치
>   → PD가 길어진 경우
> - 허용오차가 큰 방향 : 1.0△ → PD가 짧아진 경우
>   $|P| = 4.00 \times h = 1.0(\triangle) \to h = 0.25(cm) = 2.5(mm)$
> - 허용오차가 작은 방향 : 0.5△ → PD가 길어진 경우
>   $|P| = 4 \times h = 0.5(\triangle) \to h = 0.125(cm) = 1.25(mm)$
> - 허용오차 범위 내 PD : (60−2.5) ~ (60+1.25)
>   = 57.5 ~ 61.25mm

**37** S+4.00D인 렌즈에서 광학중심점보다 위로 2mm에 동공이 위치할 경우 프리즘 영향은?

① 0.2△ BU
② 0.4△ BU
③ 0.8△ BD
④ 4.0△ BD
⑤ 8.0△ BD

> **해설**
> - $h = 0.2cm, D' = +4.00D \to |P| = 0.2 \times 4 = 0.8\triangle$
> - 광학중심이 동공 아래에 위치 → (+)렌즈에서 기저 방향은 중심 방향이므로 기저하방(BD)

**38** 다음과 같은 처방의 원용안경에서 광학중심간 거리가 허용오차 범위에 포함되는 경우는?

> - 원용 OU : S−4.00D ◯ C−1.00D Ax 180°
> - 기준PD : 64mm
> - 허용오차가 큰 방향 : 1.0△
> - 허용오차가 작은 방향 : 0.5△

① 60mm
② 62mm
③ 66mm
④ 68mm
⑤ 70mm

**39** 다음과 같은 처방의 근용안경에서 조제가공 PD가 허용오차 범위 내에 있지 않은 것은?

> - 원용 OU : S+3.00D ◯ C−1.00D Ax 90°
> - 기준PD : 60mm
> - 허용오차가 큰 방향 : 1.0△
> - 허용오차가 작은 방향 : 0.5△

① 56mm
② 58mm
③ 61mm
④ 63mm
⑤ 65mm

**정답** 37 ③  38 ①  39 ⑤

해설

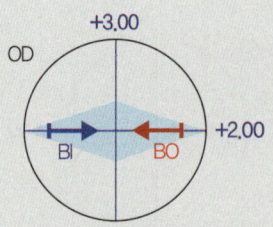

- 근용안경은 개산력의 여유가 많고, 폭주력의 여유는 적다.
  → 허용오차가 큰 방향(B.I), 허용오차가 작은 방향(B.O)
    (+)렌즈에서 BI효과는 광학중심이 코 방향에 위치
    → PD가 짧아진 경우
    (+)렌즈에서 BO효과는 광학중심이 귀 방향에 위치
    → PD가 길어진 경우
- 허용오차가 큰 방향 : 1.0△ → PD가 짧아진 경우
  $|P| = 2.00 \times h = 1.0(\triangle) \rightarrow h = 0.5(cm) = 5.0(mm)$
- 허용오차가 작은 방향 : 0.5△ → PD가 길어진 경우
  $|P| = 2 \times h = 0.5(\triangle) \rightarrow h = 0.25(cm) = 2.5(mm)$
- 허용오차 범위 내 PD : $(60-2.5) \sim (60+5)$
  $= 55 \sim 62.5mm$

## 03 다초점렌즈 조제가공

**40** 다음 그림과 같은 플랫탑형 이중초점렌즈에서 조제가공을 위한 설계 기준점으로 옳은 것은?

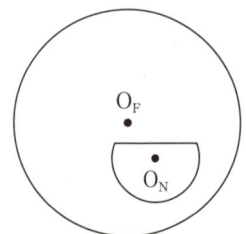

① 원용부 기하중심점
② 원용부 광학중심점
③ 자렌즈 광학중심점
④ 자렌즈 상부경계선의 중앙점
⑤ 원용부 광학중심점과 자렌즈 광학중심점의 중앙점

해설
이중초점렌즈는 일반적으로 근용 PD를 조제가공 PD로 하고 근용부 상부경계선의 중앙점을 설계점(가상광학중심점)으로 하여 조제가공한다.

**41** 자렌즈 상부경계선의 표준 위치로 가장 적절한 것은?

① 동공중심
② 하부동공연
③ 아래눈꺼풀 또는 하부각막윤부
④ 아래눈꺼풀 위 1~2mm
⑤ 아래눈꺼풀 아래 2~3mm

해설
일반적인 이중초점렌즈의 자렌즈 상부경계선은 아래눈꺼풀 또는 하부각막윤부를 기준으로 설계한다.

**42** 이중초점렌즈의 설계 시 근용을 중시하는 경우 자렌즈 상부경계선의 위치는?

① 동공중심
② 하부동공연
③ 아래눈꺼풀 또는 하부각막윤부
④ 아래눈꺼풀 위 1~2mm
⑤ 아래눈꺼풀 아래 2~3mm

해설
이중초점렌즈의 자렌즈 상부경계선은 아래눈꺼풀 또는 하부각막윤부를 기준으로 설계하지만, 원용을 중시하면 기준 위치에서 2~3mm 아래로 내려서, 근용을 중시하면 1~2mm 위로 올려서 설계한다.

정답 40 ④ 41 ③ 42 ④

**43** 이중초점렌즈의 상 도약량에 직접적인 영향을 주는 요소는?

① 가입도
② 모렌즈 지름
③ 모렌즈 굴절력
④ 자렌즈 굴절력
⑤ 모렌즈의 광학중심점에서 상부경계선까지의 거리

해설
이중초점렌즈의 상도약은 프리즘굴절력의 연속성이 깨어져 나타나는 현상으로 상 도약량에 직접적인 영향을 미치는 것은 가입도이다.

**44** 다음은 이중초점렌즈의 처방값이다. 슬랩오프 가공이 필요한 경우는?

① OD : -1.00D / OS : -1.00D, Add +2.00D
② OD : -3.00D / OS : -6.00D, Add +1.00D
③ OD : +1.00D / OS : -0.50D, Add +2.50D
④ OD : -2.00D / OS : -1.00D, Add +2.00D
⑤ OD : +2.00D / OS : +2.00D, Add +3.00D

해설
슬랩오프가공은 굴절부등시가 이중초점렌즈를 착용할 때 원용부 굴절력 차이로 인해 근용부 시점에서 발생하는 수직방향 프리즘 불균형을 보정하는 가공법으로 좌우 굴절력의 차이가 약 2.00D 이상일 때 필요하다.

**45** 원용안경처방이 OU : S-4.00D이고 가입도가 2.00D일 때, 이중초점렌즈의 합성광학중심점의 위치는?

① 모렌즈의 광학중심점 위쪽
② 자렌즈 광학중심점
③ 자렌즈 광학중심점 아래쪽
④ 모렌즈의 광학중심점과 자렌즈의 광학중심점 사이
⑤ 존재하지 않는다.

해설
원용부가 구면렌즈일 때 합성광학중심점의 위치는 모렌즈와 자렌즈의 광학중심점을 연결한 선상에 위치하며, 근시이면서 |S| > A인 경우에는 모렌즈의 광학중심점 위쪽에 위치한다.

**46** 이중초점렌즈의 처방이 다음과 같을 때 수직 방향 부등사위를 제거하기 위해 슬랩오프(Slab Off)가공을 해야 한다. 가공해야 할 렌즈와 프리즘량은?

- 원용 OD : S-3.00D, OS : S-1.00D
- Add : 2.00D
- 근용부시선은 원용부 광학중심점에서 아래로 10mm 지점을 지남

① OD, 1.0△  ② OS, 1.0△
③ OD, 2.0△  ④ OS, 2.0△
⑤ OD, 3.0△

해설
- 가공할 렌즈 : (-)방향의 굴절력이 큰 쪽 → OD
- 프리즘양 : 좌우굴절력차이(D) × 원용부 광학중심점 ~ 근용부 시선까지의 거리(cm)
  → 2.00(D) × 1.0(cm) = 2.0(△)

**47** 일반적인 누진굴절력렌즈의 설계과정에서 원용 PD와 일치시켜야 하는 지점은?

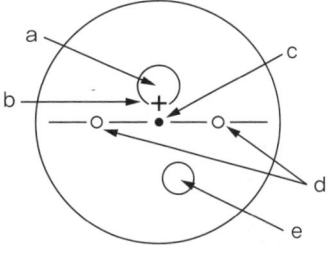

① a  ② b
③ c  ④ d
⑤ e

정답 43 ① 44 ② 45 ① 46 ③ 47 ②

> [해설]
> 누진굴절력렌즈의 설계점은 아이포인트로 일반적으로 원용 PD와 일치시킨다.

**48** 다음 중 멀티디자인 누진굴절력렌즈의 특징으로 옳은 것은?

① 가입도에 따른 디자인 차이가 없다.
② 가입도가 클수록 원용부 넓이가 커진다.
③ 가입도가 클수록 누진대의 폭이 커진다.
④ 가입도가 클수록 근용부 넓이가 작아진다.
⑤ 가입도가 클 때 근용부 넓이를 확보하기 위한 디자인이다.

> [해설]
> 멀티디자인은 가입도에 따라 설계를 달리하여 근용부 넓이를 확보하기 위한 디자인이다.

**49** 완성된 누진굴절력 안경의 거울검사 결과, 동공 중심이 근용참조원 중심에서 귀 방향으로 치우쳐 있었다. 적절한 조정방법은?

① 경사각을 작게 함
② 정점간거리를 짧게 함
③ 정점간거리를 길게 함
④ 코받침을 내림
⑤ 코받침 간격을 좁힘

> [해설]
> 거울검사에서 동공이 근용부 참조원의 귀 방향에 치우쳐 있다면 정점간거리를 길게 해준다.

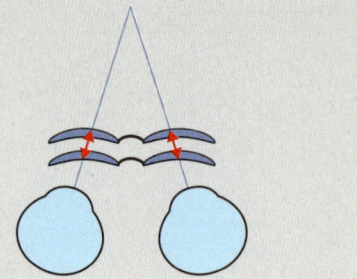

**50** 누진굴절력렌즈에서 프리즘 굴절력의 측정 위치는?

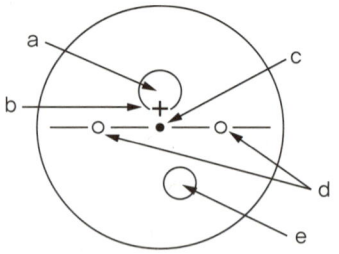

① a
② b
③ c
④ d
⑤ e

> [해설]
> 프리즘굴절력은 렌즈의 기하학적 중심인 프리즘기준점에서 측정한다.

**51** 누진굴절력렌즈의 프리즘디닝(Prism Thinning) 가공에 관한 설명으로 옳은 것은?

① 원용부의 두께와 무게를 증가시키기 위해 가공한다.
② 가입도가 작은 경우 프리즘디닝 가공이 필요하다.
③ 굴절부등시의 수직 방향 프리즘 불균형을 해소하기 위함이다.
④ 기저하방(BD) 프리즘 효과가 발생한다.
⑤ 기저상방(BU) 프리즘 효과가 발생한다.

> [해설]
> 프리즘디닝 가공은 원용부 무게와 두께를 줄이기 위한 가공으로 렌즈의 윗부분을 깎아내므로 Base Down 효과가 나타난다.

**정답** 48 ⑤ 49 ③ 50 ③ 51 ④

## 04 특수기능안경

**52** 원용안경의 처방이 다음과 같을 때 조제가공 PD는?

- OU : +5.00D, 2△ BI
- 측정 PD : 66mm

① 58mm  ② 60mm
③ 62mm  ④ 64mm
⑤ 66mm

해설
- 굴절력이 +5.00D인 렌즈에서 2△의 프리즘효과가 발생하려면 렌즈의 광학중심을 4mm 이동시켜야 한다.
  → $5.00 \times$ 이동량$(h) = 2△$ → $h = 0.4cm$
- (+)렌즈에서 BI 효과가 발생하려면 광학중심이 코방향으로 이동해야 하므로 PD는 짧아져야 한다.
  → 조제가공PD는 양안에서 8mm 짧아져 58mm

**53** 원용안경의 처방이 다음과 같을 때 형판의 기준점에서 설계점의 이동량은?

- OD : S−4.00D, 2.0△ BO
- PD / R : 34mm
- 안경테 : 54 □ 16

① 코쪽 2mm  ② 코쪽 4mm
③ 코쪽 6mm  ④ 귀쪽 4mm
⑤ 귀쪽 6mm

해설
- 굴절력이 −4.00D인 렌즈에서 2△의 프리즘효과가 발생하려면 렌즈의 광학중심을 5mm 이동시켜야 한다.
  → $4.00 \times$ 이동량$(h) = 2.0△$ → $h = 0.5cm$
- (−)렌즈에서 BO 효과가 발생하려면 광학중심이 코 방향으로 이동해야 하므로 PD는 짧아져야 한다.
  → 조제가공PD는 5mm 짧아져 29mm
- 수평편위량 : 단안FPD − 조제가공PD = (54 + 16)/2 − 29 = 6mm(코쪽)

**54** 다음 처방에 따라 조제가공할 경우, 조제가공 Oh는?

- OU : S+2.00D, 1.0△ BU
- 측정 Oh : 18mm(경사각 0° 자세에서 측정)

① 13mm
② 15mm
③ 18mm
④ 21mm
⑤ 23mm

해설
- 굴절력이 +2.00D인 렌즈에서 1△의 프리즘효과가 발생하려면 렌즈의 광학중심을 5mm 이동시켜야 한다.
  → $2.00 \times$ 이동량$(h) = 1.0△$ → $h = 0.5cm$
- (+)렌즈에서 BU 효과가 발생하려면 광학중심이 위쪽으로 이동해야 하므로 Oh는 높아져야 한다.
  → 조제가공 Oh는 5mm 높아져 23mm

**55** 무테안경에서 전면부와 다리부를 연결해 주는 엔드피스에 해당하는 부위는?

① 브릿지(Bridge)
② 템플(Temple)
③ 힌지(Hinge)
④ 패드 암(Pad Arm)
⑤ 렌즈고정금대(Strap)

해설
무테안경은 테 없이 렌즈에 구멍을 뚫어 고정하며, 이때 고정 장치인 고정금대(Strap)가 일반 금속테의 엔드피스 역할을 한다.

정답 52 ① 53 ③ 54 ⑤ 55 ⑤

**56** 무테안경과 반무테안경의 렌즈를 가공할 때, 적절한 렌즈의 산각은?

① 평산각, 역산각
② 고산각, 역산각
③ 역산각, 저산각
④ 중산각, 고산각
⑤ 평산각, 고산각

**해설**
무테안경의 렌즈는 평산각, 반무테안경의 렌즈는 역산각으로 가공한다.

**57** 반무테안경을 만들기 위해 0.6mm의 나일론 줄을 사용할 때 역산각의 적절한 홈 깊이는?

① 0.1~0.2mm
② 0.2~0.3mm
③ 0.3~0.4mm
④ 0.4~0.5mm
⑤ 0.5~0.6mm

**해설**
역산각의 홈 깊이는 나일론실 두께의 $\frac{1}{3} \sim \frac{1}{2}$ 정도가 적당하다.

**58** 복식알바이트 안경을 조제가공할 때 원거리 사위가 유발되지 않도록 하는 앞렌즈의 굴절력과 조제가공PD는?(단, Oh는 원용과 근용이 같다)

> • 원용 OU : S−0.50 ◯ C−0.50D Ax 180°, PD : 62mm
> • 근용 OU : S+1.50 ◯ C−0.50D Ax 180°, PD : 58mm
> • 원용 : 앞렌즈 + 뒤렌즈
> • 근용 : 뒤렌즈

① S+2.00D, 59mm   ② S+2.00D, 65mm
③ S−2.00D, 59mm   ④ S−2.00D, 62mm
⑤ S−2.00D, 65mm

**해설**
• 근용 : 뒤렌즈를 사용
 − 뒤렌즈의 굴절력
 → 근용 OU : S+1.50 ◯ C−0.50D Ax 180°
 → PD : 58mm
• 원용 : 앞렌즈 + 뒤렌즈
 − 앞렌즈의 굴절력
 → −가입도, PD : 앞·뒤렌즈의 프리즘굴절력이 상쇄되도록 설계

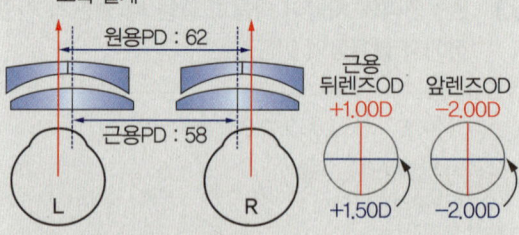

• 원거리를 주시할 때(원용단안 PD : 31mm) 뒤렌즈에서 발생하는 프리즘량 → 시선이 광학중심점(근용단안 PD: 29mm)에서 귀쪽 2mm를 지남
 → $|P| = 1.5 \times 0.2 = 0.3(\triangle)$ BI
• 앞렌즈 : 0.3△ BO이 되도록 설계함
 − 앞렌즈 굴절력 = −(가입도) = −2.00D
 − 0.3△ 프리즘 효과를 발생시키려면 : 2.00 × 이동량($h$) = 0.3△ → $h$ = 0.15(cm)
 − (−)렌즈에서 BO효과가 발생하려면 광학중심점이 코 방향에 위치해야 한다(→ 조제가공 PD는 짧아짐).
 − 단안 이동량은 코쪽으로 1.5mm이므로 양안PD는 3mm 짧아진다(62 → 59mm).

56 ① 57 ② 58 ③

# PART 10

# 시기능이상 이론 및 실무

CHAPTER 01　양안시기능
CHAPTER 02　안위이상검사
CHAPTER 03　폭주기능검사
CHAPTER 04　안위이상의 처방
CHAPTER 05　조절기능검사
CHAPTER 06　양안시기능이상
CHAPTER 07　출제예상문제

합격의 공식 시대에듀

자격증·공무원·금융/보험·면허증·언어/외국어·검정고시/독학사·기업체/취업
이 시대의 모든 합격! 시대에듀에서 합격하세요!
www.youtube.com → 시대에듀 → 구독

# Chapter 01 양안시기능

## 1 정상양안시의 기능

**출제포인트**
- ▶ 양안시기능의 단계
- ▶ 파눔융합영역과 입체시의 생성조건

### (1) 양안시기능

양안으로 볼 때만 얻을 수 있는 시각 기능을 말한다.
① 시야확대 : 단안 시야보다 좌우로 약 25% 넓어진다.
② 양안시력누가 : 단안 시력보다 약 10~20% 향상된다.
③ 정밀한 입체시 : 주시물체들의 크기와 상호 간의 거리를 정교하게 판단할 수 있다.

### (2) 양안단일선명시의 과정

① 1단계 : 동시시 – 좌우안의 상을 억제가 없이 동시에 지각하는 과정이다.
② 2단계 : 융합 – 좌우안에 맺힌 각각 상이 하나로 인식되는 과정이다(운동성 융합 + 감각성 융합).
③ 3단계 : 입체시 – 융합된 두 상의 시차(Parallax)를 통해 거리(깊이)를 지각하는 과정이며, 양안시기능의 최종목적이다.

### (3) 융합(Fusion)의 유형

① 운동성 융합 : 상이 망막 중심와에 맺히도록 눈 위치를 조절한다.
② 감각성 융합 : 망막 중심와에 맺힌 두 상을 하나의 상으로 인식한다.

### (4) 파눔의 융합영역

① 좌우안에 형성된 망막상을 동시에 지각하고(동시시), 동시에 지각된 좌우안의 상이 크기와 모양이 거의 같고 망막의 같은 부위에 대응하고 있으면(대응점결상) 하나의 상으로 합쳐져 인식된다(감각성 융합).
② **파눔의 융합영역** : 좌우 망막상이 비대응점 결상을 하더라도 감각성 융합이 되는 범위이다.
③ 파눔융합역 = 파눔의 감각융합역 + 파눔역
  ㉠ **파눔의 감각융합역** : 좌우 망막상이 비대응점 결상이 되어도 감각성 융합이 되는 외계의 물체 범위를 의미한다.
  ㉡ **파눔역** : 파눔의 감각융합역에 있는 물체 범위에 대응하는 망막 위의 상 범위를 의미한다.

## 2 양안시이상의 감각기능

**출제포인트**
- ▶ 사시에 의한 감각기능 이상
- ▶ 망막상의 크기 차이에 따른 감각기능 이상

### (1) 복시와 혼란시
① 좌우 중심와에 서로 다른 물체를 지각하여 시야가 혼란스러워진다.
② 사시 상태에서 중심와 대응이 유지될 때 발생할 수 있다.

### (2) 망막이상대응
① **정상대응** : 주시물체의 좌우상이 망막의 같은 부위에 결상되어(대응점결상) 자연스러운 감각성융합이 일어나 양안단일시를 하는 경우를 말한다.
② **이상대응** : 한쪽 눈의 망막 중심와와 다른 쪽 눈의 중심와 이외의 한 점과 대응하여 감각성융합을 하는 경우, 한쪽 눈의 대응점 기능이상으로 중심와 억제와 함께 발생한다.

### (3) 이상억제
① **정상 억제(생리적 억제)** : 정상적인 양안시가 이루어지고 있는 상태에서 일어나는 억제 현상이다.
  ㉠ **망막투쟁(시야투쟁)** : 좌우 망막의 각각 대응점에서 서로 융합할 수 없는 신호를 시각령으로 보내는 경우 뒤섞인 모양으로 보이는 현상이다.
  ㉡ **생리적 복시** : 파눔융합역 밖의 비대응점 결상에서는 복시가 발생하지만 억제되어 복시로 느끼지 않고, 원근감을 느낄 수 있다(교차성복시 – 근치감, 동측성복시 – 원치감).

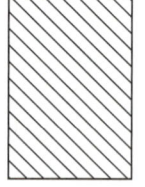 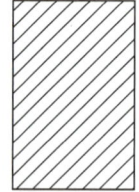
좌안과 우안에서 각각 보이는 상

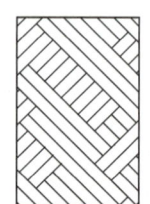
서로 뒤섞인 모양으로 보임
▲ 망막투쟁

② **이상억제**
  ㉠ 복시 또는 혼란시를 회피하기 위한 감각적 적응 현상이다.
  ㉡ 한쪽 눈의 시각정보를 선택적으로 억제하여 하나의 상만 인식한다.
  ㉢ 장기간 억제가 지속되면 약시로 진행될 수 있다.
  ※ (사시안에서) 양안시이상의 진행
  중심와 억제와 주변부 이상대응 → 복시와 혼란시 → 이상억제(양안시포기) → 약시

### (4) 부등상시
① **부등상시** : 좌우안의 망막상의 크기가 다른 눈을 말한다.
  ㉠ 망막상의 크기 차이가 약 5% 이상일 때 융합이 되지 않아 양안시장애가 발생한다(안정피로, 복시 등).

② 부등상시의 원인과 처방
  ㉠ 광학적 원인 : 굴절부등시가 안경을 착용하면 교정렌즈의 안경배율이 달라서 발생하며, 콘택트렌즈로 교정할 수 있다(광학적 부등상시).
    ※ 굴절부등시 : 좌우안의 교정굴절력이 2.00D 이상 차이가 나는 눈
  ㉡ 해부생리학적 원인 : 좌우안의 망막 구조가 서로 달라서 발생하며, 배율렌즈(사이즈렌즈)로 교정할 수 있다(본태적 부등상시).

## 3 감각기능검사

**출제포인트**

▶ 감각기능검사(워스4점 검사, 4△ BO 검사, 편광분리법 등)의 목적와 해석
▶ 입체시 검사 방법 및 시표 구별

### (1) 감각기능검사의 개요
① 양안시기능을 평가하기 위한 검사이다.
② 억제 검사 : 워스4점 검사, 4△ BO 검사, 편광분리법 등
③ 입체시 검사 : 편광분리법, 티트무스(Titmus)검사, 랑(Lang)검사, 프리스비(Frisby)검사, 랑돗(Randot)검사, 티엔오(TNO)검사 등

### (2) 워스4점 검사
① 좌우안에 적색과 녹색필터를 장착하여 억제, 우세안, 복시, 안위상태 등을 종합적으로 검사한다.
② 시표구성

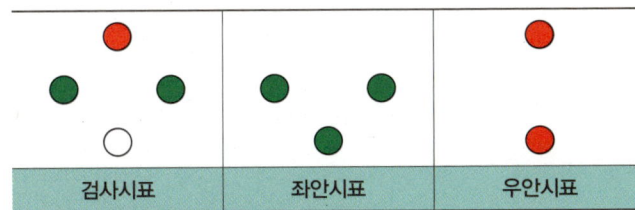

③ 양안시상태의 검사결과와 해석

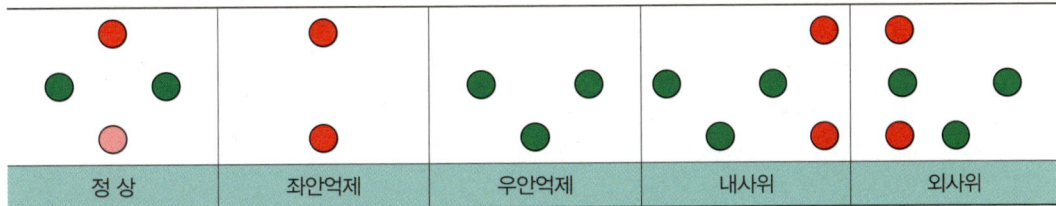

### (3) 4△ BO 검사

① 한쪽 눈에 '4△ BO' 렌즈를 가입하고, 눈의 움직임을 관찰함으로써 미세사시의 억제 유무를 검사한다.

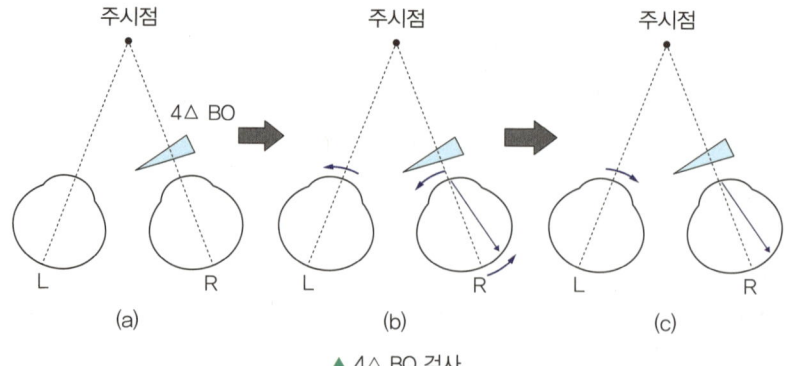

▲ 4△ BO 검사

② 정상의 경우 : 한쪽 눈에 프리즘을 대면(a) 양안이 함께 한쪽으로 회전(헤링의 법칙)한 후(b), 프리즘을 대지 않은 눈이 융합성운동으로 반대 방향으로 회전한다(c).

③ 억제가 있는 경우 : 사시로 억제가 있는 눈앞에 프리즘을 대면 양안이 모두 움직임이 없고, 정상안에 프리즘을 대면 양안이 함께 움직이지만 프리즘을 대지 않은 눈(사시안)의 융합성 회전이 일어나지 않는다.

### (4) 편광분리법

① 검사방법 : 좌우안에 편광축이 서로 수직인 편광렌즈와 편광시표를 사용하여 좌우안의 시표를 분리하고, 억제 유무와 입체시를 검사한다.

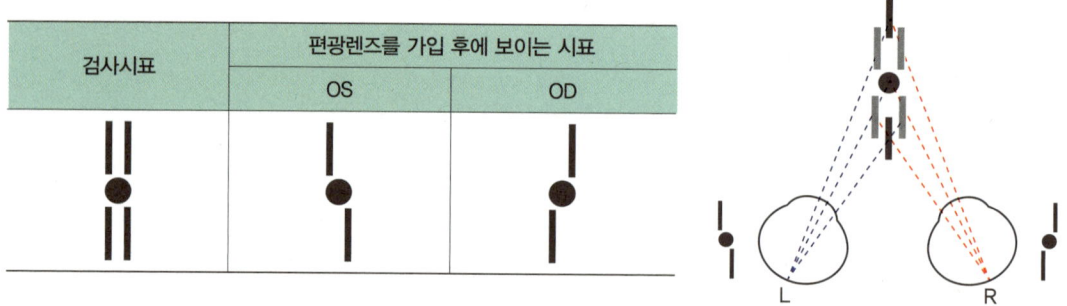

② 억제가 없고 입체시에 이상이 없을 때 위쪽 선은 동측성복시로 원치감을 느끼고, 아래쪽 선은 교차성복시로 근치감을 느낀다.

※ 편광분리법을 이용한 입체시 검사법 이외에도 티트무스(Titmus) 검사, 프리스비(Frisby) 검사, 랑(Rang) 검사, 티엔오(TNO) 검사, 랑돗(Randot) 검사 등이 있다. 이 중 티엔오 검사와 랑돗 검사는 안경을 착용한 상태에서 '무작위 점(Random dot)속의 입체도형을 찾아내는 검사방법으로 난점(Random dot) 검사라고도 한다.

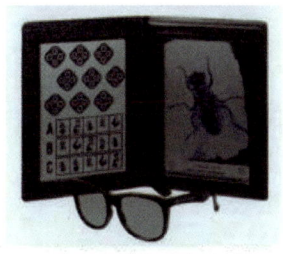
티트무스(Titmas) 검사

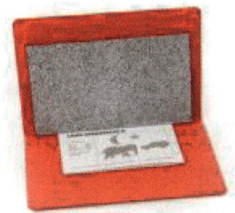
랑(Rang) 검사

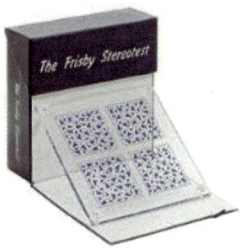
프리스비(Frisby) 검사

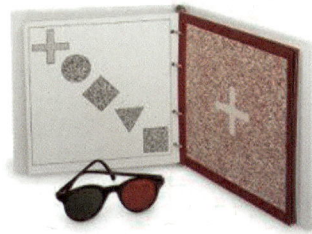
TNO 검사

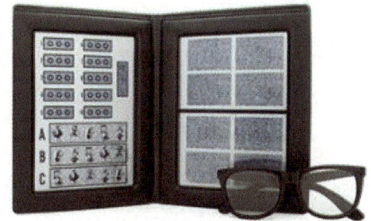
랑돗(Randot) 검사

## 4 동향안구운동

**출제포인트**

▶ 추종안구운동의 목적과 검사방법
▶ 충동안구운동의 목적과 검사방법

### (1) 동향안구운동검사의 개요
① 양안이 같은 방향으로 움직이는 운동에 대한 평가이다.
② 시공간상에서 이동하는 대상에 대해 안구가 어떻게 움직이는지를 관찰한다.
③ 추종안구운동, 충동안구운동 등이 있다.

### (2) 추종안구운동
① 일정한 속도로 움직이는 표적을 억제 없이 매끄럽게 따라가는 운동이다.
② 30~60°/초 속도의 약간 느린 안구운동이다.
③ **검사방법** : 눈앞 40cm 거리에서 펜라이트 등의 물체를 부드럽게 움직이며 피검사자에게 계속 따라보게 하면서 눈의 움직임을 관찰함으로써 이상 유무를 검사한다.

### (3) 충동안구운동(핵보기운동)

① 현재 주시하고 있는 물체에서 다른 물체로 시선을 신속하게 움직이는 안구운동이다.
② 최대 400°/초 이상으로, 추종안구운동과 이향운동에 비해 약 10배 빠른 운동이다.
③ 주위 환경을 탐색하거나 독서에 관여하는 등 일상 활동에 중요한 역할을 담당한다.
④ 검사방법 : 두 물체 사이를 번갈아 쳐다보도록 하면서 운동 속도와 정확도를 관찰한다.

## 5 폭주의 종류와 폭주각(이향안구운동)

**출제포인트**

▶ 폭주의 종류와 의미
▶ 폭주각의 계산

### (1) 폭주의 종류

① 근거리 양안시를 위해서는 조절과 함께 폭주기능이 요구된다.
② 조절성 폭주와 융합성 폭주가 전체 폭주량의 대부분을 차지하므로 안경처방검사의 중요한 요소이다.
③ 종 류
  ㉠ 긴장성 폭주 : 양안을 뜨고 먼 곳을 바라보는 순간 일어나는 폭주이다.
  ㉡ 근접성 폭주 : 가까운 곳을 본다는 의식만으로 발생하는 폭주이다(단안시에서도 나타남).
  ㉢ 조절성 폭주 : 조절자극으로 유도되는 폭주이다.
  ㉣ 융합성 폭주 : 양안단일시가 되지 않을 때 양안의 상을 융합하기 위해 발생하는 폭주이다.

### (2) 폭주각

양안의 시선이 모이는 각도

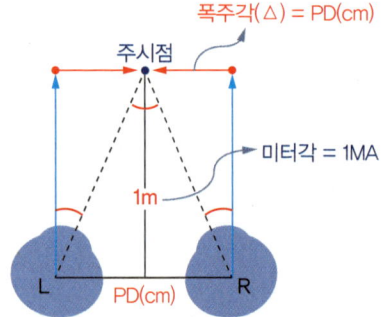

① **미터각(MA)** : 안구회전점에서 주시점까지의 거리(m)의 역수이다(조절력단위 디옵터 D와 1:1로 대응하는 값).
② **프리즘디옵터(△)** : 전방 1m에 있는 주시점을 양안으로 주시하기 위해 양안 조준선이 수평으로 이동하는 거리(cm) → 전방 1m를 주시하기 위한 폭주각(△)은 PD를 cm로 계산한 값과 같다.

$$폭주각(\triangle) = \frac{PD(cm)}{안구회전점\sim주시점(m)} = MA \times PD(\triangle)$$

# Chapter 02 안위이상검사

## 1 안구의 정렬상태와 안위이상

> **출제포인트**
> ▶ 안위이상의 종류 및 개념
> ▶ 사위와 융합여력의 연관성

### (1) 양안 위치의 분류

① 해부학적 안정안위(절대안정안위) : 안구의 근육이 신경지배를 전혀 받지 않는 상태의 위치로 사후에 나타난다.
② 생리적 안정안위 : 신경·생리적 긴장이 가장 약할 때의 안위로 수면 또는 마취 중에 나타난다.
③ 융합제거 안위 : 융합성폭주가 일어나지 않아 양안단일시를 하지 못할 때의 안위를 말하며, 한쪽 눈을 가린 경우와 같이 사위측정의 기준이 된다.
④ 제1양안시 안위 : 좌우안이 정면 직전방을 바라볼 때 양안 조준선의 정렬 위치를 의미한다.
⑤ 조절성 폭주 후 안위 : 가까운 곳을 바라볼 때 조절 자극에 의한 폭주(조절성 폭주)가 가해진 안위이다.
⑥ 근거리양안시안위 : 가까운 곳을 바라볼 때 양안단일선명시를 하는 상태의 안위이다.

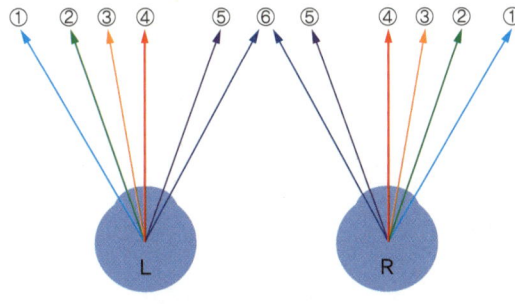

▲ 양안위치의 분류

### (2) 양안시안위와 안위이상

① 정위 : 정상적인 눈의 정렬 상태를 말하며, 양안이 외부의 자극이 없어도 같은 지점을 바라보고 있어 양안시가 원활하게 작동한다. 외부에서 볼 때에도 두 눈이 평행하고 시선이 일치한다.
② 사시 : 안위이상이 겉으로 드러나는 상태를 말하며, 양안시가 불량하고 약시 등의 시기능 저하를 유발하므로 조기 치료가 중요하다.

㉠ 수평사시 : 내사시(눈이 코쪽으로 돌아가 있는 상태)와 외사시(눈이 귀쪽으로 돌아가 있는 상태)로 구분된다.
㉡ 수직사시 : 상사시(눈이 위로 올라간 상태)와 하사시(눈이 아래로 내려간 상태)로 구분된다.
③ 사위 : 잠재적인 안위이상(잠복사시)으로 운동성 융합력에 의해 안위이상이 교정되어 정위와 같은 정렬상태를 유지하므로 양안시기능은 정상이다. 따라서 양안시상태에서는 안위이상이 외부에 드러나지 않는다.
㉠ 수평사위 : 내사위(눈이 코쪽으로 모이려는 경향)와 외사위(눈이 귀쪽으로 벌어지려는 경향)로 구분된다.
㉡ 수직사위 : 상사위(눈이 위로 올라가려는 경향)와 하사위(눈이 아래로 내려가려는 경향)로 구분된다.
※ 회선사위 또는 회선사시(눈이 시계방향 또는 반시계 방향으로 돌아가 있는 상태)는 드물게 나타난다.

### (3) 사위와 융합여력

① 사위 : 안위이상은 있으나 운동성 융합력으로 교정되므로 양안시기능은 정상인 눈이다.
㉠ 외사위 : 양성융합성폭주(PFC)의 운동성 융합력으로 교정 및 정렬된다.
㉡ 내사위 : 음성융합성폭주(NFC)의 운동성 융합력으로 교정 및 정렬된다.
㉢ 상하사위 : 수직융합성폭주(VFC)의 운동성 융합력으로 교정 및 정렬된다.
② 융합력의 크기 : 양성융합성폭주(PFC) > 음성융합성폭주(NFC) > 수직융합성폭주(VFC)
③ 융합여력 : 사위를 보정한 후 남은 운동성 융합력을 말한다.
㉠ 폭주여력 : 외사위를 보정하고 남은 운동성 융합력을 의미한다.
㉡ 개산여력 : 내사위를 보정하고 남은 운동성 융합력을 의미한다.
④ 사위로 인한 자각 증상(안정피로, 입체시 이상 등)을 느낄 때는 사위량과 융합여력을 함께 측정하여 적절한 처방을 해야 한다.

## 2 안위이상검사

**출제포인트**

▶ 안위이상검사의 결과 해석
▶ 각막반사법
▶ 가림검사와 가림벗김검사
▶ 프리즘분리법
▶ 마독스봉 검사
▶ 편광분리법
▶ 워스4점 검사

## (1) 각막반사법(Hirschberg법)

① 눈앞 직 전방에서 펜라이트를 비추어 바라보게 하고, 각막반사상의 위치를 관찰한다.
② 사시의 유무와 대략적인 사시각을 재는 방법이다.
③ 시력이 나쁘거나 어린이에게도 적용할 수 있다.
④ 각막반사상의 표준위치 : 동공 중심에서 코 방향 약간 위쪽 $\frac{1}{4} \sim \frac{1}{2}$mm에 위치하며, 거의 동공 중심에 해당한다.
⑤ 각막반사상의 위치와 안구의 편위

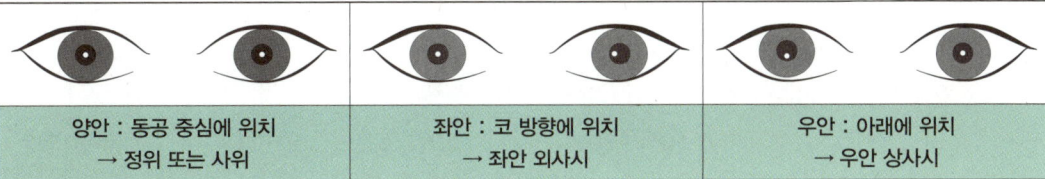

| 양안 : 동공 중심에 위치<br>→ 정위 또는 사위 | 좌안 : 코 방향에 위치<br>→ 좌안 외사시 | 우안 : 아래에 위치<br>→ 우안 상사시 |
|---|---|---|

## (2) 가림검사와 가림벗김검사

① **가림검사**(Cover Test)
   ㉠ 사시의 유무와 정도를 검사한다.
   ㉡ 한쪽 눈을 가리고, 가리지 않은 눈의 움직임을 관찰한다.
   ㉢ 사시가 있으면 복시가 발생하므로 사시안에서 억제가 나타나고 정상안을 주시안으로 사용한다. 따라서 정상안을 가리면 사시안이 물체를 주시하기 위해 움직이고, 가림판을 제거하면 다시 정상안으로 주시하게 되어 사시안은 편위된 원래의 위치로 되돌아간다(교대사시는 되돌아가는 움직임이 없음).
   ㉣ 관찰한 눈의 움직임과 안구의 편위를 확인한다.
     • 움직임이 없음 → 정위 또는 사위
     • 귀쪽에서 코쪽으로 움직임 → 외사시
     • 코쪽에서 귀쪽으로 움직임 → 내사시
     • 위에서 아래로 움직임 → 상사시
     • 아래에서 위로 움직임 → 하사시
   ㉤ 사시량 측정 : 사시가 관찰되면, 눈의 움직임이 없을 때까지 프리즘을 부가하여 측정한다(내사시 – BO, 외사시 – BI, 상사시 – BD, 하사시 – BU).

② **가림벗김검사**(Uncover Test)
   ㉠ 정위와 사위를 구별할 수 있는 검사이다.
   ㉡ 한쪽 눈을 가렸다가 가림판을 제거하면서 가려져 있었던 눈의 움직임을 관찰한다.
   ㉢ 사위는 잠복 사시로, 한쪽 눈을 가려 융합을 제거하면 눈은 편위된 방향으로 되돌아간다. 가림판을 제거하면 다시 융합을 위해 눈의 움직임이 관찰된다.
   ㉣ 관찰한 눈의 움직임과 안구의 편위를 확인한다.
     • 움직임이 없음 → 정위
     • 귀쪽에서 코쪽으로 움직임 → 외사위
     • 코쪽에서 귀쪽으로 움직임 → 내사위

- 위에서 아래로 움직임 → 상사위
- 아래에서 위로 움직임 → 하사위

③ 가림 및 가림벗김검사에 의한 사시 및 사위의 진단

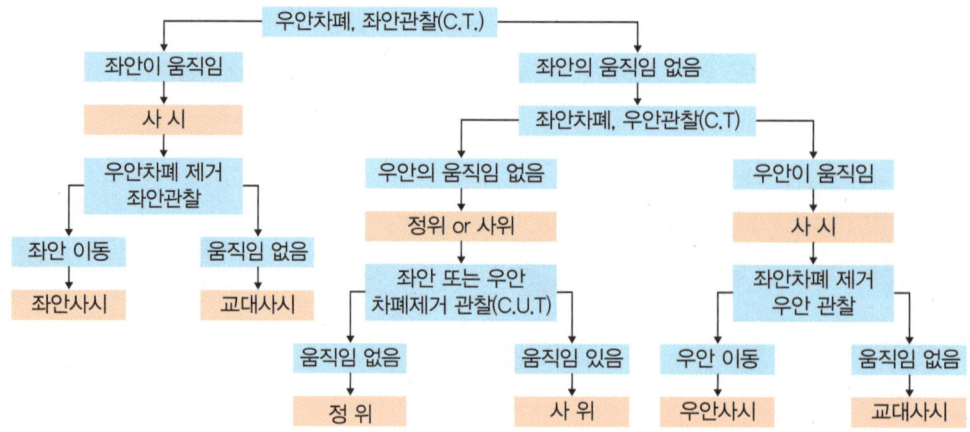

### (3) 프리즘분리법(Von Grafe Technique)

① 운동성융합력 이상의 프리즘을 가하여 같은 시표를 좌우안의 상으로 분리해 사위의 유무와 사위량을 측정하는 방법이다.
② **사위량의 측정** : 분리프리즘을 가입한 눈의 반대쪽 눈에 측정프리즘을 두고, 시표가 일자로 놓일 때까지 프리즘을 가입하여 측정한다.
③ **수평사위 검사**
　㉠ 한쪽 눈에 6△ BU을 두어 수직일자시표의 상을 위·아래로 분리한다(분리프리즘을 가입한 눈의 상이 아래쪽으로 이동).
　㉡ 시표 형태에 따른 안위상태

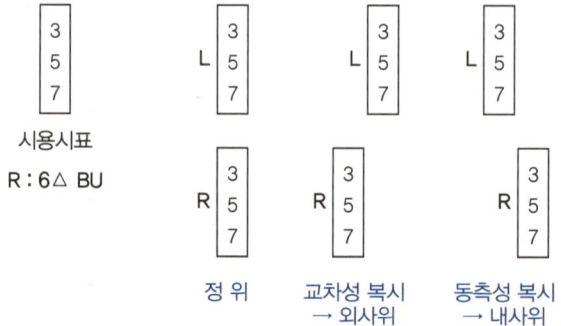

　㉢ 사위량의 측정 : 시표가 수직 일자로 놓일 때까지 외사위는 BI, 내사위는 BO 프리즘을 가입한다.
④ **수직사위 검사**
　㉠ 한쪽 눈에 12△ BI을 두어 수평일자시표의 상을 좌·우로 분리한다(분리프리즘을 가입한 눈의 상이 귀 방향으로 이동).

ⓒ 시표 형태에 따른 안위상태

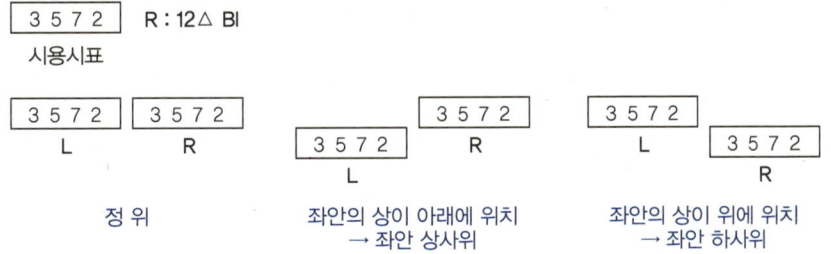

ⓒ 사위량의 측정 : 시표가 수평 일자로 놓일 때까지 상사위는 BD, 하사위는 BU 프리즘을 가입

### (4) 마독스로드(Maddox rod) 검사법

① **마독스로드** : 원기둥을 층층이 나열시킨 것이다.
② 마독스로드를 통해 점광원을 보게 되면 원기둥이 나열된 방향과 수직인 선조광이 보인다.
③ 한쪽 눈에만 마독스로드를 가입하고 점광원을 보게 하면 한쪽은 점광원, 마독스로드를 가입한 눈은 선조광을 보게 되므로 융합이 제거되고 사위 유무를 검사할 수 있다.
④ **수평사위 검사** : 마독스로드의 축을 수평으로 가입하여 선조광이 수직으로 나타나는지 확인한다.
   예 우안에 마독스로드를 수평으로 가입했을 때

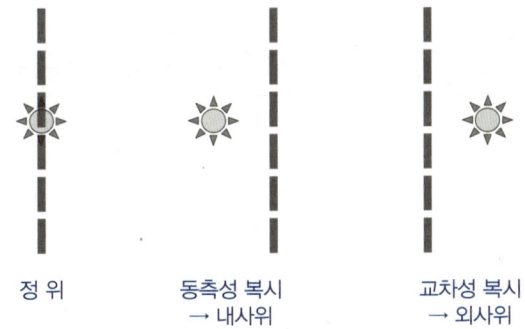

⑤ **수직사위 검사** : 마독스로드의 축을 수직으로 가입하여 선조광이 수평으로 나타나는지 확인한다.
   예 우안에 마독스로드를 수직으로 가입했을 때

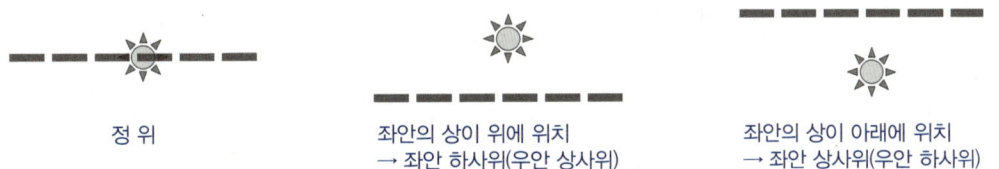

### (5) 편광분리법(Pola test)

① 편광축 방향이 서로 수직인 편광렌즈와 편광시표를 이용해 좌우안에 보이는 상을 분리하여 안위상태를 평가하는 방법이다(수평사위와 수직사위를 종합적으로 판단할 수 있다).

② 시표 모양

| 시표 모양(A) | 편광렌즈를 가입 후에 보이는 시표 ||
|---|---|---|
| | OS | OD |

양안에 보이는 시표(A)과 안위상태

| 정 위 | 내사위 | 외사위 | 좌안 상사위 | 우안 상사위 | 외사위 + 우안상사위 |
|---|---|---|---|---|---|

| 시표 모양(B) | 편광렌즈를 가입 후에 보이는 시표 ||
|---|---|---|
| | OS | OD |

양안에 보이는 시표(B)과 안위상태

| 정 위 | 내사위 | 외사위 | 좌안 상사위 | 우안 상사위 | 내사위 + 좌안상사위 |
|---|---|---|---|---|---|

# Chapter 03 폭주기능검사

## 1 융합력(폭)검사

> **출제포인트**
> ▶ 융합력검사의 방법과 검사값의 해석

### (1) 융합력
① **융합력** : 양안단일시를 유지하기 위하여 안위를 정렬하는 능력을 말한다.
② 수직 방향 융합력과 수평 방향 융합력으로 나눈다.
③ 조절의 영향을 받는 수평 방향 융합력(폭주와 개산)이 중요하다.

### (2) 폭주근점(NPC ; Near Point of Convergence) 검사
① 양안이 눈모음을 유지할 수 있는 가장 가까운 거리를 측정함으로써 정상적인 양안시를 위한 폭주력이 충분한지를 검사한다.
② **기댓값** : 눈앞 6~10cm 이내
③ 10cm 이상이면 폭주 부족 등의 시기능 이상 가능성이 있으므로 융합력 검사가 필요하다.

### (3) 융합력 검사
① 프리즘을 가입하여 인위적인 망막시차를 증가시켜 융합력의 크기를 측정한다.
② 폭주(눈모음)은 기저외방(BO) 프리즘, 개산(눈벌림)은 기저내방(BI) 프리즘을 이용한다.
③ 원거리 융합력 검사
  ㉠ 완전교정 / 사위교정 후 원거리(5m 이상)시표를 주시하게 한다.
  ㉡ 양성융합버전스
    • BO프리즘굴절력을 점점 증가시키며 흐린 점과 분리점을 측정한다.
    • 프리즘굴절력을 감소시키며 회복점을 측정한다.
    • 검사값의 기록 : 흐린 점, 분리점, 회복점으로 기록한다.
  ㉢ 음성융합버전스
    • BI프리즘굴절력을 점점 증가시키며 흐린 점과 분리점을 측정한다.
    • 프리즘굴절력을 감소시키며 회복점을 측정한다.
    • 검사값의 기록 : 흐린 점, 분리점, 회복점으로 기록한다.

ⓔ 원거리 융합력 검사의 결과와 해석
- 3△ 외사위
- 양성융합버전스(BO) : 15/20/18
- 음성융합버전스(BI) : ×/9/7
※ 원거리 개산력 검사에서는 조절개입이 거의 없으므로 흐린 점이 나타나지 않고 바로 분리점이 나타난다.

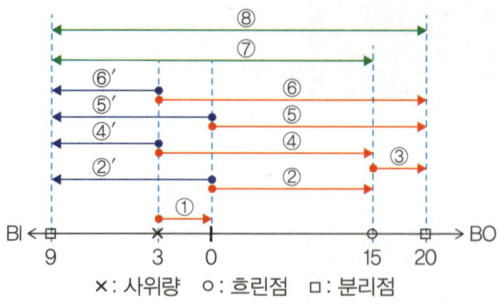

| 폭주력 | 개산력 |
|---|---|
| ① 사위량 : 3△ BI<br>② 양성상대폭주(폭주여력) : 15△(0~흐린 점)<br>③ 양성조절성폭주 : 5△(흐린 점~분리점)<br>④ 양성융합성폭주 : 18△(사위량~흐린 점)<br>⑤ 양성전폭주 : 20△(0~분리점)<br>⑥ 전양성폭주 : 23△(사위량~분리점) | ① 사위량 : 3△ BI<br>②' 음성상대폭주(개산여력) : 9△(0~흐린 점)<br>③' 음성조절성폭주 : 없음<br>④' 음성융합성폭주 : 6△(사위량~흐린 점)<br>⑤' 음성전폭주 : 9△(0~분리점)<br>⑥' 전음성폭주 : 6△(사위량~분리점) |
| ⑦ 전융합성폭주 : 24△(흐린 점~흐린 점)<br>⑧ 전폭주폭 : 29△(분리점~분리점) | |

④ 근거리 융합력 검사

㉠ 근거리(33~40cm)시표를 사용하며, 검사방법은 원거리 융합력 검사와 동일하다.

㉡ 근거리 융합력 검사의 결과와 해석
- 4△ 내사위
- 양성융합버전스(BO) : 20/32/28
- 음성융합버전스(BI) : 12/18/16

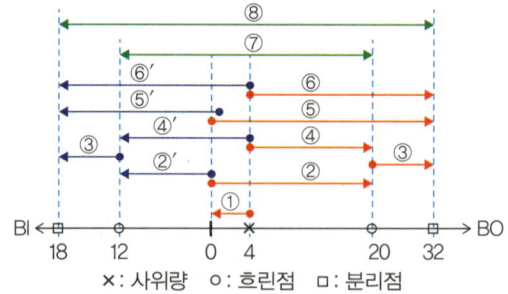

| 폭주력 | 개산력 |
|---|---|
| ① 사위량 : 4△ BO<br>② 양성상대폭주(폭주여력) : 20△(0~흐린 점)<br>③ 양성조절성폭주 : 12△(흐린 점~분리점)<br>④ 양성융합성폭주 : 16△(사위량~흐린 점)<br>⑤ 양성전폭주 : 32△(0~분리점)<br>⑥ 전양성폭주 : 28△(사위량~분리점) | ① 사위량 : 4△ BO<br>②' 음성상대폭주(개산여력) : 12△(0~흐린 점)<br>③' 음성조절성폭주 : 6△(흐린 점~분리점)<br>④' 음성융합성폭주 : 16△(사위량~흐린 점)<br>⑤' 음성전폭주 : 18△(0~분리점)<br>⑥' 전음성폭주 : 22△(사위량~분리점) |
| ⑦ 전융합성폭주 : 32△(흐린 점~흐린 점)<br>⑧ 전폭주폭 : 50△(분리점~분리점) | |

## 2 조절성폭주비

> **출제포인트**
> ▶ 조절성폭주비의 계산(헤테로포리아법, 그래디언트법)
> ▶ 조절성폭주비와 안위상태

### (1) 조절성폭주비(AC/A비)의 정의

① (이론적)조절자극량에 대한 조절성 폭주의 크기를 의미한다.

$$\frac{AC}{A} = \frac{조절성폭주}{조절량} (\triangle/D)$$

② 평균값 : $4 \pm 1(\triangle/D)$

### (2) AC/A비 계산방법

① 헤테로포리아법
  ㉠ 원거리 사위량과 근거리 사위량을 측정하여 AC/A비를 계산한다.
  ㉡ 근거리 사위량에만 근접성 폭주량이 포함되어 있어 부정확하다.
  ㉢ $AC/A비 = PD(cm) + \frac{근거리\ 사위량 - 원거리\ 사위량(\triangle)}{조절자극변화량(D)}$ (외사위는 (-), 내사위는 (+)로 계산)

② 그래디언트법
  ㉠ 검사거리를 눈앞 40~50cm로 고정하고 S+1.00D렌즈를 가입하기 전후의 사위량을 측정하여 계산한다.
  ㉡ 근접성 폭주량이 일정하게 유지되므로 정확한 조절성 폭주비를 구할 수 있다.
  ㉢ $AC/A비 = \frac{렌즈가입전\ 사위량 - 렌즈가입후\ 사위량(\triangle)}{조절자극변화량(D)}$ (외사위는 (-), 내사위는 (+)로 계산)

### (3) 조절성폭주비와 안위상태

① 비정시를 교정하지 않고 근거리를 주시할 때(AC/A비는 정상)
  ㉠ 근시는 조절량과 조절성 폭주량이 적어 근거리 외사위가 나타날 수 있다.
  ㉡ 원시는 조절량과 조절성 폭주량이 많아 근거리 내사위가 나타날 수 있다.

② 정시이고 원거리 정위가 근거리를 주시할 때
  ㉠ AC/A비가 작으면 조절성 폭주량이 적어 근거리 외사위가 나타날 수 있다.
  ㉡ AC/A비가 크면 조절성 폭주량이 많아 근거리 내사위가 나타날 수 있다.

# Chapter 04 안위이상의 처방

## 1 사위의 프리즘 처방

**출제포인트**

▶ 사위교정을 위한 프리즘 처방의 기저 방향
▶ 사위처방의 기준(쉐어드 기준, 퍼시벌 기준)과 처방값
▶ 프리즘 대체 구면굴절력의 처방값

### (1) 사위의 종류와 프리즘의 기저방향

① 내사위 – 기저외방(BO), 외사위 – 기저내방(BI)
② 상사위 – 기저하방(BD), 하사위 – 기저상방(BU)

※ 프리즘 처방의 임상 적용
- 좌우안에 균등하게 분배한다.
- 수평사위의 BO 또는 BI 프리즘은 좌우안의 구분 없이 동일하게 적용한다.
- 수직사위는 어느 눈이 상사위인지에 따라 프리즘의 기저 방향이 반대로 적용된다.

### (2) 프리즘 처방의 기준

① 쉐어드(Sheard) 기준

㉠ 사위를 교정하고 남은 융합여력이 사위량의 2배 이상이 되도록 처방한다.
㉡ 융합여력 : 외사위는 폭주여력, 내사위는 개산여력

$$P = \frac{2H - R}{3}$$

P : 프리즘량
H : 사위량
R : 융합여력(상대 폭주량)

㉢ (+)값이 나오면 처방한다.
㉣ (−)값이 나오면 처방이 필요 없다.

② 퍼시벌(Percival) 기준

㉠ 전융합성 폭주량을 3등분하였을 때 기준점이 중앙 부분에 있도록 처방한다(사위량과 관계없음).

$$P = \frac{L - 2S}{3}$$

P : 프리즘량
L : 융합여력 중 큰 값
S : 융합여력 중 작은 값

㉡ (+)값이 나오면 L 의 기저방향으로 처방한다.
㉢ (−)값이 나오면 처방이 필요 없다.

### (3) 조절성 폭주비를 이용한 가입도 처방

① 구면렌즈를 가입하면 조절량과 조절성 폭주량이 변화하므로 프리즘 처방을 구면렌즈로 대체할 수 있다.
② (−)구면렌즈를 가입하면 조절량과 조절성 폭주량이 증가하여 외사위가 감소한다.
③ (+)구면렌즈를 가입하면 조절량과 조절성 폭주량이 감소하여 내사위가 감소한다.

# Chapter 05 조절기능검사

## 1 상대조절검사

**출제포인트**
- ▶ 상대조절검사 결과의 해석
- ▶ 상대조절검사를 활용한 가입도 계산 및 처방

### (1) 상대조절검사의 개요
① 양안시상태에서 근거리 시표를 주시하게 하고, 구면렌즈를 단계적으로 가입하여 조절여력을 평가한다.
② 조절기능의 균형상태와 근용안경 처방 시 가입도를 결정하는 데에 이용된다.

### (2) 검사방법과 기대값
① 양성상대조절
  ㉠ 검사방법 : (+)구면렌즈를 점진적으로 부가하여 시표가 흐려지는 지점을 측정한다(조절긴장능력 평가).
  ㉡ 기댓값 : $-2.37\pm0.50D$
  ㉢ 기댓값보다 낮을 경우 조절부족을 의심한다.
② 음성상대조절
  ㉠ 검사방법 : (−)구면렌즈를 점진적으로 부가하여 시표가 흐려지는 지점을 측정한다(조절이완능력 평가).
  ㉡ 기댓값 : $+2.00\pm0.25D$
  ㉢ 기댓값보다 낮을 경우 조절과다 또는 폭주부족을 의심한다.

### (3) 상대조절검사를 이용한 가입도

$$가입도 = \frac{양성상대조절(PRA) + 음성상대조절(NRA)}{2}$$

## 2 조절용이성검사

**출제포인트**
▶ 조절용이성 검사방법과 결과의 해석

### (1) 조절용이성 검사의 방법 및 기댓값
① 일정한 도수의 (+/−) 렌즈를 전환하며 조절이용능력을 검사한다.
② ±2.00D의 플리퍼를 눈앞에 대고 근거리 시표를 주시하였을 때 시표가 선명해지면 도수를 전환한다.
③ 단위 : cpm(cycles per minute), 1분 동안 (+/−)렌즈를 한 세트로 몇 번 전환했는지를 측정한다.
④ 기댓값 : 단안 11 ±5cpm, 양안 10 ±5cpm

### (2) 검사결과의 해석
① (+)렌즈 반응이 느리면 조절이완이 어려운 것으로 조절과다 가능성을 의미한다.
② (−)렌즈 반응이 느리면 조절긴장이 어려운 것으로, 조절부족 가능성을 의미한다.
③ 전반적으로 느리면 : 조절 지속 능력 부족을 의미한다.
※ 단안검사에서 정상이나 양안검사에서 이상이 나타나면 폭주 및 개산 기능의 문제일 수 있다.


## 3 조절래그검사

**출제포인트**
▶ 검사방법과 조절래그량의 계산
▶ 조절래그량의 임상적 의미

### (1) 조절래그(Accommodative Lag)의 개념
① 초점심도의 영향으로 실제 요구되는 조절 자극보다 적게 조절되는 현상을 말한다.
② 40cm 거리에 있는 물체를 주시할 때 2.50D의 조절이 요구되지만, 실제 조절반응량은 2.00D만으로도 선명하게 인식된다.
→ 조절래그량 = 조절자극량(2.50) − 조절반응량(2.00) = +0.50D
③ 검사방법 : 크로스실린더법, 동적 검영법 등이 있다.

### (2) 임상적 의미
① 정상범위 : +0.25D ~ +0.75D
② +1.00D 이상이면 조절부족으로 의심된다.

# Chapter 06 양안시기능이상

## 1 양안시기능이상과 처방

**출제포인트**
- ▶ 원·근거리 사위 차이와 AC/A비를 통한 양안시기능이상 진단
- ▶ 시기능이상에 따른 처방 선택

### (1) 양안시기능이상의 분류

Tite 분류에 따른 대표적인 양안시기능이상

| 양안시기능이상 | 원거리 안위 | 근거리 안위 | AC/A |
|---|---|---|---|
| 기본 외사위 | 원·근거리 유사한 외사위 | | 정상 |
| 기본 내사위 | 원·근거리 유사한 내사위 | | 정상 |
| 폭주과다(CI) | 거의 정위 | 높은 내사위 | 높음 |
| 폭주부족(CE) | 거의 정위 | 6△이상의 외사위 | 낮음 |
| 개산과다(DI) | 높은 외사위 | 6△이하의 외사위 | 높음 |
| 개산부족(DE) | 내사위 > 내사위 | | 정상 |
| | 내사위 < 내사위 | | 높음 |

### (2) 시기능이상에 따른 처방순서

① 폭주과다의 경우 (+)구면렌즈(고 AC/A비)를 우선 사용하고 그 다음 BO 프리즘을 처방한다. 필요한 경우 시기능 훈련을 시행한다(효과 낮음).
② 폭주부족의 경우 시기능훈련을 먼저 시행하고 BI 프리즘을 처방한다(저 AC/A비는 구면렌즈 처방의 효과가 낮음).
③ 개산과다의 경우 BI 프리즘을 우선 처방하고 (−)구면렌즈를 사용하거나 또는 시기능 훈련을 시행한다.
④ 개산부족의 경우 BO 프리즘 처방하거나 시기능 훈련을 시행한다.

# Chapter 07 출제예상문제

## 01 양안시기능

**01** 다음 중 양안선명단일시의 첫 번째 단계는?

① 억 제
② 입체시
③ 동시시
④ 융 합
⑤ 단안시

**해설**
동시시는 양안단일시의 첫 단계로, 두 눈의 상을 억제 없이 동시에 지각하는 기능이다.

**02** 양안시기능의 최종목적은?

① 복 시
② 융 합
③ 동시시
④ 입체시
⑤ 부등상시

**해설**
입체시는 양안시기능의 최종단계로 주시물체들의 크기와 상호 간의 거리를 정교하게 판단할 수 있다. 이러한 정밀한 입체시는 단안으로는 얻을 수 없는 시각 기능이다.

**03** 파눔(Panum) 영역 내 결상이 의미하는 것은?

① 융합이 불가능한 복시 발생 영역
② 생리적 억제가 유발되는 영역
③ 입체시를 가능하게 하는 비대응점 결상 범위
④ 중심와 대응점에서만 이루어지는 감각융합
⑤ 이상망막대응이 유발되는 병적 상태

**해설**
파눔영역은 비대응점이라도 융합이 가능해 입체시를 형성할 수 있는 범위를 의미한다.

**04** 주시물체가 좌우 망막에 비대응점 결상을 하여도 감각성 융합이 되어 정밀한 입체시를 생기게 하는 망막상의 범위는?

① 복 시
② 혼란시
③ 파눔역
④ 이상망막대응
⑤ 파눔의 감각융합역

**해설**
주시물체의 좌우 비대응점 결상이 감각성 융합이 되어 정밀한 입체시가 가능한 영역을 파눔의 융합영역이라 한다. 이 범위에 해당하는 물체 범위가 파눔의 감각융합역, 망막상의 범위가 파눔역이다.

**05** 사시안에서 좌우 중심오목에 서로 다른 물체가 결상되어 혼란시가 발생하였을 때, 이를 피하려는 감각적 적응 현상은?

① 억 제
② 망막투쟁
③ 감각적 융합
④ 이상망막대응
⑤ 입체시

**해설**
사시안에서 복시나 혼란시가 발생할 경우, 뇌는 한쪽 눈의 상을 억제함으로써 시야를 안정화한다.

**정답** 01 ③  02 ④  03 ③  04 ③  05 ①

**06** 정상적인 양안시 상태에서 가끔 발생하는 억제 현상은?

① 부등상시
② 이상 억제
③ 중심와 억제
④ 주변부 억제
⑤ 생리적 복시

> **해설**
> 파눔의 감각융합역 앞쪽에 있는 물체는 교차성 복시, 뒤쪽에 있는 물체는 동측성 복시가 나타나지만, 억제가 되어 복시로 느끼지 않고 오히려 원근감을 느끼게 해 준다. 이러한 현상을 생리적 복시라고 한다.

**07** 편광안경을 쓰고 양안시기능 검사를 하였다. 편광시표가 다음과 같이 보였다면 눈의 상태는?(단, 양안은 완전교정상태이다)

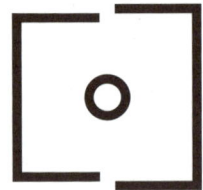

① 고도근시
② 고도원시
③ 이상억제
④ 부등상시
⑤ 부정난시

> **해설**
> 편광법을 사용하여 좌우안의 시표를 분리할 수 있고, 분리된 시표의 크기 차이로 보았을 때 부등상시임을 알 수 있다.

**08** 한쪽 눈에 4△ BO 프리즘렌즈를 부가하여 눈의 움직임을 관찰하였다. 이 검사 목적은?

① 사시 각도 측정
② 억제 유무 확인
③ 조절기능 평가
④ 안구운동 평가
⑤ 입체시 검사

> **해설**
> 4△ BO 검사는 한쪽 눈에 '4△ BO' 렌즈를 가입하고, 눈의 움직임을 관찰함으로써 미세사시의 억제 유무를 평가할 수 있는 검사이다.

**09** 워스 4점 검사를 하였을 때 양안으로 보는 상태가 다음 그림과 같았다. 예상되는 시기능이상은?(단, 우안이 적색, 좌안이 녹색인 적록안경을 착용함)

| 시표 모양 | 우안 시표 | 좌안 시표 | 양안에 보이는 상태 |
|---|---|---|---|
| ◆ <br> ✚ ✚ <br> ○ | ◆ <br> <br> ● | <br> ✚ ✚ <br> ● | <br> ✚ ✚ <br> ● |

① 정 상
② 내편위
③ 외편위
④ 좌안 억제
⑤ 우안 억제

> **해설**
> 워스 4점 검사는 좌우안에 적색과 녹색필터를 장착하여 억제, 우세안, 복시, 안위 상태 등을 종합적으로 검사할 수 있다. 시표를 양안으로 보았을 때 좌안 시표만 보이는 상태이므로 우안이 억제되고 있음을 알 수 있다.

**10** 4△ BO 검사의 결과, 좌안에 4△ BO을 대었을 때는 움직임이 없었고 우안에 4△ BO을 대었을 때 좌우안이 모두 한 방향(좌안은 코쪽, 우안은 귀쪽)으로 움직였다가 더 이상 움직임이 없었다. 예상되는 양안시이상은?

① 정 상
② 생리적 억제
③ 이상망막대응
④ 좌안 중심부 억제
⑤ 우안 중심부 억제

> [해설]
> 4△ BO 검사는 억제 유무를 알 수 있는 검사이다. 한쪽 눈에 4△ BO을 가입하면 두 눈이 함께 움직였다가(헤링의 법칙) 프리즘을 대지 않은 눈은 융합을 위해 반대로 움직이게 된다. 프리즘을 댄 눈의 움직임이 없다거나 프리즘을 대지 않은 눈의 되돌아오는 움직임이 일어나지 않으면 억제가 있음을 알 수 있다.

**11** 편광렌즈와 편광시표를 사용하여 시기능 검사를 하였을 때 다음과 같은 결과를 보였다. 예상되는 시기능이상은?

| 시표 모양 | 좌안시표 | 우안시표 | 양안에 보이는 상태 |
|---|---|---|---|

① 정 상
② 좌안억제
③ 우안억제
④ 외편위
⑤ 내편위

> [해설]
> 양안으로 보았을 때 좌안 시표만 보이는 상태이므로 우안이 억제되고 있음을 알 수 있다.

**12** 일정한 속도로 부드럽게 움직이는 물체를 계속 따라보게 하면서 눈의 움직임을 관찰하는 검사는?

① 융합력 검사
② 이향운동 검사
③ 폭주근점 검사
④ 충동안구운동 검사
⑤ 추종안구운동 검사

> [해설]
> 일정한 속도로 움직이는 물체를 억제 없이 매끄럽게 따라가는 운동은 추종안구운동이다.

**13** 충동안구운동에 관한 설명으로 옳지 않은 것은?

① 시선을 신속하게 옮기는 기능을 한다.
② 안구운동 중 속도가 가장 빠른 운동이다.
③ 주위 환경을 탐색하거나 독서활동에 관여한다.
④ 주시물체의 상이 중심오목에 계속 머물러 있도록 하는 운동이다.
⑤ 두 물체 사이를 번갈아 쳐다보도록 하면서 운동속도와 정확도를 관찰한다.

> [해설]
> 주시물체의 상이 중심오목에 계속 머물러 있도록 하는(주시를 유지하는) 운동은 추종안구운동이다.

**14** 근거리를 주시할 때 발생하는 폭주의 성분 중 양안시기능 평가에 직접 사용되는 것은?

① 긴장성 폭주, 융합성 폭주
② 조절성 폭주, 긴장성 폭주
③ 조절성 폭주, 융합성 폭주
④ 근접성 폭주, 긴장성 폭주
⑤ 근접성 폭주, 융합성 폭주

> [해설]
> 양안시기능 평가에 직접적으로 사용되는 폭주는 조절성 폭주와 융합성 폭주이다.

**15** 정시안이 눈앞 2m를 볼 때의 폭주각은?(단, PD는 60mm이고, 주시거리는 각막정점을 기준으로 한다)

① 2.0△　　② 3.0△
③ 4.0△　　④ 6.0△
⑤ 12.0△

> [해설]
> 폭주각($\triangle$) = $\dfrac{PD(\text{cm})}{\text{주시거리}(\text{m})}$ = $\dfrac{6.0}{2}$ = 3.0($\triangle$)
> ※ 폭주각 계산 시, 주시거리의 단위는 m이고, PD의 단위는 cm인 것에 주의한다.

정답　11 ③　12 ⑤　13 ④　14 ③　15 ②

## 02  안위이상검사

**16** 원용완전교정 후 원거리 사위검사를 한 결과 10△ 외사위였다. 프리즘 처방을 위해 필수적으로 해야 하는 검사는?

① 가입도
② 조절래그
③ 융합여력
④ 입체시
⑤ 조절용이성

**해설**
사위는 잠복사시로 융합성 운동력으로 양안시가 가능한 눈이다. 사위가 있더라도 융합여력이 충분한 경우 안정피로를 느끼지 않기 때문에 처방이 불필요하다.

**17** 각막반사법의 결과가 다음 그림과 같다면 예상되는 안위이상은?(단, ◦은 각막반사상이다)

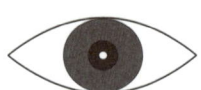 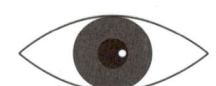

① 좌안 내사시
② 좌안 외사시
③ 좌안 상사시
④ 우안 내사시
⑤ 우안 외사시

**해설**
좌안의 각막반사상이 동공중심에서 귀 방향에 위치하므로 눈은 반대 방향인 코쪽으로 편위되어 있는 내사시이다.

**18** 단안 가림검사를 한 결과 양안이 모두 움직임이 관찰되지 않았고 단안 가림벗김검사를 실시하였다. 좌안을 가렸다가 떼는 순간 좌안이 귀 방향으로 움직였다면 이 눈의 상태는?

① 정위
② 내사위
③ 외사위
④ 좌안 내사시
⑤ 좌안 외사시

**해설**
가림검사에서 움직임이 없으면 정위 또는 사위이며, 가림벗김검사에서 눈의 움직임이 관찰되면 사위로 판단한다. 좌안이 코 방향에서 귀 방향으로 움직였으므로 내사위에 해당한다.

**19** 폰 그레페(Von Graefe)법으로 원거리 사위를 측정하기 위해 오른쪽 눈에는 분리프리즘, 왼쪽 눈에는 측정프리즘을 가입하였다. 검사결과가 다음과 같을 때 사위량은?

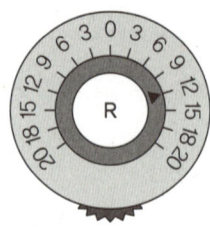 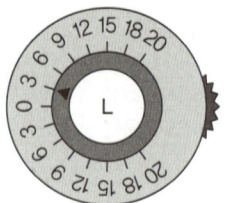

① 3△ 좌안 하사위
② 3△ 좌안 상사위
③ 3△ 우안 하사위
④ 12△ 우안 외사위
⑤ 12△ 우안 내사위

**해설**
• 오른쪽 분리프리즘 : 12△ BI → 수직사위 검사
• 왼쪽 측정프리즘 : 3△ BU → 3△ 좌안 하사위
※ 수평사위(내사위, 외사위)는 좌우안을 구분할 필요가 없지만 수직사위(상사위, 하사위)는 좌안과 우안을 구분해야 한다(좌안 상사위 = 우안 하사위, 좌안 하사위 = 우안 상사위).

16 ③  17 ①  18 ②  19 ①  **정답**

**20** 포롭터에 편광렌즈를 장입하고 편광십자시표를 보게 하였다. 양안으로 보았을 때 시표의 모양이 다음 그림과 같았고 좌안에 로터리프리즘을 가입하여 사위량을 측정하고자 한다. 로터리프리즘의 가입과 조정 방향으로 옳은 것은?

| 시표 모양 | 편광렌즈를 가입 후에 보이는 시표 | | |
|---|---|---|---|
| | OS | OD | OU |
| 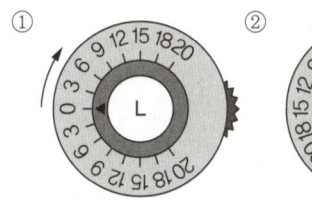 | | 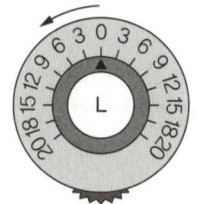 | |

① ② ③ ④ ⑤
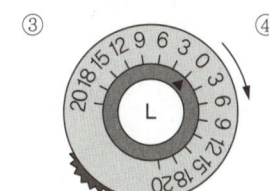
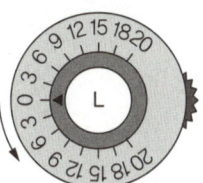
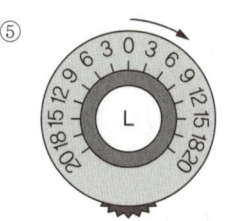

**해설**
편광렌즈를 착용하고 양안으로 보이는 시표 형태는 동측성 복시로 내사위이다. 따라서 BO 프리즘으로 사위량을 측정한다.

**21** 우안이 적색, 좌안이 녹색인 적록안경을 착용하고 워스4점검사를 한 결과가 다음과 같았다. 예측할 수 있는 안위상태는?

| 시표 모양 | 우안 시표 | 좌안 시표 | 양안에 보이는 상태 |
|---|---|---|---|
| (적·녹·녹·백) | (적·적) | (녹·녹) | (적·녹·녹·적) |

① 정 상
② 좌안 억제
③ 우안 억제
④ 외편위
⑤ 내편위

**해설**
워스4점검사는 좌우안에 적색과 녹색필터를 장착하여 억제, 우세안, 복시, 안위 상태 등을 종합적으로 검사할 수 있다. 양안으로 볼 때 교차성 복시가 나타나고 있어 외편위 되었음을 알 수 있다.

## 03 폭주기능검사

**22** BI 프리즘을 가입하여 원거리 융합력을 측정하고 있다. 흐림점이 분리점보다 먼저 나타났다면 우선 확인해야 할 사항은?

① AC/A비
② 검사거리
③ 원용교정굴절력
④ 근거리 수평사위
⑤ 원거리 수직사위

**해설**
원거리 개산력은 조절 개입이 거의 없어 흐림점이 나타나지 않는다. 흐린 점이 나타난 것은 조절이 비정상적으로 개입되었을 가능성을 시사하므로 원용교정굴절력 확인이 필요하다.

정답 20 ⑤ 21 ④ 22 ③

**23** 원거리 수평방향 융합력 검사결과가 다음과 같았다. 사위를 보정한 후의 융합여력은?

> • 수평사위 : 3△ 내사위
> • 양성융합버전스(BO) : 15 / 20 / 14
> • 음성융합버전스(BI) : × / 8 / 6

① 5△
② 8△
③ 11△
④ 15△
⑤ 20△

> **해설**
> 내사위는 개산력으로 사위를 보정하므로 내사위의 융합여력은 개산여력(음성상대폭주)이다. 따라서 음성융합버전스로 측정하였을 때의 분리점 프리즘량이 융합여력이다(※ 원거리 개산여력은 조절이 개입되지 않으므로 분리점의 측정값이며, 근거리 개산여력은 흐린 점의 측정값이다).

**24** 근거리 수평방향 융합력 검사결과가 다음과 같았다. 양성융합성폭주력은?

> • 수평사위 : 4△ 내사위
> • BI 버전스 : 10 / 14 / 12
> • BO 버전스 : 26 / 31 / 20

① 4△
② 6△
③ 14△
④ 22△
⑤ 26△

> **해설**
> 양성융합성폭주력 = 상대양성폭주력(폭주여력) + 사위량
> (내사위면 −, 외사위면 +) = 26 + (−4) = 22△

**25** 시기능 검사 결과가 다음과 같을 때 헤테로포리아법에 의한 조절성폭주비(AC/A)는?(단, 근거리 사위의 검사거리는 40cm이다)

> • 원용 PD : 60mm
> • 원거리 사위량 : 2△ 외사위
> • 근거리 사위량 : 3△ 내사위

① 2.0△/D  ② 4.0△/D
③ 6.0△/D  ④ 8.0△/D
⑤ 10.0△/D

> **해설**
> 헤테로포리아(Heterophoria)법에 의한 AC/A비는 원거리 및 근거리 사위량에 의해 계산된다(※ 외사위는 (−), 내사위는 (+)로 계산).
> $$AC/A = PD(cm) + \frac{\text{근거리 사위량} - \text{원거리 사위량}}{\text{조절자극변화량}}$$
> $$= 6.0 + \frac{(+3) - (-2)}{2.5} = 6.0 + 2.0 = 8.0(\triangle/D)$$

**26** 검사거리 40cm에서 측정한 근거리 사위량이 '4△BI'이었고, 양안에 S+1.00D를 가하고 다시 측정한 근거리 사위량이 '9△BI'이었다. 그래디언트법에 의한 AC/A비는?

① 1△/D  ② 2△/D
③ 3△/D  ④ 4△/D
⑤ 5△/D

> **해설**
> 그래디언트(Gradient)법은 근거리를 주시하게 하고 S+1.00D를 가입하기 전과 후의 사위량을 측정하여 조절성폭주비(AC/A)를 구한다. 근접성 폭주량을 유지하면서 측정하기 때문에 정확한 AC/A비를 구할 수 있다(※ 외사위는 (−), 내사위는 (+)로 계산한다).
> $$AC/A = \frac{\text{렌즈가입전사위량} - \text{렌즈가입후사위량}}{\text{조절자극변화량}}$$
> $$= \frac{(-4) - (-9)}{1.00} = 5(\triangle/D)$$

23 ② 24 ④ 25 ④ 26 ⑤ **정답**

**27** 원용완전교정안경을 착용하고 검사한 양안시 검사값이 다음과 같고 눈앞 50cm 거리를 주시할 때 예상되는 근거리 안위상태는?(단, 근접성 폭주량은 배제한다)

> • 원거리 사위 : 정위
> • PD : 60mm
> • AC/A비 : 3△/D

① 3△ 외사위
② 6△ 내사위
③ 6△ 외사위
④ 9△ 내사위
⑤ 9△ 외사위

**해설**
- 원거리가 정위이고 AC/A비가 낮을 경우 조절성 폭주량의 부족으로 근거리 안위는 외사위로 예측할 수 있다.
- 필요폭주량 = $\dfrac{PD(cm)}{주시거리(m)} = \dfrac{6.0}{0.50} = 12(\triangle)$
- 실제 조절성 폭주량 = $AC/A비(\triangle/D) \times 조절자극량(D)$
  $= 3 \times 2 = 6(\triangle)$
- 폭주량 6△ 부족 → 6△ 외사위

## 04 안위이상의 처방

**29** 원거리 양안시 검사결과가 다음과 같을 때 쉬어드기준에 따른 프리즘 처방은?

> • 수평사위 : 3△ 내사위
> • 음성융합버전스(BI) : × / 9 / 6
> • 양성융합버전스(BO) : 15 / 20 / 14

① 1△ BO    ② 1△ BI
③ 2△ BO    ④ 2△ BI
⑤ 없 음

**해설**
쉐어드(Sheard) 기준에 따르면 사위를 교정하고 남은 상대폭주량(개산여력 또는 폭주여력)이 사위량의 2배 이상이 되도록 처방한다.
- 3△ 내사위 → 개산여력(BI 버전스) 확인
- $H$는 사위량, $R$은 개산여력일 때
  $P = \dfrac{2H - R}{3} = \dfrac{6 - 9}{3} = -1$
- → 개산여력이 사위량의 2배 이상이므로 프리즘 처방은 하지 않는다.

**28** 원거리가 정위이고 AC/A 비가 높은 수의성 원시안이 근거리 주시 시 나타날 수 있는 편위는?

① 외편위
② 내편위
③ 정 위
④ 상편위
⑤ 하편위

**해설**
조절력이 풍부한 수의성 원시가 근거리를 주시하게 되면 조절량이 증가한다. 조절과 함께 폭주량도 증가하는데 AC/A비가 높으면 폭주과다가 되어 내편위 발생 가능성 증가한다.

**30** 근거리 내사위를 구면렌즈로 교정하고자 한다. 퍼시발기준에 따라 프리즘 처방을 할 때 구면렌즈의 굴절력은?

> • 수평사위 : 5△ 내사위
> • 음성융합버전스(BI) : 7 / 12 / 9
> • 양성융합버전스(BO) : 26 / 28 / 22
> • AC/A비 : 4△/D

① S+0.25D    ② S+0.50D
③ S+0.75D    ④ S+1.00D
⑤ S+1.25D

정답 27 ③ 28 ② 29 ⑤ 30 ④

**해설**

퍼시발(Percival) 기준에 따르면 전용합성 폭주폭을 3등분하였을 때, 중앙 부분 안에 정위인 지점이 있도록 처방하며, 근거리 사위는 프리즘 처방 시 조절성 폭주비를 이용해 구면렌즈로 처방을 대체할 수 있다.

- 상대 폭주량 중 큰 값은 폭주여력으로 26△이며, 작은 값은 개산여력으로 7△이다.
  → 프리즘 처방값 : $P = \dfrac{L-2S}{3} = \dfrac{26-14}{3} = 4\triangle \text{BO}$
- 프리즘 처방으로 구면렌즈의 굴절력을 결정할 때는 AC/A비를 사용한다.
  → 근용가입도 $= \dfrac{\text{사위처방값}}{AC/A\text{비}} = \dfrac{4}{4} = 1.00(D)$

**31** 우안상사위의 프리즘 처방값이 2△이다. 적절한 처방은?

① OU : 1△ BU
② OU : 1△ BD
③ OD : 2△ BU
④ OD : 1△ BD, OS : 1△ BU
⑤ OD : 1△ BU, OS : 1△ BD

**해설**

상사위는 BD 프리즘으로 교정할 수 있고, 양안에 균등하게 처방을 한다면 반대쪽 눈은 BU로 처방해야 한다. 우안상사위 → OD : 2△ BD → OD : 1△ BD, OS : 1△ BU

## 05 조절기능검사

**32** 원용완전교정 후 눈앞 40cm의 시표를 양안으로 주시하게 하고 (−)렌즈를 점진적으로 부가하여 처음으로 시표가 흐려 보이는 지점을 측정하였다. 이와 같은 검사방법으로 측정할 수 있는 것은?

① 양성상대조절   ② 음성상대조절
③ 양성상대폭주   ④ 음성상대폭주
⑤ 조절용이성

**해설**

상대조절검사는 양안으로 눈앞 40cm의 시표를 주시(폭주자극을 일정하게 유지)하게 하고 조절기능을 측정하는 검사이다. (−)렌즈를 부가하면 눈에서는 조절(+)이 일어나므로 양성상대조절을 측정하는 것이다.

**33** 눈앞 40cm에 시표를 두고 실시한 상대조절검사의 결과가 아래와 같았다. 예상되는 시기능이상은?

- 원용 완전교정굴절력 : S−2.25D
- (−)구면렌즈를 점진적으로 부가하면서 시표가 흐려 보이기 시작할 때의 굴절력 : S−4.75D
- (+)구면렌즈를 점진적으로 부가하면서 시표가 흐려 보이기 시작할 때의 굴절력 : S−1.25D

① 기본형 외사위
② 기본형 내사위
③ 양성융합성 폭주과다
④ 음성융합성 폭주과다
⑤ 양성융합성 폭주부족

31 ④  32 ①  33 ⑤  **정답**

> [해설]
> - 상대조절력검사는 폭주자극이 일정하게 하고, 조절긴장 또는 조절이완 능력을 측정하는 검사이다.
>   - 양성상대조절력(PRA) : (−)구면렌즈를 점진적으로 부가하여 흐린 점을 측정, (S−2.25D)에서 (S−4.75D)까지 부가 → PRA : S−2.50D → 정상
>   - 음성상대조절력(NRA) : (+)구면렌즈를 점진적으로 부가하여 흐린 점을 측정, (S−2.25D)에서 (S−1.25D)까지 부가 → NRA : S+1.00D → 기댓값보다 낮음

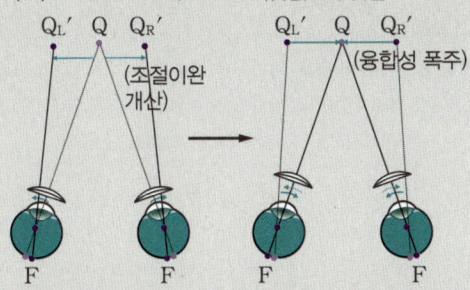

(a) 음성조절성폭주의 개입으로 복시발생
(b) 양성융합성폭주로 교정

> - 음성상대조절검사에서 조절이완이 일어나면 음성조절성폭주의 개입으로 복시가 발생하고 이를 양성융합성폭주로 교정하기 때문에 음성상대조절력이 기댓값보다 낮으면 폭주부족을 예측할 수 있다.

> [해설]
> - 상대조절검사를 이용한 가입도
>   $= \dfrac{PRA(-0.50) + NRA(+2.50)}{2} = +1.00(D)$
> - 근용안경굴절력 = 원용 + 가입도
>   → (OD : S−1.00, OS: S−0.50) + (S+1.00)
>   = (OD : S 0.00, OS: S+0.50)

**35** 단안 조절용이성검사에서 (+)렌즈 반응 속도가 현저히 느릴 경우 예측 가능한 시기능이상은?

① 조절과다
② 조절부족
③ 조절마비
④ 폭주과다
⑤ 폭주부족

> [해설]
> (+)렌즈를 눈앞에 갖다 대면 눈에서는 조절이완이 일어나는데, 반응 속도가 느릴 경우 조절과다 가능성이 높다.

**34** 원거리 완전교정 후 검사거리 40cm에서 상대조절검사를 하였다. 검사 결과가 다음과 같다면 근용안경의 굴절력은?

- 원용 교정굴절력 : OD : S−1.00D, OS : S−0.50D
- 양성상대조절(PRA) : −0.50D
- 음성상대조절(NRA) : +2.50D

① OD : S 0.00D, OS : S+0.50D
② OD : S−0.50D, OS : S+0.50D
③ OD : S 0.00D, OS : S+1.00D
④ OD : S+0.50D, OS : S 0.00D
⑤ OD : S+0.50D, OS : S+0.50D

**36** 단안 조절용이성검사에서 (−)렌즈 반응 속도가 현저히 느릴 경우 예측 가능한 시기능이상은?

① 폭주부족
② 폭주과다
③ 조절마비
④ 조절부족
⑤ 조절과다

> [해설]
> (−)렌즈를 눈앞에 갖다 대면 눈에서는 조절긴장이 일어나는데, 반응 속도가 느릴 경우 조절부족 가능성이 높다.

정답 34 ① 35 ① 36 ④

**37** 다음 중 조절용이성검사의 결과 해석으로 옳은 것은?

① 5cpm이면 정상 반응으로 본다.
② (+)렌즈 반응이 느리면 조절부족으로 예측할 수 있다.
③ (−)렌즈 반응이 느리면 조절과다로 예측할 수 있다.
④ 기댓값은 단안보다 양안이 더 높다.
⑤ 단안은 정상이나 양안검사에서 이상이 있다면 폭주기능에 문제일 수 있다.

> **해설**
> 단안검사에서 정상이나 양안검사에서 이상이 있다면 폭주 및 개산 기능의 문제일 수 있다.

**38** 40cm 거리에서 양안에 ±.50D 크로스실린더렌즈의 (+)축을 180° 방향으로 가입하고 격자시표을 보게 하였다. 원용 완전교정굴절력이 −3.00D이고, 격자시표의 수평선과 수직선의 선명도가 동일할 때의 교정굴절력이 −2.25D라면 조절래그량은?

① +0.25D  ② +0.50D
③ +0.75D  ④ +1.00D
⑤ +1.25D

> **해설**
>
>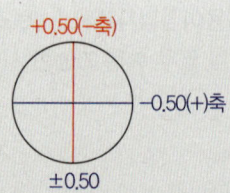
>
> - 정시상태의 눈앞에 크로스실린더렌즈의 (+)축을 수직으로 두면 전초선은 수평, 후초선은 수직이 된다.
> - 근거리 격자시표를 볼 때 조절반응량이 부족하면 수평선이 선명하게 보인다.
> - 수평선과 수직선이 선명도가 동일할 때까지 (+)렌즈를 가입한다.
> - 가입한 (+)렌즈(−3.00D → −2.25D) → 조절래그량(+0.75D)

**39** 40cm 거리에서 측정한 조절반응량이 1.00D였다. 예측되는 시기능이상은?

① 폭주과다   ② 개산과다
③ 조절과다   ④ 조절부족
⑤ 이상없음

> **해설**
> - 조절자극량 = $\dfrac{1}{0.40}$ = 2.5(D)
> - 조절반응량 = 1.00D
> - 조절래그량 = 2.50 − 1.00 = 1.50(D)
> → 조절래그량이 정상범위(+0.25D ~ +0.75D)보다 크게 측정되므로 조절부족으로 예상할 수 있다.

## 06  양안시기능이상

**40** 양안시기능 검사 결과 원거리에서 정위, 근거리에서 10△ 외사위, AC/A비는 2△/D이다. 예상되는 양안시이상은?

① 폭주과다   ② 폭주부족
③ 개산과다   ④ 개산부족
⑤ 기본외사위

> **해설**
> 근거리 외사위이며 AC/A비가 낮은 경우, 폭주가 부족해 발생한 사위로 판단할 수 있다.

**41** 양안시기능 검사 결과 원거리에서 12△ 외사위, 근거리에서 2△ 외사위, AC/A비는 10△/D이다. 예상되는 양안시이상은?

① 폭주과다   ② 폭주부족
③ 개산과다   ④ 개산부족
⑤ 기본외사위

> **해설**
> 고 AC/A비를 가지고 있고, 근거리는 거의 정위나 원거리에서 큰 외사위이면 개산과다의 가능성이 높다.

**정답**  37 ⑤  38 ③  39 ④  40 ②  41 ③

**42** 양안시기능 검사결과 원거리는 정위이나 근거리는 14△ 외사위이고 폭주근점이 20cm이었다. AC/A비가 1△/D라면 적절한 처방에 해당하는 것은?

① 핀홀렌즈
② BO 프리즘
③ (−)원주렌즈
④ (−)구면렌즈
⑤ 시기능훈련

> 해설
> 저 AC/A비에서는 조절 개입 효과가 적고 폭주기능 향상이 중요하므로 시기능 훈련 처방이 적절하다.

**43** 안위 상태를 검사한 결과, 원거리에서 정위, 근거리에서 10△의 내사위이다. 고 AC/A비를 가지고 있을 때 적절한 처방은?

① (+)구면렌즈
② (−)구면렌즈
③ (+)원주렌즈
④ 시기능훈련
⑤ BI 프리즘

> 해설
> AC/A비가 높은 폭주과다 또는 조절성 내사위에서는 (+)구면렌즈를 처방하여 조절량과 조절성폭주량을 줄이는 것이 효과적이다.

정답 42 ⑤  43 ①

MEMO

국가고시 안경사 기출동형 단기완성

# PART 11

# 콘택트렌즈 이론 및 실무

- CHAPTER 01 전안부의 이해 및 검사
- CHAPTER 02 콘택트렌즈의 재질 및 물성
- CHAPTER 03 콘택트렌즈 변수 및 디자인
- CHAPTER 04 콘택트렌즈 광학
- CHAPTER 05 하드 콘택트렌즈
- CHAPTER 06 소프트 콘택트렌즈
- CHAPTER 07 토릭 및 특수콘택트렌즈
- CHAPTER 08 콘택트렌즈 관련 문제 및 해결법
- CHAPTER 09 착용자의 검사와 관리
- CHAPTER 10 출제예상문제

합격의 공식 시대에듀

자격증·공무원·금융/보험·면허증·언어/외국어·검정고시/독학사·기업체/취업
이 시대의 모든 합격! 시대에듀에서 합격하세요!
www.youtube.com → 시대에듀 → 구독

# Chapter 01 전안부의 이해 및 검사

## 1 전안부검사 및 예비검사

> **출제포인트**
> ▶ 각막난시의 계산
> ▶ 세극등현미경 조명법
> ▶ 쉬르머검사의 목적 및 검사방법

### (1) 각막곡률의 측정과 각막난시의 계산
① 각막곡률계 : 각막 전면의 양주경선 방향의 곡률반경과 굴절력을 측정하는 기기이다.
② 측정값의 해석
  ㉠ 수직축(90°)의 굴절력이 더 크면 직난시이다.
  ㉡ 수평축(180°)의 굴절력이 더 크면 도난시이다.
  ㉢ 난시 도수 표기법 : (-)원주렌즈 기준으로 하여, 굴절력이 낮은(평평한) 경선이 축이 된다.
  ㉣ 42.25D @ 180°, 43.50D @ 90° → 난시량 : 1.25D 직난시, C-1.25D Ax 180°

### (2) 세극등현미경 조명법
① 직접조명법 : 가장 기본적인 조명방식으로 병변 부위에 직접 조명을 비춰 구조를 확인한다.
② 간접조명법 : 병변 부위를 직접 비추지 않고 주변을 조명하여 명암 대비로 관찰한다.
③ 공막산란조명법 : 각막의 내부 산란광 이용하여 각막의 부종과 혼탁 상태를 관찰한다.
④ 확산조명법 : 전안부 전체를 관찰하는 방법으로, 넓고 부드러운 빛을 사용하며 콘택트렌즈의 움직임을 확인하기에 적합하다.
⑤ 경면반사조명법 : 눈물막, 각막내피세포의 형태를 관찰하는 방법으로, 고배율이 필요하며 입사각과 반사각이 같다(입사각 = 반사각).
⑥ 역조명법 : 홍채, 수정체, 안저 등에서 반사된 빛을 관찰 부위에 비추어 혼탁과 침착 등을 관찰한다.

### (3) 쉬르머 검사(Schirmer Test)
① 목적 : 눈물의 양적 분비량을 측정한다.
② 방법 : 5분 동안 눈물에 젖은 길이가 10mm 이하일 경우 눈물량이 부족하다고 판정한다.

# Chapter 02 콘택트렌즈의 재질 및 물성

## 1 콘택트렌즈의 물성

**출제포인트**
- ▶ 콘택트렌즈 재질의 산소 관련 물성의 비교
- ▶ 산소투과율, 당량산소백분율의 기준
- ▶ 습윤성과 접촉각의 관계
- ▶ 함수율에 따른 산소투과성의 변화

### (1) 산소 관련 물성 개념 비교

| 물 성 | 정 의 | 단 위 |
|---|---|---|
| 산소침투성(Dk) | 렌즈 재질 자체의 산소 이동 능력 | $10^{-11}(cm^2/sec) \cdot (mlO_2/ml \cdot mmHg)$ |
| 산소투과율(Dk/t) | 렌즈 두께를 고려한 산소 전달 능력 | $10^{-9}(cm \cdot mlO_2)/(sec \cdot ml \cdot mmHg)$ |
| 당량산소백분율(EOP) | 각막과 렌즈 사이의 눈물에 녹아 있는 산소량을 대기 중 산소의 백분율로 나타낸 값 | % |

① 산소투과율(Dk/t) = 산소침투성(Dk) × $\dfrac{0.1(mm)}{렌즈의\ 중심두께(mm)}$

② 산소투과율의 기준치 : 매일착용 시 최소 Dk/t ≥ 24

③ 당량산소백분율 기준치 : 렌즈를 착용하지 않고 눈을 뜬 상태에서 약 21%이며, 렌즈 착용 시에는 감소한다.

### (2) 함수율과 산소침투성

① 함수율이 높을수록 산소의 용해도가 증가하여 Dk가 증가한다.

② 고함수 렌즈는 착용감이 좋지만 수분 증발량도 커서 탈수될 가능성이 있다.

### (3) 습윤성과 접촉각

① 습윤성(Wettability) : 물이 표면에 잘 퍼지는 성질로 착용감과 렌즈 안정성에 영향을 준다.

② 접촉각(Contact angle) : 작을수록 습윤성이 높다.

　㉠ 친수성 : 접촉각↓ (0°에 가까움)

　㉡ 소수성 : 접촉각↑ (PMMA는 약 110°)

## 2 콘택트렌즈의 재질, 분류와 제조법

**출제포인트**
- ▶ 콘택트렌즈 재질별 특성 비교
- ▶ 하드렌즈와 소프트렌즈의 비교
- ▶ 제조방법 특성 및 적용
- ▶ 콘택트렌즈 재료의 단량체와 고분자화 반응 이해

### (1) 콘택트렌즈 재질의 분류

| 구 분 | 하드렌즈 | 소프트렌즈 |
| --- | --- | --- |
| 재 질 | PMMA, SA, FSA | 하이드로겔, 실리콘 하이드로겔 |
| 초기 착용감 | 불 편 | 편안(우수함) |
| 산소투과성 | FSA > SA > PMMA | 실리콘 하이드로겔 > 고함수 하이드로겔 |
| 난시교정 | 우수(특히 각막난시) | 난시 교정용 별도 디자인 필요 |
| 침착물 | 단백질 적음, 지방 침착 잘 됨 | 이온성 재질일 경우 단백질 침착 잘 됨 |

### (2) 주요 하드렌즈 재질 특성

① PMMA : 산소투과성 거의 없으며, 초기 재질이다.
② 실리콘 아크릴레이트(SA) : 산소투과성 증가했으나 습윤성이 낮고 침착물이 잘 생긴다.
③ 플루오로실리콘 아크릴레이트(FSA) : SA에 플루오르기를 추가하여 산소투과성과 습윤성을 개선하고, 침착물 발생이 감소한다.

### (3) 소프트 콘택트렌즈

① 여러 가지 단량체(Monomer)를 교차 결합시켜 만든 중합체이다.
② 가교제(교차 결합제)로 EGDMA(Ethylene glycol dimethacrylate)가 가장 많이 사용된다.
③ 함수율(고함수 / 저함수)과 이온성(이온성 / 비이온성)을 기준으로 4가지 유형으로 분류한다(FDA 분류 기준).

| 분 류 | 함수율 | 이온성 | 특 징 |
| --- | --- | --- | --- |
| I군 | 저함수 | 비이온성 | 탈수 적고 단백질 침착 적음 |
| II군 | 고함수 | 비이온성 | 착용감 우수, 침착물은 적음 |
| III군 | 저함수 | 이온성 | 상대적으로 구조 안정, 침착 가능성 있음 |
| IV군 | 고함수 | 이온성 | 산소투과성↑, 단백질 침착 가장 많음 |

### (4) 콘택트렌즈의 제조방법

① 회전 주조법(Lathe cutting)
   ㉠ 회전력에 의해 렌즈를 형성하는 방식으로, 대량생산이 가능하다.
   ㉡ 렌즈 표면 처리가 매끈하여 이물질의 침착이 적다.
   ㉢ 낮은 굴절력의 렌즈 제작이 어렵다.
② 선반 절삭법(Spin casting)
   ㉠ 다양한 곡률의 렌즈를 제작할 수 있고, 정밀도가 우수하다.
   ㉡ 대량생산이 어렵다.
③ 주형 주조법(Mold casting)
   ㉠ 전면과 후면 곡률을 자유롭게 제작할 수 있다.
   ㉡ 제작이 쉽고 생산비가 저렴하여, 대량생산이 가능하다.

# Chapter 03 콘택트렌즈 변수 및 디자인

## 1 콘택트렌즈 변수 및 디자인

**출제포인트**

- ▶ 콘택트렌즈 변수(BC, 전체직경, 광학부직경 등)와 선택 시 고려 사항
- ▶ 베이스커브, 전체직경 ↔ 새그깊이와의 관계
- ▶ 렌즈의 움직임과 관계된 콘택트렌즈 변수
- ▶ 콘택트렌즈 변수 조정과 중력중심의 이동 관계

### (1) 콘택트렌즈의 주요 변수 및 고려 사항

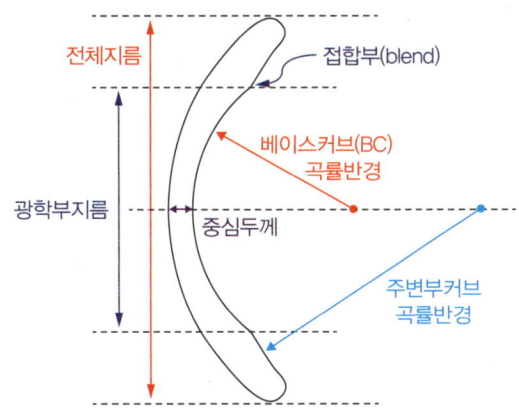

① 베이스커브(Base Curve)
  ㉠ 후면의 광학부(Optical zone)에 해당하는 곡선으로, 각막곡률측정값을 고려하여 선택한다.
  ㉡ 소프트 CL : 각막곡률보다 0.7~1.3mm 크게 설정한다.
  ㉢ 하드 CL : 각막난시를 고려하여 결정한다.
② 전체 지름(Diameter)
  소프트 CL : 수평 방향의 가시홍채직경보다 약 2mm 크게 설정한다.

③ 새그깊이(Sagittal Depth)
  ㉠ 렌즈 중심에서 기준 평면까지의 높이를 의미한다.
  ㉡ 전체 지름이 커지거나 베이스커브 곡률반경이 작아지면(가파르면) 새그깊이는 증가한다.

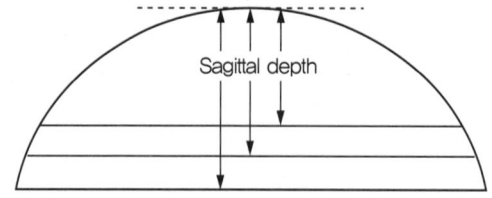
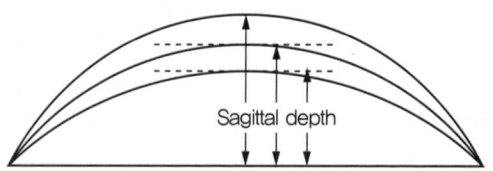

  ㉢ 베이스커브(BC)가 동일할 때
    전체지름이 커질수록 새그깊이는 증가한다.
  ㉣ 전체직경이 동일할 때
    BC가 작을수록 새그깊이는 증가한다.

④ 광학부직경(Optic Zone Diameter)
  야간에 확대된 동공의 크기보다 커야 야간 시력을 유지할 수 있다.

## (2) 중력중심(Gravity Center)의 이동

① 중력중심이 전방으로 이동할수록 렌즈의 움직임이 증가한다.
② 전방 이동 요인 : 전체직경 증가, 중심두께 증가, 베이스커브가 Flat한 경우, (+)굴절력 증가 등이 있다.

# Chapter 04 콘택트렌즈 광학

## 1 콘택트렌즈 광학

**출제포인트**

▶ 정점간거리 보정에 따른 콘택트렌즈 굴절력 계산
▶ 안경 ↔ 콘택트렌즈 교체 시 조절, 폭주, 배율의 변화
▶ 하드렌즈, 소프트렌즈에서의 잔여난시 계산

### (1) 안경에서 콘택트렌즈로 교체 시 발생하는 광학적 변화

① 교정굴절력

㉠ 정점간거리(l)에 따라 교정굴절력이 달라지므로 정점간거리 보정이 필요하다.

㉡ 콘택트렌즈의 굴절력 : $F_{CL} = \dfrac{F_{안경}}{1 - l \times F_{안경}}$

㉢ 정점간거리가 12mm인 안경의 교정굴절력이 S-4.00D일 때 콘택트렌즈의 굴절력

→ $F_{CL} = \dfrac{F_{안경}}{1 - l \times F_{안경}} = \dfrac{(-4.00)}{1 - (+0.012) \times (-4.00)} ≒ 3.82(D)$ → S-3.75D 처방

※ 안경 → 콘택트렌즈 교체 시 보정 값

| 안경 교정도수 | 보정 값 |
|---|---|
| -4.00 ~ -5.75 | +0.25 |
| -6.00 ~ -7.50 | +0.50 |
| -7.75 ~ -8.75 | +0.75 |
| -9.00 ~ -10.00 | +1.00 |

② 조절과 폭주 요구량

㉠ 근시 : 안경 착용 시 필요 조절력이 감소하므로 콘택트렌즈로 교체 착용 시 조절과 폭주 요구량이 증가한다.

㉡ 원시 : 안경 착용 시 필요 조절력이 증가하므로 콘택트렌즈로 교체 착용 시 조절과 폭주 요구량이 감소한다.

③ 망막상의 크기(안경배율)

㉠ 근시 : 안경 착용 시 망막상이 축소되지만 콘택트렌즈로 교체 착용 시 망막상이 확대된다.

㉡ 원시 : 안경 착용 시 망막상이 확대되지만 콘택트렌즈로 교체 착용 시 망막상이 축소된다.

(2) 눈물렌즈

하드 콘택트렌즈 착용 시 각막과 렌즈 사이에 눈물렌즈 생성

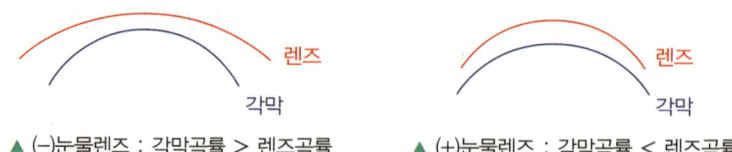

▲ (−)눈물렌즈 : 각막곡률 > 렌즈곡률　　▲ (+)눈물렌즈 : 각막곡률 < 렌즈곡률

(3) 잔여난시

① 잔여난시 : 미교정된 난시량을 의미한다.
② 하드 콘택트렌즈 착용 시에는 눈물렌즈를 고려하여 계산한다.
③ 난시교정 시 잔여난시의 유무에 따라 렌즈의 재질과 굴절력을 선택한다.
④ K-readings : 43.00D @ 180° / 44.00D @ 90°, 안경교정굴절력 : S−3.00D
　S−3.00D의 구면하드렌즈를 착용하였을 때 잔여난시는?

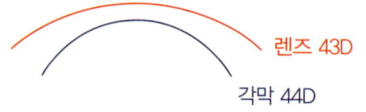

　㉠ 플랫한 각막면에 맞춘 구면하드렌즈를 착용하면 굴절력이 강한 경선방향으로 (−)눈물렌즈가 생성된다. → 눈물렌즈 : C−1.00D Ax 180°
　㉡ 잔여난시 = 교정굴절력 − (시험렌즈 + 눈물렌즈) = (S−3.00D) − (S−3.00D, C−1.00D Ax 180°) = C+1.00D Ax 180°
　㉢ 전체난시는 없고, 각막난시만 존재하는 경우, 구면하드렌즈를 착용하면 눈물렌즈로 인한 잔여난시가 발생하므로 소프트 콘택트렌즈를 선택해야 한다.

# Chapter 05 하드 콘택트렌즈

## 1 하드 콘택트렌즈의 조정변수 및 평가

**출제포인트**

- ▶ 각막난시에 따른 초기 베이스커브의 선택
- ▶ 베이스커브(BC)와 K-readings 비교 → 눈물렌즈 계산
- ▶ 후면 광학부 곡률반경(BCR)의 변경 시 굴절력의 변화
- ▶ 눈물렌즈, 덧댐굴절검사를 통한 최종 굴절력의 결정
- ▶ 정적 및 동적 평가, 형광염색 패턴 평가 → 피팅 상태 조정

### (1) 베이스커브의 선택

각막난시를 고려하여 초기 시험렌즈의 베이스커브를 선택한다.

| 각막난시 | 시험렌즈 BC |
| --- | --- |
| 0.00~0.50D | 0.50~0.75D 플랫하게 |
| 0.75~1.25D | 0.25~0.50D 플랫하게 |
| 1.50D | On K(플랫한 K) |
| 1.75~2.00D | 0.25D 스팁하게 |
| 2.25~2.75D | 0.50D 스팁하게 |

### (2) 렌즈 굴절력 결정

① 베이스커브 변경 시 굴절력에 변화가 생긴다.
  ㉠ BCR이 0.05mm 플랫해지면 −0.25D 효과가 발생하므로 +0.25D로 보정한다.
  ㉡ BCR이 0.05mm 스팁해지면 +0.25D 효과가 발생하므로 −0.25D로 보정한다.
② 눈물렌즈와 덧댐굴절검사값을 고려하여 최종 굴절력을 구한다.

### (3) 피팅 상태 평가

| 평가 항목 | 이상적인 상태<br>(Alignment Fit) | 플랫한 상태<br>(Flat Fit) | 스팁한 상태<br>(Steep Fit) |
| --- | --- | --- | --- |
| 렌즈 움직임 | 1~2mm 움직임 관찰 | 과도한 움직임과 중심이탈 | 거의 움직임 없음 |
| 눈물렌즈 | 거의 0D | (−)눈물렌즈 | (+)눈물렌즈 |
| 덧댐굴절력 | 거의 0D | (+)덧댐 | (−)덧댐 |
| 형광염색 패턴 | 고르게 밝고 가장자리에 균일한 얇은 띠 | 중심부가 접촉되어 검게 보이고 주변부는 밝음 | 중심부가 밝게 보이고 주변부는 밀착되어 어둡게 보임 |

### (4) 피팅상태 조정 변수

① **전체지름** : 크면 안정성이 증가하고, 작으면 움직임이 증가한다.

② **베이스커브, 주변부커브 곡률반경** : 길어지면 더 플랫해지고, 짧아지면 더 스팁해진다.

# Chapter 06 소프트 콘택트렌즈

## 1 소프트 콘택트렌즈의 조정변수 및 평가

> **출제포인트**
> ▶ 소프트 콘택트렌즈의 피팅상태 평가
> ▶ 피팅상태 개선을 위한 변수 조정
> ▶ 동일한 피팅상태를 유지하기 위한 조건(전체직경과 베이스커브)

### (1) 베이스커브와 전체지름의 선택

① 베이스커브 : 각막곡률반지름 +0.7~1.3mm

② 전체지름 : 수평 방향 가시홍채지름 +2~3mm

### (2) 피팅상태 평가

| 평가 항목 | 이상적인 상태(Alignment Fit) | 루즈한 상태(Loose Fit) | 타이트한 상태(Tight Fit) |
|---|---|---|---|
| 시력 | 양호 | 변동이 많음 | 눈깜박임 시 순간적으로 개선 |
| 착용감 | 양호 | 불량 | 초기 착용감 좋음 |
| 눈깜박임 시 움직임 | 1.0mm | 2.0mm 이상으로 과도함 | 0.5mm 이하 |
| 푸시업 검사 | 부드럽게 움직이고 원위치 복귀 | 너무 쉽게 움직임 | 거의 움직이지 않음 |
| 상방 또는 측방 주시 때 움직임 | 1.5mm | 3.0mm 이상으로 과도함 | 거의 없음 |
| 세극등검사 | 이상없음 | 가장자리 말림 | 결막충혈, 공막 함입부 존재 |
| 마이어상 | 선명함 | 눈깜박임 시 변화 | 불규칙함 |

### (3) 피팅상태 조정

① 루즈한 상태로 조정 : 전체지름을 작게 하거나 베이스커브 곡률반지름을 길게 변경한다.

② 타이트한 상태로 조정 : 전체지름을 크게 하거나 베이스커브 곡률반지름을 짧게 변경한다.

③ 동일한 피팅상태 유지 : 전체지름이 0.5mm 작아지면 베이스커브 곡률반지름을 0.3mm 짧게 보정한다.

# Chapter 07 토릭 및 특수콘택트렌즈

## 1 토릭렌즈

**출제포인트**

▶ 난시의 종류에 따른 토릭렌즈의 선택
▶ LARS 법칙을 이용한 소프트 토릭렌즈 축 조정

### (1) 토릭렌즈 선택의 기준
① 대부분의 난시가 수정체난시인 난시안의 경우 전면토릭 소프트렌즈 또는 전면토릭 하드렌즈를 선택한다.
② 대부분의 난시가 각막난시인 난시안의 경우 구면 하드렌즈 또는 토릭 소프트렌즈를 선택한다.
③ 난시교정이 필요없으나 각막난시가 있는 경우 구면 소프트렌즈를 선택한다(하드렌즈를 착용하면 눈물렌즈로 인한 잔여난시가 발생할 수 있다).
④ 원추각막이나 부정난시가 있는 경우 하드 콘택트렌즈를 선택한다.

### (2) LARS 법칙 (Left Add, Right Subtract)
① 소프트 토릭렌즈의 축 회전 보정 시 적용한다.
② 시계방향(왼쪽)으로 회전 시 난시축에서 해당 각도를 더한다.
③ 반시계방향(오른쪽)으로 회전 시 난시축에서 해당 각도를 제한다.
④ Ax 180° → 시계방향 10° 회전 → 180 + 10 = 190° → Ax 10°로 수정

## 2 노안렌즈, 역기하 콘택트렌즈

**출제포인트**
- ▶ 노안 교정을 위한 모노비전의 처방 방법 및 특성
- ▶ 멀티포컬 콘택트렌즈의 디자인과 선택 기준
- ▶ 역기하 콘택트렌즈의 설계구조와 착용 목적

### (1) 노안교정 콘택트렌즈

① 모노비전(Monovision)
  ㉠ 한쪽 눈에는 원용, 반대쪽 눈에는 근용을 착용하는 방식이다.
  ㉡ 처방 : 보통 우세안에는 원용, 비우세안에는 근용을 처방한다.
  ㉢ 장점 : 가장 간단하고 쉬운 처방으로 적응이 쉽고 비용이 적게 든다.
  ㉣ 단점 : 입체시, 대비 감도, 양안시기능 저하, 안정피로가 발생할 수 있다.

② 멀티포컬 콘택트렌즈
  ㉠ 동시보기 디자인

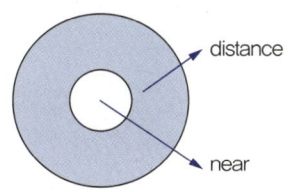

  - 원용부와 근용부가 모두 동공 앞에 놓인다.
  - 하나의 주시물체로부터 선명도가 다른 두 개의 상이 맺히지만, 흐린 상은 억제된다.
  - 가입도가 중증도 이상일 때 성공적인 피팅이 가능하다.

  ㉡ 교대보기 디자인

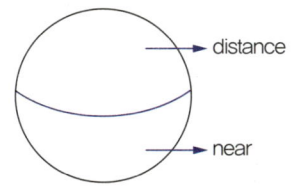

  - 이중초점안경렌즈와 비슷한 디자인
  - 안구의 움직임을 통해 원근용을 교대로 주시

### (2) 역기하 콘택트렌즈(Reverse Geometry Lens)

① 중심부보다 주변부 곡률이 더 큰 역설계 구조를 가지고 있다.
② 수면 중 착용하여 각막 중심부를 눌러 곡률을 감소시켜 굴절력 변화를 유도한다.
③ 근시의 일시적인 교정에 사용되며, 착용을 중단 시 원래 상태로 복귀한다.

# Chapter 08 콘택트렌즈 관련 문제 및 해결법

## 1 콘택트렌즈 관련 문제 및 해결법

**출제포인트**
- ▶ 산소부족 관련 증상 및 해결 방법
- ▶ 콘택트렌즈 재질별 특징과 부작용
- ▶ 물리적 자극, 면역반응 등에 의한 부작용
- ▶ 감염성 각막염의 임상 증상
- ▶ 사용자 환경에 따른 렌즈 재질 선택 기준

### (1) 산소부족과 관련된 문제
① 증상 : 각막부종, 선조, 충혈, 신생혈관, 시력저하 등을 유발한다.
② 해결 방법 : Dk/t 값이 높은 재질을 선택한다(실리콘 하이드로겔 등).

### (2) 렌즈 재질별 주요 부작용
① 실리콘 하이드로겔 : 뮤신볼, 각막상부 활모양 찰과상을 유발할 수 있다.
② 소프트 콘택트렌즈 : 저산소증(각막부종, 선조 등), 단백질 침착물에 의한 거대유두결막염을 일으킬 수 있다.
③ 하드 콘택트렌즈: 엣지의 지속적인 물리적 자극에 의한 눈꺼풀처짐을 유발할 수 있다.

### (3) 기타 부작용
① 3-9시 염색 : 불완전한 눈깜박임 시 발생하며, 깜박임 훈련 및 착용지도가 필요하다.
② 가시아메바각막염 : 나뭇가지 혼탁, 고리모양 침윤이 나타나며, 수돗물 사용이 원인이 될 수 있으므로 적절한 위생 유지가 필수적이다.
③ 감염성 각막염 : 눈물 흘림, 심한통증, 농성 분비물이 동반되며, 콘택트렌즈 착용을 즉시 중지해야 한다.

# Chapter 09 착용자의 검사와 관리

## 1 콘택트렌즈 관리용액

**출제포인트**
- ▶ 렌즈 침착물의 종류별 특징과 제거 방법
- ▶ 관리용액 성분과 역할
- ▶ 렌즈 소독법과 유의 사항

### (1) 관리용액의 주요 성분과 기능
① **살균제**(폴리쿼드, 다이메드, 클로르헥시딘 등) : 미생물 제거
② **계면활성제** : 마이셀 형성으로 침착물 제거
③ **습윤제**(폴리비닐알코올 등) : 친수성 향상
④ **삼투압조절제**(염화나트륨 등) : 눈물과 유사한 삼투압 유지
⑤ **단백질분해효소**(서브틸리신 등) : 단백질 침착 제거
⑥ **킬레이팅제**(EDTA 등) : 칼슘 등의 금속이온 제거
⑦ **완충제** : pH 조절 및 안정화
⑧ **방부제** : 세균 번식 방지
⑨ **점성유지제** : 렌즈와 세척액 사이의 접촉시간 증대

### (2) 렌즈 침착물의 종류와 제거방법
① **단백질** : 고함수 소프트렌즈에 잘 부착되며, 이물감을 증가시키고 거대유두결막염을 유발한다. 이 경우 단백질 분해효소를 사용하여 제거한다(Papain, Pronase, Pancreatin, Subtilisin 등).
② **지방** : 실리콘 하이드로겔렌즈에 잘 침착되며, 건조감을 증가시키고 건조한 환경에서 착용 시 부착이 증가한다. 이 경우 알코올 성분이 포함된 세척액을 사용하여 제거한다.
③ **칼슘염** : 고함수 콘택트렌즈나 연속착용 렌즈에 잘 침착되며, 렌즈 표면에 침착되어 시야 혼탁을 유발한다. 이 경우 킬레이팅제를 사용하여 칼슘 침전을 억제한다.

### (3) 렌즈 소독법
① **열소독** : 저렴하고 강력한 소독이지만, 고온으로 인한 렌즈 손상 위험이 있다.
② **화학소독** : 간편하고 휴대가 가능하지만 소독력이 상대적으로 낮으며, 소독액이 렌즈 재질과 결합하지 않아야 한다.
③ **과산화수소소독** : 강력한 살균력이 있으나 중화 과정(백금이 가장 많이 사용)이 필수이며, 중화 과정이 누락되면 각막 화상이 발생할 수 있다.

# Chapter 10 출제예상문제

## 01 전안부의 이해 및 검사

**01** 각막곡률계로 측정한 값이 43.00D @ 180°, 44.50D @ 90°일 때 각막난시의 교정도수 표기로 옳은 것은?

① C -0.50D Ax 180°
② C -1.50D Ax 180°
③ C -0.50D Ax 90°
④ C -1.00D Ax 90°
⑤ C -1.50D Ax 90°

**해설**
- 난시량 44.50 - 43.00 = 1.50D
- 굴절력이 낮은 경선 방향은 180° → C -1.50D Ax 180°

**02** 각막곡률계 측정값이 42.75D @ 90°, 41.50D @ 180°일 때 난시의 종류는?

① 1.25D 직난시
② 1.25D 도난시
③ 1.25D 사난시
④ 0.75D 직난시
⑤ 0.75D 도난시

**해설**
- 난시량 : 42.75 - 41.50 = 1.25D
- 수직축(90°)의 굴절력이 더 크므로 직난시

**03** 세극등현미경 검사에서 공막산란조명법의 특징으로 옳은 것은?

① 각막전면 반사를 이용함
② 각막 내피세포의 육각형 패턴을 관찰함
③ 각막 후면 곡률을 직접 관찰함
④ 각막 내부에서 전반사되는 빛을 이용함
⑤ 렌즈의 움직임을 관찰하는 데에 사용됨

**해설**
공막산란조명법은 각막 내부에서의 전반사을 이용하여 각막 부종 및 혼탁 상태를 관찰할 수 있는 조명법이다.

## 02 콘택트렌즈의 재질 및 물성

**04** 다음의 내용과 관계 있는 콘택트렌즈 재질의 물성은?

- 콘택트렌즈를 통해 전달되는 산소의 양을 나타내는 값
- 렌즈의 중심두께가 얇을수록 증가

① 함수율
② 습윤성
③ 산소투과성(Dk)
④ 산소전달율(Dk/t)
⑤ 당량산소백분율(EOP)

**해설**
Dk는 렌즈 재질 자체의 산소투과성을 나타내는 값이고, Dk/t는 산소투과성을 렌즈의 중심두께를 고려하여 실제 렌즈를 통해 전달되는 산소의 양을 나타낸 값이다.

**정답** 01 ② 02 ① 03 ④ 04 ④

**05** 고함수 콘택트렌즈의 일반적 특성으로 옳은 것은?

① 굴절률이 높다.
② 강도가 크다.
③ 습윤성이 낮다.
④ 수분 증발률이 낮다.
⑤ 산소투과성(Dk)이 높다.

해설
함수율이 크면 산소의 용해도가 커지므로 산소투과성(Dk)이 증가한다.

**06** 콘택트렌즈를 착용하지 않고 눈을 뜬 상태에서의 당량산소백분율(EOP)은?

① 10%   ② 18%
③ 21%   ④ 24%
⑤ 30%

해설
렌즈를 착용하지 않고 눈을 뜨고 있을 때의 기준 EOP는 약 21%이다.

**07** 렌즈 착용 중 실제 각막에 전달되는 산소량을 나타내는 지표는?

① 당량산소백분율(EOP)
② 산소투과율(Dk/t)
③ 산소침투성(Dk)
④ 함수율
⑤ 습윤성

해설
EOP는 렌즈를 착용한 상태에서 렌즈와 각막 사이의 눈물에 녹아 있는 산소의 양을 나타낸 값으로 실제 각막에 공급되는 산소량을 나타내는 지표이다.

**08** 매일착용 콘택트렌즈에서 각막 부종을 방지하기 위한 재질의 최소 산소투과율(Dk/t)은?(단, 단위는 $10^{-9}(cm \cdot mlO_2)/(sec \cdot ml \cdot mmHg)$이다)

① 18   ② 24
③ 30   ④ 36
⑤ 42

해설
매일착용 콘택트렌즈에서 각막 부종을 방지하기 위해서는 재질의 최소 산소투과율(Dk/t)은 24 이상이어야 한다.

**09** 콘택트렌즈의 습윤성과 가장 관련 있는 물성은?

① 산소투과율
② 접촉각
③ 굴절률
④ 강도
⑤ 중심두께

해설
습윤성은 고체의 표면에 액체를 떨어뜨렸을 때 표면에 퍼지는 정도를 나타내는 것으로 접촉각이 작을수록 습윤성이 좋다.

**10** 다음 중 소프트 콘택트렌즈의 일반적 특성에 해당하는 것은?

① 각막난시 교정력이 우수하다.
② 눈물순환이 활발하다.
③ 초기 착용감이 우수하다.
④ 지방 침착물이 많다.
⑤ 산소투과성이 낮다.

해설
소프트렌즈는 크고 유연하여 초기 착용감이 좋고 적응이 빠르다.

정답  05 ⑤  06 ③  07 ①  08 ②  09 ②  10 ③

**11** 콘택트렌즈 제조 시 가교제(Cross-linking agent)로 사용되는 단량체(Monomer)는?

① MMA(Methyl methacrylate)
② NVP(N-vinyl pyrrolidone)
③ MAA(Methacrylic acid)
④ GMA(Glycerol methacrylate)
⑤ EGDMA(Ethylene glycol dimethacrylate)

> 해설
> EGDMA는 교차결합 단량체로 적은 양으로도 폴리머의 입체구조 안정화에 사용된다.

**12** 다음 특징에 해당하는 콘택트렌즈 제조 방법은?

- 다양한 렌즈를 정교하게 가공 가능
- 표면의 광택 효과가 떨어짐
- 주로 하드 콘택트렌즈 제조에 사용됨

① 사출성형법  ② 회전주조법
③ 주형주조법  ④ 선반절삭법
⑤ 배면주조법

> 해설
> 선반절삭법은 주로 하드 콘택트렌즈를 제조하는 데 사용되는 방법으로 다양한 곡률의 렌즈를 정밀하게 가공할 수 있다.

**13** 산소투과성이 높고 착용감이 좋지만 단백질 침착이 많은 콘택트렌즈 재질은?

① 실리콘 하이드로겔
② 고함수 이온성 하이드로겔
③ 고함수 비이온성 하이드로겔
④ 저함수 이온성 하이드로겔
⑤ 저함수 비이온성 하이드로겔

> 해설
> 고함수 이온성 재질은 수분함량과 산소투과성이 높아 착용감이 좋으나 단백질 침착이 많다.

## 03 콘택트렌즈 변수 및 디자인

**14** 각막곡률계로 측정된 값을 기반으로 선택하는 콘택트렌즈의 변수는?

① 전체직경
② 중심두께
③ 전면커브
④ 베이스커브
⑤ 주변부커브

> 해설
> 각막곡률계는 각막중심곡률을 측정하므로 베이스커브 설정에 활용된다.

**15** 수평 방향의 가시홍채직경이 12.0mm인 경우 소프트렌즈 전체 지름으로 적절한 것은?

① 10.0mm   ② 11.0mm
③ 12.5mm   ④ 13.0mm
⑤ 14.0mm

> 해설
> 콘택트렌즈의 전체 지름은 일반적으로 수평 방향의 가시홍채지름보다 2.0mm 정도 크게 설정하므로 14.0mm가 적절하다.

**16** 다음 중 새그깊이(Sagittal depth)가 증가하는 경우는?

① 전체지름 증가
② 전체지름 감소
③ 광학부지름 감소
④ 주변부커브 곡률반경 증가
⑤ 베이스커브 곡률반경 증가

> 해설
> 전체지름이 커지면 렌즈의 곡면이 깊어져 새그깊이가 증가한다.

**17** 주간 시력은 양호하였으나 야간에 빛번짐이 심한 경우 우선적으로 조정해야 할 콘택트렌즈 변수는?

① 중심두께
② 전체지름
③ 광학부지름
④ 베이스커브
⑤ 주변부커브

> **해설**
> 광학부지름이 작으면 동공이 광학부를 벗어나 빛번짐이 발생한다. 광학부지름을 넓히는 것이 우선적으로 취해야 하는 조치이다.

**18** 원시교정 (+) 콘택트렌즈의 중력중심이 전방으로 이동하여 렌즈의 움직임이 증가하는 것은?

① 굴절력 증가
② 중심두께 감소
③ 전체직경 증가
④ 광학부직경 증가
⑤ 후면곡률반경 감소

> **해설**
> 원시교정 (+)굴절력 렌즈의 굴절력이 증가하면 중심두께가 두꺼워져 중력중심이 렌즈의 전방으로 이동한다.

**19** 다음은 소프트 콘택트렌즈의 베이스커브와 전체지름이다. 새그깊이가 가장 깊은 것은?

① 베이스커브 9.0mm, 전체지름 14.0mm
② 베이스커브 8.5mm, 전체지름 14.0mm
③ 베이스커브 8.0mm, 전체지름 14.0mm
④ 베이스커브 8.5mm, 전체지름 13.5mm
⑤ 베이스커브 8.0mm, 전체지름 13.5mm

> **해설**
> 전체지름이 커지거나 베이스커브 곡률반경이 작을수록 렌즈가 더 가파르며 새그깊이가 커진다.

## 04 콘택트렌즈 광학

**20** 정점간거리 12mm인 안경의 교정굴절력이 S-6.00D일 때 소프트 콘택트렌즈의 처방 굴절력으로 적절한 것은?

① S-5.25D
② S-5.50D
③ S-5.75D
④ S-6.25D
⑤ S-6.50D

> **해설**
> 안경에서 콘택트렌즈로 교체착용할 때 근시는 교정굴절력이 감소한다.
> $$F_{CL} = \frac{F_{안경}}{1 - l \times F_{안경}} = \frac{(-6.00)}{1 - (+0.012) \times (-6.00)}$$
> $$\fallingdotseq -5.60(D) \rightarrow -5.50D$$
> ※ 일반적으로 -6.00 ~ -7.50D는 2단계 도수 조정을 하므로 -5.50D를 처방한다.

**21** 원시안이 +4.00D 안경을 착용하다가 콘택트렌즈로 교체 착용할 때 나타나는 변화로 옳은 것은?

① 교정굴절력을 낮춰 주어야 한다.
② 조절요구량이 증가한다.
③ 폭주요구량이 증가한다.
④ 망막상의 크기가 축소된다.
⑤ 변화 없음

> **해설**
> 원시안이 안경에서 콘택트렌즈로 교체 착용할 경우 교정굴절력은 높여주어야 하고, 조절과 폭주 요구량은 감소, 망막상의 크기는 축소된다.

정답 17 ③  18 ①  19 ③  20 ②  21 ④

**22** 다음과 같은 조건으로 구면 하드 콘택트렌즈를 착용했을 때 예상되는 잔여난시는?

> - 안경교정굴절력 : S−2.00D C−1.50D Ax 180°
> - 정점간거리 : 12mm
> - K-readings : 43.00D @ 180° / 44.00D @ 90°
> - 시험렌즈 : S−2.00D
> - 피팅상태 양호

① C−0.50D Ax 90°  ② C−0.50D Ax 180°
③ C−1.00D Ax 90°  ④ C−1.00D Ax 180°
⑤ 없 음

**해설**

눈물렌즈 : 만곡도가 큰 90° 경선 방향으로 (−)눈물렌즈 생성 → C−1.00D Ax 180°
잔여난시: (S−2.00D, C−1.50D Ax 180°) − (S−2.00D, C−1.00D Ax 180°) = C−0.50D Ax 180°
※ 구면 하드 콘택트렌즈를 착용할 경우 각막난시가 교정됨

**24** 다음은 RGP 콘택트렌즈 처방을 위한 검사 결과이다. 이때 사용된 시험렌즈의 베이스커브는 얼마인가?

> - 안경교정굴절력 : S−3.00D
> - 각막곡률측정값 : 7.50mm @ 180°, 7.46mm @ 90°
> - 시험렌즈굴절력 : S−3.00D
> - 덧댐굴절검사값 : S+0.25D

① 7.35mm  ② 7.40mm
③ 7.45mm  ④ 7.55mm
⑤ 7.60mm

**해설**

교정굴절력과 시험렌즈의 굴절력이 S−3.00D로 동일하지만 덧댐굴절검사값이 S+0.25D이므로 눈물렌즈가 S−0.25D가 생성되었음을 의미한다. (−)눈물렌즈는 플랫하게 피팅된 경우에 발생하며 각막곡률(플랫 K)보다 렌즈의 베이스커브가 0.05mm 길어지면 렌즈와 각막 사이에 −0.25D의 눈물렌즈가 만들어진다. 플랫 K값이 7.50mm이므로 시험렌즈의 베이스커브는 7.55mm이다.

## 05 하드 콘택트렌즈

**23** 각막곡률(K-reading)이 7.80mm(43.25D) @ 180°, 7.54mm(44.75D) @ 90°인 피검자에게 구면 하드 콘택트렌즈를 처방하려고 한다. 시험렌즈의 베이스커브(BC)로 적절한 값은?(단, 안경교정굴절력은 S−3.00D C−1.50D이다)

① 7.54mm  ② 7.60mm
③ 7.67mm  ④ 7.80mm
⑤ 8.00mm

**해설**

일반적으로 각막난시가 1.50D일 때는 On K에 맞추어 베이스커브를 선택한다. On K는 가장 평평한 K 값(7.80mm)에 맞추는 것이다.

**25** 굴절력이 S−3.00D이고 베이스커브(BC)가 7.80mm인 구면 하드 콘택트렌즈를 착용시킨 결과, 시력은 양호하나 플랫(Flat)한 피팅상태를 보였다. 베이스커브가 7.75mm인 렌즈로 교체한다면 처방굴절력으로 적절한 것은?

① −2.00D  ② −2.50D
③ −3.25D  ④ −3.50D
⑤ −4.00D

**해설**

하드 콘택트렌즈의 베이스커브(BC)가 0.05mm 짧아지면 (+)눈물렌즈가 생성되어 +0.25D 효과가 발생한다. 따라서 BC를 0.05mm 짧게 피팅한다면 처방굴절력은 −0.25D를 보정해 주어야 한다.

22 ② 23 ④ 24 ④ 25 ② **정답**

**26** RGP 콘택트렌즈 처방을 위한 검사값이 다음과 같고 시험렌즈를 착용하였을 때 피팅상태가 양호하였다. 처방 굴절력으로 적절한 것은?(단, 안경의 정점간거리는 12mm이다)

> - 안경교정굴절력 :
>   S−4.25D ◯ C−1.50D Ax 180°
> - 각막곡률측정값 : 7.50mm (45.00D) @ 180°
>   7.26mm (46.50D) @ 90°
> - 시험렌즈 베이스커브 : 7.50mm (45.00D)

① S−3.75D
② S−4.00D
③ S−4.50D
④ S−5.00D
⑤ S−5.50D

> **해설**
>
> 안경에서 콘택트렌즈로 교체하는 경우 교정굴절력이 4.00D 이상일 경우 정점간거리를 보정해 주어야 하며, 하드 콘택트렌즈는 각막과 렌즈 사이에 만들어지는 눈물렌즈를 고려하여 처방하여야 한다.
> - 정점간거리를 보정한 콘택트렌즈 교정굴절력
>
>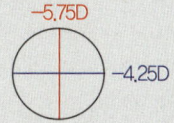
> S−4.25D C−1.50D Ax 180°
> 안경교정굴절력
>
>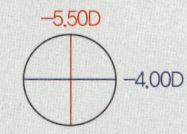
> S−4.00D C−1.50D Ax 180°
> 콘택트렌즈교정굴절력
>
> - BC가 45.00D인 렌즈 착용 시 수직경선 방향으로 (−)눈물렌즈 생성
>
>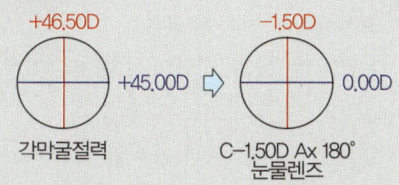
>
> - 정점간거리 보정과 눈물렌즈를 고려한 처방 굴절력
>
>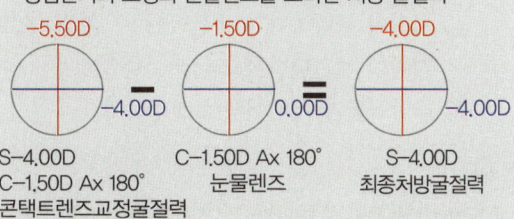

**27** 하드 콘택트렌즈 처방을 위해 시험렌즈를 착용하였을 때 렌즈의 움직임이 거의 없었다. 렌즈의 움직임을 증가시키는 방법으로 적절한 것은?

① 전체지름을 더 작게 한다.
② 광학부지름을 더 크게 한다.
③ 베이스커브의 곡률반지름를 더 짧게 한다.
④ 주변부 곡률반지름을 더 짧게 한다.
⑤ 중심두께를 더 얇게 한다.

> **해설**
>
> 렌즈의 움직임을 증가시키려면
> - 광학부지름, 전체지름은 작게
> - 베이스커브 곡률반지름, 주변부 곡률반지름은 길게
> - 렌즈의 중심두께는 두껍게

**28** 하드 콘택트렌즈 처방을 위해 시험렌즈를 착용하였을 때 피팅상태가 다음과 같았다. 이상적인 피팅상태로 조정하는 방법으로 적절하지 않은 것은?

> - 안경교정굴절력 : S−3.00D
> - 시험렌즈 굴절력 : S−3.00D
> - 덧댐굴절검사값 : (+)굴절력
> - 플루레신 패턴 : 각막 중심부는 검고 주변부는 밝은 초록색이 관찰됨

① 전체직경을 더 크게 한다.
② 광학부직경을 더 크게 한다.
③ 베이스커브 곡률반지름을 더 길게 한다.
④ 새그깊이(Sagittal depth)을 증가시켜 준다.
⑤ 후면주변부커브의 곡률을 크게 해 준다.

정답 26 ② 27 ① 28 ③

> **해설**
> 플루레신 패턴에서 각막 중심부가 검게 보이는 것은 플랫한 피팅상태를 나타내고, 플랫한 경우 (−)눈물렌즈가 생성되어 덧댐굴절검사값은 (+)굴절력을 가진다. 현재 상태보다 스팁(Steep)하게 조정하기 위해서는 후면광학부와 후면주변부의 곡률반지름을 짧게 하거나 전체직경 및 광학부직경은 크게 한다.
> ※ 곡률이 더 크다. = 곡률반지름이 더 짧다. = 더 스팁(Steep)하다.

**29** RGP 콘택트렌즈 처방을 위해 시험렌즈를 착용하였을 때 피팅상태가 다음과 같았다. 이상적인 피팅상태로 조정하는 방법으로 적절하지 않은 것은?

> • 안경교정굴절력 : S−3.00D
> • 시험렌즈 굴절력 : S−3.00D
> • 덧댐굴절검사값 : (−)굴절력
> • 플루레신 패턴 : 중심부에 밝은 초록색이 넓게 관찰됨

① 후면광학부 곡률반지름이 더 짧은 렌즈를 선택한다.
② 전체직경이 더 작은 렌즈를 선택한다.
③ 광학부 지름이 더 작은 렌즈를 선택한다.
④ 후면주변부 곡률반지름이 더 긴 렌즈를 선택한다.
⑤ 중심두께가 더 두꺼운 렌즈를 선택한다.

> **해설**
> 덧댐굴절검사값이 (−)굴절력을 가지고(+눈물렌즈), 플루레신 패턴에서 중심부에 밝은 초록색이 넓게 관찰되는 것은 스팁(Steep)한 피팅상태를 나타낸다. 플랫(Flat)한 피팅상태로 조정하기 위해서는 후면광학부와 후면주변부 곡률반지름을 길게 하거나 전체지름과 광학부지름은 작게 한다. 중심두께가 두꺼워지면 중력중심이 전면으로 이동하여 렌즈의 움직임이 증가한다.

## 06 소프트 콘택트렌즈

**30** 다음은 소프트 콘택트렌즈의 피팅상태에 관한 내용이다. 이상적인 피팅상태가 아닌 것은?

① 렌즈가 각막을 완전히 덮고 있다.
② 눈깜박임 시 1.0mm 정도 움직임이 있다.
③ 상방을 주시할 때 1.5mm 정도 움직임이 있다.
④ 푸시업검사 시 부드럽게 움직이고 원위치로 복귀한다.
⑤ 렌즈 가장자리 말림이 관찰된다.

> **해설**
> 세극등 검사 시 렌즈 가장자리 말림이 관찰되는 것은 루즈(Loose)한 피팅상태이다.

**31** 다음은 소프트 콘택트렌즈의 착용 상태를 평가한 내용이다. 타이트한 피팅상태를 나타내는 것은?

① 교정시력의 변동이 크다.
② 눈깜박임 시 움직임이 2.0mm 이상 일어난다.
③ 상방을 주시할 때의 움직임이 3.0mm 이상 일어난다.
④ 시력이 불량하다가 눈깜박임 시 순간적으로 시력이 개선된다.
⑤ 각막곡률계 마이어상이 선명하다.

> **해설**
> ①~③번은 플랫한 피팅상태이고, ⑤번은 이상적인 피팅상태을 나타낸다.

29 ① 30 ⑤ 31 ④ **정답**

**32** 소프트 콘택트렌즈의 착용상태를 검사하였더니 렌즈의 움직임이 거의 없었다. 렌즈 움직임을 증가시키는 방법으로 적절하지 않은 것은?

① 중심두께를 얇게 한다.
② 전체지름를 작게 한다.
③ 후면곡률반지름을 길게 한다.
④ 플랫(Flat)한 피팅상태로 수정한다.
⑤ 새그깊이(Sagittal depth)를 작게 한다.

> **해설**
> 중심두께를 얇게 하면 렌즈의 움직임은 감소한다.

**33** 소프트 콘택트렌즈의 전체지름을 13.5mm에서 14.5mm로 변경했을 때 동일한 피팅상태를 유지하기 위한 베이스커브로 적합한 것은?(단, 현재 렌즈의 베이스커브는 8.4mm이다)

① 7.80mm  ② 8.10mm
③ 8.50mm  ④ 8.70mm
⑤ 9.00mm

> **해설**
> 전체지름이 커지면 피팅상태는 타이트해지므로, 베이스커브를 길게 해 주면 현재의 피팅상태를 유지할 수 있다. 전체지름이 1.0mm 증가시키면 베이스커브 곡률반지름은 0.6mm 긴 것으로 선택한다.

**34** 전체지름이 14.0mm, 베이스커브가 8.5mm인 소프트 콘택트렌즈를 착용하였을 때, 타이트한 피팅 상태를 보였다. 변경할 렌즈로 가장 적절한 것은?

① 전체직경 13.5mm, 베이스커브 8.20mm
② 전체직경 13.5mm, 베이스커브 8.50mm
③ 전체직경 14.5mm, 베이스커브 8.50mm
④ 전체직경 14.5mm, 베이스커브 8.70mm
⑤ 전체직경 15.0mm, 베이스커브 8.50mm

> **해설**
> 타이트한 피팅상태를 개선하려면 전체지름이 작거나 베이스커브 곡률반경이 긴 것을 선택한다.

## 07 토릭 및 특수콘택트렌즈

**35** 콘택트렌즈 처방을 위한 검사 결과가 다음과 같다. 적합한 콘택트렌즈의 재질과 디자인은?

> • 안경교정굴절력 : S-2.00D ○ C-1.75D Ax 180°
> • 각막곡률측정값 : 7.50mm(45.00D) @ 180°
> 　　　　　　　　7.46mm(45.25D) @ 90°

① 구면 소프트 콘택트렌즈
② 구면 하드 콘택트렌즈
③ 비구면 하드 콘택트렌즈
④ 전면토릭 소프트 콘택트렌즈
⑤ 후면토릭 하드 콘택트렌즈

> **해설**
> 각막이 거의 구형이고, 대부분의 난시가 수정체난시인 경우 전면이 토릭한 렌즈를 선택하는 것이 적절하다.

**36** 콘택트렌즈 처방을 위한 검사 결과가 다음과 같을 때 적합한 콘택트렌즈의 재질과 디자인은?

> • 안경교정굴절력 : S-4.00D
> • 각막곡률측정값 : 7.67mm (44.00D) @ 180°
> 　　　　　　　　7.34mm (46.00D) @ 90°

① 구면 소프트 콘택트렌즈
② 구면 RGP 콘택트렌즈
③ 토릭 RGP 콘택트렌즈
④ 토릭 소프트 콘택트렌즈
⑤ 토릭 실리콘 하이드로겔렌즈

**정답** 32 ① 33 ⑤ 34 ② 35 ④ 36 ①

해설
구면 교정굴절력을 갖는 토릭형 각막인 경우 구면 소프트 콘택트렌즈가 적당하다.

37 굴절력이 S-2.00D ○ C-1.50D Ax 180°인 소프트 콘택트렌즈의 피팅상태를 확인하였을 때 축 표시 마크가 시계방향으로 20° 회전하였다. 처방할 콘택트렌즈의 굴절력은?

① S-2.00D ○ C-1.25D Ax 20°
② S-2.00D ○ C-1.25D Ax 160°
③ S-2.00D ○ C-1.50D Ax 20°
④ S-2.00D ○ C-1.50D Ax 160°
⑤ S-2.00D ○ C-1.50D Ax 180°

해설
토릭 소프트 콘택트렌즈는 난시축의 회전유무를 확인하고 회전이 일어나면 보정을 해 주어야 한다. LARS(Left Add, Right Subtract) 방법에 따라 시계방향(Left)으로 20° 회전하였으므로 난시축은 20°로 보정해 준다.

38 노안 교정을 위한 모노비전(Monovision) 콘택트렌즈에 관한 설명으로 옳지 않은 것은?

① 처방이 간단하고 적응이 쉽다.
② 대비감도가 떨어진다.
③ 입체시가 불량하다.
④ 안정피로가 발생할 수 있다.
⑤ 보통 우세안을 근용으로 처방한다.

해설
모노비전(단안보기)은 한쪽 눈은 원용, 다른 한쪽 눈은 근용으로 착용하는 방식으로 보통 우세안에 원용을 처방한다. 간단하게 노안을 교정할 수 있으나 단안환자에게는 처방할 수 없고 입체시를 비롯한 양안시기능이 감소한다는 단점이 있다.

39 노안이 진행된 근시안의 교정을 위해 원근동시보기 디자인의 이중초점 콘택트렌즈를 처방하였다. 처방 결과가 다음과 같을 때 적절한 조정 방법은?

- 동심원의 중심부를 근용, 주변부를 원용으로 처방
- 동공크기와 피팅상태는 적절함
- 원거리 시력은 양호하나 근거리 흐림

① 원용부에 (+)굴절력을 추가
② 원용부에 (-)굴절력을 추가
③ 근용부에 (+)굴절력을 추가
④ 근용부에 (-)굴절력을 추가
⑤ 원용부와 근용부에 모두 (-)굴절력을 추가

해설
근거리 시력이 불량하므로 근용부에 (+)굴절력을 추가한다.

40 각막 중심부 곡률을 감소시켜 근시를 일시적으로 교정하는 콘택트렌즈는?

① 전면토릭 소프트 콘택트렌즈
② 후면토릭 소프트 콘택트렌즈
③ 멀티포컬 소프트 콘택트렌즈
④ 회절형 다초점렌즈
⑤ 역기하 콘택트렌즈

해설
역기하 콘택트렌즈는 수면 중 착용으로 각막 중심부를 눌러 근시도를 일시적으로 낮추어주는 렌즈이다.

37 ③ 38 ⑤ 39 ③ 40 ⑤ 정답

## 08 콘택트렌즈 관련 문제 및 해결법

**41** 소프트 콘택트렌즈 착용 중 충혈과 신생혈관 소견이 보이며, 격렬한 운동 시에도 콘택트렌즈 착용하기를 원하는 사람에게 적절한 콘택트렌즈 재질은?

① 실리콘(Silicone)
② 실리콘 하이드로겔(Silicone hydrogel)
③ 실리콘 아크릴레이트(Silicone acrylate)
④ 폴리메틸메타크릴레이트(PMMA ; Poly-methylmethacrylate)
⑤ 플루오르실리콘아크릴레이트(FSA ; Fluo-rosilicone acrylate)

해설
저산소증이 있는 경우 Dk/t 높은 재질이어야 하고, 격렬한 운동 시에 안전하게 착용하기 위해서는 실리콘 하이드로겔 재질이 적합하다.

**42** 소프트 콘택트렌즈 장기 착용자에게 다음과 같은 증상이 관찰되었다. 예상되는 부작용은?

- 가려움
- 점액 침착, 이물감
- 렌즈의 과도한 움직임

① 각막염색
② 각막선조
③ 눈꺼풀염증
④ 거대유두결막염
⑤ 윤부각결막염

해설
거대유두결막염은 렌즈 침착물에 의한 과민반응으로 위눈꺼풀결막에 염증성 반응(여포, 유두, 충혈)이 나타난다. 이에 따라 렌즈의 움직임이 많아지고 이물감과 가려움을 호소하며, 점액 분비물이 많아진다.

**43** RGP 콘택트렌즈 착용자에게 나타날 수 있으며, 불완전한 눈깜박임이 원인이 되어 나타나는 증상은?

① 각막선조
② 거대유두결막염
③ 플릭텐각결막염
④ 내피세포 다형화
⑤ 3시–9시 방향 염색

해설
3시–9시 방향 염색은 불완전한 눈깜박임이 주요 원인이다.

## 09 착용자의 검사와 관리

**44** 콘택트렌즈 관리용액의 성분과 기능을 연결한 것 중 옳지 않은 것은?

① 킬레이팅제 – 강력한 살균효과
② 완충제 – 용액의 산도(pH) 유지
③ 계면활성제 – 렌즈에 부착된 이물질을 제거
④ 방부제 – 관리용액 내 세균이 번식하는 것을 방지
⑤ 점성유지제 – 렌즈와 세척액 사이의 접촉시간 증대

해설
킬레이팅제는 칼슘 침전을 억제하는 성분이다.

**45** 소프트 콘택트렌즈의 단백질 침착물을 효과적으로 제거할 수 있는 관리용액 성분은?

① 다이메드(Dymed)
② 클로로부탄올(Chlorobutanol)
③ 벤질알코올(Benzyl Alcohol)
④ 치메로살(Thimerosal)
⑤ 프로나아제(Pronase)

정답 41 ② 42 ④ 43 ⑤ 44 ① 45 ⑤

해설
단백질 분해효소로는 파파인(Papain), 프로나아제(Pronase), 판크레아틴(Pancreatin), 서브틸리신(Subtilisin) 등이 있다.

**46** 콘택트렌즈 관리용액의 성분 중 살균제의 역할을 하는 것은?

① 염화나트륨(NaCl)
② 폴리쿼드(Polyquad)
③ 메틸셀루로스(Methylcellulose)
④ 서브틸리신(Subtilisin)
⑤ 폴리비닐알코올(Polyvinyl Alcohol)

해설
관리용액의 성분 중 살균제로 쓰이는 것은 염화벤잘코늄(BAK ; Benzalkonium chloride), 벤질알코올(Benzyl Alcohol), 클로르헥시딘(Chlorhexidine), 폴리쿼드(Polyquad), 다이메드(Dymed), 솔베이트(Sorbate) 등이 있다.

**47** 과산화수소를 이용한 소독법에 관한 설명으로 옳지 않은 것은?

① 3% 과산화수소 용액을 사용한다.
② 진균류 소독에 사용될 수 있다.
③ 백금을 사용하면 소독과 동시에 중화할 수 있다.
④ 식염수에 30분간 담그면 과산화수소가 중화된다.
⑤ 중화가 제대로 되지 않으면 각막 화상을 일으킬 수 있다.

해설
과산화수소 소독법은 중화가 필수적이며, 중화에는 백금, 카탈라아제(Catalase) 등이 사용된다.

국가고시 안경사 기출동형 단기완성

# PART 12

# 기출동형 모의고사

- 제1회 기출동형 모의고사
- 제2회 기출동형 모의고사
- 제3회 기출동형 모의고사
- 제4회 기출동형 모의고사
- 제5회 기출동형 모의고사

합격의 공식 시대에듀

자격증·공무원·금융/보험·면허증·언어/외국어·검정고시/독학사·기업체/취업
이 시대의 모든 합격! 시대에듀에서 합격하세요!
www.youtube.com → 시대에듀 → 구독

# 제1회 기출동형 모의고사

**1교시** 시광학이론

**01** 각막에 관한 내용으로 옳지 않은 것은?

① 안구의 앞쪽 $\frac{1}{6}$을 차지한다.
② 안구 전체 굴절력의 약 $\frac{2}{3}$를 차지한다.
③ 무혈관 조직으로 감각신경이 없다.
④ 상피는 5~6층의 세포로 이루어져 있다.
⑤ 내피는 단층의 세포로 이루어져 있다.

**02** 눈알을 보호하고 형태를 유지하는 안구조직으로 외안근의 부착 부위를 제공하는 것은?

① 각 막
② 공 막
③ 섬모체
④ 홍 채
⑤ 유리체

**03** 홍채에 대한 설명으로 옳지 않은 것은?

① 동공을 형성하여 눈으로 들어오는 광선의 양을 조절한다.
② 앞경계층은 색소세포와 결합조직이 불규칙적으로 홍채의 표면을 덮고 있다.
③ 홍채실질은 섬유모세포와 색소섬유, 교원섬유로 구성되어 있으며 혈관이 없다.
④ 뒷상피층은 앞면상피와 뒷면상피의 2층 구조로 되어 있다.
⑤ 앞섬모체동맥과 긴뒤섬모체동맥으로 형성된 큰홍채동맥고리에서 혈액이 공급된다.

**04** 섬모체근에 대한 설명으로 옳지 않은 것은?

① 제대로근(불수의근)이다.
② 부교감신경의 지배를 받는다.
③ 가까운 곳을 볼 때 섬모체근은 수축한다.
④ 섬모체근이 수축하면 쉴렘관이 닫힌다.
⑤ 바깥쪽부터 세로섬유, 방사상섬유, 원형섬유로 구성된다.

**05** 맥락막 안쪽을 덮는 투명한 신경조직으로 안구로 들어온 빛이 초점을 맺는 곳은?

① 각 막
② 보우만막
③ 공 막
④ 부르크막
⑤ 망 막

**06** 망막의 중심오목(중심와)에 대한 설명으로 옳지 않은 것은?

① 혈관과 뮐러세포가 없다.
② 황반 중앙에 가장 함몰된 부분이다.
③ 망막중심동맥의 분지에서 영양공급을 받는다.
④ 빛이 시세포(원뿔세포)에 직접 도달되는 부분이다.
⑤ 시신경유두의 바깥쪽(귀 방향) 약간 아래 약 3mm 떨어진 곳에 위치한다.

**07** 전 생애를 걸쳐 서서히 성장이 일어나며 눈의 조절 기능을 담당하는 것은?

① 각 막
② 전 방
③ 수정체
④ 유리체
⑤ 망 막

**08** 방수에 대한 설명으로 옳지 않은 것은?

① 전방과 후방을 채우고 있는 무색투명한 액체이다.
② 아침 기상 시와 누워 있을 때 안압이 낮다.
③ 무혈관성 각막과 수정체에 영양을 공급한다.
④ 방수의 생성량은 약 2~3㎕/min이다.
⑤ 조절 시 방수가 유출된다.

**09** 외부의 물리적 충격으로부터 눈알을 보호하는 기능을 하는 것은?

① 안 와
② 망 막
③ 공 막
④ 방 수
⑤ 유리체

**10** 눈둘레근(안륜근)를 지배하는 신경은?

① 눈신경
② 얼굴신경
③ 눈돌림신경
④ 도르래신경
⑤ 가돌림신경

**11** 눈물막의 특성에 관한 내용으로 옳지 않은 것은?

① 각막과 결막을 덮고 있는 얇은 막으로 3개의 층으로 구성된다.
② 바깥층은 지방층으로 눈물의 증발과 넘침을 방지한다.
③ 가운데 층인 수성층은 눈물의 주요 기능을 담당한다.
④ 수성층은 평상시 주눈물샘에서 분비된다.
⑤ 가장 안쪽 층인 점액층은 소수성인 각막상피를 친수성으로 만들어 준다.

**12** 눈물의 성분 중 알레르기성 염증 발생 시 증가하는 것은?

① IgA
② IgE
③ IgG
④ 라이소자임(Lysozyme)
⑤ 베타라이신(Betalysin)

**13** 다음의 내용과 관계있는 외안근은?

> • 주작용 : 내회선
> • 보조작용 : 내림, 가쪽돌림
> • 지배신경 : 도르래신경

① 위빗근
② 아래빗근
③ 위곧은근
④ 아래곧은근
⑤ 가쪽곧은근

**14** 다음의 내용과 관계있는 시력은?

- 읽고 판단할 수 있는 문자나 형태의 최소 크기
- 눈의 생리적 기능 외 지능, 주의력 등과도 연관됨

① 최소분리시력
② 최소가독시력
③ 최소가시시력
④ 최소입체시력
⑤ 최소양안시력

**15** 양안의 시야가 모두 정상인 사람의 한눈 시야를 측정하였다. 측정 결과로 옳은 것은?

① 시야가 가장 좁은 방향은 안쪽이다.
② 시야가 가장 좁은 방향은 아래쪽이다.
③ 시야가 가장 넓은 방향은 바깥쪽이다.
④ 시야가 가장 넓은 방향은 아래쪽이다.
⑤ 시야의 범위는 방향과 관계없이 비슷하다.

**16** 다음의 내용과 관계있는 약시는?

- 눈꺼풀봉합술, 눈꺼풀처짐, 백내장, 각막혼탁 등으로 상당한 기간 시자극이 결핍되어 약시가 발생
- 소아는 2주 이상 지속해서 안대를 착용하게 되면 약시로 진행될 수 있음

① 사시약시
② 폐용약시
③ 기질약시
④ 굴절이상 약시
⑤ 굴절부등 약시

**17** 명순응과 암순응에 관한 설명으로 옳은 것은?

① 명순응보다 암순응의 속도가 더 빠르다.
② 명순응 상태에서는 중심부보다 주변부 광각이 더 예민하다.
③ 암순응 시 막대세포가 원뿔세포보다 먼저 반응한다.
④ 암순응 상태에서 물체의 색을 명확하게 구별할 수 있다.
⑤ 암순응 상태에서는 505nm 부근 청록색 계열의 빛이 밝게 보인다.

**18** 시세포의 순응 정도에 따라 밝은 곳에서는 붉은색 계열의 빛이 밝게 보이고 어두운 곳에서는 녹색 계열의 빛이 밝게 보인다. 이러한 현상과 관계있는 것은?

① 핀홀(Pin Hole) 현상
② 푸르키네(Purkinje) 이동
③ 벨현상(Bell's Phenomenon)
④ 멘델바움(Mandelbaum) 효과
⑤ 스타일스-크로포드(Stiles-Crawford) 효과

**19** 망막색소변성, 비타민A 결핍 등으로 암순응이 불량한 상태는?

① 주간맹
② 복 시
③ 야 맹
④ 반 맹
⑤ 고도근시

**20** 다음의 내용과 관계있는 굴절이상은?

> • 눈의 굴절력에 비해 안축장이 과도하게 길어짐
> • 귀쪽 코누스, 맥락막위축 등이 나타남

① 병적근시
② 거짓근시
③ 합병근시
④ 단순근시
⑤ 공간근시

**21** 정적굴절상태에서 상측초점이 망막 뒤에 맺히고 가까운 곳을 장시간 주시하면 조절성 눈피로를 느끼는 굴절이상은?

① 원 시
② 근 시
③ 난 시
④ 약 시
⑤ 사 시

**22** 노안의 증상으로 옳은 것은?

① 근점이 가까워진다.
② 조절력이 증가한다.
③ 원거리 작업에 불편함을 느낀다.
④ 수정체의 조절기능이 향상된다.
⑤ 근용안경 처방 시 (+)렌즈를 가입한다.

**23** 먼 곳을 주시하다가 가까운 곳에 있는 물체를 볼 때 조절 자극으로 발생하는 눈모음은?

① 융합성 폭주
② 긴장성 폭주
③ 조절성 폭주
④ 근접성 폭주
⑤ 수의성 폭주

**24** 다음의 내용과 관계있는 안위이상은?

> • 아침에 일어날 때, 피로하거나 열이 날 때 한 눈이 귀쪽으로 돌아감
> • 근거리 안위는 정상이나 원거리에서 이상 증상 발생
> • 눈부심이 심하고 밝은 빛 아래에서 눈을 감음

① 간헐외사시
② 수직사시
③ 거짓사시
④ 마비사시
⑤ 감각사시

**25** 동공의 대광반사 경로를 순서대로 나열한 것은?

① 시신경 → 시신경교차 → E-W핵 → 시각로 → 섬모체신경절 → 덮개앞핵 → 동공조임근
② 시신경 → 시신경교차 → E-W핵 → 섬모체신경절 → 시각로 → 덮개앞핵 → 동공조임근
③ 시신경 → 시신경교차 → 시각로 → 덮개앞핵 → E-W핵 → 섬모체신경절 → 동공조임근
④ 시신경 → 시신경교차 → 덮개앞핵 → E-W핵 → 시각로 → 섬모체신경절 → 동공조임근
⑤ 시신경 → 시신경교차 → 시각로 → E-W핵 → 덮개앞핵 → 섬모체신경절 → 동공조임근

**26** 다음의 내용과 관계있는 이상동공은?

- 대광근접반사 해리가 나타난다.
- 대광반사보다 근접반사에서 동공수축이 더 강하게 일어난다.
- 이상이 있는 눈의 동공이 정상보다 크다.
- 주로 한쪽 눈에만 발생하는 경우가 많다.
- 20~40대 여성에게 흔하게 발생한다.

① 긴장동공
② 호르너증후군
③ 아르길-로버트슨 동공
④ 구심성동공운동장애
⑤ 원심성동공운동장애

**27** 다음의 내용과 관계있는 검사는?

- 수정체 적출 후 삽입할 인공수정체의 도수를 결정하기 위하여 안구의 길이와 눈의 구조물 간 거리와 상태를 측정
- 고도근시에서 안구 변화를 보기 위해 눈속 유리체와 망막, 시신경, 안구 주변 구조물을 관찰

① 눈전위도
② 형광안저촬영
③ 자기공명영상
④ 시유발전위
⑤ 초음파검사

**28** 다음의 내용과 관계있는 각막질환은?

- 각막 중심부에 회황색 원형 침윤과 그 주변에 위성병소 등이 관찰됨
- 원인균이 데스메막을 쉽게 통과하여 앞방축농이 생길 수 있음
- 곡물, 직물 등을 취급하는 사람에게 각막상피의 외상이 있을 때 발생하기 쉬움

① 녹농균각막궤양
② 진균각막궤양
③ 무렌각막궤양
④ 플릭텐각막궤양
⑤ 단순포진각막염

**29** 각막의 중심부가 얇아지고 문손징후, 플라이셔 고리 등이 관찰되며 부정난시를 유발하여 시력이 저하되는 각막질환은?

① 진균각막궤양
② 원추각막
③ 노년환
④ 단순포진각막염
⑤ 비타민A결핍각막궤양

**30** 다음의 증상을 나타내는 노인성 백내장의 진행단계는?

- 수정체피질이 모두 혼탁하여 동공이 하얗게 보임
- 수정체 용적은 정상, 시력이 매우 불량
- 백내장 수술의 적당한 시기

① 초기백내장
② 팽대백내장
③ 성숙백내장
④ 과숙백내장
⑤ 모르가니백내장

**31** 나이관련 황반변성에 관한 내용으로 옳지 않은 것은?

① 노인 실명의 주요 원인
② 주로 주변부 시력의 저하
③ 변형시증, 암점이 나타남
④ 삼출성과 비삼출성으로 구분
⑤ 황갈색의 드루젠이 관찰됨

**32** 유리체강 내에 황백색 물질이 떠다니는 증상으로 대개 60세 이후 노년층에서 나타나는 질환은?

① 별모양유리체증
② 섬광유리체융해
③ 뒤유리체박리
④ 유리체출혈
⑤ 증식유리체망막병증

**33** 어린이에게 흔히 발생하는 바이러스성 결막질환으로 38.5~40℃의 고열과 인후통을 동반하고 여포가 관찰되는 것은?

① 인두결막염
② 유행각결막염
③ 거짓막결막염
④ 급성출혈결막염
⑤ 급성세균결막염

**34** 꽃가루, 풀, 동물의 털 등에 대한 과민반응으로 IgE가 증가한다. 눈물이 많이 나고 충혈, 가려움 등을 호소하며, 끈끈한 점성 분비물이 관찰되는 결막질환은?

① 인두결막염
② 유행각결막염
③ 아토피각결막염
④ 봄철각결막염
⑤ 계절알레르기 결막염

**35** 눈꺼풀틈새 눈알결막에 섬유혈관조직이 증식한 것으로 야외 활동을 많이 하는 사람에게 주로 발생하고 각막난시를 유발하기도 한다. 이와 관련된 질환은?

① 검열반
② 군날개
③ 통풍결막염
④ 목질결막염
⑤ 림프관 확장증

**36** 속눈썹이 눈알을 자극하여 이물감, 통증, 충혈, 눈물흘림 등의 증상이 나타나는 눈꺼풀질환은?

① 덧눈꺼풀
② 눈꺼풀처짐
③ 눈꺼풀겉말림
④ 눈꺼풀속말림
⑤ 안쪽 눈구석주름

**37** 소프트 콘택트렌즈 착용자에게 발생하기 쉬운 각막질환으로 심한 통증과 시력장애, 앞방축농을 동반한다. 궤양 부위의 삼출물이 청록색을 띠는 것이 특징인 것은?

① 진균각막궤양
② 녹농균각막궤양
③ 비타민A결핍각막궤양
④ 바이러스각막궤양
⑤ 대상포진각막염

**38** 다음의 내용과 관계있는 안과 질환은?

- 안와 내 세포조직의 급성 화농성염증
- 수술, 외상으로 직접 감염되거나 주로 코곁 굴염에서 전이되어 발생
- 심한 통증, 안구돌출, 눈꺼풀부종, 발적, 고열, 안구운동의 제한
- 소아 안구돌출의 흔한 원인

① 갑상샘눈병증
② 해면정맥굴혈전
③ 안와연조직염
④ 테논낭염
⑤ 안와종양

**39** 개방각녹내장과 관계있는 증상이 아닌 것은?

① 안압 상승
② 관모양시야
③ 섬유주 변성
④ 급격한 시력장애
⑤ 쉴렘관 내피변성

**40** 고혈압, 당뇨병, 혈액질환 등으로 동정맥 교차부에서 혈류 정체가 나타나고 미세혈관류, 망막부종 및 출혈 등이 관찰된다. 이와 관련된 질환은?

① 망막중심동맥폐쇄
② 망막분지정맥폐쇄
③ 나이관련 황반변성
④ 망막색소변성
⑤ 망막박리

**41** '56 □ 20 148'로 표기하는 안경테의 계측 방법은?

① 박싱(Boxing)시스템
② 상공련시스템
③ ISO시스템
④ 데이텀라인(Datum Line)시스템
⑤ 콜리메이팅(Collimating)시스템

**42** 가열하면 연화되어 변형이 잘 일어나고 냉각하면 분자 배열이 가열 전의 상태로 돌아가는 고분자 안경테 소재는?

① 에폭시수지
② 페놀수지
③ 탄소섬유
④ 우레탄수지
⑤ 셀룰로이드

**43** 다음과 같은 특성을 나타내는 플라스틱 안경테 소재는?

- 열경화성 플라스틱으로 에폭시수지의 일종이다.
- 다른 합성수지에 비해 20~30% 가볍다.
- 탄력성이 좋고, 경도와 강도가 높다.

① 탄소섬유
② 셀룰로이드
③ 폴리아미드
④ 옵 틸
⑤ 아세테이트

**44** 금속 소재 안경테의 땜질 작업 시 융제(Flux)를 사용하는 이유로 옳지 않은 것은?

① 접착면의 청정 작용
② 땜납의 유동성 향상
③ 작업온도의 저하
④ 불순물 용해
⑤ 금속 산화 피막의 형성

**45** 시력 교정용 안경렌즈 재료의 광학적 특성으로 이상적인 것은?

① 굴절률이 높고 아베수가 큰 것
② 굴절률이 낮고 아베수가 큰 것
③ 굴절률이 높고 아베수가 작은 것
④ 굴절률이 낮고 아베수가 작은 것
⑤ 굴절률에 상관없이 아베수가 작은 것

**46** CR-39 안경렌즈의 특성으로 옳지 않은 것은?

① 열경화성 수지이다.
② 유리렌즈보다 비중이 작다.
③ 사출성형법으로 제조한다.
④ 간단하게 염색할 수 있다.
⑤ 내마모성이 우수하다.

**47** 다음의 특성과 관계있는 안경렌즈 소재는?

- 열가소성 수지이다.
- 플라스틱렌즈 재료 중 내충격성이 가장 우수하다.
- 일반 옥습기의 휠사용이 어려워 선반가공한다.

① 아릴디글리콜카보네이트(ADC)
② 폴리메틸메타크릴레이트(PMMA)
③ 폴리카보네이트(PC)
④ 폴리스티렌(PS)
⑤ 폴리아미드(PA)

**48** 플라스틱 컬러렌즈를 만들기 위해 주로 사용하는 방법으로 염색제를 렌즈 내부에 침투시키는 방법은?

① 용융착색법
② 진공증착법
③ 침투착색법
④ 융착착색법
⑤ 염색착색법

**49** 렌즈의 굴절력과 크기는 같고 굴절률이 다른 두 렌즈를 비교했을 때 굴절률이 높은 렌즈가 가지고 있는 특성은?

① 색수차가 작다.
② 표면반사율이 작다.
③ 렌즈의 곡률반지름이 작다.
④ 아베수가 크다.
⑤ 두께가 얇다.

**50** 감광렌즈의 착색변화에 대한 설명으로 옳지 않은 것은?

① 착색반응과 비교해 퇴색반응이 느리게 진행된다.
② 멀티코팅렌즈가 무코팅렌즈보다 착색농도가 더 진하다.
③ 자외선이 강하고 온도가 낮을 때 착색농도가 진하다.
④ 스모그현상이 심할 경우 착색농도가 옅어진다.
⑤ 적외선 및 장파장의 가시광선에 의해 퇴색된다.

**51** 안광학계의 각막에 관한 설명으로 옳지 않은 것은?

① 오목메니스커스 형상이다.
② 굴절력은 +43D이다.
③ 굴절률은 1.376이다.
④ 전면의 곡률반지름이 후면보다 길다.
⑤ 전면에서 바라본 각막은 수직 방향의 지름이 수평 방향보다 길다.

**52** 안광학계에서 절점의 기능은?

① 동적시야, 양안시기능의 기준점
② 시각, 정적시야의 기준점
③ 물체거리를 재는 기준점
④ 상거리를 재는 기준점
⑤ 정시와 비정시를 구분하는 기준점

**53** 안광학계에서 조준선은 시선과 주시선의 임상적인 대용축이다. 조준선은 주시점과 어떤 점을 잇는 선인가?

① 주 점
② 절 점
③ 안구회선점
④ 입사동점
⑤ 각막정점

**54** 다음은 눈의 입사동에 관한 설명이다. 옳지 않은 것은?

① 각막에 의한 홍채 가장자리의 겉보기상이다.
② 홍채의 앞쪽에 위치한다.
③ 홍채 가장자리보다 크다.
④ 출사동의 크기보다 작다.
⑤ 망막상의 밝기는 입사동의 크기에 비례한다.

**55** 동공의 크기가 작아질 때 시력에 미치는 영향으로 옳은 것은?

① 초점심도가 깊어져 시력이 좋아지는 효과가 있다.
② 수차가 증가하여 시력이 나빠지는 효과가 있다.
③ 망막조도가 상승하여 시력이 좋아지는 효과가 있다.
④ 회절현상이 감소하여 시력이 좋아지는 효과가 있다.
⑤ 시력에 미치는 영향이 거의 없다.

**56** 원거리 적록검사에서 적색바탕의 검은색 시표가 녹색바탕의 시표보다 더 선명하게 보이는 경우 눈의 상태로 옳은 것은?

① 과교정된 원시, 과교정된 근시
② 저교정된 원시, 저교정된 근시
③ 과교정된 원시, 저교정된 근시
④ 저교정된 원시, 과교정된 근시
⑤ 정 시

**57** 안경 또는 콘택트렌즈를 이용한 비정시의 광학적 교정원리에 관한 설명으로 옳은 것은?

① 비정시의 원점과 교정렌즈의 물측초점을 일치시킨다.
② 비정시의 물측초점과 교정렌즈의 상측초점을 일치시킨다.
③ 비정시의 원점과 교정렌즈의 상측초점을 일치시킨다.
④ 비정시의 물측초점과 교정렌즈의 물측초점을 일치시킨다.
⑤ 비정시의 근점과 교정렌즈의 상측초점을 일치시킨다.

**58** 안경렌즈의 정점간거리(VD)변화에 따른 교정렌즈의 굴절력으로 옳은 것은?

① (+)렌즈의 V.D.를 길게 착용하려면 교정굴절력은 높여야 한다.
② (−)렌즈의 V.D.를 짧게 착용하려면 교정굴절력은 높여야 한다.
③ 근시는 안경보다 콘택트렌즈로 교정할 때 더 높은 도수를 처방하여야 한다.
④ 원시는 콘택트렌즈보다 안경으로 교정할 때 더 높은 도수를 처방하여야 한다.
⑤ 완전교정된 안경에서 콘택트렌즈로 교체하여 처방할 때는 (+)굴절력을 추가해 주어야 한다.

**59** 'S−2.00D ◎ C−1.00D Ax 135°'인 토릭렌즈의 수평 경선의 굴절력은?

① −1.50D
② +2.00D
③ −2.50D
④ +3.00D
⑤ −3.50D

**60** 얇은 메니스커스렌즈의 전면은 +5.00D인 구면이고, 후면은 수평경선이 −5.00D이고 수직경선은 −4.00D인 토릭면이다. 이 렌즈로 교정되는 난시안은?

① 근시성 복성직난시
② 근시성 복성도난시
③ 혼합난시
④ 원시성 단성도난시
⑤ 원시성 복성직난시

**61** 근시의 원점이 눈 앞 2m이고 근점이 눈 앞 25cm일 때 최대조절력은 얼마인가?

① 2.00D
② 2.50D
③ 3.00D
④ 3.50D
⑤ 4.00D

**62** S+3.00D로 완전교정되는 원시의 최대조절력이 2.00D이다. 'S+2.50D, Add 1.50D'인 이중초점 렌즈를 착용하였을 때 조절범위는?

① 눈 앞 2m~눈 앞 20cm
② 눈 뒤 2m~눈 앞 50cm
③ 눈 뒤 33cm~눈 앞 1m
④ 눈 뒤 1m~눈 앞 33cm
⑤ 눈 뒤 2m~눈 앞 33cm

**63** 완전교정 원용안경처방이 −1.00D인 사람의 최대조절력이 3.00D이다. 유용조절력을 최대조절력의 $\frac{1}{2}$로 하고 작업거리가 20cm일 때 근용안경의 굴절력은?

① 0.50D
② 1.00D
③ 1.50D
④ 2.00D
⑤ 2.50D

**64** 이중초점렌즈의 처방이 'S−2.00D ◯ C−0.50D Ax 180°, Add 2.00D'이다. 자렌즈의 지름이 20mm인 클립토크(Krip Tok)형를 착용하고 원용부에서 근용부로 시선을 이동할 때 자렌즈의 상부경계선에서 발생하는 상의 도약량은?

① 0.50△
② 1.00△
③ 1.50△
④ 2.00△
⑤ 2.50△

**65** 이중초점렌즈의 처방이 'S−2.00D, Add 3.00D'이다. 이 렌즈의 근용부 합성광학중심점의 위치는?

① 자렌즈의 광학중심점
② 모렌즈의 광학중심점
③ 모렌즈의 광학중심점과 자렌즈의 광학중심점 사이
④ 모렌즈의 광학중심점 위쪽
⑤ 자렌즈의 광학중심점 아래쪽

**66** 원용안경의 처방이 OD : S+2.00D ◯ C−3.00D Ax 90°이다. 이 렌즈를 착용하고 0.2△ B.I ◯ 0.4△ B.D 효과를 얻기 위한 수직과 수평 방향의 편심량은?

① 귀 방향 1mm 위 방향 2mm
② 귀 방향 2mm 아래 방향 2mm
③ 코 방향 1mm 위 방향 2mm
④ 코 방향 2mm 아래 방향 1mm
⑤ 코 방향 2mm 위 방향 2mm

**67** 어포컬 사이즈렌즈(Afocal size lens)로 정시의 부등상시를 보정하고자 한다. 망막 상의 크기를 증가시키는 방법으로 알맞은 것은?

① 정점간거리를 짧게 한다.
② 정점간거리를 길게 한다.
③ 렌즈의 중심두께를 두껍게 한다.
④ 렌즈의 전면굴절력을 작게 한다.
⑤ 굴절률이 높은 재질로 렌즈를 제작한다.

**68** 굴절성 비정시안이 교정안경을 착용하고 표준 정시와 같은 크기로 물체를 인식하려면 교정안경은 어디에 위치해야 하는가?(단, 교정렌즈는 얇은 렌즈로 취급한다)

① 물측초점
② 상측초점
③ 물측주점
④ 상측주점
⑤ 물측절점

**69** '빛이 진행하는 경로는 소요 시간이 가장 짧은 경로를 택한다.'는 어떤 원리에 대한 설명인가?

① 반사의 법칙
② 스넬의 법칙
③ 호이겐스의 원리
④ 광선역행의 원리
⑤ 페르마의 원리

**70** 굴절률이 1.5이고, 두께가 6cm인 평행유리판이 있다. 빛이 이 유리판을 수직으로 통과할 때 광학적 거리는?

① 8.0cm
② 9.0cm
③ 10.0cm
④ 8.5cm
⑤ 9.5cm

**71** 렌즈의 앞 50cm 거리의 물점에서 렌즈로 입사하는 유효 광선속의 버전스는?(단, 렌즈는 공기 중에 놓여 있다)

① -1.0D
② -2.0D
③ -5.0D
④ +1.0D
⑤ +2.0D

**72** 빛이 굴절률이 작은 매질에서 큰 매질로 진행할 때의 설명으로 옳지 않은 것은?

① 속도가 느려진다.
② 파장이 짧아진다.
③ 진동수는 변하지 않는다.
④ 입사각보다 굴절각이 크다.
⑤ 반사광선의 위상이 변한다.

**73** 다음 그림과 같이 투명한 매질의 경계면에 입사한 빛이 매질의 경계면을 따라 진행하였다. 이 때의 입사각은?

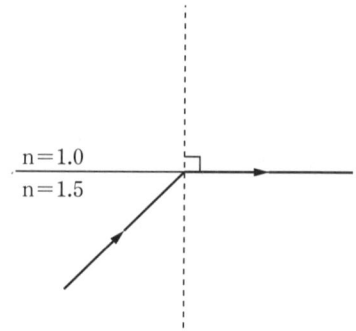

① 반사각
② 편광각
③ 최소꺾임각
④ 회절각
⑤ 임계각

**74** 오목거울에 의한 상이 확대된 도립실상이 되려면 물체의 위치는?

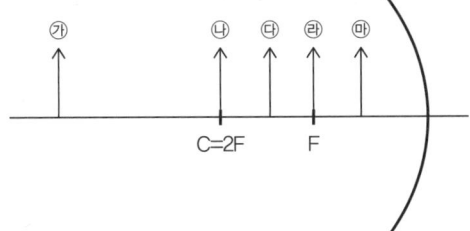

① ㉮
② ㉯
③ ㉰
④ ㉱
⑤ ㉲

**75** 공기 중에 놓여 있는 얇은 프리즘에서 꺾임각이 최소가 되는 조건은?

① 제1면의 입사각이 최소가 될 때
② 제1면의 입사각과 제2면의 입사각이 같을 때
③ 제1면의 입사각과 제2면의 굴절각이 같을 때
④ 제1면의 굴절각과 제2면의 굴절각이 같을 때
⑤ 제2면의 굴절각이 최소가 될 때

**76** 공기 중에 얇은 렌즈가 놓여 있다. 렌즈의 전방 무한대에 물체를 두었더니 렌즈의 전방 2m에 허상이 맺혔다. 이 렌즈의 상측굴절력은?

① −0.50D
② −1.00D
③ −1.50D
④ +1.00D
⑤ +0.50D

**77** 얇은 볼록렌즈가 공기 중에 놓여 있다. 물측초점거리의 2배가 되는 곳과 물측초점 사이에 물체를 두었을 때 상의 종류는?

① 축소된 도립실상
② 축소된 정립허상
③ 같은 크기의 도립실상
④ 확대된 정립허상
⑤ 확대된 도립실상

**78** 공기 중에 놓여 있는 렌즈의 앞 10cm에 물체가 있고 상이 렌즈 뒤 40cm에 결상되었다. 횡배율은 얼마인가?(단, 렌즈는 얇은 렌즈로 취급한다)

① −5.0배
② −4.0배
③ +3.0배
④ +4.0배
⑤ +5.0배

**79** 아래의 그림과 같이 전면이 평면인 두꺼운 볼록렌즈의 상측주점의 위치는?

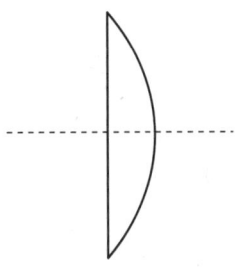

① 물측정점
② 상측정점
③ 렌즈 내부
④ 물측정점 왼쪽
⑤ 상측정점 오른쪽

**80** 재질이 같은 두 렌즈를 사용하여 색수차제거렌즈를 만들려고 한다. 렌즈의 굴절력이 각각 +10D와 +20D일 때 두 렌즈 사이의 거리는?

① 2.5cm
② 4.5cm
③ 5.0cm
④ 7.5cm
⑤ 10cm

**81** 파동에 관한 설명으로 옳지 않은 것은?

① 파동에너지의 세기는 파장에 비례한다.
② 빛은 진공 중에서도 전파되는 전자기파이다.
③ 빛의 진행 방향은 전기장의 진동 방향과 수직이다.
④ 매질의 굴절률이 높으면 파동의 속도는 느려진다.
⑤ 음파는 매질 입자의 진동 방향과 나란하게 전파된다.

**82** 빛의 스펙트럼에서 사람의 피부를 태우거나 살균작용을 하며, 백내장이 원인이 될 수도 있는 200~380nm 범위의 빛은?

① 가시광선
② 적외선
③ X-선
④ 자외선
⑤ 극초단파

**83** 굴절률이 1.5인 안경렌즈에 굴절률이 1.25인 물질로 반사방지막코팅을 하려고 한다. 안경렌즈의 표면에서 빛이 최소로 반사되기 위한 코팅막의 두께는?(단, 입사광의 파장은 600nm이다)

① 80nm
② 90nm
③ 100nm
④ 110nm
⑤ 120nm

**84** 빛이 단일슬릿을 통과하면 밝고 어두운 명암무늬가 만들어진다. 무늬 간격이 가장 넓은 입사광은?

① 적색광
② 청색광
③ 녹색광
④ 자색광
⑤ 황색광

**85** 공기 중에서 굴절률이 $\sqrt{3}$인 유리로 빛이 입사하였다. 이때 반사된 광선이 완전 직선편광되었다면 반사광선과 굴절광선이 이루는 각은?

① 30°
② 45°
③ 60°
④ 90°
⑤ 135°

## 2교시 의료관계법규 / 시광학응용

**01** '의료법'에 따르면 의료법의 목적은?

① 국민보건 향상을 이룸
② 국민보건을 위한 활동을 기획함
③ 국민의 건강을 보호하고 증진함
④ 의료인의 면허와 임무를 규정함
⑤ 국민의 건강한 생활 확보에 이바지함

**02** '의료법'에 명시된 의료기관에 관한 내용이 아닌 것은?

① 치과병원은 30개 이상의 병상을 갖추어야 한다.
② 종합병원은 100개 이상의 병상을 갖추어야 한다.
③ 의원급 의료기관은 외래환자를 대상으로 의료행위를 한다.
④ 병원급 의료기관은 입원환자를 대상으로 의료행위를 한다.
⑤ 조산원은 조산과 임산부 및 신생아를 대상으로 보건활동을 한다.

**03** '의료법'상에 보건복지부령으로 정하는 범위에서 의료행위를 할 수 있는 사람에 해당하지 않는 것은?

① 간호학을 전공하는 학교의 학생
② 외국대학에서 의학을 전공하는 학교의 학생
③ 의과대학의 연구 및 시범사업을 위하여 의료행위를 하는 자
④ 외국 의료원조기관의 의료봉사를 위하여 의료행위를 하는 자
⑤ 외국의 의료인 면허를 가진 자로서 일정 기간 국내에 체류하는 자

**04** '의료법'상으로 진료기록부 등의 보존기간이 바르게 연결된 것은?

① 환자 명부 – 3년
② 진료기록부 – 5년
③ 처방전 – 1년
④ 수술기록 – 10년
⑤ 간호기록부 – 3년

**05** '의료법'상으로 의료에 관한 광고를 할 수 없는 자는?

① 의료기관 개설자
② 의료기관의 장
③ 조산사
④ 한의사
⑤ 의료기사

**06** '의료법'상으로 전문의가 되려는 자는 대통령령으로 정하는 수련을 거쳐 누구의 자격 인정을 받아야 하는가?

① 의료기관의 장
② 시장, 군수, 구청장
③ 시·도지사
④ 관할 보건소장
⑤ 보건복지부장관

**07** '의료법'상에 10년 이하의 징역이나 1억원 이하의 벌금에 처하는 경우는?

① 해당 의료기관의 개설 자격을 갖추지 못한 자가 의료기관을 개설하거나 운영한 경우
② 의료인의 면허를 대여한 사람
③ 의료행위를 행하는 의료인을 폭행한 사람
④ 의료인에게 면허 사항 외의 의료행위를 하게 한 자
⑤ 의료행위를 하는 장면을 임의로 촬영한 자

**08** '의료법'상으로 의료인이 임신 32주 이전에 태아나 임부를 진찰하면서 알게 된 태아의 성(性)을 임부, 임부의 가족, 그 밖의 다른 사람에게 알려 주었을 때 처하는 벌칙은?

① 3년 이하의 징역이나 3천만원 이하의 벌금
② 2년 이하의 징역이나 2천만원 이하의 벌금
③ 1년 이하의 징역이나 1천만원 이하의 벌금
④ 500만원 이하의 벌금
⑤ 300만원 이하의 과태료

**09** '의료기사 등에 관한 법률'상에 명시된 이 법률의 제정 목적은?

① 국민의 건강증진을 도모함
② 보건의료기술 향상에 이바지함
③ 국민의 보건 및 의료 향상에 이바지함
④ 모든 국민에게 수준 높은 의료혜택을 지원하기 위함
⑤ 국민의료에 필요한 사항을 규정함

**10** '의료기사 등에 관한 법률'상 의사 또는 치과의사의 지도 아래 진료나 의화학적 검사에 종사하는 사람이 아닌 자는?

① 치과기공사
② 물리치료사
③ 안경사
④ 치과위생사
⑤ 임상병리사

**11** '의료기사 등에 관한 법률'상에 명시된 안경사의 업무 범위로 옳은 것은?

① 안경의 조제는 안경사 면허가 없어도 할 수 있다.
② 약제를 사용하는 자각적 굴절검사를 할 수 있다.
③ 약제를 사용하는 타각적 굴절검사를 할 수 있다.
④ 콘택트렌즈는 시력보정용으로 한정하여 판매할 수 있다.
⑤ 6세 이하의 아동을 위한 안경은 의사의 처방에 따라 조제·판매해야 한다.

**12** '의료기사 등에 관한 법률'상에 명시된 의료기사 등의 결격사유에 해당하는 사람은?

① 장애인
② 개인회생 중인 자
③ 마약류 중독자
④ 전문의가 의료기사 등으로서 적합하다고 인정하는 정신질환자
⑤ 금고 이상의 실형을 선고받고 집행이 끝난 사람

13 '의료기사 등에 관한 법률'에 의하면 의료기사 등이 되려면 의료기사 등의 국가시험에 합격한 후 누구의 면허를 받아야 하는가?

① 시장, 군수, 구청장
② 관할 보건소장
③ 시·도지사
④ 보건복지부장관
⑤ 의료기사 등의 종별 중앙회의 장

14 '의료기사 등에 관한 법률'에 명시된 국가시험의 시행과 공고에 관한 내용으로 옳은 것은?

① 의료기사 등의 중앙회장은 매년 1회 이상 국가시험을 실시한다.
② 시험장소는 시험일 30일 전까지 공고할 수 있다.
③ 시험일시, 시험과목은 시험일 100일 전까지 공고하여야 한다.
④ 시험에 관한 사항은 보건복지부령으로 정한다.
⑤ 국가시험관리기관의 장은 시험을 실시하려는 경우 미리 대통령의 승인을 받아야 한다.

15 '의료기사 등에 관한 법률'에 의하면 안경업소의 개설자는 폐업 또는 등록사항을 변경하고자 할 때 누구에게 신고하여야 하는가?

① 보건복지부장관
② 관할 보건소장
③ 관할 세무서장
④ 시·도지사
⑤ 특별자치시장·특별자치도지사·시장·군수·구청장

16 '의료기사 등에 관한 법률'에 의하면 안경사의 면허가 없는 사람으로 하여금 안경의 조제 및 판매를 하게 한 경우 받을 수 있는 행정처분은?

① 영업정지
② 면허취소
③ 과태료
④ 시정명령
⑤ 면허자격정지

17 '의료기사 등에 관한 법률'상에 명시된 안경사의 품위손상행위에 해당하는 것은?

① 다른 사람에게 면허를 대여한 행위
② 안경사의 업무 범위를 벗어나는 행위
③ 영업정지기간에 영업을 하는 행위
④ 의사나 치과의사의 지도를 받지 아니하고 업무를 하는 행위
⑤ 안경업소의 개설자가 될 수 없는 사람에게 고용되어 안경사의 업무를 하는 행위

18 '의료기사 등에 관한 법률'에 명시된 의료기사 등의 보수교육에 관한 내용으로 옳지 않은 것은?

① 보건복지부장관은 보수교육을 받은 사람에게 보수교육 이수증을 발급하여야 한다.
② 보수교육 관계서류는 3년 동안 보존하여야 한다.
③ 해당 업무에 종사하는 의료기사 등은 보건복지부령으로 정하는 바에 따라 보수교육을 받아야 한다.
④ 보수교육은 매년 8시간 이상으로 한다.
⑤ 보수교육의 시간·방법·내용 등에 필요한 사항은 대통령령으로 정한다.

**19** '의료기사 등에 관한 법률'상 안경사의 면허를 취소할 수 있는 경우에 해당하지 않는 것은?

① 안경사의 면허를 다른 사람에게 대여한 경우
② 안경사 면허효력정지 기간에 안경사의 업무를 한 경우
③ 마약류중독자로 판정을 받은 경우
④ 2개 이상의 안경업소를 개설한 경우
⑤ 3회 이상 안경사 면허자격정지 처분을 받은 경우

**20** '의료기사 등에 관한 법률'상 안경사의 품위를 현저히 손상시키는 행위를 한 경우 안경사의 면허자격 정지기간은?

① 1개월 이내
② 3개월 이내
③ 6개월 이내
④ 12개월 이내
⑤ 24개월 이내

**21** 원점이 눈 앞 20cm인 비정시안을 교정할 수 있는 렌즈의 대략적인 굴절력은?(단, 거리의 기준을 각막정점으로 한다)

① −5.00D
② +5.00D
③ −2.50D
④ +2.50D
⑤ −0.50D

**22** 나안시력이 1.0 이상일 때 (+)구면렌즈를 부가하는 검사를 시행한다. 그 이유는?

① 원시와 난시를 구분하기 위해
② 정시와 근시를 구분하기 위해
③ 근시와 원시를 구분하기 위해
④ 정시와 난시를 구분하기 위해
⑤ 정시와 원시를 구분하기 위해

**23** 다음은 원시에 관한 설명이다. 옳지 않은 것은?

① 원점이 눈 뒤에 있는 눈이다.
② 평행광선속이 입사할 때 망막 뒤에 상을 맺는다.
③ 안구의 불충분한 성장은 축성원시의 원인이 된다.
④ 안축장의 길이에 비해 눈의 굴절력이 강한 눈이다.
⑤ 저교정되면 조절부담이 늘어난다.

**24** 원시안을 운무법으로 검사한 자각적 굴절검사 값이 다음과 같다. 수의원시량은?

| 검사방법 | 가입렌즈(D) | 교정시력 |
|---|---|---|
| 현성굴절검사 (MR) | S+3.75 | 0.9 |
| | S+3.50 | 1.0 |
| | S+3.00 | 1.0 |
| | S+2.50 | 1.0 |
| | S+2.00 | 1.0 |
| | S+1.75 | 0.9 |
| | S+1.50 | 0.8 |

① +0.50D
② +1.00D
③ +1.50D
④ +2.00D
⑤ +2.50D

**25** 수직경선의 굴절력이 +58.00D이고, 수평경선의 굴절력이 +57.00D인 굴절이상을 교정할 수 있는 토릭렌즈는?(단, 정시안의 굴절력은 +60.00D로 한다)

① S+2.00D ◯ C+1.00D Ax 90°
② S-1.00D ◯ C+2.00D Ax 90°
③ S+1.00D ◯ C-2.00D Ax 90°
④ S+2.00D ◯ C-1.00D Ax 90°
⑤ S-2.00D ◯ C+3.00D Ax 180°

**26** 원용완전교정처방이 다음과 같은 굴절이상의 안경을 착용하였을 때 두통 및 복시를 호소한다면 적합한 렌즈는?

- OD : S-4.00D ◯ C-0.50D Ax 180°
- OS : S-1.50D ◯ C-0.50D Ax 180°

① 렌티큘러렌즈
② 프리즘렌즈
③ 편광렌즈
④ 콘택트렌즈
⑤ 감광렌즈

**27** 5m거리에서 나안시력을 측정할 때 5m용 시력표의 0.1 시표를 읽지 못하고 2m까지 다가와서 시표를 읽을 수 있었다. 이 사람의 시력은?

① 0.01
② 0.02
③ 0.04
④ 0.06
⑤ 0.08

**28** 정위와 사위를 판별할 수 있는 예비검사는?

① 가림벗김검사
② 핀홀검사
③ 원형구멍카드법
④ 티트무스검사
⑤ 적록검사법

**29** 시력저하의 원인이 굴절이상인지 안구 내 매체 혼탁인지를 확인할 수 있는 검사는?

① 입체시검사
② 핀홀검사
③ 우세안검사
④ 가림검사
⑤ 방사선시표검사

**30** 발산광선속을 사용하여 정적검영법으로 원용교정굴절력을 측정하고자 한다. 중화되었을 때 나타나는 반사선조광의 특성은?

① 입사선조광과 반대 방향으로 움직인다.
② 입사선조광과 같은 방향으로 움직인다.
③ 중화점에 가까울수록 선폭이 좁아진다.
④ 중화점에 가까워질수록 어두워진다.
⑤ 움직임이 없고 순간적으로 어두워지거나 밝아진다.

**31.** 검사거리 50cm에서 발산광선속으로 정적검영법을 실시하였다. 검영기의 선조광을 90°로 검영하였을 때는 S-0.50D에서, 선조광을 180°로 검영하였을 때는 S-1.50D에서 중화되었다면 교정렌즈의 굴절력은?(단, 검사거리 보정렌즈는 사용하지 않았다)

① S-2.00D ◯ C+0.50D Ax 180°
② S-2.50D ◯ C+1.00D Ax 90°
③ S-3.50D ◯ C+1.00D Ax 90°
④ S-1.50D ◯ C-1.00D Ax 90°
⑤ S+1.50D ◯ C-1.00D Ax 180°

**32.** 다음 자동안굴절검사기(Auto Refractometer)의 측정값으로 알 수 있는 것이 아닌 것은?

```
NAME
[REF] VD: 12 mm
⟨R⟩      S       C       A
        -1.00   -0.50   178
        -1.00   -0.50   180
        -1.00   -0.50   181
        SE: -1.25
[KER]
⟨R⟩      D       mm      @
  H     44.00   7.68    180
  V     45.50   7.50    90
```

① 교정굴절력
② 각막난시량
③ 난시축
④ 각막곡률반경
⑤ 정적시야

**33.** 포롭터에서 정적검영법을 실시할 때, 검사거리 보정을 위해 사용하는 보조렌즈는?

① P
② R
③ OC
④ PH
⑤ RMV

**34.** 원용안경처방검사에서 운무법을 사용하는 목적은?

① 안위이상을 교정하기 위해
② 조절개입을 최대화하기 위해
③ 강한 근시성 상태로 만들기 위해
④ 강한 원시성 상태로 만들기 위해
⑤ 주경선균형상태의 혼합난시를 만들기 위해

**35.** 근시성 난시안이 나안으로 방사선시표를 바라보았을 때 5시 방향이 가장 선명하다고 하였다면 (-)원주렌즈의 축 방향은?

① 30°
② 60°
③ 90°
④ 150°
⑤ 180°

**36** 크로스실린더 렌즈를 이용하여 난시 정밀검사를 하고자 한다. 이때 사용하는 시표는?

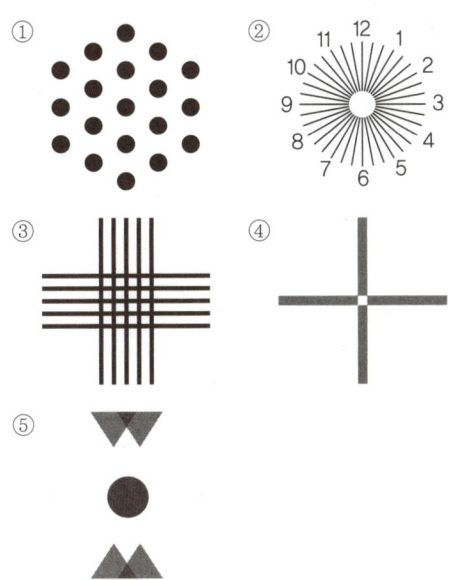

**37** 크로스실린더 렌즈를 이용하여 난시량 정밀검사를 하려고 한다. (−)원주렌즈의 교정축이 180°일 때 크로스실린더 렌즈의 (−)축이 놓이는 방향은?

① 30°
② 45°
③ 60°
④ 90°
⑤ 120°

**38** 적록검사를 이용하여 구면굴절력의 정밀검사를 할 때 적색 바탕의 시표가 녹색 바탕의 시표보다 선명하다고 대답한다면 굴절력의 수정 방향은?

① S+0.25D 가입
② S−0.25D 가입
③ S+0.50D 가입
④ C−0.25D 가입
⑤ C+0.25D 가입

**39** 포롭터에 편광렌즈를 가입하고 양안균형검사를 실시하였다. 검사 결과, 다음 그림과 같이 위쪽 시표보다 아래쪽 시표가 더 선명하게 보였다면 굴절력의 조정은?(단, 포롭터에는 OU : +1.00D가 가입되어 있다)

| | |
|---|---|
| 우안에 보이는 시표 | 8 3 2 4 |
| | 9 5 4 6 |
| 양안에 보이는 시표 | 8 3 2 4 |
| | 9 5 4 6 |
| | 3 5 8 9 |
| 좌안에 보이는 시표 | 9 5 4 6 |
| | 3 5 8 9 |

① OD : S+1.25D, OS : S+1.00D
② OD : S+0.75D, OS : S+1.00D
③ OD : S+1.00D, OS : S+1.25D
④ OD : S+1.00D, OS : S+0.75D
⑤ OD : S+1.25D, OS : S+1.25D

**40** 이동식동적검영법(Nott법)으로 검영하였을 때 결과가 다음과 같았다. 조절래그량은?

- 주시거리 : 눈 앞 40cm
- 중화가 관찰되는 위치 : 눈 앞 50cm

① +0.25D
② +0.50D
③ +0.75D
④ +1.00D
⑤ +1.25D

**41** 원용완전교정 후 크로스실린더 렌즈(±0.50D)와 근거리 격자시표를 이용하여 노안 가입도 검사를 하였다. 가입도가 필요한 경우는?(단, 크로스실린더 렌즈의 (-)축을 90°로 가입하였다)

① 가로선이 세로선보다 더 선명한 경우
② 세로선이 가로선보다 더 선명한 경우
③ 가로선과 세로선의 선명도가 같은 경우
④ 가로선이 비스듬하게 보이는 경우
⑤ 세로선이 비스듬하게 보이는 경우

**42** 원거리 완전교정 후 검사거리 40cm에서 상대조절검사를 하였다. 검사 결과가 다음과 같다면 근용안경의 굴절력은?

- 원용교정굴절력 : OD : S-1.50D,
  OS : S-2.00D
- 양성상대조절(PRA) : -1.00D
- 음성상대조절(NRA) : +3.00D

① OD : S-0.50D, OS : S-0.50D
② OD : S-1.00D, OS : S-0.50D
③ OD : S-0.50D, OS : S-1.00D
④ OD : S-1.00D, OS : S-1.50D
⑤ OD : S-1.00D, OS : S-1.00D

**43** 안경처방서의 기본적인 명기사항에 포함되지 않는 것은?

① 광학중심점 높이
② 원용, 근용 등의 용도
③ 프리즘굴절력과 기저방향
④ 교정 구면렌즈의 상측정점굴절력
⑤ 교정 원주렌즈의 상측정점굴절력

**44** 안위이상을 교정하기 위한 프리즘렌즈의 굴절력 단위는?

① Base
② △
③ Sph
④ Ax
⑤ Cyl

**45** 근시성 단난시를 교정하기 위한 처방은?

① S-1.00D ◯ C-1.00D Ax 90°
② S+1.00D ◯ C-1.00D Ax 180°
③ S+1.00D ◯ C-2.00D Ax 180°
④ S+1.00D ◯ C+1.00D Ax 180°
⑤ S-1.00D ◯ C+1.00D Ax 90°

**46** 다음과 같은 조건으로 조제가공하려고 할 때 필요렌즈의 최소지름은?

- 안경테의 표기 : 45 □ 23 145
- 렌즈삽입부 최장길이(홈 깊이 포함) : 48mm
- 원용 PD : 58mm
- 작업여유분 : 2mm

① 58mm
② 60mm
③ 62mm
④ 64mm
⑤ 68mm

**47** 안경테의 다리에 '50 □ 18 138'로 표기되어 있다. 안경테에 관한 설명으로 옳은 것은?

① 연결부의 길이는 20mm이다.
② 다리부의 길이는 145mm이다.
③ 기준점간 거리는 68mm이다.
④ 렌즈삽입부의 크기는 48mm이다.
⑤ 렌즈삽입부 수직 길이는 18mm이다.

**48** 안경테의 더미렌즈에 설계점을 인점하기 위해 안경 착용자의 얼굴 형태에 맞추어 테를 조정하는 과정은?

① 자각피팅
② 응용피팅
③ 사용중피팅
④ 표준상태피팅
⑤ 기본피팅

**49** 포인트테의 고정금대가 하는 역할과 같은 기능을 하는 일반 안경테의 부분은?

① 림
② 연결부
③ 다리본대
④ 엔드피스
⑤ 코받침지지

**50** 단안기준 PD가 30mm인 사람이 487mm 거리를 보는 근용안경을 착용하려고 한다. 이때 조제가공 PD는 단안기준 PD로부터 얼마나 편위되는가?(단, 정점간거리는 12mm로 한다)

① 1.0mm
② 1.5mm
③ 2.0mm
④ 2.5mm
⑤ 3.0mm

**51** 다음은 원용안경처방값과 안경테에 대한 정보이다. 정식 계측방법으로 설계점을 설정하고자 할 때 형판 기준점으로부터의 수평 편위량은?

- OD : S-4.00D, 단안 PD : 33mm
- 안경테의 표기 : 54 □ 18 140

① 코 방향으로 1mm이동
② 귀 방향으로 2mm이동
③ 코 방향으로 2mm이동
④ 귀 방향으로 3mm이동
⑤ 코 방향으로 3mm이동

**52** 형판에 설계점을 설정하고자 한다. 다음 조건을 만족하는 설계점의 위치는?(단, Oh는 경사각 0° 자세에서 측정함)

- OU : S-3.00D, PD : 62mm
- 안경테의 표기 : 50 □ 20 140
- 렌즈삽입부 수직길이 : 32mm
- 측정 Oh : 20mm

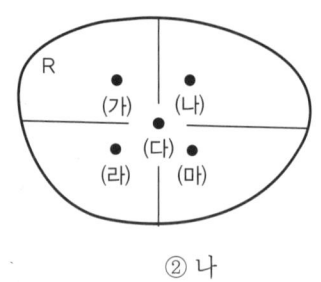

① 가
② 나
③ 다
④ 라
⑤ 마

**53** 나일론실을 사용하는 하프림테(반무테)에 렌즈를 끼워 넣기 위한 가장자리 가공 방법은?

① 평산각
② 중산각
③ 역산각
④ 고산각
⑤ 저산각

**54** 안경이 완성된 후 점검해야 할 광학적 요소가 아닌 것은?

① 기준경선의 방향
② 조제가공 PD
③ 조제가공 Oh
④ 프리즘굴절력과 기저 방향
⑤ 렌즈 가장자리와 코받침지지의 접촉 여부

**55** OU : S+2.00D 처방의 원용안경을 조제가공하였다. 렌즈의 광학중심점의 위치가 다음 그림과 같을 때 양안시에 미치는 프리즘의 영향이 가장 적은 것은?(단, 렌즈의 광학중심점은 *로 표시함)

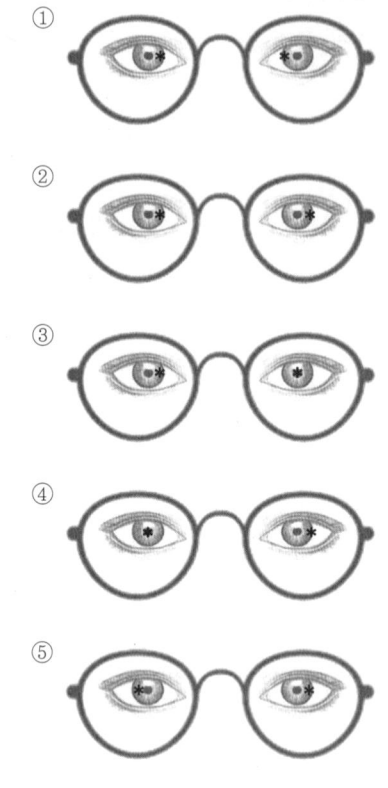

**56** 원용안경의 처방이 OU : +4.00D, PD : 60mm인 안경을 완성한 후 광학적 요소를 점검하였다. 기준 PD보다 4mm 길게 가공되었다면 유발되는 사위는?(단, Oh는 정확하게 가공됨)

① 0.8△ 내사위
② 0.8△ 외사위
③ 1.6△ 내사위
④ 1.6△ 외사위
⑤ 0.8△ 내회선사위

**57** 다음의 처방에 따라 완성된 안경을 착용하고 근거리를 주시할 때, 좌우 시선이 각각 안경렌즈의 광학중심점에서 코쪽으로 2mm 떨어진 곳을 통과한다. 이때 양안에 미치는 프리즘 영향은?

- OD : S+2.00D ◯ C-1.00D Ax 180°
- OS : S+3.00D ◯ C-1.00D Ax 180°

① 1.0△ BO
② 1.0△ BI
③ 0.6△ BO
④ 0.6△ BI
⑤ 0.4△ BO

**58** 완성된 안경의 광학중심점간 거리를 점검할 때 허용오차 범위가 큰 방향은?

|   | 원용 | 근용 |
|---|---|---|
| ① | BI | BO |
| ② | BI | BD |
| ③ | BO | BI |
| ④ | BO | BD |
| ⑤ | BO | BO |

**59** 망원경식 렌즈미터로 렌즈의 굴절력을 측정하고자 한다. 측정자의 눈을 정시로 교정해 주는 부분은?

① 스크린 주경선회전환
② 시도조정환
③ 측정핸들
④ 프리즘 컴펜세이터
⑤ 크로스라인타깃 회전핸들

**60** 렌즈미터로 안경렌즈의 굴절력을 측정하였다. 측정 결과가 다음 그림과 같을 때 프리즘굴절력은?(단, 오른쪽 렌즈이다)

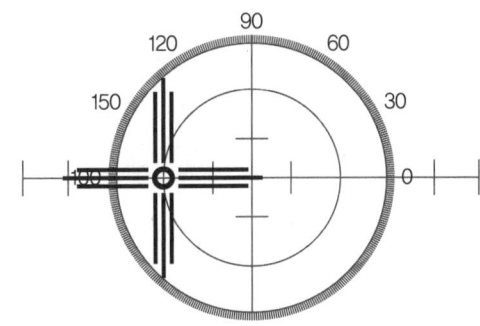

① 1△ BI
② 2△ BI
③ 2△ BO
④ 3△ BO
⑤ 3△ BI

**61** 원용안경의 처방이 S-3.00D ◯ C-0.50D Ax 120°이고 가입도가 1.50D라면 근용안경의 굴절력은?

① S-1.50D ◯ C+1.00D Ax 30°
② S-3.00D ◯ C+1.00D Ax 30°
③ S-1.50D ◯ C-0.50D Ax 30°
④ S-1.50D ◯ C-0.50D Ax 120°
⑤ S-1.50D ◯ C+1.00D Ax 120°

**62** 이중초점렌즈에서 수직 방향 부등사위를 제거하기 위해 슬랩오프(Slab Off) 가공을 하고자 한다. 처방이 다음과 같을 때 가공해야 할 렌즈와 프리즘양은?

- 원용 OD : S-5.00D, OS : S-2.50D
- 가입도 2.00D
- 근용부 시선은 원용부 광학중심점에서 1cm 아래를 지남

① 왼쪽, 2.0△ BU
② 왼쪽, 2.0△ BD
③ 오른쪽, 2.0△ BU
④ 오른쪽, 2.5△ BD
⑤ 오른쪽, 2.5△ BU

**63** 노안 교정을 위한 누진굴절력 렌즈에 관한 설명으로 옳지 않은 것은?

① 불명시역이 없다.
② 원용부에서 근용부로 가면서 (-)방향으로 굴절력이 증가한다.
③ 가입도가 증가할수록 주변부 수차가 증가한다.
④ 가입도가 증가할수록 누진대의 폭이 좁아진다.
⑤ 가입도가 증가할수록 적응하기가 어렵다.

**64** 다음 그림은 누진굴절력렌즈의 중요 표식이다. 조제가공 시 형판의 설계점과 일치시켜야 할 위치는?

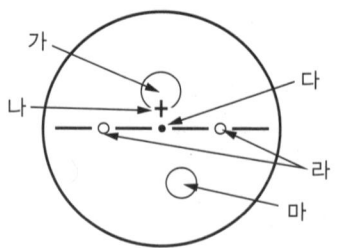

① 가
② 나
③ 다
④ 라
⑤ 마

**65** 조제가공이 끝난 누진굴절력 안경을 쓰고 거울검사를 실시하였다. 검사 결과가 다음 그림과 같다면 안경테의 미세조정 방법으로 옳은 것은?

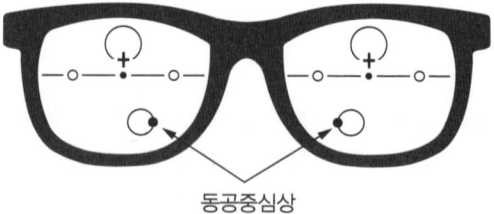

동공중심상

① 정점간거리를 짧게 한다.
② 경사각을 작게 한다.
③ 다리벌림각을 좁게 한다.
④ 좌우 코받침을 아래로 내린다.
⑤ 코받침의 좌우 간격의 폭을 좁힌다.

**66** 원용안경처방이 다음과 같을 때 조제가공 PD는?

- OU : S+3.00D ◯ C−1.00D Ax 90° ◯ 1.0△ BO
- PD : 60mm

① 50mm
② 56mm
③ 62mm
④ 66mm
⑤ 70mm

**67** 복식알바이트 안경의 처방이 다음과 같을 때, 앞렌즈의 굴절력은?

- 원용 OU : S−1.50D, PD : 62mm
- 근용 OU : S+0.50D, PD : 56mm
- 원용 : 앞렌즈 + 뒷렌즈
- 근용 : 뒷렌즈

① S+0.50D
② S−0.50D
③ S−2.00D
④ S−1.50D
⑤ S−1.00D

**68** 양안단일선명시 과정에서 양안이 억제가 없이 동시에 상을 지각하는 과정은?

① 복 시
② 입체시
③ 융 합
④ 동시시
⑤ 부등상시

**69** 양안시기능의 최종목적으로 양안시차가 있는 좌우 망막상의 감각성융합으로 얻게 되는 것은?

① 동시시
② 입체시
③ 융 합
④ 대응점결상
⑤ 복 시

**70** 다음의 검사방법으로 측정할 수 있는 것은?

- 원용완전교정 후 눈 앞 40cm의 시표를 양안으로 주시
- 양안에 (−)렌즈를 점진적으로 부가하여 처음으로 시표가 흐려 보이는 지점을 측정

① 양성상대조절
② 음성상대조절
③ 양성상대폭주
④ 음성상대폭주
⑤ 조절용이성

**71** MEM검영법 등으로 조절자극량에 대한 조절반응량을 측정하여 알아보고자 하는 것은?

① 상대조절력
② 조절용이성
③ 조절래그
④ 최대조절력
⑤ 조절성폭주비

**72** BI 프리즘량을 서서히 증가시키면서 원거리 개산여력을 측정하였을 때 흐린점이 나타난 후 분리점이 측정되었다. 확인해야 하는 것은?

① 원용교정굴절력
② 근용교정굴절력
③ 억제 유무
④ 원거리 수직사위 유무
⑤ 근거리 수직사위 유무

**73** 다음은 근거리 융합력 검사 결과이다. 양성융합성 폭주량은?

- 근거리 수평사위 : 4△ 외사위
- BI 버전스 : 8 / 12 / 10
- BO 버전스 : 19 / 25 / 22

① 8△
② 12△
③ 19△
④ 22△
⑤ 23△

**74** 가림검사에서 가림판으로 우안을 가렸을 때 좌안의 움직임은 없었고, 우안의 가림판을 제거하는 순간 우안이 코 방향으로 움직이는 것이 관찰되었다. 예상되는 안위이상은?

① 내사위
② 외사위
③ 우안 외사시
④ 좌안 내사시
⑤ 좌안 외사시

**75** 각막반사법을 이용하여 안위상태를 확인하고자 한다. 다음 그림과 같이 관찰된다면 예상되는 안위이상은?

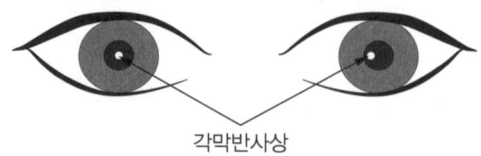

각막반사상

① 우안 내사시
② 우안 외사시
③ 좌안 내사시
④ 좌안 외사시
⑤ 우안 내회선사시

**76** 프리즘분리법으로 원거리 사위를 측정하기 위해 오른쪽 눈에는 측정프리즘, 왼쪽 눈에는 분리프리즘을 가입하였다. 검사 결과가 다음과 같을 때 사위량은?

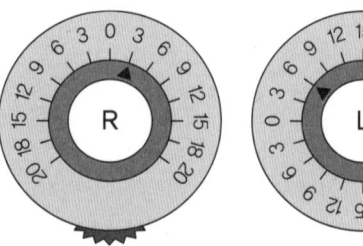

① 3△ 외사위
② 3△ 내사위
③ 6△ 외사위
④ 6△ 내사위
⑤ 6△ 우안 하사위

**77.** 원용완전교정 후 포롭터의 보조렌즈에 편광렌즈를 가입하고 사위도를 측정하였다. 피검사자에게 보이는 시표가 다음과 같다면 안위상태는?

| 시표 모양 | 편광렌즈를 가입 후에 보이는 시표 | | |
|---|---|---|---|
| | OS | OD | OU |
| ┼ | ┼ | ─ ─ | ─┼ |

① 정 위
② 외사위
③ 내사위
④ 상사위
⑤ 하사위

**78.** 다음 중 입체시 검사방법이 아닌 것은?

① 티엔오(TNO)검사
② 랑돗(Randot)검사
③ 티트마스(Titmas)검사
④ 세막대심도지각계
⑤ 4△ BO프리즘검사

**79.** 원용완전교정안경을 착용하고 검사한 양안시검사값이 다음과 같고 눈 앞 33cm를 주시할 때 예상되는 근거리 안위상태는?(단, 근접성 폭주량은 배제한다)

- 원거리 사위 : 정위
- PD : 60mm
- AC/A 비 : 2△/D

① 3△ 내사위
② 6△ 외사위
③ 6△ 내사위
④ 12△ 외사위
⑤ 12△ 내사위

**80.** 근거리 내사위를 구면렌즈로 교정하고자 한다. 퍼시발 기준에 따라 프리즘 처방을 할 때 구면렌즈의 굴절력은?

- 수평사위 : 5△ 내사위
- 음성융합버전스(BI) : 9 / 12 / 9
- 양성융합버전스(BO) : 24 / 28 / 22
- AC/A 비 : 4△/D

① S+0.25D
② S+0.50D
③ S+0.75D
④ S+1.00D
⑤ S+1.25D

**81.** 다음은 각막형상에 관한 내용이다. 옳지 않은 것은?

① 전면보다 후면의 곡률이 더 크다.
② 전면의 곡률은 주변부로 갈수록 편평해진다.
③ 각막의 두께는 중심부가 주변부보다 얇다.
④ 정면 관찰 시 수평 방향의 지름이 수직 방향보다 길다.
⑤ 볼록메니스커스 형상이다.

**82.** 각막곡률계로 측정한 결과가 다음과 같을 때 각막난시는?

각막곡률측정값
- 7.42mm (45.50D) @ 180°
- 7.67mm (44.00D) @ 90°

① 1.50D 직난시
② 1.50D 도난시
③ 1.25D 직난시
④ 1.25D 도난시
⑤ 1.00D 직난시

**83** 콘택트렌즈의 산소침투성(Dk ; Oxygen Permeability)에 관한 내용으로 옳지 않은 것은?

① 렌즈 재질이 산소를 통과시킬 수 있는 능력이다.
② 함수율이 높을수록 증가한다.
③ 렌즈의 두께가 얇을수록 증가한다.
④ 렌즈 재질의 산소확산계수가 높을수록 증가한다.
⑤ 렌즈 재질의 산소용해계수가 높을수록 증가한다.

**84** 함수율에 따른 콘택트렌즈의 재질 특성으로 옳은 것은?

① 함수율이 낮을수록 유연성이 증가한다.
② 함수율이 높을수록 굴절률이 낮아진다.
③ 함수율이 낮을수록 산소침투성이 증가한다.
④ 함수율이 높을수록 강도가 강해진다.
⑤ 함수율이 낮을수록 침전물이 잘 생긴다.

**85** 콘택트렌즈 처방을 위한 문진의 결과가 다음과 같을 때 적합한 콘택트렌즈 재질은?

- 콘택트렌즈 착용 시 충혈이 자주 발생한다.
- 운동할 때 콘택트렌즈를 착용한다.
- 렌즈의 각막 부착으로 콘택트렌즈 탈착 시 어려울 때가 있다.

① 실리콘(Silicone)
② 실리콘아크릴레이트(Silicone Acrylate)
③ 폴리메틸메타크릴레이트(PMMA)
④ 실리콘하이드로젤(Silicone Hydrogel)
⑤ 플루오르실리콘아크릴레이트(FSA)

**86** 다음 보기의 값은 소프트 콘택트렌즈의 전체 직경이다. 렌즈의 베이스커브가 일정할 때 새그깊이(Sagittal Depth)가 가장 깊은 것은?

① 14.8mm  ② 14.5mm
③ 14.2mm  ④ 13.8mm
⑤ 13.5mm

**87** 하드 콘택트렌즈를 처방한 결과가 다음과 같았다. 시력은 양호하나 플랫(Flat)한 피팅상태를 보여 베이스커브를 0.10mm 더 스티프(Steep)하게 변경하려고 한다. 변화되는 눈물렌즈의 굴절력은?

- 안경교정굴절력 : S-3.00D
- 각막곡률측정값 : 7.80mm @ 180°, 7.80mm @ 90°
- 시험렌즈굴절력 : S-3.00D, 베이스커브 7.80mm

① -0.25D  ② -0.50D
③ -1.00D  ④ +0.25D
⑤ +0.50D

**88** RGP 콘택트렌즈 처방을 위한 검사 결과가 다음과 같을 때 초기 시험렌즈의 베이스커브로 적당한 것은?

- 안경교정굴절력 : S-2.00D ○ C-1.50D Ax 180°
- 각막곡률측정값 : 7.50mm (45.00D) @ 180°
  7.26mm (46.50D) @ 90°

① 7.26mm  ② 7.30mm
③ 7.50mm  ④ 7.80mm
⑤ 8.00mm

**89** 하드 콘택트렌즈 처방을 위한 검사 결과가 다음과 같고 피팅상태가 양호하였다. 처방 굴절력으로 적절한 것은?(단, 안경의 정점간거리는 12mm이다)

- 안경교정굴절력 : S-3.25D ◎ C-1.25D Ax 180°
- K-readings : 7.58mm (44.50D) @ 180°
  　　　　　　7.42mm (45.50D) @ 90°
- 시험렌즈 베이스커브 7.50mm (45.00D)

① -3.75D
② -4.00D
③ -4.50D
④ -5.00D
⑤ -5.50D

**90** RGP 콘택트렌즈의 피팅상태를 검사하였을 때 렌즈의 움직임이 많았다. 렌즈의 움직임을 감소시키는 방법으로 옳지 않은 것은?

① 광학부지름이 더 큰 렌즈를 선택한다.
② 전체지름이 더 큰 렌즈를 선택한다.
③ 베이스커브의 곡률반지름이 더 짧은 렌즈를 선택한다.
④ 주변부 곡률반지름이 더 짧은 렌즈를 선택한다.
⑤ 중심두께가 더 두꺼운 렌즈를 선택한다.

**91** RGP 콘택트렌즈의 착용상태를 검사하였을 때 플랫(Flat)하게 피팅된 경우는?

① 눈물교환이 잘 되지 않는다.
② 렌즈의 움직임이 거의 없다.
③ 플루레신 패턴에서 중심부가 검게 보인다.
④ 눈물렌즈는 (+)굴절력 효과를 보인다.
⑤ 눈알이 움직일 때 렌즈가 1~2mm 정도 늦게 움직인다.

**92** 콘택트렌즈 처방을 위한 검사값이 다음과 같을 때 소프트 콘택트렌즈의 베이스커브로 적절한 것은?

- 안경교정굴절력 : S-3.00D
- 각막곡률측정값 : 7.58 mm (44.50D) @ 180°
  　　　　　　　7.50 mm (45.00D) @ 90°

① 7.00mm
② 7.20mm
③ 7.50mm
④ 8.00mm
⑤ 8.50mm

**93** 다음은 소프트 콘택트렌즈의 피팅상태에 관한 내용이다. 타이트(Tight)한 피팅상태를 나타내는 것은?

① 렌즈가 각막을 완전히 덮고 있다.
② 눈깜박임 시 1.0mm 정도 움직임이 있다.
③ 상방을 주시할 때 1.5mm 정도 움직임이 있다.
④ 각막 가장자리 충혈이나 결막 눌림자국이 관찰된다.
⑤ 교정시력이 1.0이다.

**94** RGP 콘택트렌즈와 소프트 콘택트렌즈를 비교한 내용으로 옳지 않은 것은?

① 눈물의 순환은 RGP 콘택트렌즈가 잘 된다.
② 산소투과율은 RGP 콘택트렌즈가 높다.
③ 초기 착용감은 RGP 콘택트렌즈가 좋다.
④ 적응기간은 소프트 콘택트렌즈가 짧다.
⑤ 미생물에 의한 오염은 소프트 콘택트렌즈가 많다.

**95** 굴절력이 S-2.00D ○ C-1.50D Ax 180°인 소프트 콘택트렌즈의 피팅상태를 확인하였을 때 축 표시 마크가 시계 방향으로 10° 회전하였다. 처방할 콘택트렌즈의 굴절력은?

① S-2.00D ○ C-1.25D Ax 10°
② S-2.00D ○ C-1.25D Ax 170°
③ S-2.00D ○ C-1.50D Ax 10°
④ S-2.00D ○ C-1.50D Ax 170°
⑤ S-2.00D ○ C-1.50D Ax 180°

**96** 노안 교정을 위한 모노비전 콘택트렌즈에 관한 설명으로 옳지 않은 것은?

① 입체시가 불량하다.
② 대비감도가 떨어진다.
③ 단안환자에게 처방할 수 있다.
④ 안정피로가 발생할 수 있다.
⑤ 보통 우위안을 원용으로 처방한다.

**97** 실리콘하이드로겔렌즈와 각막의 물리적 마찰로 발생할 수 있는 문제점은?

① 결막충혈
② 각막신생혈관
③ 눈꺼풀처짐
④ 각막상부 활모양 염색
⑤ 단백질 침착물

**98** 소프트 콘택트렌즈 착용자에게 다음과 같은 증상이 관찰되었다. 추정되는 원인은?

- 착용 즉시 심한 자극감과 통증
- 각막 전체에 충혈이 나타남
- 점상 염색이 관찰됨

① 저산소증
② 눈물순환 부족
③ 잔류과산화수소
④ 타이트한 피팅상태
⑤ 렌즈 표면의 단백질 변성

**99** 소프트 콘택트렌즈 착용자가 다음과 같은 증상을 보였다. 이와 같은 부작용의 원인으로 추정되는 것은?

- 이물감과 시력저하
- 위눈꺼풀 부종과 거대 유두 출현
- 렌즈의 과도한 움직임

① 단백질 침착물
② 지방 침착물
③ 칼슘 침착물
④ 니코틴 침착
⑤ 세균 감염

**100** 소수성인 하드 콘택트렌즈의 표면을 친수성으로 바꾸어 주는 역할을 하는 것은?

① EDTA(Ethylenediaminetetraacetic Acid)
② 클로로부탄올(Chlorobutanol)
③ 염화벤잘코늄(Benzalchonium Chloride)
④ 치메로살(Thimerosal)
⑤ 메틸셀루로스(Methylcellulose)

**101** 저시력자가 확대경을 사용하여 독서거리가 33cm에서 3배율로 보고자 한다. 확대경의 굴절력은?

① +3.00D
② +5.00D
③ +7.00D
④ +9.00D
⑤ +10.00D

**102** 각막전면 곡률반지름을 측정할 수 있는 광학기기는?

① 각막곡률계(Keratometer)
② 검안경(Ophthalmoscope)
③ 포롭터(Phoropter)
④ 안압계(Tonometer)
⑤ 안굴절력계(Refractometer)

**103** 포롭터의 보조렌즈 중 폰 그레페(Von Graefe)법에 의한 사위검사에 사용되는 것은?

① R
② PH
③ 6△U, 10△I
④ GL, RL
⑤ ±.50

**104** 망원경식 렌즈미터는 사용자에 따라 시도조절을 해야 한다. 그 이유는?

① 프리즘굴절력을 측정하기 위해서
② 광원의 밝기를 확인하기 위해서
③ 인점 핀의 평행상태를 확인하기 위해서
④ 굴절이상을 교정하여 눈의 조절개입을 방지하기 위해서
⑤ 처방에 따라 기준경선의 방향을 맞추기 위해서

**105** 다음 그림과 같이 세극등현미경으로 홍채에서 반사되는 빛을 이용하여 각막을 관찰하는 방법은?

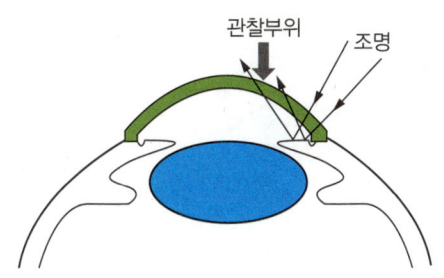

① 광학단편조명법
② 산란조명법
③ 역조명법
④ 경면반사법
⑤ 평행사변형조명법

## 3교시 실기시험

**01** 원거리 나안시력이 1.0인 사람의 눈 앞에 S+0.50D를 가입하고 원거리 시력을 다시 측정하였더니 시력에 변화가 없었다. 예상할 수 있는 굴절이상은?

① 정 시
② 근 시
③ 원 시
④ 난 시
⑤ 노 안

**02** 다음 그림과 같이 한쪽 눈을 가림판으로 가릴 때 가리지 않은 눈을 관찰함으로써 알 수 있는 것은?

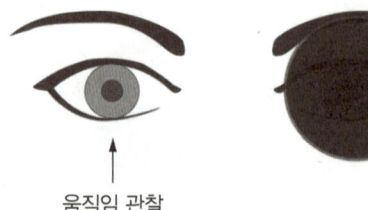
움직임 관찰

① 우세안
② 사시유무
③ 조절근점
④ 폭주근점
⑤ 최대조절력

**03** 자동안굴절력계의 측정값으로 알 수 있는 것이 아닌 것은?

① 구면굴절이상도
② 난시량
③ 난시축 방향
④ 등가구면굴절력
⑤ 각막굴절률

**04** 눈 앞 50cm에서 발산광선속으로 정적검영법을 시행하였다. 검사거리 보정렌즈를 가입하고 검사하였으며, S-1.25D를 가입하였을 때 중화되었다면 교정렌즈의 굴절력은?

① S-1.25D
② S-1.75D
③ S-2.25D
④ S-2.75D
⑤ S-3.25D

**05** 포롭터에 검사거리 보정렌즈를 장입하고 검영법을 시행한 결과가 다음과 같다. 교정렌즈의 굴절력은?

| 입사선조광 방향 | 중화 렌즈 |
| --- | --- |
| 45° | S+0.50D |
| 135° | S+1.00D |

① S+0.50D ◌ C-0.50D Ax 135°
② S+0.50D ◌ C-0.50D Ax 45°
③ S+1.00D ◌ C-0.50D Ax 135°
④ S+1.00D ◌ C-0.50D Ax 45°
⑤ S+1.50D ◌ C-0.50D Ax 135°

06 운무법에 의한 원용굴절검사의 결과가 다음과 같을 때 최적구면굴절력(BVS)은?

| 가입렌즈 | 교정시력 |
|---|---|
| S-2.50D | 0.6 |
| S-2.75D | 0.7 |
| S-3.00D | 0.8 |
| S-3.25D | 0.8 |
| S-3.50D | 0.7 |

① S-2.50D
② S-2.75D
③ S-3.00D
④ S-3.25D
⑤ S-3.50D

07 운무법으로 난시안을 교정하고자 한다. 검사 초기 눈의 상태는?

① 혼합난시
② 근시성 복난시
③ 근시성 단난시
④ 원시성 단난시
⑤ 원시성 복난시

08 운무법으로 난시검사를 시행하고 있다. 운무 상태인 난시안이 방사선시표를 보았을 때 4시 방향이 선명하다고 한다면 (-)원주렌즈의 교정축 방향은?

① 30°
② 60°
③ 90°
④ 120°
⑤ 150°

09 다음 사진과 같이 포롭터의 크로스실린더렌즈를 위치시켰을 때 검사하고자 하는 것은?

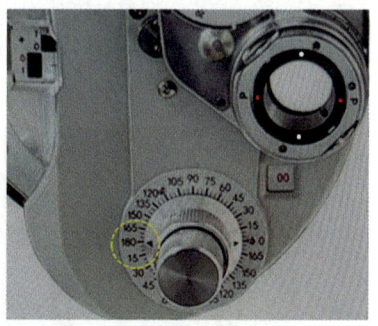

① 가입도검사
② 난시축 정밀검사
③ 난시량 정밀검사
④ 구면도수 정밀검사
⑤ 양안조절균형검사

10 편광법을 이용하여 양안조절균형검사를 하고자 한다. 양안을 운무한 상태가 다음과 같고 편광시표를 보게 하였을 때 좌안보다 우안으로 보는 시표가 더 선명하다고 한다면 굴절력의 조정으로 옳은 것은?

- OD : S-4.00D
- OS : S-3.50D

① OD : S-3.75D
② OD : S-4.25D
③ OS : S-3.25D
④ OS : S-3.75D
⑤ OU : S-3.75D

**11** 원용완전교정 후 ±0.50D 크로스실린더렌즈를 사진과 같이 가입하고 격자시표를 이용하여 가입도 검사를 하였다. 격자시표의 가로선이 세로선에 비해 더 선명하다고 한다면 추가해야 하는 렌즈는?

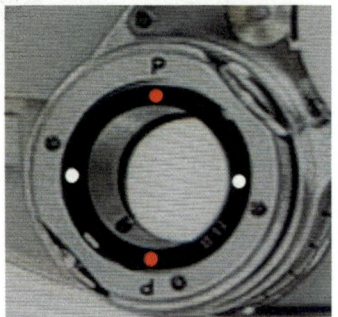

① S+0.25D
② S-0.25D
③ S-0.50D
④ C+0.25D
⑤ C-0.25D

**12** 원용완전교정값이 OU : S-2.00D ○ C-1.00D Ax 180°이고 근거리 적록시표를 이용하여 가입도 검사를 하였다. 검사 초기 녹색 바탕의 시표가 더 선명하다고 하여 굴절력을 조정하였고, 처음으로 적색과 녹색 바탕의 시표 선명도가 같아졌을 때 굴절력이 OU : S-0.75D ○ C-1.00D Ax 180°이었다. 이론적 가입도는?

① S+1.00D
② S+1.25D
③ S+1.50D
④ S+1.75D
⑤ S+2.00D

**13** 펜라이트와 PD자를 이용하여 단안 PD를 측정하고자 한다. 측정상태가 다음 그림과 같았다면 단안 PD는?

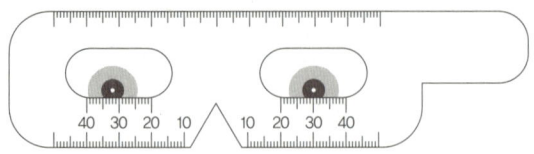

① OD : 32mm, OS : 30mm
② OD : 30mm, OS : 32mm
③ OD : 28mm, OS : 30mm
④ OD : 30mm, OS : 30mm
⑤ OD : 32mm, OS : 32mm

**14** 안경테의 계측에서 안경테에 들어갈 렌즈의 상하, 좌우 가장 돌출된 네 점의 접선이 만드는 직사각형의 가로길이는?

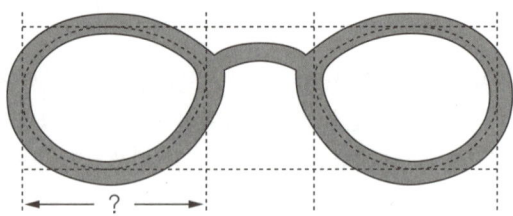

① 박싱시스템의 연결부 길이
② 데이텀라인시스템의 연결부 길이
③ 박싱시스템의 렌즈삽입부 크기
④ 데이텀라인시스템의 렌즈삽입부 크기
⑤ 상공련시스템의 렌즈삽입부 크기

**15** 48 □ 20 140로 표기된 원형안경테의 조제가공 PD가 64mm이다. 설계점을 설정할 때 형판의 기준점으로부터의 수평 편위량은?(단, 단안 PD는 좌우의 차이가 없다)

① 코 방향으로 1mm
② 코 방향으로 2mm
③ 코 방향으로 3mm
④ 귀 방향으로 2mm
⑤ 귀 방향으로 3mm

**16** 다음은 설계차트에 설계점을 설정한 그림이다. 형판 기준점으로부터 설계점까지의 수평 편위량은?

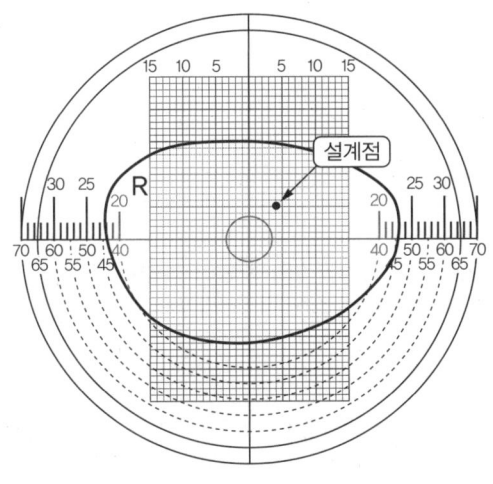

① 코 방향으로 4mm
② 코 방향으로 5mm
③ 귀 방향으로 3mm
④ 귀 방향으로 4mm
⑤ 귀 방향으로 5mm

**17** 다음과 같이 표기된 안경렌즈 중 근시성 복난시를 교정할 수 있는 것은?

①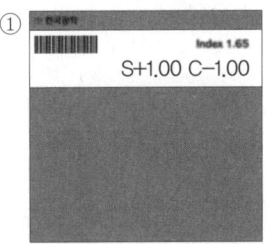

②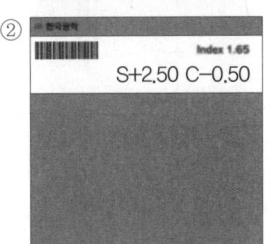

③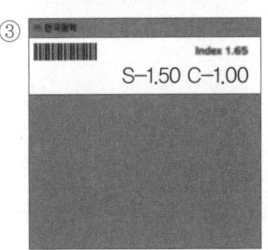

④

⑤

**18** OD : S-2.00D로 처방된 안경의 굴절력을 렌즈미터로 측정한 결과가 다음 그림과 같았다. 눈에 미치는 프리즘 영향은?

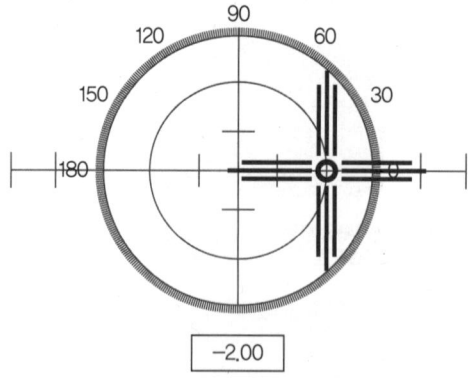

① 1△ BI
② 2△ BO
③ 2△ BI
④ 3△ BO
⑤ 3△ BI

**19** 안경테에 렌즈를 끼워 넣은 후 렌즈의 크기와 모양이 안경테에 맞게 잘 가공되었는지 점검할 수 있는 기기는?

① 자동안굴절력계(Autorefractor)
② 각막곡률계(Keratometer)
③ 동공거리계(PDmeter)
④ 왜곡검사기(Strainer)
⑤ 렌즈미터(Lensmeter)

**20** 다음과 같은 처방의 안경을 잘못 조제가공하여 광학중심점간 거리가 60mm가 되었다. 양안에 미치는 프리즘 영향은?(단, Oh는 정확하게 가공됨)

- 원용 OU : S+2.50D ○ C-1.00D Ax 90°
- PD 64mm

① 0.6△ BI
② 0.6△ BO
③ 1.0△ BI
④ 1.0△ BO
⑤ 1.2△ BI

**21** 다음의 처방에 따라 원용안경을 조제가공한 후 광학중심점간 거리를 점검하였다. 허용오차 범위 내에 있지 않은 것은?(단, Oh는 정확함)

- 원용 OU : S-4.00D ○ C+2.00D Ax 90°
- 원용 PD : 63mm
- 허용오차가 큰 방향 : 1.0△
- 허용오차가 작은 방향 : 0.5△

① 58mm
② 60mm
③ 62mm
④ 64mm
⑤ 66mm

**22** 역산각 안경(반무테안경)에 사용하는 나일론실의 지름이 0.5~0.6mm일 때 역산각의 홈 깊이로 적당한 것은?

① 0.1~0.2mm
② 0.3~0.4mm
③ 0.5~0.6mm
④ 0.7~0.8mm
⑤ 0.9~1.0mm

**23** 이중초점안경의 처방이 다음과 같다. 근용안경의 처방값은?

- 원용 OU : S-2.00D ○ C-0.50D Ax 110°
- Add : 1.50D

① S-1.50D ○ C+1.00D Ax 110°
② S-0.50D ○ C+1.00D Ax 20°
③ S-0.50D ○ C-0.50D Ax 20°
④ S-1.00D ○ C+0.50D Ax 20°
⑤ S-1.50D ○ C+1.00D Ax 110°

**24** 이중초점렌즈를 설계할 때 세그높이(Segment Height)의 기준 위치는?

① 위쪽 각막가장자리
② 아래쪽 각막가장자리
③ 동공중심
④ 위쪽 동공가장자리
⑤ 아래쪽 동공가장자리

**25** 망원경식 렌즈미터로 누진굴절력 렌즈의 굴절력을 측정하고자 한다. 가입도는?

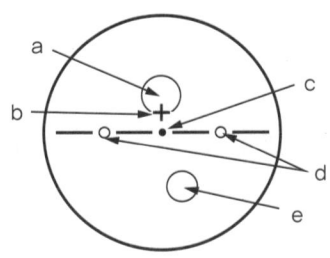

① a의 측정값
② b의 측정값
③ c의 측정값
④ a와 e의 측정값을 더한 값
⑤ e에서 a의 측정값을 뺀 값

**26** 누진굴절력 안경 설계 시 원용 동공중심과 일치시키는 곳은 렌즈의 어느 부분인가?

① 기하학적 중심점
② 아이포인트
③ 근용부 참조원
④ 숨김마크
⑤ 수평 기준선

**27** 완성된 누진굴절력 안경을 쓰고 거울검사를 실시하였다. 다음 그림과 같이 동공중심상이 근용참조원의 위쪽으로 치우쳐 있다면 안경테의 미세조정 방법으로 옳은 것은?

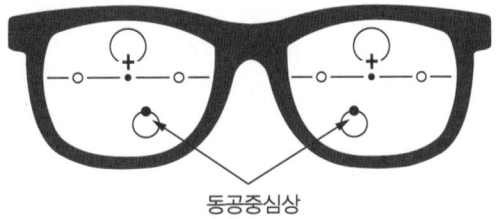

동공중심상

① 정점간거리가 길어지도록 한다.
② 경사각이 작아지도록 한다.
③ 다리벌림각이 작아지도록 한다.
④ 좌우 코받침 간격의 폭을 넓혀 준다.
⑤ 좌우 코받침의 위치를 위로 올려준다.

**28** 복식알바이트 안경의 처방이 다음과 같을 때 앞렌즈의 굴절력은?

- 원용 OU : S−1.00D, PD : 62mm
- 근용 OU : S+0.50D, PD : 56mm
- 원용 : 앞렌즈 + 뒷렌즈
- 근용 : 뒷렌즈

① S+1.00D  ② S−1.00D
③ S+1.50D  ④ S−1.50D
⑤ S+2.00D

**29** 원용안경처방이 다음과 같을 때 조제가공 PD는?

- OU : S−3.00D ◯ C−1.00D Ax 90° ◯ 1.0△ BI
- PD : 62mm

① 57mm  ② 59mm
③ 62mm  ④ 63mm
⑤ 67mm

**30** 원용안경처방이 OD : S-2.50D ○ 0.5△ BD이고, 광학중심점 높이(Oh)가 20mm였다. 조제가공 Oh는?

① 18mm
② 20mm
③ 22mm
④ 24mm
⑤ 26mm

**31** 눈 앞 40cm 거리에서 펜라이트를 서서히 움직이며 피검사자에게 두 눈으로 펜라이트를 계속 따라보게 하면서 눈의 움직임을 관찰하는 검사는?

① 시야검사
② 눈벌림검사
③ 눈모음검사
④ 추종안구운동검사
⑤ 충동안구운동검사

**32** 단안 가림검사를 실시한 결과가 다음과 같았다. 이 눈의 상태는?

> 우안을 가렸을 때 좌안의 움직임 없음
> 좌안을 가렸을 때 우안이 코 방향으로 움직임

① 좌안 상사시
② 좌안 내사시
③ 좌안 외사시
④ 우안 내사시
⑤ 우안 외사시

**33** 원거리 수평사위 검사를 위해 오른쪽 눈에 6△ BU를 가입하고 수직일자시표를 보게 하였다. 피검사자가 내사위일 때 시표 형태는 어떻게 보이는가?

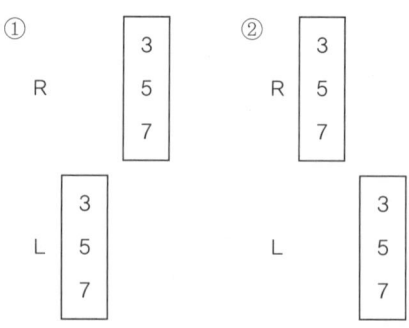

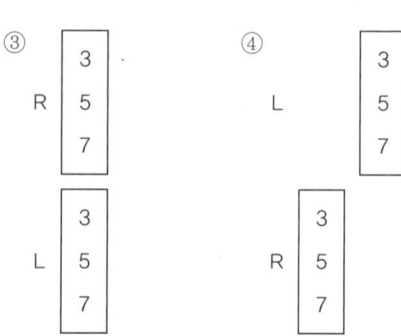

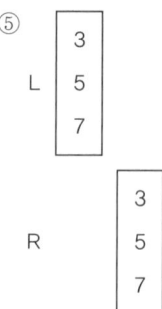

**34** 편광렌즈와 편광시표를 사용하여 사위검사를 하였다. 양안에 보이는 시표 형태가 다음과 같았다면 눈의 상태는?

| 시표 모양 | 편광렌즈를 가입 후에 보이는 시표 | | |
|---|---|---|---|
| | OS | OD | OU |
| ┼ | ┐ | ┘ | ┼ |

① 내사위
② 외사위
③ 좌안 상사위
④ 우안 상사위
⑤ 우안 하사위

**35** 원용완전교정 후 원거리 사위검사를 한 결과 15△ 외사위였다. 이후 프리즘처방을 위해 필요한 검사는?

① 가입도
② 조절래그
③ 융합여력
④ 입체시
⑤ 조절용이성

**36** ±2.00D 플리퍼를 이용하여 단안 조절용이성검사를 시행한 결과 기댓값보다 낮게 측정되었다. (−)렌즈를 대었을 때 반응이 느렸다면 예상되는 시기능이상은?

① 폭주부족
② 폭주과다
③ 조절부족
④ 조절과다
⑤ 개산부족

**37** 시기능검사 결과가 다음과 같을 때 헤테로포리아법에 의한 조절성 폭주비(AC/A)는?(단, 근거리 사위의 검사거리는 40cm이다)

- 원용 PD : 60mm
- 원거리 사위량 : 2△ 내사위
- 근거리 사위량 : 3△ 외사위

① 3.0△/D
② 3.5△/D
③ 4.0△/D
④ 4.5△/D
⑤ 5.0△/D

**38** 워스4점검사를 하였을 때 양안으로 보는 상태가 다음 사진과 같았다. 예상되는 시기능이상은?(단, 우안이 적색, 좌안이 녹색인 적록안경을 착용함)

| 시표 모양 | 우안 시표 | 좌안 시표 | 양안에 보이는 상태 |
|---|---|---|---|
| ◆ + ○ | ◆ + ● | + ● | + ● |

① 정 상
② 내편위
③ 외편위
④ 좌안억제
⑤ 우안억제

**39** 다음 그림과 같이 4△ BO 검사를 시행하였다. 그림 (a)와 같이 우안에 4△ BO 프리즘을 가입하였을 때 그림 (b)와 같이 좌우안이 같은 방향으로 이동한 후 더 이상의 움직임이 없었다면 예상되는 시기능이상은?

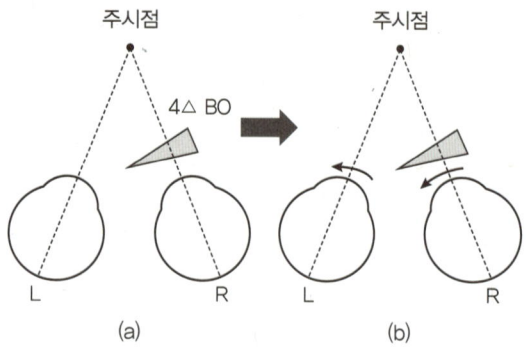

① 정 상
② 생리적 억제
③ 이상망막대응
④ 좌안 중심부억제
⑤ 우안 중심부억제

**41** 다음 사진과 같이 세극등현미경으로 전안부 전체를 관찰할 때 적합한 조명법은?

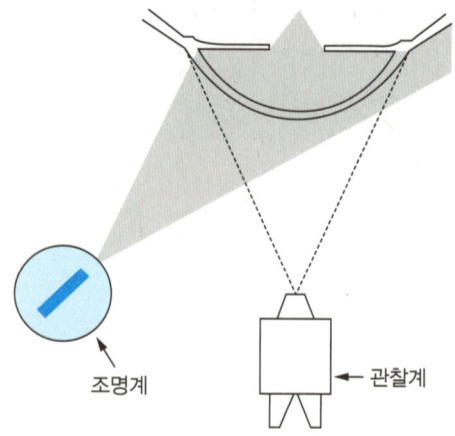

① 역조명법
② 경면반사조명법
③ 확산조명법
④ 공막산란조명법
⑤ 광학적단편조명법

**40** 시기능분석을 위해 작성한 그래프가 다음 사진과 같을 때 예상되는 양안시기능이상의 종류는?

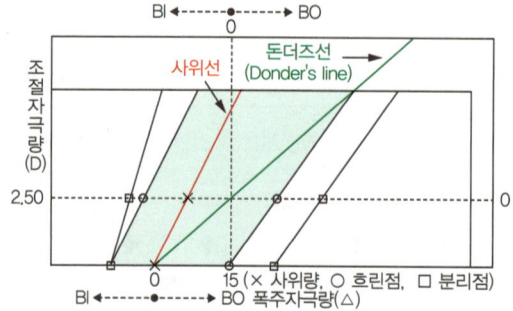

① 폭주과다
② 폭주부족
③ 개산과다
④ 개산부족
⑤ 기본 외사위

**42** 각막곡률계로 측정한 결과가 다음과 같을 때 각막난시는?

- 7.50mm (45.00D) @ 180°
- 7.42mm (45.50D) @ 90°

① 0.50D 직난시
② 0.50D 도난시
③ 0.25D 직난시
④ 0.25D 도난시
⑤ 0.25D 사난시

43. 다음은 소프트 콘택트렌즈의 피팅상태에 관한 내용이다. 타이트(Tight)한 피팅상태에 해당하는 것은?

① 눈깜박임 직후 순간적으로 시력이 흐려진다.
② 눈깜박임 시 0.3mm 정도의 렌즈 움직임이 있다.
③ 상방을 주시할 때 3.0mm 정도 지체가 나타난다.
④ 렌즈 가장자리 말림이 나타난다.
⑤ 렌즈가 각막중심에 잘 위치하지 못한다.

44. 전체직경이 14.0mm이고, 베이스커브가 8.30mm인 소프트 콘택트렌즈를 착용하고 피팅상태를 검사하였더니 렌즈의 움직임이 과도하였다. 양호한 피팅상태로 변경하려면 적합한 렌즈는?

① 전체직경 13.5mm, 베이스커브 8.00mm
② 전체직경 13.5mm, 베이스커브 8.30mm
③ 전체직경 14.0mm, 베이스커브 8.60mm
④ 전체직경 14.5mm, 베이스커브 8.30mm
⑤ 전체직경 14.5mm, 베이스커브 8.60mm

45. 다음은 하드 콘택트렌즈 처방을 위한 검사 결과이다. 시험렌즈를 착용했을 때 양호한 피팅상태를 보였다면 최종 처방할 콘택트렌즈의 굴절력은?(단, 안경의 정점간거리는 12mm이다)

- 안경교정굴절력 : S-4.00D
- 각막곡률측정값 : 7.50mm (45.00D) @ 180°
  7.50mm (45.00D) @ 90°
- 시험렌즈 베이스커브 : 7.60mm(44.50D)

① S-3.00D        ② S-3.25D
③ S-3.50D        ④ S-3.75D
⑤ S-4.00D

46. 하드 콘택트렌즈 처방을 위해 굴절력이 S-3.00D이고 베이스커브(BC)가 7.70mm인 시험렌즈를 착용시킨 결과, 시력은 양호하나 사진과 같은 피팅상태를 보였다. 베이스커브가 7.80mm인 렌즈로 교체한다면 처방 굴절력으로 적절한 것은?

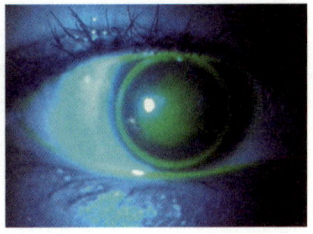

① -2.00D        ② -2.50D
③ -3.25D        ④ -3.50D
⑤ -4.00D

47. 콘택트렌즈의 화학소독액이 갖추어야 할 조건으로 옳지 않은 것은?

① 눈에 독성이 없어야 함
② pH는 눈물과 유사한 상태이어야 함
③ 염도는 눈물과 같은 등장액이어야 함
④ 소독액의 항생제는 렌즈 재질과 반응을 잘 해야 함
⑤ 소독액의 항생제는 단백질 침전물과 반응하지 않아야 함

48. 콘택트렌즈 관리용액의 성분과 기능을 바르게 연결한 것은?

① 완충제 – 렌즈에 부착된 이물질을 제거
② 방부제 – 칼슘 침전 억제
③ 계면활성제 – 용액의 산도(pH) 유지
④ 킬레이팅제 – 관리용액 내 세균이 번식하는 것을 방지
⑤ 점성유지제 – 렌즈와 세척액 사이의 접촉시간 증대

**49** 굴절력이 S-2.50D C C-2.00D Ax 180°인 토릭 소프트 콘택트렌즈의 피팅상태를 확인하였다. 다음 사진과 같이 6시 방향의 참고마크가 반시계 방향으로 20° 회전하여 안정하였다면 최종 처방할 토릭 소프트 콘택트렌즈 교정축은?

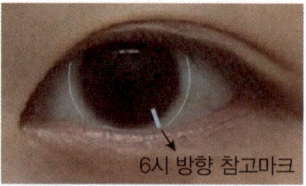
6시 방향 참고마크

① 160°  ② 170°
③ 10°   ④ 20°
⑤ 30°

**50** 완전교정한 안경의 굴절력이 S-3.00D C C-1.50D Ax 180°인 사람이 콘택트렌즈로 교정하고자 한다. 콘택트렌즈의 처방값은?(단, 안경의 정점간거리는 12mm이다)

① S-3.00D C C-1.50D Ax 90°
② S-2.75D C C-1.50D Ax 180°
③ S-3.00D C C-1.25D Ax 180°
④ S-3.00D C C-1.25D Ax 90°
⑤ S-2.75D C C-1.25D Ax 180°

**51** 다음과 같은 특징을 갖는 안경테 재료는?

- 니켈(Ni)이 80% 이상, 크롬(Cr)이 10% 이상인 합금
- 은백색으로 변색이 잘되지 않음
- 내식성, 가공성이 좋아 안경테 림으로 많이 사용

① 모 넬
② 양 백
③ 티타늄
④ 하이니켈
⑤ 블랑카-Z

**52** 구리합금으로 탄력성과 내식성이 우수하여 안경테의 연결부나 다리 등에 많이 사용되는 소재는?

① 모 넬
② 양 백
③ 티타늄
④ 하이니켈
⑤ 블랑카-Z

**53** 금속 안경테의 이온 도금에 관한 특성이 아닌 것은?

① 피막의 결합력이 우수하다.
② 후가공이 필요하다.
③ 다양한 색상이 가능하다.
④ 소재의 치수, 형상 등에 변형이 없다.
⑤ 내마모성, 내부식성이 뛰어나다.

**54** 나일론계 수지로 가볍고 내약품성과 내충격성이 우수하며 사출성형으로 가공하는 안경테는?

① 셀룰로이드테
② 아세테이트테
③ 폴리아미드테
④ 프로피오네이트테
⑤ 형상기억플라스틱테

**55** 다음은 플라스틱 안경테에 관한 설명이다. 이와 같은 특성을 갖는 안경테는?

> • 경량이며 치수 안정성이 우수함
> • 내열성, 내약품성이 높음
> • 열경화성 수지

① 셀룰로이드
② 셀룰로스아세테이트
③ 폴리아미드
④ 에폭시수지
⑤ 형상기억플라스틱

**56** 상의 도약이 없고 근용부 시야가 넓다는 장점이 있으나 경계선이 두드러져 보이는 이중초점렌즈는?

① EX(Executive)형
② 플랫탑(Flat Top)형
③ 울텍스(Ultex)형
④ 클립토크(Krip Tok)형
⑤ ER(Executive Round)형

**57** 누진굴절력 렌즈의 가입도가 높을 때 나타나는 특징이 아닌 것은?

① 근용부 시야가 좁아진다.
② 누진대의 폭이 넓어진다.
③ 주변부에서 상의 왜곡이 증가한다.
④ 상의 선명도가 저하된다.
⑤ 적응하기 어려워진다.

**58** 특정 방향으로 진동하는 빛만 흡수하여 낚시용이나 스키용 고글로 적합한 안경렌즈는?

① 컬러렌즈
② 편광렌즈
③ 사이즈렌즈
④ 프레넬막 렌즈
⑤ 자외선차단 렌즈

**59** 감광렌즈의 착색 및 퇴색반응에 관한 설명으로 옳은 것은?

① 자외선이 강하면 착색농도가 더 진하다.
② 착색 시간이 퇴색 시간보다 더 길다.
③ 스모크현상이 심하면 착색농도가 더 진하다.
④ 굴절률이 높은 재질일수록 착색농도가 더 진하다.
⑤ 기온이 높은 여름철이 겨울철보다 더 진하게 착색된다.

**60** 반사방지코팅렌즈에 관한 설명으로 옳지 않은 것은?

① 가시광선의 투과율이 증가한다.
② 빛의 간섭현상을 이용하여 반사율을 줄인다.
③ 코팅물질은 렌즈의 굴절률보다 굴절률이 높은 것을 사용한다.
④ 코팅막의 두께는 입사광의 파장에 따라 달라진다.
⑤ 굴절률이 높은 렌즈일수록 반사방지코팅이 중요하다.

## 제 2 회 기출동형 모의고사

**1교시  시광학이론**

**01** 다음의 내용과 관계있는 각막층은?

- 5~6층의 세포로 이루어져 있으며 빠르게 재생된다.
- 표면의 미세융모와 당질층은 눈물의 안정성에 기여한다.

① 각막상피
② 보우만층
③ 각막실질
④ 데스메막
⑤ 각막내피

**02** 공막에 대한 설명으로 옳지 않은 것은?

① 눈알의 외막으로 뒤쪽 $\frac{5}{6}$에 해당한다.
② 눈알을 보호하고 형태를 유지해 준다.
③ 외안근의 부착부위를 제공한다.
④ 공막기질은 무혈관성 조직으로 투명하게 보인다.
⑤ 공막갈색판은 멜라닌세포가 분포하여 빛을 차단한다.

**03** 홍채의 근육에 대한 설명으로 옳지 않은 것은?

① 동공확대근은 홍채뿌리에서 시작된다.
② 동공확대근은 동심원상으로 배열되어 있다.
③ 동공확대근은 교감신경의 지배를 받는다.
④ 동공조임근은 동공을 둘러싸는 형태로 배열되어 있다.
⑤ 동공조임근은 부교감신경의 지배를 받는다.

**04** 망막과 공막 사이에 위치하고 망막의 바깥쪽 $\frac{1}{3}$ 부위의 대사 작용을 주관하는 조직은?

① 홍채
② 수정체
③ 섬모체
④ 유리체
⑤ 맥락막

**05** 망막의 색소상피층에 관한 설명으로 옳지 않은 것은?

① 6각형의 단면세포층으로 맥락막에 부착되어 있다.
② 로돕신(Rhodopsin)을 함유하고 있다.
③ 시세포에 비타민A를 공급한다.
④ 맥락막에서 망막으로의 물질이동을 제한한다.
⑤ 막대세포의 막원반교체(탐식작용)가 일어난다.

**06** 망막에 입사한 빛은 시세포(광수용체세포)를 지나 시신경을 형성하는 신경절세포로 입사된다. 이때, 시세포와 신경절세포를 연결해 주는 세포는?

① 원뿔세포
② 막대세포
③ 두극세포
④ 뮐러세포
⑤ 수평세포

**07** 수정체 섬유에 관한 특성으로 옳지 않은 것은?

① 적도부에서 전면 상피세포들로부터 만들어진다.
② 생성된 섬유는 오래된 섬유 표면에 겹쳐진다.
③ 전후의 극쪽으로 길게 성장한다.
④ 세포사이에 세포액이 거의 없다.
⑤ 성인이 되면 생성이 멈춘다.

**08** 다음 중 방수가 생산되는 곳은?

① 섬모체돌기
② 섬유주망
③ 쉴렘관
④ 집합관
⑤ 홍채후면

**09** 안와에 대한 설명으로 옳지 않은 것은?

① 7개의 뼈로 구성되어 있다.
② 안와의 크기는 눈알의 2배 정도이다.
③ 안와의 전체 형태는 피라미드 모양이다.
④ 안와의 좌우 내벽은 서로 평행하다.
⑤ 내벽과 외벽이 이루는 각도는 약 45°이다.

**10** 눈꺼풀에 존재하는 근육에 관한 설명으로 옳지 않은 것은?

① 의식적으로 눈을 뜰 때는 위눈꺼풀올림근을 사용한다.
② 위눈꺼풀올림근은 눈돌림신경의 지배를 받는다.
③ 눈을 감을 때는 눈둘레근을 사용한다.
④ 눈둘레근은 얼굴신경의 지배를 받는다.
⑤ 눈둘레근은 맘대로근이다.

**11** 주눈물샘에 관한 내용으로 옳지 않은 것은?

① 안와 위벽 바깥쪽에 위치한다.
② 위눈꺼풀올림근 널힘줄의 위는 안와부, 아래는 눈꺼풀부로 구분된다.
③ 일상적인 눈물 분비가 일어난다.
④ 눈물막의 수성층을 구성한다.
⑤ 10~12개의 배출관이 구석결막부에 열려 있다.

**12** 눈물이 배출되는 경로를 순서대로 나열한 것은?

① 눈물점 → 눈물소관 → 눈물주머니 → 코눈물관 → 아랫콧길
② 눈물점 → 눈물소관 → 눈물주머니 → 아랫콧길 → 코눈물관
③ 눈물소관 → 눈물점 → 눈물주머니 → 코눈물관 → 아랫콧길
④ 눈물소관 → 눈물주머니 → 눈물점 → 코눈물관 → 아랫콧길
⑤ 눈물주머니 → 눈물소관 → 눈물점 → 아랫콧길 → 코눈물관

**13** 다음의 내용이 설명하고 있는 혈관은?

- 눈알의 뒤쪽에서 눈동맥으로부터 갈라져 나뉨
- 시신경과 함께 사상판을 통과
- 이 동맥이 막히면 시각을 상실

① 근육동맥
② 눈물샘동맥
③ 섬모체동맥
④ 망막중심동맥
⑤ 안와위동맥

**14** 다음 그림과 같은 시표를 이용하여 측정할 수 있는 시력은?

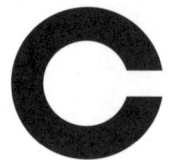

① 분리시력
② 가독시력
③ 가시시력
④ 입체시력
⑤ 표준시력

**15** 시야검사 결과 양코쪽반맹이 나타났을 때, 병변의 위치로 추정할 수 있는 곳은?

① 시각로
② 시피질
③ 가쪽무릎체
④ 시각로부챗살
⑤ 시신경교차부

**16** 양안의 굴절력 차가 큰 눈에서 망막상의 크기와 선명도가 달라 융합이 되지 않는 경우 굴절이상이 큰 눈의 억제로 인해 발생하는 약시는?

① 기질약시
② 폐용약시
③ 사시약시
④ 굴절부등약시
⑤ 굴절이상약시

**17** 광각에 관한 설명으로 옳지 않은 것은?

① 명순응이 암순응보다 더 빠르게 진행된다.
② 암순응 시 막대세포가 원뿔세포보다 먼저 반응한다.
③ 명순응 상태에서는 물체의 형태와 색을 명확하게 식별할 수 있다.
④ 명순응 상태에서는 555nm 부근 황록색 계열의 빛이 밝게 보인다.
⑤ 암순응 상태에서는 약한 빛에도 물체를 식별할 수 있다.

**18** 시세포의 순응 정도에 따라 밝게 느끼는 색의 파장이 달라지는 현상을 푸르키네(Purkinje) 이동이라 한다. 이 현상에 따라 암소시 상태에서 가장 밝게 인식하는 색의 파장은?

① 405nm      ② 455nm
③ 505nm      ④ 555nm
⑤ 605nm

**19** 축성 시신경염, 전색맹, 각막이나 수정체의 중앙부 혼탁 등으로 어두운 장소에서 시력이 더 양호한 것은?

① 주간맹      ② 야 맹
③ 복 시        ④ 반 맹
⑤ 사분맹

**20** 교정하지 않은 상태의 원시가 근거리 작업을 장기간 지속하여 조절연축을 일으켜 근시와 같은 상태가 되는 것은?

① 병적근시    ② 공간근시
③ 합병근시    ④ 단순근시
⑤ 거짓근시

**21** 다음의 내용과 관계있는 것은?

- 조절력이 소실됨
- 원거리와 근거리에서 심한 시력 저하
- 안경으로 교정 시 25~35% 상이 확대됨

① 합병근시
② 고도근시
③ 수정체없음증
④ 절대성원시
⑤ 수의성원시

**22** 가까운 곳을 주시할 때 일어나는 눈의 변화로 옳은 것은?

① 섬모체소대가 수축한다.
② 섬모체근이 이완한다.
③ 수정체 전면이 편평해진다.
④ 수정체의 중심두께가 증가한다.
⑤ 수정체의 굴절력이 감소한다.

**23** 먼 곳을 주시하다가 가까운 곳을 본다는 의식만으로 생기는 눈모음은?

① 근접성 폭주
② 조절성 폭주
③ 긴장성 폭주
④ 수의성 폭주
⑤ 융합성 폭주

**24** 안구운동이 제한되고 복시, 이상머리위치, 방향오인 등의 증상을 보이는 사시는?

① 간헐외사시
② 수직사시
③ 거짓사시
④ 마비사시
⑤ 감각사시

**25** 양안의 대광반사가 정상인 눈에서 펜라이트를 왼쪽 눈에 비추었을 때 나타나는 동공반응은?

① 왼쪽 눈의 동공이 축소된다.
② 오른쪽 눈의 동공이 축소된다.
③ 두 눈의 동공이 모두 축소된다.
④ 두 눈의 동공이 모두 확대된다.
⑤ 두 눈의 동공이 모두 변화가 없다.

**26** 다음의 내용과 관계있는 이상동공은?

- 교감신경로의 장애
- 병변이 있는 눈의 눈꺼풀처짐, 동공수축
- 어두운 곳에서 두 눈의 동공의 크기 차이가 현저함

① 긴장동공
② 호르너증후군
③ 아르길 – 로버트슨 동공
④ 구심성동공운동장애
⑤ 원심성동공운동장애

**27** 각막과 눈 후면 사이의 상존 전위의 변화를 측정하는 검사로 망막색소상피의 기능이상을 민감하게 발견할 수 있는 검사는?

① 눈전위도검사
② 망막전위도검사(ERG)
③ 시유발전위검사(VEP)
④ 초음파검사
⑤ 형광안저촬영

**28** 다음의 내용과 관계있는 질환은?

- 각막상피에 나뭇가지 모양의 각막궤양
- 자외선에 과다 노출되거나 외상, 면역 저하 등이 원인
- 단안성으로 아토피 환자에게 흔하게 발병
- 자극감, 눈물흘림, 각막지각 저하

① 녹농균각막궤양
② 단순포진각막궤양
③ 바이러스각막궤양
④ 진균각막궤양
⑤ 대상포진각막염

**29** 신경영양각막염은 각막지각 소실, 눈깜박임반사 저하 등의 증상이 나타난다. 이 질환의 원인이 될 수 있는 것은?

① 시신경의 마비
② 눈신경의 마비
③ 교감신경의 마비
④ 가돌림신경의 마비
⑤ 눈돌림신경의 마비

**30** 수정체의 굴절력이 일시적으로 증가하여 근거리 시력이 좋아지는 현상이 나타나는 노인성 백내장은?

① 핵백내장
② 피질백내장
③ 외상백내장
④ 합병백내장
⑤ 모르가니백내장

**31** 망막의 미세순환장애로 정맥확장, 망막출혈, 면화반 등의 증상이 나타나고 신생혈관의 증식여부에 따라 구분되는 망막질환은?

① 당뇨망막병증
② 고혈압망막병증
③ 미숙아망막병증
④ 망막동맥폐쇄
⑤ 망막정맥폐쇄

**32** 다음과 같은 증상을 보이는 질환은?

- 안와 내 조직의 부종 등으로 안구돌출
- 달림플징후(눈꺼풀뒤당김), 스텔바그징후(눈깜박임 횟수 감소)
- 노출각막염, 압박시신경병증 유발

① 테논낭염
② 해면정맥굴혈전
③ 안와연조직염
④ 갑상샘눈병증
⑤ 안와종양

**33** 바이러스성 결막염으로 전염성이 강하며 발병 후 이차로 생긴 상피 각막염으로 5~14일 사이에 눈부심을 호소하는 질환은?

① 인두결막염
② 유행각결막염
③ 거짓막결막염
④ 급성출혈결막염
⑤ 급성세균결막염

**34** 사춘기 전에 발병하여 5~10년간 지속되는 질환으로 주로 위눈꺼풀결막에는 거대 유두, 아래 눈꺼풀결막에는 작은 유두가 관찰되는 질환은?

① 봄철각결막염
② 유행각결막염
③ 아토피각결막염
④ 인두결막염
⑤ 계절알레르기 결막염

**35** 섬모체충혈, 동공수축, 앞방축농, 각막 침착물 등이 보이고 동공 가장자리 부분에서 흰색 또는 회색의 작은 결절이 관찰될 때 의심되는 질환은?

① 앞포도막염
② 노년백내장
③ 교감안염
④ 괴사공막염
⑤ 후공막염

**36** 노화나 외상에 의한 눈꺼풀테의 수축, 얼굴신경의 마비 등으로 결막이 바깥쪽으로 많이 노출되고 다량의 눈물흘림 증상을 보이는 눈꺼풀질환은?

① 속눈썹증
② 눈꺼풀속말림
③ 눈꺼풀겉말림
④ 덧눈꺼풀
⑤ 안쪽눈구석주름

**37** 주변 각막실질층의 만성염증으로 눈물흘림, 충혈, 눈부심 등의 증상과 심한 통증을 동반한다. 궤양이 각막윤부를 따라 평행하게 또는 중심부 방향으로 진행하는 양상을 보이는 질환은?

① 진균각막궤양
② 녹농균각막궤양
③ 비타민A결핍 각막궤양
④ 바이러스각막궤양
⑤ 무렌각막궤양

**38** 앞방깊이가 얕아지면 발생빈도가 높아지는 질환으로 무지개색의 달무리, 섬모체충혈, 동공확대, 심한 통증을 동반한 시력저하 등의 증상을 보이는 것은?

① 개방각녹내장
② 폐쇄각녹내장
③ 원발영아녹내장
④ 신생혈관녹내장
⑤ 스테로이드녹내장

**39** 중심오목 부위에 앵두반점이 나타나고 통증이 없으나 급격한 시력장애를 수반하는 질환으로 안과 영역에서 초응급에 해당하는 질환은?

① 망막중심동맥폐쇄
② 망막중심정맥폐쇄
③ 망막분지정맥폐쇄
④ 고혈압망막병증
⑤ 당뇨망막병증

**40** 다음의 내용과 관계있는 질환은?

> • 눈꺼풀의 짜이스샘, 몰샘에 발생하는 급성 화농성염증
> • 초기증상은 발적, 가려움, 부종
> • 진행되면 압통이 심하고 경화된 결절이 생김
> • 자연배출이 안될 시 눈꺼풀테와 나란하게 절개하여 배농

① 바깥다래끼
② 속다래끼
③ 콩다래끼
④ 마이봄샘염
⑤ 눈꺼풀테염

**41** 선상 구조를 이루고 있는 고분자 화합물로 열을 가하면 손쉽게 형태를 바꿀 수 있는 플라스틱 안경테 소재는?

① 에폭시수지
② 페놀수지
③ 옵 틸
④ 우레탄수지
⑤ 아세테이트

**42** 다음과 같은 특성이 있는 안경테 소재는?

> • 60℃에서 연화되고 90∼100℃에서 가공한다.
> • 가공성, 착색, 탄력성이 좋다.
> • 자외선에 의하여 색이 변한다.
> • 180℃ 이상에서 발화 우려가 있다.

① 페놀수지
② 셀룰로이드
③ 옵 틸
④ 우레탄수지
⑤ 아세테이트

**43** 동물성 소재로 생체 친화적인 안경테 소재는?

① 카본테
② 셀룰로이드테
③ 폴리아미드테
④ 귀갑테
⑤ 나일론테

**44** 티타늄 소재 안경테에 대한 특성으로 옳지 않은 것은?

① 생체 적합성이 우수하다.
② 강도는 알루미늄의 약 3배이다.
③ 공기 중에서 쉽게 땜질할 수 있다.
④ 열전도율과 전기 전도도가 낮다.
⑤ 내식성이 금속 중에서 가장 우수하다.

**45** 열경화성 플라스틱 안경렌즈에 대한 설명으로 옳은 것은?

① 열가소성 수지보다 내충격성이 우수하다.
② 가열하면 연화되어 성형이 쉽다.
③ 선상 구조로 이루어진 고분자 화합물이다.
④ PMMA렌즈가 열경화성 수지에 속한다.
⑤ 주형중합법으로 제조한다.

**46** 다음 안경렌즈 재료 중 열가소성 수지로 내충격성이 가장 좋은 것은?

① 아릴디글리콜카보네이트(ADC)
② 폴리메틸메타크릴레이트(PMMA)
③ 폴리카보네이트(PC ; Polycarbonate)
④ 폴리스티렌(PS ; Polystyrene)
⑤ 폴리아미드(PA ; Polyamide)

**47** 열경화성 수지인 CR-39렌즈를 제조하는 방법은?

① 주형중합법
② 회전주조법
③ 사출성형법
④ 선반가공법
⑤ 진공증착법

**48** 광학유리의 화학 강화법에 관한 내용으로 옳지 않은 것은?

① 400~450℃ 정도의 용융염을 사용한다.
② 렌즈 표면에 있는 Na+이온을 K+이온으로 치환시킨다.
③ 압축응력은 열강화법보다 크다.
④ 강화층 깊이는 열강화법보다 얕다.
⑤ 강화 후 급 냉풍 처리를 한다.

**49** 상의 도약이 없고 근용부 시야가 가장 넓은 이중초점렌즈는?

① EX(Executive)형
② 플랫탑(Flat Top)형
③ 울텍스(Ultex)형
④ 클립토크(Krip Tok)형
⑤ ER(Executive Round)형

**50** (−)굴절력을 가진 비구면렌즈의 특성으로 옳은 것은?(단, 렌즈의 굴절력은 같다)

① 주변부 곡률반지름이 작아진다.
② 가장자리 두께가 감소한다.
③ 주변부 구면수차가 증가한다.
④ 상의 왜곡현상이 심해진다.
⑤ 렌즈의 무게가 증가한다.

**51** 안광학계의 수정체에 관한 설명으로 옳지 않은 것은?

① 볼록메니스커스 형상이다.
② 굴절력은 +19~33D이다.
③ 굴절률은 중심부로 갈수록 커진다.
④ 전면의 곡률반경이 후면보다 길다.
⑤ 조절 시 전면의 곡률변화가 후면보다 크다.

**52** 안광학계에서 안구회전점의 기능은?

① 시각, 정적시야의 기준점
② 동적시야, 양안시기능의 기준점
③ 물체거리를 재는 기준점
④ 상거리를 재는 기준점
⑤ 정시와 비정시를 구분하는 기준점

**53** 왼쪽 눈의 카파각이 약 $+\dfrac{2}{5}$mm (5°)로 측정되었다. 이 눈으로 전방에 있는 시계 문자판의 중앙을 보는 경우 동공중심선이 향하는 방향은 대략 몇 시 방향인가?

① 3시   ② 4시
③ 6시   ④ 8시
⑤ 9시

**54** 구경조리개를 극한적으로 줄이는 경우 유효광선속의 중심을 지나는 하나의 광선만 남게 되고 이를 주광선이라고 한다. 안광학계의 주광선이 지나는 점은?

① 물측주점
② 각막정점
③ 입사동중심
④ 수정체중심
⑤ 안구회선점

**55.** 안경렌즈에 이물질이 붙어있거나 렌즈 표면에서 반사되는 광선에 의한 유령상 등에 의해 생기는 근시화 현상은?

① 야간근시
② 기계근시
③ 공간근시
④ 핀홀효과
⑤ 멘델바움효과

**56.** 다음은 체르닝(Tscherning) 타원곡선에 관한 설명이다. 옳지 않은 것은?

① 안경렌즈의 비점수차가 없을 조건식의 그래프이다.
② 가로축(x축)은 안경렌즈의 굴절력이다.
③ 세로축(y축)은 안경렌즈의 전면굴절력이다.
④ 곡선의 모양은 주시거리와 상관없다.
⑤ 안경렌즈의 굴절력이 같을 때 전면굴절력은 2개의 값으로 제작할 수 있다.

**57.** 다음은 굴절검사의 결과이다. 원시량에 대해 바르게 해석한 것은?

- 나안시력 : OU 0.5(1.0 × S+1.50D)
- 조절마비제하 굴절검사(CR) : S+4.00D
- 현성굴절검사(MR) : S+3.00D

① 절대원시량은 +3.00D이다.
② 전원시량은 +4.00D이다.
③ 현성원시량은 +2.50D이다.
④ 잠복원시량은 +1.50D이다.
⑤ 수의원시량은 +1.00D이다.

**58.** 공기 중에 놓인 얇은 토릭렌즈 'S+6.00D ◯ C−2.00D Ax 90°'의 전면에서 온 평행광선속이 렌즈를 통과한 후 상을 맺을 때 최소착란원의 버전스는?

① +1.00D
② +2.00D
③ +3.00D
④ +4.00D
⑤ +5.00D

**59.** 정적굴절상태에서 전초선은 망막 앞에 위치하고 후초선은 망막 뒤에 위치하는 난시안은?

① 근시성 복난시
② 근시성 단난시
③ 혼합난시
④ 원시성 단난시
⑤ 원시성 복난시

**60.** 다음은 난시안을 교정하는 렌즈의 처방값이다. 근시성 복성도난시안을 교정할 수 있는 것은?

① S−2.00D ◯ C+3.50D Ax 180°
② S+1.00D ◯ C−1.00D Ax 90°
③ S+1.50D ◯ C−0.50D Ax 180°
④ S−3.00D ◯ C+1.50D Ax 90°
⑤ S−2.00D ◯ C+1.00D Ax 180°

**61** 원용안경처방검사에서 'S-2.00D ○ C+1.00D Ax 90°'인 시험렌즈를 착용한 상태에서 Cr± 0.25의 (+)축을 수직 방향으로 덧대어 착용하였더니 완전교정되었다. 이에 대한 설명으로 옳지 않은 것은?(단, 렌즈는 모두 얇은 렌즈로 취급한다)

① 수직경선의 완전교정값은 -2.25D이다.
② 수평경선의 완전교정값은 +0.75D이다.
③ 이 눈은 근시성 복난시이다.
④ 이 눈의 강주경선은 수직 방향이다.
⑤ 나안상태로 방사선시표를 보면 수직 방향이 선명하게 보인다.

**62** 최대조절력이 2.50D인 사람의 완전교정 안경처방이 S+1.00D이다. 이 사람이 S+0.50D, 가입도 3.00D인 이중초점렌즈를 착용하였을 때 근용부의 명시역은?

① 눈 앞 1m에서 눈 앞 50cm까지
② 눈 앞 50cm에서 눈 앞 40cm까지
③ 눈 앞 50cm에서 눈 앞 20cm까지
④ 눈 앞 40cm에서 눈 앞 25cm까지
⑤ 눈 앞 40cm에서 눈 앞 20cm까지

**63** S-1.00D로 완전교정되는 원용안경을 착용하는 사람이 눈 앞 40cm에서 작업하고자 할 때 필요한 가입도는?(단, 이 사람의 최대조절력은 2D이고, 유용조절력은 최대조절력의 $\frac{1}{2}$로 한다)

① 0.50D
② 1.00D
③ 1.50D
④ 2.00D
⑤ 2.50D

**64** 'S+2.00D ○ C-1.50D Ax 180°, Add 1.00D'처방의 EX(Executive)형 이중초점렌즈를 착용하고 있는 사람이 원용부에서 근용부로 시선을 이동할 때 자렌즈의 상부경계선에서 발생하는 상의 도약량은?

① 0.00△
② 0.50△
③ 1.00△
④ 1.50△
⑤ 2.00△

**65** 공기 중에 놓여 있는 구면렌즈로 입사하는 광선의 프리즘효과에 관한 설명으로 옳지 않은 것은?(단, 모든 광선은 광축과 평행하게 입사한다)

① 렌즈의 광학중심점으로 입사한 광선은 직진한다.
② 입사점이 광축에서 멀어질수록 프리즘굴절력은 작아진다.
③ (+)렌즈로 입사하는 광선은 광축 방향으로 굴절한다.
④ (-)렌즈로 입사하는 광선은 광축과 반대 방향으로 굴절한다.
⑤ 렌즈의 굴절력이 높을수록 프리즘굴절력은 커진다.

**66** 안경렌즈의 자기배율을 증가시키는 방법으로 옳은 것은?

① 굴절률이 낮은 재질을 사용한다.
② 전면굴절력을 작게 한다.
③ 렌즈의 중심두께를 줄인다.
④ (+)렌즈의 정점간거리를 감소시킨다.
⑤ (-)렌즈의 정점간거리를 증가시킨다.

**67** 렌즈의 중심두께와 재질, 굴절력이 같은 토릭렌즈에서 내면토릭렌즈가 외면토릭렌즈에 비해 경선별 안경배율의 차이가 작게 나는 이유는?

① 모든 경선의 굴절력계수가 같다.
② 모든 경선의 형상계수가 같다.
③ 모든 경선의 자기배율이 같다.
④ 모든 경선의 상대배율이 같다.
⑤ 모든 경선의 후면 굴절력이 같다.

**68** 정시안이 평면렌즈로 만들어진 안경을 착용하였을 때와 비교하여 근시안이 −4.00D의 안경을 착용하였을 때 안경에 의한 시야 변화는?(단, 크기와 모양이 같은 안경을 착용하고 정점간거리는 12mm이다)

① 5% 증가
② 5% 감소
③ 10% 증가
④ 10% 감소
⑤ 변화가 없다.

**69** 빛이 진공에서 굴절률이 2인 매질로 입사하였다. 이 매질 내에서 빛의 속도는?(단, 진공에서의 빛의 속도는 $3.0 \times 10^8 m/sec$ 이다)

① $3.0 \times 10^8 m/sec$
② $2.5 \times 10^8 m/sec$
③ $2.0 \times 10^8 m/sec$
④ $1.5 \times 10^8 m/sec$
⑤ $1.0 \times 10^8 m/sec$

**70** 두께가 10cm인 평면유리판이 있다. 빛이 이 유리판을 수직으로 통과할 때의 광학적거리가 16cm라면 유리판의 굴절률은?

① 1.3
② 1.4
③ 1.5
④ 1.6
⑤ 1.7

**71** 다음 그림과 같이 바닥에 수직으로 놓여 있는 평면거울의 앞에 물체가 있다. 거울을 20° 회전시켰을 때 상의 위치 변화는?

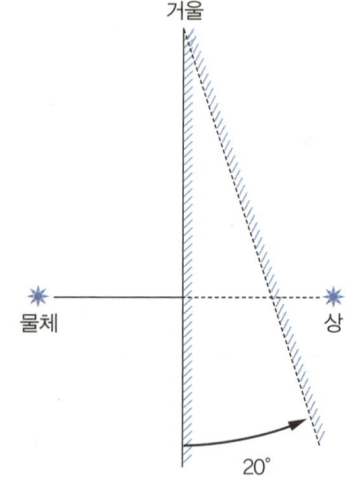

① 10°
② 20°
③ 30°
④ 40°
⑤ 50°

**72** 다음은 전반사에 관한 내용이다. 옳지 않은 것은?

① 매질의 경계면에서 빛이 전부 반사되는 현상이다.
② 소한 매질에서 밀한 매질로 빛이 진행할 때 일어난다.
③ 굴절각이 입사각보다 크다.
④ 굴절각이 90°가 될 때의 입사각이 임계각이다.
⑤ 반사각은 입사각의 크기와 같다.

**73** 다음 그림과 같이 공기 중에서 유리로 입사한 광선이 A광선과 B광선으로 나뉘어 굴절되었다. 두 광선 A와 B에 관한 설명으로 옳지 않은 것은?

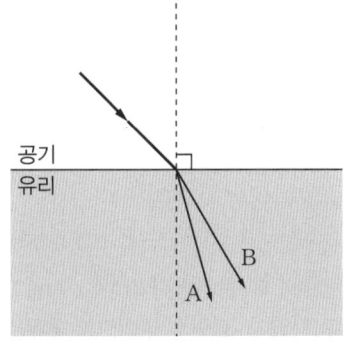

① A보다 B의 굴절률이 크다.
② A보다 B의 속력이 빠르다.
③ A보다 B의 굴절각이 크다.
④ A보다 B의 파장이 길다.
⑤ A보다 B의 진동수가 작다.

**74** 그림과 같이 오목거울의 앞쪽 50cm에 물체가 놓여 있다. 오목거울의 곡률반경이 40cm일 때 이 물체에 의해 맺히는 상의 종류는?

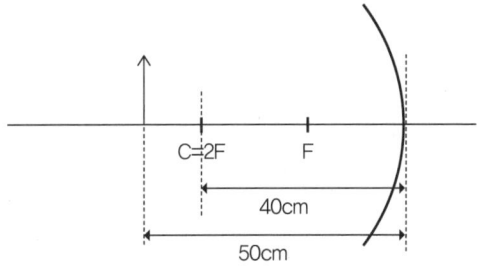

① 축소된 정립허상
② 확대된 정립허상
③ 축소된 도립실상
④ 확대된 도립실상
⑤ 같은 크기의 도립실상

**75** 안경렌즈의 아베수에 영향을 미치는 것은?

① 회 절
② 편 광
③ 간 섭
④ 굴절률
⑤ 중 첩

**76** 공기 중에 얇은 볼록렌즈가 놓여 있다. 렌즈의 전방 1m에 물체를 두었더니 렌즈 후방 1m에 상이 만들어졌다. 이 렌즈의 굴절력은?

① +2.50D
② +2.00D
③ +1.50D
④ +1.00D
⑤ +0.50D

**77** 공기 중에 +2.00D의 얇은 구면렌즈가 놓여 있다. 물체의 크기와 같은 도립실상이 맺히는 물체의 위치는?

① -10cm
② -25cm
③ -50cm
④ -75cm
⑤ -100cm

**78** 상측초점거리가 각각 -50cm와 1m인 두 개의 얇은 구면렌즈를 밀착시켰을 때 합성된 렌즈의 상측굴절력은?(단, 렌즈는 공기 중에 놓여 있다)

① -1.00D
② -1.50D
③ -2.00D
④ +0.50D
⑤ +1.50D

**79** 물측주점과 상측주점이 렌즈의 오른쪽에 위치하는 것은?

① 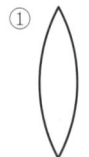   ②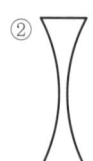

③ 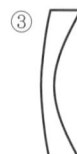   ④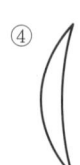

⑤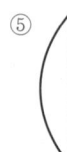

**80** 광축 위에 있지 않은 한 점에서 출발한 빛은 렌즈를 통과할 때 경선 방향에 따라 상을 맺는 위치가 달라진다. 이에 따라 상이 흐려지는 것과 관계있는 수차는?

① 구면수차
② 코마수차
③ 비점수차
④ 상면만곡
⑤ 왜곡수차

**81** 공기 중에서 파장이 580nm인 빛이 굴절률이 1.45인 유리 속을 통과하고 있다. 이 유리에서 빛의 파장은?

① 200nm
② 300nm
③ 400nm
④ 500nm
⑤ 600nm

**82** 빛이 공기 중에서 굴절률이 1.5인 매질로 입사하면 일부 빛은 반사되고 일부 빛은 투과된다. 이때 반사파의 위상변화는?

① 45°        ② 90°
③ 180°       ④ 270°
⑤ 360°

**83** 안경렌즈에 반사방지막(AR ; Anti Reflection)을 코팅하였다. 코팅의 영향으로 옳은 것은?

① 아베수가 증가하였다.
② 굴절률이 높아졌다.
③ 굴절력이 증가하였다.
④ 렌즈의 투명도가 좋아졌다.
⑤ 가시광선의 투과율을 증가하였다.

**84** 빛이 원형 조리개를 통과하여 결상되면 연속적인 고리모양의 명암무늬를 관찰할 수 있다. 이와 관련된 빛의 성질은?

① 간섭
② 회절
③ 굴절
④ 편광
⑤ 반사

**85** 아래의 그림과 같이 두 개의 편광판이 서로 평행하게 놓여 있고 편광축이 30°의 각도를 이루고 있다. 편광되지 않은 빛이 광축과 나란하게 입사하였을 때, 두 개의 편광판을 통과한 빛은 입사광의 세기의 몇 배가 되는가?

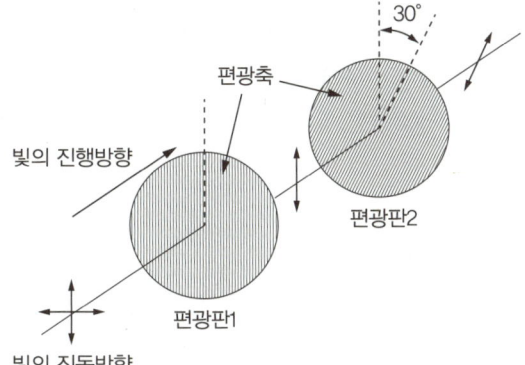

① $\dfrac{1}{8}$
② $\dfrac{1}{4}$
③ $\dfrac{3}{8}$
④ $\dfrac{5}{8}$
⑤ $\dfrac{3}{16}$

## 2교시 의료관계법규 / 시광학응용

**01** '의료법'상에 명시된 의료인이 아닌 사람은?

① 의사
② 조산사
③ 한의사
④ 간호사
⑤ 간호조무사

**02** '의료법'상으로 종합병원이 100병상 이상 300병상 이하인 경우 갖추어야 하는 진료과목으로 옳은 것은?

① 치과
② 안과
③ 가정의학과
④ 영상의학과
⑤ 정신건강의학과

**03** '의료법'상 보건복지부령으로 정하는 범위의 의료행위에 해당하지 않는 것은?

① 외국의 의료인 면허 소지자의 기술협력에 따른 교환교수의 업무
② 외국대학에서 의학을 전공하는 학생의 국제 의료봉사단의 의료봉사 업무
③ 의과대학생의 국민에 대한 의료봉사활동으로서 의료인의 지도·감독을 받아 행하는 의료행위
④ 외국의 의료인 면허 소지자의 교육연구사업을 위한 업무
⑤ 간호학을 전공하는 학교의 학생이 전공 분야와 관련되는 실습을 위하여 지도교수의 지도·감독을 받아 행하는 의료행위

**04** '의료법'상으로 진료기록부 등의 보존기간이 잘못 연결된 것은?

① 환자 명부 – 5년
② 수술기록 – 10년
③ 처방전 – 2년
④ 조산기록부 – 5년
⑤ 간호기록부 – 3년

**05** '의료법'상으로 금지하는 의료광고에 해당하지 않는 것은?

① 평가를 받지 아니한 신의료기술에 관한 광고
② 치료 효과를 오인하게 할 우려가 있는 내용의 광고
③ 공공기관으로부터 받은 인증·보증을 표시한 광고
④ 전문가의 의견 형태로 표현되는 광고
⑤ 직접적인 시술행위를 노출하는 내용의 광고

**06** '의료법'상으로 의사·치과의사 또는 한의사로서 전문의가 되려는 자는 대통령령으로 정하는 수련을 거쳐 누구로부터 자격 인정을 받아야 하는가?

① 의료기관의 장
② 보건복지부장관
③ 시·도지사
④ 관할 보건소장
⑤ 시장, 군수, 구청장

**07** '의료법'상의 벌칙에서 무기 또는 5년 이상의 징역에 처하는 경우는?

① 해당 의료기관의 개설 자격을 갖추지 못한 자가 의료기관을 개설하거나 운영한 경우
② 의료인의 면허를 대여한 사람
③ 의료인에게 면허 사항 외의 의료행위를 하게 한 자
④ 의료행위를 행하는 의료인을 폭행하여 사망에 이르게 한 경우
⑤ 의료행위를 받는 사람을 폭행하여 중상해에 이르게 한 경우

**08** '의료법'상으로 의료인이 진료 요청을 받았으나 정당한 사유 없이 진료를 거부하였을 때 처하는 벌칙은?

① 3년 이하의 징역이나 3천만원 이하의 벌금
② 2년 이하의 징역이나 2천만원 이하의 벌금
③ 1년 이하의 징역이나 1천만원 이하의 벌금
④ 500만원 이하의 벌금
⑤ 300만원 이하의 과태료

**09** '의료기사 등에 관한 법률'상 이 법률의 제정 목적은?

① 국민의료에 필요한 사항을 규정함
② 국민의 보건 및 의료 향상에 이바지함
③ 국민의 건강을 보호하고 증진함
④ 국민이 수준 높은 의료혜택을 받을 수 있도록 하기 위함
⑤ 보건의료기술 향상에 이바지함

**10** '의료기사 등에 관한 법률'에 의하여 의사 또는 치과의사의 지도 아래 진료나 의화학적 검사에 종사하는 자는?

① 치과기공사
② 안경사
③ 간호조무사
④ 조산사
⑤ 보건의료정보관리사

**11** '의료기사 등에 관한 법률'상에 명시된 안경사의 업무 범위와 한계로 옳지 않은 것은?

① 시력보정용 안경의 조제 및 판매를 주된 업무로 한다.
② 안경의 도수를 조정하기 위한 목적으로 약제를 사용하지 않는 자각적 굴절검사를 할 수 있다.
③ 콘택트렌즈의 도수를 조정하기 위한 목적으로 약제를 사용하는 타각적 굴절검사를 할 수 있다.
④ 시력보정용이 아닌 경우를 포함하여 콘택트렌즈를 판매할 수 있다.
⑤ 6세 이하의 아동을 위한 안경은 의사의 처방에 따라 조제 · 판매해야 한다.

**12** '의료기사 등에 관한 법률'상에 명시된 결격사유에 해당하지 않는 자는?

① 피한정후견인
② 피성년후견인
③ 마약류 중독자
④ 정신질환자
⑤ 금고 이상의 실형을 선고받고 그 형이 면제된 사람

**13** '의료기사 등에 관한 법률'에 의하면 의료기사 등이 면허증을 분실하였을 때 재발급 신청서를 누구에게 제출하는가?

① 보건복지부장관
② 관할 보건소장
③ 시 · 도지사
④ 시장, 군수, 구청장
⑤ 의료기사 등의 종별 중앙회의 장

**14** '의료기사 등에 관한 법률'에 명시된 안경업소의 개설등록 등에 관한 내용으로 옳지 않은 것은?

① 안경사는 1개의 안경업소만 개설할 수 있다.
② 특별자치시장 · 특별자치도지사 · 시장 · 군수 · 구청장에게 개설등록을 하여야 한다.
③ 안경사는 안경 및 콘택트렌즈를 안경업소가 아닌 곳에서 판매할 수 있다.
④ 콘택트렌즈를 판매하는 경우 콘택트렌즈의 사용방법과 유통기한 및 부작용에 관한 정보를 제공하여야 한다.
⑤ 보건복지부령으로 정하는 시설 및 장비를 갖추어야 한다.

**15** '의료기사 등에 관한 법률'에 의하면 안경업소의 개설자가 폐업을 하거나 등록사항을 변경한 경우에는 누구에게 신고하여야 하는가?

① 중앙회장
② 관할 보건소장
③ 보건복지부장관
④ 보건의료인국가시험원
⑤ 특별자치시장 · 특별자치도지사 · 시장 · 군수 · 구청장

**16** '의료기사 등에 관한 법률'에 의하면 보건복지부장관이나 특별자치시장·특별자치도지사·시장·군수·구청장이 안경업소의 개설등록의 취소 처분을 하려면 무엇을 하여야 하는가?

① 청 문
② 의견진술
③ 자료제공요청
④ 협조요청
⑤ 행정조사

**17** '의료기사 등에 관한 법률'상에 명시된 의료기사 등의 품위손상행위의 범위에 포함되는 것은?

① 보건복지부령으로 정하는 바에 따른 보수교육을 받지 않은 행위
② 의료기사가 의사나 치과의사의 지도를 받지 아니하고 해당 업무를 하는 행위
③ 국민의 보건 및 의료향상에 장애가 되는 행위
④ 면허자격정지 기간에 의료기사 등의 업무를 하는 행위
⑤ 업무상 알게 된 비밀을 누설하는 행위

**18** '의료기사 등에 관한 법률'에 명시된 의료기사 등의 보수교육에 관한 내용으로 옳은 것은?

① 보건복지부장관은 보수교육을 받은 사람에게 보수교육 이수증을 발급하여야 한다.
② 보수교육 관계서류는 5년 동안 보존하여야 한다.
③ 해당 업무에 종사하는 의료기사 등은 대통령령으로 정하는 바에 따라 보수교육을 받아야 한다.
④ 보수교육은 매년 8시간 이상으로 한다.
⑤ 보수교육의 시간·방법·내용 등에 필요한 사항은 보건복지부령으로 정한다.

**19** '의료기사 등에 관한 법률'상에 보건복지부장관이 반드시 면허를 취소하여야 하는 경우에 포함되지 않는 것은?

① 피한정후견인으로 선고를 받은 경우
② 다른 사람에게 면허를 대여한 경우
③ 정신질환자로 판정을 받은 경우
④ 마약류중독자로 판정을 받은 경우
⑤ 관련법을 위반하여 금고 이상의 실형을 선고받고 그 집행이 끝나지 않은 경우

**20** '의료기사 등에 관한 법률'상 안경사 면허 없이 안경사 업무를 한 사람이 받을 수 있는 벌칙은?

① 3년 이하의 징역 또는 3천만원 이하의 벌금
② 1년 이하의 징역 또는 1천만원 이하의 벌금
③ 500만원 이하의 벌금
④ 300만원 이하의 벌금
⑤ 100만원 이하의 과태료

**21** 원점이 눈 뒤 2m인 비정시안을 교정할 수 있는 콘택트렌즈의 굴절력은?

① +0.50D
② -0.50D
③ +2.50D
④ -2.50D
⑤ +5.00D

**22** 나안시력이 1.0이 안 되는 경우 (-)구면렌즈를 부가하는 검사를 시행한다. 그 이유는?

① 원시와 난시를 구분하기 위해
② 정시와 근시를 구분하기 위해
③ 정시와 원시를 구분하기 위해
④ 정시와 난시를 구분하기 위해
⑤ 근시와 원시를 구분하기 위해

**23** 원시안의 조절마비 굴절검사값이 S+3.00D이고, 현성굴절검사값이 S+2.00D이다. 잠복원시량은?

① +1.00D
② +2.00D
③ +3.00D
④ +4.00D
⑤ +5.00D

**24** 근시성 복성직난시를 교정할 수 있는 토릭렌즈는?

① S-1.50D ◯ C-0.50D, Ax 90°
② S-1.50D ◯ C+0.50D, Ax 90°
③ S+1.50D ◯ C-0.50D, Ax 180°
④ S+1.50D ◯ C-1.50D, Ax 180°
⑤ S+2.00D ◯ C+0.50D, Ax 90°

**25** 다음 중 부등상시를 검사할 수 있는 시표는?

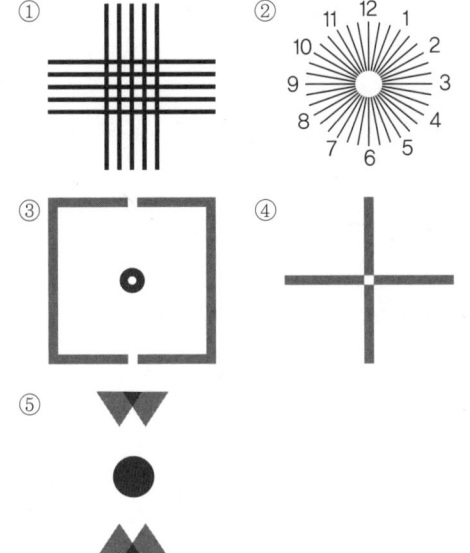

**26** 원용안경처방검사의 예비검사 중 우세안을 판정하는 검사법은?

① 편광법
② 프리즘분리법
③ 마독스봉검사법
④ 적록검사법
⑤ 원형구멍카드법

**27** 원거리 나안시력을 검사하였을 때 5m용 시력표의 가장 큰 시표를 읽지 못하였다. 이때 시력을 측정하는 순서는?

① 안전지수(FC) → 검사거리 단축 → 안전수동(HM) → 광각(LP)
② 광각(LP) → 검사거리 단축 → 안전지수(FC) → 안전수동(HM)
③ 검사거리 단축 → 안전수동(HM) → 안전지수(FC) → 광각(LP)
④ 검사거리 단축 → 안전지수(FC) → 안전수동(HM) → 광각(LP)
⑤ 광각(LP) → 검사거리 단축 → 안전수동(HM) → 안전지수(FC)

**28** 가림검사에서 안위이상이 발견되지 않았고, 가림벗김검사를 수행하였다. 오른쪽 눈을 가렸다가 가림판을 제거하는 순간 오른쪽 눈이 코 방향으로 움직였다면 이 눈의 안위이상은?

① 외사위
② 내사위
③ 정 위
④ 외사시
⑤ 내사시

**29** 다음은 검영법에 관한 설명이다. 옳지 않은 것은?

① 원용교정굴절력은 정적검영법으로 측정한다.
② 근용교정굴절력은 동적검영법으로 측정한다.
③ 조절래그는 정적검영법으로 측정한다.
④ 이동식검영법은 검사거리를 이동해 가면서 측정한다.
⑤ 고정식검영법은 판부렌즈의 굴절력을 교체하면서 측정한다.

**30** 검사거리 67cm에서 발산광선속으로 정적검영법을 실시하였다. 검사거리 보정렌즈를 사용하지 않았고 S-1.50D에서 중화되었다면 교정렌즈의 굴절력은?

① S-0.50D
② S-1.00D
③ S-1.50D
④ S-2.50D
⑤ S-3.00D

**31** 포롭터에 검사거리 보정렌즈를 장입하고 검사거리 50cm에서 정적검영법을 실시하였다. 검사결과가 다음과 같다면 교정렌즈의 굴절력은?

- 입사선조광을 90°로 검영하였을 때 : S-1.50D에서 중화
- 입사선조광을 180°로 검영하였을 때 : S-2.00D에서 중화

① S-2.50D ◯ C+0.50D Ax 180°
② S-2.00D ◯ C+0.50D Ax 90°
③ S-3.50D ◯ C+1.00D Ax 90°
④ S-1.50D ◯ C-1.00D Ax 180°
⑤ S+1.50D ◯ C-1.00D Ax 90°

**32** 다음은 자동안굴절검사기의 측정값이다. SE가 의미하는 것은?

```
NAME
[REF] VD: 12 mm
⟨R⟩      S       C       A
        -0.75   -0.50   178
        -0.75   -0.50   180
        -0.75   -0.50   181
        SE: -1.00
[KER]
⟨R⟩      D       mm      @
H       44.00   7.68    180
V       45.50   7.50    90
```

① 구면렌즈 굴절력
② 원주렌즈 굴절력
③ 등가구면 굴절력
④ 각막난시량
⑤ 좌우시력 차이

**33** 자각적 굴절검사 초기에 운무를 하는 이유는?

① 조절개입을 최소화하기 위해
② 강한 원시성 상태로 만들기 위해
③ 주경선균형상태의 혼합난시를 만들기 위해
④ 최대조절력을 구하기 위해
⑤ 안위이상을 교정하기 위해

**34** 원용안경처방을 위해 실시한 자각적 굴절검사 결과가 다음과 같을 때 교정렌즈의 예상 굴절력은?

| 가입렌즈(D) | 교정시력 |
|---|---|
| S-1.00 | 0.8 |
| S-1.25 | 1.0 |
| S-1.50 | 1.0 |
| S-1.75 | 1.0 |
| S-2.00 | 0.8 |

① S-1.00D
② S-1.25D
③ S-1.50D
④ S-1.75D
⑤ S-2.00D

**35** 원용안경처방을 위한 타각적 굴절검사 결과가 S+1.50D ○ C+1.00D Ax 180°이다. 이 난시안이 운무 상태에서 방사선 시표를 보았을 때 가장 선명한 방향은?

① 1시
② 2시
③ 3시
④ 5시
⑤ 6시

**36** ±0.50D 크로스실린더렌즈의 (-)축을 수평으로 위치시켰을 때 굴절력 표기는?

① S-1.00D ○ C+0.50D Ax 180°
② S-0.50D ○ C+0.50D Ax 180°
③ S+1.00D ○ C-0.50D Ax 90°
④ S-0.50D ○ C+1.00D Ax 90°
⑤ C-0.50D Ax 90° ○ C+0.50D Ax 180°

**37** 운무법으로 원용교정굴절력을 측정한 후 난시정밀검사를 실시하고 있다. 난시굴절력 정밀검사에서 연속적으로 C-0.25D를 2회 가입하고 반전하였을 때 시표의 선명도가 같아졌다면 굴절력의 조정 상태는?(단, 운무법 검사 후 포롭터에는 S-2.00D ○ C-0.50D Ax 170°가 가입되어 있다)

① S-2.00D ○ C-0.75D Ax 170°
② S-2.25D ○ C-1.00D Ax 170°
③ S-2.00D ○ C-1.00D Ax 170°
④ S-2.50D ○ C-0.50D Ax 170°
⑤ S-1.75D ○ C-1.00D Ax 170°

**38** S-2.00D의 교정렌즈를 착용하고 적록검사를 한 결과 녹색바탕의 시표가 적색바탕의 시표보다 더 선명하다고 대답하였다. 조정된 굴절력으로 옳은 것은?

① S-1.75D
② S-2.00D
③ S-2.25D
④ S-2.50D
⑤ S-2.75D

**39** 프리즘분리법으로 양안균형검사를 하고 있다. 우안에 3△ BD, 좌안에 3△ BU을 가입하고 가로한줄시표를 사용하였다. 검사결과 위쪽 시표가 아래쪽 시표보다 더 선명하다고 대답하였다면 굴절력의 조정은?(단, 포롭터에는 OU : -3.00D가 가입되어 있다)

① OD : S-2.75D, OS : S-2.75D
② OD : S-3.00D, OS : S-3.25D
③ OD : S-3.25D, OS : S-3.00D
④ OD : S-3.00D, OS : S-2.75D
⑤ OD : S-2.75D, OS : S-3.00D

**40** 발산광선속을 사용하여 검사거리 40cm에서 동적검영법(MEM법)으로 검영한 결과가 다음과 같을 때 조절래그량은?

| 가입렌즈(D) | 망막반사광 |
|---|---|
| +1.25 | 역 행 |
| +1.00 | 역 행 |
| +0.75 | 중 화 |
| +0.50 | 중 화 |
| +0.25 | 동 행 |

① +0.25D
② +0.50D
③ +0.75D
④ +1.00D
⑤ +1.25D

**41** 원거리 완전교정 후 포롭터의 보조렌즈 ±.50을 가입하고 근거리 격자시표를 보게 하였다. 격자시표의 가로선이 더 선명하게 보인다고 대답하였을 때 굴절력의 조정으로 옳은 것은?(단, ±.50의 적색점이 90°로 가입되어 있다)

- 원용교정굴절력 : S+1.00D ◯ C-0.75D Ax 90°

① S+1.00D ◯ C-1.00D Ax 90°
② S+0.75D ◯ C-0.75D Ax 90°
③ S+1.25D ◯ C-0.75D Ax 90°
④ S+1.00D ◯ C-0.50D Ax 90°
⑤ S+1.25D ◯ C-1.00D Ax 90°

**42** 검사거리 40cm에서 (-)렌즈부가법으로 최대조절력을 측정하였다. 검사 결과가 다음과 같다면 최대조절력은?

| 원용교정굴절력 | OU : S-1.00D ◯ C-1.00D Ax 180° |
|---|---|
| 시표가 처음으로 흐려 보였을 때의 굴절력 | OU : S-4.50D ◯ C-1.00D Ax 180° |

① +3.50D
② +4.00D
③ +4.50D
④ +6.00D
⑤ +6.50D

**43** 안경처방서의 명기사항은 아니지만 처방에 중요한 내용으로 약속사항에 포함되는 것은?

① 가입도
② 프리즘굴절력
③ 동공중심간거리
④ 원용, 근용 등의 용도
⑤ 필요렌즈의 최소직경

**44** 프리즘렌즈의 기저방향과 TABO 방향각이 일치하는 것은?

① 좌안 BO - Base 180°
② 좌안 BD - Base 180°
③ 좌안 BI - Base 0°
④ 우안 BO - Base 180°
⑤ 우안 BU - Base 270°

**45** 원용안경의 처방굴절력이 S-5.00D이고 정점간 거리가 10mm인 안경을 착용하던 사람이 정점 간거리가 15mm인 안경으로 교체하였다. 정점 간거리에 따른 변화로 옳은 것은?

① 완전교정을 하려면 (-)구면렌즈를 추가한다.
② 완전교정을 하려면 (+) 원주렌즈를 추가한다.
③ S-5.00D보다 낮은 도수가 요구된다.
④ 과교정 효과가 발생한다.
⑤ 원시화된 상태가 된다.

**46** 다음과 같은 조건으로 조제가공할 때 필요렌즈의 최소지름은?(단, 작업여유분은 2mm로 한다)

- 원형안경테의 표기 : 50 □ 20 145
- 조제가공 PD : 60mm

① 58mm
② 60mm
③ 62mm
④ 64mm
⑤ 68mm

**47** 다음은 안경테를 박싱시스템으로 계측한 것이다. 안경테의 표기로 옳은 것은?

- 연결부 길이 : 20mm
- 기준점간거리 : 72mm
- 다리부 길이 : 140mm

① 52 □ 20 72
② 52 □ 20 140
③ 52 □ 70 140
④ 72 □ 20 140
⑤ 48 □ 20 140

**48** 금속 안경테에서 전면부 높이를 조정할 수 있는 부분은?

① 엔드피스
② 연결부
③ 경 첩
④ 코받침지지
⑤ 안경다리

**49** 다음 포인트테의 그림에서 지엽은?

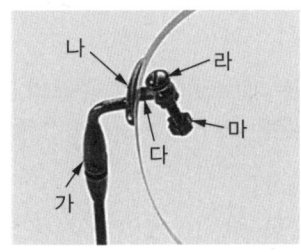

① 가
② 나
③ 다
④ 라
⑤ 마

**50** 안경테에 끼워진 더미렌즈가 없을 때 투명플라스틱을 안경테의 렌즈삽입부와 같은 모양으로 만드는 과정은?

① 자르기
② 다듬기
③ 형판 만들기
④ 산각 세우기
⑤ 면 다듬기

**51** 박싱시스템으로 계측한 안경테의 크기가 48 □ 20이고, 설계점이 형판의 기준점으로부터 코 방향으로 2mm 편위되어 있다. 단안 조제가공 PD는?

① 26mm
② 28mm
③ 30mm
④ 32mm
⑤ 34mm

**52** 안경을 착용하고 일상적인 자세에서 수평시를 하고 있을 때 동공중심에서 안경테 하부림까지의 수직거리가 20mm이다. 정점간거리가 12mm이고, 경사각은 12°일 때 조제가공 Oh는?(단, sin12°는 약 0.2이다)

① 19mm　　② 18mm
③ 17mm　　④ 16mm
⑤ 15mm

**53** 포인트테(무테)에 넣을 렌즈의 가장자리 가공방법은?

① 평산각
② 중산각
③ 역산각
④ 고산각
⑤ 저산각

**54** S+1.00D ◯ C-2.00D Ax 180°인 렌즈와 굴절력이 같은 것은?

① S-1.00D ◯ C+2.00D Ax 180°
② S-2.00D ◯ C+2.00D Ax 180°
③ S-1.00D ◯ C+1.00D Ax 90°
④ C-1.00D Ax 180° ◯ C+1.00D Ax 90°
⑤ C+1.00D Ax 180° ◯ C-1.00D Ax 90°

**55** 완성된 안경의 광학중심점간 거리가 기준 PD보다 짧아졌을 때 유발되는 사위는?(단, 안경은 원시교정용이다)

① 외사위
② 내사위
③ 상사위
④ 하사위
⑤ 회선사위

**56** 다음의 처방에 따라 완성된 안경을 점검한 결과 오른쪽 광학중심점높이(Oh)가 안경처방서보다 2mm 높게 가공되었다. 이 안경을 착용했을 때 유발되는 사위는?

- OU : S-5.00D, PD 60mm
- PD는 정확하게 조제됨

① 1.0△ 좌안 하사위
② 1.0△ 우안 하사위
③ 2.0△ 우안 상사위
④ 2.0△ 좌안 상사위
⑤ 1.0△ 외회 선사위

**57** 다음의 처방에 따라 완성된 안경의 광학중심점 높이(Oh)가 20mm였다. 수직 방향으로 발생하는 프리즘 영향은?

OD : S-2.00D ◯ C-1.00D Ax 180°,
Oh : 23mm

① 0.3△ BU　　② 0.6△ BD
③ 0.6△ BU　　④ 0.9△ BD
⑤ 0.9△ BU

**58** 다음의 처방에 따라 원용안경을 조제가공한 후 광학중심점간 거리를 점검하였다. 허용오차 범위 내에 있는 것은?

- 원용 OU : S-4.00D ◯ C-1.00D Ax 90°, PD : 60mm
- 허용오차가 큰 방향 : 1.0△
- 허용오차가 작은 방향 : 0.5△

① 56mm　　② 58mm
③ 62mm　　④ 64mm
⑤ 66mm

**59** 렌즈미터로 측정할 수 없는 것은?

① 편광렌즈의 편광축
② 단초점렌즈의 굴절력
③ 콘택트렌즈의 굴절력
④ 누진굴절력렌즈의 가입도
⑤ 토릭렌즈의 양주경선의 방향

**60** 렌즈미터로 안경렌즈의 굴절력을 측정하였다. 측정 결과가 다음 그림과 같을 때 굴절력의 표기는?

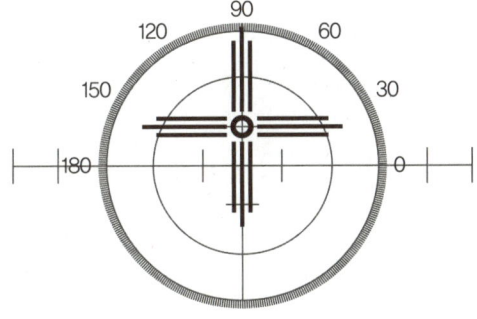

① 1△ BI
② 1△ BO
③ 1△ Base 90°
④ 2△ Base 180°
⑤ 2△ Base 270°

**61** 이중초점렌즈는 상부경계선에서 상의 도약이 발생한다. 상의 도약량에 영향을 미치는 것은?

① 원용부 굴절력
② 근용부 굴절력
③ 가입도
④ 모렌즈의 지름
⑤ 모렌즈 광학중심점에서 자렌즈 광학중심점까지 거리

**62** 플랫탑(Flat Top)형 이중초점안경에서 수직 방향 부등사위를 제거하기 위해 슬랩오프(Slab Off)가공을 할 때 슬래브라인은 어디에 위치시키는가?

① 자렌즈 상부경계선
② 자렌즈 광학중심점
③ 모렌즈 광학중심점
④ 모렌즈 광학중심점과 상부경계선 사이의 이등분 점
⑤ 모렌즈 광학중심점과 자렌즈 광학중심점 사이의 이등분 점

**63** 렌즈미터를 이용하여 누진굴절력렌즈의 굴절력을 측정하고자 한다. 다음 그림에서 프리즘굴절력을 측정하는 위치는?

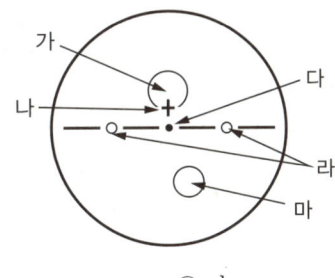

① 가     ② 나
③ 다     ④ 라
⑤ 마

**64** 노안 교정을 위한 렌즈 중에서 원용부의 두께와 무게를 감소시키기 위한 프리즘시닝(Prism Thining) 가공이 필요한 것은?

① 융착형 이중초점렌즈
② 원피스형 이중초점렌즈
③ 삼중초점렌즈
④ 단순프리즘렌즈
⑤ 누진굴절력렌즈

**65** 원용안경처방이 다음과 같을 때 조제가공 PD는?

- OU : S-3.00D ◯ C-1.00D Ax 90° ◯ 2.0△ BO
- PD : 66mm

① 50mm
② 56mm
③ 62mm
④ 66mm
⑤ 70mm

**66** 원용안경처방이 OD : S-5.00D ◯ 1.0△ BU이고, 광학중심점높이(Oh)가 18mm일 때 조제가공 Oh는 얼마인가?

① 20mm
② 19mm
③ 17mm
④ 16mm
⑤ 14mm

**67** 복식알바이트 안경의 처방이 다음과 같고, 원용은 앞렌즈와 뒷렌즈를 합쳐서 사용하고 근용은 뒷렌즈를 사용한다. 앞렌즈의 조제가공 PD는?(단, Oh는 원용과 근용이 같다)

- 원용 OU : S-1.50D, PD : 64mm
- 근용 OU : S+0.50D, PD : 56mm

① 58mm
② 60mm
③ 62mm
④ 64mm
⑤ 66mm

**68** 양안단일선명시 단계에서 좌우 각각의 눈에 지각된 상을 하나의 상으로 인식하는 과정은?

① 융 합
② 복 시
③ 입체시
④ 동시시
⑤ 부등상시

**69** 적록안경을 쓰고 양안시기능 검사를 하였다. 검사 결과가 다음과 같다면 눈의 상태는?(단, 양안은 완전교정상태이다)

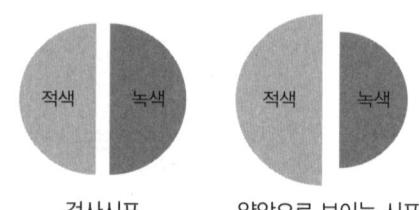

검사시표    양안으로 보이는 시표

① 고도근시
② 고도원시
③ 이상억제
④ 부등상시
⑤ 부정난시

**70** 다음의 검사방법으로 측정할 수 있는 것은?

- 원용완전교정 후 눈 앞 40cm의 시표를 양안으로 주시
- 양안에 (+)렌즈를 점진적으로 부가하여 처음으로 시표가 흐려 보이는 지점을 측정

① 양성상대조절
② 음성상대조절
③ 양성상대폭주
④ 음성상대폭주
⑤ 조절용이성

**71** 동적검영법으로 검사한 조절래그량이 +1.25D 이었다면 예상할 수 있는 시기능이상은?

① 폭주과다
② 폭주부족
③ 개산과다
④ 조절부족
⑤ 조절과다

**72** 원용완전교정 후 융합력검사를 실시하였다. 검사 결과가 다음과 같을 때 원거리 사위를 보정한 후의 융합여력은?

- 원거리 사위 : 3△ 외사위
- BI 버전스 : × / 8 / 6
- BO 버전스 : 10 / 20 / 15

① 8△
② 11△
③ 10△
④ 13△
⑤ 20△

**73** 검사거리 40cm에서 근거리 사위검사를 하였다. 검사 결과가 다음과 같을 때 조절성폭주비(AC/A)는?

- 근용 PD : 56mm
- 수평사위 : 4△ 외사위
- S+1.00D 가입 후 수평사위 : 8△ 외사위

① 1△/D
② 2△/D
③ 3△/D
④ 4△/D
⑤ 5△/D

**74** 안위상태를 평가하기 위해 가림검사를 실시하였다. 가림판으로 왼쪽 눈을 가렸을 때 오른쪽 눈의 움직임은 없었고, 오른쪽 눈을 가렸을 때 왼쪽 눈의 움직임이 관찰되었다. 예상되는 안위이상은?

① 내사위      ② 외사위
③ 좌안 상사위  ④ 좌안 사시
⑤ 우안 사시

**75** 다음은 안위상태를 평가하기 위한 각막반사법의 결과이다. 눈의 안위상태는?(단, ○은 각막반사상이다)

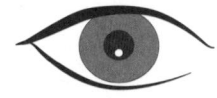 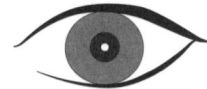

① 상편위
② 하편위
③ 내편위
④ 외편위
⑤ 외회선편위

**76** 폰 그레페(Von Graefe)법으로 원거리 사위를 측정하기 위해 오른쪽 눈에는 분리프리즘, 왼쪽 눈에는 측정프리즘을 가입하였다. 검사 결과가 다음과 같을 때 사위량은?

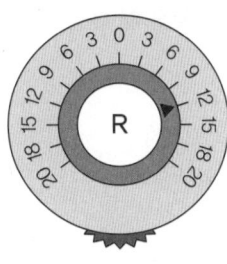 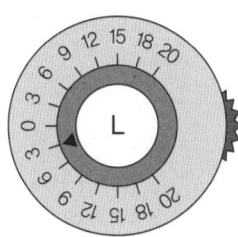

① 3△ 좌안 하사위
② 3△ 좌안 상사위
③ 3△ 우안 외사위
④ 12△ 우안 상사위
⑤ 12△ 우안 하사위

**77** 원용완전교정 후 포롭터의 보조렌즈에 편광렌즈를 가입하고 사위도를 측정하였다. 피검사자에게 보이는 시표가 다음과 같다면 안위상태는?

| 시표 모양 | 편광렌즈를 가입 후에 보이는 시표 | | |
|---|---|---|---|
| | OS | OD | OU |
| ┼ | ┼ | │ | ─ ─ | ┼ |

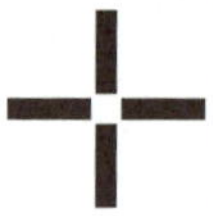

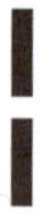

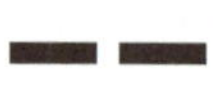

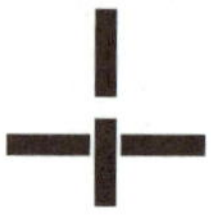

① 정 위
② 내사위
③ 외사위
④ 좌안 상사위
⑤ 우안 상사위

**78** 원용완전교정 후 양안시기능 검사를 하였다. 수평사위 검사값이 다음과 같을 때 예상되는 시기능이상은?

- 원거리 사위 : 12△ 외사위
- 근거리 사위 : 2△ 외사위
- AC/A 비 : 10△/D

① 폭주과다
② 폭주부족
③ 개산과다
④ 개산부족
⑤ 조절과다

**79** AC/A 비가 기댓값보다 높은 수의성 원시안이 나안으로 근거리를 주시할 때 나타날 수 있는 안위상태는?

① 상편위
② 하편위
③ 내편위
④ 외편위
⑤ 회선편위

**80** 내사위를 교정할 수 있는 프리즘의 기저방향과 그 처방 이유는?

① BI, 개산부담을 덜어 주기 위함
② BO, 폭주부담을 덜어 주기 위함
③ BI, 폭주부담을 덜어 주기 위함
④ BU, 개산부담을 덜어 주기 위함
⑤ BO, 개산부담을 덜어 주기 위함

**81** 각막곡률계로 측정한 결과가 다음과 같을 때 각막난시는?

각막곡률측정값
- 7.80mm (43.25D) @ 180°
- 7.62mm (44.25D) @ 90°

① 0.50D 도난시
② 0.75D 직난시
③ 0.75D 도난시
④ 1.00D 직난시
⑤ 1.00D 도난시

**82** 각막곡률계로 측정한 결과가 다음과 같을 때 각막난시를 교정도수로 표기한 것은?

> 각막곡률측정값
> • 7.80mm (43.75D) @ 180°
> • 7.71mm (43.25D) @ 90°

① C-0.50D Ax 180°
② C-0.50D Ax 90°
③ C-0.75D Ax 180°
④ C-0.75D Ax 90°
⑤ C-1.00D Ax 180°

**83** 산소침투성(Dk)이 70인 콘택트렌즈의 중심두께가 0.2mm이다. 렌즈의 산소투과율(Dk/t)은? (단, Dk의 단위는 $10^{-11}(cm^2 \times mlO_2)/(sec \times ml \times mmHg)$이고, Dk/t의 단위는 $10^{-9}(cm \times mlO_2)/(sec \times mmHg)$이다)

① 35
② 70
③ 140
④ 280
⑤ 350

**84** 콘택트렌즈 표면의 습윤성과 접촉각에 관한 내용으로 옳은 것은?

① 재질의 친수성이 강할수록 접촉각은 180°에 가까워진다.
② 재질의 소수성이 강할수록 접촉각은 0°에 가까워진다.
③ 습윤성이 좋을수록 렌즈 표면에 눈물이 잘 퍼진다.
④ 습윤성이 좋을수록 접촉각은 커진다.
⑤ 실리콘의 습윤성은 우수하다.

**85** 각막 전면의 곡률반지름에 맞추어 결정하는 콘택트렌즈의 변수는?

① 베이스커브(Base Curve)
② 전면커브(Front Curve)
③ 전체직경(Overall Diameter)
④ 베벨커브(Bevel Curve)
⑤ 광학부지름(Optical Zone Diameter)

**86** 안경에서 콘택트렌즈로 교체 착용할 때 나타나는 망막상의 크기 변화로 옳은 것은?(단, 안경과 콘택트렌즈로 완전교정된 상태이다)

① 근시안은 축소된다.
② 원시안은 확대된다.
③ 근시안과 원시안 모두 확대된다.
④ 근시안과 원시안 모두 축소된다.
⑤ 원시안은 축소되고 근시안은 확대된다.

**87** RGP 시험렌즈를 착용하고 덧댐굴절검사를 한 결과가 다음과 같았고 이상적인 피팅상태를 보였다. 처방할 콘택트렌즈의 굴절력은?

> • 안경교정 굴절력 : S-4.50D
> • 시험렌즈 굴절력 : S-3.00D
> • 덧댐굴절검사값 : S-1.25D

① -3.25D
② -3.50D
③ -3.75D
④ -4.00D
⑤ -4.25D

**88** 다음은 RGP 콘택트렌즈 처방을 위한 검사 결과이다. 이때 사용된 시험렌즈의 베이스커브는 얼마인가?

- 안경교정굴절력 : S-3.50D
- 각막곡률측정값 : 7.50mm @ 180°,
  7.46mm @ 90°
- 시험렌즈굴절력 : S-3.00D
- 덧댐굴절검사값 : S-0.25D

① 7.35mm  ② 7.40mm
③ 7.45mm  ④ 7.55mm
⑤ 7.60mm

**89** 하드 콘택트렌즈 처방을 위한 검사 결과가 다음과 같고, 덧댐굴절검사를 진행하였다. 예상되는 덧댐굴절검사값은? (단, 안경의 정점간거리는 12mm이다)

- 안경교정굴절력 : S-3.00D ○ C-0.50D Ax180°
- 각막곡률측정값 : 7.50mm (45.00D) @ 180°
  7.42mm (45.50D) @ 90°
- 시험렌즈 굴절력 : S-3.00D, 베이스커브 7.60mm(44.50D)

① S-0.50D  ② S-0.25D
③ 0.00D    ④ S+0.25D
⑤ S+0.50D

**90** 하드 콘택트렌즈 처방을 위해 시험렌즈를 착용하였을 때 렌즈의 움직임이 거의 없었다. 렌즈의 움직임을 증가시키는 방법으로 옳은 것은?

① 광학부지름을 더 크게 한다.
② 전체지름을 더 크게 한다.
③ 베이스커브의 곡률반지름를 더 길게 한다.
④ 주변부 곡률반지름을 더 짧게 한다.
⑤ 중심두께를 더 얇게 한다.

**91** 하드 콘택트렌즈의 피팅상태를 확인하기 위해 플루레신 패턴를 관찰하였다. 각막중심부가 눌려 있는 것이 관찰되었을 때 조정방법으로 옳지 않은 것은?

① 전체직경을 크게 한다.
② 베이스커브의 곡률반지름을 짧게 한다.
③ 새그깊이(Sagittal Depth)을 작게 준다.
④ 후면 주변부커브의 곡률반지름을 짧게 한다.
⑤ 중심두께를 얇게 한다.

**92** 소프트 콘택트렌즈의 중심두께를 증가시킬 때 나타나는 현상이 아닌 것은?(단, 렌즈의 재질은 같다)

① 산소투과율이 증가한다.
② 렌즈움직임이 증가한다.
③ 강도가 증가한다.
④ 착용감이 떨어진다.
⑤ 유연성이 감소한다.

**93** 다음은 소프트 콘택트렌즈의 착용 상태를 평가한 내용이다. 후면곡률반지름을 길게 재피팅해야 하는 경우는?

① 교정시력의 변동이 크다.
② 눈깜박임 시 움직임이 2.0mm 이상 일어난다.
③ 상방을 주시할 때의 움직임이 3.0mm 이상 일어난다.
④ 가장자리 말림 현상이 나타난다.
⑤ 시력이 불량하다가 눈깜박임 시 순간적으로 시력이 개선된다.

**94** 소프트 콘택트렌즈의 새그깊이(Sagittal Depth)에 관한 내용으로 옳은 것은?

① 전체직경과 새그깊이는 관계가 없다.
② 베이스커브가 일정할 때 전체직경이 커질수록 새그깊이가 증가한다.
③ 베이스커브가 일정할 때 전체직경이 작을수록 새그깊이가 증가한다.
④ 전체직경이 일정할 때 베이스커브가 클수록 새그깊이가 증가한다.
⑤ 새그깊이가 증가하면 렌즈의 움직임이 증가한다.

**95** 노안이 진행된 근시안의 교정을 위해 원근동시보기 디자인의 이중초점 콘택트렌즈를 처방하였다. 처방 결과가 다음과 같을 때 적절한 조정 방법은?

> • 동심원의 중심부를 근용, 주변부를 원용으로 처방
> • 동공크기와 피팅상태는 적절함
> • 근거리 시력은 양호하나 원거리 흐림

① 원용부에 (+)굴절력을 추가
② 원용부에 (−)굴절력을 추가
③ 근용부에 (+)굴절력을 추가
④ 근용부에 (−)굴절력을 추가
⑤ 원용부와 근용부에 모두 (−)굴절력을 추가

**96** 콘택트렌즈를 1개월 동안 연속착용(Continuous Wear)하였을 때 뮤신볼(Mucin Balls)이 나타날 수 있는 것은?

① 실리콘(Silicone)
② 실리콘아크릴레이트(Silicone Acrylate)
③ 폴리메틸메타크릴레이트(PMMA)
④ 실리콘하이드로겔(Silicone Hydrogel)
⑤ 플루오르실리콘아크릴레이트(FSA)

**97** 소프트 콘택트렌즈를 착용했을 때 렌즈의 움직임이 과도하게 많고, 이물감과 가려움증으로 장시간 렌즈를 착용하기 어려운 경우 의심되는 부작용은?

① 거대유두결막염
② 아토피각결막염
③ 노출각결막염
④ 플릭텐각결막염
⑤ 가시아메바각막염

**98** 수돗물로 렌즈를 세척하거나 강이나 호수에 소프트 콘택트렌즈를 착용하고 들어가는 경우 발병 위험이 커지는 것은?

① 눈꺼풀테염
② 아토피각결막염
③ 노출각결막염
④ 플릭텐각결막염
⑤ 가시아메바각막염

**99** 과산화수소를 사용하는 화학소독법에 관한 내용으로 옳은 것은?

① 0.3%의 과산화수소를 사용한다.
② 진균류 소독은 10~20분 정도 필요하다.
③ 백금을 이용한 중화법은 소독과 중화가 동시에 일어난다.
④ 알레르기 반응이 거의 없다.
⑤ 렌즈 변색 가능성이 크다.

**100** 친수성기와 소수성기를 함께 가지고 있는 화합물로 침착물과 미셀(Micelle)을 형성하여 렌즈에 침착된 물질을 효과적으로 제거하는 것은?

① 계면활성제
② 효소분해제
③ 완충용액
④ 킬레이팅제
⑤ 삼투압조절제

**101** 저시력자의 시각보조기구에 관한 설명으로 옳은 것은?

① 선명시야를 넓히려고 사용한다.
② 확대경은 원용으로 사용한다.
③ 망원경은 근용으로 사용한다.
④ 망원현미경은 주시거리와 시야를 조절할 수 있다.
⑤ 주시물체의 망막상을 확대하는 방법을 사용한다.

**102** 안굴절력계(Refractometer)의 주요 사용목적은?

① 각막의 굴절력 측정
② 수정체의 굴절력 측정
③ 원용 교정굴절력 측정
④ 근용 교정굴절력 측정
⑤ 사위 교정굴절력 측정

**103** 포롭터의 보조렌즈 중 ±.50의 사용 용도로 적절하지 않은 것은?

① 사위검사
② 난시축 정밀검사
③ 난시도수 정밀검사
④ 난시의 유무 확인
⑤ 가입도 검사

**104** 안경렌즈의 굴절력을 망원경식 렌즈미터로 측정할 때 콜리메이터(Collimater)부에서 나온 평행광선속을 망원경부의 핀트글래스(Pint Glass)에 결상시키는 것은?

① 타 깃
② 표준렌즈
③ 측정안경렌즈
④ 대물렌즈
⑤ 접안렌즈

**105** 세극등현미경으로 각막 및 결막 등 안구 표면을 관찰하고자 한다. 플루레신 염색을 사용할 때 장착해야 할 필터는?

① 적색 필터
② 황색 필터
③ 청색 필터
④ 자색 필터
⑤ 회색 필터

## 3교시 실기시험

**01** 원거리 나안시력이 0.5일 때, 굴절이상의 종류가 근시성인지, 원시성인지를 구분하기 위해 사용하는 렌즈는?

① (+)구면렌즈
② (−)구면렌즈
③ 원주렌즈
④ 편광렌즈
⑤ 프리즘렌즈

**02** 안위의 편위유무를 검사하기 위해 가림검사를 실시하였다. 왼쪽 눈을 가렸을 때 오른쪽 눈의 움직임은 없었고, 오른쪽 눈을 가렸을 때 왼쪽 눈이 코쪽으로 움직였다면 안위이상은?

① 좌안 내사시
② 좌안 외사시
③ 우안 내사시
④ 우안 외사시
⑤ 교대사시

**03** 다음은 자동안굴절검사기기의 측정값이다. 등가구면굴절력(SE)은?

```
NAME
[REF] VD: 12 mm
⟨R⟩      S       C       A
        −1.00   −0.50   178
        −1.00   −0.75   180
        −1.00   −0.50   181
        ---------------------
        −1.00   −0.50   180
[KER]
⟨R⟩      D       mm      @
H       44.00   7.68    180
V       45.50   7.50    90
```

① S−0.50D
② S−0.75D
③ S−1.00D
④ S−1.25D
⑤ S−1.50D

**04** 눈 앞 50cm에서 발산광선속으로 정적검영법을 시행하였다. 검사 결과가 다음과 같다면 교정렌즈의 굴절력은?(단, 검사거리 보정렌즈는 사용하지 않았다)

| 입사선조광 방향 | 중화 렌즈 |
| --- | --- |
| 30° | S−0.50D |
| 120° | S−1.00D |

① S−0.50D ◯ C−0.50D Ax 120°
② S−0.50D ◯ C−0.50D Ax 30°
③ S−1.50D ◯ C−0.50D Ax 120°
④ S−1.50D ◯ C−0.50D Ax 30°
⑤ S−2.50D ◯ C−0.50D Ax 120°

**05** 시력 및 시기능 검사방법과 사용 시표의 연결이 옳지 않은 것은?

① 편광법을 이용한 사위검사 – 십자시표
② 적록필터를 이용한 억제검사 – 워스4점시표
③ 편광법을 이용한 부등상시검사 – 쌍디근자시표
④ 크로스실린더렌즈를 이용한 난시정밀검사 – 격자시표
⑤ 폰 그레페법을 이용한 수평사위검사 – 수직일자시표

**06** 원용안경처방검사값이 다음과 같고 적록시표를 주시하게 하였다. 적색 바탕의 시표가 녹색 바탕의 시표보다 더 선명하다고 하였을 때 교정굴절력의 조정으로 옳은 것은?

- 원용안경교정굴절력 : S-2.00D ◯ C-0.75D Ax 170°

① S-2.00D ◯ C-0.75D Ax 180°
② S-2.25D ◯ C-0.75D Ax 170°
③ S-1.75D ◯ C-0.75D Ax 170°
④ S-2.00D ◯ C-1.00D Ax 170°
⑤ S-2.00D ◯ C-0.50D Ax 170°

**07** 다음 그림은 난시안인 사람이 운무상태에서 바라본 방사선시표이다. 5–11시 방향이 진하게 보인다고 하였다면 (−)원주렌즈의 교정축 방향은?

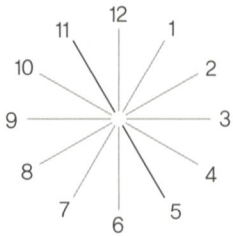

① 30°
② 60°
③ 90°
④ 120°
⑤ 150°

**08** 다음 사진과 같이 포롭터의 크로스실린더렌즈를 위치시켰을 때 검사하고자 하는 것은?

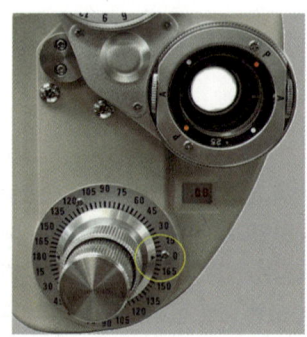

① 가입도 검사
② 난시축 정밀검사
③ 난시량 정밀검사
④ 구면도수 정밀검사
⑤ 양안조절 균형검사

**09** 포롭터에는 S-2.50D ◯ C-1.25D Ax 45°로 렌즈가 가입되어 있고 다음 사진과 같이 크로스실린더렌즈가 장입되어 있다. 반전검사 시, 사진 (가)의 상태로 장입되어 있을 때가 사진(나)의 상태로 장입되어 있을 때보다 시표가 더 선명하다고 한다면 교정굴절력의 조정으로 옳은 것은?

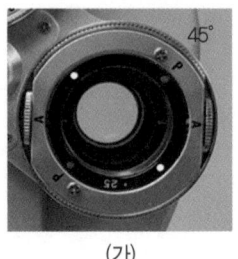
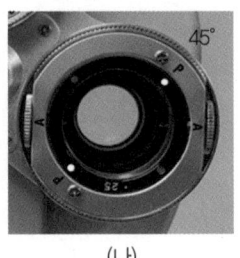

(가)      (나)

① S-2.50D ◯ C-1.00D Ax 45°
② S-2.50D ◯ C-1.50D Ax 45°
③ S-2.25D ◯ C-1.50D Ax 45°
④ S-2.50D ◯ C-1.25D Ax 40°
⑤ S-2.50D ◯ C-1.25D Ax 50°

**10** 포롭터에 편광렌즈를 장착하고 양안균형검사를 시행하였다. 편광시표의 선명도가 다음 그림과 같다면 굴절력의 조정으로 옳은 것은?(단, 포롭터에는 OU : S-3.75D C-1.00D Ax 180°로 가입되어 있다)

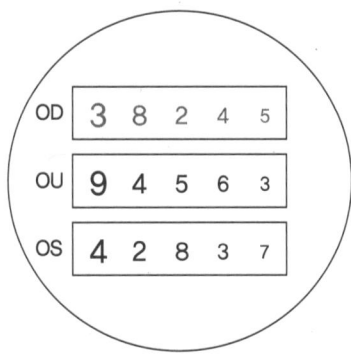

① OD : S-3.50D C-1.00D Ax 180°
② OD : S-3.75D C-0.75D Ax 180°
③ OD : S-4.00D C-1.00D Ax 180°
④ OS : S-3.50D C-1.00D Ax 180°
⑤ OS : S-4.00D C-1.00D Ax 180°

**11** 포롭터에 크로스실린더렌즈를 장입하고 노안 가입도검사를 하고자 한다. 이때 사용하는 시표는?

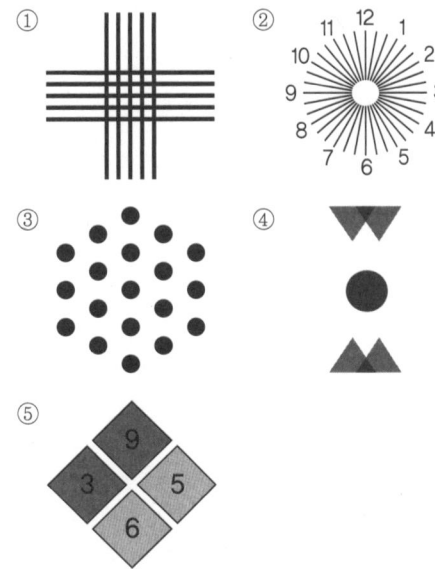

**12** 작업거리 40cm에서 측정한 상대조절 검사값이 다음과 같을 때 근용안경의 굴절력은?

- 원용완전교정값 : S+1.50D ◯ C-1.00D Ax 180°
- 양성상대조절(PRA) : -0.75D
- 음성상대조절(NRA) : +2.75D

① S+2.50D ◯ C-1.00D Ax 90°
② S+2.75D ◯ C-1.00D Ax 180°
③ S+2.50D ◯ C+1.00D Ax 180°
④ S+2.25D ◯ C-1.00D Ax 180°
⑤ S+2.50D ◯ C-1.00D Ax 180°

**13** 안경처방서의 약속사항으로 안경테를 선택한 후 측정할 수 있는 것은?

① 광학중심점 높이
② 원용, 근용 등의 용도
③ 프리즘렌즈의 기저 방향
④ 교정 원주렌즈의 축 방향
⑤ 교정 구면렌즈의 상측정점굴절력

**14** 안경의 경사각 측정과 조정에 관한 내용 중 옳은 것은?

① 원용안경의 경사각은 15~20° 정도이다.
② 근용안경의 경사각은 10~15° 정도이다.
③ 키가 큰 사람일수록 경사각이 작아지는 경향이 있다.
④ 주시거리가 짧아질수록 경사각의 크기는 커진다.
⑤ 조준선이 렌즈의 (+)면에 수직으로 지나도록 경사각을 조정한다.

**15** 다음은 원용안경처방값과 안경테에 대한 정보이다. 정식계측방법으로 설계점을 설정하고자 할 때 형판 기준점으로부터 설계점의 수평 편위량은?

- OD : S-4.00D, 단안 PD : 33mm
- 안경테의 표기 : 54 □ 18 140

① 코 방향으로 1mm
② 코 방향으로 2mm
③ 코 방향으로 3mm
④ 귀 방향으로 2mm
⑤ 귀 방향으로 3mm

**16** 자연스러운 수평시 상태의 머리자세에서 광학중심점 높이(Oh)를 측정하였더니 24mm였다. 경사각이 10°이고 정점간거리가 12mm일 때, 조제가공 Oh의 근사값은?(단, 각막정점에서 안구회선점까지 거리는 13mm이다)

① 20mm
② 24mm
③ 27mm
④ 30mm
⑤ 33mm

**17** 다음 중 C-2.00D Ax 80°○ C-1.50D Ax 170°와 같은 렌즈는?

① S-1.50D ○ C-1.50D Ax 80°
② S-2.00D ○ C-0.50D Ax 80°
③ S-1.50D ○ C+0.50D Ax 170°
④ S-2.00D ○ C+0.50D Ax 170°
⑤ S+0.50D ○ C-1.50D Ax 170°

**18** 다음 그림은 안경렌즈를 렌즈미터로 측정한 크로스라인 타깃상이다. 렌즈의 굴절력 표기는?

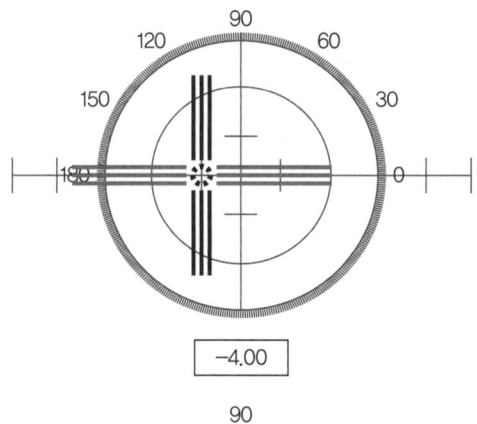

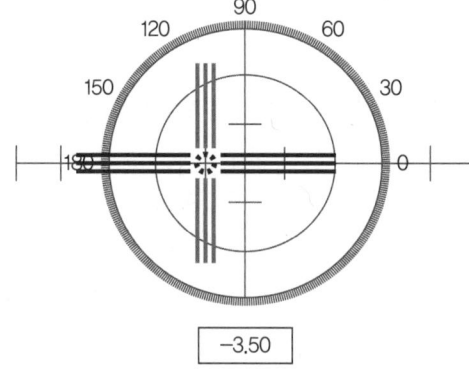

① OD : S-3.50D ◯ C+0.50D Ax 180° ◯ 1△ BI
② OD : S-4.00D ◯ C-0.50D Ax 180° ◯ 1△ BO
③ OD : S-3.50D ◯ C+0.50D Ax 90° ◯ 2△ BI
④ OS : S-3.50D ◯ C-0.50D Ax 90° ◯ 1△ BI
⑤ OS : S-3.50D ◯ C+0.50D Ax 90° ◯ 1△ BO

**19** 안경테에 렌즈를 끼워 넣었을 때 내부왜곡이 관찰되었다. 왜곡 발생 원인으로 볼 수 없는 것은?

① 형판 모양이 잘못 제작된 경우
② 안경테 림의 커브와 렌즈의 커브가 일치하지 않는 경우
③ 안경테 홈의 각도와 렌즈의 산각 각도가 일치하지 않는 경우
④ 안경테의 렌즈삽입부보다 렌즈가 작게 가공된 경우
⑤ 안경테의 렌즈삽입부보다 렌즈가 크게 가공된 경우

**20** 원용안경의 처방이 OU : -2.50D, PD : 60mm인 안경을 완성한 후 광학적 요소를 점검하였다. 기준 PD보다 4mm 길게 가공되었다면 양안에 미치는 프리즘 영향은?(단, Oh는 정확하게 가공됨)

① 0.5△ BO
② 0.5△ BI
③ 1.0△ BO
④ 1.0△ BI
⑤ 1.5△ BO

**21** 다음과 같은 처방으로 완성된 근용안경의 조제가공 PD가 허용오차범위 내에 있는 것은?

• 근용 OU : S+5.00D, PD : 58mm
• 허용오차가 큰 방향 : 1.0△
• 허용오차가 작은 방향 : 0.5△

① 54mm
② 56mm
③ 60mm
④ 62mm
⑤ 64mm

**22** 평산각 안경(무테안경)의 렌즈 조제가공 순서를 차례대로 나열한 것은?

> (가) 구멍 위치 설정
> (나) 고정 나사 조이기
> (다) 평산각 가공
> (라) 마무리 및 조정
> (마) 구멍 뚫기

① (가) → (나) → (다) → (마) → (라)
② (가) → (다) → (마) → (나) → (라)
③ (가) → (마) → (다) → (나) → (라)
④ (다) → (가) → (마) → (나) → (라)
⑤ (다) → (나) → (가) → (마) → (라)

**23** 원용안경의 굴절력이 OU : S-1.00D ◯ C-0.50D Ax 180°이고 가입도가 2.00D라면 근용안경의 굴절력은?

① OU : S+1.00D ◯ C+0.50D Ax 90°
② OU : S+1.50D ◯ C-0.50D Ax 90°
③ OU : S+1.00D ◯ C+0.50D Ax 180°
④ OU : S+1.00D ◯ C-0.50D Ax 180°
⑤ OU : S+1.50D ◯ C-0.50D Ax 180°

**24** 이중초점안경을 설계할 때 원용을 중시할 경우 근용부 상부경계선의 높이로 적절한 것은?

① 동공중심
② 위쪽 동공가장자리
③ 아래쪽 동공가장자리
④ 아래눈꺼풀보다 1~2mm 위
⑤ 아래눈꺼풀보다 2~3mm 아래

**25** 렌즈미터로 누진굴절력렌즈의 굴절력을 측정하고자 한다. 원용 굴절력의 측정 위치는?

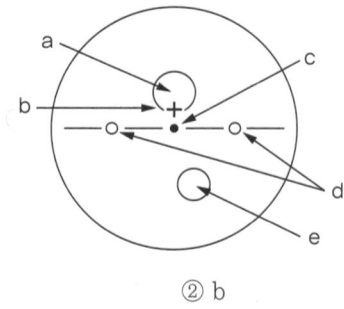

① a  ② b
③ c  ④ d
⑤ e

**26** 누진굴절력안경의 설계방법에 관한 설명으로 옳은 것은?

① 기하학적 중심점에 원용 PD를 일치시킨다.
② 기하학적 중심점에 근용 PD를 일치시킨다.
③ 아이포인트에 원용 PD를 일치시킨다.
④ 아이포인트에 근용 PD를 일치시킨다.
⑤ 근용부 참조원에 원용 PD를 일치시킨다.

**27** 완성된 누진굴절력 안경을 거울검사법으로 점검한 결과, 양안의 동공중심상이 근용 참조원의 중앙에서 귀쪽으로 치우쳐 있다면 안경테의 미세조정으로 옳은 것은?

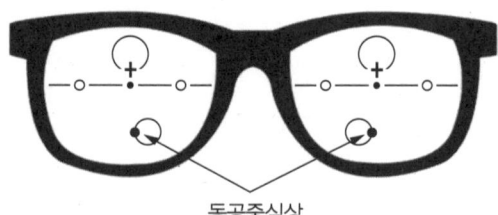

동공중심상

① 정점간거리가 길어지도록 한다.
② 경사각을 커지도록 한다.
③ 다리벌림각을 넓혀 준다.
④ 좌우 코받침 간격의 폭을 넓혀 준다.
⑤ 좌우 코받침의 위치를 아래로 내려 준다.

**28** 복식알바이트 안경을 조제가공할 때 원거리 사위가 유발되지 않도록 하는 앞렌즈의 굴절력과 조제가공 PD는? (단, Oh는 원용과 근용이 같다)

- 원용 OU : S-1.00 ◯ C+0.50D Ax 90°, PD : 62mm
- 근용 OU : S+1.00 ◯ C+0.50D Ax 90°, PD : 58mm
- 원용 : 앞렌즈 + 뒷렌즈
- 근용 : 뒷렌즈

① S+2.00D, 59mm
② S+2.00D, 65mm
③ S-2.00D, 59mm
④ S-2.00D, 62mm
⑤ S-2.00D, 65mm

**29** 원용안경처방이 다음과 같을 때 조제가공 PD는?

- OU : S+2.00D ◯ 0.8△ BO
- PD : 60mm

① 52mm
② 56mm
③ 60mm
④ 64mm
⑤ 68mm

**30** 원용안경처방이 다음과 같을 때 조제가공 Oh는?

- OU : S-1.50D ◯ C-0.50D Ax 180° ◯ 0.6△ BD
- 기준 Oh : 24mm(경사각 0°자세에서 측정함)

① 21mm
② 23mm
③ 26mm
④ 27mm
⑤ 28mm

**31** 다음의 내용과 관계있는 안구운동은?

- 물체를 주시하기 위한 안구운동 중 속도가 가장 빠름
- 주위 환경을 탐색하거나 독서에 관여함

① 눈깜박임
② 동공반사
③ 이향운동
④ 충동안구운동
⑤ 추종안구운동

**32** 단안 가림검사를 한 결과 양안이 모두 움직임이 관찰되지 않았고 단안 가림벗김검사를 실시하였다. 우안을 가렸다가 떼는 순간 우안이 코 방향으로 움직였다면 이 눈의 상태는?

① 정 위
② 내사위
③ 외사위
④ 우안 내사시
⑤ 우안 외사시

33. 폰 그레페(Von Grafe)법으로 원거리 수평사위검사를 하려면 포롭터에 가입해야 할 보조렌즈는?

① R : PH    L : OC
② R : RL    L : GL
③ R : 6△U   L : O
④ R : O     L : 10△I
⑤ R : 6△U   L : 10△I

34. 오른쪽에 적색렌즈, 왼쪽에 녹색렌즈를 가입하고 다음 사진과 같은 시표를 사용하여 측정하고자 하는 것은?

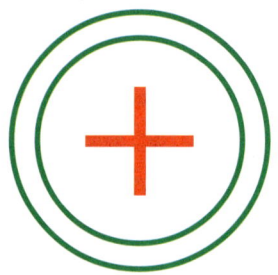

① 조절력        ② 부등상시
③ 융합력        ④ 안위이상
⑤ 입체시

35. 다음의 검사방법으로 측정할 수 있는 것은?

- 원용완전교정굴절력을 가입한다.
- 눈 앞 40cm에 근거리 시표를 보게 한다.
- 양안에 (+)구면렌즈를 점진적으로 높여 준다.
- 시표가 흐려 보이기 시작할 때의 굴절력을 측정한다.

① 조절용이성
② 음성상대폭주력
③ 양성상대폭주력
④ 음성상대조절력
⑤ 양성상대조절력

36. 크로스실린더렌즈의 적색점을 수직 방향에 가입하고 눈 앞 40cm 거리에 있는 격자시표를 보게 하였다. 원용완전교정굴절력이 S-2.75D이고 격자시표의 가로선과 세로선의 선명도가 같을 때 굴절력이 S-2.00D일 때 조절래그량은?

① S+0.50D
② S-0.50D
③ S+0.75D
④ S-0.75D
⑤ S+1.00D

37. 원용완전교정 후 수평 방향 융합력검사를 시행하였다. 측정 결과가 다음 그림과 같을 때 시표가 처음으로 흐려지기 시작하였다면 음성상대폭주력은?

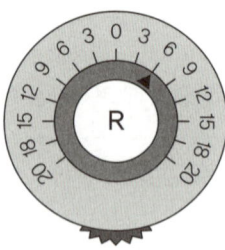 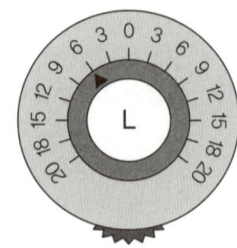

① 6△
② 9△
③ 12△
④ 15△
⑤ 18△

**38** 편광안경과 다음 그림과 같은 시표를 사용하여 측정하고자 하는 것은?

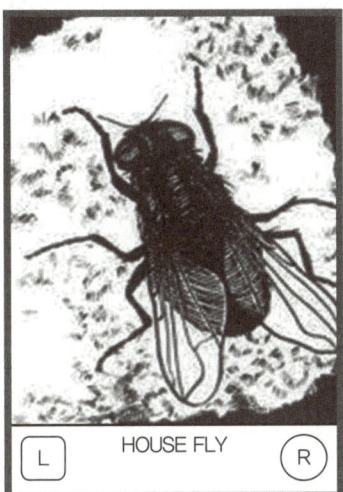

① 조절력
② 부등상시
③ 융합력
④ 안위이상
⑤ 입체시

**39** 우안이 적색, 좌안이 녹색인 적록안경을 착용하고 워스4점검사를 한 결과가 다음 사진과 같았다. 예측할 수 있는 안위상태는?

| 시표 모양 | 우안 시표 | 좌안 시표 | 양안에 보이는 상태 |
|---|---|---|---|
| ● | ● | | ● |
| ● ● | | ● ● | ● ● |
| ○ | ● | ● ● | ● ● |

① 정 상
② 좌안억제
③ 우안억제
④ 외편위
⑤ 내편위

**40** 시기능검사 결과가 다음과 같을 때 퍼시발 기준에 따른 근거리 프리즘처방을 위한 가입도는?

- 원거리 수평사위 : 정위
- 근거리 수평사위 : 10△ 내사위
- 근거리 BI 버전스 : 8 / 15 / 12
- 근거리 BO 버전스 : 22 / 33 / 27
- AC/A 비 : 8△/D

① +0.25D
② +0.50D
③ +0.75D
④ +1.00D
⑤ +1.25D

**41** 세극등현미경검사에서 다음 사진과 같이 홍채 등에 조명하여 홍채로부터 반사된 빛을 이용하여 각막을 관찰하는 조명법은?

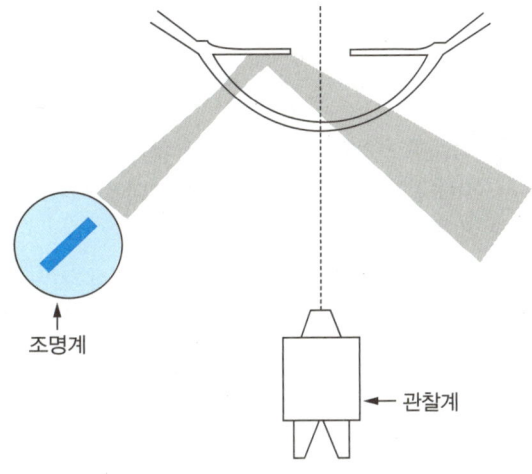

① 역조명법
② 경면반사조명법
③ 확산조명법
④ 공막산란조명법
⑤ 광학적단편조명법

**42** 다음의 검사방법에 관한 설명으로 옳은 것은?

> • 와트만 41번 여과지(35×5mm)의 끝단을 접어 아래 눈꺼풀 밑에 걸쳐 놓은 상태에서 5분 동안 눈물에 젖는 용지의 길이를 측정

① 눈물에 젖은 용지의 길이가 10mm 이하이면 정상이다.
② 검사 시 눈깜박임을 자제하도록 한다.
③ 형광물질을 점안한 후 검사를 시행한다.
④ 눈물막의 안정성을 평가하는 검사이다.
⑤ 눈물 분비량을 측정하는 검사이다.

**43** 다음은 소프트 콘택트렌즈의 피팅상태에 관한 내용이다. 루즈(Loose)한 피팅상태에 해당하는 것은?

① 눈깜박임 직후 순간적으로 양호한 시력을 보인다.
② 눈깜박임 시 2.0mm 이상 렌즈 움직임이 나타난다.
③ 상방을 주시할 때 0.3mm 정도 지체가 나타난다.
④ 마이어상이 불규칙하나 눈깜박임 시 일시적으로 선명하다.
⑤ 렌즈가 각막중심에 잘 위치하고 초기 착용감이 양호하다.

**44** 전체직경이 14.0mm이고, 베이스커브가 8.30mm인 소프트 콘택트렌즈를 착용하고 피팅상태를 검사하였더니 렌즈의 움직임이 거의 없었다. 양호한 피팅상태로 변경하려면 적합한 렌즈는?

① 전체직경 13.5mm, 베이스커브 8.00mm
② 전체직경 14.0mm, 베이스커브 8.00mm
③ 전체직경 13.5mm, 베이스커브 8.30mm
④ 전체직경 14.5mm, 베이스커브 8.30mm
⑤ 전체직경 14.5mm, 베이스커브 8.60mm

**45** 다음은 하드 콘택트렌즈 처방을 위한 검사 결과이다. 시험렌즈를 착용했을 때 양호한 피팅상태를 보였다면 최종 처방할 콘택트렌즈의 굴절력은?(단, 안경의 정점간거리는 12mm이다)

> • 안경교정굴절력 : S-4.00D ◯ C-1.50D Ax 180°
> • 각막곡률측정값 : 7.50mm (45.00D) @ 180°
> 　　　　　　　　7.26mm (46.50D) @ 90°
> • 시험렌즈 베이스커브 : 7.50mm(45.00D)

① S-3.50D
② S-3.75D
③ S-4.00D
④ S-3.50D ◯ C-1.50D Ax 180°
⑤ S-3.75D ◯ C-1.50D Ax 180°

**46** (사진) 구면 RGP 콘택트렌즈를 착용했을 때 사진과 같은 플루레신 패턴이 관찰되었다. 각막의 형태는?

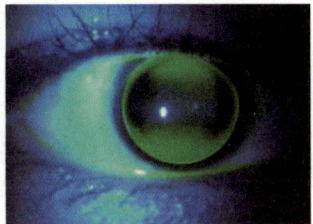

① 구 형
② 원추형
③ 직난시형
④ 도난시형
⑤ 사난시형

**47** 다음 콘택트렌즈 관리용액의 성분 중 살균제의 기능을 하는 것은?

① 피르브산(Pyruvic Acid)
② 폴록사머(Poloxmers)
③ 폴리쿼드(Polyquad)
④ 메틸셀루로스(Methylcellulose)
⑤ 폴리비닐알코올(Polyvinyl Alcohol)

**48** 다음과 같은 부작용을 유발하는 콘택트렌즈 침착물을 제거하기 위해 사용하는 관리용액의 성분은?

- 이물감과 시력저하
- 위눈꺼풀 부종과 거대 유두 출현
- 렌즈의 과도한 움직임

① 다이메드(Dymed)
② 클로로부탄올(Chlorobutanol)
③ 벤질알코올(Benzyl Alcohol)
④ 치메로살(Thimerosal)
⑤ 판크레아틴(Pancreatin)

**49** 다음 사진과 같이 토릭 소프트 콘택트렌즈의 피팅상태를 확인하고 있다. 굴절력이 S-2.00D ◌ C-1.50D Ax 180°인 시험렌즈를 착용하였을 때 6시 방향의 참고마크가 시계방향으로 15° 회전하여 안정하였다면 최종 처방할 콘택트렌즈의 굴절력은?

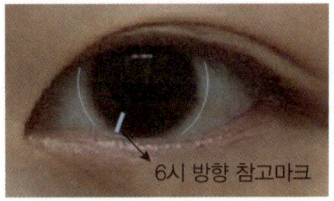

① S-2.00D ◌ C-1.25D Ax 15°
② S-2.00D ◌ C-1.25D Ax 165°
③ S-2.00D ◌ C-1.50D Ax 15°
④ S-2.00D ◌ C-1.50D Ax 165°
⑤ S-2.00D ◌ C-1.50D Ax 5°

**50** 안경을 주로 착용하는 사람이 소프트 콘택트렌즈로 교체 착용하고 근거리 작업을 하고자 한다. 안경교정굴절력이 다음과 같을 때 안정피로를 가장 많이 느낄 것으로 예상되는 경우는?(단, 최대조절력과 작업거리는 모두 같다)

① S-1.00D ◌ C-0.50D Ax 180°
② S-3.00D ◌ C-0.50D Ax 180°
③ S-5.00D ◌ C-0.50D Ax 180°
④ S+1.00D ◌ C-0.50D Ax 180°
⑤ S+3.00D ◌ C-0.50D Ax 180°

**51** 티타늄 합금으로 만들어진 안경테에 관한 설명으로 옳지 않은 것은?

① 생체적합성이 우수하다.
② 내식성이 우수하다.
③ 초경량이다.
④ 열전도율이 높다.
⑤ 탄성이 좋다.

**52** 부딪칠 때 안경테가 충격을 흡수하여 눈과 얼굴에 상처 입는 것을 예방할 수 있어 활동이 많은 어린이나 운동선수에게 적합한 초탄성합금 안경테 소재는?

① 모 넬
② 양 백
③ 티타늄
④ 하이니켈
⑤ 니티놀

**53** 금장 안경테의 표기로 옳은 것은?

① WP
② FGP
③ 14K GP
④ 14K GF
⑤ 14K RG

**54** 천연섬유소를 주원료로 하고 착색 및 염색성, 탄력성이 우수하여 안경테 소재로 많이 쓰이지만, 자외선에 의해 쉽게 변색되는 안경테 소재는?

① 셀룰로이드(Celluloid)
② 셀룰로스아세테이트(Cellulose Acetate)
③ 셀룰로스프로피오네이트(Cellulose Propionate)
④ 폴리아미드(Polyamide)
⑤ 에폭시수지(Epoxy Resin)

**55** 일반렌즈는 그림(가)와 같이 주변부 왜곡수차가 발생한다. 그림(나)와 같이 주변부 왜곡수차를 감소시켜주고 주변부 시야가 넓어지는 렌즈는?

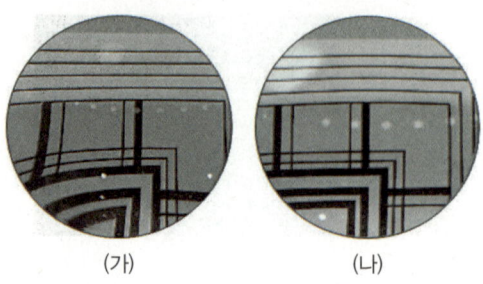

(가)　　　　　(나)

① 원주렌즈
② 감광렌즈
③ 편심렌즈
④ 편광렌즈
⑤ 비구면렌즈

**56** 누진굴절력렌즈에서 원용부의 두께와 무게를 줄이기 위해 기저하방 프리즘효과가 나타나도록 윗부분을 깎는 가공은?

① 슬랩오프(Slab Off)
② 프리즘디닝(Prism Thinning)
③ 프레넬프리즘(Fresnel Prism)
④ 렌티큘러(Lenticular)
⑤ 나이프에징(Knife Edging)

**57** 다음의 컬러렌즈 중 가시광선의 분광투과율이 모든 파장에서 비슷하여 물체의 색상을 자연스럽게 구별할 수 있는 것은?

① 황색 렌즈
② 회색 렌즈
③ 녹색 렌즈
④ 청색 렌즈
⑤ 적색 렌즈

**58** 다음은 감광렌즈(Photochromic Lens)에 관한 설명이다. 옳지 않은 것은?

① 자외선과 단파장의 가시광선에서 착색된다.
② 적외선과 장파장의 가시광선에서 퇴색된다.
③ 멀티코팅렌즈가 무코팅렌즈보다 착색농도가 진하다.
④ 착색 반응시간이 퇴색 반응시간보다 빠르다.
⑤ 온도가 낮을 때 더 진하게 착색된다.

**59** 부등상시는 양안으로 하나의 물체를 볼 때 좌우 망막상의 크기가 달라서 융합이 불가능한 눈이다. 이를 교정하기 위해 사용되는 렌즈는?

① 컬러렌즈
② 편광렌즈
③ 사이즈렌즈
④ 프레넬막렌즈
⑤ 렌티큘러렌즈

**60** 프레넬(Fresnel) 프리즘렌즈에 관한 설명으로 옳지 않은 것은?

① 재질의 투명도가 저하된다.
② 단순프리즘렌즈보다 두께가 얇다.
③ 대비감도가 감소하여 시력이 저하된다.
④ 높은 굴절이상을 교정하기 위한 목적으로 사용된다.
⑤ 프리즘 사이의 연결부분 때문에 표면이 고르지 않다.

## 제3회 기출동형 모의고사

**1교시  시광학이론**

**01** 투명한 교원섬유층이 규칙적으로 배열된 결합조직으로 전체 각막의 90%를 차지하는 층은?

① 각막상피
② 보우만층
③ 각막기질
④ 데스메막
⑤ 각막내피

**02** 공막의 구조물 중 체모양의 구조로 시신경섬유가 통과하는 곳은?

① 상공막
② 사상판
③ 공막실질
④ 갈색판
⑤ 맥락막

**03** 눈으로 들어오는 입사광선의 양을 조절하는 곳은?

① 각 막
② 공 막
③ 홍 채
④ 수정체
⑤ 섬모체

**04** 맥락막 조직에 대한 설명으로 옳지 않은 것은?

① 색소와 혈관이 풍부하다.
② 혈관층은 안쪽으로 갈수록 가늘어진다.
③ 공막을 통과한 광선을 차단하여 암실 역할을 한다.
④ 망막 바깥층 1/3에 영양을 공급한다.
⑤ 주로 부교감신경의 지배를 받는다.

**05** 원뿔세포에 관한 내용으로 옳지 않은 것은?

① 약한 빛에도 민감하게 반응한다.
② 망막 중심오목에 집중적으로 분포한다.
③ 요돕신(Iodopsin)을 함유하고 있다.
④ 3종류의 시색소(Red, Green, Blue)를 갖는다.
⑤ 명소시, 색각시, 형태시의 기능을 한다.

**06** 다음의 내용과 관계있는 눈 조직은?

- 시세포가 없는 망막 부위로 생리적 암점이 발생
- 시신경섬유(신경절세포의 축삭)로만 구성
- 시신경이 안구를 빠져나가는 부분

① 시피질
② 시각로
③ 가쪽무릎체
④ 시신경유두
⑤ 시각로부챗살

**07** 나이가 들어감에 따라 나타나는 수정체의 변화로 옳지 않은 것은?

① 수분 감소
② 탄력성 감소
③ 투명성 감소
④ 불용성단백질 감소
⑤ 전 생애 동안 서서히 성장

**08** 방수의 90%가 유출되는 경로로 옳은 것은?

① 앞방 → 동공 → 뒷방 → 섬유주 → 집합관 → 쉴렘관 → 방수정맥 → 상공막정맥
② 앞방 → 동공 → 뒷방 → 쉴렘관 → 집합관 → 섬유주 → 상공막정맥 → 방수정맥
③ 뒷방 → 동공 → 앞방 → 섬유주 → 쉴렘관 → 집합관 → 방수정맥 → 상공막정맥
④ 뒷방 → 동공 → 앞방 → 집합관 → 섬유주 → 쉴렘관 → 상공막정맥 → 방수정맥
⑤ 뒷방 → 동공 → 앞방 → 섬유주 → 집합관 → 쉴렘관 → 상공막정맥 → 방수정맥

**09** 다음 중 위안와틈새를 통과하지 않는 신경은?

① 시신경
② 눈신경
③ 눈돌림신경
④ 도르래신경
⑤ 가돌림신경

**10** 위눈꺼풀올림근을 지배하는 신경은?

① 눈신경
② 얼굴신경
③ 눈돌림신경
④ 도르래신경
⑤ 가돌림신경

**11** 다음 중 신경 자극에 의한 반사 눈물과 감정적 자극에 의한 눈물을 분비하는 곳은?

① 주눈물샘
② 볼프링샘
③ 크라우제샘
④ 마이봄샘
⑤ 짜이스샘

**12** 외안근에 대한 설명으로 옳지 않은 것은?

① 공막에 부착되어 눈알의 이동을 조정한다.
② 4개의 곧은근과 2개의 빗근이 있다.
③ 혈관과 탄력섬유가 풍부하다.
④ 동공의 크기를 조정한다.
⑤ 신경공급이 풍부하여 정확하고 빠른 운동이 가능하다.

**13** 다음의 내용과 관계있는 신경은?

- 운동과 감각의 혼합신경
- 위, 아래 눈꺼풀의 눈둘레근에 주로 분포
- 눈물샘에 분포하여 감정적 눈물 분비에 관여

① 눈신경
② 눈돌림신경
③ 얼굴신경
④ 도르래신경
⑤ 가돌림신경

**14** 시력 1.0일 때 5m 거리에서 눈이 식별할 수 있는 최소시각은 1분이다. 이때의 란돌트고리의 틈 간격은?

① 0.5mm
② 1.0mm
③ 1.5mm
④ 2.0mm
⑤ 2.5mm

**15** 시각전달경로에서 시신경교차부 비교차섬유의 병변으로 발생되는 시야장애는?

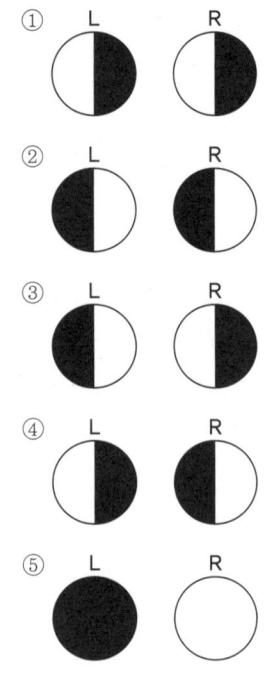

**16** 다음의 내용과 관계있는 약시는?

> • 두 눈의 굴절력의 차이가 클 때 굴절이상도 가 큰 눈에서 약시가 진행될 수 있다.
> • 두 눈의 망막상의 크기와 선명도가 달라서 융합이 불가능할 경우 한쪽 눈의 억제로 인해 약시가 발생할 수 있다.

① 굴절이상약시
② 굴절부등약시
③ 기질약시
④ 폐용약시
⑤ 사시약시

**17** 명순응과 암순응에 관한 설명으로 옳은 것은?

① 명순응보다 암순응이 느리게 진행된다.
② 암순응 시 막대세포가 원뿔세포보다 먼저 반응한다.
③ 암순응 상태에서는 물체의 색을 명확하게 인식할 수 있다.
④ 명순응 상태에서는 중심부보다 주변부의 광각이 더 예민하다.
⑤ 암순응 상태에서는 주변부보다 중심부의 광각이 더 예민하다.

**18** 색각에 관한 설명으로 옳지 않은 것은?

① 혼합하면 백색광이 되는 두 색을 보색이라 한다.
② 빨강, 초록, 파랑의 3원색을 혼합하면 모든 단계의 색광을 얻을 수 있다.
③ 평행한 청색광과 적색광이 굴절하면 청색광이 적색광보다 앞쪽에 상을 맺는다.
④ 원뿔세포가 완전 결손된 경우 색각을 전혀 인식하지 못한다.
⑤ 색각은 시야의 중심부보다 주변부에서 더 예민하게 인식한다.

**19** 다음의 내용과 관계있는 광각이상은?

> • 암순응이 불량한 상태
> • 망막색소변성, 비타민A 결핍
> • 망막의 광범위한 병변

① 주간맹
② 야 맹
③ 복 시
④ 반 맹
⑤ 사분맹

**20** 수정체핵경화, 녹내장, 외상 후 섬모체마비 등으로 인해 일시적으로 수정체굴절력이 증가하였다. 이에 따라 나타나는 굴절이상은?

① 병적근시
② 거짓근시
③ 합병근시
④ 단순근시
⑤ 공간근시

**21** 수정체없음증(무수정체안)에서 나타날 수 있는 증상은?

① 적색시증
② 황색시증
③ 자색시증
④ 청색시증
⑤ 녹색시증

**22** 근거리에 있는 물체를 주시할 때 일어나는 눈의 변화는?

① 섬모체소대가 수축한다.
② 수정체 두께가 감소한다.
③ 눈의 굴절력이 증가한다.
④ 쉴렘관이 닫힌다.
⑤ 동공이 확대된다.

**23** 다음의 내용과 관계있는 안위이상은?

- 양안위의 불균형은 있으나 양안시 이상은 없다.
- 융합을 중단할 때 사시가 된다.
- 근육성 눈피로를 자주 느낀다.

① 잠복사시
② 조절내사시
③ 간헐외사시
④ 가성사시
⑤ 마비사시

**24** 수평사시에서 위로 볼 때 두 눈이 모이고 아래로 볼 때는 두 눈이 벌어지는데 사시각의 차이가 10△이상인 사시는?

① A형 사시
② V형 사시
③ 감각사시
④ 마비사시
⑤ 거짓사시

**25** 한쪽 눈이 망막질환으로 직접대광반사가 소실되었으나, 정상인 다른 쪽 눈에 펜라이트를 비추었을 때 두 눈 모두 동공이 축소되었다. 이와 관련된 이상동공은?

① 원심성동공운동장애
② 구심성동공운동장애
③ 긴장동공
④ 아르길 – 로버트슨 동공
⑤ 호르너증후군

26 눈돌림신경(동안신경) 장애로 발생할 수 있는 증상이 아닌 것은?

① 내사시
② 외사시
③ 눈꺼풀처짐
④ 동공확대
⑤ 눈모음장애

27 다음의 내용과 관계있는 검사는?

- 광자극에 의한 망막활동전위의 변화를 기록하는 검사
- 안저검사를 통해 확인하기 어려운 경우에 시행
- 망막 기능을 객관적으로 측정

① 눈전위도검사
② 형광안저촬영
③ 시유발전위검사
④ 초음파검사
⑤ 망막전위도검사

28 다음의 내용과 관계있는 각막질환은?

- 곡물, 직물 등을 취급하는 사람에게 발생하기 쉬움
- 원인균이 데스메막을 쉽게 통과하여 앞방축농이 생김
- 각막중심부에 회황색 원형 침윤과 여러 개의 침윤이 위성처럼 발생

① 녹농균각막궤양
② 단순포진각막궤양
③ 바이러스각막궤양
④ 진균각막궤양
⑤ 대상포진각막염

29 다음의 내용과 관계있는 각막질환은?

- 각막중앙에 회색궤양
- 각막지각 소실로 통증이 없음
- 각막조직의 연화, 괴사, 천공
- 결막상피의 각화로 비토반점이 나타남

① 진균각막궤양
② 녹농균각막궤양
③ 비타민A결핍 각막궤양
④ 바이러스각막궤양
⑤ 대상포진각막염

30 다음의 내용과 관계있는 수정체질환은?

- 외상으로 인한 수정체 혼탁
- 젊은 연령층에서 가장 흔하게 나타나는 백내장
- 흑갈색의 동그란 고리가 수정체낭 표면에서 관찰됨

① 선천백내장
② 노년백내장
③ 합병백내장
④ 외상백내장
⑤ 중독백내장

31 가벼운 유리체혼탁으로 부유물을 자각하는 증상은?

① 청색시증
② 눈마름증
③ 날파리증
④ 군날개
⑤ 비토반점

**32** 결막 전체에 심한 충혈이 나타나서 '핑크 아이(Pink Eye)'라고 불리고 다량의 점액성 화농 분비물과 유두 증식이 관찰되는 결막질환은?

① 인두결막염
② 유행각결막염
③ 거짓막결막염
④ 급성출혈결막염
⑤ 급성세균결막염

**33** 일명 '아폴로눈병'으로 불리고 갑작스러운 통증을 유발하는 바이러스성 결막질환은?

① 인두결막염
② 유행각결막염
③ 거짓막결막염
④ 급성출혈결막염
⑤ 급성세균결막염

**34** 세균 단백에 대한 지연과민반응으로 각막가장자리에 좁쌀 크기의 회백색 융기가 관찰되는 질환은?

① 거대유두결막염
② 유행각결막염
③ 플릭텐각결막염
④ 봄철각결막염
⑤ 계절알레르기 결막염

**35** 우리나라에서 발생빈도가 가장 높은 전체포도막염으로 구강궤양, 외음부궤양 등을 동반하는 질환은?

① 교감안염
② 베세트병
③ 쇼그렌증후군
④ 매독성 맥락막염
⑤ 하라다병

**36** 다음의 내용과 관계있는 눈꺼풀질환은?

- 안와종양 등으로 눈알이 심하게 돌출
- 외상 또는 흉터로 눈꺼풀 결손, 눈둘레근 마비
- 각막과 결막의 건조 및 충혈

① 속눈썹증
② 덧눈꺼풀
③ 눈꺼풀속말림
④ 눈꺼풀겉말림
⑤ 토끼눈

**37** 오염된 점안액 사용으로 감염되어 발생하는 중심각막궤양으로 심한 통증과 시력장애를 유발한다. 삼출물이 청록색을 띠고 소프트 콘택트렌즈 착용자에게 발생하기 쉬운 질환은?

① 진균각막궤양
② 녹농균각막궤양
③ 비타민A결핍 각막궤양
④ 바이러스각막궤양
⑤ 대상포진각막염

**38** 폐쇄각녹내장에서 나타나는 증상이 아닌 것은?

① 초기 자각증상이 거의 없음
② 무지개색의 달무리
③ 섬모체충혈
④ 심한 안구 통증
⑤ 동공확대

**39** 다음의 증상과 관계있는 질환은?

> - 급격한 시력장애
> - 망막이 창백하고 혼탁, 앵두반점
> - 직접대광반사 소실, 간접대광반사 정상
> - 발병 후 6~8시간 이내에 치료해야 함

① 망막중심동맥폐쇄
② 망막중심정맥폐쇄
③ 망막분지정맥폐쇄
④ 고혈압망막병증
⑤ 당뇨망막병증

**40** 마이봄샘에 생긴 급성 화농성염증으로 결막면에 노란 농양점이 관찰된다. 배농 시에는 마이봄샘을 보호하기 위해 눈꺼풀테와 수직으로 절개해야 하는 질환은?

① 바깥다래끼
② 속다래끼
③ 콩다래끼
④ 마이봄샘염
⑤ 눈꺼풀테염

**41** 안경테 소재가 갖추어야 할 조건으로 알맞지 않은 것은?

① 가볍고 튼튼해야 한다.
② 쓰고 벗기 편해야 한다.
③ 복원력이 우수해야 한다.
④ 인체에 해가 없어야 한다.
⑤ 환경 요인에 따라 변형되어야 한다.

**42** 천연섬유소를 무수 빙초산과 반응시켜 제조하는 안경테 소재는?

① 페놀수지
② 셀룰로이드
③ 아세테이트
④ 우레탄수지
⑤ 옵 틸

**43** 구리, 니켈, 아연의 합금으로 만들어지는 안경테 소재는?

① 양 백
② 브라스
③ 청 동
④ 모 넬
⑤ 블랭카-Z

**44** 금속 안경테의 이온 도금에 관한 특성이 아닌 것은?

① 피막의 결합력이 우수하다.
② 공해처리시설이 필요하다.
③ 다양한 색상이 가능하다.
④ 소재의 치수, 형상 등에 변형이 없다.
⑤ 내마모성, 내부식성이 뛰어나다.

**45** 시력 교정용 안경렌즈 소재가 갖추어야 할 조건에 부합하지 않는 것은?

① 아베수가 커야 한다.
② 표면의 반사율이 낮아야 한다.
③ 색분산이 잘 일어나야 한다.
④ 무색투명해야 한다.
⑤ 가시광선의 투과율이 높아야 한다.

**46** 산업용 고글은 시력 교정과 더불어 외부 충격으로부터 눈을 보호할 수 있어야 한다. 이를 고려할 때 가장 적합한 안경렌즈 재료는?

① 아릴디글리콜카보네이트(ADC)
② 폴리메틸메타크릴레이트(PMMA)
③ 폴리카보네이트(PC ; Polycarbonate)
④ 폴리스티렌(PS ; Polystyrene)
⑤ 폴리아미드(PA ; Polyamide)

**47** CR-39 렌즈의 제조공정에서 다음의 역할을 하는 것은?

- 렌즈의 중심두께를 결정한다.
- 급격한 온도변화로부터 수지를 보호한다.
- CR-39 모노머(Monomer)가 외부로 유출되지 않게 막는다.

① 개시제
② 연마제
③ 경화제
④ 개스킷
⑤ 분산제

**48** 높은 (+)굴절력을 가지고 있는 단초점렌즈에서 고굴절률 렌즈를 쓰는 이유로 옳은 것은?(단, 렌즈의 크기는 같다)

① 색수차를 줄일 수 있다.
② 표면반사율을 줄일 수 있다.
③ 렌즈의 곡률반지름을 감소시킬 수 있다.
④ 입사광선의 양을 증가시킬 수 있다.
⑤ 중심부 두께를 얇게 할 수 있다.

**49** 누진굴절력렌즈의 특성으로 옳은 것은?

① 불명시역이 없다.
② 근용부 시야가 넓다.
③ 상의 도약이 있다.
④ 측면 주시 시에 수차가 적다.
⑤ 쉽게 적응할 수 있다.

**50** 편광렌즈에 관한 설명으로 옳지 않은 것은?

① 반사광선의 편광 특성을 이용한다.
② 반사되는 빛만 선택적으로 차단한다.
③ 눈부심으로 인한 피로를 해소해 준다.
④ 반사면의 방향에 따라 편광축을 조정해야 한다.
⑤ 낚시용 편광렌즈의 편광축은 180°가 되도록 한다.

**51** 안광학계의 각막과 수정체에 관한 설명으로 옳은 것은?

① 각막은 양볼록렌즈 형상이다.
② 수정체는 오목메니스커스 형상이다.
③ 수정체의 굴절률은 중심부로 갈수록 커진다.
④ 각막의 굴절력은 +33D이다.
⑤ 최대동적굴절상태에서 수정체의 굴절력은 +43D이다.

**52** 안광학계의 상측초점에 관한 설명으로 옳은 것은?

① 정적굴절상태에서 눈 앞 5m보다 멀리 있는 물체가 맺는 선명상점
② 최대동적굴절상태에서 눈 앞 5m보다 멀리 있는 물체가 맺는 선명상점
③ 정적굴절상태에서 눈 앞 10m보다 멀리 있는 물체가 맺는 선명상점
④ 최대동적굴절상태에서 눈 앞 10m보다 멀리 있는 물체가 맺는 선명상점
⑤ 정적굴절상태에서 눈 앞 20m보다 멀리 있는 물체가 맺는 선명상점

**53** 안광학계에서 눈으로 들어오는 유효광선속을 조절하는 것은?

① 눈꺼풀          ② 홍 채
③ 각 막           ④ 방 수
⑤ 망 막

**54** 다음 중 핀홀효과로 시력이 가장 많이 향상되는 눈은?(단, 동공의 크기는 모두 같다)

① 굴절성 근시
② 굴절성 원시
③ 정 시
④ 약 시
⑤ 노 안

**55** 야간에는 주위가 어두워져 동공이 확대된다. 이에 따라 발생하는 근시화 현상과 관계있는 수차는?

① 왜곡수차        ② 코마수차
③ 비점수차        ④ 구면수차
⑤ 상면만곡

**56** 눈 앞 1m의 물점에서 나온 빛이 망막에 선명한 상을 맺고 있다. 이 눈에 대한 설명으로 옳은 것은?(단, 눈은 정적굴절상태이다)

① 원점거리는 1m이다.
② 원점굴절도는 +1D이다.
③ 굴절이상도는 −1D이다.
④ +1D의 콘택트렌즈로 교정된다.
⑤ 상측초점은 망막 앞에 위치한다.

**57** 원점거리가 눈 앞 20cm인 사람이 정점간거리가 10mm인 안경을 착용하려고 한다. 이 안경렌즈의 굴절력은?

① −5.00D          ② +5.00D
③ −5.25D          ④ +5.25D
⑤ −4.75D

**58** S+2.00D ◌ C+0.50D Ax 180°인 얇은 토릭렌즈가 공기 중에 놓여 있다. 무한대의 물점에서부터 평행광선속이 입사하였을 때 스텀의 간격은?

① 10cm
② 20cm
③ 30cm
④ 40cm
⑤ 50cm

**59** S−4.00D ◌ C−2.00D Ax 180°인 토릭렌즈의 타보식 방향각 60° 경선의 굴절력은?

① −2.00D
② −4.00D
③ −4.50D
④ −5.50D
⑤ −6.00D

**60** 원용안경처방이 S-1.50D ◯ C-0.50D Ax 180°인 난시안을 근시성 단난시로 만들어주는 렌즈의 굴절력은?

① C-0.50D Ax 90°
② C-1.50D Ax 180°
③ S-0.50D
④ S-1.50D
⑤ S-2.00D

**61** 원점이 눈 앞 1m 인 근시안이 나안으로 눈 앞 40cm의 물체를 주시할 때 필요한 조절력은?

① 0.50D       ② 1.00D
③ 1.50D       ④ 2.00D
⑤ 2.50D

**62** 최대조절력이 2.50D인 사람의 완전교정안경처방이 S+1.00D이다. 이 사람이 S+0.50D, 가입도 3.00D인 이중초점렌즈를 착용하였을 때 선명하게 볼 수 없는 범위는?

① 눈 앞 1m에서 눈 앞 50cm까지
② 눈 앞 50cm에서 눈 앞 40cm까지
③ 눈 앞 50cm에서 눈 앞 20cm까지
④ 눈 앞 40cm에서 눈 앞 25cm까지
⑤ 눈 앞 40cm에서 눈 앞 20cm까지

**63** 최대조절력은 2.00D이고, S+1.00D로 완전교정되는 원용안경을 착용하는 사람이 눈 앞 40cm에서 작업하고자 할 때 필요한 가입도는?(단, 이 사람의 유용조절력은 최대조절력의 $\frac{1}{2}$로 한다)

① 0.50D       ② 1.00D
③ 1.50D       ④ 2.00D
⑤ 2.50D

**64** 이중초점렌즈의 처방이 S-3.00D, Add 2.00D이다. 이 렌즈의 근용부 합성광학중심점의 위치는?

① 자렌즈의 광학중심점
② 모렌즈의 광학중심점
③ 모렌즈의 광학중심점과 자렌즈의 광학중심점 사이
④ 모렌즈의 광학중심점 위쪽
⑤ 자렌즈의 광학중심점 아래쪽

**65** 원용안경의 처방이 OD : S+3.00D인 안경을 착용하고 조준선이 렌즈의 광학중심점에서 코 방향으로 2mm, 아래 방향으로 2mm 떨어진 곳을 향할 때 눈에 미치는 프리즘의 영향은?

① 0.6△ B.I. ◯ 0.8△ B.U.
② 0.6△ B.I. ◯ 0.8△ B.D.
③ 0.6△ B.O. ◯ 0.6△ B.U.
④ 0.8△ B.O. ◯ 0.6△ B.D.
⑤ 0.8△ B.O. ◯ 0.6△ B.U.

**66** 두 눈이 모두 원시이고 교정굴절력이 2.00D이상 차이가 나는 사람의 광학적 부등상시를 보정하기 위하여 원시교정굴절력이 높은 렌즈의 안경배율을 감소시키고자 한다. 방법으로 알맞은 것은?

① 렌즈의 전면굴절력을 작게 한다.
② 렌즈의 중심두께를 두껍게 한다.
③ 정점간거리를 길게 한다.
④ 렌즈의 지름을 크게 한다.
⑤ 굴절률이 낮은 재질을 사용하여 렌즈를 제작한다.

**67** 안경렌즈의 상대배율에 관하여 옳게 설명한 것은?

① 같은 물체를 나안으로 볼 때와 안경을 착용하고 볼 때의 망막 상의 크기의 비이다.
② 축성 비정시안의 교정안경이 눈의 물측주점에 위치하면 상대배율이 1이 된다.
③ 굴절성 비정시안의 교정안경이 눈의 물측초점에 위치하면 상대배율이 1이 된다.
④ 축성 원시안에서 정점간거리가 증가하면 상대배율은 감소한다.
⑤ 굴절성 근시안에서 정점간거리가 증가하면 상대배율은 감소한다.

**68** 비정시안이 크기와 모양이 같은 안경을 착용하고 있을 때 시야가 가장 넓은 것은?

① +10.00D   ② +5.00D
③ 0.00D     ④ -5.00D
⑤ -10.00D

**69** 진공에서 파장이 600nm인 빛이 굴절률이 1.5인 매질로 입사하였을 때 이 매질에서의 빛의 파장은?

① 400nm    ② 450nm
③ 500nm    ④ 550nm
⑤ 600nm

**70** 수심이 2m인 연못이 있다. 공기 중에서 수직으로 연못을 내려다볼 때 연못의 겉보기 깊이는? (단, 물의 굴절률은 $\frac{4}{3}$이다)

① 150cm    ② 160cm
③ 180cm    ④ 200cm
⑤ 220cm

**71** 바닥에 수직으로 놓여 있는 두 개의 평면거울이 이루는 각도가 90°이고 그 사이에 물체가 놓여 있다. 이 물체에 대한 상의 개수는?

① 2개
② 3개
③ 4개
④ 5개
⑤ 6개

**72** 다음 그림과 같이 굴절률이 1.5인 평면유리판이 공기 중에 놓여 있다. 이 유리판에 30°의 각도로 입사하는 광선이 유리판을 통과하여 지나갈 때 유리판에서 출사하는 광선의 굴절각은?

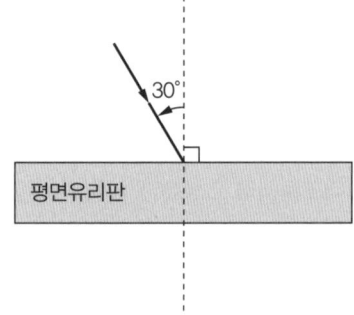

① 60°
② 50°
③ 45°
④ 30°
⑤ 10°

**73** 광축상의 한 점에서 출발한 광선속이 구면에서 굴절한 후 평행하게 출사하였다. 이 광선속이 출발한 위치는?

① 물측초점
② 상측초점
③ 물측주점
④ 상측주점
⑤ 물측절점

**74** 그림과 같이 굴절률이 1.6인 유리봉의 끝을 곡률반경이 10cm가 되도록 연마하였다. 유리봉이 공기 중에 놓여 있을 때 볼록면의 상측면굴절력은?

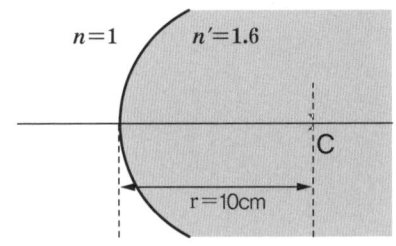

① +5.00D
② +6.00D
③ +0.50D
④ +0.60D
⑤ +1.00D

**75** 공기 중에 놓여 있는 얇은 프리즘에 관한 설명으로 옳지 않은 것은?

① 프리즘의 정각이 클수록 꺾임각이 커진다.
② 프리즘의 굴절률이 클수록 꺾임각이 커진다.
③ 프리즘을 통과한 광선은 기저 방향으로 꺾인다.
④ 프리즘에 의한 상은 정각 쪽으로 이동한다.
⑤ 제1면의 입사각과 제2면의 굴절각이 같으면 꺾임각이 최대가 된다.

**76** 공기 중에 얇은 볼록렌즈가 놓여 있다. 렌즈의 전방 2m에 물체를 두었더니 렌즈 후방 1m에 상이 맺혔다. 이 렌즈의 굴절력은?

① +2.50D
② +2.00D
③ +1.50D
④ +1.00D
⑤ +0.50D

**77** −2.00D의 구면렌즈가 공기 중에 놓여 있고 렌즈의 앞 1m 지점에 물체가 놓여 있을 때 상의 종류는?

① 축소된 도립실상
② 축소된 정립허상
③ 확대된 도립실상
④ 확대된 정립허상
⑤ 같은 크기의 도립실상

**78** 두꺼운 렌즈의 주점에 관한 설명으로 옳지 않은 것은?

① 상측주점은 상측초점거리를 재는 기준점이다.
② 양볼록렌즈의 주점은 렌즈의 내부에 존재한다.
③ 볼록메니스커스렌즈의 주점은 렌즈의 외부에 존재한다.
④ 물측주점은 물거리와 상거리를 재는 기준점이다.
⑤ 렌즈 전후 매질의 굴절률이 같으면 주점과 절점은 일치한다.

**79** 전면의 면굴절력이 +10.00D, 후면의 면굴절력이 −5.00D, 상측정점굴절력이 +6.00D인 렌즈의 전면호칭면굴절력은?

① +9.00D
② +10.00D
③ +11.00D
④ +12.00D
⑤ +13.00D

**80** 다음 중 조리개에 관한 설명으로 옳은 것은?

① 입사동은 광학계에 입사하는 유효광선속의 크기를 제한한다.
② 출사동은 상을 맺을 수 있는 범위인 시야를 제한한다.
③ 입사창은 상측에서 본 시야조리개의 상이다.
④ 출사창은 물측에서 본 시야조리개의 상이다.
⑤ 눈의 망막은 구경조리개의 역할을 한다.

**81** 파동에 관한 설명으로 옳지 않은 것은?

① 빛은 횡파이다.
② 소리는 종파이다.
③ 굴절률이 높은 매질 내에서 전파속도는 빨라진다.
④ 빛은 진공 중에서도 진행하는 전자기파이다.
⑤ 빛은 편광현상이 나타난다.

**82** 아래의 그림과 같이 파동이 A지점에서 B지점까지 가는 데에 5초가 걸렸다. 이 파동의 진동수는 몇 Hz인가?

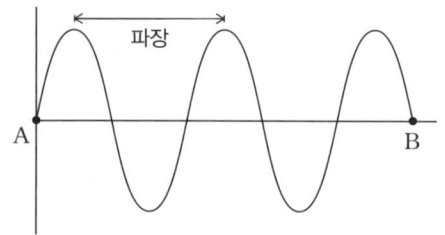

① 0.2Hz
② 0.5Hz
③ 2.5Hz
④ 1.5Hz
⑤ 1.0Hz

**83** 진동수가 같은 두 파동이 서로 중첩되었다. 합성파의 진폭이 0이 될 때 두 파동의 위상차는?

① 45°
② 90°
③ 360°
④ 270°
⑤ 180°

**84** 빛의 회절현상으로 볼 수 있는 것은?

① 비가 그친 직후 무지개를 볼 수 있다.
② 맑은 날 하늘이 파랗게 보인다.
③ 비눗방울의 색이 보는 각도에 따라 다르게 보인다.
④ 햇빛이 강할 때 도로 위에 아지랑이가 피어오른다.
⑤ 빛이 원형의 작은 구멍을 통과하면 고리 모양의 명암무늬가 관찰된다.

**85** 맑은 날의 파란 하늘과 해 질 녘의 붉은 노을은 빛의 어떤 성질과 관련이 있는가?

① 간 섭
② 편 광
③ 굴 절
④ 산 란
⑤ 회 절

## 2교시 의료관계법규 / 시광학응용

**01** '의료법'상에 명시된 의료인의 임무로 옳지 않은 것은?

① 의사 : 의료와 보건지도
② 치과의사 : 치과 의료와 구강 보건지도
③ 한의사 : 한방 의료와 한방 보건지도
④ 조산사 : 조산과 임산부 및 영유아에 대한 보건과 양호지도
⑤ 간호사 : 간호 요구자에 대한 교육·상담 및 건강증진을 위한 활동의 기획

**02** '의료법'상으로 특정 진료과목이나 특정 질환 등에 대하여 난이도가 높은 의료행위를 하는 병원은?

① 종합병원
② 전문병원
③ 요양병원
④ 한방병원
⑤ 상급종합병원

**03** '의료법'상에서 진단서를 작성하여 교부할 수 없는 사람은?

① 의 사
② 치과의사
③ 한의사
④ 전문의
⑤ 조산사

**04** '의료법'상으로 의원, 치과의원, 한의원, 조산원을 개설하기 위한 절차로 옳은 것은?

① 시장, 군수, 구청장에게 신고
② 시장, 군수, 구청장의 허가
③ 시·도지사에게 신고
④ 시·도지사의 허가
⑤ 보건복지부장관에게 신고

**05** '의료법'상으로 의료인의 면허를 취소할 수 있는 경우가 아닌 것은?

① 자격 정지 처분 기간 중에 의료행위를 한 경우
② 면허 조건을 이행하지 아니한 경우
③ 의료기사가 아닌 자에게 의료기사의 업무를 하게 한 경우
④ 사람의 생명 또는 신체에 중대한 위해를 발생하게 한 경우
⑤ 면허를 대여한 경우

**06** '의료법'상으로 전문간호사가 되려는 사람은 전문간호사 자격시험에 합격한 후 누구로부터 자격인정을 받아야 하는가?

① 의료기관의 장
② 시장, 군수, 구청장
③ 보건복지부장관
④ 관할 보건소장
⑤ 시·도지사

**07** '의료법'상의 벌칙에서 3년 이상 10년 이하의 징역에 처하는 경우는?

① 해당 의료기관의 개설 자격을 갖추지 못한 자가 의료기관을 개설하거나 운영한 경우
② 의료인의 면허를 대여한 사람
③ 의료인에게 면허 사항 외의 의료행위를 하게 한 자
④ 의료행위를 행하는 의료인을 폭행하여 사망에 이르게 한 경우
⑤ 의료행위를 받는 사람을 폭행하여 중상해에 이르게 한 경우

**08** '의료법'상의 벌칙에서 500만원 이하의 벌금에 처하는 경우가 아닌 것은?

① 세탁물처리업자가 세탁물을 위생적으로 보관·운반·처리하지 아니한 경우
② 의사가 자신이 진찰한 자에 대한 진단서 교부 요청을 정당한 사유 없이 거부한 경우
③ 환자나 환자 보호자의 동의 없이 다른 의료기관에 진료기록을 전송한 경우
④ 수술 등에 따라 전형적으로 발생이 예상되는 후유증 또는 부작용을 환자에게 설명하지 않거나 서면 동의를 받지 아니한 자
⑤ 전문의가 아닌 자가 의료기관에 전문과목을 표시한 경우

**09** '의료기사 등에 관한 법률'상에 명시된 이 법률의 제정 목적으로 옳은 것은?

① 보건의료기술 향상에 이바지한다.
② 국민의 보건 및 의료 향상에 이바지한다.
③ 국민의 건강을 보호하고 증진한다.
④ 국민이 수준 높은 의료혜택을 받을 수 있도록 한다.
⑤ 국민의료에 필요한 사항을 규정한다.

**10** '의료기사 등에 관한 법률'상 의사 또는 치과의사의 지도 아래 진료나 의화학적 검사에 종사하는 사람이 아닌 자는?

① 방사선사
② 물리치료사
③ 치과기공사
④ 작업치료사
⑤ 보건의료정보관리사

**11** '의료기사 등에 관한 법률'상에 명시된 안경사의 업무 범위와 한계에 관한 내용으로 옳은 것은?

① 6세 이하의 아동을 위한 콘택트렌즈는 의사의 처방에 따라 판매해야 한다.
② 6세 이하의 아동을 위한 안경은 의사의 처방이 없어도 조제, 판매할 수 있다.
③ 콘택트렌즈의 도수를 조정하기 위한 목적으로 약제를 사용하는 타각적 굴절검사를 할 수 있다.
④ 안경의 도수를 조정하기 위한 목적으로 약제를 사용하는 자각적 굴절검사를 할 수 있다.
⑤ 시력보정용 콘택트렌즈의 조제 및 판매를 주된 업무로 한다.

**12** '의료기사 등에 관한 법률'상 국가시험에 응시할 수 없는 사람은?

① 지체장애인
② 마약류 중독자
③ 개인회생 중인 자
④ 파산선고를 받고 복권되지 않은 자
⑤ 금고 이상의 실형을 선고받고 그 집행이 끝난 사람

**13** '의료기사 등에 관한 법률'에 의하면 의료기사 등이 면허증의 기재사항이 변경되어 재발급을 신청하려는 경우 누구에게 신청서를 제출하는가?

① 시장, 군수, 구청장
② 관할 보건소장
③ 보건복지부장관
④ 시 · 도지사
⑤ 국가시험관리기관의 장

**14** '의료기사 등에 관한 법률'상에 명시된 안경업소의 시설기준 등에서 필수장비가 아닌 것은?

① 시력표(Vision Chart)
② 동공거리계(PDmeter)
③ 검영기(Retinoscope)
④ 자동굴절검사기(Auto Refractormeter)
⑤ 렌즈정점굴절력계(Lensmeter)

**15** '의료기사 등에 관한 법률'에 의하면 안경업소의 등록사항 변경 신고를 하려는 사람은 등록사항을 변경한 날부터 며칠 이내에 신고서를 제출하여야 하는가?

① 7일   ② 14일
③ 21일  ④ 30일
⑤ 60일

**16** '의료기사 등에 관한 법률'에 따른 보건복지부장관의 권한은 그 일부를 위임할 수 있다. 이때 위임받을 수 없는 자는?

① 시장 · 군수 · 구청장
② 소속기관의 장
③ 특별시장 · 광역시장 · 특별자치시장
④ 중앙회장
⑤ 특별자치시장 · 특별자치도지사

**17** '의료기사 등에 관한 법률'상 의료기사 등이 품위를 현저히 손상시키는 행위를 했을 때 받을 수 있는 처분은?

① 면허자격정지
② 면허취소
③ 과태료
④ 시정명령
⑤ 개설등록취소

**18** '의료기사 등에 관한 법률'에 명시된 의료기사 등의 보수교육에 관한 내용으로 옳지 않은 것은?

① 해당 업무에 종사하는 의료기사 등은 보건복지부령으로 정하는 바에 따라 보수교육을 받아야 한다.
② 보수교육의 시간 · 방법 · 내용 등에 필요한 사항은 대통령령으로 정한다.
③ 보수교육을 받은 사람에게 보수교육 이수증을 발급하여야 한다.
④ 보수교육 관계서류는 3년 동안 보존하여야 한다.
⑤ 의료기사 등의 신규 면허를 받은 연도부터 보수교육을 받아야 한다.

**19** '의료기사 등에 관한 법률'에 의하면 의료기사 등이 면허가 취소된 후 그 처분의 원인이 소멸하였을 때 그 면허증을 재발급받을 수 있다. 취소된 날부터 1년 이내에 재발급받을 수 있는 경우에 해당하는 것은?

① 피한정후견인으로 선고를 받은 경우
② 3회의 면허자격정지 처분을 받은 경우
③ 안경사의 면허를 다른 사람에게 대여한 경우
④ 면허효력정지 기간에 의료기사의 업무를 한 경우
⑤ 관련법을 위반하여 금고 이상의 실형을 선고받고 그 집행이 끝나지 아니한 경우

**20** '의료기사 등에 관한 법률'상의 벌칙 중에서 3년 이하의 징역 또는 3천만원 이하의 벌금에 처할 수 있는 경우가 아닌 것은?

① 의료기사 등의 면허 없이 해당 업무를 한 사람
② 다른 사람에게 면허를 대여한 사람
③ 업무상 알게 된 비밀을 누설한 사람
④ 안경사의 면허 없이 안경업소를 개설한 사람
⑤ 안경 및 콘택트렌즈를 안경업소 외의 장소에서 판매한 안경사

**21** 원점이 눈 앞 50cm인 비정시안을 교정할 수 있는 렌즈의 대략적인 굴절력은?(단, 거리의 기준을 각막정점으로 한다)

① −1.00D
② +1.00D
③ −2.00D
④ +2.00D
⑤ −3.00D

**22** 나안시력이 1.0 이상일 때 정시와 원시를 구분하기 위해서 시행하는 검사는?

① 핀홀검사
② 원형구멍카드검사
③ (−)구면렌즈부가검사
④ (+)구면렌즈부가검사
⑤ 티엔오(TNO)검사

**23** 원시안의 자각적굴절검사 결과가 다음과 같다. 잠복원시량은?

| 검사방법 | 검사값(D) | 교정시력 |
|---|---|---|
| 조절마비굴절검사 | S+5.00 | 1.0 |
| 현성굴절검사 | S+3.50 | 1.0 |

① +0.50D
② +1.50D
③ +2.00D
④ +3.50D
⑤ +5.00D

**24** 혼합난시를 교정할 수 있는 토릭렌즈는?

① S−2.50D ◯ C+0.50D Ax 180°
② S−1.00D ◯ C+0.50D Ax 90°
③ S+1.00D ◯ C−1.50D Ax 45°
④ S+1.50D ◯ C−1.50D Ax 90°
⑤ S+2.00D ◯ C−0.50D Ax 180°

**25** 두 눈의 교정 구면굴절력이 2D 이상 차이가 날 때 교정 시 고려해야 할 사항은?

① 망막상의 크기
② 색각이상의 유무
③ 난시의 유무
④ 시야의 범위
⑤ 대비감도

**26** 5m용 란돌트고리 시표를 이용하여 나안시력을 측정하였다. 시력이 0.2라면 최소분리시각은?

① 1분각
② 2분각
③ 3분각
④ 5분각
⑤ 10분각

**27** 원거리 나안시력을 검사하는 과정에서 5m용 시력표의 0.1시표를 5m 거리에서 읽지 못하여 검사거리를 단축하여 시력을 측정하였다. 이 사람의 시력이 0.05로 측정되었다면 시표를 읽은 거리는?

① 1.00m  ② 1.50m
③ 2.00m  ④ 2.50m
⑤ 3.00m

**28** 시력이 저하된 사람에게 안경 등으로 광학적 교정이 가능한지를 확인하는 검사는?

① 입체시검사
② 핀홀검사
③ 우세안검사
④ 가림검사
⑤ 적록검사

**29** 원용교정굴절력을 측정하기 위해 정적굴절상태에서 발산광선속으로 검영하였을 때 역행이 나타났다. 중화점을 찾기 위해 부가해야 할 렌즈는?

① (+)구면렌즈
② (−)구면렌즈
③ (+)원주렌즈
④ (−)원주렌즈
⑤ 크로스실린더렌즈

**30** 정적검영법으로 원용교정굴절력을 측정할 때 S+2.50D에서 중화되었다. 검사거리가 50cm이고 검사거리 보정렌즈를 사용하지 않았다면 이 눈의 교정렌즈 굴절력은?

① S+0.50D  ② S+1.00D
③ S+1.50D  ④ S+2.50D
⑤ S+3.00D

**31** S−2.50D ◯ C+1.00D Ax 90°로 완전교정되는 난시안이 정적굴절상태에 있을 때 검사거리 67cm에서 발산광선속을 사용하여 검영하였다. 이때 관찰되는 반사선조광의 움직임으로 옳은 것은?(단, 검사거리 보정렌즈는 사용하지 않았다)

① 수평 방향 동행, 수직 방향 역행
② 수평 방향 동행, 수직 방향 동행
③ 수평 방향 역행, 수직 방향 중화
④ 수평 방향 역행, 수직 방향 동행
⑤ 수평 방향 중화, 수직 방향 역행

**32** 각막곡률계로 각막의 굴절력을 측정한 결과가 다음과 같았다. 각막난시량은?

- 43.50D, 7.76mm @ 180°
- 44.50D, 7.59mm @ 90°

① 0.25D
② 0.50D
③ 0.75D
④ 1.00D
⑤ 1.50D

**33** 포롭터의 보조렌즈 중 워스4점검사에 쓰이는 것은?

① O
② R
③ RL
④ PH
⑤ WMH

**34** 근시성 난시안이 나안으로 방사선시표를 보았을 때 1시 방향이 가장 선명하다고 하였다면 (−)원주렌즈의 축 방향은?

① 30°
② 45°
③ 60°
④ 90°
⑤ 180°

**35** S+1.00D ◯ C−2.00D Ax 90°로 완전교정되는 난시안이 나안으로 방사선 시표를 보았을 때 가장 선명하게 보이는 방향은?

① 1시
② 2시
③ 3시
④ 5시
⑤ 없음

**36** 크로스실린더렌즈를 이용하여 난시축 정밀검사를 할 때 눈의 상태는 어떤 상태로 유지해야 하는가?

① 강한 근시
② 강한 원시
③ 근시성 단난시
④ 약한 근시성 상태의 혼합난시
⑤ 최소착란원이 중심와에 위치하는 혼합난시

**37** 다음은 크로스실린더렌즈를 이용한 난시정밀검사 중인 그림이다. 반전검사를 했을 때, 그림 (가)의 상태보다 (나)의 상태가 더 선명하다고 대답하였다면 렌즈의 굴절력 조정으로 옳은 것은?(단, 포롭터에는 S−2.00D ◯ C−0.50D Ax 180°가 가입되어 있다)

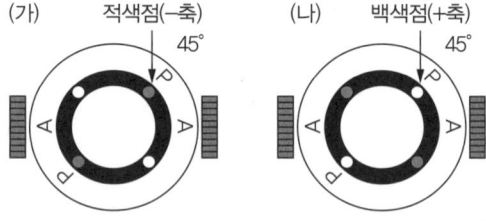

① S−2.00D ◯ C−0.50D Ax 5°
② S−2.00D ◯ C−0.50D Ax 175°
③ S−2.00D ◯ C−0.70D Ax 180°
④ S−2.00D ◯ C−0.25D Ax 180°
⑤ S−2.25D ◯ C−0.50D Ax 180°

**38** 크로스실린더렌즈의 (+)축을 수평 방향에 위치시키고 격자시표를 사용하여 교정구면굴절력을 확인하려고 한다. 시표의 수직선이 수평선보다 더 선명하게 보인다면 굴절력의 수정 방향은?

① S+0.25D 가입
② S−0.25D 가입
③ S+0.50D 가입
④ C−0.25D 가입
⑤ C+0.25D 가입

39. 포롭터에 OU : S+2.00D가 가입되어 있고 양안 균형검사를 위해 다음 그림과 같이 프리즘을 가입하여 가로한줄시표를 위아래로 분리하였다. 위쪽 시표보다 아래쪽 시표가 더 선명하다고 대답한다면 굴절력의 조정은?

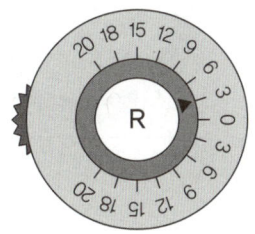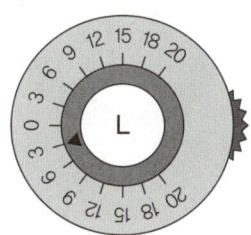

① OS : S+1.75D로 조정
② OD : S+1.75D로 조정
③ OS : S+2.25D로 조정
④ OD : S+2.25D로 조정
⑤ OU : S+2.25D로 조정

40. 다음의 격자시표로 할 수 있는 검사는?

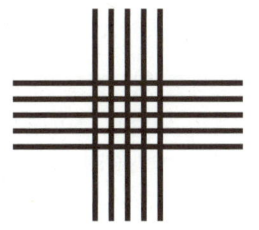

① 사위검사
② 안구운동검사
③ 부등상시검사
④ 양안균형검사
⑤ 가입도검사

41. 눈 앞 40cm에 적록시표를 두고 노안 가입도검사를 하였다. 가입도가 필요한 경우는?

① 적색바탕의 시표가 더 선명할 때
② 녹색바탕의 시표가 더 선명할 때
③ 적색바탕의 시표와 녹색바탕의 시표의 선명도가 같을 때
④ 적색바탕이 더 밝게 보일 때
⑤ 녹색바탕이 더 밝게 보일 때

42. 40cm의 거리에서 (+)렌즈부가법으로 조절력검사를 시행하였다. 검사 결과가 다음과 같다면 조절력은?

| 원용교정굴절력 | OU : S−1.00D ◯ C−1.00D Ax 180° |
|---|---|
| 시표가 처음으로 선명하게 보일 때의 굴절력 | OU : S+0.50D ◯ C−1.00D Ax 180° |

① +1.00D
② +1.50D
③ +2.00D
④ +2.50D
⑤ +3.00D

43. 안경처방서의 기본적인 명기사항은?

① 필요렌즈의 최소직경
② 광학중심점 높이
③ 원용, 근용 등의 용도
④ 안경테의 경사각
⑤ 이중초점렌즈의 상부경계선 높이

**44** OU : S-3.00D ◯ 3.0△ BI의 처방과 일치하는 것은?

① OD : S-3.00D ◯ 3.0△ Base 0°
　OS : S-3.00D ◯ 3.0△ Base 180°
② OD : S-1.50D ◯ 3.0△ Base 0°
　OS : S-1.50D ◯ 3.0△ Base 180°
③ OD : S-3.00D ◯ 1.5△ Base 0°
　OS : S-3.00D ◯ 1.5△ Base 180°
④ OD : S-3.00D ◯ 3.0△ Base 180°
　OS : S-3.00D ◯ 3.0△ Base 180°
⑤ OD : S-3.00D ◯ 3.0△ Base 0°
　OS : S-3.00D ◯ 3.0△ Base 0°

**45** 교정안경의 정점간거리 변화에 따라 나타나는 현상으로 옳은 것은?

① 정점간거리가 길어지면 (+)렌즈를 추가해야 한다.
② 정점간거리가 길어지면 근시는 과교정상태가 된다.
③ 정점간거리가 짧아지면 원시는 과교정상태가 된다.
④ 정점간거리가 짧아지면 원시화된 상태가 된다.
⑤ 정점간거리가 짧아지면 근시는 더 높은 (−)굴절력이 요구된다.

**46** 다음 그림과 같은 안경테에 조제가공을 하려고 한다. 원용 PD가 62mm이고, 작업여유분을 2mm로 할 때 필요렌즈의 최소지름은?

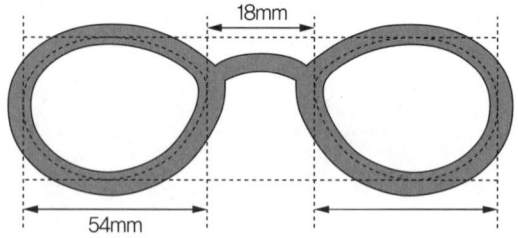

① 60mm
② 62mm
③ 64mm
④ 66mm
⑤ 68mm

**47** 안경테의 다리에 45 □ 23 145로 표기되어 있다. 안경테의 FPD(Frame Pupil Distance)는?

① 23mm
② 45mm
③ 68mm
④ 75mm
⑤ 145mm

**48** 금속 안경테를 착용했을 때 렌즈의 광학중심점이 동공보다 위쪽에 놓여 있다. 이를 바로잡기 위해 안경 전면부를 내리기 위한 조정 방법으로 옳은 것은?

① 코받침지지를 코 쪽으로 길게 뻗쳐 준다.
② 경사각을 작게 해 준다.
③ 다리벌림각을 작게 해 준다.
④ 코받침의 좌우 간격의 폭을 넓혀 준다.
⑤ 좌우 코받침지지를 내려 준다.

**49** 다음 그림과 같은 플라이어의 주된 용도는?

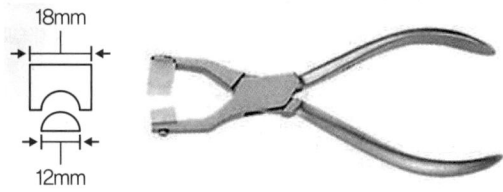

① 코받침지지 조정
② 엔드피스 고정
③ 연결부휨 조정
④ 포인트테 지엽나사 고정
⑤ 다리벌림각 조정

**50** 형판을 이용하여 단초점렌즈를 설계할 때 렌즈의 광학중심점과 일치시키는 형판의 위치는?(단, 안위는 정위임)

① 설계점
② 수직기준선
③ 수평기준선
④ 기하학중심점
⑤ 기준점

**51** 원용안경처방값과 선택한 안경테의 계측값이 다음과 같을 때 형판의 기준점과 설계점의 위치로 옳은 것은?

- OU : S−3.00D, PD : 64mm
- 안경테의 표기 : 50 □ 20 140

① 기준점간거리는 64mm이다.
② 설계점간거리는 70mm이다.
③ 설계점은 기준점에서 코 방향으로 2mm씩 편위된다.
④ 설계점은 기준점에서 귀 방향으로 2mm씩 편위된다.
⑤ 설계점은 기준점에서 코 방향으로 3mm씩 편위된다.

**52** 다음 조건을 만족하는 설계점의 위치는?(단, Oh는 경사각 0° 자세에서 측정함)

- OD : S+1.00D, 단안PD : 34mm
- 안경테 표기 : 50 □ 18 145
- 렌즈삽입부 수직길이 : 36mm
- 측정 Oh : 22mm

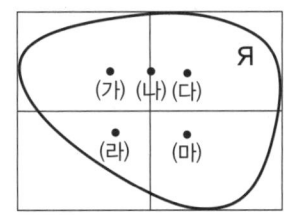

① 가
② 나
③ 다
④ 라
⑤ 마

**53** 근용프리즘처방렌즈의 조제가공 시 산각줄기 위치에 관한 설명으로 옳은 것은?

① BI처방의 (+)렌즈는 (−)면에 평행하게 산각줄기를 세운다.
② BI처방의 (−)렌즈는 (−)면에 평행하게 산각줄기를 세운다.
③ BO처방의 (+)렌즈는 (+)면에 평행하게 산각줄기를 세운다.
④ BO처방의 (−)렌즈는 (+)면에 평행하게 산각줄기를 세운다.
⑤ BO처방의 렌즈는 (+), (−)렌즈 모두 (−)면에 평행하게 산각줄기를 세운다.

**54** S-2.50D ◯ C+1.00D Ax 135°인 렌즈의 양주경선의 방향과 굴절력은?

|   | 45°경선 | 135°경선 |
|---|---|---|
| ① | -1.50D | -1.50D |
| ② | -1.50D | -2.50D |
| ③ | -2.50D | -1.50D |
| ④ | -2.50D | -2.50D |
| ⑤ | -2.50D | +1.00D |

**55** 다음과 같은 처방의 안경을 잘못 조제가공하여 광학중심점간 거리가 66mm가 되었다. 유발되는 사위는?(단, Oh는 정확하게 가공됨)

> 원용 OU : S-5.00D, PD 62mm

① 상사위
② 하사위
③ 내사위
④ 외사위
⑤ 회선사위

**56** 다음의 처방에 따라 완성된 안경을 점검한 결과 양안의 조제가공 PD가 각각 33mm였다. 이 안경을 착용했을 때 발생하는 프리즘 영향으로 옳은 것은?(단, Oh는 정확하게 가공됨)

> · OD : S-2.00D, PD : 32mm
> · OS : S-1.00D, PD : 30mm

① 좌안에 0.2△ BI효과가 발생함
② 좌안에 0.2△ BO효과가 발생함
③ 좌안에 0.3△ BI효과가 발생함
④ 우안에 0.3△ BO효과가 발생함
⑤ 우안에 0.3△ BI효과가 발생함

**57** 다음 처방에 따라 조제된 안경의 광학중심점간 거리가 66mm라면 양안에 미치는 프리즘의 영향은?(단, 광학중심점 높이는 정확하게 조제됨)

안경처방서

|   | SPH | CYL | AXIS | PRISM | BASE | PD |
|---|---|---|---|---|---|---|
| OD | -3.00 |  |  | △ |  | 62mm |
| OS | -2.00 | -1.00 | 90 | △ |  |  |

① 0.4△ BI
② 0.6△ BO
③ 0.6△ BI
④ 1.2△ BO
⑤ 1.2△ BI

**58** 굴절력이 1.00D보다 크고 6.00D보다 작거나 같을 때 조제가공 PD의 허용오차가 큰 방향은 1.0△이고, 작은 방향은 0.5△이다. 완성된 근용 안경 중 조제가공 PD가 허용오차 범위 내에 있는 것은?

|   | 근용 굴절력 | 기준 PD | 조제가공 PD |
|---|---|---|---|
| ① | S+2.00D | 56mm | 60mm |
| ② | S-2.00D | 56mm | 60mm |
| ③ | S+2.50D | 60mm | 55mm |
| ④ | S-2.50D | 60mm | 57mm |
| ⑤ | S+3.00D | 56mm | 58mm |

**59** 다음 그림은 안경렌즈를 렌즈미터로 측정한 크로스라인 타깃상이다. 렌즈의 굴절력 표기는?

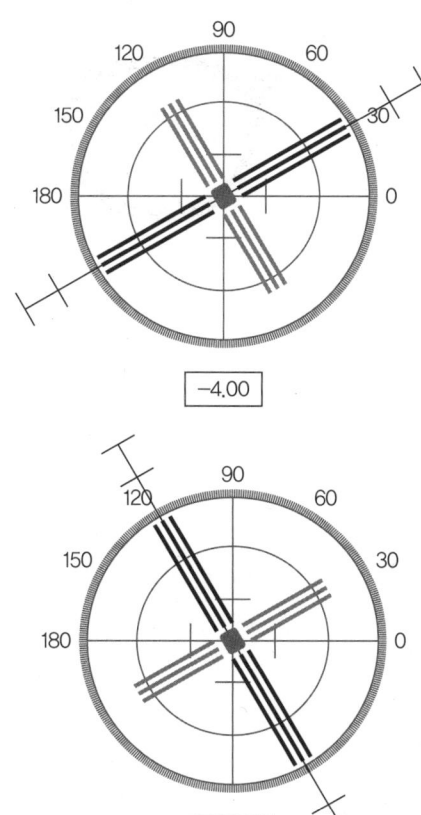

① S-2.50D ◯ C-2.50D Ax 30°
② S-2.50D ◯ C+1.50D Ax 30°
③ S-4.00D ◯ C-1.50D Ax 120°
④ S-4.00D ◯ C+1.50D Ax 120°
⑤ C-4.00D Ax 120° ◯ C-2.50D Ax 30°

**60** 렌즈미터로 안경렌즈의 굴절력을 측정하였다. 측정 결과가 다음 그림과 같을 때 굴절력의 표기는?

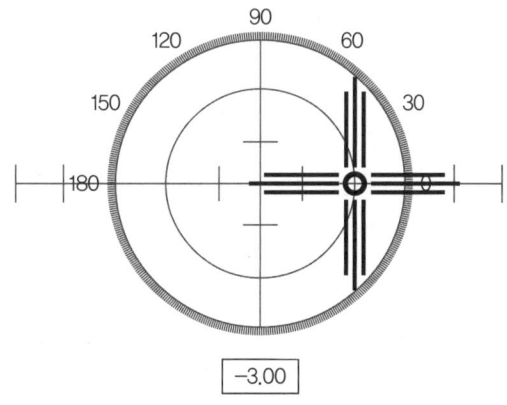

① OD : S-3.00D ◯ 2△ BI
② OD : S-3.00D ◯ 2△ BO
③ OS : S-3.00D ◯ 2△ BI
④ OS : S-3.00D ◯ 2△ Base 90°
⑤ OS : S-3.00D ◯ 2△ Base 180°

**61** 이중초점렌즈는 상부경계선에서 상의 도약이 발생한다. 상의 도약량에 영향을 미치는 것은?

① 원용부 굴절력
② 근용부 굴절력
③ 모렌즈 광학중심점에서 상부경계선까지의 거리
④ 자렌즈 광학중심점에서 상부경계선까지의 거리
⑤ 모렌즈 광학중심점에서 자렌즈 광학중심점까지 거리

**62** 원용안경처방이 OU : S−2.00D이고 가입도가 2.00D일 때, 이중초점렌즈의 근용부 합성광학중심점의 위치는?

① 모렌즈 광학중심점 위쪽
② 모렌즈 광학중심점과 자렌즈 광학중심점 사이
③ 자렌즈 광학중심점
④ 자렌즈 광학중심점 아래쪽
⑤ 존재하지 않는다.

**63** 다음은 오른쪽 눈 그림이다. 누진굴절력 안경 설계 시 렌즈의 피팅크로스(Fitting Cross)가 위치하는 곳은?

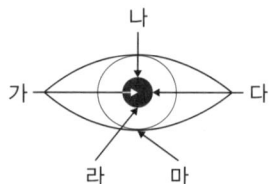

① 가 – 동공중심
② 나 – 동공가장자리 위쪽
③ 다 – 동공가장자리 코쪽
④ 라 – 동공가장자리 아래쪽
⑤ 마 – 아래눈꺼풀

**64** 가입도에 상관없이 근용부 시야가 확보가 되는 누진굴절력렌즈 디자인은?

① 하드디자인
② 소프트디자인
③ 모노디자인
④ 멀티디자인
⑤ 비구면디자인

**65** 하프톤렌즈(Half Toned Lens)에서 하프라인(Half Line)으로 적당한 위치는?

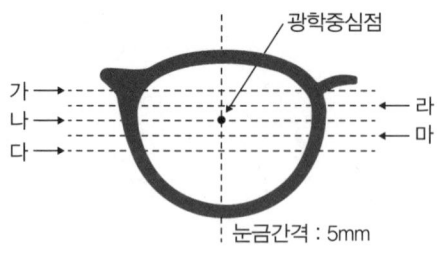

① 가
② 나
③ 다
④ 라
⑤ 마

**66** 원용안경처방이 OD : S+3.00D ◯ 1.5△ B I일 때 완성된 안경의 단안 PD가 28mm였다. 단안 기준 PD는 얼마인가?

① 27mm
② 29mm
③ 31mm
④ 33mm
⑤ 35mm

**67** 복식알바이트 안경을 조제가공할 때 원거리 사위가 유발되지 않도록 하는 앞렌즈의 굴절력과 조제가공 PD는?(단, Oh는 원용과 근용이 같다)

- 원용 OU : S−2.50 ◯ C−0.50D Ax 90°, PD : 62mm
- 근용 OU : S−0.50 ◯ C−0.50D Ax 90°, PD : 58mm
- 원용 : 앞렌즈 + 뒷렌즈
- 근용 : 뒷렌즈

① S−2.00D, 64mm
② S+2.00D, 64mm
③ S−2.00D, 58mm
④ S−2.00D, 60mm
⑤ S+2.00D, 60mm

**68** 양안단일선명시의 과정에서 외계 물체 간의 깊이를 지각하는 단계는?

① 동시시
② 입체시
③ 융 합
④ 복 시
⑤ 부등상시

**69** 사시안에서 양안중심시가 이루어지지 않을 때 복시와 혼란시를 피하기 위한 감각성 적응으로 나타나는 현상은?

① 시야투쟁
② 생리적 억제
③ 융 합
④ 이상억제
⑤ 부등상시

**70** 근거리 시표를 주시하게 하고 렌즈플리퍼(±2.00)를 이용하여 측정할 수 있는 것은?

① 조절리드량
② 조절래그량
③ 조절용이성
④ 상대조절력
⑤ 최대조절력

**71** 정시안이 눈 앞 50cm를 볼 때의 폭주각은?(단, PD는 60mm이고, 주시거리는 각막정점을 기준으로 한다)

① 10△
② 12△
③ 15△
④ 18△
⑤ 20△

**72** 원용완전교정을 한 후 원거리 융합력을 측정하였다. 원거리 음성조절성폭주량은?

- 원거리 사위 : 3△ 내사위
- BI 버전스 : × / 8 / 7
- BO 버전스 : 10 / 20 / 15

① 3△
② 8△
③ 10△
④ 20△
⑤ 없음

**73** PD가 62mm인 정시안의 원거리 수평사위량이 3△ 내사위이고, 근거리 수평사위량이 3△ 외사위일 때 AC/A 비는 얼마인가?(단, 근거리 사위의 검사거리는 40cm이다)

① 3.0△/D
② 3.6△/D
③ 4.0△/D
④ 5.5△/D
⑤ 6.2△/D

**74** 왼쪽 눈에 가림벗김검사를 실시하였다. 가림판을 제거하는 순간 왼쪽 눈이 위로 움직였다면 예상되는 안위이상은?

① 좌안 하사위
② 좌안 상사위
③ 우안 하사위
④ 내사위
⑤ 외사위

**75** 각막반사법의 결과가 다음 그림과 같다면 오른쪽 눈의 편위상태는?(단, ㅇ은 각막반사상이다)

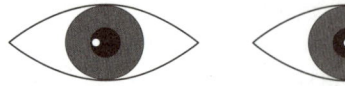

① 상편위
② 하편위
③ 외편위
④ 내편위
⑤ 내회선편위

**76** 마독스봉(Maddox Rod)을 사용하여 안위상태를 검사하였다. 오른쪽 눈에 마독스봉의 축을 수직으로 가입하고 눈 앞 5m 거리의 점광원을 바라보았을 때 다음과 같이 인식하였다면 예상되는 안위이상은?

① 우안 상사위
② 좌안 상사위
③ 우안 내사위
④ 좌안 외회선사위
⑤ 우안 외회선사위

**77** 편광시표를 사용하여 사위검사를 한 결과가 다음과 같을 때 교정프리즘의 기저방향은?

| 시표 모양 | 편광렌즈를 착용 후에 보이는 시표 | | |
|---|---|---|---|
| | OS | OD | OU |
| ╋ | ┐ | ┗ | ┙ |

① BI
② BO
③ BU
④ BD
⑤ Base 45°

**78** 원용완전교정 후 실시한 양안시검사의 결과가 다음과 같다. 예상되는 양안시 이상은?

• 원거리 사위 : 정위
• 근거리 사위 : 10△ 외사위
• AC/A 비 : 1△/D

① 개산과다
② 개산부족
③ 조절부족
④ 폭주과다
⑤ 폭주부족

**79** 근거리 안위와 융합력검사를 한 결과가 다음과 같을 때, 쉐어드(Sheard) 기준에 따라 처방한다면 프리즘 처방값은?

• 수평사위 : 8△ 외사위
• BI 버전스 : 17 / 21 / 19
• BO 버전스 : 10 / 14 / 12

① 1△ BO
② 2△ BI
③ 2△ BO
④ 3△ BI
⑤ 3△ BO

**80** 좌안 기준 우안 4△ 상사위를 교정하기 위한 프리즘 처방으로 적합한 것은?

① OS : 4△ BD
② OU : 2△ BU
③ OU : 2△ BD
④ OD : 2△ BU, OS : 2△ BD
⑤ OD : 2△ BD, OS : 2△ BU

**81** 각막의 형상에 관한 설명으로 옳지 않은 것은?

① 전면의 곡률이 후면의 곡률보다 크다.
② 오목메니스커스 형상이다.
③ 두께는 주변부가 중심부보다 두껍다.
④ 전면의 곡률반지름이 후면의 곡률반지름보다 길다.
⑤ 정면 관찰 시 수평 방향이 긴 타원형이다.

**82** 눈물이 각막의 상피 표면에 쉽게 퍼져나가도록 하는 성분이 분비되는 곳은?

① 술잔세포
② 짜이스샘
③ 크라우제샘
④ 볼프링샘
⑤ 마이봄샘

**83** 콘택트렌즈를 착용한 상태에서 각막과 콘택트렌즈 사이의 눈물에 녹아있는 산소량을 나타낸 값은?

① 함수율
② 산소침투성
③ 산소투과율
④ 당량산소백분율
⑤ 습윤성

**84** 소프트 콘택트렌즈의 중합과정에서 단량체(Monomer)의 교차결합제(Cross-Linking Agent)로 사용되는 것은?

① 에틸렌글리콜디메타크릴레이트(EGDMA)
② 글리세롤메타크릴레이트(GMA)
③ 메틸메타크릴레이트(MMA)
④ 비닐피롤리돈(Vinyl Pyrrolidone)
⑤ 스티렌(Styrene)

**85** 소프트 콘택트렌즈의 전체 직경을 결정할 때 고려하는 것은?

① 각막의 전면곡률반지름
② 가시홍채지름
③ 눈물의 양
④ 동공의 크기
⑤ 각막의 중심두께

**86** S-4.00D의 안경을 착용하던 사람이 콘택트렌즈를 착용하고 눈 앞 40cm 거리의 물체를 바라볼 때 나타나는 변화로 옳은 것은?(단, 안경과 콘택트렌즈로 완전교정된 상태이다)

① 조절과 폭주 요구량이 모두 증가한다.
② 조절과 폭주 요구량이 모두 감소한다.
③ 조절과 폭주 요구량이 모두 변화가 없다.
④ 조절요구량은 감소하고 폭주요구량은 증가한다.
⑤ 조절요구량은 증가하고 폭주요구량은 감소한다.

**87** 소프트 콘택트렌즈 처방을 위한 검사 결과가 다음과 같을 때 예상되는 잔여난시는?

> - 안경교정굴절력 : S-3.00D ◎ C-0.50D Ax 180°
> - 소프트 콘택트렌즈 굴절력 : S-3.00D

① C-0.25D Ax 180°
② C-0.50D Ax 90°
③ C-0.50D Ax 180°
④ C-1.00D Ax 90°
⑤ C-1.00D Ax 180°

**88** 하드 콘택트렌즈 처방을 위해 굴절력이 S-3.00D이고 베이스커브(BC)가 7.60mm인 시험렌즈를 착용시킨 결과, 시력은 양호하나 스팁(Steep)한 피팅상태를 보였다. 베이스커브가 7.70mm인 렌즈로 교체한다면 처방 굴절력으로 적절한 것은?

① -2.00D
② -2.50D
③ -3.25D
④ -3.50D
⑤ -4.00D

**89** 콘택트렌즈의 중력중심이 후면 쪽으로 이동하는 경우가 아닌 것은?

① 중심두께 감소
② 전체직경 증가
③ 스팁(Steep)한 피팅상태
④ 새그깊이(Sagittal Depth) 증가
⑤ (+)굴절력 증가

**90** 하드 콘택트렌즈 처방을 위해 시험렌즈를 착용하였을 때 피팅상태가 다음과 같았다. 이상적인 피팅상태로 조정하는 방법은?

> - 안경교정굴절력 : S-3.00D
> - 시험렌즈 굴절력 : S-3.00D
> - 덧댐굴절검사값 : (+) 굴절력
> - 플루레신패턴 : 각막 중심부는 검게 보이고 주변부는 밝은 초록색이 관찰됨

① 후면광학부 곡률반지름이 더 짧은 렌즈를 선택한다.
② 전체직경이 더 작은 렌즈를 선택한다.
③ 광학부지름이 더 작은 렌즈를 선택한다.
④ 후면주변부 곡률반지름이 더 긴 렌즈를 선택한다.
⑤ 중심두께가 더 두꺼운 렌즈를 선택한다.

**91** 비구면 RGP 콘택트렌즈의 특성이 아닌 것은?

① 각막형상과 유사하다.
② 각막난시의 교정효과가 뛰어나다.
③ 가장자리 들림이 적어 착용감이 좋다.
④ 압력이 고르게 분산된다.
⑤ 스티프(Steep)하게 처방하면 중심이탈이 될 수 있다.

**92** 전체지름이 14.00mm이고 베이스커브가 8.50mm인 소프트 콘택트렌즈를 착용하였을 때 이상적인 피팅상태를 보였다. 베이스커브가 8.80mm인 렌즈로 교체하더라도 동일한 피팅상태를 유지하려면 전체지름은 몇mm로 해야 하는가?

① 13.50mm
② 13.75mm
③ 14.25mm
④ 14.50mm
⑤ 14.75mm

**93** 다음은 소프트 콘택트렌즈의 피팅상태에 관한 내용이다. 이상적인 피팅상태가 아닌 것은?

① 렌즈가 각막을 완전히 덮고 있다.
② 눈깜박임 시 움직임이 0.5mm 이하이다.
③ 상방을 주시할 때의 움직임이 1.5mm 정도이다.
④ 푸시업(Push-Up) 검사 시 쉽게 움직이고 빠르게 복귀한다.
⑤ 교정시력이 1.0이다.

**94** 콘택트렌즈 처방을 위한 검사 결과가 다음과 같을 때 적합한 콘택트렌즈의 재질과 디자인은?

- 안경교정굴절력 : S-3.00D ◎ C-1.50D Ax 180°
- 각막곡률측정값 : 7.50mm(45.00D) @ 180°
  7.50mm(45.00D) @ 90°

① 구면 소프트 콘택트렌즈
② 전면토릭 소프트 콘택트렌즈
③ 후면토릭 소프트 콘택트렌즈
④ 구면 하드 콘택트렌즈
⑤ 비구면 하드 콘택트렌즈

**95** 각막 중심부의 곡률을 변화시켜 일시적으로 근시도를 낮추어주는 콘택트렌즈는?

① 구면 소프트 콘택트렌즈
② 토릭 소프트 콘택트렌즈
③ 비구면 소프트 콘택트렌즈
④ 역기하 콘택트렌즈
⑤ 다초점 콘택트렌즈

**96** 다음은 노안교정 콘택트렌즈에 관한 설명이다. 어떤 렌즈에 관한 내용인가?

- 중심부에 근용, 주변부에 원용을 처방
- 가입도가 높을 때 성공적
- 하나의 주시물체에 대하여 선명도가 다른 두 개의 망막상이 생김

① 모노비전
② 비구면 다초점렌즈
③ 원근동시보기 이중초점렌즈
④ 원근교대보기 이중초점렌즈
⑤ 회절디자인 다초점렌즈

**97** 소프트 콘택트렌즈 착용자에게서 각막선조(Corneal Striae)가 관찰되었다면 재피팅할 렌즈로 적절한 것은?

① 산소투과율(Dk/t)이 더 높은 재질
② 함수율이 더 낮은 재질
③ 강도가 더 높은 재질
④ 비중이 더 높은 재질
⑤ 굴절률이 더 낮은 재질

**98** RGP 콘택트렌즈 착용자의 불완전한 눈깜박임이 원인이 되어 발생할 수 있는 부작용은?

① 각막선조
② 거대유두결막염
③ 3시-9시 방향 염색
④ 내피세포 다형화
⑤ 플릭텐각결막염

**99** 다음의 내용과 관련 있는 렌즈 침착물은?

> - 이온성 소프트 콘택트렌즈에 주로 부착
> - 열소독에 의한 변성이 일어날 수 있음
> - 거대유두결막염의 원인이 됨

① 단백질  ② 지 방
③ 칼 슘  ④ 니코틴
⑤ 점 액

**100** 하드 콘택트렌즈에 지방 침착물이 많은 경우 제거 방법으로 효과적인 것은?

① 단백질 분해 효소가 함유된 세척액 사용
② 알코올이 첨가된 계면활성제 사용
③ 식염수로 충분히 헹굼
④ 킬레이팅제를 사용
⑤ 삼투압조절제를 사용

**101** 저시력자의 시각보조기구 중 배율은 3~10× 정도이고, 사용자가 주시거리와 시야를 조절할 수 있는 것은?

① 망원경
② 검안경
③ 확대경
④ 현미경
⑤ 망원현미경

**102** 다음 중 각막곡률계를 사용하여 알 수 있는 것은?

① 부정난시의 유무
② 각막의 중심두께
③ 각막의 굴절률
④ 수정체의 굴절력
⑤ 앞방각의 크기

**103** 시력 저하의 원인이 굴절이상인지 아니면 안질환에 의한 것인지 판단하는데 사용되는 포롭터의 보조렌즈는?

① R
② PH
③ 6△U, 10△I
④ GL, RL
⑤ ±.50

**104** 안경렌즈의 굴절력을 망원경식 렌즈미터로 측정하는 과정에서 선명하게 맺힌 타깃상이 관찰되었다. 이때 측정 중인 안경렌즈에서 망원경부의 대물렌즈로 입사하는 광선속의 형태는?

① 평행광선속
② 발산광선속
③ 수렴광선속
④ (+)렌즈 측정 시 수렴광선속
⑤ (−)렌즈 측정 시 발산광선속

**105** 다음 그림과 같은 시표를 눈 앞 33cm 거리에서 한 눈씩 번갈아 가며 보게 하였다. 무엇을 확인하기 위한 검사인가?

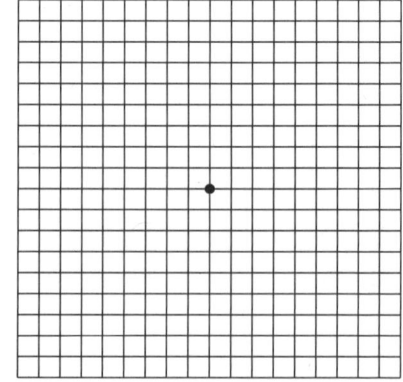

① 안위이상  ② 굴절이상
③ 황반변성  ④ 동적시야
⑤ 안구운동이상

## 3교시 실기시험

**01** 원거리 나안시력이 1.0 미만일 때 핀홀시력검사를 시행하였다. 이를 통해 확인할 수 있는 것은?

① 광학적 교정 가능 여부
② 안위이상의 종류와 정도
③ 난시의 유무와 정도
④ 정시와 원시의 구분
⑤ 근시와 원시의 구분

**02** 안경처방을 위한 예비검사에서 눈의 이향운동 기능을 검사하는 것은?

① 가림검사
② 우세안검사
③ 핀홀시력검사
④ 폭주근점검사
⑤ 조절력검사

**03** 다음은 자동안굴절검사기기의 측정값이다. 전체 난시는?

| NAME | | | |
|---|---|---|---|
| [REF] VD: 12 mm | | | |
| ⟨R⟩ | S | C | A |
| | −3.00 | −0.75 | 178 |
| | −3.00 | −0.75 | 180 |
| | −3.25 | −0.50 | 181 |
| | −3.00 | −0.75 | 180 |
| [KER] | | | |
| ⟨R⟩ | D | mm | @ |
| H | 44.00 | 7.68 | 180 |
| V | 45.50 | 7.50 | 90 |

① C−0.50D Ax 180°
② C−0.50D Ax 90°
③ C−0.75D Ax 180°
④ C−0.75D Ax 90°
⑤ C−1.00D Ax 180°

**04** 안모형통을 이용하여 정적검영법을 실시하였다. 안모형통의 기준선을 −2에 맞추고, 렌즈받침대에 C−1.00D Ax 180°의 원주렌즈를 장입하여 합성광학계를 구성하였다. 검사거리가 50cm이고, 발산광선속으로 검영하였을 때 합성광학계에 관한 설명으로 옳지 않은 것은?

① 근시성 복성도난시이다.
② 수평경선은 역행이 나타난다.
③ 수직경선은 동행이 나타난다.
④ 교정 (−)원주렌즈의 축 방향은 90°이다.
⑤ 교정렌즈의 굴절력은 S−2.00D ◯ C+1.00D Ax 180°이다.

**05** 포롭터에 장착된 보조렌즈의 기호와 사용 용도의 연결이 바른 것은?

① P – 핀홀시력검사
② PH – 입체시검사
③ RL, GL – 사위검사
④ ±.50 – 난시정밀검사
⑤ 6△U, 10△I – 조절력검사

**06** 원용안경처방검사에서 최적구면굴절력을 확인하기 위해 적록검사를 시행하였다. 적색 바탕의 시표보다 녹색 바탕의 시표가 더 선명하다고 하였을 때 교정굴절력의 조정으로 옳은 것은?

① (+)원주렌즈를 추가한다.
② (−)원주렌즈를 추가한다.
③ (+)구면렌즈를 추가한다.
④ (−)구면렌즈를 추가한다.
⑤ 조정할 필요가 없으므로 검사를 종료한다.

**07** 운무상태에서 방사선시표를 바라보았을 때 6시 방향이 선명하다고 하였다면 이때 예상되는 눈의 상태는?

① 근시성 단성도난시
② 근시성 복성도난시
③ 근시성 복성직난시
④ 원시성 복성직난시
⑤ 원시성 단성직난시

**08** 다음 사진과 같이 크로스실린더렌즈를 사용하여 난시정밀검사를 하고 있다. 반전검사를 실시했을 때 피검사자가 사진 (가)의 상태보다 사진 (나)의 상태에서 시표가 더 선명하다고 하였을 때 교정굴절력의 조정으로 옳은 것은?(단, 포롭터에는 S−2.00D ◯ C−1.00D Ax 180°로 가입되어 있다)

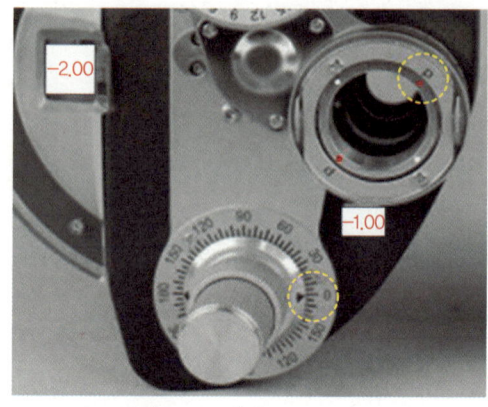

(가)

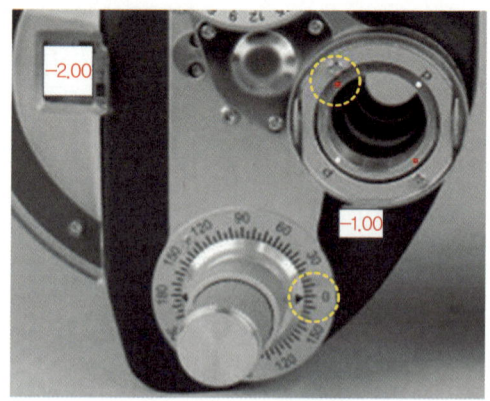

(나)

① S−2.00D ◯ C−0.75D Ax 5°
② S−2.00D ◯ C−1.25D Ax 175°
③ S−2.00D ◯ C−1.00D Ax 5°
④ S−2.00D ◯ C−1.00D Ax 175°
⑤ S−2.00D ◯ C−1.25D Ax 180°

**09** 포롭터의 보조렌즈를 P로 장입하고 다음 그림과 같은 편광시표를 사용하여 검사하는 것은?

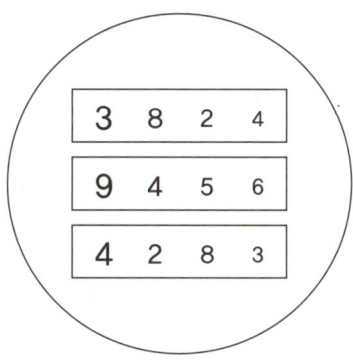

① 색각검사
② 가입도검사
③ 양안조절균형검사
④ 안구운동검사
⑤ 융합력검사

**10** 다음 사진은 편광적록시표를 사용하여 양안조절균형검사를 한 결과이다. 포롭터에 OU : S−3.50D로 가입되어 있다면 굴절력의 조정으로 옳은 것은?(단, 우안은 9와 6, 좌안은 3과 5를 인식하고 있다)

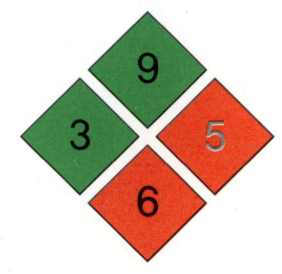

① OD : S−3.25D, OS : S−3.25D
② OD : S−3.25D, OS : S−3.50D
③ OD : S−3.50D, OS : S−3.75D
④ OD : S−3.75D, OS : S−3.50D
⑤ OD : S−3.50D, OS : S−3.25D

**11** 원용완전교정 후 크로스실린더렌즈의 (−)축을 90°로 가입하고 격자시표를 이용하여 가입도검사를 하고 있다. 검사과정에서 세로선이 가로선에 비해 더 선명하다고 한다면 추가해야 하는 렌즈는?

① S+0.25D
② S−0.25D
③ S+0.50D
④ C−0.25D
⑤ C+0.25D

**12** 원용완전교정굴절력이 S+1.00D이고, 최대조절력이 3.00D인 사람의 작업거리가 40cm일 때 근용안경의 굴절력은?(단, 유용조절력은 최대조절력의 $\frac{1}{2}$로 한다)

① S+1.00D
② S+1.25D
③ S+1.50D
④ S+1.75D
⑤ S+2.00D

**13** 설계점을 인점하기 위하여 착용자의 얼굴 형태에 맞춰 안경테를 조정하는 것은?

① 기본피팅
② 응용피팅
③ 가공후피팅
④ 사용중피팅
⑤ 표준상태피팅

**14** 다음과 같은 조건으로 조제가공하려고 한다. 필요렌즈의 최소지름은?

- 안경테의 표기 : 48 ☐ 22 145
- 렌즈삽입부 최장길이(홈 깊이 포함) : 50mm
- 원용 PD : 60mm
- 작업여유분 : 2mm

① 58mm
② 60mm
③ 62mm
④ 64mm
⑤ 68mm

**15** 46 □ 20 140로 표기된 원형안경테의 조제가공 PD가 60mm이다. 설계점을 설정할 때 형판의 기준점으로부터의 수평 편위량은?(단, 단안 PD는 좌우의 차이가 없다)

① 코 방향으로 2mm
② 코 방향으로 3mm
③ 귀 방향으로 2mm
④ 귀 방향으로 3mm
⑤ 귀 방향으로 4mm

**16** 다음은 설계차트에 설계점을 설정한 그림이다. 형판 기준점으로부터 설계점까지의 수평 편위량은?

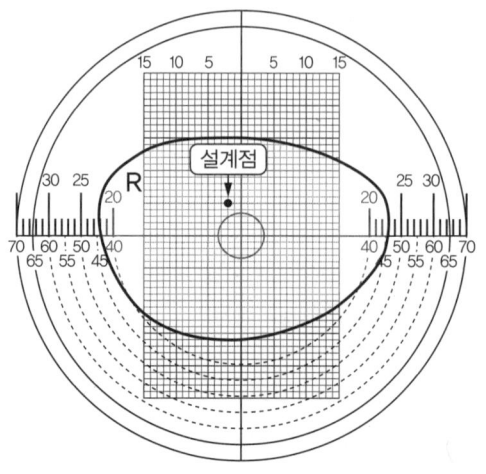

① 코 방향으로 2mm
② 코 방향으로 3mm
③ 귀 방향으로 2mm
④ 귀 방향으로 3mm
⑤ 귀 방향으로 4mm

**17** 다음 그림은 안경렌즈를 렌즈미터로 측정한 크로스라인 타깃상이다. 렌즈의 굴절력 표기는?

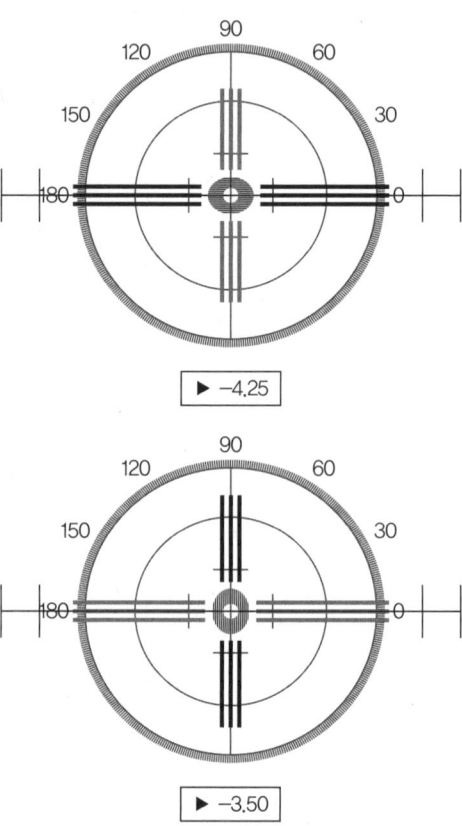

① S-4.25D ○ C-0.75D Ax 90°
② S-4.25D ○ C+0.75D Ax 180°
③ S-3.50D ○ C-0.75D Ax 180°
④ S-3.50D ○ C+0.75D Ax 90°
⑤ C-4.25D Ax 90° ○ C-3.50D Ax 180°

**18** 다음 그림은 자동렌즈미터로 렌즈의 굴절력을 측정한 결과이다. 굴절력의 표기는?

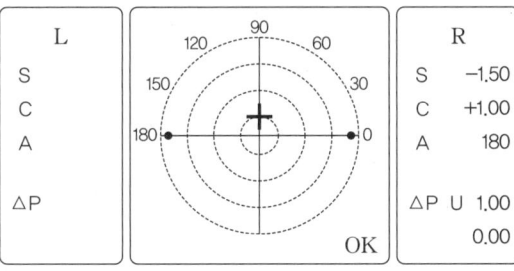

① OD : S-0.50D ◯ C-1.00D Ax 90° ◯ 1△ BU
② OD : S-0.50D ◯ C-1.50D Ax 90° ◯ 1△ BU
③ OD : S-1.50D ◯ C-1.00D Ax 180° ◯ 1△ BD
④ OS : S-0.50D ◯ C+1.00D Ax 90° ◯ 1△ BU
⑤ OS : S+0.50D ◯ C-1.00D Ax 90° ◯ 1△ BD

**19** 다음과 같이 처방된 원용안경의 PD가 68mm로 조제가공 되었다. 이 안경을 착용했을 때 양안에 미치는 프리즘효과는?

- OU : S-5.00D, PD 64mm
- Oh는 정확하게 조제됨

① 1.0△ BI
② 2.0△ BO
③ 2.0△ BI
④ 3.0△ BO
⑤ 3.0△ BI

**20** OU : S-1.50D ◯ C-1.00D Ax 180°로 처방된 안경의 오른쪽 광학중심점높이(Oh)가 2mm 낮게 조제가공되었다. 수직 방향으로 발생하는 프리즘 영향은?(단, 왼쪽은 정확하게 조제가공됨)

① OD : 0.5△ BD
② OD : 0.5△ BU
③ OD : 0.3△ BD
④ OD : 0.3△ BU
⑤ OD : 1.0△ BD

**21** 다음의 처방에 따라 조제가공된 안경의 광학중심점간 거리를 점검하였다. 허용오차범위 내에 있지 않은 것은?

- 원용 OU : S-3.00D ◯ C+0.50D Ax 90°
- 원용 PD : 64mm
- 허용오차가 큰 방향 : 1.0△
- 허용오차가 작은 방향 : 0.5△

① 60mm
② 62mm
③ 63mm
④ 65mm
⑤ 67mm

**22** 무테안경에 넣을 렌즈의 가장자리 가공방법은?

① 평산각
② 중산각
③ 역산각
④ 고산각
⑤ 저산각

**23** 이중초점안경의 처방이 다음과 같다. 좌안의 근용교정굴절력 표기는?

- 원용 OD : S+1.00D ○ C−0.50D Ax 170°
  OS : S+2.00D ○ C−0.75D Ax 180°
- Add : 2.50D

① S+3.50D ○ C−0.50D Ax 170°
② S+4.50D ○ C−0.75D Ax 180°
③ S+3.50D ○ C+0.50D Ax 170°
④ S+4.50D ○ C+0.75D Ax 180°
⑤ S+3.50D ○ C−0.75D Ax 180°

**24** 원용을 주로 사용하는 이중초점안경 착용자가 안경테를 교체하고자 한다. 교체 전후의 안경이 다음 그림과 같을 때 교체할 안경의 설계점 높이는?

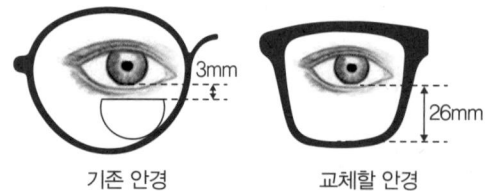

기존 안경    교체할 안경

① 18mm
② 21mm
③ 23mm
④ 24mm
⑤ 27mm

**25** 렌즈미터로 누진굴절력렌즈의 굴절력을 측정하고자 한다. 근용 굴절력의 측정 위치는?

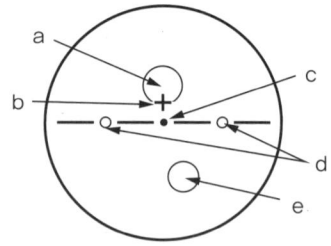

① a
② b
③ c
④ d
⑤ e

**26** 누진굴절력렌즈의 설계 및 가공에 관한 설명으로 옳지 않은 것은?

① 아이포인트는 원용 동공중심에 맞추어 설계한다.
② 원용부 명시가 중요할 경우 아이포인트를 동공중심에서 약간 아래로 내려 설계한다.
③ 근용부 명시가 중요할 경우 아이포인트를 동공중심에서 약간 위로 올려 설계한다.
④ 정점간거리가 짧아지면 원용부에서 근용부까지 시선이동량이 커진다.
⑤ 정점간거리가 길어지면 안경시야가 넓어진다.

**27** 완성된 누진굴절력안경을 거울검사법으로 점검한 결과, 양안의 동공중심상이 근용 참조원의 중앙에서 아래쪽으로 치우쳐 있다면 안경테의 미세조정으로 옳은 것은?

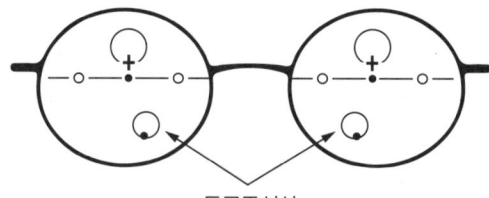

동공중심상

① 경사각이 작아지도록 한다.
② 정점간거리가 길어지도록 한다.
③ 다리벌림각을 넓혀 준다.
④ 좌우 코받침 간격의 폭을 넓혀 준다.
⑤ 좌우 코받침의 위치를 아래로 내려 준다.

**28** 복식알바이트 안경의 처방이 다음과 같고, 뒤걸림테를 사용한다. 뒷렌즈의 굴절력은?(단, Oh는 원용과 근용이 같다)

- 원용 OU : S−1.50D, PD : 64mm
- 근용 OU : S+1.00D, PD : 56mm
- 원용 : 앞렌즈
- 근용 : 앞렌즈 + 뒷렌즈

① S−1.50D
② S+1.50D
③ S−2.00D
④ S+2.00D
⑤ S+2.50D

**29** 원용안경처방이 OD : S+5.00D ◠ 1.0△ BI이고, 광학중심점간 거리가 62mm일 때 조제가공 PD는 얼마인가?

① 58mm
② 60mm
③ 62mm
④ 64mm
⑤ 66mm

**30** 원용안경처방이 다음과 같을 때 조제가공 Oh는?

- OU : S+2.00D ◠ 0.8△ BU
- 기준 Oh : 24mm(경사각 0°자세에서 측정함)

① 22mm
② 24mm
③ 26mm
④ 28mm
⑤ 30mm

**31** 다음의 내용과 관계있는 안구운동은?

- 초당 30~60°의 속도의 약간 느린 안구운동
- 움직이는 물체의 주시를 유지하기 위한 운동
- 중심오목에 주시 물체의 상이 계속 머물러 있도록 하는 운동

① 동공반사
② 눈벌림운동
③ 눈모음운동
④ 충동안구운동
⑤ 추종안구운동

**32** 단안 가림검사를 한 결과, 좌안을 가렸을 때는 우안의 움직임이 없었으나 우안을 가렸을 때는 좌안이 귀 방향으로 움직였다. 예상되는 안위상태는?

① 내사위
② 외사위
③ 좌안 외사시
④ 좌안 내사시
⑤ 우안 내사시

**33** 원거리 수직사위검사를 위해 왼쪽 눈에 12△ BI를 가입하고 수평일자시표를 보게 하였다. 검사 결과가 다음과 같았다면 이 눈의 상태는?

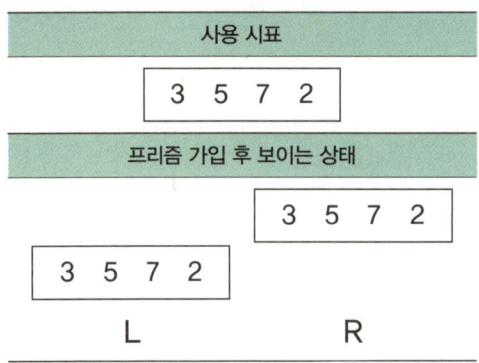

① 내사위
② 외사위
③ 좌안 상사위
④ 좌안 하사위
⑤ 우안 상사위

**34** 포롭터에 편광렌즈를 장입하고 편광십자시표를 보게 하였다. 양안으로 보았을 때 시표의 모양이 다음 그림과 같았고 좌안에 로터리프리즘을 가입하여 사위량을 측정하고자 한다. 로터리프리즘의 가입과 조정 방향으로 옳은 것은?

| 시표 모양 | 편광렌즈를 가입 후에 보이는 시표 | | |
|---|---|---|---|
| | OS | OD | OU |

①
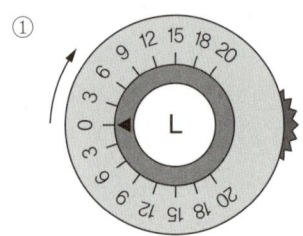

②
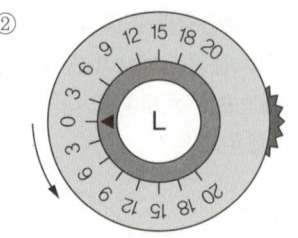

③
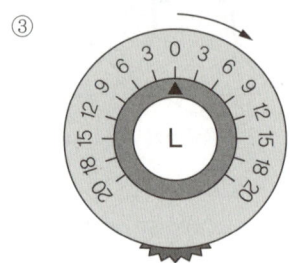

④
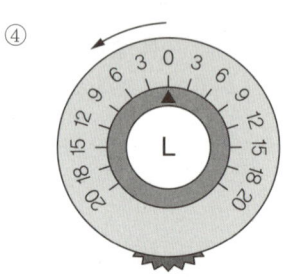

⑤
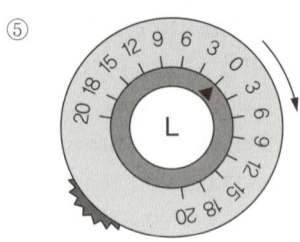

**35** 원용완전교정 후 포롭터를 이용하여 상대조절 검사를 한 결과가 다음과 같다. 양성상대조절력 (PRA)은?

- 원용완전교정굴절력 : S-2.25D
- (-)구면렌즈를 점진적으로 부가하면서 시표가 흐려 보이기 시작할 때의 굴절력 : S-3.75D
- (+)구면렌즈를 점진적으로 부가하면서 시표가 흐려 보이기 시작할 때의 굴절력 : S+0.25D

① S+0.25D
② S+2.50D
③ S-1.50D
④ S-2.25D
⑤ S-3.75D

**36** 원용완전교정안경을 착용하고 검사한 양안시 검사값이 다음과 같고 눈 앞 40cm 거리를 주시할 때 예상되는 근거리 안위상태는?(단, 근접성 폭주량은 배제한다)

- 원거리 사위 : 정위
- PD : 60mm
- AC/A 비 : 2△/D

① 3△ 외사위
② 5△ 내사위
③ 5△ 외사위
④ 10△ 내사위
⑤ 10△ 외사위

**37** 시기능검사 결과가 다음과 같을 때 헤테로포리아법에 의한 조절성폭주비(AC/A)는?(단, 근거리 사위의 검사거리는 40cm이다)

- 원용 PD : 62mm
- 원거리 사위량 : 6△ 내사위
- 근거리 사위량 : 1△ 외사위

① 3.0△/D
② 3.4△/D
③ 3.8△/D
④ 4.2△/D
⑤ 4.6△/D

**38** 다음의 편광시표를 사용하여 입체시검사를 시행하였다. 입체시가 정상이라면 양안으로 시표를 볼 때 나타나는 결과로 옳은 것은?

| 시표 모양 | 편광렌즈를 가입 후에 보이는 시표 | |
|---|---|---|
| | OS | OD |

① 위쪽 선은 교차성 복시로 원치감을 느낀다.
② 위쪽 선은 동측성 복시로 원치감을 느낀다.
③ 위쪽 선은 교차성 복시로 근치감을 느낀다.
④ 아래쪽 선은 동측성 복시로 원치감을 느낀다.
⑤ 아래쪽 선은 동측성 복시로 근치감을 느낀다.

**39** 워스4점검사(Worth 4Dots test)를 하였을 때 양안으로 보는 상태가 다음 사진과 같았다. 예상되는 시기능이상은?(단, 우안이 적색, 좌안이 녹색인 적록안경을 착용함)

| 시표 모양 | 우안 시표 | 좌안 시표 | 양안에 보이는 상태 |
|---|---|---|---|
| ◆ ✚ ✚ ○ | ◆ ● | ✚ ✚ ● | ◆ ● |

① 정상
② 좌안억제
③ 우안억제
④ 외편위
⑤ 내편위

**40** 시기능분석을 위해 작성한 그래프가 다음의 사진과 같을 때 예상되는 양안시 기능이상의 종류는?

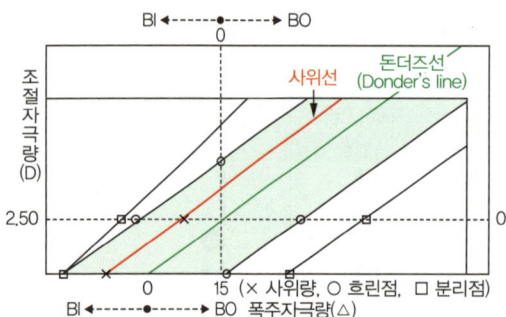

① 폭주과다
② 폭주부족
③ 개산과다
④ 기본 내사위
⑤ 기본 외사위

**41** 세극등현미경검사에서 각막 내피세포의 형태를 관찰하는 데에 주로 사용되는 조명법으로 다음 사진과 같이 반사된 빛의 경로에 현미경을 위치시키는 것은?

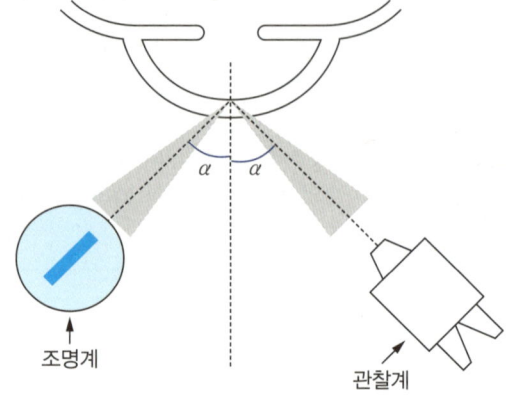

① 역조명법
② 경면반사조명법
③ 확산조명법
④ 공막산란조명법
⑤ 광학적단편조명법

**42** 각막곡률계로 측정한 결과가 다음과 같을 때 각막난시는?

- 7.85mm (43.00D) @ 180°
- 7.62mm (44.25D) @ 90°

① 1.00D 직난시
② 1.25D 직난시
③ 1.50D 직난시
④ 1.00D 도난시
⑤ 1.25D 도난시

**43** 다음은 소프트 콘택트렌즈의 피팅상태에 관한 내용이다. 타이트(Tight)한 피팅상태에 해당하는 것은?

① 눈깜박임 직후 순간적으로 시력이 흐려진다.
② 눈깜박임 시 2.0mm 정도의 렌즈 움직임이 있다.
③ 상방을 주시할 때 3.0mm 정도 지체가 나타난다.
④ 결막에 콘택트렌즈에 의한 눌림 자국이 관찰된다.
⑤ 교정시력과 덧댐굴절검사값이 계속 변한다.

**44** RGP 구면 콘택트렌즈 처방을 위한 검사값이 다음과 같다. 베이스커브(BC)가 7.40mm인 시험렌즈를 착용시킬 때 예상되는 눈물렌즈의 굴절력은?

- 안경교정굴절력 : S-3.00D
- K-readings : 7.30mm (46.25D) @ 180°
  　　　　　　　7.30mm (46.25D) @ 90°

① S-0.25D
② S-0.50D
③ S-0.75D
④ S+0.25D
⑤ S+0.50D

**45** 다음은 RGP 콘택트렌즈 처방을 위한 검사 결과이다. 시험렌즈를 착용했을 때 양호한 피팅상태를 보였다면 최종 처방할 콘택트렌즈의 굴절력은?(단, 안경의 정점간거리는 12mm이다)

- 안경교정굴절력 : S-3.00D ○ C-0.75D Ax 180°
- K-readings : 7.50mm (45.00D) @ 180°
  　　　　　　　7.38mm (45.75D) @ 90°
- 시험렌즈 베이스커브 : 7.60mm(44.50D)

① S-2.50D
② S-3.00D
③ S-3.50D
④ S-2.50D ○ C-0.75D Ax 180°
⑤ S-3.50D ○ C-0.75D Ax 180°

**46** 구면 RGP 콘택트렌즈를 착용하고 플루레신 패턴을 관찰한 결과 다음 사진과 같았다. 각막 중심부는 검은색, 주변부는 밝은 초록색이 관찰되었으며 하방 이탈되었다. 조정방법으로 옳은 것은?

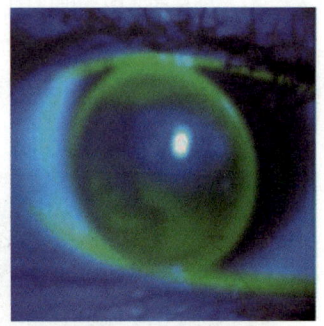

① 전체직경을 더 크게 한다.
② 베이스커브의 곡률반지름을 더 길게 한다.
③ 새그깊이(Sagittal Depth)을 작게 해 준다.
④ 후면 주변부커브의 곡률반지름을 더 길게 한다.
⑤ 중심두께를 더 두껍게 한다.

**47** 다음 콘택트렌즈 관리용액의 성분 중 콘택트렌즈의 표면을 친수성으로 바꾸어 주는 역할을 하는 것은?

① EDTA(Ethylene Diaminete Traacetic Acid)
② 클로로부탄올(Chlorobutanol)
③ 염화벤잘코늄(Benzalkonium Chloride)
④ 치메로살(Thimerosal)
⑤ 폴리비닐알코올(Polyvinyl Alcohol)

**48** 굴절력이 S-3.00D ◯ C-1.50D Ax 180°인 토릭 소프트 콘택트렌즈의 피팅상태를 확인하였을 때 사진과 같이 6시 방향의 참고마크가 시계방향으로 10° 회전하여 안정하였다. 최종 처방할 콘택트렌즈의 굴절력은?

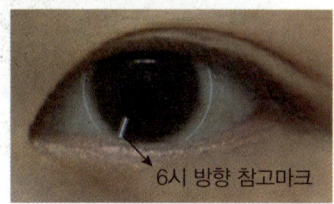
6시 방향 참고마크

① S-3.00D ◯ C-1.25D Ax 10°
② S-3.00D ◯ C-1.25D Ax 170°
③ S-3.00D ◯ C-1.50D Ax 10°
④ S-3.00D ◯ C-1.50D Ax 170°
⑤ S-3.00D ◯ C-1.75D Ax 180°

**49** 콘택트렌즈로 노안을 교정할 때 단안보기(Monovision) 처방을 하려고 한다. 우세안이 오른쪽 눈일 때 적합한 처방은?(단, 변형된 단안보기 처방은 제외한다)

① 양안에 다초점렌즈를 처방한다.
② 우안에 원용, 좌안에 근용 처방을 한다.
③ 우안에 근용, 좌안에 원용 처방을 한다.
④ 우안에 원용, 좌안에 다초점렌즈를 처방한다.
⑤ 우안에 다초점렌즈, 좌안에 근용 처방을 한다.

**50** 완전교정한 안경의 굴절력이 S-6.50D인 사람이 콘택트렌즈로 교정하고자 한다. 콘택트렌즈의 처방값은?(단, 안경의 정점간거리는 12mm이다)

① S-6.00D
② S-6.25D
③ S-6.50D
④ S-6.75D
⑤ S-7.00D

**51** 다음의 특성을 가진 금속 안경테 소재는?

- 초경량이며, 생체적합성이 우수하다.
- 강도가 알루미늄의 3배 정도이다.
- 내식성이 우수하고 탄성이 좋다.

① 모 넬
② 양 백
③ 티타늄
④ 하이니켈
⑤ 블랑카-Z

**52** 소지(바탕)금속과 밀착성이 우수하고 도금의 광택성, 내마모성, 경도를 향상시키기 위해 기초도금으로 주로 사용되는 것은?

① 은 도금
② 크롬 도금
③ 백금 도금
④ 로듐 도금
⑤ 니켈 도금

**53** 'Ti-IP' 도금에 관한 특성으로 옳은 것은?

① 전기분해식 도금이다.
② 폐수처리시설이 필요하다.
③ 습식도금보다 설치비가 저렴하다.
④ 습식도금 피막보다 경도가 약하다.
⑤ 소재의 치수, 형상 등에 변형이 없다.

**54** 셀룰로이드(Celluloid)와 비교하여 셀룰로스아세테이트(Cellulose Acetate) 안경테가 갖는 특성으로 옳은 것은?

① 난연성이다.
② 자외선에 의한 변색이 잘 일어난다.
③ 상온에서 탄력성이 크다.
④ 복원성이 크다.
⑤ 내충격성이 높다.

**55** 플라스틱 안경테 소재 중 주형중합법(Mold Casting)으로 제조되는 것은?

① 에폭시수지(Epoxy Resin)
② 폴리아미드(Polyamide)
③ 셀룰로이드(Celluloid)
④ 셀룰로스아세테이트(Cellulose Acetate)
⑤ 셀룰로스프로피오네이트(Cellulose Propionate)

**56** 누진굴절력렌즈의 특성으로 옳은 것은?

① 불명시역이 존재한다.
② 근용부 시야가 넓다.
③ 상의 도약이 없다.
④ 측면 주시 시에 수차가 적다.
⑤ 쉽게 적응할 수 있다.

**57** 다음 그림과 같은 분광투과율을 가지고 있어 사격용이나 야간 운전용으로 적합한 컬러렌즈는?

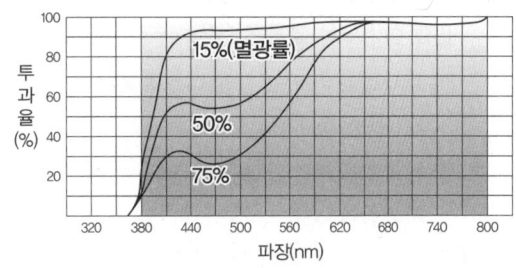

① 황색 렌즈
② 회색 렌즈
③ 녹색 렌즈
④ 청색 렌즈
⑤ 적색 렌즈

**58** 다음은 편광렌즈에 관한 설명이다. 옳지 않은 것은?

① 수면이나 설원에서 반사되는 빛을 특정적으로 흡수한다.
② 낚시용 편광렌즈의 조제가공축은 180°이다.
③ 편광렌즈의 편광축 방향으로 진동하는 빛을 흡수한다.
④ 스키용 편광렌즈의 편광축은 90°이다.
⑤ 특정 방향으로 진동하는 빛만 투과시켜 눈부심을 줄여준다.

**59** 안위이상을 교정하기 위하여 사용하는 렌즈로 여러 개의 작은 프리즘렌즈를 연결하여 얇은 판의 형태로 제작하는 것은?

① 컬러렌즈
② 편광렌즈
③ 사이즈렌즈
④ 렌티큘러렌즈
⑤ 프레넬막렌즈

**60** 무코팅렌즈와 반사방지코팅렌즈의 광투과율에 관한 설명으로 옳은 것은?

① 무코팅렌즈는 굴절률이 높을수록 광투과율이 증가한다.
② 무코팅렌즈는 굴절률이 낮을수록 반사율이 증가한다.
③ 반사방지코팅렌즈는 무코팅렌즈에 비해 광투과율이 증가한다.
④ 반사방지코팅렌즈는 무코팅렌즈에 비해 반사율이 증가한다.
⑤ 다층막코팅렌즈는 단층막코팅렌즈에 비해 광투과율이 감소한다.

# 제4회 기출동형 모의고사

**1교시  시광학이론**

**01** 각막의 함수율을 조절하고 각막과 앞방 사이 물질교환을 수행하는 각막층은?

① 각막상피
② 보우만층
③ 각막기질
④ 데스메막
⑤ 각막내피

**02** 눈알의 적도부 후방 약 4mm에서 공막을 뚫고 나가 눈정맥에 합류되는 혈관은?

① 앞섬모체동맥
② 뒤섬모체동맥
③ 똬리정맥
④ 망막중심정맥
⑤ 홍채큰동맥고리

**03** 다음의 내용이 설명하고 있는 눈알의 조직은?

- 방수의 생성과 배출
- 수정체의 고정과 조절을 주관
- 맥락막의 앞쪽 끝에서부터 홍채의 뿌리까지 이어진 직삼각형 모양의 조직

① 유리체
② 섬모체
③ 쉴렘관
④ 상공막
⑤ 섬유주망

**04** 색소와 혈관이 풍부하고 공막을 통과하는 빛을 차단하는 곳은?

① 홍 채
② 수정체
③ 맥락막
④ 유리체
⑤ 섬모체

**05** 막대세포에 대한 설명으로 옳지 않은 것은?

① 황색 파장(555nm)의 빛을 가장 잘 인식한다.
② 낮은 조명하에서도 기능을 발휘할 수 있다.
③ 중심오목으로부터 약 3mm 부위에 가장 많다.
④ 로돕신(Rhodopsin)을 함유하고 있다.
⑤ 외절의 끝부분은 망막상피세포의 탐식작용에 의해 제거된다.

**06** 망막의 시각 정보를 뇌에 전달해 주는 경로를 순서대로 나열한 것은?

① 시신경 → 시각로 → 시교차 → 시각로부챗살 → 가쪽무릎체 → 시피질
② 시신경 → 시각로 → 가쪽무릎체 → 시교차 → 시각로부챗살 → 시피질
③ 시신경 → 시교차 → 시각로 → 가쪽무릎체 → 시각로부챗살 → 시피질
④ 시신경 → 시교차 → 시각로 → 시각로부챗살 → 가쪽무릎체 → 시피질
⑤ 시신경 → 시교차 → 가쪽무릎체 → 시각로부챗살 → 시각로 → 시피질

**07** 혈관이 없는 투명한 구조로 눈의 굴절과 조절 기능을 담당하는 것은?

① 각 막
② 전 방
③ 유리체
④ 수정체
⑤ 망 막

**08** 유리체에 관한 설명으로 옳지 않은 것은?

① 99%의 물과 히알루론산으로 구성되어 있다.
② 겔(Gel) 상태로 눈알의 형태를 유지해 준다.
③ 눈알 전체 용적의 $\frac{2}{3}$를 차지한다.
④ 망막을 안구벽에 밀착시켜 준다.
⑤ 수정체로부터 영양공급을 받는다.

**09** 눈꺼풀에 존재하는 근육을 바깥쪽(피부)에서부터 차례대로 나열한 것은?

① 눈꺼풀올림근 – 뮐러근 – 눈둘레근
② 눈둘레근 – 눈꺼풀올림근 – 뮐러근
③ 뮐러근 – 눈꺼풀올림근 – 눈둘레근
④ 뮐러근 – 눈둘레근 – 눈꺼풀올림근
⑤ 눈꺼풀올림근 – 눈둘레근 – 뮐러근

**10** 눈알에서 눈꺼풀로 연속되는 얇고 투명한 점막 조직으로 아데노이드층이 존재하는 곳은?

① 눈꺼풀테
② 결 막
③ 눈꺼풀판
④ 각 막
⑤ 안와사이막

**11** 각막을 친수성으로 만들어 눈물의 안정성에 기여하는 물질을 내보내는 분비샘은?

① 술잔세포
② 볼프링샘
③ 크라우제샘
④ 마이봄샘
⑤ 짜이스샘

**12** 위곧은근의 주작용과 보조작용으로 옳은 것은?

| | 주작용 | 보조작용 |
|---|---|---|
| ① | 올림 | 안쪽돌림, 귀방향회선 |
| ② | 올림 | 안쪽돌림, 코방향회선 |
| ③ | 올림 | 가쪽돌림, 코방향회선 |
| ④ | 내림 | 가쪽돌림, 귀방향회선 |
| ⑤ | 내림 | 안쪽돌림, 코방향회선 |

**13** 어머니가 색맹 보인자이고 아버지가 색맹일 때 자녀에게 색맹이 유전될 확률로 옳은 것은?

① 아들 중에서 100%
② 아들 중에서만 50%
③ 딸 중에서만 50%
④ 아들과 딸 모두 50%
⑤ 아들과 딸 모두 25%

**14** 시력이 0.5일 때 5m거리에서 식별할 수 있는 란돌트고리의 최소 틈 간격은?

① 0.5mm
② 1.0mm
③ 1.5mm
④ 3.0mm
⑤ 5.0mm

**15** 시각전달경로에서 왼쪽 시각로에 병변이 있을 때 나타나는 시야장애는?

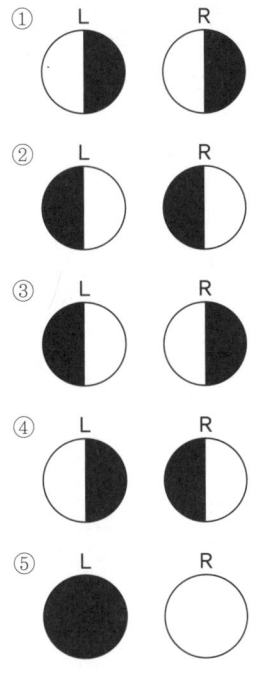

**16** 교정시력이 0.3 미만이거나 시야가 20° 이내인 저시력자의 보조도구에 관한 설명으로 옳은 것은?

① 망막상의 축소가 필요하다.
② 처방 시 작업거리는 고려하지 않아도 된다.
③ 원용으로 망원경을 처방한다.
④ 근용으로 망원현미경을 처방한다.
⑤ 확대경은 원용과 근용으로 모두 사용할 수 있다.

**17** 명소시 상태에서 가장 밝게 인식되는 파장은?

① 440nm
② 505nm
③ 535nm
④ 555nm
⑤ 570nm

**18** 비슷한 색을 가진 여러 가지 원형점으로 구성된 문자나 숫자를 식별할 수 있는가로 빠르고 간편하게 색각이상자를 구별하는 검사는?

① 거짓동색표
② 색각경
③ 색등검사
④ 패널D-15 검사
⑤ FM 100 색상검사

**19** 다음의 내용과 관계있는 광각이상은?

- 어두운 장소에서 시력이 더 양호함
- 축성시신경염, 전색맹
- 각막이나 수정체의 중앙부 혼탁

① 반 맹
② 야 맹
③ 복 시
④ 주간맹
⑤ 사분맹

**20** 다음은 무엇에 관한 설명인가?

- 눈의 양주경선이 직각을 이루지 않음
- 원추각막, 각막흉터가 원인이 됨
- 하드 콘택트렌즈로 교정

① 직난시
② 도난시
③ 혼합난시
④ 규칙난시
⑤ 불규칙난시

**21** 노안에서 나타나는 증상으로 옳은 것은?

① 조절력이 증가한다.
② 근점이 가까워진다.
③ 근거리 작업이 불편하다.
④ 안축장이 길어져서 발생한다.
⑤ 자각증상은 근시가 원시보다 빨리 나타난다.

**22** 조절 시 일어나는 눈의 변화로 옳지 않은 것은?

① 섬모체근이 수축한다.
② 수정체 전면부가 볼록해진다.
③ 동공이 확대된다.
④ 수정체가 두꺼워진다.
⑤ 앞방 깊이가 얕아진다.

**23** 다음의 내용과 관계있는 안위이상은?

> • +2.5D 이상 원시를 교정하지 않았을 때 발생할 수 있다.
> • 과도한 조절과 눈모음이 일어난다.
> • 원거리와 근거리 사시각이 같다.
> • 적절한 원시교정안경으로 착용하면 증상이 개선된다.

① 영아 내사시
② 비조절 내사시
③ 부분조절 내사시
④ 굴절조절 내사시
⑤ 비굴절조절 내사시

**24** 다음의 내용과 관계있는 사시는?

> • 위쪽을 볼 때는 두 눈이 벌어지고 아래쪽을 볼 때는 두 눈이 모인다.
> • 위쪽을 볼 때와 아래쪽을 볼 때의 사시각이 15△이상 차이가 난다.

① A형 사시
② V형 사시
③ 감각사시
④ 마비사시
⑤ 거짓사시

**25** 눈돌림신경핵이나 눈돌림신경이 마비되어 직접대광반사와 간접대광반사가 모두 소실되고 밝은 곳에서 두 눈의 동공 크기가 현저한 차이를 보인다. 이와 관련된 이상동공은?

① 원심성동공운동장애
② 구심성동공운동장애
③ 긴장동공
④ 아르길 – 로버트슨 동공
⑤ 호르너증후군

**26** 도르래신경의 마비로 발생할 수 있는 증상은?

① 내사시
② 외사시
③ 상사시
④ 하사시
⑤ 잠복사시

**27** 다음의 내용과 관계있는 검사는?

> • 시자극을 주면서 시피질에 나타나는 뇌파를 기록하는 검사
> • 시신경염이 있는 경우 자극 전도 속도가 느려짐
> • 양안의 자극 전도 속도를 비교하여 질병을 진단

① 눈전위도검사
② 망막전위도검사
③ 형광안저촬영
④ 초음파검사
⑤ 시유발전위검사

**28** 다음의 내용과 관계있는 각막질환은?

- 각막 중앙부가 얇아짐
- 문손징후, 플라이셔고리
- 데스메막의 파열, 불규칙적인 혈관신생 발생

① 노년환
② 원추각막
③ 진균각막궤양
④ 단순포진각막염
⑤ 비타민A결핍 각막궤양

**29** 3차신경 제1가지(눈신경)의 마비로 각막지각, 반사눈물흘림 등이 저하되는 질환은?

① 노년환
② 노출각막염
③ 신경영양각막염
④ 건성각결막염
⑤ 비타민A결핍 각막궤양

**30** 구리로 인한 외상으로 수정체에 녹회색 톱니바퀴 모양의 둥근 혼탁이 발생하였다. 이와 관련된 질환은?

① 적외선백내장
② 유리제조공백내장
③ 해바라기백내장
④ 전기백내장
⑤ 감마선백내장

**31** 다음의 내용과 관계있는 유리체질환은?

- 노화, 당뇨병, 근시, 주위 조직 염증으로 인한 유리체액화
- 날파리증, 광시증, 황반부종에 의한 시력장애

① 별모양유리체증
② 섬광유리체융해
③ 뒤유리체박리
④ 유리체출혈
⑤ 증식유리체망막병증

**32** 안구돌출로 인한 노출각막염과 외안근 비대로 인한 압박시신경병증을 유발하고 눈꺼풀뒤당김, 눈꺼풀내림지체, 눈깜박임 횟수 감소 등의 증상이 나타나는 질환은?

① 갑상샘눈병증
② 해면정맥굴혈전
③ 안와연조직염
④ 테논낭염
⑤ 안와종양

**33** 저개발국가에서 실명의 주요 원인이 되는 질환으로 결막충혈, 점액화농성 분비물, 여포, 눈물분비장애 등의 증상을 보이는 것은?

① 인두결막염
② 클라미디아결막염
③ 유행각결막염
④ 급성출혈결막염
⑤ 급성세균결막염

**34** 사춘기 전 소년에게 많이 발병되며 발병 후 5~10년간 지속되는 질환으로 원추각막의 발생 빈도가 높은 질환은?

① 인두결막염
② 유행각결막염
③ 아토피각결막염
④ 봄철각결막염
⑤ 계절알레르기 결막염

**35** 눈에 외상을 입은 후 수일에서 수년 내에 외상을 입은 눈이나 외상을 입지 않은 눈에서 발병할 수 있는 전체포도막염은?

① 하라다병
② 베세트병
③ 쇼그렌증후군
④ 매독성맥락막염
⑤ 교감안염

**36** 중년여성에게 많이 발생하는 자가면역질환으로 건성안, 입안마름증, 류머티즘관절염 등의 증상을 보이는 것은?

① 그레이브스병
② 쇼그렌증후군
③ 스티븐스존슨 증후군
④ 호르너증후군
⑤ 안와봉소염

**37** 심한 류마티즘관절염 환자에게 합병할 수 있는 공막질환으로 한쪽 눈에 심한 통증과 안구돌출, 복시, 안구운동장애 등의 증상을 보이는 것은?

① 상공막염
② 청색공막
③ 괴사공막염
④ 광범위공막염
⑤ 뒤공막염

**38** 다음의 증상과 관계있는 질환은?

- 무지개색의 달무리, 섬모체충혈, 구토, 동공 확대
- 물집각막병증, 시신경유두함몰과 위축, 백내장 등이 합병되기도 함

① 개방각녹내장
② 폐쇄각녹내장
③ 원발영아녹내장
④ 신생혈관녹내장
⑤ 스테로이드녹내장

**39** 통증이 없는 시력장애가 급격하게 나타나고, 중심오목 부위에서 앵두반점이 관찰되는 질환은?

① 망막중심동맥폐쇄
② 망막중심정맥폐쇄
③ 망막분지정맥폐쇄
④ 고혈압망막병증
⑤ 당뇨망막병증

**40** 마이봄샘의 배출구가 막히면서 피지가 축적되어 생긴 무균성 만성 육아종성 염증으로 발적, 통증과 같은 자각증상이 없는 질환은?

① 바깥다래끼
② 속다래끼
③ 콩다래끼
④ 마이봄샘염
⑤ 눈꺼풀테염

**41** 열가소성 플라스틱 안경테의 특성에 해당하는 것은?

① 가열하면 연화되어 변형이 잘 일어난다.
② 상온에서는 저분자로 유동성을 가지고 있다.
③ 열을 가하면 망상구조를 형성한다.
④ 전도성과 유연성이 뛰어나다.
⑤ 주로 주형중합법으로 가공한다.

**42** 에폭시수지의 일종으로 주로 주형중합법으로 가공을 하는 플라스틱 안경테 소재는?

① 카본테
② 셀룰로이드테
③ 귀갑테
④ 옵틸테
⑤ 형상기억플라스틱테

**43** 가열하면 가교반응을 일으켜 3차원의 망상구조를 형성하는 플라스틱 안경테 소재는?

① 탄소섬유
② 셀룰로이드
③ 폴리아미드
④ 우레탄수지
⑤ 아세테이트

**44** 시력 교정용 안경렌즈 소재가 갖추어야 할 조건으로 옳지 않은 것은?

① 가공이 쉬울 것
② 조성이 균일할 것
③ 무색투명할 것
④ 왜곡현상이 없을 것
⑤ 표면의 반사율이 높을 것

**45** 열경화성 수지로 내마모성이 우수한 안경렌즈의 소재는?

① 아릴디글리콜카보네이트(ADC)
② 폴리메틸메타크릴레이트(PMMA)
③ 폴리카보네이트(PC)
④ 폴리스티렌(PS)
⑤ 폴리아미드(PA)

**46** 어린이용 안경렌즈는 시력 교정뿐만 아니라 내충격성이 좋은 것을 선택해야 한다. 다음의 렌즈 재료 중 가장 적합한 것은?

① 아릴디글리콜카보네이트(ADC)
② 폴리메틸메타크릴레이트(PMMA)
③ 폴리카보네이트(PC)
④ 폴리스티렌(PS)
⑤ 폴리아미드(PA)

**47** 아릴디글리콜카보네이트(ADC) 안경렌즈의 제조방법은?

① 주형중합법  ② 회전주조법
③ 사출성형법  ④ 선반가공법
⑤ 진공증착법

**48** 광학유리에 관한 설명으로 옳지 않은 것은?

① 주성분은 이산화규소($SiO_2$)이다.
② 산화납(PbO)을 첨가하면 굴절률이 증가한다.
③ 코발트 산화물을 첨가하면 청색을 띠게 된다.
④ 크라운유리는 아베수가 55 이상이다.
⑤ 크라운유리는 플린트유리에 비해 아베수가 작다.

**49** 무단차 이중초점렌즈 중 근용부 시야가 가장 넓은 것은?

① EX(Executive)형
② 플랫탑(Flat Top)형
③ 울텍스(Ultex)형
④ 클립토크(Krip Tok)형
⑤ ER(Executive Round)형

**50** 반사방지코팅렌즈에 관한 설명으로 옳지 않은 것은?

① 굴절률이 높은 렌즈에 효과적이다.
② 가시광선의 광투과율을 높인다.
③ 도수환(Power Ring)이 두드러지게 한다.
④ 내마모성, 정전기 방지 등의 효과를 얻을 수 있다.
⑤ 표면의 반사율을 줄여준다.

**51** 안광학계의 주요점에 관한 내용으로 옳지 않은 것은?

① 상측주점은 상거리를 측정하는 기준점이다.
② 물측주점은 물체거리를 측정하는 기준점이다.
③ 절점은 시각을 측정하는 기준점이다.
④ 주점과 절점의 위치는 일치한다.
⑤ 정시안의 상측초점은 망막 중심오목에 놓인다.

**52** 안광학계에서 광축을 대신하여 사용하는 축은?

① 안 축
② 시 선
③ 주시선
④ 조준선
⑤ 동공중심선

**53** 굴스트란드(Gullstrand)의 정식모형안에 대한 설명으로 옳지 않은 것은?

① 눈을 정적굴절상태와 최대동적굴절상태로 나누어 광학적 수치를 제시하였다.
② 눈의 굴절면은 3개의 굴절면으로 각막면, 수정체전면, 수정체후면으로 구성되어 있다.
③ 각막의 굴절력은 +43D이다.
④ 최대동적굴절상태에서 수정체의 굴절력은 +33D이다.
⑤ 정적굴절상태에서 전체 굴절력은 +59D이다.

**54** 안광학계에서 초점심도와 피사체심도가 깊어지는 경우가 아닌 것은?

① 조명이 어두워진다.
② 주시물체가 멀어진다.
③ 눈의 굴절력이 커진다.
④ 허용착란원이 커진다.
⑤ 물체버전스가 작아진다.

**55** 다음은 눈의 색수차에 관한 내용이다. 옳지 않은 것은?

① 백색광의 색 분산으로 생기는 수차이다.
② 눈의 색수차의 크기는 약 1D이다.
③ 일상생활에서도 색수차로 불편함을 느낄 수 있다.
④ 교정렌즈의 정확한 구면굴절력을 구하는 데에 사용된다.
⑤ 안경처방검사에서 다양한 적록검사에 이용된다.

**56** 다음은 체르닝(Tscherning) 타원곡선에 관한 설명이다. 옳지 않은 것은?

① 안경렌즈의 비점수차가 없을 조건식의 그래프이다.
② 가로축(x축)은 안경렌즈의 굴절력이다.
③ 세로축(y축)은 안경렌즈의 전면굴절력이다.
④ 곡선의 모양은 주시거리에 따라 달라진다.
⑤ 안경렌즈는 주로 전면굴절력이 큰 곡선부인 울러스턴형을 기준으로 제작한다.

**57** 안경렌즈의 정점간거리(VD)가 변함에 따라 나타나는 현상으로 옳은 것은?

① 완전교정 콘택트렌즈와 같은 도수의 안경을 쓰면 과교정 상태가 된다.
② 완전교정 안경렌즈와 같은 도수의 콘택트렌즈를 쓰면 과교정 상태가 된다.
③ 정정간거리가 길어지면 근시교정용 (−)렌즈는 과교정 상태가 된다.
④ 정점간거리가 짧아지면 근시교정용 (−)렌즈는 과교정 상태가 된다.
⑤ 정점간거리가 짧아지면 원시교정용 (+)렌즈는 과교정 상태가 된다.

**58** 공기 중에 놓인 얇은 토릭렌즈 S+4.00D ◯ C+2.00D Ax 180°의 전면에서 온 평행광선속이 렌즈를 통과한 후 상을 맺을 때 최소착란원의 위치는?

① 10cm
② 20cm
③ 30cm
④ 40cm
⑤ 50cm

**59** 근시성 단성도난시에 관한 설명으로 옳은 것은?

① 타보식 방향각 90°에 강주경선이 위치한다.
② 정적굴절상태에서 전초선은 망막에 맺힌다.
③ 정적굴절상태에서 후초선은 망막 뒤에 맺힌다.
④ 정적굴절상태에서 전초선과 후초선 모두 망막 앞에 맺힌다.
⑤ 정적굴절상태에서 방사선시표를 주시하면 3시 방향이 선명하게 보인다.

**60** 크로스실린더렌즈의 (−)축이 180° 경선에 위치하였을 때 이 렌즈에 관한 설명으로 옳은 것은?

① 수평경선의 굴절력은 (−)이다.
② 수직경선의 굴절력은 0D이다.
③ 중간기준축은 90°에 위치한다.
④ 강주경선은 타보식방향각 45°에 위치한다.
⑤ 중간기준축을 기준으로 (+)영역과 (−)영역으로 나눌 수 있다.

**61** 근시의 원점이 눈 앞 2m이고 최대조절력이 2.00D일 때 근점의 위치는?

① 눈 앞 40cm
② 눈 앞 50cm
③ 눈 앞 1m
④ 눈 뒤 40cm
⑤ 눈 뒤 50cm

**62** 원점굴절도가 +2.00D이고 최대조절력이 1.50D인 사람이 'S+1.50D, Add 2.50D'인 이중초점렌즈를 착용하였다. 이때 선명하게 볼 수 없는 범위는?

① 눈 앞 1m ~ 눈 앞 50cm
② 눈 앞 1m ~ 눈 앞 40cm
③ 눈 앞 2m ~ 눈 앞 1m
④ 눈 앞 50cm ~ 눈 앞 40cm
⑤ 눈 앞 50cm ~ 눈 앞 33cm

**63** 비정시인 사람이 원용안경이나 콘택트렌즈를 착용하고 가까운 곳을 바라볼 때 필요한 조절력의 변화로 옳은 것은?

① 콘택트렌즈로 교정된 원시는 안경을 착용할 때보다 더 적은 조절력이 필요하다.
② 안경으로 교정한 근시는 안경으로 교정한 원시보다 더 많은 조절력이 필요하다.
③ 안경으로 교정된 근시는 콘택트렌즈를 착용할 때보다 더 많은 조절력이 필요하다.
④ 안경으로 교정된 근시는 나안의 정시보다 더 많은 조절력이 필요하다.
⑤ 안경으로 교정된 원시는 나안의 정시보다 더 적은 조절력이 필요하다.

**64** 'OD : S−1.50D, Add 3.00D' 처방의 이중초점렌즈에서 근용부 합성광학중심점의 위치는?(단, 자렌즈의 광학중심점은 모렌즈의 광학중심점에서 코 방향으로 5mm, 아래 방향으로 8mm 떨어진 곳에 위치한다)

① 귀 방향 5mm 아래 방향 8mm
② 귀 방향 5mm 아래 방향 10mm
③ 코 방향 5mm 아래 방향 8mm
④ 코 방향 10mm 아래 방향 10mm
⑤ 코 방향 10mm 아래 방향 16mm

**65** S−2.00D인 렌즈가 공기 중에 놓여 있다. 렌즈의 광학중심점에서 수직 위로 2mm 떨어진 곳에 광축과 나란하게 입사하는 광선의 프리즘양은?

① 0.2△ B.U.
② 0.4△ B.U.
③ 2.0△ B.U.
④ 4.0△ B.D.
⑤ 0.6△ B.D.

**66** 안경렌즈와 콘택트렌즈의 안경배율에 관한 내용으로 옳은 것은?

① 콘택트렌즈의 안경배율은 거의 1이다.
② 콘택트렌즈의 형상계수는 거의 0이다.
③ 안경렌즈의 굴절력계수는 거의 1이다.
④ 근시교정용 렌즈는 안경렌즈의 안경배율이 더 크다.
⑤ 원시교정용 렌즈는 콘택트렌즈의 안경배율이 더 크다.

**67** 다음은 광학적 회선사위에 관한 설명이다. 옳지 않은 것은?

① 토릭렌즈로 교정된 사난시에서 나타난다.
② 나안으로 쌍시계침 십자시표를 보면 두 시계침이 서로 직교한 채 기울어져 보인다.
③ 교정렌즈의 원주굴절력을 낮추면 자각적 회선사위를 경감시켜 줄 수 있다.
④ 교정원주렌즈의 축 방향을 수평 또는 수직에 가까운 쪽으로 이동시켜 주면 자각적 회선사위를 줄일 수 있다.
⑤ 외면 토릭렌즈에 비해 내면 토릭렌즈로 교정하면 광학적 회선사위를 줄일 수 있다.

**68** 다음 중 광학적 복시가 가장 넓게 나타나는 것은?(단, 같은 크기와 모양의 안경테를 착용하고 정점간거리가 같다)

① −1.00D
② −5.00D
③ −10.00D
④ +5.00D
⑤ +10.00D

**69** 물에 대한 유리의 상대굴절률은?(단, 물의 굴절률은 $\frac{4}{3}$, 유리의 굴절률은 $\frac{3}{2}$이다)

① $\frac{2}{3}$
② $\frac{2}{9}$
③ $\frac{9}{8}$
④ $\frac{8}{9}$
⑤ 2

**70** 공기 중에서 버전스가 +10.00D인 광선속이 진행하고 있다. 한 점으로 수렴하는 위치는?

① 기준면에서 50cm 뒤
② 기준면에서 40cm 뒤
③ 기준면에서 30cm 뒤
④ 기준면에서 20cm 뒤
⑤ 기준면에서 10cm 뒤

**71** 다음 그림과 같이 지면에 수직으로 놓여 있는 두 개의 평면거울이 120°의 각도를 이루고 있다. 지면과 평행하게 진행하는 광선이 거울1에 60°의 각도로 입사하였다. 거울1과 거울2에서 차례대로 반사된 광선은 처음 거울1에 입사한 광선과 몇 도를 이루는가?

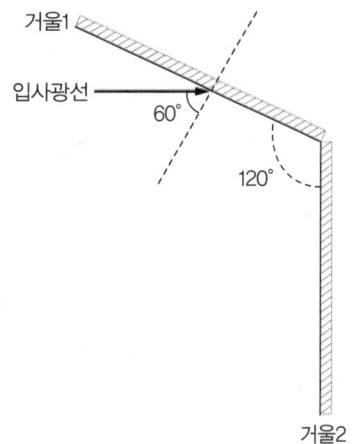

① 60°
② 90°
③ 120°
④ 150°
⑤ 180°

**72** 다음 그림과 같이 빛이 굴절률이 √2인 매질에서 공기 중으로 나아갈 때 굴절각이 90°가 되는 입사각은?

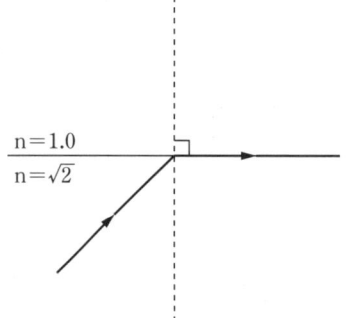

① 10°
② 30°
③ 45°
④ 50°
⑤ 60°

**73** 오목거울에 의한 상이 확대된 정립허상이 되려면 물체는 어디에 위치하여야 하는가?

① 물측초점
② 거울의 곡률중심
③ 거울의 곡률중심보다 앞쪽
④ 거울의 곡률중심과 물측초점 사이
⑤ 물측초점과 거울의 정점 사이

**74** 굴절률이 1.5인 유리봉의 끝을 연마하여 굴절력이 +5.00D가 되도록 가공하려고 한다. 유리봉이 공기 중에 놓여 있을 때 곡률반경은 얼마로 해야 하는가?

① 10cm
② 20cm
③ 25cm
④ 30cm
⑤ 50cm

**75** 안경렌즈의 아베수는 빛의 어떤 특성과 관계가 있는가?

① 회 절
② 반 사
③ 분 산
④ 굴 절
⑤ 편 광

**76** 공기 중에 +3D의 얇은 볼록렌즈가 놓여 있다. 물체가 렌즈의 전방 1m에 놓여 있을 때, 상의 위치는?

① 10cm
② 20cm
③ 30cm
④ 40cm
⑤ 50cm

**77** 공기 중에 있는 +1.00D의 얇은 구면렌즈의 전방 50cm인 지점에 물체가 있을 때 상의 종류는?

① 축소된 도립실상
② 축소된 정립허상
③ 확대된 도립실상
④ 확대된 정립허상
⑤ 같은 크기의 도립실상

**78** 굴절력이 +5.00D와 -3.00D인 두 개의 얇은 구면렌즈를 밀착시켰을 때 합성된 렌즈의 상측초점거리는?(단, 렌즈는 공기 중에 놓여 있다)

① +10cm
② +25cm
③ +50cm
④ +75cm
⑤ +100cm

**79** 공기 중에 있는 두꺼운 렌즈의 형상계수가 1.2이다. 렌즈의 상측주점굴절력이 +5D일 때 상측정점굴절력은?

① 4.0D
② 4.5D
③ 5.0D
④ 5.5D
⑤ 6.0D

**80** 광축에 수직인 격자 상의 물체가 광학계를 통과한 후 상을 맺을 때 상의 주변부가 휘어지는 것과 관계있는 수차는?

① 왜곡수차
② 코마수차
③ 비점수차
④ 상면만곡
⑤ 구면수차

**81** 파장이 640nm인 빛이 공기 중에서 어떤 매질로 들어갔을 때 파장이 400nm가 되었다. 이 매질의 굴절률은?

① 1.30
② 1.40
③ 1.50
④ 1.60
⑤ 1.70

**82** 별빛의 스펙트럼에서 청색편이 또는 적색편이 현상을 관찰할 수 있다. 이와 관련된 것은?

① 호이겐스의 원리
② 부르스터의 원리
③ 도플러 효과
④ 말루스의 원리
⑤ 페르마의 원리

**83** 굴절률이 1.6인 안경렌즈에 굴절률이 1.35인 물질로 반사방지막코팅을 하려고 한다. 입사광의 파장이 540nm일 때, 안경렌즈의 표면에서 빛이 최소로 반사되기 위한 코팅막의 두께는?

① 80nm
② 90nm
③ 100nm
④ 110nm
⑤ 120nm

**84** 단일슬릿에 의한 회절에 관한 설명으로 옳지 않은 것은?

① 광원이 가까이 있을 때 구면파로 입사한다.
② 광원이 무한대에 있을 때 평면파로 입사한다.
③ 광원이 가까이 있을 때 프라운호퍼 회절이 일어난다.
④ 입사광의 파장이 길수록 회절이 잘 일어난다.
⑤ 슬릿의 폭이 좁을수록 회절이 잘 일어난다.

**85** 빛이 횡파임을 알 수 있는 현상은?

① 간 섭
② 편 광
③ 굴 절
④ 회 절
⑤ 반 사

**2교시** 의료관계법규 / 시광학응용

**01** '의료법'상의 병원, 한방병원, 요양병원은 몇 개 이상의 병상 또는 요양병상을 갖추어야 하는가?

① 10
② 30
③ 50
④ 100
⑤ 규정 없음

**02** '의료법'상에 의료인의 국가시험을 시행하려면 시험장소는 시험실시 며칠 전까지 공고해야 하는가?

① 30일 전
② 40일 전
③ 50일 전
④ 60일 전
⑤ 90일 전

**03** '의료법'상 환자가 아닌 다른 사람에게 환자에 관한 기록을 열람하게 하여서는 안 되며, 다른 사람이 환자의 기록을 열람하려면 보건복지부령으로 정하는 요건을 갖추어야 한다. 요건을 갖추고 기록 열람을 할 수 있는 사람에 해당하지 않는 자는?

① 환자의 배우자
② 환자가 지정하는 대리인
③ 배우자의 직계존속
④ 배우자의 형제·자매
⑤ 환자의 직계비속

**04** '의료법'상으로 의료기관 개설자가 의료업을 폐업하거나 1개월 이상 휴업하려면 누구에게 신고해야 하는가?

① 관할 시장, 군수, 구청장
② 관할 경찰서장
③ 시·도지사
④ 관할 보건소장
⑤ 보건복지부장관

**05** 의료인이 의료기관 개설자가 될 수 없는 자에게 고용되어 의료행위를 한 때 '의료법'상의 행정처분은?

① 면허취소
② 면허 자격정지
③ 의료업 정지
④ 의료업 개설허가 취소
⑤ 1천만원 이하의 벌금

**06** '의료법'상으로 한지 의료인이 그 허가지역을 변경하고자 할 때 절차 및 제한사항으로 옳지 않은 것은?

① 변경하려는 소재지를 관할하는 시·도지사의 허가를 받아야 한다.
② 다른 시·도로 변경하려는 경우에는 보건복지부장관의 허가를 받아야 한다.
③ 2개 시·도 이상에 걸쳐있는 지역으로 변경하려는 경우에는 보건복지부장관의 허가를 받아야 한다.
④ 의료취약지인 읍·면으로 한정하여 허가한다.
⑤ 허가 대상은 변경 전의 허가지역에서 2년 이상 계속 의료기관을 개설하고 의료행위를 한 자로 한정한다.

**07** '의료법'상의 벌칙에서 5년 이하의 징역 또는 5천만원 이하의 벌금에 처하는 경우가 아닌 것은?

① 면허를 대여한 사람
② 면허를 대여 받거나 면허 대여를 알선한 사람
③ 의료인에게 면허 사항 외의 의료행위를 하게 한 자
④ 촬영한 영상정보를 탐지하거나 누출·변조 또는 훼손한 자
⑤ 의료행위를 받는 사람을 폭행하여 상해에 이르게 한 경우

**08** '의료법'상에서 양벌규정이 적용되는 경우가 아닌 것은?

① 진료정보 침해사고의 통지
② 태아 성 감별 행위 등 금지
③ 진료거부 금지 등
④ 무면허 의료행위 등 금지
⑤ 면허 대여 금지 등

**09** '의료기사 등에 관한 법률'의 제1조(목적)에 해당하는 사항으로 옳은 것은?

① 의료기사 등의 자격·면허 등에 관하여 필요한 사항을 정함
② 보건의료기술 향상을 위한 보건정책에 관한 사항을 정함
③ 국민의 건강증진을 위한 보건행정에 관한 사항을 정함
④ 의료기사 등의 지도에 필요한 사항을 정함
⑤ 국민의 보건 및 의료 향상에 필요한 사항을 정함

**10** '의료기사 등에 관한 법률'상에 명시된 의료기사의 종류와 업무에 관한 내용으로 옳지 않은 것은?

① 방사선사 : 방사선 등의 취급 또는 검사 및 방사선 등 관련 기기의 취급 또는 관리
② 물리치료사 : 신체적·정신적 기능장애를 회복시키기 위한 작업요법적 치료
③ 치과위생사 : 치아 및 구강질환의 예방과 위생 관리
④ 임상병리사 : 각종 화학적 또는 생리학적 검사
⑤ 치과기공사 : 보철물의 제작, 수리 또는 가공

**11** '의료기사 등에 관한 법률'상에 명시된 안경사의 업무 범위와 한계에 관한 내용으로 옳은 것은?

① 시기능 회복을 위한 치료
② 자동굴절검사기기를 이용한 타각적 굴절검사
③ 자각적 굴절검사로서 약제를 사용하는 검사
④ 6세 이하의 아동을 위한 안경의 조제, 판매
⑤ 콘택트렌즈의 조제 및 판매에 관한 업무

**12** '의료기사 등에 관한 법률'에 의하면 보건복지부장관은 면허증의 발급 신청을 받았을 때 신청 받은 날부터 며칠 이내에 면허증을 발급하여야 하는가?

① 7일
② 10일
③ 14일
④ 20일
⑤ 30일

**13** '의료기사 등에 관한 법률'상에 명시된 의료기사 등의 면허증 재발급에 관한 내용으로 옳지 않은 것은?

① 면허증을 분실 또는 훼손하였을 때 재발급 신청을 할 수 있다.
② 면허가 취소된 후 그 처분의 원인이 소멸하여 면허증을 재발급 받으려는 사람은 주소지 관할 시·도지사에게 신청서를 제출한다.
③ 면허증을 재발급 받을 때까지 재발급신청서에 대한 접수증으로 면허증을 갈음할 수 있다.
④ 면허증의 기재사항이 변경되었으면 재발급을 신청할 수 있다.
⑤ 면허증을 재발급 받은 후 분실된 면허증을 발견하였을 때는 지체 없이 그 면허증을 반납하여야 한다.

**14** '의료기사 등에 관한 법률'에 의하면 안경업소 개설 시 필수장비가 아닌 것은?

① 각막곡률계(Kratometer)
② 동공거리계(PDmeter)
③ 시력검사 세트(Phoroptor and Unit Set)
④ 자동굴절검사기(Auto Refractormeter)
⑤ 시험렌즈 세트(Trial Lens Set)

**15** '의료기사 등에 관한 법률'에 의하면 안경업소의 개설자가 보건복지부령으로 정하는 시설 및 장비를 갖추지 못한 때 받게 되는 처분은?

① 면허취소
② 개설등록취소
③ 영업정지
④ 시정명령
⑤ 면허자격정지

**16** '의료기사 등에 관한 법률'상에 명시된 의료기사 등의 품위손상행위에 해당하지 않는 것은?

① 의료기사 등의 업무범위를 벗어나는 행위
② 의료기사가 의사나 치과의사의 지도를 받지 아니하고 업무를 하는 행위
③ 학문적으로 인정되지 아니하는 방법으로 업무를 하는 행위
④ 검사 결과를 사실과 다르게 판시하는 행위
⑤ 다른 사람에게 면허를 대여한 경우

**17** '의료기사 등에 관한 법률'상 보수교육을 면제하거나 유예할 수 있는 경우에 해당하지 않는 사람은?

① 대학원에서 해당 의료기사 등의 면허에 상응하는 학문을 전공하고 있는 사람
② 직업군인으로 군에서 의료기사 등의 업무에 종사하는 사람
③ 의료기사 등의 신규 면허를 받은 사람
④ 해당 연도에 6개월 이상 의료기사 등의 업무에 종사하지 않은 사람
⑤ 보건복지부장관이 해당 연도에 보수교육을 받을 필요가 없다고 인정하는 요건을 갖춘 사람

**18** '의료기사 등에 관한 법률'상에 명시된 무면허자의 업무금지 등에 포함되는 경우가 아닌 것은?

① 대학 등에서 취득하려는 면허에 상응하는 교육과정을 이수하기 위한 실습 중에 하는 의료기사 등의 업무
② 의료기사 등이 아니면서 의료기사 등의 명칭과 유사한 명칭을 사용하는 경우
③ 의료기사 등의 면허를 다른 사람에게 대여한 경우
④ 의료기사 등이 아니면서 의료기사 등의 업무를 하는 경우
⑤ 면허를 대여 받거나 면허 대여를 알선하는 경우

**19** '의료기사 등에 관한 법률'에 따르면 보건복지부장관은 의료기사 등이 품위를 현저히 손상시키는 행위를 한 경우 그 면허 자격을 정지시킬 수 있다. 그 정지 기간은?

① 1개월 이내
② 2개월 이내
③ 3개월 이내
④ 6개월 이내
⑤ 12개월 이내

**20** '의료기사 등에 관한 법률'상의 벌칙 중에서 500만원 이하의 벌금에 처할 수 있는 경우가 아닌 것은?

① 안경사의 면허 없이 안경사와 유사한 명칭을 사용한 사람
② 2개 이상의 안경업소를 개설한 사람
③ 등록을 하지 않고 안경업소를 개설한 사람
④ 영리를 목적으로 특정 안경사에게 고객을 알선·소개한 사람
⑤ 안경사의 실태와 취업상황을 허위로 신고한 사람

**21** 원점이 눈 앞 25cm인 비정시안을 교정할 수 있는 콘택트렌즈의 굴절력은?

① $-1.00D$
② $-2.00D$
③ $-3.00D$
④ $-4.00D$
⑤ $-5.00D$

**22** 원거리는 선명하게 볼 수 있으나 조절력이 부족하여 근거리는 선명하게 보지 못하는 굴절이상은?

① 절대성 원시
② 수의성 원시
③ 상대성 원시
④ 굴절부등시
⑤ 고도원시

**23** 다음은 원시안의 자각적 굴절검사 결과이다. 절대원시량은?

| 검사방법 | 가입렌즈(D) | 교정시력 |
|---|---|---|
| 조절마비굴절검사 (CR) | S+5.00 | 1.0 |
| 현성굴절검사 (MR) | S+4.00 | 0.9 |
| | S+3.75 | 1.0 |
| | S+3.25 | 1.0 |
| | S+2.75 | 1.0 |
| | S+2.50 | 0.9 |

① $+2.50D$
② $+2.75D$
③ $+3.75D$
④ $+4.00D$
⑤ $+5.00D$

**24** 완전교정처방이 S+3.00D ◯ C-1.50D Ax 90° 인 난시안의 굴절상태는?

① 근시성 복성도난시
② 근시성 단성직난시
③ 원시성 복성도난시
④ 원시성 단성직난시
⑤ 혼합난시

**25** 다음의 시표로 수직부등사위를 검사할 수 있다. 추가로 검사할 수 있는 것은?

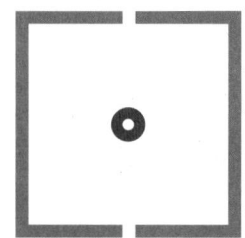

① 양안시차
② 가입도
③ 양안균형검사
④ 입체시
⑤ 부등상시

**26** 원용안경처방검사의 예비검사 중 주도적으로 사용하는 눈을 판정하는 검사방법은?

① 로젠바하법
② 프리즘분리법
③ 거짓동색표
④ 편광법
⑤ 이동식검영법

**27** 다음 중 원거리 나안시력이 가장 낮은 것은?

① FC(Finger Count) / 20cm
② LP(Light Perception) - Positive
③ FC(Finger Count) / 40cm
④ HM(Handmotion)
⑤ 0.01

**28** 가림검사에서 안위이상이 발견되지 않았고, 가림벗김검사를 수행하였다. 오른쪽 눈을 가렸다가 가림판을 제거하는 순간 오른쪽 눈이 위로 움직였다면 이 눈의 안위이상은?

① 외사위
② 내사위
③ 좌안 하사위
④ 우안 상사위
⑤ 우안 하사위

**29** 안모형통을 사용하여 정적검영법을 연습하고자 안모형통의 기준선을 +1에 맞추고 렌즈받침대에 C-2.00D, Ax 90°를 장입하였다. 이 합성광학계의 교정굴절력으로 옳은 것은?

① S-2.00D ◯ C+1.00D Ax 180°
② S-1.00D ◯ C+2.00D Ax 90°
③ S+1.00D ◯ C+2.00D Ax 90°
④ S-1.00D ◯ C+1.00D Ax 90°
⑤ S+2.00D ◯ C-3.00D Ax 180°

**30** 검사거리 50cm에서 발산광선속으로 정적검영법을 실시하였다. 검사거리 보정렌즈를 사용하지 않았고 S+0.50D에서 중화되었다면 교정렌즈의 굴절력은?

① S-0.50D
② S-1.50D
③ S-2.50D
④ S+0.50D
⑤ S+1.50D

**31** 검사거리 50cm에서 발산광선속으로 정적검영법을 실시하였다. 원용완전교정처방값이 'S-2.00D ◯ C+1.00D Ax 180°'인 난시안의 수직경선을 검영할 때 나타나는 반사광의 현상은?(단, 검사거리 보정렌즈는 사용하지 않음)

① 동행이 관찰됨
② 역행이 관찰됨
③ 비틀림 현상이 관찰됨
④ 중화가 관찰됨
⑤ 반사선조광이 수직임

**32** 다음은 각막곡률계로 관찰한 마이어상이다. 각막의 상태는?

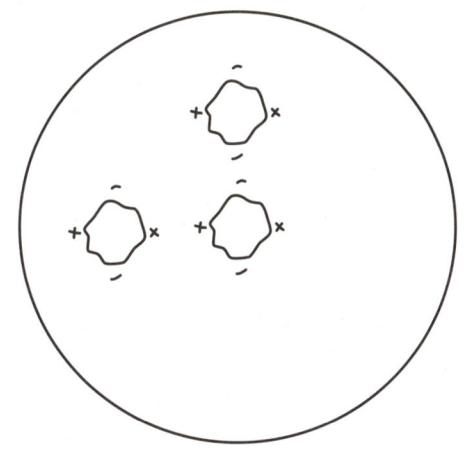

① 도난시
② 직난시
③ 사난시
④ 정난시
⑤ 부정난시

**33** 원용안경처방을 위해 실시한 자각적 굴절검사 결과가 다음과 같을 때 교정렌즈의 예상 굴절력은?

| 가입렌즈(D) | 교정시력 |
|---|---|
| S+1.25 | 0.8 |
| S+1.50 | 0.9 |
| S+1.75 | 1.0 |
| S+2.00 | 1.0 |
| S+2.25 | 0.8 |

① S+1.25D
② S+1.50D
③ S+1.75D
④ S+2.00D
⑤ S+2.25D

**34** C-1.00D로 완전교정되는 난시안이 방사선시표를 보았을 때 3시 방향이 가장 선명하다고 하였다면 (-)원주렌즈의 축 방향은?

① 30°
② 45°
③ 60°
④ 90°
⑤ 180°

**35** 원용완전교정처방이 S+2.00D ◯ C-1.00D Ax 150°인 난시안이 나안으로 방사선 시표를 보았을 때 가장 선명하게 보이는 방향은?

① 30°
② 60°
③ 90°
④ 150°
⑤ 180°

**36** 운무법을 이용한 자각적 굴절검사 결과가 다음과 같았고 크로스실린더렌즈를 이용하여 난시축 정밀검사를 하려고 한다. 포롭터에 장착된 렌즈로 알맞은 것은?

> S−1.50D ○ C−0.50D Ax 180°

① S−2.00D ○ C+0.50D Ax 180°
② S−1.00D ○ C−0.50D Ax 180°
③ S−1.50D ○ C−1.00D Ax 180°
④ S−2.00D ○ C−0.50D Ax 180°
⑤ S−1.50D ○ C−0.50D Ax 90°

**37** 다음은 크로스실린더렌즈를 이용한 난시정밀검사 중인 그림이다. 반전검사를 했을 때, 그림 (가)의 상태가 (나)의 상태보다 선명하다고 대답하였다면 렌즈의 굴절력 조정으로 옳은 것은?(단, 포롭터에는 S−1.50D ○ C−0.50D Ax 45°가 가입되어 있다)

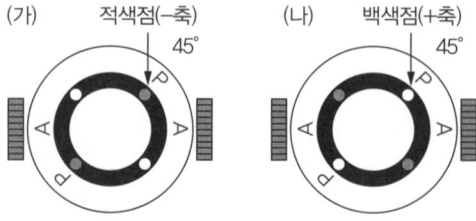

① S−1.50D ○ C−0.25D Ax 45°
② S−1.50D ○ C−0.75D Ax 45°
③ S−1.75D ○ C−0.50D Ax 45°
④ S−1.50D ○ C−0.50D Ax 40°
⑤ S−1.50D ○ C−0.50D Ax 50°

**38** 크로스실린더렌즈의 (+)축을 수평 방향에 위치시키고 격자시표를 사용하여 교정구면굴절력을 확인하려고 한다. 시표의 수평선이 수직선보다 더 선명하게 보인다면 굴절력의 수정 방향은?

① S+0.25D 가입
② S−0.25D 가입
③ S−0.50D 가입
④ C−0.25D 가입
⑤ C+0.25D 가입

**39** 원용교정굴절력이 S−1.00D ○ C−0.50D Ax 180°인 눈을 발산광선속을 사용하여 동적검영한 결과 S+1.00D ○ C−0.50D Ax 180°에서 중화되었다. 가입도는?(단, 검영값은 역행이 나타난 상태에서 (−)방향으로 렌즈를 가입하면서 처음 중화가 관찰된 결과이다)

① +1.00D
② +1.50D
③ +2.00D
④ +2.50D
⑤ +3.00D

**40** 원용완전교정 후 포롭터의 보조렌즈 ±.50의 (−)축을 90°로 가입하고 근거리 십자시표를 보게 하였다. 눈의 상태에 관한 판단으로 옳은 것은?(단, ±.50의 적색점이 90°로 가입되어 있다)

① 수직선이 수평선보다 선명하면 조절력 부족
② 수평선이 수직선보다 선명하면 조절력 부족
③ 수평과 수직선의 선명도가 같으면 조절력 부족
④ 수직선이 수평선보다 선명하면 (+)렌즈 가입
⑤ 수평선이 수직선보다 선명하면 (−)렌즈 가입

**41** 원용완전교정 후 근거리 적록시표를 이용하여 노안 가입도검사를 하였다. 적색바탕의 시표와 녹색바탕의 시표의 선명도가 같다고 대답하였을 때의 굴절력이 +2.00D라면 이론 가입도는?(단, 원용완전교정굴절력은 +0.50D이다)

① +3.00D
② +2.50D
③ +2.00D
④ +1.50D
⑤ +1.00D

**42** 검사거리 40cm에서 (−)렌즈부가법으로 조절력을 검사하였다. 원용교정굴절력이 OU : S−2.00D ◯ C−0.50D Ax 180°이고 시표가 처음으로 흐리게 보였을 때 굴절력이 OU : S−5.00D ◯ C−0.50D Ax 90°이었다면 최대조절력은?

① +4.00D
② +4.50D
③ +5.00D
④ +5.50D
⑤ +6.00D

**43** 안경처방서의 부차적인 내용으로 약속사항에 포함되는 것은?

① 프리즘렌즈의 기저방향
② 원용, 근용 등의 용도
③ 광학중심점 높이
④ 교정 원주렌즈의 축 방향
⑤ 교정 구면렌즈의 상측정점굴절력

**44** S−3.00D ◯ C+1.50D Ax 90°인 렌즈의 수평경선의 굴절력은?

① +1.50D
② −1.50D
③ −2.50D
④ −3.00D
⑤ +3.00D

**45** 66 / 70으로 표기된 편심렌즈에 관한 설명으로 옳은 것은?

① 지름이 66mm인 렌즈의 광학중심점을 2mm 이동시킨 렌즈이다.
② 지름이 66mm인 렌즈의 광학중심점을 3mm 이동시킨 렌즈이다.
③ 지름이 66mm인 렌즈의 광학중심점을 4mm 이동시킨 렌즈이다.
④ 지름이 70mm인 렌즈의 광학중심점을 2mm 이동시킨 렌즈이다.
⑤ 지름이 70mm인 렌즈의 광학중심점을 4mm 이동시킨 렌즈이다.

**46** 안경테의 표기가 48 □ 20 145로 되어있다. 안경테에 관한 설명으로 옳지 않은 것은?

① 연결부의 길이는 20mm이다.
② 다리부의 길이는 145mm이다.
③ 기준점간 거리는 68mm이다.
④ 렌즈삽입부의 크기는 48mm이다.
⑤ 렌즈삽입부 수직길이는 20mm이다.

**47** 안경테의 다리에 45 □ 23 138로 표기되어 있다. 안경테의 DBL(Distance Between Lenses)은?

① 23mm
② 45mm
③ 68mm
④ 72mm
⑤ 138mm

**48** 다음의 안경테 그림에서 경사각과 다리벌림각을 조정할 수 있는 부분은?

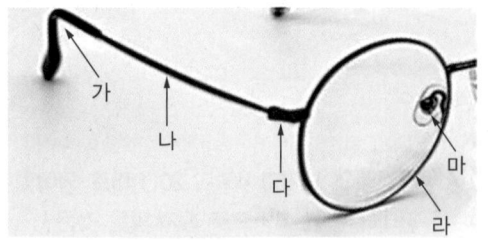

① 가
② 나
③ 다
④ 라
⑤ 마

**49** 원형안경테의 렌즈를 회전하기 위해 사용하는 플라이어는?

①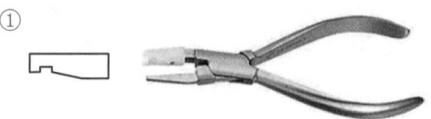

②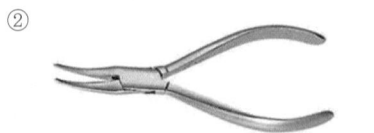

③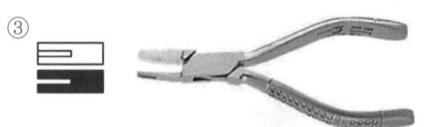

④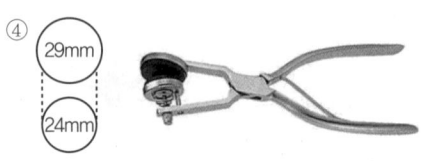

⑤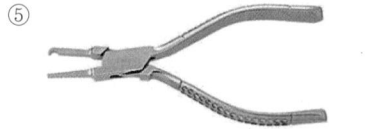

**50** 다음은 설계차트에 설계점을 설정한 그림이다. 단안 조제가공 Oh는?

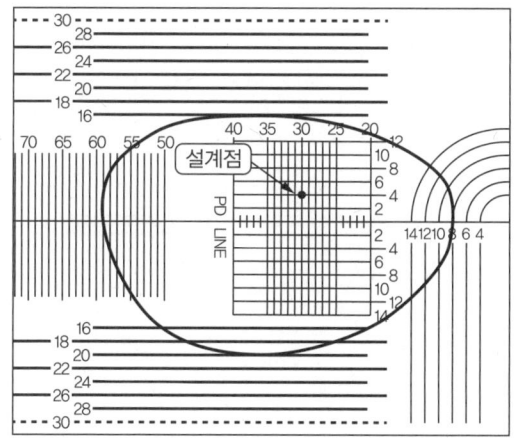

① 17mm  ② 20mm
③ 24mm  ④ 30mm
⑤ 37mm

**51** 박싱시스템으로 계측한 안경테의 크기가 46 □ 20이고, 설계점이 형판의 기준점으로부터 귀 방향으로 1mm 편위되어 있다. 양안 조제가공 PD는?

① 62mm  ② 64mm
③ 66mm  ④ 68mm
⑤ 70mm

**52** 자동옥습기의 연삭휠에 관한 설명으로 옳지 않은 것은?

① 입자가 굵은 휠은 1차 연삭용으로 사용한다.
② 입자가 고운 휠은 2차 산각마무리용으로 사용한다.
③ 렌즈 재질에 상관없이 가공휠을 사용할 수 있다.
④ 렌즈 가장자리가 노출되는 경우 경면가공을 할 수 있다.
⑤ 렌즈를 절삭하는 성능은 휠의 품질에 달려 있다.

**53** 하프림테(반무테)에 렌즈를 끼워 넣으려고 한다. 이때 쓰는 나일론실의 지름이 0.5~0.6mm일 때 역산각의 홈 깊이로 적당한 것은?

① 0.1 ~ 0.2mm
② 0.3 ~ 0.4mm
③ 0.5 ~ 0.6mm
④ 0.7 ~ 0.8mm
⑤ 0.9 ~ 1.0mm

**54** S−1.00D ○ C+1.00D Ax 180°인 렌즈와 굴절력이 같은 것은?

① C−1.00D Ax 90°
② C−1.00D Ax 180°
③ S+1.00D ○ C−1.00D Ax 90°
④ C+1.00D Ax180° ○ C−1.00D Ax90°
⑤ C−1.00D Ax180° ○ C+1.00D Ax90°

**55** 완성된 원용안경의 광학중심점간 거리가 기준 PD보다 짧아졌다. 이 안경을 착용하였을 때 발생하는 프리즘 효과는?(단 안경은 근시교정용이다)

① 상사위
② 하사위
③ 내사위
④ 외사위
⑤ 회선사위

**56** 다음의 처방에 따라 완성된 안경을 점검한 결과 양안의 조제가공 PD가 각각 32mm였다. 이 안경을 착용했을 때 양안시에 미치는 프리즘 영향은?(단, Oh는 정확하게 가공됨)

- OD : S+1.00D, PD : 30mm
- OS : S+2.00D, PD : 31mm

① 0.2△ BI    ② 0.2△ BO
③ 0.4△ BI    ④ 0.4△ BO
⑤ 0.5△ BI

**57** 다음의 처방에 따라 완성된 안경의 조제가공 PD가 60mm였다. 수평 방향으로 발생하는 프리즘 영향은?

OU : S-1.00D ○ C+2.00D Ax 90°, PD : 64mm

① 0.4△ BI    ② 0.4△ BO
③ 0.8△ BI    ④ 0.8△ BO
⑤ 0.9△ BI

**58** 다음의 처방에 따라 원용안경을 조제가공한 후 광학중심점간 거리를 점검하였다. 허용오차 범위 내에 있지 않은 것은?

- 원용 OU : S-1.50D ○ C-0.50D Ax 90°, PD : 64mm
- 허용오차가 큰 방향 : 1.0△
- 허용오차가 작은 방향 : 0.5△

① 59mm    ② 61mm
③ 63mm    ④ 65mm
⑤ 67mm

**59** 안경렌즈의 굴절력을 렌즈미터로 측정하였다. 측정 결과가 다음 그림과 같을 때 굴절력의 표기는?

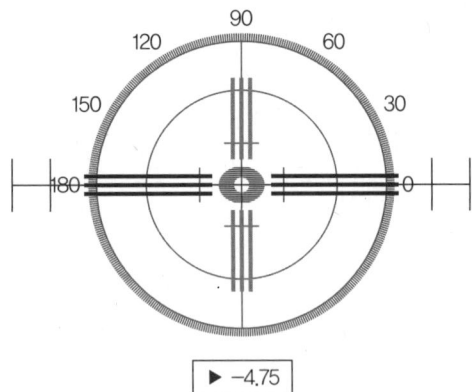
▶ -4.75

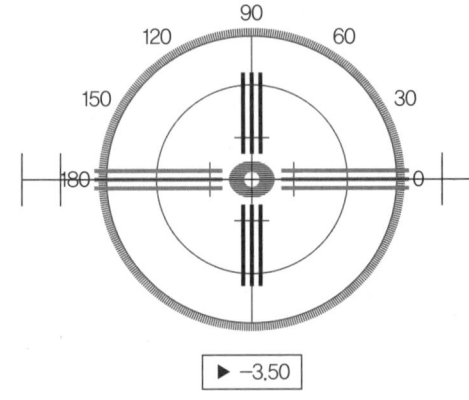
▶ -3.50

① S-4.75D ○ C-1.25D Ax 90°
② S-4.75D ○ C+1.25D Ax 180°
③ S-3.50D ○ C-1.25D Ax 180°
④ S-3.50D ○ C+1.25D Ax 90°
⑤ C-4.75D Ax 90° ○ C-3.50D Ax 180°

**60** 다음 그림은 안경렌즈를 렌즈미터로 측정한 크로스라인 타깃상이다. 렌즈의 굴절력 표기는?

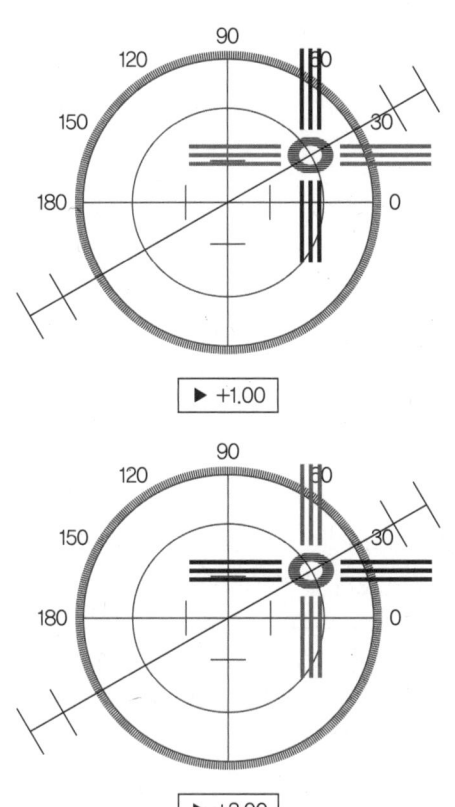

① S+2.00D ○ C-1.00D Ax 180° ○ 2△ Base 210°
② S+1.00D ○ C+1.00D Ax 180° ○ 2△ Base 30°
③ S+2.00D ○ C+1.00D Ax 180° ○ 2△ Base 210°
④ S+1.00D ○ C-1.00D Ax 90° ○ 2△ Base 30°
⑤ S+2.00D ○ C+1.00D Ax 90° ○ 2△ Base 210°

**61** 이중초점렌즈를 조제 가공하려고 한다. 다음 그림에서 자렌즈 상부경계선의 기준 위치는?

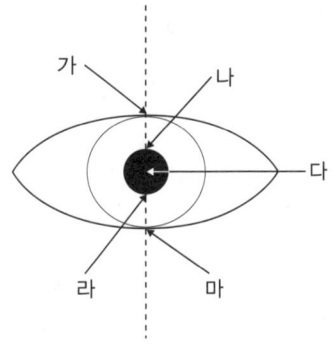

① 가 – 각막가장자리의 위쪽
② 나 – 동공가장자리의 위쪽
③ 다 – 동공중심
④ 라 – 동공가장자리의 아래쪽
⑤ 마 – 각막가장자리의 아래쪽

**62** 이중초점렌즈의 처방이 다음과 같을 때 수직방향 부등사위를 제거하기 위해 슬랩오프(Slab Off) 가공을 한다. 가공해야 할 렌즈와 프리즘양은?

- 원용 OD : S-1.00D, OS : S+2.00D
- Add : 2.00D
- 근용부시선은 원용부 광학중심점에서 아래로 10mm 지점을 지남

① OD, 2.0△
② OS, 3.0△
③ OD, 1.0△
④ OD, 3.0△
⑤ OS, 2.0△

63. 렌즈미터를 이용하여 누진굴절력렌즈의 굴절력을 측정하고자 한다. 다음 그림에서 근용부 굴절력을 측정하는 위치는?

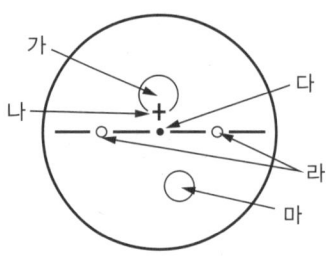

① 가  ② 나
③ 다  ④ 라
⑤ 마

64. 완성된 누진굴절력 안경을 쓰고 거울검사를 실시하였다. 검사 결과가 다음 그림과 같다면 안경테의 미세조정 방법으로 옳은 것은?

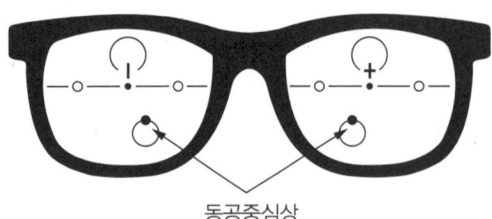

동공중심상

① 좌우 코받침을 아래로 내린다.
② 경사각을 크게 한다.
③ 다리벌림각을 작게 한다.
④ 좌우 코받침 간격의 폭을 넓힌다.
⑤ 정점간거리를 길게 한다.

65. 시력교정 및 선글라스용 편광렌즈를 설계할 때 렌즈의 수평유지표식을 위치시키는 방향은?

① 30°
② 45°
③ 90°
④ 135°
⑤ 180°

66. 원용안경처방이 다음과 같을 때 조제된 안경의 광학중심점간거리(PD)는?

- OU : S-3.00D ○ C+0.50D Ax 90° ○ 1.0△ BI
- PD : 60mm

① 50mm
② 56mm
③ 64mm
④ 68mm
⑤ 70mm

67. 안경처방이 다음과 같을 때 복식알바이트 안경의 조제 및 가공에 관한 설명으로 옳은 것은?

- 원용 OU : S-4.00D, PD : 66mm
- 근용 OU : S-1.00D, PD : 60mm
- 원용 : 앞렌즈 + 뒷렌즈
- 근용 : 뒷렌즈
- Oh는 원용과 근용이 같음

① 앞렌즈의 조제가공 PD는 68mm로 한다.
② 뒷렌즈의 조제가공 PD는 64mm로 한다.
③ 앞렌즈의 굴절력은 S+3.00D로 한다.
④ 뒷렌즈의 굴절력은 S-3.00D로 한다.
⑤ 앞렌즈와 뒷렌즈의 조제가공 PD는 모두 62mm로 한다.

68. 주시 물체가 좌우안의 망막에 비대응점 결상을 해도 감각성융합이 되는 외계 물체의 범위는?

① 파눔역
② 파눔의 감각융합역
③ 이론적 호롭터
④ 경험적 호롭터
⑤ 피사체심도

**69** 정상적인 양안시 상태에서 가끔 발생하는 억제현상은?

① 부등상시
② 중심와억제
③ 이상억제
④ 주변부억제
⑤ 망막투쟁

**70** 조절용이성 검사에서 기댓값보다 작은 수치를 얻었고, (−)렌즈보다 (+)렌즈에서의 반응속도가 현저하게 느리다면 예상되는 시기능이상은?

① 폭주과다
② 폭주부족
③ 개산과다
④ 조절부족
⑤ 조절과다

**71** 폭주의 종류 중 전체 폭주량의 대부분을 차지하고 안경처방검사와 직접적으로 관련이 있는 것으로 묶인 것은?

① 조절성 폭주, 긴장성 폭주
② 조절성 폭주, 융합성 폭주
③ 근접성 폭주, 융합성 폭주
④ 근접성 폭주, 조절성 폭주
⑤ 융합성 폭주, 긴장성 폭주

**72** 다음은 근거리 융합력검사 결과이다. 음성융합성폭주량은?

- 근거리 사위 : 5△ 내사위
- BI 버전스 : 10 / 14 / 12
- BO 버전스 : 15 / 20 / 18

① 10△
② 12△
③ 14△
④ 15△
⑤ 20△

**73** 검사거리 40cm에서 근거리 사위검사를 한 결과가 다음과 같을 때 조절성폭주비(AC/A)는?

- 근용 PD : 56mm
- 수평사위 : 3△ 내사위
- S+1.00D 가입 후 수평사위 : 2△ 외사위

① 1△/D
② 2△/D
③ 3△/D
④ 4△/D
⑤ 5△/D

**74** 오른쪽 눈에 가림벗김검사를 실시하였다. 가림판을 제거하는 순간 오른쪽 눈이 귀 방향으로 움직였다면 예상되는 안위이상은?

① 내사위
② 외사위
③ 우안 하사위
④ 좌안 상사위
⑤ 좌안 하사위

**75** 허쉬버그검사법으로 사시검사를 한 결과가 다음과 같을 때 예상되는 안위이상은?

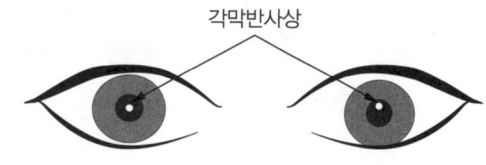

각막반사상

① 좌안 상사시
② 우안 상사시
③ 좌안 하사시
④ 우안 하사시
⑤ 좌안 내회선사시

**76** 프리즘분리법으로 원거리 사위를 측정하였다. 검사 결과가 다음 그림과 같다면 안위이상은?(단, 우안에는 측정프리즘, 좌안에는 분리프리즘을 가입하였음)

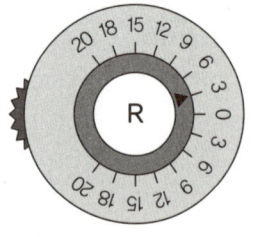 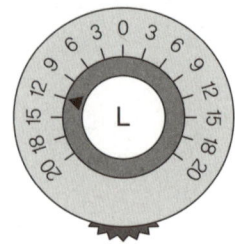

① 3△ 우안 상사위
② 3△ 좌안 하사위
③ 3△ 우안 하사위
④ 12△ 좌안 상사위
⑤ 12△ 우안 하사위

**77** 안위상태를 평가하기 위해 워스4점검사를 실시하였다. 검사시표가 다음과 같이 보였다면 예상되는 원거리 안위 상태는? (단, 우안에 적색렌즈, 좌안에 녹색렌즈를 가입하였다)

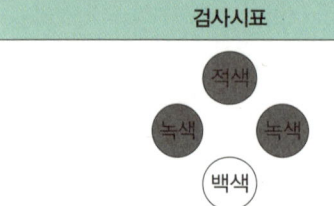

① 정 위
② 내사위
③ 외사위
④ 좌안 상사위
⑤ 우안 상사위

**78** 양안시검사 결과 AC/A 비가 10△/D이고, 5m 거리에서는 정위, 40cm 거리에서는 10△ 내사위였다. 예상되는 시기능이상은?

① 폭주과다
② 폭주부족
③ 개산과다
④ 개산부족
⑤ 조절과다

**79** 근거리 안위와 융합력검사를 한 결과가 다음과 같을 때, 퍼시발(Percival) 기준에 따라 처방한다면 프리즘처방값은?

- 수평사위 : 4△ 내사위
- BI 버전스 : 10 / 14 / 12
- BO 버전스 : 26 / 31 / 20

① 1△ BO
② 2△ BI
③ 2△ BO
④ 3△ BI
⑤ 3△ BO

**80** 원용완전교정 후 양안시기능검사를 실시하였다. 검사 결과가 다음과 같을 때 처치 방법으로 적절한 것은?

- 원거리 사위 : 정위
- 근거리 사위 : 10△ 내사위
- AC/A 비 : 10△/D

① 시기능훈련
② (+)구면렌즈 처방
③ (−)구면렌즈 처방
④ (−)원주렌즈 처방
⑤ BI 프리즘 처방

**81** 각막곡률계로 측정한 결과가 다음과 같을 때 각막난시를 교정도수로 표기한 것은?

> 각막곡률측정값
> • 8.00mm (42.25D) @ 180°
> • 7.80mm (43.25D) @ 90°

① C-0.50D Ax 180°
② C-0.75D Ax 90°
③ C-0.75D Ax 180°
④ C-1.00D Ax 90°
⑤ C-1.00D Ax 180°

**82** 눈물의 증발을 방지하고 눈꺼풀과 안구 표면의 윤활제 역할을 하는 성분이 분비되는 곳은?

① 술잔세포
② 주눈물샘
③ 크라우제샘
④ 볼프링샘
⑤ 마이봄샘

**83** 콘택트렌즈를 착용하지 않았을 때 각막이 이용할 수 있는 대기 중의 산소량(EOP)은?

① 5.9%
② 10.9%
③ 20.9%
④ 30.9%
⑤ 40.9%

**84** 눈물막의 점액과 친화성이 있고, 산소투과성이 우수하여 하드 콘택트렌즈의 재료로 널리 쓰이는 재질은?

① 셀룰로오스아세테이트뷰티레이트(CAB)
② 폴리메틸메타크릴레이트(PMMA)
③ 실리콘(Silicone)
④ 실리콘아크릴레이트(Silicone Acrylate)
⑤ 플루오르실리콘아크릴레이트(FSA)

**85** 소프트 콘택트렌즈의 베이스커브 곡률반지름이 다음과 같을 때 새그깊이(Sagittal Depth)가 가장 큰 것은?(단, 렌즈의 전체 직경은 모두 같다)

① 8.7mm
② 8.4mm
③ 8.1mm
④ 7.8mm
⑤ 7.5mm

**86** 굴절부등시안을 교정하고자 한다. 완전교정굴절력이 다음과 같을 때 좌우 망막상의 크기 차이가 가장 작은 것은?

① OD : S+1.00D, OS : S+3.00D의 안경 착용
② OD : S+1.00D, OS : S+4.00D의 안경 착용
③ OD : S+1.00D, OS : S+3.00D의 콘택트렌즈 착용
④ OD : S+1.00D, OS : S+4.00D의 콘택트렌즈 착용
⑤ OD : S+1.00D, OS : S+5.00D의 콘택트렌즈 착용

**87** RGP 시험렌즈를 처방한 결과가 다음과 같았다. 예상되는 잔여난시의 교정굴절력은?

- 안경교정굴절력 : S-3.00D
- 각막곡률측정값 : 44.00D @180°, 43.00D @ 90°
- 시험렌즈굴절력 : S-3.00D, 베이스커브 7.85mm (43.00D)

① C-0.25D Ax 180°
② C-0.50D Ax 90°
③ C-0.50D Ax 180°
④ C-1.00D Ax 90°
⑤ C-1.00D Ax 180°

**88** 하드 콘택트렌즈 처방을 위해 굴절력이 S-3.00D이고 베이스커브(BC)가 7.80mm인 시험렌즈를 착용시킨 결과, 시력은 양호하나 플랫(Flat)한 피팅상태를 보였다. 베이스커브가 7.70mm인 렌즈로 교체한다면 처방굴절력으로 적절한 것은?

① -2.00D
② -2.50D
③ -3.25D
④ -3.50D
⑤ -4.00D

**89** 콘택트렌즈의 중력중심 이동에 관한 설명으로 옳은 것은?

① 중심두께가 증가하면 후면 쪽으로 이동한다.
② 전체직경이 감소하면 전면 쪽으로 이동한다.
③ 플랫(Flat)하게 피팅하면 후면 쪽으로 이동한다.
④ 새그깊이(Sagittal Depth) 증가하면 전면 쪽으로 이동한다.
⑤ (-)렌즈의 굴절력이 감소하면 후면 쪽으로 이동한다.

**90** 하드 콘택트렌즈 처방을 위해 시험렌즈를 착용하였을 때 피팅상태가 다음과 같았다. 이상적인 피팅상태로 조정하려면?

- 안경교정 굴절력 : S-3.00D
- 시험렌즈 굴절력 : S-3.00D
- 덧댐굴절검사값 : (-) 굴절력
- 플루레신 패턴 : 각막 주변부는 검게 보이고 중심부는 밝은 초록색이 넓게 관찰됨

① 전체직경을 더 크게 한다.
② 전면광학부직경을 더 크게 한다.
③ 베이스커브의 곡률반지름을 더 길게 변경해 준다.
④ 새그깊이(Sagittal Depth)을 증가시켜 준다.
⑤ 후면 주변부커브의 곡률을 크게 해 준다.

**91** 안경교정굴절력이 S-4.00D이고, C-2.00D Ax 180°의 각막난시를 가지고 있는 사람에게 적절한 콘택트렌즈의 재질과 형태는?

① 구면 소프트 콘택트렌즈
② 전면토릭 소프트 콘택트렌즈
③ 후면토릭 소프트 콘택트렌즈
④ 구면 하드 콘택트렌즈
⑤ 비구면 하드 콘택트렌즈

**92** 전체지름이 14.20mm이고 베이스커브가 8.50mm인 소프트 콘택트렌즈를 착용하였을 때 이상적인 피팅상태를 보였다. 동일한 피팅상태를 유지하면서 렌즈를 좀 더 작은 것으로 교체하기 위해 전체지름을 13.70mm로 변경하였다면 베이스커브로 적절한 것은?

① 7.90mm
② 8.20mm
③ 8.80mm
④ 9.10mm
⑤ 9.40mm

**93** 소프트 콘택트렌즈의 착용상태를 검사하였더니 렌즈의 움직임이 거의 없었다. 렌즈 움직임을 증가시키는 방법이 아닌 것은?

① 중심두께를 얇게 한다.
② 전체지름을 작게 한다.
③ 후면곡률반지름을 길게 한다.
④ 플랫(Flat)한 피팅상태로 수정한다.
⑤ 새그깊이(Sagittal Depth)를 작게 한다.

**94** 콘택트렌즈 처방을 위한 검사 결과가 다음과 같을 때 적합한 콘택트렌즈의 재질과 디자인은?

- 안경교정굴절력 : S−3.00D
- 각막곡률측정값 : 7.67mm (44.00D) @ 180°
  7.34mm (46.00D) @ 90°

① 구면 소프트 콘택트렌즈
② 구면 RGP 콘택트렌즈
③ 토릭 RGP 콘택트렌즈
④ 토릭 소프트 콘택트렌즈
⑤ 토릭 실리콘하이드로겔렌즈

**95** 굴절력이 S−2.50D ◌ C−1.50D Ax 170°인 소프트 콘택트렌즈의 피팅상태를 확인하였을 때 축 표시 마크가 반시계 방향으로 10° 회전하였다. 처방할 콘택트렌즈의 굴절력은?

① S−2.25D ◌ C−1.50D Ax 160°
② S−2.25D ◌ C−1.50D Ax 180°
③ S−2.50D ◌ C−1.50D Ax 160°
④ S−2.50D ◌ C−1.50D Ax 180°
⑤ S−2.50D ◌ C−1.50D Ax 170°

**96** 소프트 콘택트렌즈 착용자에게 나타날 수 있는 부작용으로 다음과 같은 증상을 보이는 것은?

- 이물감과 가려움을 호소
- 점액 분비물
- 렌즈의 움직임이 많아짐

① 각막염색
② 각막선조
③ 눈꺼풀염증
④ 거대유두결막염
⑤ 윤부각결막염

**97** 콘택트렌즈 착용자에게서 심한 충혈과 염증성 반응이 나타난다면 가장 우선하여 취해야 할 조치는?

① 콘택트렌즈 착용을 즉시 중단한다.
② 렌즈 세척 시 과산화수소 소독을 권한다.
③ 콘택트렌즈 관리용품을 교체한다.
④ 습윤액을 사용하도록 한다.
⑤ 렌즈를 식염수로 충분히 헹구어 착용하게 한다.

**98** 다음은 소프트 콘택트렌즈에게 나타나는 부작용에 관한 내용이다. 주요 원인으로 추정되는 것은?

- 심각한 시력장애, 농성 분비물
- 눈물 흘림과 심한 통증
- 콘택트렌즈 제거 후에도 증상이 심해지거나 지속됨

① 세균감염
② 저산소증
③ 렌즈표면의 단백질 변성
④ 관리용액에 대한 과민반응
⑤ 렌즈의 부적절한 피팅상태

**99** 과산화수소를 이용하는 소독법에 관한 설명으로 옳지 않은 것은?

① 살균효과가 우수하다.
② 렌즈 변색 가능성이 있다.
③ 3% 과산화수소 용액이 사용된다.
④ 진균류 소독을 위해서는 1~4시간이 소요된다.
⑤ 백금에 의한 중화법은 소독과 중화가 동시에 일어난다.

**100** 콘택트렌즈의 관리용액 성분 중 렌즈 표면에 칼슘 침전을 억제하는 것은?

① 계면활성제
② 효소분해제
③ 완충용액
④ 킬레이팅제
⑤ 점성유지제

**101** 5m용 시력표에서 시력 0.5에 해당하는 란돌트 고리 시표의 틈 간격은 얼마인가?

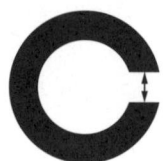

① 1.0mm
② 1.5mm
③ 1.8mm
④ 2.4mm
⑤ 3.0mm

**102** 각막곡률계에 관한 설명으로 옳은 것은?

① 각막주변부의 곡률까지 측정할 수 있다.
② 각막곡률은 조절의 영향을 받는다.
③ 각막이 편평할수록 굴절력이 크다.
④ 각막이 볼록할수록 마이어상의 크기가 작다.
⑤ 각막의 굴절률을 측정할 수 있다.

**103** 편광시표를 이용하여 양안시기능검사를 하려고 한다. 보조렌즈로 사용하는 것은?

① R
② PH
③ P
④ GL
⑤ ±.50

**104** 세극등현미경으로 각막을 검사할 때 귀쪽 공막에 강한 세기의 빛을 비추어 조명된 빛이 각막 내에서 전반사되어 나가는 것을 이용하여 각막 부종의 유무와 정도를 관찰하는 방법은?

① 직접조명법
② 산란조명법
③ 간접조명법
④ 경면반사법
⑤ 평행사변형조명법

**105** 망막, 황반부, 시신경유두 등의 안저를 직접 관찰할 수 있는 광학기기는?

① 각막곡률계(Keratometer)
② 직상검안경(Direct Ophthalmoscope)
③ 포롭터(Phoropter)
④ 안압계(Tonometer)
⑤ 안굴절력계(Refractometer)

## 3교시  실기시험

**01** 5m용 시력표에서 0.1 시표를 읽지 못하여 시표를 읽을 수 있을 때까지 걸어 나오도록 하였다. 0.1 시표를 읽을 수 있는 거리가 3m였다면 이 사람의 시력은?

① 0.02mm
② 0.04mm
③ 0.06mm
④ 0.08mm
⑤ 0.09mm

**02** 다음 사진과 같은 시력표의 사용용도는?

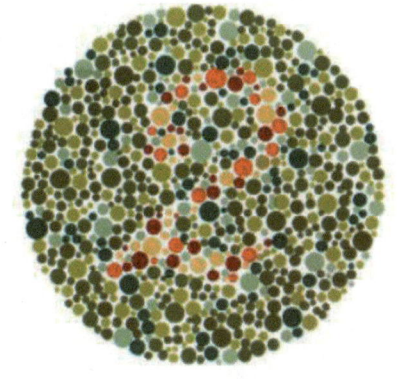

① 억제검사
② 시야검사
③ 색각검사
④ 우위안검사
⑤ 입체시검사

**03** 눈 앞 67cm에서 발산광선속으로 정적검영법을 시행하였다. 반사선조광의 움직임이 다음 그림과 같이 역행하였다면 예상되는 눈의 굴절이상은?(단, 검사거리 보정렌즈는 사용하지 않았다)

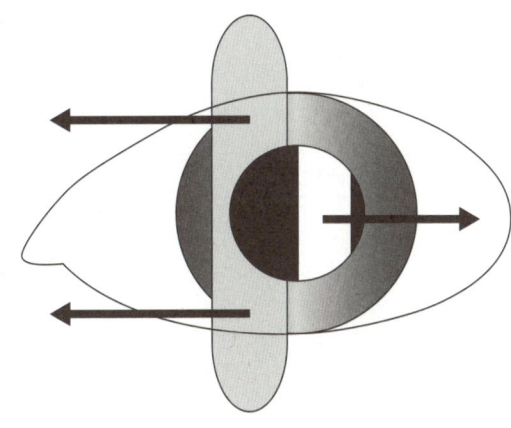

① 원 시
② S-1.50D의 근시
③ S-2.00D의 근시
④ S-1.50D보다 심한 근시
⑤ S-1.50D보다 약한 근시

**04** 안모형통을 이용하여 정적검영법을 실시하였다. 안모형통의 기준선을 +1에 맞추고, 렌즈받침대에 C+2.00D Ax 90°의 원주렌즈를 장입하여 합성광학계를 구성하였다. 이 합성광학계의 교정굴절력은?

① S+1.00D ◠ C-2.00D Ax 90°
② S-1.00D ◠ C-2.00D Ax 90°
③ S+1.00D ◠ C+2.00D Ax 90°
④ S+1.00D ◠ C-2.00D Ax 180°
⑤ S-1.00D ◠ C+2.00D Ax 90°

**05** 운무법에 의한 원용굴절검사의 결과가 다음과 같을 때 교정렌즈의 굴절력은?

| 가입렌즈 | 교정시력 |
|---|---|
| S+1.50D | 0.8 |
| S+1.75D | 0.9 |
| S+2.00D | 1.0 |
| S+2.25D | 1.0 |
| S+2.50D | 0.9 |

① S+1.50D
② S+1.75D
③ S+2.00D
④ S+2.25D
⑤ S+2.50D

**06** 운무법으로 난시안을 교정하고자 한다. 검사 초기 눈은 어떤 상태로 두어야 하는가?

① 근시성 단난시
② 근시성 복난시
③ 혼합난시
④ 원시성 단난시
⑤ 원시성 복난시

**07** 근시성 난시안인 사람이 나안으로 방사선시표를 바라보았을 때 2시 방향이 선명하다고 하였다. 이 사람의 눈의 상태에 관한 설명으로 옳은 것은?

① 강주경선 방향은 30°이다.
② 강주경선 방향은 60°이다.
③ 약주경선 방향은 60°이다.
④ 약주경선 방향은 120°이다.
⑤ 약주경선 방향은 150°이다.

**08** 크로스실린더렌즈를 이용한 난시정밀검사에 적합한 시표는?

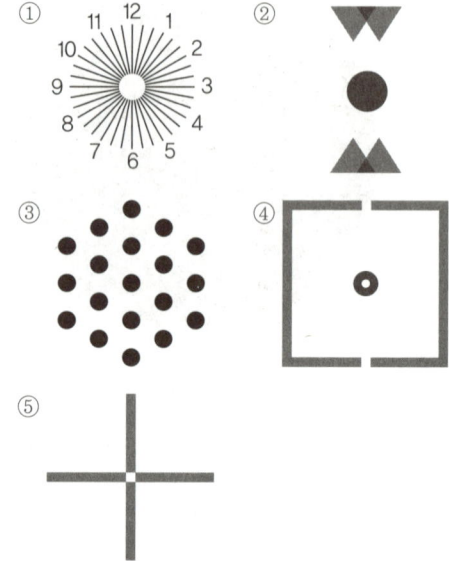

09 다음 사진과 같이 포롭터에는 S-4.00D ◯ C-1.50D Ax 180°로 렌즈가 가입되어 있고 크로스실린더렌즈을 이용하여 반전검사를 실시하였다. 사진 (가)의 상태보다 사진 (나)의 상태에서 시표를 보았을 때 더 선명하다고 하였다면 교정굴절력의 조정으로 옳은 것은?

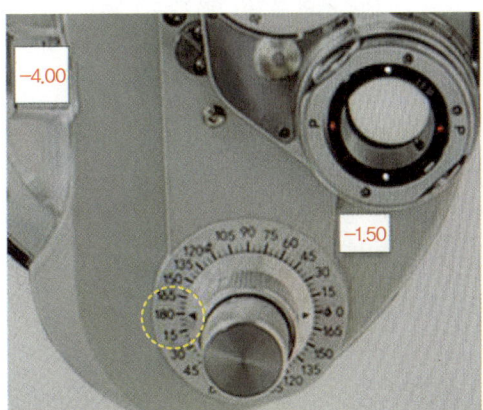

(가)

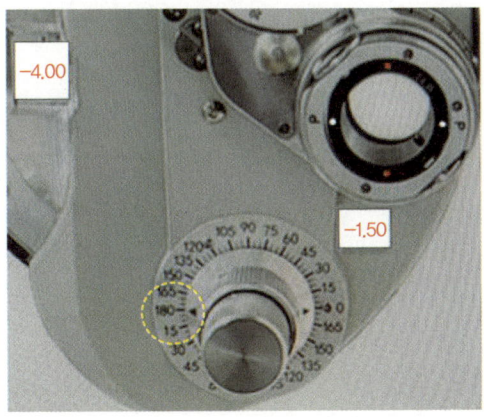

(나)

① S-4.00D ◯ C-1.25D Ax 180°
② S-4.25D ◯ C-1.50D Ax 180°
③ S-4.00D ◯ C-1.75D Ax 180°
④ S-4.00D ◯ C-1.50D Ax 5°
⑤ S-4.00D ◯ C-1.50D Ax 175°

10 단안 굴절검사를 마친 후 오른쪽 눈에 3△ BU, 왼쪽 눈에 3△ BD 프리즘을 장입하고 양안으로 한 줄 수평시표를 보게 하였다. 검사하고자 하는 것은?

① 양안조절균형검사
② 난시정밀검사
③ 가입도검사
④ 시야검사
⑤ 수평사위검사

11 원용완전교정 후 크로스실린더렌즈(±0.50D)의 적색점을 90°로 가입하고 격자시표를 이용하여 가입도검사를 하였다. 검사 결과가 다음과 같다면 이론 가입도는?

- 원용완전교정값 : S-3.50D ◯ C-1.00D Ax 180°
- 검사 초기 수평선이 수직선보다 선명하다고 함
- 처음으로 수평선과 수직선의 선명도가 같을 때의 검사값 : S-2.00D ◯ C-1.00D Ax 180°

① S+1.00D
② S+1.25D
③ S+1.50D
④ S+1.75D
⑤ S+2.00D

**12** 정시안의 작업거리가 33cm일 때 근용안경의 굴절력은?(단, 최대조절력은 2.00D이고 유용조절력은 최대조절력의 $\frac{1}{2}$로 한다)

① S+1.00D
② S+1.25D
③ S+1.50D
④ S+1.75D
⑤ S+2.00D

**13** 완성된 안경을 착용하였을 때 광학중심점이 동공보다 아래쪽에 놓여 있다. 이를 바로잡기 위한 조정으로 옳은 것은?

① 다리본대를 길게 한다.
② 경사각을 크게 해 준다.
③ 다리벌림각을 크게 해 준다.
④ 코받침의 좌우 간격의 폭을 넓혀 준다.
⑤ 좌우 코받침지지를 아래로 내려 준다.

**14** 48 □ 20 140로 표기된 원형안경테의 조제가공 PD가 60mm이다. 필요렌즈의 최소지름은?(단, 작업여유분은 2mm로 한다)

① 58mm
② 60mm
③ 62mm
④ 64mm
⑤ 68mm

**15** 다음은 원용안경처방값과 안경테에 대한 정보이다. 정식계측방법으로 설계점을 설정하고자 할 때 형판 기준점으로부터 설계점의 수평 편위량은?

- OD : S-3.00D, 단안PD : 31mm
- 안경테의 표기 : 50 □ 20 140

① 코 방향으로 2mm
② 귀 방향으로 3mm
③ 코 방향으로 3mm
④ 귀 방향으로 4mm
⑤ 코 방향으로 4mm

**16** 다음 그림과 같이 설계된 안경의 광학중심점 높이(Oh)는?

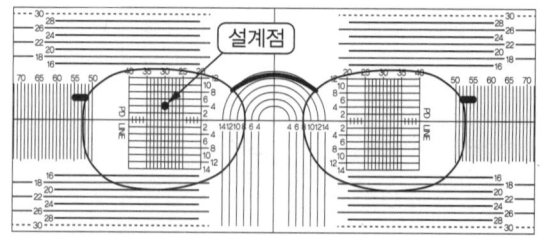

① 20mm
② 24mm
③ 27mm
④ 30mm
⑤ 33mm

**17** 다음 그림은 안경렌즈를 렌즈미터로 측정한 크로스라인 타깃상이다. 렌즈의 굴절력 표기는?

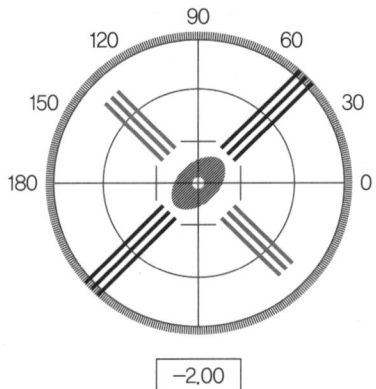

−2.00

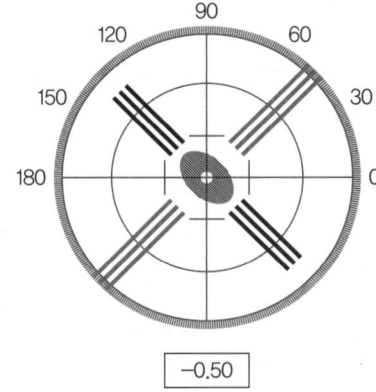

−0.50

① S−2.00D ○ C−1.50D Ax 45°
② S−2.00D ○ C+1.50D Ax 135°
③ S−2.00D ○ C−0.50D Ax 135°
④ S−2.00D ○ C+0.50D Ax 135°
⑤ C−2.00D Ax 45° ○ C−0.50D Ax 135°

**18** −10.00D 처방의 안경을 조제가공하려고 한다. 렌즈의 산각줄기커브와 위치로 적절한 것은? (단, 외관상 보기 좋아지도록 가공함)

| 산각줄기의 커브 | 산각줄기의 위치 |
|---|---|
| ① 전면에 평행하게 | 전면과 가깝게 |
| ② 전면에 평행하게 | 후면과 가깝게 |
| ③ 전면에 평행하게 | 중간에 |
| ④ 후면에 평행하게 | 전면과 가깝게 |
| ⑤ 후면에 평행하게 | 후면과 가깝게 |

**19** 다음과 같은 처방의 안경을 잘못 조제가공하여 광학중심점간 거리가 60mm가 되었다. 양안에 미치는 프리즘 영향은?(단, Oh는 정확하게 가공됨)

- 원용 OU : S−3.00D ○ C−1.00D Ax 90°
- PD 64mm

① 0.8△ BI
② 0.8△ BO
③ 1.6△ BI
④ 1.6△ BO
⑤ 1.8△ BI

**20** 조제가공된 안경의 광학중심점간 거리를 점검할 때 허용오차 범위가 큰 방향은?

| | 원 용 | 근 용 |
|---|---|---|
| ① | BO | BI |
| ② | BI | BO |
| ③ | BI | BU |
| ④ | BO | BD |
| ⑤ | BO | BU |

**21** 다음의 처방에 따라 근용안경을 조제가공한 후 광학중심점간 거리를 점검하였다. 허용오차 범위 내에 있지 않은 것은?

- 근용 OU : S+2.00D ○ C−1.00D Ax 180°
- 근용 PD : 55mm
- 허용오차가 큰 방향 : 1.0△
- 허용오차가 작은 방향 : 0.5△

① 50mm
② 52mm
③ 54mm
④ 56mm
⑤ 58mm

**22** 나일론실을 사용하는 하프림테(반무테)에 끼워 넣을 렌즈의 가장자리 가공방법은?

① 평산각
② 중산각
③ 역산각
④ 고산각
⑤ 저산각

**23** 다음 그림과 같은 플랫탑(Flat Top)형 이중초점 렌즈의 설계점의 위치는?

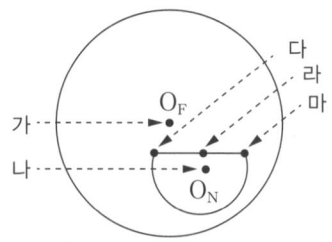

① 가 – 원용부 광학중심점
② 나 – 근용부 광학중심점
③ 다 – 근용부 상부경계선 왼쪽
④ 라 – 근용부 상부경계선 중앙
⑤ 마 – 근용부 상부경계선 오른쪽

**24** OU : S-3.00D, Add +2.00D인 이중초점렌즈의 근용부 합성광학중심점의 대략적인 위치는?

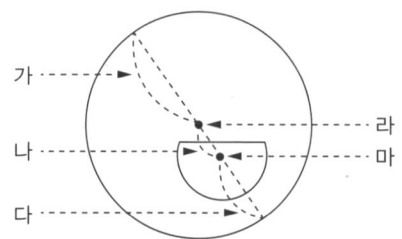

① 가 – 모렌즈 광학중심점 위쪽
② 나 – 모렌즈 광학중심점과 자렌즈 광학중심점 사이
③ 다 – 자렌즈 광학중심점 아래쪽
④ 라 – 모렌즈 광학중심점
⑤ 마 – 자렌즈 광학중심점

**25** 누진굴절력렌즈의 프리즘굴절력 측정 위치는?

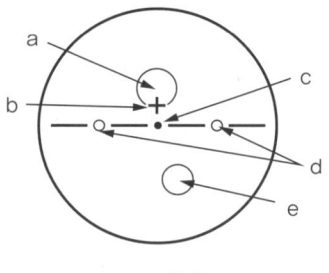

① a
② b
③ c
④ d
⑤ e

**26** 누진굴절력안경에 관한 설명 중 옳지 않은 것은?

① 설계 시 원용 PD와 아이포인트를 일치시킨다.
② 측면으로 보면 수차가 많이 발생하므로 주의하여야 한다.
③ 가입도가 클수록 누진대의 폭이 좁아진다.
④ 가입도가 클수록 적응하기가 쉽다.
⑤ 원거리에서 근거리까지 불명시역이 없다.

**27** 완성된 누진굴절력 안경을 쓰고 거울검사를 실시하였다. 검사 결과, 다음 그림과 같이 동공중심상이 근용 참조원에서 코쪽으로 치우쳐 있다면 안경테의 미세조정 방법으로 옳은 것은?

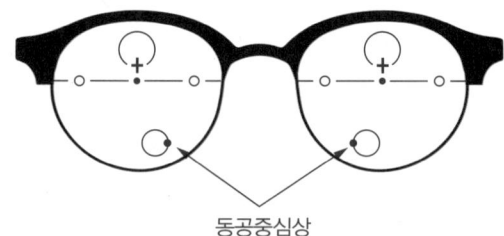

동공중심상

① 정점간거리가 길어지도록 한다.
② 경사각을 커지도록 한다.
③ 다리벌림각을 좁혀 준다.
④ 좌우 코받침을 아래로 내려 준다.
⑤ 코받침의 좌우 간격의 폭을 좁혀 준다.

**28** 다음과 같은 처방으로 복식알바이트안경을 조제가공할 때, 원거리 프리즘효과가 유발되지 않도록 하는 앞렌즈의 굴절력과 조제가공 PD는? (단, Oh는 원용과 근용이 같다)

- 원용 OU : S−1.50D, PD : 66mm
- 근용 OU : S+1.50D, PD : 60mm
- 원용 : 앞렌즈 + 뒷렌즈
- 근용 : 뒷렌즈
- Oh는 원용과 근용이 같음

① S−2.00D, 61mm
② S+2.00D, 61mm
③ S−3.00D, 63mm
④ S+3.00D, 63mm
⑤ S−3.00D, 66mm

**29** 원용안경처방이 다음과 같을 때 조제된 안경의 광학중심점간거리(PD)는?

- OU : S−2.50D ◯ C−0.50D Ax 90° ◯ 0.9△ BO
- PD : 62mm

① 56mm  ② 59mm
③ 62mm  ④ 65mm
⑤ 68mm

**30** 원용안경처방이 OU : S+1.00D ◯ C+0.50D Ax 90° ◯ 0.5△ BD이고, 광학중심점 높이가 24mm일 때 조제가공 Oh는 얼마인가?

① 17mm  ② 19mm
③ 21mm  ④ 23mm
⑤ 25mm

**31** 두 물체 사이를 빠르게 번갈아 쳐다보도록 하면서 안구운동의 속도와 정확도를 관찰하는 검사는?

① 정적시야검사
② 동적시야검사
③ 동공반사검사
④ 충동안구운동검사
⑤ 추종안구운동검사

**32** 단안 가림검사를 한 결과 양안이 모두 움직임이 관찰되지 않았고, 단안 가림벗김검사를 실시하였다. 좌안의 가림판을 제거하는 순간 좌안이 귀 방향으로 움직였다면 예상되는 안위상태는?

① 정 위
② 내사위
③ 외사위
④ 우안 내사시
⑤ 우안 외사시

**33** 편광법을 이용하여 사위검사를 한 결과가 다음과 같을 때 안위상태는?

| 편광시표 | 편광렌즈 착용 후 보이는 상태 |
|---|---|
| ＋ | (좌안 ― ―   우안 ∣) |

① OD : 외사위, 상사위
② OD : 외사위, 하사위
③ OD : 내사위, 상사위
④ OS : 내사위, 하사위
⑤ OS : 외사위, 하사위

34. 원용완전교정 후 적록안경을 착용하고 양안시 기능검사를 실시하였다. 검사 결과가 다음 사진과 같았다면 이 눈의 상태는?

| 시표 모양 | 편광렌즈를 가입 후에 보이는 시표 | | |
|---|---|---|---|
| | OD | OS | OU |
| ⊕ | + | ○ | ⊕ |

① 내사위
② 외사위
③ 좌안 상사위
④ 우안 상사위
⑤ 우안 하사위

35. 원용완전교정 후 포롭터를 이용하여 상대조절 검사를 한 결과가 다음과 같다. 음성상대조절력(NRA)은?

- 원용완전교정굴절력 : S-2.25D
- (-)구면렌즈를 점진적으로 부가하면서 시표가 흐려 보이기 시작할 때의 굴절력 : S-4.25D
- (+)구면렌즈를 점진적으로 부가하면서 시표가 흐려 보이기 시작할 때의 굴절력 : S-0.25D

① S-0.25D
② S+2.00D
③ S-2.00D
④ S-4.25D
⑤ S+4.25D

36. 원용완전교정 후 수평 방향 융합력검사를 시행하였다. 다음 그림과 같을 때 시표가 처음으로 흐려지기 시작하였다면 양성상대폭주력은?

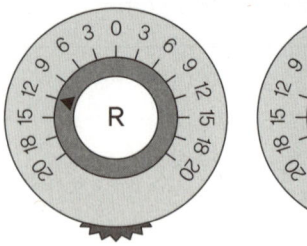

① 6△
② 12△
③ 18△
④ 24△
⑤ 30△

37. 검사거리 40cm에서 측정한 근거리 사위량이 5△ BI이었고, 양안에 S+1.00D를 가하고 다시 측정한 근거리 사위량이 '8△ BI'이었다. 그래디언트법에 의한 AC/A 비는?

① 1△/D
② 2△/D
③ 3△/D
④ 4△/D
⑤ 5△/D

**38** 다음 사진과 같은 검사 세트로 측정하고자 하는 것은?

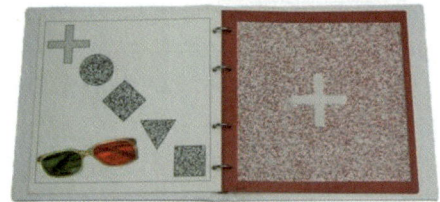

① 입체시
② 부등상시
③ 융합력
④ 동적시야
⑤ 조절력

**39** 우안이 적색, 좌안이 녹색인 적록안경을 착용하고 워스4점검사를 한 결과가 다음 사진과 같았다면 눈의 상태는?

| 시표 모양 | 우안 시표 | 좌안 시표 | 양안에 보이는 상태 |
|---|---|---|---|
| ◆ | ◆ | | ◆ |
| ✚ ✚ | | ✚ ✚ | ✚ ✚ |
| ○ | ● | ● | ● |

① 정 상
② 좌안억제
③ 우안억제
④ 외편위
⑤ 내편위

**40** 시기능검사 결과가 다음과 같을 때 쉐어드 기준에 따른 근거리 프리즘처방을 위한 가입도는?

- 원거리 수평사위 : 정위
- 근거리 수평사위 : 10△ 내사위
- 근거리 BI 버전스 : 8 / 15 / 12
- 근거리 BO 버전스 : 22 / 33 / 27
- AC/A 비 : 8

① +0.25D
② +0.50D
③ +0.75D
④ +1.00D
⑤ +1.25D

**41** 세극등현미경으로 각막의 부종이나 혼탁상태를 관찰하고자 할 때 주로 사용하는 조명법으로 다음 사진과 같이 각막 내부반사를 이용하는 것은?

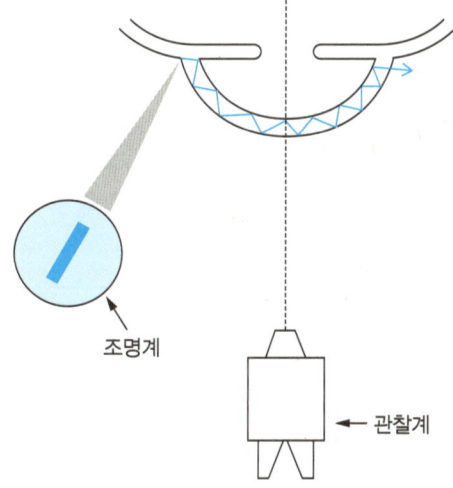

① 역조명법
② 경면반사조명법
③ 확산조명법
④ 공막산란조명법
⑤ 광학단편조명법

**42** 콘택트렌즈 처방을 위한 예비검사로 시행한 쉬르머검사(Schirmer Test)에 관한 설명으로 옳지 않은 것은?

① 와트만 41번 여과지를 사용한다.
② 눈물 분비량을 측정하는 검사이다.
③ 10분간 눈물에 젖는 용지의 길이를 측정한다.
④ 자연스러운 눈깜박임을 유지한 상태로 검사한다.
⑤ 검사 결과가 10mm 이하이면 안구 건조증으로 판단할 수 있다.

**43** 소프트 콘택트렌즈의 이상적인 피팅상태에 해당하는 것은?

① 덧댐굴절검사값이 부정확하다.
② 눈깜박임 시 렌즈의 움직임이 거의 없다.
③ 상방을 주시할 때 렌즈의 움직임은 3.0mm 정도 지체를 보인다.
④ 푸시업(Push-Up)검사 시 쉽게 움직이고 빠르게 복귀한다.
⑤ 각막가장자리 충혈이 관찰된다.

**44** RGP 구면 콘택트렌즈 처방을 위한 검사값이 다음과 같다. 굴절력이 S-3.00D이고 베이스커브(BC)가 7.60mm인 시험렌즈를 착용시킬 때 예상되는 덧댐굴절검사값은?

- 안경교정굴절력 : S-3.00D ○ C-0.50D Ax 180°
- K-readings : 7.50mm (45.00D) @ 180°
  7.50mm (45.00D) @ 90°

① S+0.50D
② S-0.50D
③ C+0.50D Ax 90°
④ C-0.50D Ax 180°
⑤ S+0.50D ○ C-0.50D Ax 90°

**45** 다음은 RGP 콘택트렌즈 처방을 위한 검사 결과이다. 시험렌즈를 착용했을 때 양호한 피팅상태를 보였다면 최종 처방할 콘택트렌즈의 굴절력은?(단, 안경의 정점간거리는 12mm이다)

- 안경교정굴절력 : S-3.50D ○ C-0.75D Ax 180°
- K-readings : 7.42mm (45.50D) @ 180°
  7.34mm (46.00D) @ 90°
- 시험렌즈 베이스커브 : 7.50mm (45.00D)

① S-2.50D
② S-3.00D
③ S-3.50D
④ S-2.50D ○ C-0.50D Ax 180°
⑤ S-3.50D ○ C-0.50D Ax 180°

**46** 하드 콘택트렌즈 처방을 위해 시험렌즈를 착용하고 플루레신 패턴을 관찰하였을 때 다음 사진과 같이 중심부에 밝은 초록색이 관찰되었다. 렌즈의 조정방법으로 옳은 것은?

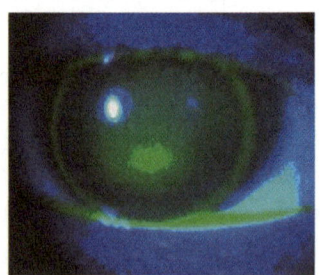

① 새그깊이(Sagittal Depth)을 더 깊게 한다.
② 전체직경을 더 크게 한다.
③ 베이스커브의 곡률반지름를 더 길게 한다.
④ 주변부 곡률반지름을 더 짧게 한다.
⑤ 중심두께를 더 얇게 한다.

**47** 콘택트렌즈 관리용액의 성분 중 렌즈 침착물과 미셀(Micelle)을 형성하여 침착물을 효과적으로 제거하는 것은?

① 계면활성제
② 효소분해제
③ 완충용액
④ 킬레이팅제
⑤ 삼투압조절제

**48** 굴절력이 S-1.00D ○ C-1.50D Ax 180°인 토릭 소프트 콘택트렌즈의 피팅상태를 확인하였을 때 사진과 같이 6시 방향의 참고마크가 반시계 방향으로 15° 회전하여 안정하였다. 최종 처방할 토릭 소프트 콘택트렌즈의 축 방향은?

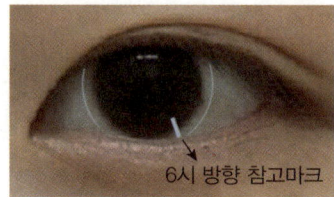
6시 방향 참고마크

① 5°
② 15°
③ 30°
④ 165°
⑤ 180°

**49** 노안 교정을 위한 모노비전(Monovision) 콘택트렌즈에 관한 설명으로 옳은 것은?

① 입체시력이 증가한다.
② 대비감도가 증가한다.
③ 교정방법이 복잡하다.
④ 단안환자에게 처방할 수 있다.
⑤ 주로 우세안에 원용처방을 한다.

**50** 교정안경의 굴절력이 S-4.00D인 사람이 소프트 콘택트렌즈로 교정하고 근거리를 주시할 때 나타나는 현상으로 옳은 것은?

① 조절요구량이 증가한다.
② 폭주요구량이 감소한다.
③ 주시물체의 망막상이 축소된다.
④ 조절요구량은 증가하고 폭주요구량은 감소한다.
⑤ 조절요구량은 감소하고 폭주요구량은 증가한다.

**51** 티타늄 소재 안경테의 특성으로 옳지 않은 것은?

① 열팽창계수가 낮다.
② 내부식성이 우수하다.
③ 강도가 알루미늄보다 높다.
④ 생체적합성이 우수하다.
⑤ 탄성률이 철보다 높다.

**52** 금속안경테 제조과정에서 땜질 작업에 관한 설명으로 옳지 않은 것은?

① 납재의 융점은 모금속보다 높아야 한다.
② 땜납의 유동성을 높이기 위하여 융제를 사용한다.
③ 금납과 은납은 경납에 해당한다.
④ 납과 주석의 합금의 땜납은 연납에 해당한다.
⑤ 은납은 금속 안경테 땜납으로 광범위하게 사용된다.

**53** 열가소성 수지의 특성으로 옳은 것은?

① 열을 가하면 3차원의 망상구조를 형성한다.
② 성형 불량은 재활용할 수 있다.
③ 내열성이 우수하다.
④ 주로 주형중합법으로 가공한다.
⑤ 에폭시수지, 우레탄수지 등이 열가소성 수지이다.

**54** 다음은 플라스틱 안경테에 관한 설명이다. 이와 같은 특성을 갖는 안경테는?

- 열가소성 수지 중에서 가장 강도가 높음
- 초경량이며 탄성과 복원력이 좋음
- 내열성, 난연성, 내약품성 우수

① 셀룰로이드(Celluloid)
② 셀룰로스아세테이트(Cellulose Acetate)
③ 폴리아미드(Polyamide)
④ 에폭시수지(Epoxy Resin)
⑤ 폴리에테르이미드(PEI ; Polyetherimide)

**55** 다음 중 열경화성 플라스틱 안경테에 해당하는 것은?

① 셀룰로이드테    ② 폴리아미드테
③ 옵틸테         ④ 울템테
⑤ 카본테

**56** 원피스형 이중초점렌즈에서 자렌즈를 제작하는 방법은?

① 모렌즈보다 곡률반지름을 크게 해준다.
② 모렌즈보다 곡률반지름을 작게 해준다.
③ 모렌즈보다 굴절률이 높은 재질을 사용한다.
④ 모렌즈보다 굴절률이 낮은 재질을 사용한다.
⑤ 모렌즈보다 (-)굴절력이 높아지도록 한다.

**57** 가시광선 중 파장이 짧은 쪽과 파장이 긴 쪽의 빛을 주로 흡수하여 색수차가 경감되고 안정피로를 덜어주는 착색렌즈는?

① 황색 렌즈    ② 회색 렌즈
③ 녹색 렌즈    ④ 청색 렌즈
⑤ 적색 렌즈

**58** 구면렌즈의 재질로 굴절률이 높은 것을 사용하는 이유는?

① (-)렌즈의 가장자리 두께를 감소시키기 위해서
② (+)렌즈의 중심두께를 증가시키기 위해서
③ 렌즈의 표면반사율을 낮추기 위해서
④ 렌즈의 곡률반지름을 작게 하려고
⑤ 렌즈의 색수차를 줄이기 위해서

**59** 굴절력이 ±10D 이상인 렌즈의 두께와 무게를 줄이기 위한 목적으로 사용되는 렌즈는?

① 컬러렌즈
② 편광렌즈
③ 사이즈렌즈
④ 렌티큘러렌즈
⑤ 프레넬막렌즈

**60** 안위이상을 교정할 목적으로 사용되는 프리즘렌즈에서 단순프리즘렌즈와 비교하여 프레넬프리즘렌즈가 갖는 특성으로 옳은 것은?

① 재질의 투명도가 향상된다.
② 단순프리즘렌즈보다 얇고 가볍다.
③ 대비감도가 증가하여 시력이 향상된다.
④ 프리즘굴절력이 증가할수록 시력이 향상된다.
⑤ 높은 굴절이상을 교정하기 위한 목적으로 사용된다.

# 제 5 회 기출동형 모의고사

**1교시 | 시광학이론**

**01** 삼차신경의 첫 번째 분지로 각막의 지각신경은?

① 시신경
② 눈신경
③ 교감신경
④ 부교감신경
⑤ 눈돌림신경

**02** 공막 사상판을 통과하는 혈관은?

① 망막중심동맥
② 눈물샘동맥
③ 섬모체동맥
④ 근육동맥
⑤ 안와위동맥

**03** 근거리에 있는 물체를 주시할 때 섬모체근의 조절작용으로 옳은 것은?

① 섬모체근 이완 → 섬모체 소대 수축 → 수정체 두께 증가
② 섬모체근 수축 → 섬모체 소대 이완 → 수정체 두께 감소
③ 섬모체근 수축 → 섬모체 소대 이완 → 수정체 두께 증가
④ 섬모체근 이완 → 섬모체 소대 이완 → 수정체 두께 감소
⑤ 섬모체근 수축 → 섬모체 소대 수축 → 수정체 두께 증가

**04** 다음의 내용이 설명하고 있는 것은?

- 망막과 맥락막 사이에 위치하는 탄력성막
- 맥락막 모세혈관 내피세포의 바닥막
- 망막 색소상피의 기저막

① 상공막
② 사상판
③ 보우만막
④ 데스메막
⑤ 부르크막

**05** 요돕신(Iodopsin)을 함유하고 망막 중심오목에 집중적으로 분포하는 광수용체세포는?

① 원뿔세포
② 막대세포
③ 뮐러세포
④ 두극세포
⑤ 수평세포

**06** 수정체에 관한 설명으로 옳지 않은 것은?

① 혈관과 신경이 없다.
② 양면이 볼록한 형태이다.
③ 주요 성분은 65%의 수분과 35%의 단백질이다.
④ 수정체낭, 후면상피, 수정체섬유로 구성되어 있다.
⑤ 중심부의 굴절률이 주변부보다 높다.

**07** 방수 유출량의 90%가 배출되는 경로를 차례대로 나열한 것은?

① 앞방 → 동공 → 뒷방 → 섬유주 → 집합관 → 쉴렘관 → 방수정맥 → 상공막정맥
② 앞방 → 동공 → 뒷방 → 쉴렘관 → 집합관 → 섬유주 → 상공막정맥 → 방수정맥
③ 뒷방 → 동공 → 앞방 → 섬유주 → 쉴렘관 → 집합관 → 방수정맥 → 상공막정맥
④ 뒷방 → 동공 → 앞방 → 집합관 → 섬유주 → 쉴렘관 → 상공막정맥 → 방수정맥
⑤ 뒷방 → 동공 → 앞방 → 섬유주 → 집합관 → 쉴렘관 → 상공막정맥 → 방수정맥

**08** 다음의 역할을 담당하는 눈 조직은?

- 눈알 전체 용적의 $\frac{2}{3}$를 차지한다.
- 망막을 안구벽에 밀착시켜 준다.
- 겔(Gel) 상태로 눈알의 형태를 유지해 준다.

① 각 막
② 전 방
③ 수정체
④ 유리체
⑤ 섬모체

**09** 의식적으로 눈을 뜰 때 작용하는 근육과 지배신경은?

① 뮐러근 – 얼굴신경
② 눈둘레근 – 얼굴신경
③ 눈둘레근 – 눈돌림신경
④ 위눈꺼풀올림근 – 눈돌림신경
⑤ 위눈꺼풀올림근 – 교감신경

**10** 결막에 위치하는 샘 조직으로 평상시 눈물막의 수성층을 형성하는 눈물을 분비하는 곳은?

① 술잔세포
② 마이봄샘
③ 주눈물샘
④ 짜이스샘
⑤ 볼프링샘

**11** 눈물의 증발 및 넘침을 방지하는 눈물층을 형성하는 물질을 내보내는 분비샘은?

① 주눈물샘
② 볼프링샘
③ 크라우제샘
④ 마이봄샘
⑤ 술잔세포

**12** 외안근 중 눈돌림신경의 지배를 받지 않는 근육은?

① 안쪽곧은근
② 가쪽곧은근
③ 위곧은근
④ 아래곧은근
⑤ 아래빗근

**13** 어머니가 색맹 보인자이고 아버지가 정상일 때 자녀에게 나타나는 유전 빈도로 옳은 것은?

① 아들의 25%는 색맹이다.
② 딸의 50%는 색맹이다.
③ 아들의 50%는 색맹 보인자이다.
④ 아들의 100%는 색맹이다.
⑤ 전체 자녀의 25%는 색맹이다.

**14** 5m 거리에서 5분각의 란돌트고리의 틈 간격을 식별할 수 있었고 그보다 작은 틈 간격은 식별할 수 없었을 경우 시력은 얼마인가?

① 0.2
② 0.3
③ 0.4
④ 0.5
⑤ 1.0

**15** 시각전달경로에서 오른쪽 시각로에 병변이 있을 때 나타나는 시야장애는?

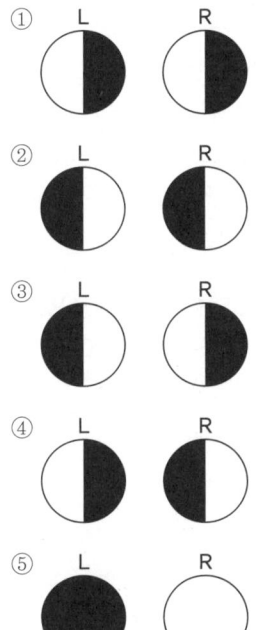

**16** 저시력자와 저시력자의 보조도구에 관한 설명으로 옳지 않은 것은?

① 교정시력이 0.3 미만이면 저시력으로 본다.
② 시야가 20° 이상이면 저시력으로 본다.
③ 망막상의 확대가 필요하다.
④ 원용으로 망원경을 처방한다.
⑤ 근용으로 확대경을 처방한다.

**17** 암소시 상태에서 가장 밝게 인식되는 색은?

① 빨 강
② 노 랑
③ 파 랑
④ 청 록
⑤ 보 라

**18** 다음의 내용과 관계있는 색각검사는?

- 여러 가지 비슷한 색을 가진 원형점으로 문자나 숫자를 배열한 검사표
- 색각이상을 구별할 수는 있으나 색각이상 경중의 판별은 어려움
- 빠르고 간편하여 집단검사에 널리 쓰임

① FM100색상검사
② 패널D-15검사
③ 거짓동색표
④ 색각경
⑤ 색등검사

**19** 원뿔세포의 불완전한 발달로 모든 색을 흑백으로 인지하고 눈떨림과 주간맹 증상이 나타나는 색각이상은?

① 적색맹
② 녹색맹
③ 청색맹
④ 전색맹
⑤ 색시증

**20** 다음의 내용과 관계있는 굴절이상은?

> - 정적굴절상태에서 상측초점이 망막 뒤에 맺힌다.
> - 조절력이 충분하면 원거리와 근거리의 시력이 모두 양호하다.

① 원 시
② 근 시
③ 난 시
④ 약 시
⑤ 사 시

**21** 수정체의 노화로 나타나는 현상으로 옳은 것은?

① 가용성 단백질이 증가한다.
② 탄력성이 증가한다.
③ 투명성이 증가한다.
④ 수분이 증가한다.
⑤ 핵층의 크기가 증가한다.

**22** 근거리 작업을 할 때 나타나는 눈의 변화로 옳지 않은 것은?

① 섬모체근 수축
② 섬모체소대 이완
③ 쉴렘관 열림
④ 방수 유출 증가
⑤ 수정체 두께 감소

**23** 과도한 조절과 눈모음으로 인한 굴절조절내사시인 소아에게 적절한 처방은?

① 편광렌즈
② 사이즈렌즈
③ 원시교정안경
④ 근시교정안경
⑤ 망원렌즈

**24** 정상동공에 관한 설명으로 옳은 것은?

① 상면의 크기를 제한한다.
② 밝은 곳에서 동공은 커진다.
③ 어두운 곳에서 동공은 작아진다.
④ 가까운 곳을 볼 때 동공은 작아진다.
⑤ 양안의 동공 크기는 0.5mm 이상 차이가 난다.

**25** 대광반사는 소실되었으나 근접반사에서 강한 동공수축이 일어나는 증상으로 20~40대 여성에게 흔하게 발생하는 이상동공은?

① 원심성동공운동장애
② 구심성동공운동장애
③ 긴장동공
④ 아르길 – 로버트슨 동공
⑤ 호르너증후군

**26** 백내장, 외상 등으로 수정체 적출 후 삽입할 인공수정체의 도수를 결정하기 위해 시행하는 검사는?

① 초음파검사
② 형광안저촬영
③ 자기공명영상
④ 시유발전위
⑤ 눈전위도

27 망막혈관을 직접 관찰함으로써 고혈압, 동맥경화, 당뇨병 등의 전신질환과 전신질환에 의한 합병증을 진단할 수 있는 검사는?

① 눈전위도검사
② 형광안저촬영
③ 시유발전위검사
④ 초음파검사
⑤ 망막전위도검사

28 다음의 내용과 관계있는 각막질환은?

- 각막중심부에 회황색 원형 침윤과 위성병소 관찰
- 원인균이 데스메막을 쉽게 통과하여 앞방축농이 발생
- 먼지, 이물, 점안약을 통해 직접적으로 감염되거나 다른 조직에서 전이되기도 함

① 진균각막궤양
② 녹농균각막궤양
③ 비타민A결핍각막궤양
④ 바이러스각막궤양
⑤ 대상포진각막염

29 각막지각 소실로 통증이 거의 없고 결막상피에 비토반점이 관찰되는 질환은?

① 진균각막궤양
② 세균각막궤양
③ 단순포진각막염
④ 바이러스각막궤양
⑤ 비타민A결핍각막궤양

30 수정체 중심부 혼탁으로 밝을 때보다 어두울 때 시력이 좋은 것은?

① 주간맹
② 야 맹
③ 색 맹
④ 색시증
⑤ 복 시

31 양쪽 눈에서 황색 콜레스테롤 결정체가 유리체강을 떠다니다가 안구운동 정지 시 가라앉는 증상을 보이는 질환은?

① 별모양유리체증
② 섬광유리체융해
③ 뒤유리체박리
④ 유리체출혈
⑤ 증식유리체망막병증

32 다음과 같은 증상이 나타나는 결막질환은?

- 결막 전체에 심한 충혈
- 결막부종, 유두증식
- 다량의 점액화농성 분비물
- 이물감, 작열감, 눈물흘림, 눈부심

① 인두결막염
② 유행각결막염
③ 거짓막결막염
④ 급성출혈결막염
⑤ 급성세균결막염

**33** 다음의 내용과 관계있는 결막질환은?

- 일명 '아폴로눈병'으로 불림
- 결막충혈, 결막밑출혈, 여포, 전신 근육통
- 짧은 잠복기(8~48시간)와 경과 기간 (5~7일)

① 인두결막염
② 유행각결막염
③ 거짓막결막염
④ 급성출혈결막염
⑤ 급성세균결막염

**34** 자외선, 바람, 먼지, 눈 건조증 등에 의해 발생하고 각막 근처 코쪽의 눈알결막에서 황색 결절이 관찰되는 질환은?

① 검열반
② 군날개
③ 통풍결막염
④ 목질결막염
⑤ 림프관확장증

**35** 다음의 내용과 관계있는 포도막질환은?

- 우리나라를 비롯한 아시아에서 발생빈도가 높은 전신 조직의 재발성 급성염증
- 전체포도막염으로 앞방축농, 홍채염, 뒤포도막염, 망막염 등의 증상
- 구강궤양, 외음부궤양, 피부증상을 동반
- 재발에 따른 실명률이 높음

① 교감안염
② 베세트병
③ 쇼그렌증후군
④ 매독성맥락막염
⑤ 하라다병

**36** 다음의 내용과 관계있는 각막질환은?

- 세균성, 급성, 중심각막궤양
- 오염된 점안액 사용으로 감염됨
- 심한 통증과 시력장애, 앞방축농
- 궤양 형성 부위에 청록색 분비물이 생성

① 진균각막궤양
② 녹농균각막궤양
③ 비타민A결핍각막궤양
④ 바이러스각막궤양
⑤ 대상포진각막염

**37** 안와 내 세포조직의 급성 화농성염증으로 심한 통증, 안구돌출, 복시, 눈꺼풀의 부종 및 충혈 등의 증상을 보인다. 소아 안구돌출의 가장 흔한 원인이 되는 질환은?

① 갑상샘눈병증
② 해면정맥굴혈전
③ 안와연조직염
④ 테논낭염
⑤ 안와종양

**38** 말기까지 자각증상이 없이 서서히 진행되며, 안압상승, 시신경유두함몰, 주변시야협착 등이 일어나는 질환은?

① 신생혈관녹내장
② 폐쇄각녹내장
③ 원발영아녹내장
④ 개방각녹내장
⑤ 스테로이드녹내장

**39** 망막중심동맥폐쇄와 관련된 증상이 아닌 것은?

① 급격한 시력장애
② 심한 안구통증
③ 창백한 망막
④ 직접대광반사 소실
⑤ 앵두반점

**40** 콘택트렌즈나 의안을 착용할 때 과민반응으로 발생할 수 있으며 이물감, 가려움, 점성분비물, 충혈 등의 증상이 나타나는 질환은?

① 거대유두결막염
② 유행각결막염
③ 아토피각결막염
④ 봄철각결막염
⑤ 계절알레르기결막염

**41** 셀룰로이드 소재로 안경테를 제조할 때 가소제를 첨가하는 이유는?

① 탄력성과 가역성을 높여준다.
② 열전도율을 높여준다.
③ 착색하기가 쉬워진다.
④ 제조시간을 빠르게 해준다.
⑤ 불순물을 제거해 준다.

**42** 열경화성 수지로 경화 반응 시 수축이 거의 일어나지 않아 정교한 제품을 만들기 쉬운 소재는?

① 탄소섬유
② 셀룰로이드
③ 폴리아미드
④ 에폭시수지
⑤ 아세테이트

**43** 티타늄 소재 안경테의 특성이 아닌 것은?

① 초경량이다.
② 내식성이 우수하다.
③ 열전도율이 높다.
④ 강도가 알루미늄보다 높다.
⑤ 탄성이 좋다.

**44** 'Ti-IP'로 표기된 안경테의 도금에 관한 특성으로 옳은 것은?

① 습식도금 피막보다 경도가 약하다.
② 전기분해식 도금이다.
③ 폐수처리시설이 필요하다.
④ 습식도금 피막보다 내식성이 우수하다.
⑤ 습식도금보다 설치비가 저렴하다.

**45** 시력 교정용 안경렌즈의 광학적 특성을 바르게 설명한 것은?

① 아베수가 작을수록 색수차가 증가한다.
② 굴절률이 높을수록 아베수가 증가한다.
③ 입사광선의 파장에 관계없이 굴절률이 일정하다.
④ 주변부로 갈수록 구면수차는 작아진다.
⑤ 굴절률이 높은 렌즈는 반사방지코팅을 하지 않는 것이 좋다.

**46** 운동을 좋아하는 어린이가 안경을 착용할 때는 외부 충격에 의한 파손 위험을 고려해야 한다. 다음의 렌즈 재료 중 가장 적합한 것은?

① 아릴디글리콜카보네이트(ADC)
② 폴리메틸메타크릴레이트(PMMA)
③ 폴리카보네이트(PC)
④ 폴리스티렌(PS)
⑤ 폴리아미드(PA)

**47** CR-39 안경렌즈의 제조 과정에서 중합 반응 시 발생한 내부의 잔류응력을 제거하기 위해 시행하는 공정은?

① 주조(Casting)
② 코팅(Coating)
③ 풀림(Annealing)
④ 폴리싱(Polishing)
⑤ 중합(Polymerization)

**48** 높은 (−)굴절력을 가지고 있는 단초점렌즈에서 고굴절률렌즈를 쓰는 이유로 옳은 것은?(단, 렌즈의 크기는 같다)

① 색수차를 줄일 수 있다.
② 표면반사율을 줄일 수 있다.
③ 렌즈의 곡률반지름을 감소시킬 수 있다.
④ 입사광선의 양을 증가시킬 수 있다.
⑤ 렌즈의 가장자리 두께를 얇게 할 수 있다.

**49** 누진굴절력렌즈에서 근용부에 비해 상대적으로 원용부의 두께가 너무 두꺼워지면 원용부의 두께를 줄이는 가공을 한다. 기저하방 프리즘효과가 나타나도록 윗부분을 깎는 가공은?

① 슬랩오프(Slab Off)
② 프리즘디닝(Prism Thinning)
③ 프레넬프리즘(Fresnel Prism)
④ 렌티큘러(Lenticular)
⑤ 나이프에징(Knife Edging)

**50** 안경렌즈의 충격에 대한 안전도를 측정하는 방법은?

① 강구낙하시험
② 염수분무시험
③ 가연성시험
④ 광투과도시험
⑤ 내마모성시험

**51** 안광학계의 주점과 절점의 대략적인 위치는?

| | 주 점 | 절 점 |
|---|---|---|
| ① | 각막 앞 정점 | 각막 뒤쪽 |
| ② | 각막 앞 정점 | 수정체 앞쪽 |
| ③ | 각막과 수정체 가운데 | 수정체 뒤쪽 |
| ④ | 각막과 수정체 가운데 | 수정체 뒤쪽 |
| ⑤ | 수정체 앞쪽 | 각막과 수정체 가운데 |

**52** 안광학계에서 주시점과 중심오목을 연결한 선으로 절점을 지나는 선은?

① 주시선
② 시 선
③ 조준선
④ 광 축
⑤ 동공중심선

**53** 안광학계에서 구경조리개의 기능을 하는 것은?

① 눈꺼풀
② 각 막
③ 방 수
④ 홍 채
⑤ 수정체

**54** 동공의 크기가 커질 때 시력에 미치는 영향으로 옳은 것은?

① 초점심도가 깊어져 시력이 좋아지는 효과가 있다.
② 수차가 증가하여 시력이 나빠지는 효과가 있다.
③ 망막조도가 상승하여 시력이 나빠지는 효과가 있다.
④ 회절현상이 증가하여 시력이 좋아지는 효과가 있다.
⑤ 시력에 미치는 영향이 거의 없다.

**55** 원거리 적록검사에서 녹색바탕의 검은색 시표가 적색바탕의 시표보다 더 선명하게 보이는 경우 눈의 상태로 옳은 것은?

① 과교정된 원시, 과교정된 근시
② 저교정된 원시, 저교정된 근시
③ 과교정된 원시, 저교정된 근시
④ 저교정된 원시, 과교정된 근시
⑤ 정 시

**56** 정적굴절상태에서 눈 뒤 50cm의 물점에서 나온 빛이 망막에 선명한 상을 맺고 있다. 이 눈의 원점굴절도와 비정시의 종류는?

① +2.0D, 원시
② +0.5D, 원시
③ -0.5D, 근시
④ +1.0D, 원시
⑤ -2.0D, 근시

**57** 원용교정안경의 정점간거리가 변하였을 때 저교정 상태가 되는 경우는?

① 원시가 완전교정콘택트렌즈와 같은 도수의 안경을 착용했을 때
② 근시가 완전교정안경렌즈와 같은 도수의 콘택트렌즈를 착용했을 때
③ 근시의 완전교정안경의 정점간거리가 길어졌을 때
④ 원시의 완전교정안경의 정점간거리가 길어졌을 때
⑤ 원시나 근시가 완전교정안경렌즈와 같은 도수의 콘택트렌즈를 착용했을 때

**58** S-3.00D ◯ C-1.00D Ax 180°인 토릭렌즈의 타보식 방향각 45° 경선의 굴절력은?

① -2.00D
② -2.50D
③ -3.00D
④ -3.50D
⑤ -4.00D

**59** S-1.50D ◯ C+0.50D Ax 180°인 렌즈로 교정되는 난시의 종류는?

① 근시성 복성직난시
② 근시성 복성도난시
③ 혼합난시
④ 원시성 단성도난시
⑤ 원시성 복성직난시

**60** Cr ±0.50D인 크로스실린더의 (+)축이 수평으로 놓여 있다. 이 렌즈의 표기로 바른 것은?

① S−1.00D ◯ C+0.50D Ax 180°
② S+1.00D ◯ C−0.50D Ax 90°
③ S−0.50D ◯ C+1.00D Ax 135°
④ S−0.50D ◯ C+1.00D Ax 180°
⑤ C+0.50D Ax 90° ◯ C−0.50D Ax 180°

**61** S−2.00D로 완전교정되는 근시의 최대조절력이 3.00D이다. 이 사람이 나안으로 선명하게 볼 수 있는 범위는?

① 눈 앞 무한대에서 눈 앞 2m까지
② 눈 뒤 2m에서 눈 앞 1m까지
③ 눈 앞 1m에서 눈 앞 50cm까지
④ 눈 앞 50cm에서 눈 앞 20cm까지
⑤ 눈 뒤 1m에서 눈 앞 20cm까지

**62** 최대조절력이 2.00D인 정시의 작업거리가 33cm일 때 필요한 근용안경의 굴절력은 얼마인가?(단, 유용조절력은 최대조절력의 $\frac{1}{2}$로 한다)

① 2.00D
② 1.00D
③ 1.50D
④ 0.50D
⑤ 2.50D

**63** S+1.00D ◯ C−0.50D Ax 135°, Add 3.00D인 플랫탑(Flat Top)형 이중초점렌즈를 착용하고 원용부에서 근용부로 시선이 이동될 때 자렌즈 상부경계선에서 상이 위로 이동하는 현상이 발생한다. 상부경계선에서 자렌즈의 광학중심점까지 거리가 10mm일 때 상의 도약량은?

① 1.00△
② 1.50△
③ 2.00△
④ 2.50△
⑤ 3.00△

**64** S+2.00D, Add 2.50D인 이중초점렌즈에서 근용부 합성광학중심점의 위치는?

① 자렌즈의 광학중심점
② 모렌즈의 광학중심점
③ 모렌즈의 광학중심점과 자렌즈의 광학중심점 사이
④ 모렌즈의 광학중심점 위쪽
⑤ 자렌즈의 광학중심점 아래쪽

**65** 원용안경의 처방이 OD : S+1.00D ◯ C−2.00D Ax 180°이다. 조제 가공이 잘못되어 렌즈의 광학중심점이 코 방향으로 3mm, 아래로 2mm로 이동되었다. 이때 동공중심에 미치는 프리즘의 영향은?

① 0.3△ B.I. ◯ 0.2△ B.U.
② 0.2△ B.I. ◯ 0.3△ B.D.
③ 0.2△ B.O. ◯ 0.4△ B.U.
④ 0.3△ B.O. ◯ 0.6△ B.D.
⑤ 0.4△ B.O. ◯ 0.3△ B.U.

**66** 어포컬사이즈렌즈(Afocal Size Lens)로 정시의 부등상시를 보정하고자 한다. 안경배율를 변화시킬 수 있는 요소들로 묶인 것은?

① 정점간거리, 렌즈의 직경, 렌즈의 굴절률
② 정점간거리, 렌즈의 전면굴절력, 렌즈의 후면굴절력
③ 렌즈의 전면굴절력, 렌즈의 중심두께, 렌즈의 굴절률
④ 렌즈의 전면굴절력, 렌즈의 직경, 렌즈의 굴절률
⑤ 렌즈의 중심두께, 렌즈의 직경, 렌즈의 후면굴절력

**67** 축성 비정시안이 교정안경을 착용하고 표준 정시와 같은 크기로 물체를 인식하려면 교정안경의 위치는?(단, 교정렌즈는 얇은 렌즈로 취급한다)

① 물측초점
② 상측초점
③ 물측주점
④ 상측주점
⑤ 물측절점

**68** 다음은 비정시안이 안경을 착용하였을 때 렌즈의 가장자리에서 발생하는 광학적 암점에 관한 설명이다. 옳은 것은?

① (+)렌즈 처방의 안경을 착용하였을 때 주로 발생한다.
② (−)렌즈 처방의 안경을 착용하였을 때 주로 발생한다.
③ (+)렌즈의 굴절력이 낮을수록 광학적 암점의 범위가 넓어진다.
④ (−)렌즈의 굴절력이 높을수록 광학적 암점의 범위가 넓어진다.
⑤ 렌즈의 가장자리 경계에서 물체의 상이 2개로 보이는 현상이다.

**69** 빛이 공기에서 유리로 입사하였을 때의 설명으로 옳지 않은 것은?

① 속도가 느려진다.
② 진동수는 변화가 없다.
③ 파장이 짧아진다.
④ 입사각과 굴절각의 크기가 같다.
⑤ 공기와 유리의 경계면에 수직으로 입사하면 굴절이 일어나지 않는다.

**70** 공기 중에 있는 점광원에서부터 나온 광선속이 오른쪽으로 5.0m 떨어진 지점을 통과하고 있다. 이 지점에서의 버전스는?

① −0.1D
② −0.2D
③ +1.0D
④ +0.2D
⑤ +0.1D

**71** 빛이 굴절률이 다른 매질로 진행해 나갈 때의 경로로 옳은 것은?(단, n은 굴절률이다)

①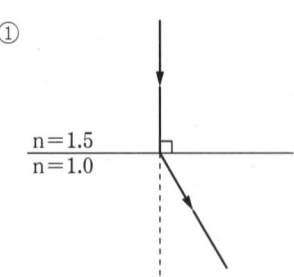

②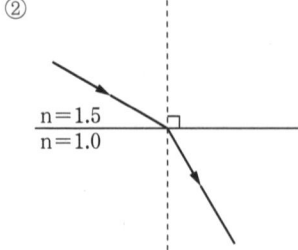

③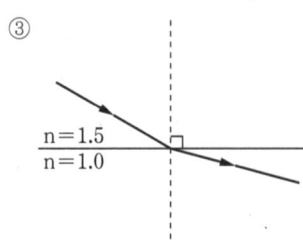

④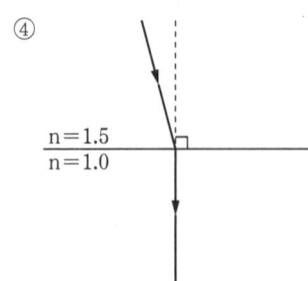

⑤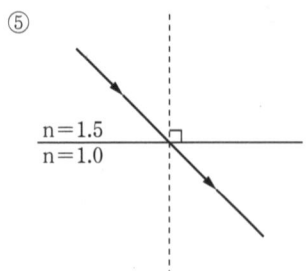

**72** 투명한 매질에서 공기 중으로 빛이 진행할 때, 매질의 경계면을 따라 빛이 진행하였다. 이때의 입사각이 45°일 때 이 투명 매질의 굴절률은?

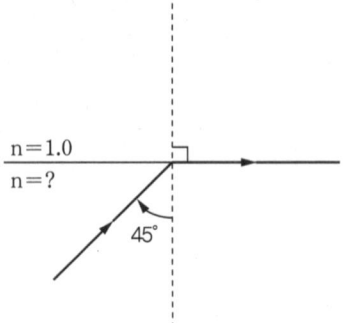

① $\sqrt{3}$
② $\sqrt{2}$
③ 1.5
④ 1.3
⑤ 2.0

**73** 오목거울에 의한 상이 축소된 도립실상이 되려면 물체의 위치는?

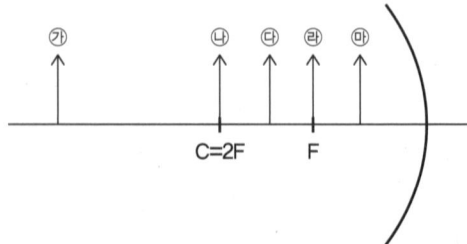

① ㉮
② ㉯
③ ㉰
④ ㉱
⑤ ㉲

**74** 다음 그림과 같이 매질의 경계면이 구면으로 되어 있다. 구면의 앞쪽은 공기이고 뒤쪽은 굴절률이 1.5인 유리일 때 구면의 굴절력은?

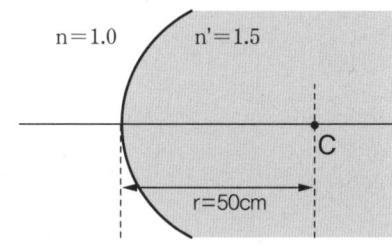

① +1.00D
② +2.00D
③ +3.00D
④ +4.00D
⑤ +5.00D

**75** 정각이 0.2rad이고 굴절률이 1.5인 프리즘의 굴절력은?(단, 프리즘은 공기 중에 놓여 있다)

① 10△
② 20△
③ 30△
④ 15△
⑤ 25△

**76** 굴절률이 1.5인 유리로 제작한 얇은 오목메니스커스렌즈가 공기 중에 놓여 있다. 양면의 곡률반경이 각각 50cm, 10cm일 때 렌즈의 굴절력은?

① −5.00D
② −4.00D
③ −3.00D
④ +4.00D
⑤ +5.00D

**77** 공기 중에 놓여 있는 얇은 렌즈에 입사하는 광선에 관한 설명으로 옳지 않은 것은?(단, 광축상에서 진행하는 광선은 제외한다)

① 광축에 평행하게 입사하는 광선은 볼록렌즈에서 굴절한 후 상측초점을 지난다.
② 렌즈의 광학중심점으로 입사한 광선은 볼록렌즈에서 굴절한 후 평행하게 진행한다.
③ 광축에 평행하게 입사하는 광선은 오목렌즈에서 굴절한 후 상측초점에 나온 것처럼 발산한다.
④ 렌즈의 광학중심점으로 입사한 광선은 오목렌즈에서 굴절되지 않고 직진한다.
⑤ 물측초점을 향하여 입사한 광선은 볼록렌즈에서 굴절한 후 평행하게 진행한다.

**78** 두꺼운 렌즈의 주점과 절점에 관한 설명으로 옳지 않은 것은?

① 주점은 거리 측정의 기준점이다.
② 절점은 시각과 정적시야 측정의 기준점이다.
③ 물체의 위치에 따라 절점의 위치는 달라진다.
④ 물측주점과 상측주점 사이의 횡배율은 1이다.
⑤ 물측절점을 향하여 입사한 광선과 상측절점에서 출사한 광선은 서로 평행하다.

**79** 상측초점거리가 각각 −50cm와 1m인 두 개의 얇은 구면렌즈가 공축상에서 25cm 떨어져 있다. 합성렌즈계의 상측주점굴절력은?

① −0.50D
② −1.00D
③ −1.50D
④ +1.00D
⑤ +0.50D

**80** 광학계에 입사하는 유효광선속의 크기를 결정하는 것은?

① 입사동
② 출사동
③ 입사창
④ 출사창
⑤ 시야각

**81** 빛이 공기 중에서 유리로 입사할 때 어떤 경우에도 변하지 않는 것은?

① 파 장
② 진동수
③ 굴절각
④ 진 폭
⑤ 전파속도

**82** 공기 중에서 굴절률이 1.5인 안경렌즈의 표면에 수직으로 빛이 입사되었을 때 렌즈 전면에서의 반사율은 몇 %인가?

① 4.00%
② 5.00%
③ 6.00%
④ 7.00%
⑤ 8.00%

**83** 진동수가 같은 두 파동이 서로 중첩되었다. 합성파의 진폭이 최대가 될 때 두 파동의 위상차는?

① $45°$
② $90°$
③ $180°$
④ $270°$
⑤ $360°$

**84** 빛의 회절성을 보여주는 현상은?

① 면도날 가장자리의 뚜렷하지 않은 그림자
② 비눗방울의 알록달록한 색
③ 노 을
④ 푸른 하늘
⑤ 무지개

**85** 공기 중에서 굴절률이 $\sqrt{3}$인 유리로 빛이 입사하면 일부 빛은 반사하고 일부 빛은 투과한다. 반사하는 광선이 완전 직선 편광될 때의 입사각은?

① $30°$
② $45°$
③ $60°$
④ $90°$
⑤ $135°$

## 2교시 의료관계법규 / 시광학응용

**01** '의료법'상에 명시된 의료기관이 아닌 곳은?

① 한의원
② 조산원
③ 질병관리청
④ 요양병원
⑤ 정신병원

**02** '의료법'상으로 보건복지부장관이 면허를 내줄 때 기간을 정하여 특정 지역이나 특정 업무에 종사할 것을 면허의 조건으로 붙일 수 있다. 정할 수 있는 기간은?

① 1년 이내
② 2년 이내
③ 3년 이내
④ 4년 이내
⑤ 5년 이내

**03** '의료법'상에서 사체를 검안하여 변사한 것으로 의심되는 때에는 사체의 관할지에 신고하여야 한다. 누구에게 신고하여야 하는가?

① 관할 시장
② 관할 구청장
③ 관할 경찰서장
④ 관할 보건소장
⑤ 관할 검찰청장

**04** '의료법'상으로 요양병원에 입원할 수 없는 사람은?

① 노인성 질환자
② 만성 질환자
③ 외과적 수술 후 회복기간에 있는 자
④ 노인성 치매환자
⑤ 정신질환자

**05** '의료법'상으로 의료인이 품위를 심하게 손상시키는 행위를 한 때는 면허자격을 정지시킬 수 있다. 의료인의 품위 손상의 범위에 해당하지 않는 것은?

① 면허 조건을 이행하지 아니한 행위
② 비도덕적 진료행위
③ 거짓 또는 과대 광고행위
④ 부당하게 많은 진료비를 요구하는 행위
⑤ 학문적으로 인정되지 아니하는 진료행위

**06** '의료법'상의 간호조무사 자격에 관한 내용으로 옳지 않은 것은?

① 국가시험에 합격한 후 보건복지부장관의 자격인정을 받아야 한다.
② 교육훈련기관은 시·도지사의 지정·평가를 받아야 한다.
③ 교육훈련기관이 거짓이나 부정한 방법으로 지정받은 경우에는 그 지정을 취소할 수 있다.
④ 최초로 자격을 받은 후부터 3년마다 그 실태와 취업상황 등을 보건복지부장관에게 신고하여야 한다.
⑤ 자격신고 및 간호조무사의 보수교육 등에 관하여 필요한 사항은 보건복지부령으로 정한다.

**07** '의료법'상의 벌칙에서 3년 이하의 징역이나 3천만원 이하의 벌금에 처하는 경우가 아닌 것은?

① 의료행위를 하는 장면을 임의로 촬영한 자
② 영리를 목적으로 환자를 의료기관이나 의료인에게 알선하는 행위를 한 자
③ 진료기록부를 고의로 사실과 다르게 추가기재·수정한 사람
④ 의료기관의 의료용 시설, 기물 등을 파괴하거나 손상한 자
⑤ 의료인, 의료기관 개설자 및 의료기관 종사자가 부당한 경제적 이익을 취득한 경우

**08** '의료법'상에서 300만원 이하의 과태료를 부과하는 경우는?

① 세탁물처리업자가 세탁물을 위생적으로 보관·운반·처리하지 아니한 경우
② 의사가 자신이 진찰한 자에 대한 진단서 교부 요청을 정당한 사유 없이 거부한 경우
③ 환자나 환자 보호자의 동의 없이 다른 의료기관에 진료기록을 전송한 경우
④ 수술 등의 필요성, 방법 및 내용을 환자에게 설명하지 않거나 서면 동의를 받지 아니한 자
⑤ 전문의가 아닌 자가 의료기관에 전문과목을 표시한 경우

**09** '의료기사 등에 관한 법률'의 제1조에 의하면 의료기사 등에 관한 법률의 제정은 국민의 보건 및 의료 향상에 이바지함을 목적으로 한다. 이에 해당하는 조항으로 이 법률에 명시된 내용으로 옳은 것은?

① 의료기사 등의 지도에 필요한 사항을 정함
② 의료기사 등의 권리·의무 등에 관한 사항을 정함
③ 의료기사 등의 자격·면허 등에 관하여 필요한 사항을 정함
④ 국민의 건강증진을 위한 보건행정에 관한 사항을 정함
⑤ 국민의 보건 및 의료 향상에 필요한 사항을 정함

**10** '의료기사 등에 관한 법률'상에 명시된 의료기사 등의 업무에 관한 내용으로 옳지 않은 것은?

① 보건의료정보관리사 : 의료 및 보건지도 등에 관한 기록 및 정보의 분류
② 작업치료사 : 신체적·정신적 기능장애를 회복시키기 위한 작업요법적 치료
③ 치과위생사 : 치아 및 구강질환의 예방과 위생 관리
④ 임상병리사 : 각종 화학적 또는 생리학적 검사
⑤ 안경사 : 콘택트렌즈의 조제 및 판매

**11** '의료기사 등에 관한 법률'상에 명시된 안경사의 업무 범위에 포함되지 않는 것은?

① 안경, 콘택트렌즈의 도수를 조정하기 위한 목적으로 수행하는 자각적 굴절검사
② 안경, 콘택트렌즈의 도수를 조정하기 위한 목적으로 수행하는 자동굴절검사기기를 이용한 검사
③ 의사의 지도 아래 약제를 사용하는 타각적 굴절검사
④ 의사의 처방에 따른 6세 이하의 아동을 위한 콘택트렌즈의 판매
⑤ 의사의 처방에 따른 6세 이하의 아동을 위한 안경의 조제 및 판매

**12** '의료기사 등에 관한 법률'에 의하면 의료기사 등은 최초로 면허를 받은 후부터 몇 년마다 그 실태와 취업상황을 신고하여야 하는가?

① 1년
② 2년
③ 3년
④ 4년
⑤ 5년

**13** '의료기사 등에 관한 법률'에 명시된 국가시험에 관한 내용으로 옳은 것은?

① 국가시험에 관한 사항은 보건복지부령으로 정한다.
② 의료기사 등의 중앙회가 국가시험을 관리한다.
③ 부정행위를 하여 시험이 정지된 사람은 그 다음에 치러지는 국가시험 응시를 2회의 범위에서 제한할 수 있다.
④ 매년 1회 이상 보건복지부장관이 실시한다.
⑤ 결격사유에 해당해도 시험의 응시 자격은 주어진다.

**14** '의료기사 등에 관한 법률'상에 명시된 안경업소의 시설기준 등에서 필수장비에 해당하는 것은?

① 안압계
② 세극등현미경
③ 각막곡률계
④ 검영기
⑤ 자동굴절검사기

**15** '의료기사 등에 관한 법률'상 안경업소의 영업을 정지시키거나 등록을 취소할 수 있는 경우에 해당하지 않는 것은?

① 안경사가 콘택트렌즈의 사용방법과 유통기한 및 부작용에 관한 정보를 제공하지 아니한 경우
② 2개 이상의 안경업소를 개설한 경우
③ 거짓광고 또는 과장광고를 한 경우
④ 영업정지기간에 영업을 한 경우
⑤ 시정명령을 이행하지 아니한 경우

**16** '의료기사 등에 관한 법률'상에 명시된 안경사의 품위손상행위에 포함되지 않는 것은?

① 안경사의 업무 범위를 벗어나는 행위
② 의사의 지도를 받지 아니하고 해당 업무를 하는 행위
③ 학문적으로 인정되지 아니하는 방법으로 해당 업무를 하는 행위
④ 검사 결과를 사실과 다르게 판시하는 행위
⑤ 윤리적으로 허용되지 아니하는 방법으로 해당 업무를 하는 행위

**17** '의료기사 등에 관한 법률'에 의하여 보수교육을 면제하거나 유예할 수 있는 경우에 포함되지 않는 사람은?

① 보건복지부장관이 해당 연도에 보수교육을 받기가 어렵다고 인정하는 요건을 갖춘 사람
② 의료기사 등의 업무에 종사하지 않다가 해당 연도에 다시 업무에 종사하려는 사람
③ 해당 연도에 의료기사 등의 신규 면허를 받은 사람
④ 해당 연도에 6개월 이상 의료기사 등의 업무에 종사하지 않은 사람
⑤ 대학원에서 해당 의료기사 등의 면허에 상응하는 학문을 전공하고 있는 사람

**18** '의료기사 등에 관한 법률'상 의료기사 등의 면허를 취소할 수 있는 경우에 해당하지 않는 것은?

① 의료기사 등의 면허를 다른 사람에게 대여한 경우
② 치과의사가 발행하는 치과기공물 제작의뢰서에 따르지 않고 치과기공물 제작 업무를 한 경우
③ 면허자격정지 기간에 의료기사 등의 업무를 한 경우
④ 피한정후견인으로 선고를 받은 경우
⑤ 2회의 면허자격정지 처분을 받은 경우

**19** '의료기사 등에 관한 법률'상 안경사가 안경업소의 개설자가 될 수 없는 사람에게 고용되어 안경사의 업무를 한 경우 받을 수 있는 처분은?

① 3개월 이내의 업무정지
② 6개월 이내의 면허자격정지
③ 100만원 이하의 과태료
④ 500만원 이하의 벌금
⑤ 면허의 취소

**20** '의료기사 등에 관한 법률'에 따르면 등록을 하지 않고 안경업소를 개설한 자가 받게 되는 벌칙은?

① 100만원 이하의 과태료
② 300만원 이하의 벌금
③ 500만원 이하의 벌금
④ 1년 이하의 징역 또는 1천만원 이하의 벌금
⑤ 3년 이하의 징역 또는 3천만원 이하의 벌금

**21** 원점이 눈 뒤 1m인 비정시안을 교정할 수 있는 렌즈의 대략적인 굴절력은?(단, 거리의 기준을 각막정점으로 한다)

① +1.00D
② +2.00D
③ +3.00D
④ +4.00D
⑤ +5.00D

**22** 다음은 근시에 관한 설명이다. 옳지 않은 것은?

① 근거리 작업을 장시간 동안 하게 되면 가성근시가 발생할 수 있다.
② 평행광선속이 입사할 때 망막 앞에 상을 맺는다.
③ 과교정이 되었을 때 조절부담이 늘어난다.
④ 안구의 불충분한 성장으로 축성근시가 발생할 수 있다.
⑤ 나안으로 근거리 물체를 볼 때 정시보다 조절을 적게 한다.

**23** 원시안의 굴절검사를 시행한 결과, 조절마비제를 사용하여 검출한 원시량이 +3.50D이고 운무법으로 검출한 원시량이 +2.00D였다. 잠복원시량은?

① +0.50D
② +1.50D
③ +2.00D
④ +3.50D
⑤ +5.00D

**24** 난시안의 수직경선의 굴절력이 +61.00D이고, 수평경선의 굴절력이 +60.00D이다. 이 난시안을 교정할 수 있는 토릭렌즈는?(단, 정시안의 굴절력은 +60.00D로 한다)

① S-2.00D ○ C+1.00D Ax 180°
② S-1.00D ○ C+2.00D Ax 90°
③ S+1.00D ○ C-1.00D Ax 45°
④ S-1.00D ○ C+1.00D Ax 90°
⑤ S+2.00D ○ C-3.00D Ax 180°

**25** 두 눈의 교정 구면굴절력이 2D 이상 차이가 날 때 교정 시 적합한 렌즈는?

① 렌티큘러렌즈
② 프레넬막렌즈
③ 차폐렌즈
④ 콘택트렌즈
⑤ 감광렌즈

**26** 5m용 란돌트고리 시표를 이용하여 측정한 최소분리시각이 2분각일 때 이 사람의 시력은?

① 0.1
② 0.2
③ 0.3
④ 0.5
⑤ 1.0

**27** 안경처방검사의 예비검사에서 안위이상을 판별하기 위한 검사는?

① 가림검사
② 핀홀검사
③ 원형구멍카드법
④ 입체시검사
⑤ 적록검사법

**28** 시력이 좋지 않을 때 광학적 교정 가능 여부를 확인하는 검사에 사용되는 것은?

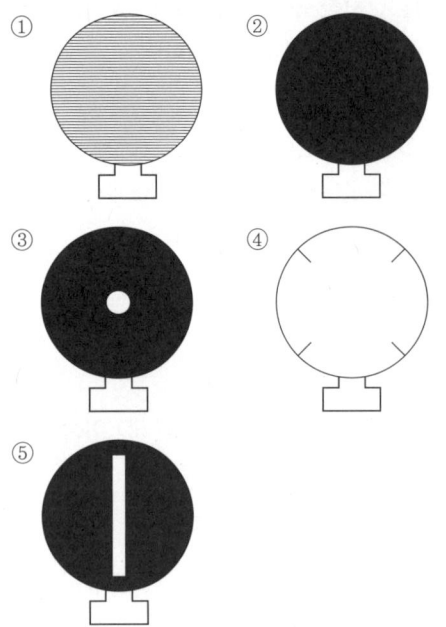

**29** 정적굴절상태의 눈을 발산광선속으로 검영하였을 때 입사선조광과 반사선조광이 같은 방향으로 움직였다. 이때 중화점을 찾기 위해 부가해야 할 렌즈는?

① (+)구면렌즈
② (−)구면렌즈
③ (+)원주렌즈
④ (−)원주렌즈
⑤ 크로스실린더렌즈

**30** 정적검영법으로 원용교정굴절력을 측정할 때 S−0.50D에서 중화되었다. 검사거리가 67cm일 때 이 눈의 교정렌즈 굴절력은?(단, 검사거리 보정렌즈는 사용하지 않았다)

① S−0.50D  ② S−1.00D
③ S−1.50D  ④ S−2.00D
⑤ S−2.50D

**31** 원용완전교정처방값이 S−3.00D ◯ C+1.50D Ax 180°인 난시안을 검사거리 50cm에서 발산광선속을 사용하여 검영하였다. 이때 관찰되는 반사광의 움직임으로 옳은 것은?(단, 검사거리 보정렌즈는 사용하지 않았다)

① 수평경선 동행, 수직경선 역행
② 수평경선 동행, 수직경선 동행
③ 수평경선 역행, 수직경선 중화
④ 수평경선 역행, 수직경선 동행
⑤ 수평경선 중화, 수직경선 역행

**32** 각막곡률계로 각막의 굴절력을 측정한 결과 수평경선의 굴절력이 44.00D이고, 수직경선의 굴절력이 43.50D였다. 각막난시는?

① C−0.50D, Ax180°의 직난시
② C−0.50D, Ax90°의 도난시
③ C−0.50D, Ax180°의 도난시
④ C−0.50D, Ax90°의 직난시
⑤ C−1.00D, Ax180°의 직난시

**33** 포롭터에서 편광법으로 부등상시검사를 하고자 할 때 보조렌즈로 장입하는 것은?

① P
② R
③ GL
④ OC
⑤ RMH

**34** 원용완전교정처방이 S-2.50D ○ C+1.00D Ax 150°이다. 이 난시안이 나안으로 방사선시표를 보았을 때 가장 선명하게 보이는 방향은?

① 1시
② 2시
③ 3시
④ 5시
⑤ 6시

**35** ±0.50D 크로스실린더렌즈의 (+)축을 수평으로 위치시켰을 때 굴절력 표기는?

① S-1.00D ○ C+0.50D Ax 180°
② S-0.50D ○ C+0.50D Ax 90°
③ S-0.50D ○ C+1.00D Ax 180°
④ S-0.50D ○ C+1.00D Ax 90°
⑤ C+0.50D Ax 90°○ C-0.50D Ax 180°

**36** 크로스실린더렌즈를 이용하여 난시축 정밀검사를 하려고 한다. (-)원주렌즈의 교정축과 일치시켜야 하는 크로스실린더렌즈의 경선은?

① (+)축
② (-)축
③ 중간기준축
④ 강주경선
⑤ 약주경선

**37** 원용굴절검사 결과가 다음과 같았고 보다 정확한 교정구면굴절력을 측정하기 위해 적록검사를 하였다. 적색바탕의 시표보다 녹색바탕의 시표가 더 선명하다고 대답하였다면 렌즈의 굴절력 조정으로 옳은 것은?

> S-2.50D ○ C-0.75D Ax 180°

① S-2.25D ○ C-0.50D Ax 180°
② S-2.50D ○ C-0.50D Ax 180°
③ S-2.50D ○ C-1.00D Ax 180°
④ S-2.75D ○ C-0.75D Ax 180°
⑤ S-2.25D ○ C-0.75D Ax 180°

**38** 포롭터에 다음과 같이 렌즈를 가입하고 프리즘 분리법으로 양안균형검사를 하고 있다. 위쪽 시표가 아래쪽 시표보다 더 선명하게 보인다면 굴절력의 조정으로 옳은 것은?(단, 시표는 수평한 줄시표를 사용함)

> • OD : S-2.50D, 3△ BU
> • OS : S-2.75D, 3△ BD

① 왼쪽을 S-3.50D로 조정한다.
② 왼쪽을 S-2.50D로 조정한다.
③ 왼쪽을 S-3.00D로 조정한다.
④ 오른쪽을 S-2.75D로 조정한다.
⑤ 오른쪽을 S-2.25D로 조정한다.

**39** 원용교정굴절력이 S+1.00D ◯ C-0.50D Ax 90°이고 발산광선속을 사용하여 동적검영한 결과가 다음과 같았다. 잠정적 이론가입도는?

| 동 행 | S+1.75D ◯ C-0.50D Ax90° |
|---|---|
| 중 화 | S+2.00D ◯ C-0.50D Ax90° |
| 중 화 | S+2.25D ◯ C-0.50D Ax90° |
| 역 행 | S+2.50D ◯ C-0.50D Ax90° |

① +0.50D  ② +1.00D
③ +1.75D  ④ +2.00D
⑤ +2.50D

**40** 원용완전교정 후 포롭터의 보조렌즈 ±.50의 (-)축을 90°로 가입하고 근거리 격자시표를 보게 하였다. 검사결과가 다음과 같다면 가입도는?(단, ±.50의 백색점이 180°로 가입되어 있다)

- 원용교정굴절력 : S-3.00D ◯ C-0.50D Ax 180°
- 가로선과 세로선의 비교선명도가 같을 때 굴절력 : S-1.50D ◯ C-0.50D Ax 180°

① +1.00D  ② +1.50D
③ +2.00D  ④ +2.50D
⑤ +3.00D

**41** 원용완전교정 후 근거리 적록시표를 사용하여 노안가입도검사를 하고 있다. 녹색바탕의 시표보다 적색바탕의 시표가 더 선명하게 보인다고 한다면 굴절력 조정으로 옳은 것은?

① S+0.50D 가입
② S+0.25D 가입
③ S-0.25D 가입
④ C-0.25D 가입
⑤ C+0.25D 가입

**42** 정시이고 최대조절력이 2.00D인 사람이 눈 앞 40cm에서 작업을 하려고 한다. 이때 근용안경의 굴절력은 몇 디옵터(D)인가?(단, 유용조절력은 최대조절력의 $\frac{1}{2}$로 한다)

① +1.00D
② +1.50D
③ +2.00D
④ +2.50D
⑤ +3.00D

**43** 원주렌즈의 축 방향과 프리즘렌즈의 기저 방향을 표기할 때 TABO 방향각의 유효범위는?

| | 원주렌즈의 축 방향 | 프리즘렌즈의 기저 방향 |
|---|---|---|
| ① | 0 ~ 360° | 0 ~ 360° |
| ② | 0 ~ 180° | 0 ~ 180° |
| ③ | 0 ~ 180° | 0 ~ 360° |
| ④ | 0 ~ 360° | 0 ~ 180° |
| ⑤ | 0 ~ 180° | 0 ~ 90° |

**44** 노안이면서 근시성 복난시인 눈을 교정하기 위한 안경렌즈는?

① S-2.00D ◯ C+1.50D Ax 180°, Add 1.00D
② S-1.00D ◯ C+1.50D Ax 180°, Add 1.00D
③ S+1.00D ◯ C-1.50D Ax 180°, Add 1.00D
④ S-1.00D ◯ C+2.00D Ax 90°, Add 1.00D
⑤ S+0.50D ◯ C+1.50D Ax 90°, Add 1.00D

**45** 다음과 같은 조건으로 조제가공을 하려고 한다. 필요한 렌즈의 최소지름은?(단, 안경테는 원형이다)

- 안경테의 표기 : 54 □ 18 140
- 원용 PD : 60mm
- 작업여유분 : 2mm

① 54mm
② 60mm
③ 64mm
④ 68mm
⑤ 70mm

**46** 다음은 안경테를 박싱시스템으로 계측한 것이다. 안경테의 표기로 옳은 것은?

- 렌즈삽입부 길이 : 49mm
- 기준점간 거리 : 70mm
- 다리부 길이 : 145mm

① 49 □ 21 145
② 70 □ 49 145
③ 49 □ 70 145
④ 50 □ 20 145
⑤ 48 □ 20 145

**47** 안경테를 진열하기 위해 안경테의 처음 상태를 확인하고 뒤틀리거나 좌우의 균형이 틀어졌을 경우 이를 바로잡는 과정은?

① 자각피팅
② 응용피팅
③ 사용중피팅
④ 기본피팅
⑤ 표준상태피팅

**48** 안경 착용상태에서 정점간거리를 조정하려고 한다. 정점간거리를 짧게 하려면 조정 방법은?

① 좌우 코받침지지를 림쪽으로 눌러 준다.
② 코받침의 좌우 간격을 좁게 해 준다.
③ 경사각을 작게 해 준다.
④ 좌우 코받침의 위치를 아래로 내린다.
⑤ 다리본대를 길게 해 준다.

**49** 기준 PD가 60mm인 사람이 안경을 착용하고 737mm 거리를 주시할 때의 조제가공 PD는?(단, 정점간거리는 12mm로 한다)

① 55mm
② 56mm
③ 57mm
④ 58mm
⑤ 59mm

**50** 필요렌즈의 최소직경을 구하거나 조제가공 PD와 Oh의 확인 등을 동시에 할 수 있는 것은?

① 옥습기
② 렌즈미터
③ 설계차트
④ 자동취형기
⑤ 플라이어

51. 다음 그림과 같이 양안의 동공중심이 렌즈삽입부 기준점에서부터 코 방향으로 2.5mm씩 떨어져 있다면 조제가공 PD는 얼마인가?(단, 착용한 안경테는 52 □ 18로 표기되어 있다)

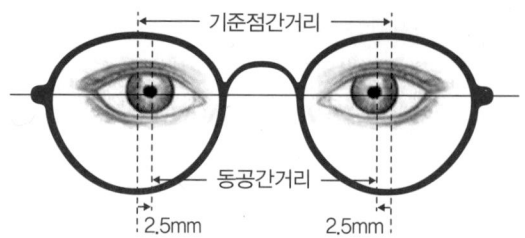

① 63mm ② 64mm
③ 65mm ④ 66mm
⑤ 77mm

52. 안경렌즈를 조제가공할 때 '산각세우기'와 관계 있는 안경테의 부분은?

① 연결부
② 다리본대
③ 코받침
④ 엔드피스
⑤ 림

53. 하프림테(반무테)에 렌즈를 끼워 넣는 과정에 관한 설명으로 옳지 않은 것은?

① 역산각의 홈 깊이는 실두께의 $\frac{1}{2} \sim \frac{1}{3}$ 정도가 적당하다.
② 안경테의 위쪽 림과 닿는 부분은 홈 깊이를 다른 부분보다 조금 얕게 파는 것이 좋다.
③ 굴절력이 높은 (−)렌즈는 앞면커브와 평행하게 역산각을 세운다.
④ (+)렌즈는 뒷면커브 커브와 평행하게 역산각을 세운다.
⑤ 가장자리가 얇은 렌즈는 가장자리 면중심에 역산각을 세운다.

54. 안경렌즈의 광학중심점과 동공중심이 일렬로 정렬되어 있지 않을 때 발생하는 프리즘굴절력의 크기는?(단, 렌즈의 굴절력은 S+5.00D이고, 동공중심은 렌즈의 광학중심점에서 2mm 벗어나 있다)

① 0.2△ ② 0.5△
③ 1.0△ ④ 1.5△
⑤ 2.0△

55. 다음과 같이 처방된 원용안경의 PD를 68mm로 조제가공하였다. 이 안경을 착용할 때 유발되는 사위는?

• OU : S+5.00D, PD 63mm
• Oh는 정확하게 조제됨

① 내사위
② 외사위
③ 상사위
④ 하사위
⑤ 회선사위

56. 다음의 처방에 따라 완성된 안경을 착용하고 근거리를 주시할 때, 좌우 시선이 각각 안경렌즈의 광학중심점에서 코쪽으로 2mm 떨어진 곳을 통과한다. 이때 양안시에 미치는 프리즘 영향은?

• OD : S−1.00D ◠ C+1.00D Ax 90°
• OS : S−2.00D ◠ C+1.00D Ax 90°

① 0.2△ BI
② 0.2△ BO
③ 0.3△ BI
④ 0.3△ BO
⑤ 0.5△ BI

**57** 다음의 처방에 따라 완성된 안경의 광학중심점 높이(Oh)가 22mm였다. 수직 방향으로 발생하는 프리즘 영향은?

> OD : S-1.50D ◯ C-1.00D Ax 180°, Oh : 20mm

① 0.5△ BD
② 0.5△ BU
③ 0.3△ BD
④ 0.3△ BU
⑤ 1.0△ BD

**58** 다음의 처방에 따라 근용안경을 조제가공한 후 광학중심점간 거리를 점검하였다. 허용오차 범위 내에 있지 않은 것은?

> • 근용 OU : S+3.00D ◯ C-1.00D Ax 90°, PD : 55mm
> • 허용오차가 큰 방향 : 1.0△
> • 허용오차가 작은 방향 : 0.5△

① 50mm
② 52mm
③ 54mm
④ 56mm
⑤ 58mm

**59** 다음 그림은 안경렌즈를 렌즈미터로 측정한 크로스라인 타깃상이다. 렌즈의 굴절력 표기는?

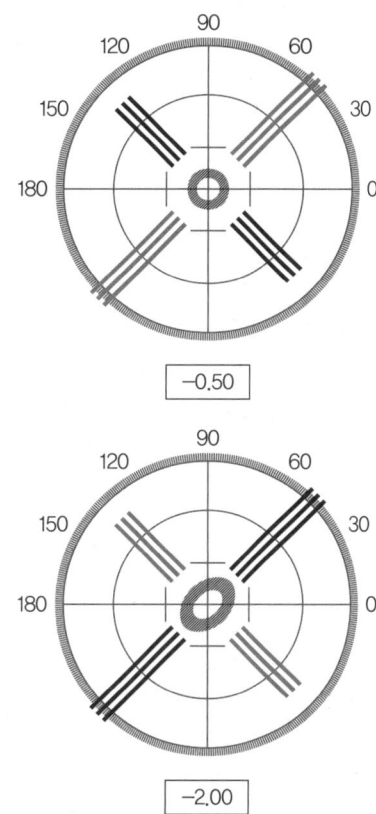

① S-1.50D ◯ C-0.50D Ax 45°
② S-0.50D ◯ C-1.50D Ax 135°
③ S-2.00D ◯ C+1.50D Ax 45°
④ C-0.50D Ax 135° ◯ C-2.00D Ax 45°
⑤ C-0.50D Ax 45° ◯ C-2.00D Ax 135°

**60** 원용안경의 처방이 S+1.00D ◯ C-1.00D Ax 90°이고 가입도가 2.00D라면 근용안경의 굴절력은?

① S+3.00D ◯ C+1.00D Ax 90°
② S+1.00D ◯ C+1.00D Ax 90°
③ S+3.00D ◯ C-1.00D Ax 90°
④ S+3.00D ◯ C-1.00D Ax 180°
⑤ S+1.00D ◯ C+1.00D Ax 180°

**61** 이중초점렌즈를 슬랩오프(Slab Off) 가공하고자 한다. 처방이 다음과 같을 때 가공해야 할 렌즈와 프리즘양은?

- 원용 OD : S+2.50D, OS : S+0.50D
- 가입도 3.00D
- 근용부시선은 원용부 광학중심점에서 아래로 10mm 지점을 지남

① 왼쪽, 2.0△
② 왼쪽, 2.5△
③ 왼쪽, 3.0△
④ 오른쪽, 2.0△
⑤ 오른쪽, 3.0△

**62** OU : S-1.00D, Add +2.00D인 이중초점렌즈의 근용부 합성광학중심점의 대략적인 위치는?

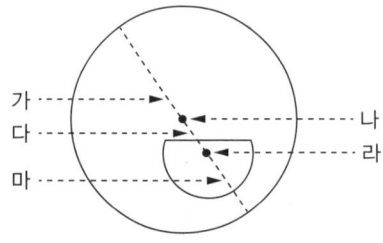

① 가 - 모렌즈 광학중심점 위쪽
② 나 - 모렌즈 광학중심점
③ 다 - 모렌즈 광학중심점과 자렌즈 광학중심점 사이
④ 라 - 자렌즈 광학중심점
⑤ 마 - 자렌즈 광학중심점 아래쪽

**63** 누진굴절력렌즈의 설계 및 가공에 관한 설명으로 옳지 않은 것은?

① 아이포인트는 일반적으로 동공가장자리의 아래쪽에 위치하도록 설계한다.
② 원용부 명시가 중요할 경우 아이포인트를 동공중심에서 아래로 내려 설계한다.
③ 근용부 명시가 중요할 경우 아이포인트를 동공중심에서 위로 올려 설계한다.
④ 정점간거리가 길어지면 안경시야가 좁아진다.
⑤ 정점간거리가 짧아지면 원용부에서 근용부까지 시선이동량이 커진다.

**64** 조제가공이 끝난 누진굴절력 안경을 거울검사법으로 점검하였다. 점검 결과 양안의 동공중심이 근용 참조원의 중앙에서 귀 쪽으로 치우쳐 있다면 안경테의 미세조정으로 옳은 것은?

① 경사각을 크게 한다.
② 정점간거리를 길게 한다.
③ 다리벌림각을 넓게 한다.
④ 좌우 코받침 간격의 폭을 넓힌다.
⑤ 좌우 코받침을 아래로 내린다.

**65** 원용안경처방이 다음과 같을 때 조제가공 PD는?

- OU : S-3.00D ◯ C-2.00D Ax 90° ◯ 1.0△ BO
- PD : 62mm

① 56mm
② 58mm
③ 60mm
④ 64mm
⑤ 66mm

**66** 원용안경처방이 OD : S+3.00D ◯ 1.5△ BD일 때 조제된 안경의 광학중심점높이(Oh)가 20mm였다. 측정 Oh는 얼마인가?

① 15mm  ② 18mm
③ 21mm  ④ 23mm
⑤ 25mm

**67** 다음과 같은 처방으로 복식알바이트 안경을 조제하려고 한다. 원용은 앞렌즈와 뒷렌즈를 합쳐서 사용하고 근용은 뒷렌즈를 사용한다. 앞렌즈의 조제가공 PD는?(단, Oh는 원용과 근용이 같다)

- OU : S−1.00D ◯ C+1.00D Ax 90°, Add 2.00D
- 원용 PD : 62mm / 근용 PD : 56mm

① 56mm  ② 58mm
③ 60mm  ④ 64mm
⑤ 68mm

**68** 파눔의 감각융합역 내에 있는 물체 범위에 대응되는 망막 위의 상 범위는?

① 파눔역
② 피사체심도
③ 이론적 호롭터
④ 경험적 호롭터
⑤ 나니어스 호롭터

**69** 주시물체의 좌우 망막상이 한쪽 눈은 망막중심와에, 다른 쪽 눈은 망막중심와가 아닌 부분의 한 점에 대응하여 감각성융합을 하는 경우는?

① 정상대응  ② 시야투쟁
③ 이상대응  ④ 부등상시
⑤ 생리적복시

**70** 단안 및 양안 조절용이성 검사의 결과가 다음과 같다면 예상할 수 있는 시기능이상은?

- OD : 2 cpm, (−)렌즈에서 반응속도 느림
- OS : 2 cpm, (−)렌즈에서 반응속도 느림
- 양안 : 2 cpm, (−)렌즈에서 반응속도 느림

① 폭주과다
② 폭주부족
③ 개산과다
④ 조절부족
⑤ 조절과다

**71** 정시안이 눈 앞 1m를 볼 때의 폭주각은?(단, PD는 65mm이고, 주시거리는 각막정점을 기준으로 한다)

① 6.0△
② 6.5△
③ 7.0△
④ 7.5△
⑤ 8.0△

**72** 원용완전교정 후 실시한 융합력검사의 결과가 다음과 같을 때 융합여력은?

- 원거리 수평사위 : 5△ 내사위
- BI 버전스 : × / 8 / 7
- BO 버전스 : 16 / 20 / 18

① 8△
② 12△
③ 19△
④ 22△
⑤ 23△

**73** PD가 60mm인 정시안의 원거리 수평사위량이 4△ 외사위이고, 눈 앞 40cm에서 측정한 근거리 수평사위량이 9△ 외사위이다. AC/A 비는 얼마인가?

① 2.0△/D
② 3.0△/D
③ 4.0△/D
④ 6.0△/D
⑤ 8.0△/D

**74** 각막반사상의 위치로 대략적인 사시각을 측정할 수 있는 타각적 검사방법으로 시력이 불량하거나 어린이에게도 쉽게 적용할 수 있는 것은?

① 허쉬버그법
② 폰 그레페법
③ 가림검사법
④ 워스4점검사법
⑤ 헤테로포리아법

**75** 폰 그레페(Von Graefe)법으로 원거리 사위를 측정하기 위해 오른쪽 눈에는 분리프리즘, 왼쪽 눈에는 측정프리즘을 가입하였다. 검사 결과가 다음과 같을 때 사위량은?

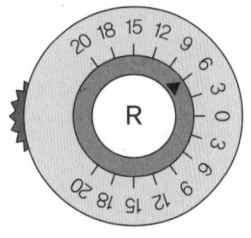 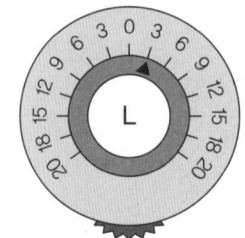

① 3△ 외사위
② 3△ 내사위
③ 6△ 외사위
④ 6△ 내사위
⑤ 6△ 우안 하사위

**76** 마독스 봉(Maddox Rod)을 사용하여 안위상태를 검사하였다. 오른쪽 눈에 마독스 봉의 축을 수평으로 가입하고 눈 앞 5m 거리의 점광원을 바라보았을 때 다음과 같이 인식하였다면 안위상태는?

① 상사위
② 하사위
③ 내사위
④ 외사위
⑤ 회선사위

**77** 한쪽 눈에 '4△ BO'프리즘렌즈를 가입하고, 다른 쪽 눈의 움직임을 관찰함으로써 알 수 있는 것은?

① 우세안
② 시야각의 크기
③ 폭주여력의 크기
④ 개산여력의 크기
⑤ 미세사시의 억제 유무

**78** 편광시표를 사용하여 감각기능검사를 실시하였다. 피검사자가 편광렌즈를 착용한 후에 보이는 시표가 다음과 같다면 이를 통해 알 수 있는 것은?

| 시표 모양 | 편광렌즈를 착용 후에 보이는 시표 | | |
|---|---|---|---|
| | 우 안 | 좌 안 | 양 안 |

① 정 위
② 내사위
③ 외사위
④ 좌안억제
⑤ 우안억제

**79** 양안시 검사결과가 다음과 같을 때 쉐어드기준에 따른 프리즘처방은?

- 수평사위 : 4△ 내사위
- 음성융합버전스(BI) : × / 8 / 6
- 양성융합버전스(BO) : 15 / 20 / 14

① 1△ BO
② 1△ BI
③ 2△ BO
④ 2△ BI
⑤ 없 음

**80** 원용완전교정 후 양안시기능 검사를 실시하였다. 검사 결과가 다음과 같을 때 처치 방법으로 적절한 것은?

- 원거리 사위 : 정위
- 근거리 사위 : 10△ 외사위
- AC/A 비 : 2△/D

① 시기능훈련
② (+)구면렌즈 처방
③ (−)구면렌즈 처방
④ (−)원주렌즈 처방
⑤ BO 프리즘 처방

**81** 각막형상에 관한 설명으로 옳지 않은 것은?

① 오목메니스커스 형상이다.
② 전면은 비구면이다.
③ 두께는 중심부가 주변부보다 두껍다.
④ 전면에서 본 각막의 지름은 수직 방향보다 수평 방향이 길다.
⑤ 전면의 곡률반지름이 후면의 곡률반지름보다 길다.

**82** 평상시 눈을 뜬 상태일 때 각막의 주요 산소 공급원은?

① 홍 채
② 결 막
③ 눈 물
④ 공 막
⑤ 눈꺼풀

**83** 콘택트렌즈의 당량산소백분율(EOP)을 높일 방법으로 옳은 것은?

① 함수율이 낮은 재질을 선택한다.
② 산소침투성(Dk)이 낮은 재질을 선택한다.
③ 산소투과율(Dk/t)이 높은 재질을 선택한다.
④ 중심두께가 두꺼운 렌즈를 선택한다.
⑤ 전체 직경이 큰 렌즈를 선택한다.

**84** 하이드로겔렌즈와 비교했을 때 실리콘하이드로겔렌즈가 갖는 특성으로 옳은 것은?

① 렌즈의 각막 부착이 잘 된다.
② 산소침투성(Dk)이 높다.
③ 각막부종이 더 많이 발생한다.
④ 외부 환경의 영향을 많이 받는다.
⑤ 단백질 침착물이 많이 생긴다.

**85** 교정안경의 굴절력이 S-4.00D ○ C-1.00D Ax 180°인 사람이 콘택트렌즈를 착용하고자 한다. 콘택트렌즈의 굴절력으로 적합한 것은?(단, 안경의 정점간거리는 12mm이다)

① S-4.00D ○ C-1.00D Ax 180°
② S-4.00D ○ C-0.75D Ax 180°
③ S-3.75D ○ C-1.00D Ax 180°
④ S-3.75D ○ C-0.75D Ax 180°
⑤ S-3.50D ○ C-1.00D Ax 180°

**86** 안경에서 콘택트렌즈로 교체 착용한 원시안이 근거리를 주시할 때 나타나는 변화로 옳은 것은?(단, 안경과 콘택트렌즈로 완전교정된 상태이다)

① 망막상 확대
② 안경배율 증가
③ 선명시야범위 감소
④ 조절요구량 감소
⑤ 폭주요구량 증가

**87** 하드 콘택트렌즈 처방을 위한 검사 결과가 다음과 같고, 구면 하드 콘택트렌즈를 착용할 경우 예상되는 잔여난시는?

- 안경교정굴절력 : S-2.00D ○ C-1.00D Ax 180°
- 각막곡률측정값 : 44.00D @ 180°, 46.00D @ 90°

① C-0.25D Ax 180°
② C-0.50D Ax 90°
③ C-0.50D Ax 180°
④ C-1.00D Ax 90°
⑤ C-1.00D Ax 180°

**88** RGP 시험렌즈를 처방한 결과가 다음과 같고 피팅상태가 양호하였다. 처방 굴절력으로 적절한 것은?(단, 안경의 정점간거리는 12mm이다)

- 안경교정굴절력 : S-4.00D ◯ C-1.50D Ax 180°
- 각막곡률측정값 : 7.50mm (45.00D) @ 180°
  7.26mm (46.50D) @ 90°
- 시험렌즈 베이스커브 7.50mm (45.00D)

① S-3.75D
② S-4.00D
③ S-4.50D
④ S-5.00D
⑤ S-5.50D

**89** 하드 콘택트렌즈 처방을 위해 시험렌즈를 착용하였고 이상적인 피팅상태를 보였다. 시험렌즈의 베이스커브보다 0.10mm 더 플랫(Flat)한 렌즈로 교체하였을 때 나타나는 현상으로 옳은 것은?

① 렌즈의 중력중심이 후면 쪽으로 이동한다.
② 정면을 주시할 때 렌즈의 움직임이 거의 없다.
③ 눈알이 움직일 때 렌즈가 지연 없이 같이 움직인다.
④ 눈깜박임 직후 각막 중심부 복귀가 잘되지 않는다.
⑤ 교정시력이 향상된다.

**90** 하드 콘택트렌즈를 착용한 사람이 다음과 같은 증상을 보였다면 렌즈의 조정방법은?

- 주간 시력은 양호하나 야간시력이 불량함
- 낮 동안에도 어두운 곳에서는 흐려 보이고 빛 번짐이 심함

① 전체 직경을 더 작게 한다.
② 광학부 직경을 더 크게 한다.
③ 베이스커브를 더 스팁(Steep)하게 변경해 준다.
④ 새그깊이(SagittalDepth)을 작게 준다.
⑤ 후면 주변부커브의 곡률을 크게 해 준다.

**91** 소프트 콘택트렌즈의 변수 중 수평 방향의 가시 홍채지름을 참조하여 선택하는 것은?

① 함수율
② 중심두께
③ 전체직경
④ 광학부지름
⑤ 베이스커브

**92** 렌즈의 후면 디자인이 각막면과 유사하고, 불규칙 각막난시를 효과적으로 교정할 수 있는 콘택트렌즈는?

① 토릭 소프트 콘택트렌즈
② 구면 소프트 콘택트렌즈
③ 비구면 소프트 콘택트렌즈
④ 역기하 RGP 콘택트렌즈
⑤ 비구면 RGP 콘택트렌즈

**93** 소프트 콘택트렌즈의 착용상태를 검사하였더니 렌즈의 움직임이 과도하였다. 렌즈 움직임을 감소시키는 방법이 아닌 것은?

① 중심두께를 얇게 한다.
② 전체지름를 크게 한다.
③ 후면곡률반지름을 길게 한다.
④ 스티프(Steep)한 피팅상태로 수정한다.
⑤ 새그깊이(Sagittal Depth)를 크게 한다.

**94** 안경교정 굴절력이 S-2.00D ◯ C-1.50D Ax 180°이고, 양주경선의 각막곡률측정값이 똑같은 난시안에게 적합한 콘택트렌즈의 재질과 디자인은?

① 구면 RGP 콘택트렌즈
② 구면 소프트 콘택트렌즈
③ 비구면 RGP 콘택트렌즈
④ 후면 토릭 RGP 콘택트렌즈
⑤ 전면 토릭 소프트 콘택트렌즈

**95** 콘택트렌즈로 노안을 교정하고자 한다. 한쪽 눈으로 원거리를 명시하게 하고, 다른 한쪽 눈으로는 근거리를 보도록 하는 처방은?

① 모노비전
② 비구면 다초점렌즈
③ 원근동시보기 이중초점렌즈
④ 원근교대보기 이중초점렌즈
⑤ 회절디자인 다초점렌즈

**96** 콘택트렌즈의 연속 착용에 따른 각막 저산소증을 해결하는 방법으로 적절한 것은?

① 중심두께를 더 두껍게 한다.
② 베이스커브 곡률반지름을 더 짧게 한다.
③ 전체지름을 더 크게 한다.
④ 광학부지름을 더 크게 한다.
⑤ 산소침투성이 높은 재질을 선택한다.

**97** 소프트 콘택트렌즈 착용자에게서 다음과 같은 증상이 관찰된다면 의심되는 안질환은?

- 심한 통증과 시력저하
- 충혈, 눈부심, 눈물 흘림
- 각막부종, 고리모양 침윤

① 단순포진각막염
② 아토피각결막염
③ 가시아메바각막염
④ 플릭텐각결막염
⑤ 노출각결막염

**98** 렌즈 엣지(Edge)에 의한 기계적인 자극이 지속되어 생기는 부작용으로 RGP렌즈를 비롯한 하드 콘택트렌즈 착용자에게 주로 나타나는 것은?

① 눈꺼풀처짐
② 각막부종
③ 각막선조
④ 유두결막염
⑤ 내피세포 다형화

**99** 다음의 내용과 관련 있는 렌즈 침착물은?

- RGP 렌즈, 실리콘하이드로겔렌즈에 잘 부착됨
- 렌즈 표면을 건조하게 해 착용감이 떨어짐
- 건성안이나 건조한 환경에서 근무하는 사람에게 잘 생김

① 단백질
② 지 방
③ 칼 슘
④ 니코틴
⑤ 점 액

**100** 콘택트렌즈 세척액의 성분과 기능을 바르게 연결한 것은?

① 완충제 – 렌즈와 세척액 사이의 접촉시간 증대
② 방부제 – 칼슘 침전 억제
③ 계면활성제 – 렌즈에 부착된 이물질을 제거
④ 킬레이팅제 – 관리용액 내 세균이 번식하는 것을 방지
⑤ 점성유지제 – 용액의 산도(pH) 유지

**101** 검영법으로 눈의 굴절상태를 측정하고자 한다. 입사광선속을 발산광선속 또는 수렴광선속으로 조절하는 방법은?

① 슬리브를 위아래로 이동함
② 광원의 밝기를 조정함
③ 검사거리를 변화시킴
④ 입사선조광의 방향을 변경함
⑤ 슬리브를 좌우로 회전함

**102** 포롭터 보조렌즈의 기호와 명칭이 바르게 연결된 것은?

① PH – 편광필터
② R – 적색필터
③ P – 핀홀렌즈
④ RL – 검영보정렌즈
⑤ ±.50 – 크로스실린더렌즈

**103** 안경렌즈의 굴절력을 망원경식 렌즈미터로 측정할 때 콜리메이터(Collimater)부에서 나온 평행광선속은 망원경부의 핀트글래스(Pint Glass)에 결상된다. 측정자가 결상된 타깃상을 볼 수 있도록 확대해 주는 것은?

① 타 깃
② 표준렌즈
③ 측정안경렌즈
④ 대물렌즈
⑤ 접안렌즈

**104** 안경렌즈가 안경테에 잘 맞추어 조제가공되었는지를 점검하기 위해 렌즈 내부의 변형 여부를 확인하는 장치는?

① 구면계
② 두께게이지
③ 왜곡검사기
④ 렌즈미터
⑤ 검안경

**105** 눈의 기저부 및 매체를 검사하는 데 사용되는 광학기기는?

① 세극등현미경(Slit Lampmicroscope)
② 안압계(Tonometer)
③ 포롭터(Phoropter)
④ 검안경(Ophthalmoscope)
⑤ 시야계(Perimeter)

### 3교시 실기시험

**01** 나안시력을 검사하는 과정에서 검사거리 50cm에서 시표를 판독하지 못하여 손가락 개수를 세어보도록 하였다. 30cm에서 손가락 개수를 판별할 수 있었다면 이 사람의 시력은?

① 0.01
② 0.03
③ 광각(Light Perception)
④ 안전수동(Handmovement)
⑤ 안전수지(Finger Count)

**02** 나이가 50세인 사람이 원거리 시력은 좋으나 최근 스마트폰의 글자가 흐려 보인다고 호소하는 경우 우선하여 검사해야 할 것은?

① 억제검사
② 시야검사
③ 조절력검사
④ 우위안검사
⑤ 입체시검사

**03** 눈 앞 67cm에서 발산광선속으로 정적검영법을 시행하였다. S-1.00D를 가입하였을 때 중화되었다면 교정렌즈의 굴절력은?(단, 검사거리 보정렌즈는 사용하지 않았다)

① S-1.00D
② S-1.50D
③ S-2.00D
④ S-2.50D
⑤ S-3.00D

**04** 안모형통을 이용하여 정적검영법을 실시하였다. 안모형통의 기준선을 -1에 맞추고, 렌즈받침대에 C+0.50D Ax 180°의 원주렌즈를 장입하여 합성광학계를 구성하였다. 이 합성광학계의 굴절상태에 관한 설명으로 옳은 것은?

① S-1.00D ◯ C-0.50D Ax 180°으로 교정될 근시성 복성직난시이다.
② S-1.00D ◯ C+0.50D Ax 180°으로 교정될 근시성 복성도난시이다.
③ S-1.50D ◯ C-0.50D Ax 90°으로 교정될 근시성 복성도난시이다.
④ S+1.00D ◯ C+0.50D Ax 180°으로 교정될 원시성 복성도난시이다.
⑤ S-1.00D ◯ C+1.50D Ax 180°으로 교정될 근시성 혼합도난시이다.

**05** 운무법에 의한 원용굴절검사의 결과가 다음과 같을 때 교정렌즈의 굴절력은?

| 가입렌즈 | 교정시력 |
| --- | --- |
| S-1.50D | 0.8 |
| S-1.75D | 0.9 |
| S-2.00D | 1.0 |
| S-2.25D | 1.0 |
| S-2.50D | 0.9 |

① S-1.50D
② S-1.75D
③ S-2.00D
④ S-2.25D
⑤ S-2.50D

**06** 운무법을 이용한 자각적 굴절검사에서 난시안을 교정하기 위한 렌즈는?

① 구면렌즈
② 원주렌즈
③ 편광렌즈
④ 조광렌즈
⑤ 핀홀렌즈

**07** 근시성 난시안인 사람이 나안으로 방사선시표를 바라보았을 때 다음 그림과 같았다면 (-)원주렌즈의 교정축 방향은?

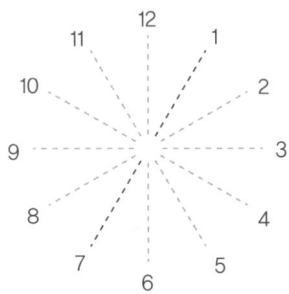

① 30°
② 60°
③ 90°
④ 120°
⑤ 150°

**08** 다음 사진과 같이 포롭터에 S-3.00D ○ C-1.50D Ax 180°가 가입되어 있고 크로스실린더렌즈를 사용하여 난시정밀검사를 하고 있다. 반전검사를 실시했을 때 사진(나)의 상태보다 사진(가)의 상태에서 보는 것이 시표가 더 선명하다고 하였다면 교정굴절력의 조정으로 옳은 것은?

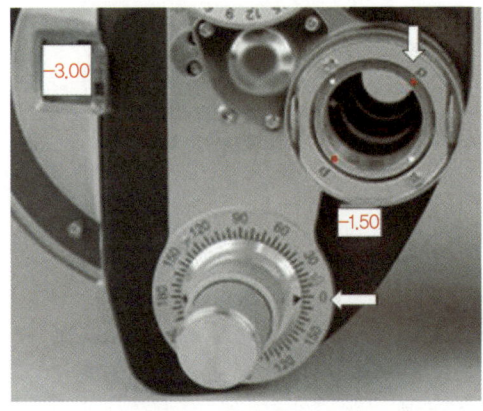

(가)

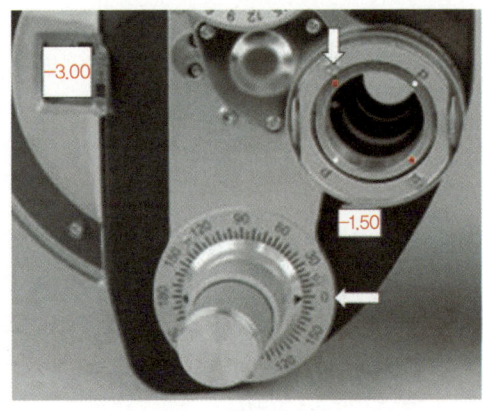

(나)

① S-3.00D ○ C-1.50D Ax 5°
② S-3.00D ○ C-1.50D Ax 175°
③ S-3.00D ○ C-1.25D Ax 180°
④ S-3.00D ○ C-1.75D Ax 180°
⑤ S-3.25D ○ C-1.50D Ax 175°

**09** 좌안과 우안에 편광축이 서로 수직인 편광렌즈를 장입하고 편광시표를 보았을 때 다음 그림과 같이 위쪽 시표가 더 선명하다고 하였다. 조정 방법으로 옳은 것은?(단, 우안은 위 두 줄의 시표를, 좌안은 아래 두 줄의 시표를 인식할 수 있다)

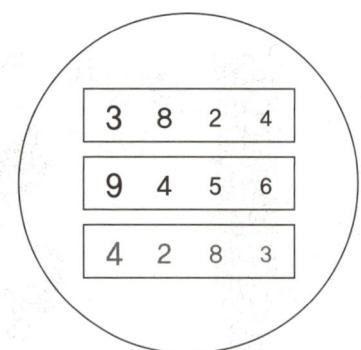

① 우안에 S+0.25D를 가입한다.
② 우안에 S−0.25D를 가입한다.
③ 좌안에 S+0.25D를 가입한다.
④ 좌안에 S−0.25D를 가입한다.
⑤ 양안균형상태이므로 조정이 필요 없다.

**10** 다음 사진은 편광적록시표를 사용하여 양안조절균형검사를 한 결과이다. 포롭터에 OU : S−3.00D로 가입되어 있다면 굴절력의 조정으로 옳은 것은?(단, 우안은 9와 6, 좌안은 3과 5를 인식하고 있다)

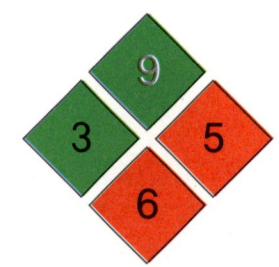

① OD : S−2.75D, OS : S−3.00D
② OD : S−3.25D, OS : S−2.75D
③ OD : S−3.00D, OS : S−2.75D
④ OD : S−3.25D, OS : S−3.00D
⑤ OD : S−3.25D, OS : S−3.25D

**11** 원용완전교정값이 다음과 같고 근거리 적록시표를 이용하여 가입도 검사를 하였다. 녹색 바탕의 시표가 적색 바탕의 시표보다 더 선명하게 보인다고 하였다면 조정된 굴절력으로 옳은 것은?

• 원용완전교정값 : S+1.50D ○ C−1.00D Ax 180°

① S+1.50D ○ C−1.25D Ax 180°
② S+1.50D ○ C−0.75D Ax 180°
③ S+1.75D ○ C−1.00D Ax 180°
④ S+1.25D ○ C−1.00D Ax 180°
⑤ S+1.75D ○ C−1.25D Ax 180°

**12** 원용완전교정굴절력이 S+1.00D이고 최대조절력이 1.00D인 사람의 작업거리가 50cm일 때 근용안경의 굴절력은?(단, 유용조절력은 최대조절력의 $\frac{1}{2}$로 한다)

① S+1.00D
② S+1.50D
③ S+2.00D
④ S+2.50D
⑤ S+3.00D

**13** 습관적으로 안경테의 왼쪽 다리만 잡고 안경을 쓰거나 벗는 경우 주로 나타날 수 있는 변형은?

① 좌우코받침 사이 폭이 좁아진다.
② 왼쪽 다리벌림각이 커진다.
③ 오른쪽 다리벌림각이 작아진다.
④ 오른쪽 정점간거리가 짧아진다.
⑤ 왼쪽 정점간거리가 짧아진다.

**14** 설계차트로 측정한 필요렌즈의 최소지름은?

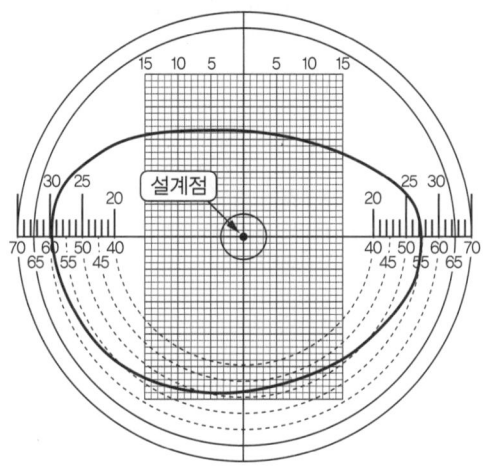

① 55mm  ② 60mm
③ 65mm  ④ 70mm
⑤ 75mm

**15** 46 □ 18 140로 표기된 원형안경테의 조제가공 PD가 60mm이다. 설계점을 설정할 때 형판의 기준점으로부터의 수평 편위량은?(단, 단안 PD는 좌우의 차이가 없다)

① 코 방향으로 2mm
② 코 방향으로 3mm
③ 귀 방향으로 2mm
④ 귀 방향으로 3mm
⑤ 귀 방향으로 4mm

**16** 자연스러운 수평시 상태의 머리자세에서 광학중심점 높이(Oh)를 측정하였더니 28mm였다. 경사각이 10°이고 정점간거리가 12mm일 때, 조제가공 Oh의 근사값은?(단, 각막정점에서 안구회선점까지 거리는 13mm이고, sin10°는 약 0.17이다)

① 20mm  ② 24mm
③ 28mm  ④ 32mm
⑤ 36mm

**17** 안경렌즈의 굴절력을 렌즈미터로 측정하였다. 측정 결과가 다음 그림과 같을 때 굴절력의 표기는?

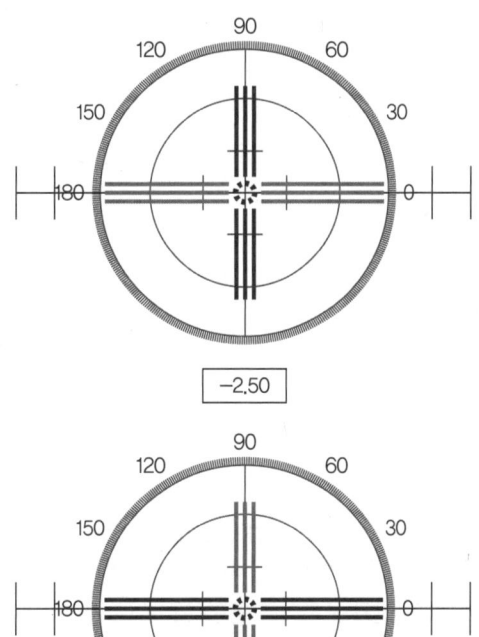

① S-2.50D ◌ C-1.50D Ax 180°
② S-1.50D ◌ C+1.00D Ax 180°
③ S-2.50D ◌ C-1.00D Ax 180°
④ S-1.50D ◌ C+1.00D Ax 90°
⑤ S-1.50D ◌ C-1.00D Ax 90°

**18** 근용프리즘처방안경을 조제가공 하고자 한다. 렌즈의 산각줄기에 관한 설명으로 옳은 것은?

① 기저내방의 (+)렌즈의 커브는 후면과 평행하게 세운다.
② 기저내방의 (−)렌즈의 커브는 후면과 평행하게 세운다.
③ 기저외방의 (+)렌즈의 커브는 전면과 평행하게 세운다.
④ 기저외방의 (−)렌즈의 커브는 후면과 평행하게 세운다.
⑤ 근용프리즘처방 렌즈의 커브는 모두 전면과 평행하게 세운다.

**19** 다음과 같이 처방된 원용안경의 PD가 68mm로 조제가공 되었다. 이 안경을 착용했을 때 양안에 미치는 프리즘 영향은?

- OU : S+3.50D, PD 64mm
- Oh는 정확하게 조제됨

① 0.7△ BI    ② 0.7△ BO
③ 1.4△ BI    ④ 1.4△ BO
⑤ 2.8△ BI

**20** 다음의 처방에 따라 조제가공된 안경의 광학중심점간 거리를 점검하였을 때 허용오차 범위 내에 있는 것은?(단, Oh는 정확함)

- 원용 OU : S−3.00D ◯ C−1.00D Ax 90°
- 원용 PD : 60mm
- 허용오차가 큰 방향 : 1.0△
- 허용오차가 작은 방향 : 0.5△

① 56mm    ② 58mm
③ 62mm    ④ 64mm
⑤ 66mm

**21** 평산각 안경(무테안경)에서 일반 안경테의 엔드피스와 같은 기능을 하는 부분은?

① 고정금대(Strap)
② 연결부(Bridge)
③ 다리본대(Temple)
④ 경첩(Hinge)
⑤ 코받침지지(Pad Arm)

**22** 근용안경의 굴절력이 OU : C−1.00D Ax 90°이고 가입도가 2.00D라면 원용안경의 굴절력은?

① OU : C−3.00D Ax 90°
② OU : S−2.00D ◯ C+1.00D Ax 90°
③ OU : S−3.00D ◯ C−1.00D Ax 90°
④ OU : S−2.00D ◯ C−1.00D Ax 180°
⑤ OU : S−3.00D ◯ C+1.00D Ax 180°

**23** 다음 그림에서 이중초점렌즈 설계를 위한 세그 높이(Segment Height)는?(단, 경사각 0°자세에서 피팅된 상태이다)

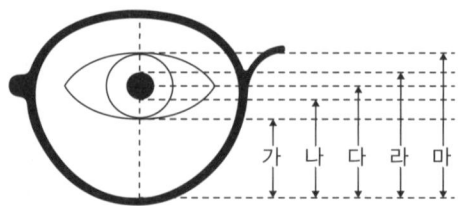

① 가
② 나
③ 다
④ 라
⑤ 마

**24** 이중초점렌즈의 처방이 다음과 같다. 근거리를 주시할 때, 수직 방향 부등사위를 제거하기 위해 슬랩오프(Slab Off) 가공해야 할 렌즈와 프리즘 효과는?

- 원용 OD : S−1.00D
  　　 OS : S+2.00D
- Add : 3.00D

① OD, BU
② OS, BU
③ OD, BD
④ OS, BD
⑤ OU, BU

**25** 다음 그림과 같이 표시가 되어 있는 누진굴절력렌즈의 가입도는?

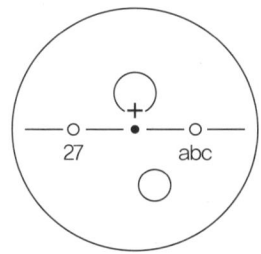

① +1.75D
② +2.00D
③ +2.25D
④ +2.50D
⑤ +2.75D

**26** 다음 그림은 완성된 누진굴절력안경을 착용하고 원거리를 주시하고 있는 모습이다. 조제가공이 정확하게 된 상태는?(단, +표시는 아이포인트, ○표시는 근용부 참조원이다)

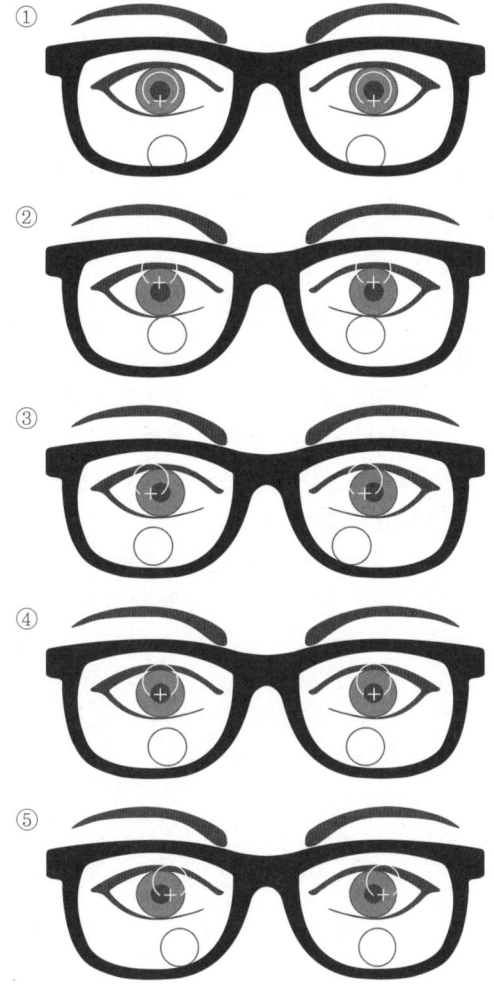

**27** 누진굴절력렌즈의 두께와 무게를 감소시키기 위한 프리즘시닝(Prism Thining) 가공으로 발생하는 프리즘 효과는?

① BU
② BD
③ BI
④ BO
⑤ Base 45°

**28** 다음과 같은 처방으로 복식알바이트 안경을 조제가공하려고 한다. 원용은 앞렌즈와 뒷렌즈를 합쳐서 사용하고 근용은 뒷렌즈를 사용한다. 앞렌즈의 조제가공 PD는?(단, Oh는 원용과 근용이 같다)

- OU : S-1.00D ◯ C+1.00D Ax 90°, Add 3.00D
- 원용 PD : 64mm / 근용 PD : 58mm

① 56mm
② 58mm
③ 60mm
④ 64mm
⑤ 68mm

**29** 원용안경처방이 OD : S-3.00D ◯ 1.5△ BI이고, 오른쪽 단안 PD가 30mm였다. 오른쪽 조제가공 PD는?

① 27mm
② 29mm
③ 31mm
④ 33mm
⑤ 35mm

**30** 원용안경 처방이 다음과 같을 때 조제된 안경의 광학중심점높이(Oh)는?

- OU : S-2.50D ◯ C+1.00D Ax 90° ◯ 0.5△ BU
- PD : 29mm / Oh : 27mm(경사각 0° 자세에서 측정함)

① 19mm
② 21mm
③ 25mm
④ 27mm
⑤ 29mm

**31** 다음의 내용과 관계있는 안구운동 검사는?

- 속도는 초당 30~60°의 속도로 약간 느림
- 중심오목에 움직이는 물체의 상이 계속 머물러 있게 하는 운동

① 정적시야검사
② 동적시야검사
③ 동공반사검사
④ 충동안구운동검사
⑤ 추종안구운동검사

**32** 폰 그레페(Von Grafe)법으로 원거리 수직사위검사를 하려면 포롭터에 가입해야 할 보조렌즈는?

① R : PH        L : OC
② R : RL        L : GL
③ R : 6△U      L : ○
④ R : ○         L : 10△I
⑤ R : 6△U      L : 10△I

**33** 포롭터에 편광렌즈를 장입하고 편광십자시표를 보게 하였다. 양안으로 보았을 때 시표의 모양이 다음 그림과 같았고 우안에 로터리프리즘을 가입하여 사위량을 측정하고자 한다. 로터리프리즘의 가입과 조정 방향으로 옳은 것은?

| 편광시표 | 편광렌즈 가입 후 보이는 상태 |
|---|---|
|  | 좌안   우안 |

①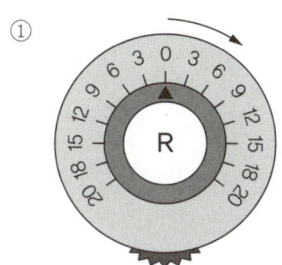

②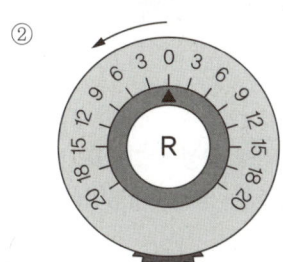

③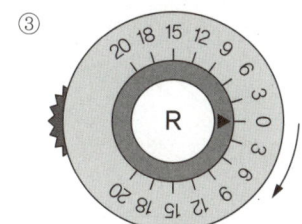

④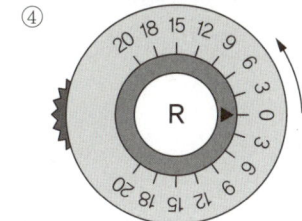

⑤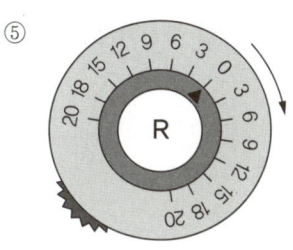

**34** 다음의 검사방법으로 측정할 수 있는 것은?

- 원용완전교정굴절력을 가입한다.
- 눈 앞 40cm에 근거리 시표를 보게 한다.
- 양안에 (−)구면렌즈를 점진적으로 높여 준다.
- 시표가 흐려 보이기 시작할 때의 굴절력을 측정한다.

① 조절용이성
② 음성상대폭주력
③ 양성상대폭주력
④ 음성상대조절력
⑤ 양성상대조절력

**35** 원용완전교정 후 ±2.00D 플리퍼를 이용하여 단안 조절효율검사를 시행하였다. (+)렌즈를 대었을 때 반응 속도가 느려 기댓값보다 낮게 측정되었다면 예상되는 시기능이상은?

① 폭주부족
② 폭주과다
③ 조절부족
④ 조절과다
⑤ 개산부족

**36** 수평 방향 폭주여력을 측정하기 위해 가입해야 하는 프리즘렌즈는?

① OD : BI, OD : BO
② OD : BO, OD : BI
③ OD : BI, OD : BI
④ OD : BO, OD : BO
⑤ OD : BU, OD : BD

**37** 다음의 검사방법으로 측정할 수 있는 것은?

- 원용완전교정굴절력을 가입한다.
- 눈 앞 40cm 거리에 있는 시표를 주시하게 한다.
- 시표가 흐려 보이기 시작할 때까지 양안에 기저내방(BI) 프리즘을 부가한다.

① 조절용이성
② 음성상대폭주력
③ 양성상대폭주력
④ 음성상대조절력
⑤ 양성상대조절력

**38** 검사거리 40cm에서 근거리 사위검사를 하였다. 검사 결과가 다음과 같을 때 그래디언트법에 의한 조절성폭주비(AC/A)는?

- 수평사위 : 3△ 외사위
- S+1.00D 가입 후 수평사위 : 5△ 외사위

① 1△/D
② 2△/D
③ 3△/D
④ 4△/D
⑤ 5△/D

**39** 4△ BO 검사의 결과가 다음과 같을 때 예상되는 양안시이상은?

- 우안에 4△ BO을 대었을 때 좌우안의 움직임이 없음
- 좌안에 4△ BO을 대었을 때 좌우안이 모두 한 방향으로 움직임(좌안은 코 쪽, 우안은 귀 쪽)

① 정 상
② 생리적 억제
③ 이상망막대응
④ 좌안중심부억제
⑤ 우안중심부억제

**40** 시기능분석을 위해 작성한 그래프가 다음 사진과 같을 때 예상되는 양안시기능이상의 종류는?

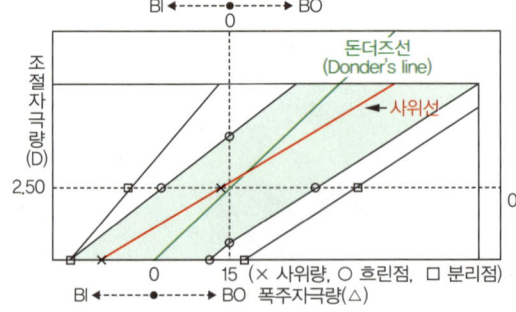

① 폭주과다
② 폭주부족
③ 개산과다
④ 개산부족
⑤ 기본외사위

**41** 세극등현미경검사에서 다음 사진과 같이 각막에 직접 조명하여 각막의 횡단면을 폭넓게 관찰하는 조명법은?

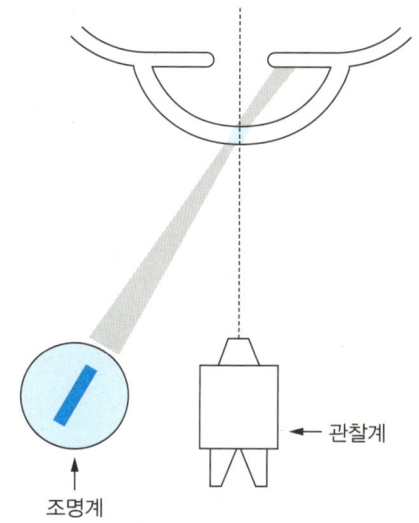

① 역조명법
② 경면반사조명법
③ 확산조명법
④ 공막산란조명법
⑤ 평행육면체조명법

**42** 다음은 소프트 콘택트렌즈의 피팅상태에 관한 내용이다. 루즈(Loose)한 피팅상태에 해당하는 것은?

① 눈깜박임 직후 순간적으로 양호한 시력을 보인다.
② 눈깜박임 시 0.5mm 정도의 렌즈 움직임이 있다.
③ 상방을 주시할 때 3.0mm 정도 지체가 나타난다.
④ 각막가장자리 충혈이나 결막 눌림자국이 관찰된다.
⑤ 초기 착용감이 양호하다.

**43** 전체직경이 14.0mm이고, 베이스커브가 8.20mm인 소프트 콘택트렌즈를 착용하였을 때 양호한 피팅상태를 보였다. 렌즈의 전체직경을 14.5mm로 교체할 때 동일한 피팅상태를 유지하려면 베이스커브는?

① 7.90mm
② 8.10mm
③ 8.30mm
④ 8.50mm
⑤ 8.70mm

**44** 하드 콘택트렌즈 처방을 위한 검사 결과가 다음과 같고, 덧댐굴절검사를 진행하였다. 예상되는 덧댐굴절검사값은?(단, 안경의 정점간거리는 12mm이다)

- 안경교정굴절력 : S-4.00D ◯ C-0.50D Ax 180°
- K-readings : 7.50mm (45.00D) @ 180°
  7.42mm (45.50D) @ 90°
- 시험렌즈 굴절력 : S-3.00D, 베이스커브 7.60mm (44.50D)

① S-0.50D
② S-0.25D
③ 0.00D
④ S+0.25D
⑤ S+0.50D

**45** 하드 콘택트렌즈의 피팅상태를 검사하였을 때 하방 안정되었다. 그 원인으로 볼 수 없는 것은?

① 고도의 직난시성 각막
② 고도의 도난시성 각막
③ 고도의 (+)굴절력 렌즈
④ 위 눈꺼풀의 장력이 느슨함
⑤ 불완전한 눈깜박임

**46** 하드 콘택트렌즈 처방을 위해 시험렌즈를 착용하고 플루레신 패턴을 관찰하였을 때 사진과 같이 각막 중심부는 검은색이, 주변부는 밝은 초록색이 관찰되었다. 이상적인 피팅상태로 조정하는 방법은?

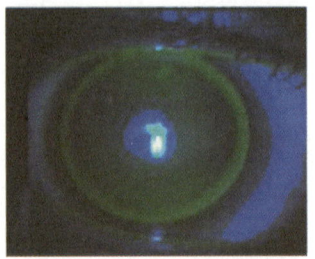

① 후면광학부 곡률반지름이 더 짧은 렌즈를 선택한다.
② 전체직경이 더 작은 렌즈를 선택한다.
③ 광학부지름이 더 작은 렌즈를 선택한다.
④ 후면주변부 곡률반지름이 더 긴 렌즈를 선택한다.
⑤ 중심두께가 더 두꺼운 렌즈를 선택한다.

**47** 콘택트렌즈 관리를 위한 다목적용액(Multi-purpose Solution)의 성분 중 염화나트륨(NaCl)의 기능은?

① 계면활성제
② 효소분해제
③ 완충용액
④ 킬레이팅제
⑤ 삼투압조절제

**48** 굴절력이 S-2.00D ○ C-2.00D Ax 170°인 토릭 소프트 콘택트렌즈의 피팅상태를 확인하였을 때 사진과 같이 6시 방향의 참고마크가 시계방향으로 20° 회전하여 안정하였다. 최종 처방할 토릭 소프트 콘택트렌즈는?

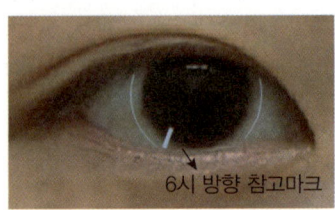
6시 방향 참고마크

① S-2.00D ○ C-1.50D Ax 170°
② S-2.00D ○ C-1.50D Ax 150°
③ S-2.00D ○ C-1.50D Ax 10°
④ S-2.00D ○ C-2.00D Ax 150°
⑤ S-2.00D ○ C-2.00D Ax 10°

**49** 다음의 내용과 관계있는 노안교정 콘택트렌즈는?

> • 하나의 주시물체에 대하여 선명도가 다른 두 개의 망막상이 생김
> • 중심부에 근용, 주변부에 원용을 처방
> • 가입도가 높을 때 성공적

① 모노비전
② 비구면 다초점렌즈
③ 교대보기 이중초점렌즈
④ 동시보기 이중초점렌즈
⑤ 회절디자인 다초점렌즈

**50** 완전교정한 안경의 굴절력이 S-4.00D ○ C-1.50D Ax 180°인 사람이 콘택트렌즈로 교정하고자 한다. 콘택트렌즈의 처방값은?(단, 안경의 정점간거리는 12mm이다)

① S-3.50D ○ C-1.50D Ax 90°
② S-3.75D ○ C-1.50D Ax 180°
③ S-3.75D ○ C-1.25D Ax 90°
④ S-4.00D ○ C-1.25D Ax 180°
⑤ S-4.00D ○ C-1.50D Ax 180°

**51** 내부식성이 뛰어나 금장 안경테의 재료로 많이 쓰이나 니켈을 주성분으로 하여 피부 알레르기 반응을 일으킬 수 있는 금속안경테 소재는?

① 모넬
② 양백
③ 티타늄
④ 하이니켈
⑤ 블랑카-Z

**52** 안경테에 귀금속도금을 하기 전 소지금속과의 밀착성이 우수하여 1차 도금으로 사용되는 것은?

① 주석(Zn)
② 크롬(Cr)
③ 니켈(Ni)
④ 로듐(Rh)
⑤ 구리(Cu)

**53** 다음은 플라스틱 안경테에 관한 설명이다. 이와 같은 특성을 갖는 안경테는?

> • 구부리거나 휘기 쉬우나 본래의 모양으로 되돌아온다.
> • 치수 안정성이 뛰어나다.
> • 온도(-93~213℃)에 대한 저항성이 크다.
> • 잘 긁히지 않고 광택이 풍부하다.

① 카본테
② 귀갑테
③ 옵틸테
④ 셀룰로이드테
⑤ 형상기억플라스틱테

**54** 열경화성 플라스틱에 관한 설명으로 옳은 것은?

① 열가소성 수지보다 내충격성이 우수하다.
② 가열하면 연화되어 성형이 쉽다.
③ 3차원 망목구조로 이루어진 고분자 화합물이다.
④ 셀룰로이드가 열경화성 수지에 속한다.
⑤ 주로 사출성형법으로 제조한다.

**55** 구면렌즈와 비교했을 때 비구면렌즈가 갖는 특성으로 옳지 않은 것은?(단, 렌즈의 재질과 굴절력은 모두 같다)

① 주변부 시야가 넓어진다.
② 주변부로 갈수록 곡률반지름이 감소한다.
③ 주변부 구면수차가 감소한다.
④ 상의 왜곡이 감소한다.
⑤ 렌즈의 무게가 감소한다.

**56** 이중초점렌즈에서 슬랩오프(Slab Off) 가공을 하는 이유는?

① 렌즈의 외관이 좋게 하려고
② 원용부의 두께와 무게를 줄이기 위해
③ 근용부의 두께와 무게를 줄이기 위해
④ 양안의 수직 방향 프리즘굴절력 차이를 제거하기 위해
⑤ 양안의 수평 방향 프리즘굴절력 차이를 제거하기 위해

**57** 수면이나 설원에서 반사되는 빛을 특정적으로 흡수함으로써 눈부심을 덜어줄 수 있는 안경렌즈는?

① 컬러렌즈
② 프레넬막렌즈
③ 감광렌즈
④ 편광렌즈
⑤ 비구면렌즈

**58** 빛의 파장과 세기, 주변 온도 등에 따라 광투과율이 달라지는 렌즈에 관한 설명으로 옳은 것은?

① 자외선과 가시광선 중 장파장 영역의 빛에 의해 착색된다.
② 적외선과 가시광선 중 단파장 영역의 빛에 의해 탈색된다.
③ 온도가 높을수록 더 진하게 착색된다.
④ 도심지의 스모그현상이 심하면 더 진하게 착색된다.
⑤ 상대적으로 착색반응이 퇴색반응보다 더 빠르게 나타난다.

**59** 안위이상을 교정하는 프리즘굴절력이 높은 경우 렌즈의 두께와 무게를 줄이기 위해 사용하는 렌즈는?

① 컬러렌즈
② 편광렌즈
③ 사이즈렌즈
④ 렌티큘러렌즈
⑤ 프레넬막렌즈

**60** 설원 등에서 발생하는 눈부심을 줄이기 위한 렌즈의 표면처리 방법으로 금속 피막을 사용하는 것은?

① 하드코팅
② 미러코팅
③ 초발수코팅
④ 청광차단코팅
⑤ 자외선차단코팅

국가고시 안경사 기출동형 단기완성

# PART 13

# 기출동형 모의고사 정답 및 해설

- 제1회 기출동형 모의고사 정답 및 해설
- 제2회 기출동형 모의고사 정답 및 해설
- 제3회 기출동형 모의고사 정답 및 해설
- 제4회 기출동형 모의고사 정답 및 해설
- 제5회 기출동형 모의고사 정답 및 해설

합격의 공식
시대에듀

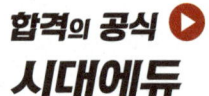

자격증·공무원·금융/보험·면허증·언어/외국어·검정고시/독학사·기업체/취업
이 시대의 모든 합격! 시대에듀에서 합격하세요!
www.youtube.com → 시대에듀 → 구독

# 제1회 기출동형 모의고사 정답 및 해설

## 1교시 시광학이론

**01** 출제키워드 ▶ 각막의 특성

각막상피에는 눈신경의 신경 말단이 분포되어 있어 자극에 민감하게 반응한다.

정답 ③

**02** 출제키워드 ▶ 공막의 기능

- 눈알을 보호하고 눈알의 형태를 유지
- 외안근의 부착 부위를 제공

정답 ②

**03** 출제키워드 ▶ 홍채의 특성

홍채실질(기질)은 작은홍채동맥고리에서 유래된 모세혈관이 풍부하다.

정답 ③

**04** 출제키워드 ▶ 섬모체근의 특성

근거리 주시 시 섬모체근이 수축하면 쉴렘관은 열린다(→ 방수 배출).

정답 ④

**05** 출제키워드 ▶ 망막의 기능

망막은 빛을 감지하는 부분인 광수용체세포를 가지고 있어 외계 사물의 상이 결상되는 곳이다.

정답 ⑤

**06** 출제키워드 ▶ 망막의 중심오목

망막의 영양공급 : 바깥쪽 $\frac{1}{3}$은 맥락막 모세혈관, 안쪽 $\frac{2}{3}$는 망막중심동맥의 분지, 중심와는 맥락막모세혈관에서만 영양을 공급받는다.

정답 ③

**07** 출제키워드 ▶ 수정체

근거리에 있는 물체를 주시할 때 수정체의 두께가 증가하여 눈의 굴절력이 증가한다. 수정체는 전 생애를 걸쳐 서서히 성장이 일어나고, 노화가 되면 수정체가 탄력성을 잃어 조절력도 서서히 상실하게 된다.

정답 ③

**08** 출제키워드 ▶ 방수의 특성

방수의 유출은 일정한 안압 유지에 필수적이다. 조절 시 쉴렘관이 열려 방수의 유출이 일어나고 아침 기상 시와 누워 있을 때는 안압이 높다.

정답 ②

**09** 출제키워드 ▶ 안와의 기능

안와는 코의 양쪽에 위치하는 눈알이 담겨 있는 뼈로 눈알, 외안근, 시신경 등을 둘러싸서 보호하는 기능을 한다.

정답 ①

**10** 출제키워드 ▶ 눈둘레근의 지배신경

눈둘레근은 눈꺼풀틈새와 평행하게 배열된 동심성 근섬유로 눈꺼풀부와 안와부로 나눌 수 있다. 눈꺼풀부는 무의식중에 눈을 감을 때, 안와부는 의식적으로 눈을 감을 때 사용하고 얼굴신경(안면신경)의 지배를 받는다.

정답 ②

**11** 출제키워드 ▶ 눈물막의 특성

평상시 눈물은 덧눈물샘(볼프링샘, 크라우제샘)에서 분비된다. 주눈물샘에서는 상처, 질병 등으로 인한 삼차신경의 자극이나 정신적 자극으로 인한 눈물이 분비된다.

〈눈물막의 분비샘과 기능〉

| 눈물층 | 분비샘 | 기능 |
| --- | --- | --- |
| 지방층 | 마이봄샘, 짜이스샘 | • 눈물의 증발과 넘침 방지<br>• 눈꺼풀과 눈알 사이의 윤활 작용 |

| | | |
|---|---|---|
| 수성층 | 주눈물샘, 덧눈물샘 | • 각막의 신진대사 촉진<br>• 항균작용<br>• 이물질 및 노폐물의 운반 등 |
| 점액층 | 술잔세포 | • 각막을 친수성으로 만들어줌<br>• 눈물의 표면장력을 낮추어 눈물이 고루 퍼지게 함 |

정답 ④

## 12 출제키워드 ▶ 눈물의 항균 작용

- IgA : 라이소자임과 함께 세균 용해
- IgE : 알레르기 결막염과 같은 과민성 질환 발생 시 증가
- IgG : 식세포작용, 보체의 활성화
- 라이소자임 : 세균의 세포벽 공격
- 베타라이신 : 세균 용해, 세균증식억제

정답 ②

## 13 출제키워드 ▶ 위빗근의 작용과 지배신경

〈외안근의 작용과 지배신경〉

| 외안근 | 주작용 | 보조작용 | 지배신경 |
|---|---|---|---|
| 안쪽곧은근 | 안쪽돌림<br>(내전) | 없음 | 눈돌림신경 |
| 가쪽곧은근 | 가쪽돌림<br>(외전) | 없음 | 가돌림신경 |
| 위곧은근 | 올림(상전) | 안쪽돌림,<br>내회선 | 눈돌림신경 |
| 아래곧은근 | 내림(하전) | 안쪽돌림,<br>외회선 | 눈돌림신경 |
| 위빗근 | 코방향회선<br>(내회선) | 내림,<br>가쪽돌림 | 도르래신경 |
| 아래빗근 | 귀방향회선<br>(외회선) | 올림,<br>가쪽돌림 | 눈돌림신경 |

정답 ①

## 14 출제키워드 ▶ 시력의 종류 – 최소가독시력

- 최소가독시력 : 읽고 판단할 수 있는 문자나 형태의 최소 크기, 눈의 생리적 기능 외에도 심리적 요인(지능, 주의력)과 관련
- 최소분리시력 : 떨어져 있는 두 점을 두 개로 인식할 수 있는 최소간격
- 최소가시시력 : 눈으로 느낄 수 있는 최소 광선량, 광선에 대한 망막의 감도

정답 ②

## 15 출제키워드 ▶ 시야의 범위

정상인의 한눈 시야의 범위는 위쪽이 가장 좁고, 바깥쪽이 가장 넓다.

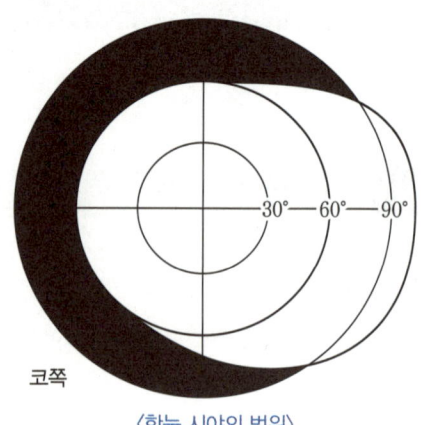

〈한눈 시야의 범위〉

정답 ③

## 16 출제키워드 ▶ 약시의 종류 – 폐용약시

- 폐용약시(시각차단약시) : 눈꺼풀 봉합술, 눈꺼풀처짐, 백내장, 각막혼탁 등에 의해 오랜 기간 시자극이 결핍되어 발생(소아는 2주 이상 지속적 안대 착용 시 약시를 유발할 수 있다)
- 사시약시 : 4세 이전 사시로 인한 복시를 피하고자 사시가 있는 눈의 황반기능이 억제되어 발생
- 기질약시 : 시신경 조직, 시각 경로의 한 부분에 이상이 있는 경우
- 굴절이상약시 : 근시, 원시, 난시가 심한 경우 발생
- 굴절부등약시(부동시성약시) : 양안의 굴절력 차이가 커서 망막상의 크기와 선명도가 달라 융합이 되지 않는 경우 한쪽 눈의 억제로 인해 발생

정답 ②

## 17 출제키워드 ▶ 명순응과 암순응

| 명순응 | 암순응 |
|---|---|
| • 30~40초<br>• 중심부 광각이 예민하고 형태와 색채감각이 뛰어남(원뿔세포 – 요돕신)<br>• 555nm 부근 황색 계열의 빛이 밝게 보임 | • 처음 5~6분은 원뿔세포의 암순응, 막대세포의 암순응은 약 50~60분<br>• 주변부 광각이 예민하고 약한 빛에도 물체를 식별(막대세포 – 로돕신)<br>• 505nm 부근 청록색 계열의 빛이 밝게 보임 |

정답 ⑤

## 18 출제키워드 ▶ 푸르키네(Purkinje) 이동

시세포의 순응 정도에 따라 밝은 곳에서는 황록색 계열(555nm), 어두운 곳에서는 청록색 계열(505nm) 파장의 빛이 가장 밝게 보인다. 이러한 현상을 푸르키네(Purkinje) 이동이라 한다.

정답 ②

## 19 출제키워드 ▶ 야 맹

야맹은 암순응이 불량한 상태로 망막색소변성, 비타민A 결핍, 오구치병, 맥락막과 망막의 광범위한 병변으로 나타날 수 있다.

정답 ③

## 20 출제키워드 ▶ 근시의 종류 – 병적근시

- 병적근시 : 안축장이 과도하게 길어져 생기는 축성 근시, 귀쪽 코누스, 맥락막위축 등이 발생
- 거짓근시 : 원시가 교정되지 않은 상태로 근거리 작업을 장기간 계속할 때 조절 연축을 일으켜 근시와 같은 상태가 되는 것, 조절마비제하 굴절검사로 확진
- 합병근시 : 당뇨병, 초기백내장, 스테로이드 등의 약제를 투여 시, 녹내장, 외상 후 섬모체 마비로 일시적인 수정체 굴절력의 증가로 인한 근시화

정답 ①

## 21 출제키워드 ▶ 원 시

원시는 정적굴절상태에서 상측초점이 망막 뒤에 결상되는 눈이다. 조절력이 풍부할 경우 원거리와 근거리의 시력이 모두 양호하지만, 근거리 작업을 장시간하게 되면 조절성 눈피로를 느낄 수 있다.

정답 ①

## 22 출제키워드 ▶ 노안의 증상

노안은 수정체의 탄력성 감소로 조절력이 점차 줄어든다. 근점이 멀어져 근거리 작업에 불편함을 느끼기 때문에 근용안경처방시 (+)렌즈를 가입한다.

정답 ⑤

## 23 출제키워드 ▶ 눈모음(폭주)의 종류 – 조절성 폭주

- 조절성 폭주 : 가까운 곳을 주시할 때 가장 많이 사용하는 폭주로 조절 자극으로 발생하는 눈모음
- 융합성 폭주 : 양안 단일시를 위한 눈모음
- 긴장성 폭주 : 양안을 뜨고 먼 곳을 보려는 순간 일어나는 눈모음
- 근접성 폭주 : 가까운 곳을 본다는 의식만으로 생기는 눈모음

정답 ③

## 24 출제키워드 ▶ 간헐외사시

- 아침에 일어날 때, 피로하거나 열이 날 때 한쪽 눈이 귀쪽으로 돌아간다.
- 근거리 안위는 정상이나 주로 원거리에서 이상 증상을 보인다.
- 밝은 빛에서 눈을 감거나 눈부심이 심하다.
- 2~3세 후 유년기에 발생빈도가 증가하고 한국, 일본, 중국 등 동양인에게 많이 나타난다.

정답 ①

## 25 출제키워드 ▶ 동공의 대광반사 경로

빛 → 시세포 → 두극세포 → 신경절세포 → 시신경 → 시신경교차 → 시각로 → 덮개앞핵 → E-W핵 → 섬모체신경절 → 동공조임근

정답 ③

## 26 출제키워드 ▶ 긴장동공(에디증후군)

- 대광 – 근접반사 해리 : 대광반사는 소실되고, 근접반사는 정상적으로 나타난다.
- 대광반사보다 근접반사에서 동공수축이 더 강하게 일어난다.
- 주로 한쪽 눈에서 발생하고, 이상이 있는 눈의 동공이 정상보다 크다.
- 20~40대 여성에게 흔하게 나타난다.

정답 ①

## 27 출제키워드 ▶ 초음파검사

안구의 초음파검사는 검사 목적에 따라 두 가지로 시행한다.
- A-scan모드 : 백내장, 외상 등으로 수정체 적출 시 삽입할 인공수정체의 도수 등을 결정하기 위해 안구의 길이와 눈의 구조물의 거리와 상태 측정
- B-scan모드 : 고도근시에서 안구 변화를 확인하기 위하여 유리체와 망막상태, 시신경, 공막후부 돌출 등을 관찰

정답 ⑤

## 28 출제키워드 ▶ 진균각막궤양
- 각막중심부에 회황색 원형 침윤
- 각막내피반(Corneal Endothelial Plaque)과 위성변소 관찰
- 곡물, 직물 등을 취급하는 사람에게 각막상피의 외상이 있을 때
- 먼지, 이물, 점안약을 통해 직접적으로 감염되거나 다른 조직에서 전이
- 진균은 데스메막을 쉽게 통과하여 앞방축농이 발생

정답 ②

## 29 출제키워드 ▶ 원추각막
- 각막 중앙부가 얇아지면서 각막이 서서히 원뿔형으로 돌출
- 문손징후 : 아래쪽을 보면 아래 눈꺼풀테가 원추상 형태
- 플라이셔고리 : 세극등으로 보면 각막 원추의 밑바닥에 갈색 또는 녹색의 선 관찰
- 데스메막의 파열, 불규칙한 신생혈관
- 고도근시, 부정난시 유발로 시력저하
- 초기에는 하드 콘택트렌즈로 교정, 악화하면 각막이식이 필요

정답 ②

## 30 출제키워드 ▶ 노년백내장(피질백내장)의 진행 단계
- 초기백내장 : 시력 감퇴가 심하지 않고 동공부는 투명하다.
- 팽대백내장(미숙백내장) : 피질에 수분 함유율이 가장 높고 수정체 용적이 가장 크다. 시력 감퇴와 한눈 복시가 나타난다.
- 성숙백내장 : 피질이 모두 혼탁해지면서 동공이 하얗게 보이며, 시력이 매우 불량하다. 수정체는 다시 정상 크기로 돌아오며, 수술이 필요한 시기이다.
- 과숙백내장 : 성숙백내장을 오래 방치하면 혼탁한 수정체 피질이 분해, 액화된다.
※ 모르가니백내장 : 액화된 피질 속에 수정체 핵이 가라앉는다.

정답 ③

## 31 출제키워드 ▶ 나이관련황반변성
- 망막중심부(황반부위)에 노화에 따른 여러 가지 변화가 동반되어 생기는 질환으로 노인 실명의 주요 원인이다.
- 변형시, 중심암점 등의 시력장애가 나타난다.
- 삼출성과 비삼출성으로 구분된다.
  - 비삼출성 : 드루젠(부르크막의 변성), 망막색소상피층의 위축 등
  - 삼출성 : 신생혈관, 출혈, 삼출 등이 발생

정답 ②

## 32 출제키워드 ▶ 별모양유리체증
- 유리체강 내 황백색 물질(칼슘과 지방산의 화합물)이 산재한다.
- 대개 60세 이후 단안성으로 나타난다.
- 자각증상이 없고, 치료가 불필요하다.

정답 ①

## 33 출제키워드 ▶ 인두결막염
- 어린이에게 흔히 발생하는 급성 바이러스 결막염
- 38.5~40℃의 고열, 인후통, 여포형성

정답 ①

## 34 출제키워드 ▶ 계절알레르기 결막염
- 꽃가루, 풀, 동물의 털 등에 대한 과민반응
- 면역글로불린(IgE)이 증가
- 눈물이 많이 나고 충혈, 가려움 등을 호소
- 눈을 비빌 때 끈끈한 점성 분비물이 관찰

정답 ⑤

## 35 출제키워드 ▶ 군날개
- 안구결막에 삼각형의 섬유혈관조직이 증식하여 각막을 침범한 것
- 자외선, 먼지 등에 의한 자극이 원인
- 야외활동을 많이 하는 사람에게서 주로 발생
- 군날개가 동공부를 침범하면 시력이 저하, 각막난시가 유발 가능

정답 ②

## 36 출제키워드 ▶ 눈꺼풀속말림
- 눈꺼풀테가 안쪽으로 말려 들어가 속눈썹이 안구 표면을 자극하는 상태
- 증상 : 각막상피손상, 결막충혈, 눈물 흘림, 눈부심 등
- 원인 : 노인성, 반흔성(눈꺼풀판의 흉터), 경련성, 선천성

정답 ④

## 37 출제키워드 ▶ 녹농균각막궤양
- 중심성, 급성세균각막궤양
- 오염된 점안액을 통해 감염
- 심한 통증과 시력장애, 앞방축농
- 녹농균이 만든 색소로 삼출물이 청록색을 띰

정답 ②

## 38 출제키워드 ▶ 안와연조직염(안와봉소염)
- 소아 안구돌출의 가장 흔한 원인
- 안와 내 세포조직의 급성 화농성염증
- 수술, 외상으로 직접 감염되거나 주로 코곁굴염에서 전이되어 발생
- 눈꺼풀과 결막의 부종 및 충혈, 안구돌출, 안구운동장애, 복시, 심한 통증 등을 수반

정답 ③

## 39 출제키워드 ▶ 개방각녹내장
- 섬유주변성, 섬유주 간격의 폐쇄, 쉴렘관 내피의 변성 등으로 방수유출로의 저항이 증가하여 안압상승 등의 증상이 나타난다.
- 말기까지 자각증상 없이 서서히 진행
- 시신경유두의 변화, 주변시야협착(관모양시야)
※ 급격한 시력장애와 통증을 동반하는 것은 폐쇄각녹내장이다.

정답 ④

## 40 출제키워드 ▶ 망막분지정맥폐쇄
- 동정맥 교차부 귀 위쪽 망막정맥분지에서 주로 발생
- 폐쇄된 정맥은 확장되고 꾸불꾸불해지며 면화반(하얀 솜뭉치 같은 연성삼출물), 미세혈관류(모세혈관이 늘어나고 약해짐), 망막부종, 망막출혈 등이 관찰
- 병변이 황반을 침범하면 실명할 위험성 증가

정답 ②

## 41 출제키워드 ▶ 안경테의 계측 방법
- 박싱(Boxing) 시스템 : 56 □ 20 148
- 데이텀라인(Datum Line)시스템 : 56 × 20 148, 56 / 20 148
- 상공련시스템 : 56 − 20 148

정답 ①

## 42 출제키워드 ▶ 열가소성 플라스틱 안경테의 종류
- 열가소성 플라스틱 : 선상 구조를 가진 고분자 화합물로 가열하면 연화되어 변형과 성형이 쉽고, 냉각하면 분자 배열이 가열 전의 상태로 되돌아간다.
- 안경테의 종류 : 셀룰로이드, (셀룰로이드)아세테이트, (셀룰로이드)프로피오네이트, 폴리아미드 등이 있다.

정답 ⑤

## 43 출제키워드 ▶ 옵틸(Optyl)테
- 열경화성 플라스틱으로 에폭시수지의 일종이다.
- 셀룰로이드보다 약 30% 가볍다.
- 탄력성이 우수하고 변형이 없다.
- 치수 안정성이 뛰어나다.
- 다양한 착색이 가능하다.
- 내열성, 내약품성이 강하다.
- 강도가 뛰어나 다리 부분에 철심을 넣지 않아도 된다.

정답 ④

## 44 출제키워드 ▶ 융제의 역할
땜질 작업 시 융제(Flux)의 역할은 산화 피막의 생성을 방지하여 땜이 잘되도록 한다.

정답 ⑤

## 45 출제키워드 ▶ 안경렌즈의 광학적 특성
안경렌즈는 굴절률이 높을수록, 아베수가 클수록 이상적이다. 하지만 일반적으로 굴절률이 높으면 아베수가 작은 경우가 많다.
※ 아베수는 분산능의 역수이므로 아베수가 큰 렌즈일수록 분산능과 색수차가 작아진다.

정답 ①

## 46 출제키워드 ▶ CR-39
CR-39(ADC ; Allyldiglycolcarbonate) 렌즈는 열경화성 수지로 주형중합법으로 제조한다.

정답 ③

## 47 출제키워드 ▶ 폴리카보네이트(PC ; Polycarbonate)
- 내충격성이 우수하여 산업용, 스포츠용 고글로 많이 사용된다.
- 열가소성 수지이기 때문에 일반 옥습기를 사용하면 휠과의 마찰열로 눌어붙을 수 있어 주의가 필요하다.

정답 ③

## 48 출제키워드 ▶ 플라스틱렌즈의 착색법
컬러렌즈는 렌즈의 소재에 따라 착색 방법이 다르다.
- 용융착색법 : 착색물질을 광학유리에 용융시킨다.
- 진공증착법 : 착색물질을 유리(또는 플라스틱) 표면에 증착시킨다.
- 침투착색법 : 착색물질을 진공 증착 후 유리 내에 침투시킨다.
- 융착착색법 : 유색유리를 무색유리 표면에 접합시킨다.

- 염색착색법 : 염색제를 플라스틱 렌즈 내부에 침투시킨다.

정답 ⑤

### 49　출제키워드　고굴절률렌즈
- 렌즈의 곡률이 작다(= 곡률반지름은 커진다).
- (+)렌즈는 중심두께, (−)렌즈는 가장자리두께가 얇아진다.
- 단점 : 표면반사율과 색수차가 커진다.

정답 ⑤

### 50　출제키워드　감광렌즈
감광렌즈에 코팅을 하면 자외선이 반사되어 무코팅렌즈보다 착색농도가 옅어진다.

정답 ②

### 51　출제키워드　각 막
전면에서 바라본 각막의 형태는 거의 구형이나 수평 방향의 지름(11mm)이 수직 방향의 지름(10mm)보다 약간 길다.

정답 ⑤

### 52　출제키워드　절 점
절점은 시각과 정적시야를 측정하는 기준점이다.

정답 ②

### 53　출제키워드　조준선
조준선은 주시점과 입사동점을 잇는 선이다.

정답 ④

### 54　출제키워드　입사동
입사동(동공)은 각막에 의한 홍채 가장자리의 겉보기상(허상)으로 홍채의 앞쪽 0.5mm쯤에 위치하고 크기는 홍채 가장자리보다 약 13% 크다. 또한 입사동의 크기가 클수록 입사하는 유효광속이 많아진다(→ 망막상이 밝아진다).
- ※ 출사동은 수정체에 의한 홍채 가장자리의 겉보기상으로 홍채 뒤쪽 0.1mm에 위치하고 크기는 홍채 가장자리보다 약간 크고 입사동보다 작다.

정답 ④

### 55　출제키워드　동공과 시력
동공의 크기가 변하면 초점심도, 수차, 망막조도, 회절현상 등의 복합적인 요인이 작용하여 시력에 영향을 미친다(시력이 안정적일 때 동공의 크기는 약 2.4mm).
- ※ 동공이 축소되면　① 초점심도는 깊어짐 → 시력 향상 요인
　　　　　　　　　　② 수차 감소 → 시력 향상 요인
　　　　　　　　　　③ 망막조도 감소 → 시력 저하 요인
　　　　　　　　　　④ 회절현상 증가 → 시력 저하 요인

정답 ①

### 56　출제키워드　적록검사
백색광이 안광학계를 통과하면 굴절률이 높은 순서대로 상을 맺게 된다(녹색 → 황색 → 적색). 적색바탕의 시표가 녹색바탕의 시표보다 더 선명하게 보인다면 기준파장(황색)이 망막 앞에 놓여 있는 것이므로 과교정된 원시이거나 저교정된 근시상태로 (−)굴절력을 추가해야 한다.

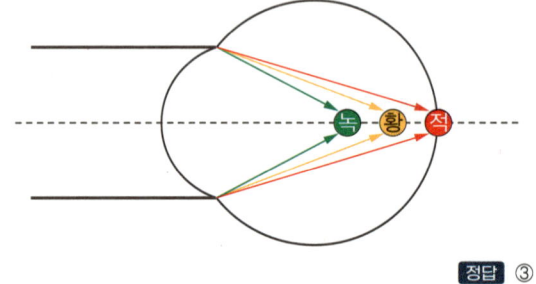

정답 ③

### 57　출제키워드　비정시의 광학적 교정원리
비정시의 광학적 교정원리는 합성광학계(비정시 + 교정렌즈)가 정시와 같은 상태가 되도록 하는 것이다. 근시의 예를 보면 비정시의 원점에 교정렌즈의 상측초점을 일치시키면, 무한대의 물점에서부터 나온 광선속은 교정렌즈에 의해 근시안의 원점에서 나온 것처럼 굴절되므로 근시안의 망막에 선명한 상을 맺게 된다.

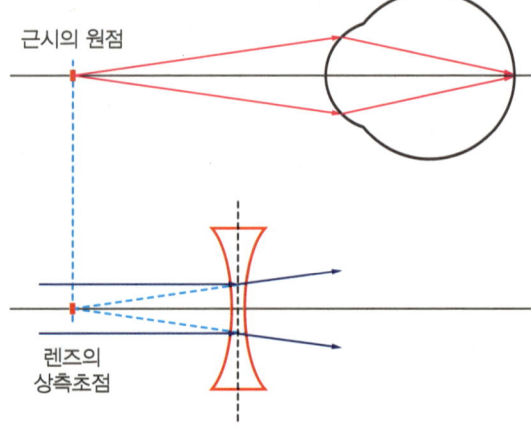

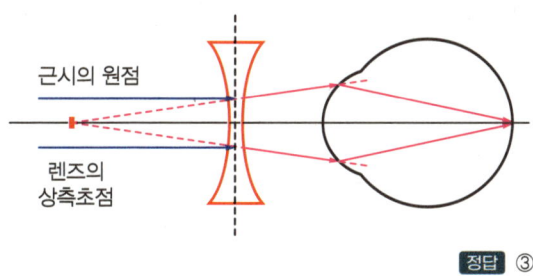

정답 ③

## 58 출제키워드 ▶ VD 변화에 따른 교정렌즈의 굴절력

- VD가 길어지면 → (+)효과 발생 → (−)굴절력 추가
  즉, (−)렌즈의 굴절력은 높여주고, (+)렌즈의 굴절력은 낮추어 준다.
- VD가 짧아지면 → (−)효과 발생 → (+)굴절력 추가
  즉, (−)렌즈의 굴절력은 낮추어주고, (+)렌즈의 굴절력은 높여 준다.

① VD를 길게 착용하려면 (−)렌즈를 추가해 주어야 하므로 (+)렌즈의 교정굴절력은 낮추어야 한다.
② VD를 짧게 착용하려면 (+)렌즈를 추가해 주어야 하므로 (−)렌즈의 교정굴절력은 낮추어야 한다.
③ 근시는 안경보다 콘택트렌즈로 교정할 때(VD가 짧아질 때) 더 낮은 도수를 처방하여야 한다.
④ 원시는 콘택트렌즈보다 안경으로 교정할 때(VD가 길어질 때) 더 낮은 도수를 처방하여야 한다.
⑤ 완전교정된 안경에서 콘택트렌즈로 처방할 때는 VD가 짧아져 (−)효과가 발생하므로 (+)굴절력을 추가해 주어야 한다.

정답 ⑤

## 59 출제키워드 ▶ 토릭렌즈 중간경선의 굴절력

- 토릭렌즈의 중간경선($\theta$)의 굴절력($D_\theta'$) : $D_\theta' = S + C \cdot \sin^2\theta$
  S−2.00D ◯ C−1.00D Ax 135°인 토릭렌즈의 수평 경선의 굴절력

$$D_\theta' = S + C \cdot \sin^2\theta = (-2) + (-1) \times \sin^2 45° = -2 - \frac{1}{2}$$
$$= -2.5(D)$$

간단풀이 수평경선은 토릭렌즈의 양주경선과 45°로 이루므로 강주경선과 약주경선의 굴절력의 평균값으로 구할 수 있다.

$$D'_{45°} = \frac{D'_{0°} + D'_{90°}}{2} = \frac{(-2) + (-3)}{2} = -2.5(D)$$

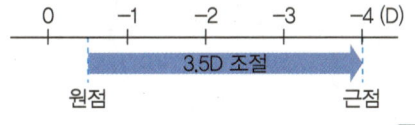

정답 ③

## 60 출제키워드 ▶ 난시안의 교정

- 얇은 렌즈의 굴절력은 전면과 후면의 굴절력을 경선별로 더해준다. 교정될 난시안의 양주경선의 굴절력은 합성광학계(교정렌즈+난시안)의 각 경선별 굴절력의 합이 +60D(정시)가 되도록 하면 된다.

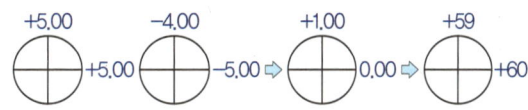

- 교정될 난시안의 양 주경선의 굴절력은 각각 +59.00D, +60.00D이므로 원시성 단성이고, 강주경선이 수평 방향이므로 도난시이다.

외면 토릭렌즈는 전면이 토릭면, 후면이 구면인 렌즈이고 내면 토릭렌즈는 전면이 구면, 후면이 토릭면인 렌즈, 안경렌즈는 수차가 작은 내면토릭렌즈를 사용한다.

정답 ④

## 61 출제키워드 ▶ 최대조절력

- 원점굴절도 = $\frac{1}{\text{원점거리}} = \frac{1}{-2} = -0.5(D)$
- 근점굴절도 = $\frac{1}{\text{근점거리}} = \frac{1}{-0.25} = -4.00(D)$
- 최대조절력 = 원점굴절도 − 근점굴절도 = (−0.50) − (−4.00) = 3.5(D)

간단풀이 디옵터수직선에 원점(−0.5D)과 근점(−4.0D)의 위치를 나타내면 그 사이의 간격(+3.5D)이 최대조절력이다.

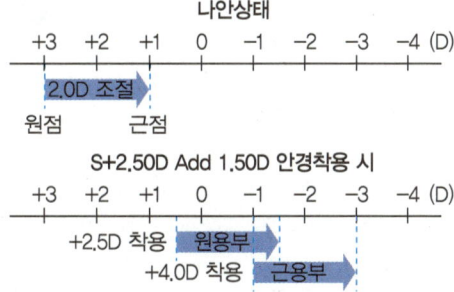

정답 ④

## 62 출제키워드 ▶ 이중초점렌즈의 조절범위

- 교정렌즈의 굴절력과 원점굴절도는 거의 같다. → 완전교정 굴절력이 +3.00D이므로 원점은 +3.00D에 위치한다.

- 원점에서 최대조절력 +2.00D를 사용하면 근점의 위치는 +1.00D이다.
- 나안상태 조절범위 : 원점(+3.00D)~근점(+1.00D)
- 'S+2.50D, Add 1.50D'인 이중초점렌즈를 착용하면 원용부의 명시역은 +2.50D, 근용부의 명시역은 +4.00D만큼 눈 앞(오른쪽)으로 이동한다.
  − 원용부 명시역 : +0.50 ~ −1.50(D)
  − 근용부 명시역 : −1.00 ~ −3.00(D)
- 이중초점렌즈의 명시역(조절범위) = 원용부 + 근용부

  조절범위 : $+0.50 \sim -3.00(\mathrm{D}) = \dfrac{1}{+0.50} \sim \dfrac{1}{-3.00}$
  $= +2.00 \sim -0.33(m)$

정답 ⑤

### 63 출제키워드  근용안경의 굴절력

비정시의 근용안경은 근거리 작업을 위해 필요한 굴절력에서 유용굴절력과 굴절이상도를 고려하여 처방하여야 한다.

- 작업거리 버전스 = $\dfrac{1}{\text{작업거리(눈 앞 20cm)}} = \dfrac{1}{-0.2}$
  $= -\dfrac{10}{2} = -5.00(\mathrm{D})$
- 유용조절력 = 최대조절력(+3.00) × $\dfrac{1}{2}$ = +1.50(D)
- 굴절이상도 = −(원점굴절도) = −(1.00) = +1.00(D)
- 근용안경의 굴절력
  = −(작업거리 버전스) − 유용굴절력 − 굴절이상도
  = −(−5.00) − 1.50 − 1.00 = +2.50(D)

간단풀이  20cm 근거리 작업을 위해 정시는 +5.00D가 필요하지만 원점은 −1.00D인 근시는 +4.00D가 필요하다. 이 중 유용조절력 +1.50D를 사용하기 때문에 근용안경은 +2.50D를 처방하면 된다.

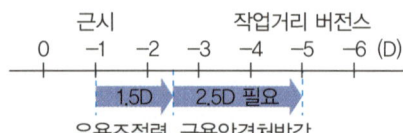

정답 ⑤

### 64 출제키워드  이중초점렌즈의 상도약

상의 도약은 이중초점렌즈에서 원용부에서 근용부로 주시선이 이동될 때, 물체의 상이 갑자기 위로 이동하여 보이는 현상으로 자렌즈의 상부경계선에서 프리즘굴절력 변화의 연속성이 깨어지기 때문에 발생한다.

간단풀이  상의 도약량의 크기는 가입도와 자렌즈의 광학중심점 ($O_N$)에서 상부경계선까지의 거리의 곱으로 구할 수 있다. 클립토크형 이중초점렌즈에서 광학중심점($O_N$)에서 상부경계선까지의 길이는 자렌즈의 반지름이다.

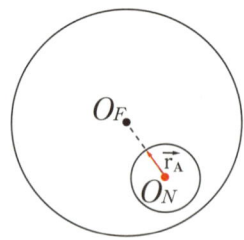

- 상도약량 = (가입도) × (자렌즈의 반지름)
  $= 2.00 \times 1(\mathrm{cm}) = 2.00(\triangle)$

정답 ④

### 65 출제키워드  근용부 합성광학중심점

원용구면굴절력(−2D)의 절대값이 가입도(+3D)보다 작은 근시 교정용 이중초점렌즈의 근용부 합성광학중심점은 자렌즈의 광학중심점 아래쪽에 위치한다.

더 알아보기

이중초점렌즈의 원용부가 구면렌즈일 때 근용부 합성광학중심점은 모렌즈의 광학중심점($O_F$)과 자렌즈의 광학중심점($O_N$)를 잇는 직선상에 위치하고 원용구면굴절력(S)과 가입도(A)에 따라 5가지로 분류할 수 있다.

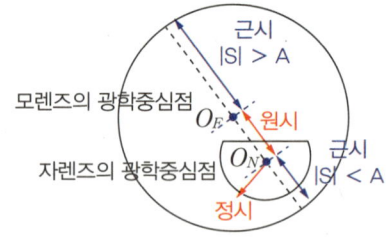

- S > 0 (원시) : $O_F$와 $O_N$사이에 위치
- S = 0 (정시) : $O_N$
- S < 0, |S| > A (근시) : $O_F$보다 위쪽에 위치
- S < 0, |S| = A (근시) : 존재하지 않는다.
- S < 0, |S| < A (근시) : $O_N$보다 아래쪽에 위치

정답 ⑤

### 66 출제키워드  프리즘렌즈 처방을 위한 편심량

수평과 수직으로 분리하여 편심량을 계산한다.

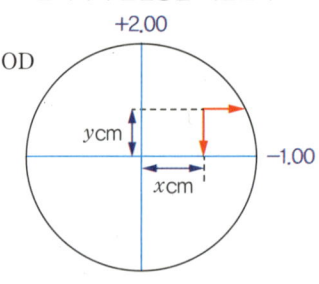

OD : S+2.00D C−3.00D Ax 90°

- 수평 방향 : 0.2△ B.I.을 얻기 위한 편심량
  - 오른쪽 (-)렌즈에서 B.I.을 얻기 위해서는 시선이 코 방향을 지나야 한다.
  - 편심방향 : 렌즈의 광학중심점은 귀 방향으로 편심
  - 편심량 : $|\vec{P}|=x(cm)\times|D'|=x\times1=0.2(\triangle)$
    → $x=0.2(cm)$
- 수직 방향 : 0.4△ B.D.을 얻기 위한 편심량
  - (+)렌즈에서 B.D.을 얻기 위해서는 시선이 위쪽을 지나야 한다.
  - 편심방향 : 렌즈의 광학중심점은 아래로 편심
  - 편심량 : $|\vec{P}|=y(cm)\times|D'|=y\times2=0.4(\triangle)$
    → $y=0.2(cm)$

정답 ②

## 67  출제키워드 ▶ 사이즈렌즈

- 사이즈렌즈(Size Lens) : 안경배율의 조정으로 좌우 망막상의 크기를 맞추어 양안시 장애를 개선하는 렌즈(부등상시 교정)
- 어포컬 사이즈렌즈 : 렌즈의 상측정점굴절력($D_V'$)이 0인 사이즈렌즈
- 어포컬 사이즈렌즈의 안경배율

  안경배율($\Gamma_{SM}$) = 형상계수($F_S$) = $\dfrac{1}{1-\dfrac{t}{n}\cdot D_1'}$

  (※ 굴절력계수($F_S$=1))

- 어포컬사이즈렌즈의 안경배율을 변화시키려면 형상계수를 조정해야 한다. 형상계수($F_S$)를 증가시키려면 렌즈의 중심두께($t$)와 전면 굴절력($D_S'$)은 크게, 굴절률($n$)은 낮은 재질을 사용한다.

정답 ③

## 68  출제키워드 ▶ 상대배율

굴절성 비정시안은 안경렌즈가 눈의 물측주점(임상적으로는 각막정점)에 놓이면 상대배율이 1이다.

정답 ③

## 69  출제키워드 ▶ 페르마의 원리

페르마의 원리는 빛이 어떤 매질을 통해 한 점에서 다른 한 점으로 진행할 때 소요 시간이 가장 짧은 경로를 택한다는 원리로 최소시간의 원리라고도 한다.

정답 ⑤

## 70  출제키워드 ▶ 광학적 거리

- 광학적 거리는 굴절률이 n인 매질 내에서 빛이 진행한 시간 동안 진공 중에서 진행한 거리를 말한다.
- 광학적 거리 = 매질에서 진행한 거리 × 굴절률
  → 평행유리판의 광학적 거리 = 유리판의 두께(6) × 굴절률(1.5) = 9.0(cm)

정답 ②

## 71  출제키워드 ▶ 버전스

- 버전스 = $\dfrac{굴절률}{거리(m)}$ (단위 : $m^{-1}$ = D(Diopter ; 디옵터))
- 렌즈의 앞 50cm에서 렌즈로 입사하는 유효광선속의 버전스

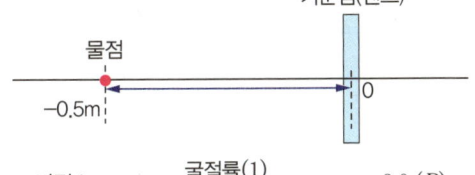

버전스 = $\dfrac{굴절률(1)}{물점까지의 거리(-0.5m)} = -2.0\,(D)$

※ 물점이 렌즈의 앞(왼쪽)에 있으므로 거리의 부호가 (-)이며, 거리의 단위는 반드시 미터(m)를 사용한다.

정답 ②

## 72  출제키워드 ▶ 빛의 굴절

- 매질의 경계면에서 빛이 진행할 때는 굴절의 법칙에 따라 굴절된다.
- 굴절의 법칙 : $n_1 \cdot \sin\theta_1 = n_2 \cdot \sin\theta_2$
- 빛이 굴절률이 작은 매질에서 큰 매질로 진행하면
  - 속도가 느려진다.
  - 파장이 짧아진다.
  - 입사각보다 굴절각이 작다(굴절의 법칙).
  - 파동의 진동수는 매질이 바뀌어도 변하지 않는다.
  - 굴절광선의 위상은 변하지 않지만, 반사광선의 위상은 180° 변한다.

정답 ④

## 73  출제키워드 ▶ 전반사와 임계각

- 전반사 : 투명한 매질의 경계면에서 빛이 100% 전부 반사되는 현상
- 임계각($\theta_C$) : 굴절각이 90°가 될 때의 입사각, $\sin\theta_C = \dfrac{n_2}{n_1}$
- 입사각이 임계각 이상일 때 전반사가 일어난다.

정답 ⑤

## 74 출제키워드 ▶ 오목거울에 의한 상

- 오목거울에 의한 상이 확대된 도립실상이 되려면 물체가 곡률중심(2F)과 물측초점(F) 사이에 있어야 한다.

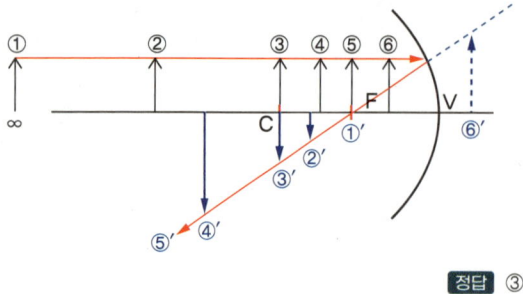

정답 ③

## 75 출제키워드 ▶ 프리즘의 최소꺾임각

- 프리즘에 의한 꺾임각은 입사각에 따라 달라진다.

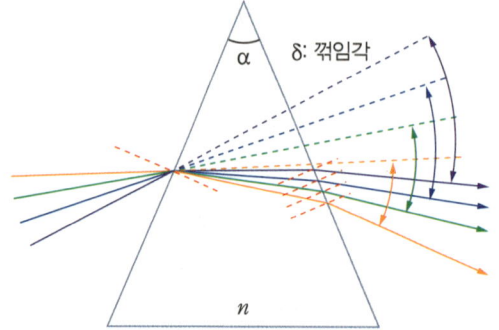

- 제 1면의 입사각과 제 2면의 굴절각이 같을 때 꺾임각은 최소가 된다.

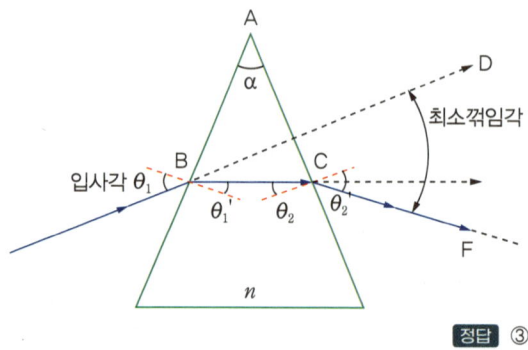

정답 ③

## 76 출제키워드 ▶ 상측초점거리과 상측굴절력

- 상측초점($f'$) : 무한대에 있는 물점에서부터 입사한 평행광선 속이 렌즈에서 굴절한 후 광축 상의 한 점으로 향하거나 한 점에서부터 발산하는데, 이 점을 렌즈의 상측초점이라 한다.
- 렌즈의 (상측)굴절력($D'$) : 상측초점거리($f'$)의 역수
- 상측초점거리 $f' = -2m$일 때 렌즈의 굴절력 $D'$

$$D' = \frac{1}{f'} = \frac{1}{-2} = -0.50(D)$$

정답 ①

## 77 출제키워드 ▶ 볼록렌즈에 의한 상의 종류

물측초점거리의 2배가 되는 곳과 물측초점 사이에 물체가 놓여 있으면 볼록렌즈에 의한 상은 확대된 도립실상을 맺는다.
※ 물체의 위치에 따른 볼록렌즈에 의한 상

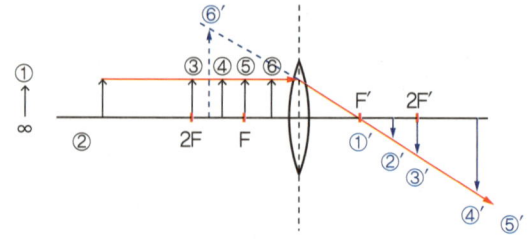

- 무한대 → 하나의 점(상측초점)
- 무한대 ~ 물측초점거리의 2배인 곳(2F) → 축소된 도립실상
- 물측초점거리의 2배인 곳(2F) → 같은 크기의 도립실상
- 물측초점거리의 2배인 곳(2F) ~ 물측초점(F) → 확대된 도립실상
- 물측초점(F) → 상이 맺히지 않는다.
- 물측초점(F) ~ 렌즈 → 확대된 정립허상

정답 ⑤

## 78 출제키워드 ▶ 횡배율

$$횡배율(m) = \frac{상거리(s')}{물거리(s)} = \frac{+40}{-10} = -4.0 \text{(배)}$$

정답 ②

## 79 출제키워드 ▶ 주점의 위치

렌즈의 모양에 따라 주점의 위치는 다르다.
- 양볼록(오목)렌즈 : 렌즈의 내부
- 메니스커스렌즈 : 렌즈의 외부(곡률이 더 큰 쪽의 외부)
- 전면이 평면인 렌즈 : 상측주점 = 상측정점
- 후면이 평면인 렌즈 : 물측주점 = 물측정점

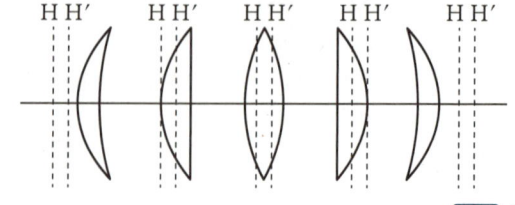

정답 ②

## 80  출제키워드 ▶ 색수차제거 렌즈계

- 재질이 같은 2개의 렌즈로 색수차를 제거하려면 두 렌즈의 초점거리 평균값만큼 간격(d)을 둔다.

$$d = \frac{f_1' + f_2'}{2}$$

- 각 렌즈의 초점거리는 굴절력의 역수로 구할 수 있다.

$$d = \frac{f_1' + f_2'}{2} = \frac{\frac{1}{D_1'} + \frac{1}{D_2'}}{2} = \frac{\frac{1}{10} + \frac{1}{20}}{2} = \frac{0.15}{2} = 0.075(m)$$
$$= 7.5(cm)$$

정답 ④

## 81  출제키워드 ▶ 파동의 성질

- 파동에너지의 세기는 진폭의 제곱에 비례한다.
- 빛은 진공 중에서도 전파되는 전자기파이다.
- 빛은 파동의 진행 방향과 전기장의 진동 방향은 수직인 횡파이다.
- 매질의 굴절률이 높으면 파동의 속도는 느려진다(파장은 짧아진다).
- 음파는 파동의 진행 방향과 매질 입자의 진동 방향과 평행한 종파이다.

정답 ①

## 82  출제키워드 ▶ 자외선의 특성

자외선은 보라색보다 파장이 짧은 약 200~280nm 범위의 광선으로 살균작용 및 화학작용이 강하고, 백내장의 원인이 될 수 있다.

정답 ④

## 83  출제키워드 ▶ 반사방지코팅막의 최소두께

입사광의 파장은 600nm, 코팅막의 굴절률이 1.25일 때 최소막의 두께(d)

$$d = \frac{\lambda_{입사광}}{4n_{코팅막}} = \frac{600}{4 \times 1.25} = \frac{600}{5} = 120(nm)$$

정답 ⑤

## 84  출제키워드 ▶ 단일슬릿에 의한 회절무늬

빛의 회절은 좁은 틈을 통과할수록, 파장이 길수록 잘 일어난다. 따라서 단일슬릿의 무늬 간격은 슬릿의 폭이 좁을수록 파장이 길수록 넓어지고 적색광의 파장이 가장 길다.

정답 ①

## 85  출제키워드 ▶ 부르스터의 법칙

매질의 경계면에서 반사와 굴절이 일어날 때 경계면(입사면과 수직)과 나란하게 진동하는 빛이 반사가 더 잘 일어나고, 반사광선과 굴절광선이 90°를 이룰 때 반사광선은 완전 직선편광된다.

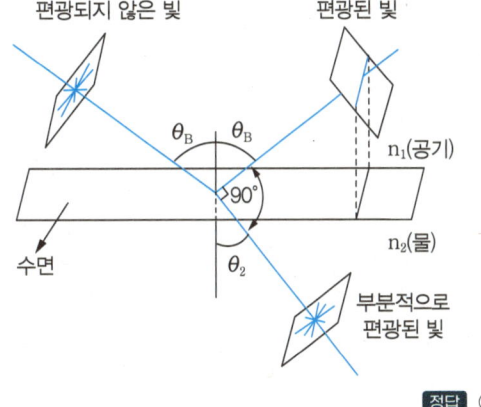

정답 ④

# 2교시 의료관계법규 / 시광학응용

## 01 출제키워드 ▶ 의료법의 목적

의료법은 국민의 건강을 보호하고 증진하는 데에 목적이 있다.
**제1조(목적)** 이 법은 모든 국민이 수준 높은 의료혜택을 받을 수 있도록 국민의료에 필요한 사항을 규정함으로써 국민의 건강을 보호하고 증진하는 데에 목적이 있다.

정답 ③

## 02 출제키워드 ▶ 의료기관

30개 이상의 병상을 갖추어야 하는 조건은 병원, 한방병원, 요양병원에만 해당한다(치과병원은 제외).
**제3조(의료기관)** ② 의료기관은 다음 각 호와 같이 구분한다.
1. 의원급 의료기관 : 의사, 치과의사 또는 한의사가 주로 외래환자를 대상으로 각각 그 의료행위를 하는 의료기관
2. 조산원 : 조산사가 조산과 임산부 및 신생아를 대상으로 보건활동과 교육·상담을 하는 의료기관
3. 병원급 의료기관 : 의사, 치과의사 또는 한의사가 주로 입원환자를 대상으로 의료행위를 하는 의료기관

**제3조의2(병원 등)** 병원·치과병원·한방병원 및 요양병원(이하 '병원 등'이라 한다)은 30개 이상의 병상(병원·한방병원만 해당한다) 또는 요양병상(요양병원만 해당하며, 장기입원이 필요한 환자를 대상으로 의료행위를 하기 위하여 설치한 병상을 말한다)을 갖추어야 한다.

정답 ①

## 03 출제키워드 ▶ 무면허 의료행위 등 금지

외국대학에서 의학을 전공하는 학교의 학생은 의료행위를 할 수 없다.
**제27조(무면허 의료행위 등 금지)** ① 의료인이 아니면 누구든지 의료행위를 할 수 없으며 의료인도 면허된 것 이외의 의료행위를 할 수 없다. 다만, 다음 각 호의 어느 하나에 해당하는 자는 보건복지부령으로 정하는 범위에서 의료행위를 할 수 있다.
1. 외국의 의료인 면허를 가진 자로서 일정 기간 국내에 체류하는 자
2. 의과대학, 치과대학, 한의과대학, 의학전문대학원, 치의학전문대학원, 한의학전문대학원, 종합병원 또는 외국 의료원조기관의 의료봉사 또는 연구 및 시범사업을 위하여 의료행위를 하는 자
3. 의학·치과의학·한방의학 또는 간호학을 전공하는 학교의 학생

정답 ②

## 04 출제키워드 ▶ 진료기록부 등의 보존

**시행규칙 제15조(진료기록부 등의 보존)** ① 의료인이나 의료기관 개설자는 법 제22조 제2항에 따른 진료기록부등을 다음 각 호에 정하는 기간 동안 보존하여야 한다. 다만, 계속적인 진료를 위하여 필요한 경우에는 1회에 한정하여 다음 각 호에 정하는 기간의 범위에서 그 기간을 연장하여 보존할 수 있다.
1. 환자 명부 : 5년
2. 진료기록부 : 10년
3. 처방전 : 2년
4. 수술기록 : 10년
5. 검사내용 및 검사소견기록 : 5년
6. 방사선 사진(영상물을 포함한다) 및 그 소견서 : 5년
7. 간호기록부 : 5년
8. 조산기록부 : 5년
9. 진단서 등의 부본(진단서·사망진단서 및 시체검안서 등을 따로 구분하여 보존할 것) : 3년

정답 ④

## 05 출제키워드 ▶ 의료광고의 금지 등

의료기사는 의료인에 해당하지 않으므로 의료광고를 할 수 없다.
**제56조(의료광고의 금지 등)** ① 의료기관 개설자, 의료기관의 장 또는 의료인이 아닌 자는 의료에 관한 광고를 하지 못한다.

정답 ⑤

## 06 출제키워드 ▶ 전문의

전문의는 보건복지부장관에게 자격인정을 받아야 한다.
**제77조(전문의)** ① 의사·치과의사 또는 한의사로서 전문의가 되려는 자는 대통령령으로 정하는 수련을 거쳐 보건복지부장관에게 자격 인정을 받아야 한다.

정답 ⑤

## 07 출제키워드 ▶ 벌칙

해당 의료기관의 개설 자격을 갖추지 못한 자가 의료기관을 개설하거나 운영하였으면 10년 이하의 징역이나 1억원 이하의 벌금에 처한다.
**제87조(벌칙)** 제33조 제2항을 위반하여 의료기관을 개설하거나 운영하는 자는 10년 이하의 징역이나 1억원 이하의 벌금에 처한다.
**제33조(개설 등)** ② 다음 각 호의 어느 하나에 해당하는 자가 아니면 의료기관을 개설할 수 없다. 이 경우 의사는 종합병원·병원·요양병원·정신병원 또는 의원을, 치과의사는 치과병원 또는 치과의원을, 한의사는 한방병원·요양병원 또는 한의원을,

조산사는 조산원만을 개설할 수 있다.

정답 ①

## 08 출제키워드 ▶ 벌 칙

의료인이 임신 32주 이전에 태아의 성(性)을 임부, 임부의 가족, 그 밖의 다른 사람에게 알려 준 경우(제20조 제2항 위반)는 2년 이하의 징역이나 2천만원 이하의 벌금에 처한다.

**제88조의2(벌칙)** 다음 각 호의 어느 하나에 해당하는 자는 2년 이하의 징역이나 2천만원 이하의 벌금에 처한다.
1. 제20조를 위반한 자
2. 제38조의2 제4항을 위반하여 안전성 확보에 필요한 조치를 하지 아니하여 폐쇄회로 텔레비전으로 촬영한 영상정보를 분실·도난·유출·변조 또는 훼손당한 자
3. 제47조 제12항을 위반하여 자율보고를 한 사람에게 불리한 조치를 한 자

**제20조(태아 성 감별 행위 등 금지)** ② 의료인은 임신 32주 이전에 태아나 임부를 진찰하거나 검사하면서 알게 된 태아의 성(性)을 임부, 임부의 가족, 그 밖의 다른 사람이 알게 하여서는 아니 된다.

정답 ②

## 09 출제키워드 ▶ 법률의 제정 목적

**제1조(목적)** 이 법은 의료기사, 보건의료정보관리사 및 안경사의 자격·면허 등에 관하여 필요한 사항을 정함으로써 국민의 보건 및 의료 향상에 이바지함을 목적으로 한다.

정답 ③

## 10 출제키워드 ▶ 의료기사의 정의와 종류

의사 또는 치과의사의 지도 아래 진료나 의화학적 검사에 종사하는 사람은 의료기사를 말하고, 안경사는 의료기사에 해당하지 않는다.

**제1조의2(정의)** 이 법에서 사용하는 용어의 뜻은 다음과 같다.
1. '의료기사'란 의사 또는 치과의사의 지도 아래 진료나 의화학적(醫化學的) 검사에 종사하는 사람을 말한다.

**제2조(의료기사의 종류 및 업무)** ① 의료기사의 종류는 임상병리사, 방사선사, 물리치료사, 작업치료사, 치과기공사 및 치과위생사로 한다.

정답 ③

## 11 출제키워드 ▶ 안경사의 업무 범위와 한계

**시행령 제2조 1항**(별표1) 안경사의 업무 범위
가. 안경(시력보정용)의 조제 및 판매와 콘택트렌즈의 판매에 관한 다음의 구분에 따른 업무

1) 안경의 조제 및 판매. 6세 이하의 아동을 위한 안경은 의사의 처방에 따라 조제, 판매해야 한다.
2) 콘택트렌즈의 판매. 6세 이하의 아동을 위한 콘택트렌즈는 의사의 처방에 따라 판매해야 한다.
3) 안경, 콘택트렌즈의 도수를 조정하기 위한 목적으로 수행하는 자각적(주관적) 굴절검사로서 약제를 사용하지 않는 검사
4) 안경, 콘택트렌즈의 도수를 조정하기 위한 목적으로 수행하는 타각적(객관적) 굴절검사로서 약제를 사용하지 않는 검사 중 자동굴절검사기기를 이용한 검사

나. 그 밖에 안경의 조제 및 판매와 콘택트렌즈의 판매에 관한 업무

정답 ⑤

## 12 출제키워드 ▶ 결격사유

마약류 중독자는 결격사유에 해당한다.

**제5조(결격사유)** 다음 각 호의 어느 하나에 해당하는 사람에 대하여는 의료기사 등의 면허를 하지 아니한다.
1. 「정신건강증진 및 정신질환자 복지서비스 지원에 관한 법률」 제3조 제1호에 따른 정신질환자. 다만, 전문의가 의료기사 등으로서 적합하다고 인정하는 사람의 경우에는 그러하지 아니하다.
2. 「마약류 관리에 관한 법률」에 따른 마약류 중독자
3. 피성년후견인, 피한정후견인
4. 이 법 또는 관련법을 위반하여 금고 이상의 실형을 선고받고 그 집행이 끝나지 아니하거나 면제되지 아니한 사람

정답 ③

## 13 출제키워드 ▶ 면 허

**제4조(면허)** ① 의료기사 등이 되려면 다음 각 호의 어느 하나에 해당하는 사람으로서 의료기사 등의 국가시험(이하 '국가시험'이라 한다)에 합격한 후 보건복지부장관의 면허를 받아야 한다.

정답 ④

## 14 출제키워드 ▶ 국가시험

시험장소는 지역별 응시인원이 확정된 후 시험일 30일 전까지 공고할 수 있다.
① 보건복지부장관은 매년 1회 이상 국가시험을 실시한다.
③ 시험일시, 시험과목은 시험일 90일 전까지 공고하여야 한다.
④ 시험에 관한 사항은 대통령령으로 정한다.
⑤ 국가시험관리기관의 장은 시험을 실시하려는 경우 미리 보건복지부장관의 승인을 받아야 한다.

**제6조(국가시험)** ① 국가시험은 대통령령으로 정하는 바에 따라 해마다 1회 이상 보건복지부장관이 실시한다.

② 보건복지부장관은 대통령령으로 정하는 바에 따라 「한국보건의료인국가시험원법」에 따른 한국보건의료인국가시험원으로 하여금 국가시험을 관리하게 할 수 있다.
**시행령 제4조(국가시험의 시행과 공고)** ② 국가시험관리기관의 장은 국가시험을 실시하려는 경우에는 미리 보건복지부장관의 승인을 받아 시험일시·시험장소·시험과목, 응시원서 제출기간, 그 밖에 시험 실시에 필요한 사항을 시험일 90일 전까지 공고하여야 한다. 다만, 시험장소는 지역별 응시인원이 확정된 후 시험일 30일 전까지 공고할 수 있다.

정답 ②

## 15 출제키워드 ▶ 폐업 등의 신고

**제13조(폐업 등의 신고)** 치과기공소 또는 안경업소의 개설자는 폐업을 하거나 등록사항을 변경한 경우에는 보건복지부령으로 정하는 바에 따라 지체 없이 특별자치시장·특별자치도지사·시장·군수·구청장에게 신고하여야 한다.

정답 ⑤

## 16 출제키워드 ▶ 개설등록의 취소 등

안경사의 면허가 없는 사람으로 하여금 안경의 조제 및 판매와 콘택트렌즈의 판매를 하게 한 경우에는 6개월 이내의 영업정지나 개설등록을 취소할 수 있다.
**제24조(개설등록의 취소 등)** ① 특별자치시장·특별자치도지사·시장·군수·구청장은 치과기공소 또는 안경업소의 개설자가 다음 각 호의 어느 하나에 해당할 때에는 6개월 이내의 기간을 정하여 영업을 정지시키거나 등록을 취소할 수 있다.
1. 제11조의2 제2항 또는 제12조 제2항을 위반하여 2개 이상의 치과기공소 또는 안경업소를 개설한 경우
2. 제14조 제1항을 위반하여 거짓광고 또는 과장광고를 한 경우
3. 안경사의 면허가 없는 사람으로 하여금 안경의 조제 및 판매와 콘택트렌즈의 판매를 하게 한 경우
4. 이 법에 따라 영업정지처분을 받은 치과기공소 또는 안경업소의 개설자가 영업정지기간에 영업을 한 경우
5. 치과기공사가 아닌 자로 하여금 치과기공사의 업무를 하게 한 때
6. 제23조에 따른 시정명령을 이행하지 아니한 경우

정답 ①

## 17 출제키워드 ▶ 의료기사 등의 품위손상행위

의료기사 등의 업무 범위를 벗어나는 행위는 품위손상행위에 해당한다.
**시행령 제13조(의료기사등의 품위손상행위의 범위)** 법 제22조 제1항 제1호에 따른 품위손상행위의 범위는 다음 각 호와 같다.

1. 제2조에 따른 의료기사 등의 업무 범위를 벗어나는 행위
2. 의사나 치과의사의 지도를 받지 아니하고 제2조의 업무를 하는 행위(보건의료정보관리사와 안경사의 경우는 제외한다)
3. 학문적으로 인정되지 아니하거나 윤리적으로 허용되지 아니하는 방법으로 업무를 하는 행위
4. 검사 결과를 사실과 다르게 판시하는 행위

정답 ②

## 18 출제키워드 ▶ 보수교육

보수교육 이수증은 보수교육실시기관의 장이 발급하여야 한다.
**시행규칙 제19조(보수교육 계획서 및 실적보고서 제출 등)** ③ 보수교육실시기관의 장은 보수교육을 받은 사람에게 별지 제14호 서식의 보수교육 이수증을 발급하여야 한다.

정답 ①

## 19 출제키워드 ▶ 면허취소

2개 이상의 안경업소를 개설한 경우는 영업정지나 개설등록을 취소할 수 있는 경우에 해당한다.
**제21조(면허의 취소 등)** ① 보건복지부장관은 의료기사 등이 다음 각 호의 어느 하나에 해당하면 그 면허를 취소할 수 있다. 다만, 제1호의 경우에는 면허를 취소하여야 한다.
1. 제5조(결격사유) 제1호부터 제4호까지의 규정에 해당하게 된 경우
2. 삭제
3. 제9조 제3항을 위반하여 다른 사람에게 면허를 대여한 경우
3의2. 제11조의3 제1항을 위반하여 치과의사가 발행하는 치과기공물 제작의뢰서에 따르지 아니하고 치과기공물 제작 등 업무를 한 때
4. 제22조 제1항 또는 제3항에 따른 면허자격정지 또는 면허효력정지 기간에 의료기사 등의 업무를 하거나 3회 이상 면허자격정지 또는 면허효력정지 처분을 받은 경우

정답 ④

## 20 출제키워드 ▶ 자격정지

**제22조(자격의 정지)** ① 보건복지부장관은 의료기사 등이 다음 각 호의 어느 하나에 해당하는 경우에는 6개월 이내의 기간을 정하여 그 면허자격을 정지시킬 수 있다.
1. 품위를 현저히 손상시키는 행위를 한 경우
2. 치과기공소 또는 안경업소의 개설자가 될 수 없는 사람에게 고용되어 치과기공사 또는 안경사의 업무를 한 경우
3. 그 밖에 이 법 또는 이 법에 따른 명령을 위반한 경우

정답 ③

## 21 출제키워드 ▶ 비정시의 교정굴절력

비정시안을 교정할 수 있는 렌즈의 대략적인 굴절력은 원점굴절도와 같다.

- 원점굴절도 = $\dfrac{1}{원점거리} = \dfrac{1}{-0.20} = -5.00(D)$

※ $D$(디옵터)$=m^{-1}$이므로 원점거리의 단위는 항상 미터($m$)를 사용한다.

정답 ①

## 22 출제키워드 ▶ 정시와 원시의 구분

정시, 수의성원시, 상대성원시의 나안시력은 모두 1.0 이상이므로 정시와 원시를 구분하기 위해 (+)구면렌즈를 부가하는 검사를 시행한다. (+)렌즈를 부가하였을 때 정시는 시력이 저하되고, 원시는 시력을 그대로 유지한다. 원시는 가입한 (+)도수만큼 조절력이 감소하는 것이므로 시력의 변화가 일어나지 않는다.

정답 ⑤

## 23 출제키워드 ▶ 원 시

- 원시의 원점은 눈 뒤 유한거리에 있다.
- 원시의 상측초점은 망막 뒤에 맺는다.
- 안축장의 길이가 눈의 굴절력에 비해 짧으면 상측초점이 망막 뒤에 놓이므로 축성원시가 된다.
- 원시는 안축장의 길이에 비해 눈의 굴절력이 약한 눈이다.
- 원시는 (+)렌즈로 교정되기 때문에 저교정되면 조절부담이 늘어난다.

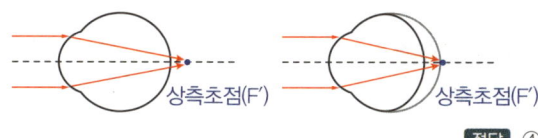

굴절성 원시     축성 원시
상측초점(F′)     상측초점(F′)

정답 ④

## 24 출제키워드 ▶ 수의원량

- 현성원량 : 운무법으로 굴절검사를 하는 과정에서 교정시력이 1.0이 될 때의 검사값 → +3.50D
- 절대원량 : 현성원량에서 시력이 저하되기 전까지 (-)방향으로 구면렌즈를 부가하여 얻게 되는 검사값 → +2.00D
- 수의원량 : 양호한 시력을 얻을 수 있는 원량의 조절범위, 교정시력 1.0을 유지할 수 있는 최대굴절력(현성원량)과 최소굴절력(절대원량)의 차로 구할 수 있다.
- 수의원량 = 현성원량(+3.50) - 절대원량(+2.00) = +1.50(D)

| 검사방법 | 가입렌즈(D) | 교정시력 |
|---|---|---|
| | S+3.75 | 0.9 |
| | S+3.50 | 1.0 |
| 현성굴절검사 (MR) | S+3.00 | 1.0 |
| | S+2.50 | 1.0 |
| | S+2.00 | 1.0 |
| | S+1.75 | 0.9 |
| | S+1.50 | 0.8 |

현성원량 / 수의원량 / 절대원량

정답 ③

## 25 출제키워드 ▶ 난시의 교정

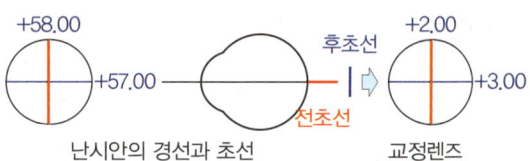

난시안의 경선과 초선     교정렌즈

난시안은 경선별로 정시(+60D)가 되도록 교정해 준다. 수직경선의 굴절력이 +58.00D, 수평경선의 굴절력이 +57.00D인 난시안은 전초선과 후초선이 모두 망막 뒤에 결상되는 눈(원시성 복난시)으로 양주경선을 모두 (+)렌즈로 교정한다.

정답 ①

## 26 출제키워드 ▶ 광학적 부등상시의 교정

두 눈의 교정굴절력이 2D 이상 차이가 나는 굴절부등시가 안경을 착용할 때 좌우 망막상의 크기의 차이가 나는 광학적 부등상시가 나타날 수 있다. 복시나 안정피로 유발할 수 있으므로 안경보다 콘택트렌즈로 교정하는 것이 좋다.

정답 ④

## 27 출제키워드 ▶ 나안시력검사

시력표에서 가장 큰 시표(0.1)를 읽지 못할 때 시표를 판독할 수 있는 거리까지 걸어 나온다. 그때의 시력은 다음과 같이 구한다.

- 시력 = 가장 큰 시표의 시력 × $\dfrac{시표\ 판독거리}{시력표\ 검사거리} = 0.1 \times \dfrac{2}{5}$
= 0.04

정답 ③

## 28 출제키워드 ▶ 가림벗김검사

- 가림벗김검사(CUT ; Cover Uncover Test)는 한쪽 눈을 가렸다가 가림판을 제거하는 순간 가려졌던 눈의 움직임을 관찰하는 검사로 정위와 사위의 구분할 수 있다.

- 한쪽 눈을 가리면 융합이 제거되고 가림판을 제거한 순간 다시 융합하게 되므로 이때 가려졌던 눈의 움직임이 관찰되면 사위라고 할 수 있다.

정답 ①

## 29 출제키워드 ▶ 핀홀효과

- 핀홀효과는 눈 앞에 동공의 직경보다 작은 핀홀판을 두는 경우 피사체심도가 깊어져 시력이 향상되는 효과를 말한다.
- 시력저하의 원인이 굴절이상인 경우 핀홀효과가 정상적으로 나타나고, 핀홀효과가 나타나지 않는 경우 안구 내 매체혼탁을 의심할 수 있다.

정답 ②

## 30 출제키워드 ▶ 정적검영법

- 검영법은 타각적굴절검사로 검영기에서 눈으로 입사한 광선이 피검사자의 망막에서 반사되어 되돌아 나오는 빛을 관찰하는 것이다. 이때 반사광의 움직임으로 중화점을 판단할 수 있다.
- 발산광선속을 사용하여 검영할 경우 중화점이 검사자의 앞쪽에 있으면 반사광은 입사선조광과 반대 방향으로 움직이고(역행), 중화점이 안경사의 뒤쪽에 있으면 같은 방향으로 움직인다(동행).
- 중화점에 가까울수록 반사광이 밝고 선폭은 넓어지며 움직임의 속도는 빨라진다. 반사광의 움직임이 없어지고 순간적으로 어두워지거나 밝아지면 중화점으로 판단할 수 있다.

정답 ⑤

## 31 출제키워드 ▶ 정적검영법 – 난시

난시안의 검영은 경선별로 중화점을 찾아 교정굴절력을 측정한다. 이때 검영기의 선조광방향은 검영하는 경선방향과 수직이다. 경선별 순검영값(교정렌즈)은 총검영값(중화렌즈)에 검사거리 환산굴절력을 더해준다.

- 순검영값 = 총검영값 + 검사거리 환산굴절력
- 검사거리 환산굴절력 = $\dfrac{1}{검사거리(50\,cm)} = \dfrac{1}{-0.50}$
  $= -2.00(D)$
- 선조광 90°로 검영하였을 때 S-0.50D에서 중화
  180° 경선의 순검영값 = $(-0.50) + (-2.00) = -2.50(D)$
- 선조광 180°로 검영하였을 때 S-1.50D에서 중화
  90° 경선의 순검영값 = $(-1.50) + (-2.00) = -3.50(D)$

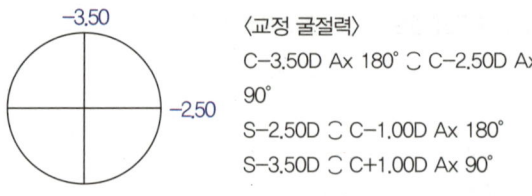

〈교정 굴절력〉
C-3.50D Ax 180° ◠ C-2.50D Ax 90°
S-2.50D ◠ C-1.00D Ax 180°
S-3.50D ◠ C+1.00D Ax 90°

정답 ③

## 32 출제키워드 ▶ 자동안굴절검사기

자동안굴절검사기는 간단한 조작만으로 대략적인 교정렌즈의 처방값 및 각막곡률을 측정할 수 있다.

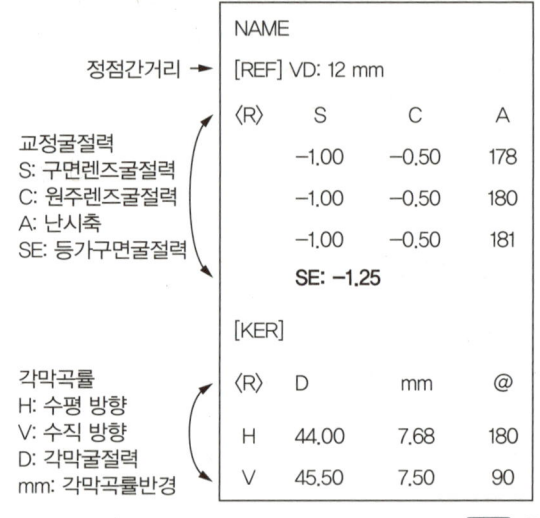

정답 ⑤

## 33 출제키워드 ▶ 포롭터의 보조렌즈

- P : 편광필터
- R : 검영보정렌즈
- OC : 차폐렌즈
- PH : 핀홀(Pin Hole)렌즈
- RMV : 수직적색마독스

정답 ②

## 34 출제키워드 ▶ 운무법

원용안경처방검사는 조절력개입을 최소화하는 것이 중요하다. 조절마비제를 사용하는 방법이 있지만 안경사는 약물을 사용할 수 없으므로 운무법을 적용한다. 운무법은 강한 (+)렌즈를 가입하여 눈을 강한 근시성 상태로 만들어 조절개입을 최소화하는 방법이다.

정답 ③

## 35  출제키워드 ▶ 자각적 굴절검사 – 난시

눈이 근시성 상태일 때 (−)원주렌즈의 교정축은 ⟨선명한 (시간) 방향 × 30°⟩으로 결정한다. 5시 방향이 선명하다고 하면 교정축은 ⟨5 × 30° = 150°⟩이다.

정답 ④

## 36  출제키워드 ▶ 난시정밀검사

크로스실린더렌즈를 이용한 난시정밀검사에는 방향성에 따라 선명도의 차이가 나지 않는 시표를 사용해야 하므로 점군시표를 사용한다.

※ 보기의 시표는 다음과 같은 검사에 사용한다.
① 크로스실린더렌즈을 이용한 난시정밀검사
② 난시축검사
③ 크로스실린더렌즈를 이용한 가입도검사, 구면굴절력 정밀검사
④ 편광법을 이용한 사위검사
⑤ 입체시검사

정답 ①

## 37  출제키워드 ▶ 난시량 정밀검사

크로스실린더렌즈를 이용한 난시량 정밀검사는 (−)원주렌즈의 교정축과 크로스실린더렌즈의 (+)축 또는 (−)축을 일치시키고 검사를 시작한다. 교정축이 180°이므로 크로스실린더렌즈의 (−)축은 180°또는 90°로 놓아야 한다.

정답 ④

## 38  출제키워드 ▶ 구면굴절력 정밀검사 – 적록검사

• 적록검사는 눈의 색수차를 이용하여 보다 정확한 교정구면굴절력을 측정할 수 있는 검사이다. 백색혼합광이 눈에서 굴절되면 색에 따라 결상되는 위치가 달라지는데 녹색, 황색, 적색의 순으로 결상된다.

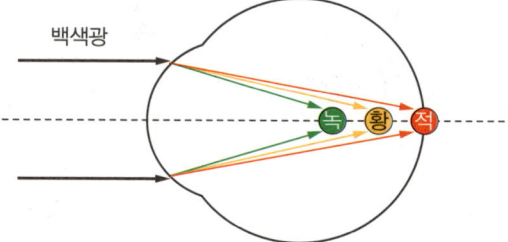

• 적록검사 시 적색 바탕의 시표가 더 선명하다면 위의 그림과 같이 기준 파장인 황색의 상측초점이 망막 앞쪽에 놓여 있다고 볼 수 있으므로 구면굴절력을 (−)방향으로 수정해 주어야 한다.

정답 ②

## 39  출제키워드 ▶ 양안균형검사 – 편광법

편광렌즈를 가입하고 양안균형검사에 사용되는 편광시표를 보면 중앙시표는 양안으로 주시할 수 있고 위·아래시표는 좌안 또는 우안으로만 볼 수 있게 된다. 검사 결과 위·아래시표의 선명도가 다르다면 선명하게 보이는 쪽에 (+)구면렌즈를 가입하고 비교선명도를 다시 검사한다. 이때 좌안에 보이는 아래쪽 시표가 더 선명하다고 한다면 좌안에 S+0.25D를 가입해 준다.
OU : +1.00D → OD : S+1.00D, OS : S+1.25D

정답 ③

## 40  출제키워드 ▶ 동적검영법 – 조절래그량

• 피사체심도 및 초점심도에 따라 조절자극량에 대한 조절반응량이 달라지는데 이것을 조절래그라고 한다.
• 이동식동적검영법(Nott법)의 조절래그량
  − 조절자극량 $= -\dfrac{1}{주시거리} = -\dfrac{1}{-0.40} = +2.50(D)$
  − 조절반응량 $= -\dfrac{1}{중화점 위치} = -\dfrac{1}{-0.50} = +2.00(D)$
  − 조절래그량 = 조절자극량(+2.50) − 조절반응량(+2.00)
    $= +0.50(D)$

정답 ②

## 41  출제키워드 ▶ 가입도검사 – 크로스실린더법

• 원용완전교정 후 크로스실린더렌즈의 (−)축을 90°로 위치시키면 눈의 전초선은 수평 방향이고, 후초선은 수직 방향이 된다.
• 이 상태에서 근거리 격자시표를 볼 때 가로선이 세로선보다 더 선명하다면 전초선이 망막에 가깝게 위치하고 조절력이 부족한 상태로 가입도가 필요하다.

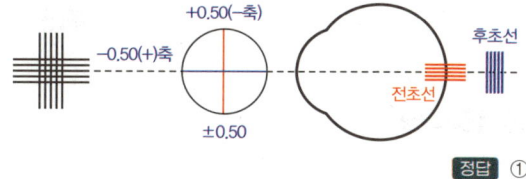

정답 ①

## 42  출제키워드 ▶ 가입도 검사 – 상대조절검사

• 상대조절검사 : 양안시가 유지되는 상태에서 조절긴장 또는 조절이완 능력을 검사, 양성상대조절력검사는 (−)렌즈를 부가하여 조절긴장능력을 검사하는 것이고, 음성상대조절력검사는 (+)렌즈를 부가하여 조절이완능력을 검사하는 것
• 상대조절검사를 이용한 가입도
  $$가입도 = \dfrac{PRA(-1.00) + NRA(+3.00)}{2} = +1.00(D)$$

- 근용안경 굴절력 = 원용 + 가입도
  (OD : S−1.50, OS : S−2.00) + (S+1.00) = (OD : S−0.50, OS : S−1.00)

정답 ③

### 43 출제키워드 ▶ 안경처방서의 명기사항

광학중심점 높이는 약속사항에 해당한다.

※ 안경처방서의 명기사항
- 교정 구면렌즈의 상측정점굴절력
- 교정 원주렌즈의 상측정점굴절력과 축 방향
- 프리즘굴절력과 기저 방향
- 원용, 근용 등의 사용 용도 및 거리
- 동공중심간거리(PD)
- 가입도(Add)

정답 ①

### 44 출제키워드 ▶ 프리즘렌즈의 굴절력 단위

안위이상을 교정하기 위한 프리즘렌즈의 굴절력은 '△(Prism Diopter)'를 사용한다. 입사광선이 렌즈에서 굴절되어 나갈 때 직진 방향으로 1m 떨어진 곳에서 수직으로 편향된 거리가 1cm일 때를 1△라고 한다.

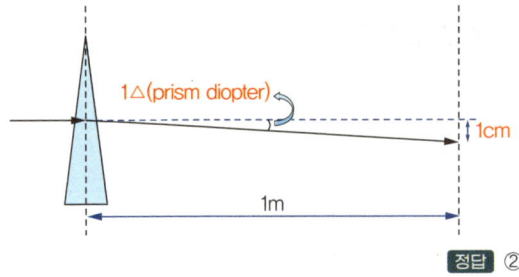

정답 ②

### 45 출제키워드 ▶ 난시교정렌즈

- 근시성 단난시는 전초선은 망막 앞에, 후초선은 망막에 위치하므로 교정렌즈는 (−)원주렌즈로 교정될 수 있다(원주렌즈의 축경선은 굴절력이 0D이다).
① S−1.00D ◯ C−1.00D Ax 90° → 양주경선의 굴절력 : −1.00D, −2.00D → 근시성 복난시 교정
② S+1.00D ◯ C−1.00D Ax 180° → 양주경선의 굴절력 : +1.00D, 0.00D → 원시성 단난시 교정
③ S+1.00D ◯ C−2.00D Ax 180° → 양주경선의 굴절력 : +1.00D, −1.00D → (주경선 균형상태)혼합난시 교정
④ S+1.00D ◯ C+1.00D Ax 180° → 양주경선의 굴절력 : +1.00D, +2.00D → 원시성 복난시 교정

⑤ S−1.00D ◯ C+1.00D Ax 90° → 양 주경선의 굴절력 : −1.00D, 0.00D → 근시성 단난시 교정

정답 ⑤

### 46 출제키워드 ▶ 필요렌즈 최소지름

- FPD : 45 + 23 = 68
※ FPD(Frame PD) = 렌즈삽입부 크기 + 연결부 길이(박싱시스템)
- PD : 58
- 렌즈삽입부 최장길이 : 48
- 작업여유분 : 2
- 필요렌즈의 최소지름 : FPD − PD + 렌즈삽입부 최장길이 + 작업여유분 = 60(mm)

정답 ②

### 47 출제키워드 ▶ 안경테의 계측 − 박싱시스템

'50 □ 18 138'
- 렌즈삽입부 : 50, 연결부 : 18, 다리부 : 138
- 기준점간거리(FPD) : 50 + 18 = 68(mm)

정답 ③

### 48 출제키워드 ▶ 기본피팅

기본피팅은 표준상태피팅 후 설계점을 인점하기 위하여 착용자의 얼굴 형태에 맞춰 테를 조정하는 과정이다.

정답 ⑤

### 49 출제키워드 ▶ 포인트테

포인트테의 고정금대는 일반안경테의 엔드피스에 해당한다.

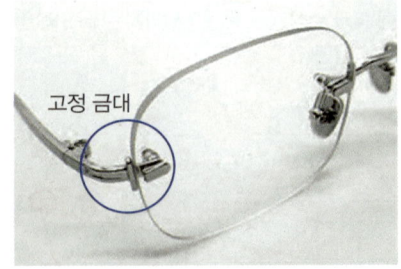

정답 ④

### 50 출제키워드 ▶ 주시거리별 조제가공 PD와 편위량

기준 PD는 좌우 안구회전점 간 거리이고 조제가공 PD는 안경 용도(주시거리)에 따라 달라진다.

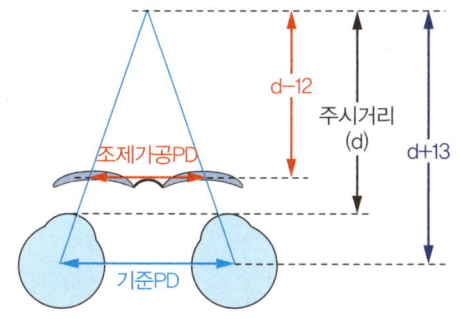

- 조제가공 $PD = 기준PD \times \dfrac{주시거리(d)-12}{주시거리(d)+13}$

- 편위량 $= 기준PD - 조제가공PD = 기준PD \times \left(1 - \dfrac{25}{d+13}\right)$

  $= 기준 PD \times \left(\dfrac{25}{d+13}\right) = 30 \times \dfrac{25}{487+13} = 1.5(\text{mm})$

  정답 ②

### 51 출제키워드 ▶ 형판설계 – PD

안위이상이 없는 경우 형판의 설계점은 렌즈의 광학중심점(동공중심)과 일치시켜야 한다. 이때 수평 편위량은 안경테의 FPD에서 조제가공 PD를 빼준다.

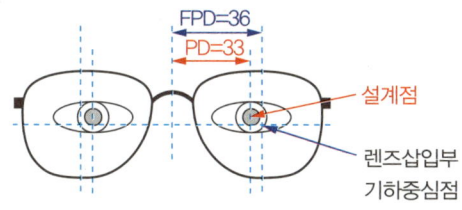

- 안경테 54 □ 18 → 단안FPD $= \dfrac{54+18}{2} = 36(\text{mm})$

- 수평 편위량 : 단안 조제가공PD(33)가 단안 FPD(36)보다 짧기 때문에 설계점은 형판 기준점에서 3mm 코 방향으로 편위시켜야 한다.

  정답 ⑤

### 52 출제키워드 ▶ 형판설계

안위이상이 없는 경우 형판의 설계점은 렌즈의 광학중심점(동공중심)과 일치시켜야 하고 형판의 기준점(FPD)에서 '조제가공 PD와 Oh'와의 편위량을 구하여 설정한다.

※ 수평 편위량

- 안경테 50 □ 20 → 단안FPD $= \dfrac{50+20}{2} = 35(\text{mm})$

- 설계점(단안 PD) : 31mm

- 수평편위량 : 단안 조제가공PD(31)가 단안 FPD(35)보다 짧으므로 설계점은 형판 기준점에서 코 방향으로 4mm 편위시켜야 한다.

  정답 ⑤

※ 수직 편위량

- 기하중심점 : 렌즈삽입부의 수직이등분지점 $= \dfrac{32}{2} = 16(\text{mm})$

- 설계점(측정 Oh) : 20mm

- 수직 편위량 : 측정Oh(20)가 수직이등분지점(16)보다 높으므로 설계점은 위로 4mm 편위시켜야 한다.

  정답 ②

### 53 출제키워드 ▶ 산각세우기 – 역산각

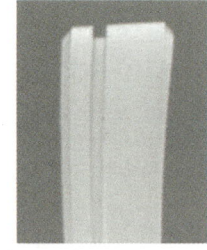

역산각(Reverse Type Bevel)은 나일론실을 사용하는 하프림테에 렌즈를 끼워 넣을 수 있도록 하는 가공으로 평산각으로 가공한 렌즈의 가장자리에 홈을 파듯 산각을 거꾸로 세우는 방법이다.

정답 ③

### 54 출제키워드 ▶ 광학적 요소 점검 사항

가장자리가 두꺼운 렌즈의 경우 조제가공 후 가장자리와 코받침지지의 접촉여부를 확인하고, 접촉된 경우에는 면다듬기를 깊게 해 준다(광학적 요소 점검 사항은 아님).

정답 ⑤

### 55 출제키워드 ▶ 점검 및 수정

프리즘굴절력은 렌즈의 광학중심점과 동공중심과의 거리가 멀수록 프리즘굴절력의 크기는 커진다. 하지만, 좌안과 우안의 프리즘굴절력 크기와 방향이 같을 때는 양안시에 미치는 프리즘 영향은 거의 없다.

정답 ②

### 56 출제키워드 ▶ 점검 및 수정 – PD

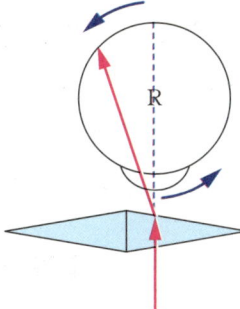

- (+)렌즈에서 PD가 4mm 길어짐
  - → BO효과 발생
  - → 폭주부담을 갖는 외사위 유발
  - → $|P| = 4 \times 0.4 = 1.6(\triangle)$

※ 프리즘굴절력의 크기
$|P|=|D'|\times h$ (단위 : D · cm = △)
$D'$ : 렌즈의 상측굴절력
$h$ : 렌즈의 광학중심점 ~ 동공중심(cm)

정답 ④

### 57 출제키워드 ▶ 점검 및 수정

OD : S+2.00D ○ C-1.00D Ax 180°   OS : S+3.00D ○ C-1.00D Ax 180°

- R : 180°경선 +2.00D
  → 시선이 코 쪽 2mm 지점 통과
  → BO효과 발생
  → $|P|=2\times 0.2=0.4$ (△)
- L : 180°경선 +3.00D
  → 시선이 코 쪽 2mm 지점 통과
  → BO효과 발생
  → $|P|=3\times 0.2=0.6$ (△)

⇒ 양안에 미치는 프리즘영향 : 1.0△ BO

정답 ①

### 58 출제키워드 ▶ 점검 및 수정 - PD의 허용오차

- 원용안경은 폭주력의 여유가 많고, 개산력의 여유는 적다.
  → 허용오차가 큰 방향 : BO, 허용오차가 작은 방향 : BI
- 근용안경은 개산력의 여유가 많고, 폭주력의 여유는 적다.
  → 허용오차가 큰 방향 : BI, 허용오차가 작은 방향 : BO

정답 ③

### 59 출제키워드 ▶ 망원경식 렌즈미터

망원경식 렌즈미터는 측정 시 눈의 조절력 개입이 되지 않도록 시도조정환으로 정시로 교정하는 시도조절을 해야 한다. 측정자에 따라 시도조절을 해야 하므로 여러 사람이 동시에 사용할 수 없다.

정답 ②

### 60 출제키워드 ▶ 렌즈미터 - 프리즘렌즈

- 프리즘굴절력의 크기 : 스크린 중앙에서부터 타깃상이 이동된 거리, 십자선상의 한 눈금이 1△ → 2△
- 프리즘굴절력의 기저 방향 : 타깃상이 이동된 방향
  → Base 180°(오른쪽 렌즈이므로 BO)

정답 ③

### 61 출제키워드 ▶ 근용안경의 굴절력

- 근용안경의 굴절력 = 원용안경의 굴절력 + 가입도

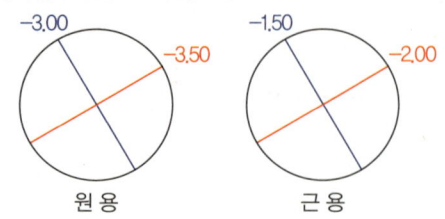

원용 : S-3.00D ○ C-0.50D Ax 120°
Add : S+1.50D
근용 : S-1.50D ○ C-0.50D Ax 120°

정답 ④

### 62 출제키워드 ▶ 슬랩오프가공

굴절부등시가 이중초점안경을 쓰고 근용부를 보면 좌우 모렌즈의 굴절력 차이로 수직 방향 부등사위가 발생하여 융합이 어려울 수 있다. 이때 근용부의 프리즘 크기를 같게 하는 슬랩오프(Slab Off)가공을 한다.

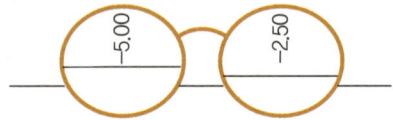

굴절부등시가 이중초점안경을 착용하고
근용부를 볼 때 나타나는 수직 방향 부등사위

- 가공할 렌즈 : (-)방향의 굴절력이 큰 쪽 → 오른쪽
- 프리즘양 : 좌우굴절력차이(D) × 원용부 광학중심점에서 근용부 시선까지의 거리(cm) → 2.50(D) × 1(cm) = 2.5(△) BU
- 슬랩오프가공은 BD프리즘을 떼어내는 가공이므로 BU효과가 발생하고, 오른쪽의 상은 아래로 이동한다.

정답 ⑤

### 63 출제키워드 ▶ 누진굴절력렌즈

누진굴절력렌즈는 원용부에서 근용부로 갈수록 (+)방향의 굴절력이 점점 증가하도록 설계된 렌즈로 불명시역이 없다.

정답 ②

### 64 출제키워드 ▶ 누진굴절력렌즈의 설계 및 가공

누진굴절력렌즈는 조제 기준점으로 아이포인트(= 피팅크로스)가 표시되어 있고 눈의 각막반사상 즉 동공중심에 아이포인트를 일치시켜 조제가공한다.

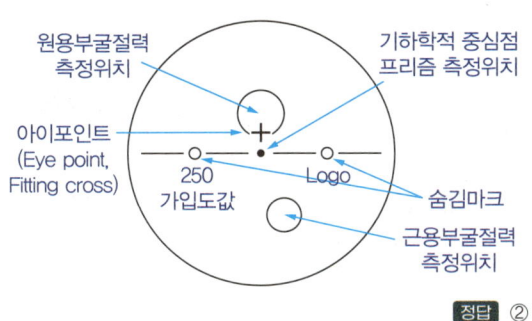

정답 ②

**65** 출제키워드 ▶ 누진굴절력렌즈 – 거울검사법

조제가공이 끝난 누진굴절력렌즈는 거울검사법으로 점검한 후 결과에 따라 미세조정을 한다. 거울검사 결과 좌우 동공중심이 코쪽으로 몰려 있는 경우 경사각을 크게 하거나 정점간거리를 짧게 해 준다.

정답 ①

**66** 출제키워드 ▶ 프리즘처방렌즈

- BO(or BI) 처방은 수평 방향 프리즘이므로 조제가공 PD를 조정해 준다.

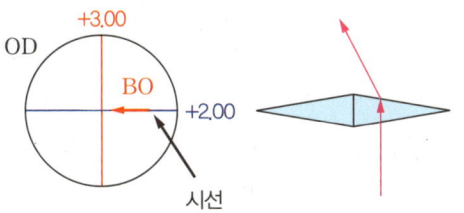

- 수평 경선의 굴절력이 +2.00D이고, 오른쪽 (+)렌즈에서 BO 효과를 보기 위해서는 시선이 광학중심점에서 코 방향으로 통과해야 한다. → 조제가공 PD가 길어진다.
- 프리즘량(1.0△) = 2.00(D) × 편심량(cm)
  → 편심량 = 0.5(cm) = 5(mm)
- 단안에서 5mm 길어져야 하므로 양안 PD는 10mm 길어진다 (60 → 70mm).

정답 ⑤

**67** 출제키워드 ▶ 복식알바이트 안경

복식알바이트 안경은 원근양용으로 2매의 렌즈를 겹쳐서 사용하는 안경이다. 근용으로 뒷렌즈를 사용하고, 원용으로 앞렌즈와 뒷렌즈를 겹쳐서 사용하는 경우 앞렌즈의 굴절력은 가입도에서 부호를 (−)로 바꾸어 주면 된다.

- 가입도 = 근용(+0.50) − 원용(−1.50) = +2.00(D)
- 앞렌즈의 굴절력 = −(가입도) = −2.00(D)

정답 ③

**68** 출제키워드 ▶ 양안단일선명시의 과정

- 1단계 : 동시시 – 양안이 억제 없이 동시에 상을 지각하는 과정
- 2단계 : 융합 – 각각의 눈에 지각된 상이 하나로 결합되는 과정(좌우 망막상의 크기와 모양이 거의 같고, 서로 일정 오차범위 내에서 망막대응값을 가짐)
- 3단계 : 입체시 – 3차원의 깊이 지각, 양안시기능의 최종목적

정답 ④

**69** 출제키워드 ▶ 양안시차와 입체시

파눔융합역 내에서 양안시차가 있는 좌우 망막 상이 융합되면서 주시물체 간의 상대적인 깊이 감각인 입체시를 얻게 된다.

정답 ②

**70** 출제키워드 ▶ 상대조절검사 – 양성상대조절

상대조절검사는 양안으로 눈 앞 40cm의 시표를 주시(폭주자극을 일정하게 유지)하게 하고 조절기능을 측정하는 검사이다.

- 양성상대조절 : (−)렌즈를 부가하면 눈에서는 조절(+)이 일어나고, 조절성폭주의 개입으로 복시가 발생한다. 이를 음성융합성폭주로 교정하고 폭주력(개산력)이 부족하면 시표가 흐려지는데 이 지점을 측정한다.

정답 ①

**71** 출제키워드 ▶ 조절래그 검사

눈 앞 40cm의 시표를 주시하려면 2.5D의 조절력이 필요하지만 실제 조절반응량은 다르게 나타나는데, 이를 조절래그라고 한다. 동적검영법, 크로스실린더법 등을 이용하여 검사할 수 있다.

정답 ③

**72** 출제키워드 ▶ 원거리 융합력검사(개산여력)

기저내방(BI) 프리즘검사는 개산 방향의 융합력 검사이며, 원거리 개산여력은 조절이 개입하지 않아 흐린점이 나타나지 않는다. 흐린점이 나타난 것은 조절이 개입되었음을 의미하기 때문에 원용완전교정여부를 확인해야 한다.

정답 ①

**73** 출제키워드 ▶ 융합력검사

음성융합성폭주력은 BI 프리즘, 양성융합성폭주력은 BO 프리즘을 부가하여 검사하고, '흐린점 / 분리점 / 회복점'으로 기록한다.

- 양성융합성폭주량 = 폭주여력(19) + 사위량(4) = 23(△)
※ 양성융합성폭주량 계산 시 내사위는 (−), 외사위는 (+)로 계산

정답 ⑤

## 74 출제키워드 가림검사, 가림벗김검사

- 가림검사 : 사시와 정위(또는 사위)를 구별, 한쪽 눈을 차폐하고 차폐하지 않은 눈을 관찰, 움직임이 관찰되면 사시(정상안을 가리면 사시안으로 물체를 주시하기 위해 움직임)
- 가림벗김검사 : 정위와 사위를 구별, 차폐한 눈의 가림판을 제거하는 직후 눈의 움직임 관찰, 움직임이 관찰되면 사위(융합을 위해 교정운동을 하면서 주시물체를 향해 움직임), 코 방향으로 움직임 → 외사위 / 귀 방향으로 움직임 → 내사위
※ 내사위, 외사위는 좌우안을 구별할 필요가 없음

정답 ②

## 75 출제키워드 각막반사법

각막반사법을 이용하면 간단하게 안위상태와 대략적인 사시각을 측정할 수 있다. 좌안의 각막반사상이 동공중심에서 코쪽으로 치우쳐있으므로 눈은 반대 방향인 귀 방향으로 편위되어 있는 외사시이다(좌안 외사시).

정답 ④

## 76 출제키워드 사위검사 – 폰 그레페법(프리즘분리법)

- 운동성융합력 이상의 프리즘을 가하여 같은 시표를 좌, 우안 각각의 상으로 분리시켜 복시를 만들어 안위상태를 검사한다.
- 수평사위검사 : 수직일자시표 사용하고 상을 위·아래로 분리 → 분리프리즘 6△ BU(상은 아래쪽으로 이동)
- 수직사위검사 : 수평일자시표 사용하고 상을 좌·우로 분리 → 분리프리즘 12△ BI(상은 귀 방향으로 이동)

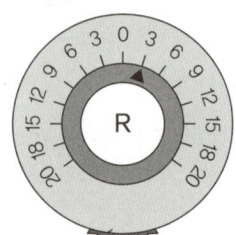 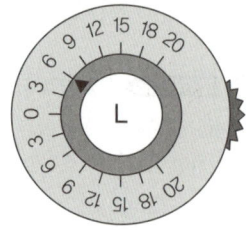

- L–분리프리즘 : 6△ BU → 수평사위 검사
- R–측정프리즘 : 3△ BI → 외사위

정답 ①

## 77 출제키워드 사위검사 – 편광법

편광법은 편광축 방향이 서로 수직인 편광렌즈와 편광시표를 이용해 좌우안으로 보이는 상을 다르게 하여 안위상태를 평가하는 방법이다.

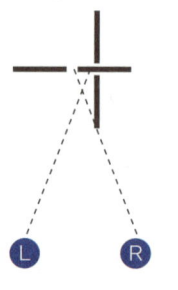

- 좌안의 상은 오른쪽, 우안의 상은 왼쪽에 있으므로 교차성으로 외사위이다.

정답 ②

## 78 출제키워드 감각기능검사 – 입체시검사법

4△ BO프리즘검사는 미세사시의 억제 유무를 평가하는 검사법이다.

정답 ⑤

## 79 출제키워드 AC/A 비에 따른 근거리안위

원거리가 정위이고 AC/A 비가 낮을 경우 폭주부족으로 근거리 안위는 외사위로 예측할 수 있다.

- 필요폭주량 $= \dfrac{PD(cm)}{주시거리(m)} = \dfrac{6.0}{0.33} = 18\,(\triangle)$
- 실제조절성폭주량 $= AC/A\ 비(\triangle/D) \times 조절자극량(D)$
  $= 2 \times 3 = 6(\triangle)$
- 폭주량 12△부족 → 12△ 외사위

정답 ④

## 80 출제키워드 시기능처방 – 가입도 렌즈처방

- 근거리에서 내사위는 프리즘처방을 대신하여 구면렌즈를 처방할 수 있다.
- 퍼시발(Percival) 기준 : 전용합성폭주폭을 3등분하였을 때, 중앙 부분 안에 정위인 지점이 있도록 처방
  폭주여력 = 24△, 개산여력 = 9△
  $P = \dfrac{L-2S}{3} = \dfrac{24-18}{3} = 2\triangle\text{BO}$
  ($L$ : 상대폭주량 중 큰 값, $S$ : 상대폭주량 중 작은 값)

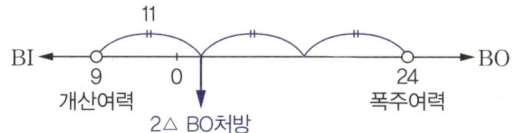

- 프리즘처방으로 구면렌즈의 굴절력을 결정할 때는 $AC/A$ 비를 사용한다.

  근용가입도 = $\dfrac{\text{사위처방값}}{AC/A비} = \dfrac{2}{4} = 0.50(D)$

  정답 ②

## 81 출제키워드 ▶ 각막의 형상

각막은 오목메니스커스 형상이다.

정답 ⑤

## 82 출제키워드 ▶ 각막난시

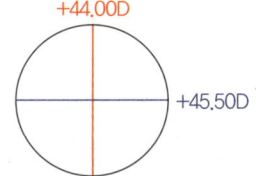

- 45.50D @ 180° → 수평경선 굴절력
- 44.00D @ 90° → 수직경선 굴절력
- 난시량은 1.50D
- 강주경선이 수평방향이므로 도난시

정답 ②

## 83 출제키워드 ▶ 산소침투성(Dk)

산소침투성은 렌즈 재질 자체의 성질로 산소를 통과시킬 수 있는 능력을 말하며 렌즈의 형태나 두께와는 무관하다.

정답 ③

## 84 출제키워드 ▶ 함수율과 재질의 특성

① 함수율이 낮을수록 유연성이 감소한다.
② 함수율이 높을수록 굴절률이 낮아진다.
③ 함수율이 낮을수록 산소침투성이 감소한다.
④ 함수율이 높을수록 강도가 약해진다.
⑤ 함수율이 높을수록 침전물이 잘 생긴다.

정답 ②

## 85 출제키워드 ▶ 실리콘하이드로겔

충혈이 자주 발생하면 산소침투성이 높은 RGP나 실리콘하이드로겔렌즈가 적당하고, 운동 시 착용하려면 실리콘하이드로겔렌즈가 더 적합하다.

정답 ④

## 86 출제키워드 ▶ 콘택트렌즈의 변수 – 새그깊이

콘택트렌즈의 새그깊이(Sagittal Depth)는 콘택트렌즈의 커브 정점에서 커브의 양 끝점을 잇는 현까지의 수직거리이다. 콘택트렌즈의 베이스커브가 일정할 때는 전체 직경이 클수록 새그깊이가 깊어진다.

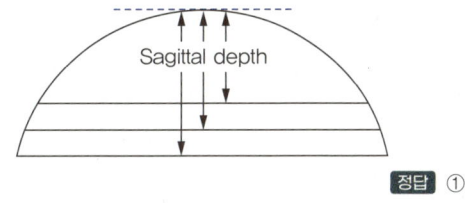

정답 ①

## 87 출제키워드 ▶ 눈물렌즈

렌즈의 베이스 커브(BC)가 각막보다 스티프하게 피팅되면 (+)눈물렌즈가 만들어진다. BC가 0.05mm 작아지면 눈물렌즈의 굴절력은 +0.25D씩 변화하게 되므로 0.10mm 스티프하게 피팅하면 +0.50D의 눈물렌즈가 생성된다.

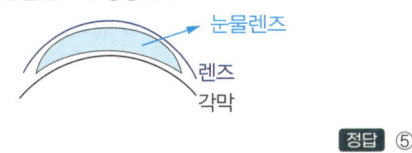

정답 ⑤

## 88 출제키워드 ▶ 하드 콘택트렌즈의 피팅 – 베이스커브

하드 콘택트렌즈의 초기 시험렌즈의 베이스커브는 각막난시를 고려하여 결정한다. 각막난시가 1.50D인 경우에는 Flat K와 같게, 1.50D보다 작은 경우에는 Flat K보다 Flat하게, 1.50D보다 큰 경우에는 Flat K보다 Steep하게 BC를 선택한다.

| 각막난시 | 시험렌즈 베이스 커브 |
|---|---|
| 0.00~0.50D | 0.50~0.75D Flatter than K |
| 0.75~1.00D | 0.25~0.50D Flatter than K |
| 1.50D | On K |
| 1.75~2.00D | 0.25D Steeper than K |
| 2.25~2.75D | 0.50D Steeper than K |
| 3.00~3.50D | 0.75D Steeper than K |

정답 ③

## 89 출제키워드 ▶ 하드 콘택트렌즈 피팅 - Power 결정

안경에서 콘택트렌즈로 교체하는 경우 교정굴절력이 4.00D 이상일 경우 정점간거리를 보정해 주어야 하며, 하드 콘택트렌즈는 각막과 렌즈 사이에 만들어지는 눈물렌즈를 고려하여 처방하여야 한다.

- 정점간거리 보정 굴절력

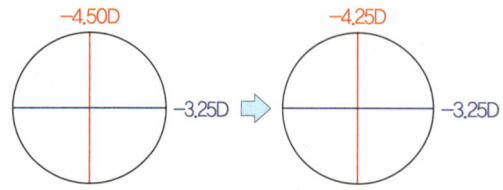

- BC가 45.00D인 착용 시 눈물렌즈

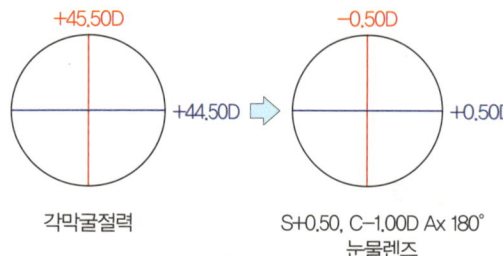

- 정점간거리 보정과 눈물렌즈를 고려한 처방굴절력

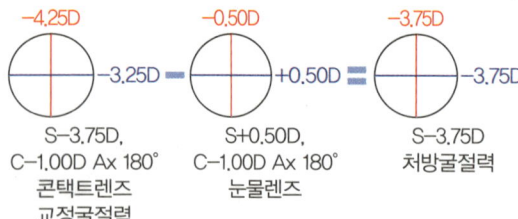

정답 ①

## 90 출제키워드 ▶ 하드 콘택트렌즈의 피팅

렌즈의 움직임을 감소시키는 방법
- 광학부지름, 전체지름을 크게 한다.
- 베이스커브의 곡률반지름, 주변부 곡률반지름을 짧게 한다.
- 렌즈의 중심두께를 얇게 한다.

정답 ⑤

## 91 출제키워드 ▶ RGP 콘택트렌즈의 피팅상태

플루레신 패턴에서 중심부가 검게 보이는 것은 각막 중심부가 눌려 있음을 나타내고 플랫한 피팅상태이다.
① 눈물교환이 잘 되지 않는다. → Steep한 상태
② 렌즈의 움직임이 거의 없다. → Steep한 상태
③ 플루레신 패턴에서 중심부가 검게 보인다. → Flat한 상태
④ 눈물렌즈는 (+)굴절력 효과를 보인다. → Steep한 상태
⑤ 눈알이 움직일 때 렌즈가 1~2mm 정도 늦게 움직인다.
→ 이상적인 피팅상태

정답 ③

## 92 출제키워드 ▶ 소프트 콘택트렌즈의 변수 - 베이스커브

소프트 콘택트렌즈의 베이스커브는 각막곡률반지름보다 0.7~1.3mm 긴 것을 선택한다.

정답 ⑤

## 93 출제키워드 ▶ 소프트 콘택트렌즈의 피팅

타이트(Tight)한 피팅상태에서는 세극등검사 시 윤부 충혈이나 공막의 함입부가 관찰될 수 있다.
①, ②, ③, ⑤는 이상적인 피팅상태이다.

정답 ④

## 94 출제키워드 ▶ RGP 콘택트렌즈와 소프트 콘택트렌즈의 비교

| 구 분 | RGP 콘택트렌즈 | 소프트 콘택트렌즈 |
| --- | --- | --- |
| 재질의 강도 | 강함(수명이 길다) | 약함(수명이 짧다) |
| 산소투과율 | 높음 | 낮음 |
| 초기 착용감 | 나쁨 (적응기간이 길다) | 좋음 (적응기간이 짧다) |
| 각막난시 | 교정이 잘됨 | 토릭렌즈가 필요 |
| 눈물의 순환 | 잘 됨 | 잘 안됨 |
| 오염 및 부작용 | 적음 | 많음 |

정답 ③

## 95 출제키워드 ▶ 토릭 소프트 콘택트렌즈의 보정

토릭 소프트 콘택트렌즈는 난시축의 회전유무를 확인하고 회전이 일어나면 보정을 해 주어야 한다. 보정은 LARS(Left Add, Right Subtract)방법으로 해준다. 시계방향(Left)으로 10° 회전하였으므로 난시축은 10°로 보정해 준다.

정답 ③

## 96 출제키워드 ▶ 노안교정 콘택트렌즈 - 모노비전

모노비전(단안보기)은 한쪽 눈은 원용, 다른 한쪽 눈은 근용으로 처방하는 방법으로 간단하게 노안을 교정할 수 있으나 단안환

자에게는 처방할 수 없고 입체시가 감소한다는 단점이 있다.

정답 ③

### 97 출제키워드 ▶ 실리콘하이드로겔렌즈의 문제점

실리콘하이드로겔렌즈는 일반 소프트렌즈에 비해 단단하여 렌즈와 각막 사이의 기계적 마찰로 인해 각막상부에 활모양 찰과상 등이 생길 수 있다.

정답 ④

### 98 출제키워드 ▶ 콘택트렌즈 관련 문제 및 해결법

과산화수소 소독법은 살균효과가 뛰어나지만, 렌즈에 과산화수소가 남게 되면 독성 반응을 일으킬 수 있으므로 주의해야 한다.

정답 ③

### 99 출제키워드 ▶ 콘택트렌즈 침착물 – 단백질

단백질 침착물은 소프트 콘택트렌즈에 잘 부착이 되며 알레르기 반응을 일으켜 거대유두 결막염의 원인이 되기도 한다.

정답 ①

### 100 출제키워드 ▶ 관리용품의 특징 – 습윤액

습윤액은 소수성인 렌즈의 표면을 친수성으로 만들어 주어 렌즈와 각막 사이에 완충작용을 하고 착용할 때 손에 있는 지방 성분이 렌즈에 달라붙지 않도록 해 준다. 습윤액으로 쓰이는 성분은 메틸셀루로스(Methylcellulose), 폴리비닐알코올(Polyvinyl Alcohol) 등이 있다.

정답 ⑤

### 101 출제키워드 ▶ 확대경의 굴절력

- 확대경의 굴절력 = 주시거리 버전스의 절대값 × 배율
$$= \frac{1}{0.33} \times 3 = +9.00(D)$$

정답 ④

### 102 출제키워드 ▶ 각막곡률계

각막곡률계의 주요 용도는 각막전면의 곡률반지름을 측정하는 것이다.

정답 ①

### 103 출제키워드 ▶ 포롭터의 보조렌즈 – 6△U, 10△I

폰 그레페법은 프리즘분리법으로 융합력 이상의 프리즘을 가하여 좌우안의 상을 분리하여 사위를 검사하는 방법이다. 6△U는 6△ BU렌즈로 수평사위, 10△I는 10△ BI렌즈로 수직사위 검사에 사용된다.

정답 ③

### 104 출제키워드 ▶ 렌즈미터

렌즈미터는 안경렌즈 및 콘택트렌즈의 상측정점굴절력을 측정하는 기기로 망원경식 렌즈미터와 투영식 렌즈미터가 있다. 망원경식 렌즈미터는 소형이면서 가격이 저렴하다는 장점이 있지만, 측정자의 눈의 조절개입으로 인한 오차를 줄이기 위해 시도조절을 해야 하는 불편함이 있다.

정답 ④

### 105 출제키워드 ▶ 세극등현미경의 조명법 – 역조명법

세극등현미경은 조명법과 배율을 조절하여 각막 및 결막 등의 눈알 표면을 관찰하는 기기이다. 역조명법은 홍채에서 반사되는 빛으로 각막을, 망막에서 반사되는 빛으로 수정체를 관찰하는 조명법이다.

정답 ③

# 3교시 실기시험

## 01 출제키워드 ▶ 정시와 원시의 구분

원거리 나안시력이 1.0인 경우는 정시이거나 수의성 또는 상대성 원시이다. 이때 정시와 원시를 구분하기 위해서 (+)구면렌즈 부가검사가 필요하다. (+)구면렌즈를 부가하였을 때 시력이 떨어지면 정시, 시력의 변화가 없으면 원시이다.

정답 ③

## 02 출제키워드 ▶ 가림검사

가림검사는 가림판으로 한쪽 눈을 차폐하면서 차폐하지 않은 눈을 관찰함으로써 사시유무를 검사하는 방법이다. 정상안을 차폐할 때 사시안이 주시물체를 향해 움직이고, 사시안을 차폐할 때 정상안은 움직임이 없다.

정답 ②

## 03 출제키워드 ▶ 타각적굴절검사 – AR

자동안굴절력계(Auto-refractometer)는 눈의 굴절이상도와 각막의 곡률을 측정할 수 있는 타각적 굴절검사기기이다. 각막의 굴절률은 측정할 수 없다.

정답 ⑤

## 04 출제키워드 ▶ 정적검영법

검영법은 검영기를 이용하여 굴절이상을 타각적으로 측정하는 검사로 중화가 관찰되면 검사를 종료한다. 검사거리 보정렌즈를 사용하였을 경우 검영값(중화렌즈)이 그대로 교정렌즈의 굴절력이 된다.

• 교정렌즈의 굴절력 = 검영값(중화렌즈) = −1.25(D)

정답 ①

## 05 출제키워드 ▶ 포롭터를 이용한 검영법

포롭터에 검사거리 보정렌즈를 장입하고 검영을 할 경우, 검영값(중화렌즈)이 그대로 교정렌즈의 굴절력이 된다. 입사선조광의 방향을 45°로 검영하면 135°경선, 135°로 검영하면 45°경선의 교정굴절력을 측정할 수 있다.

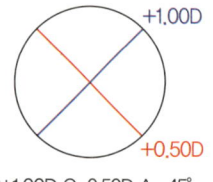

S+1.00D C−0.50D Ax 45°

• 교정렌즈의 굴절력 = 검영값(중화렌즈)
• 입사선조광45°의 검영값 : $D_{135°}' = +0.50(D)$
• 입사선조광135°의 검영값 : $D_{45°}' = +1.00(D)$

정답 ④

## 06 출제키워드 ▶ 최적구면굴절력(BVS)

| 가입렌즈 | 교정시력 |
|---|---|
| S−2.50D | 0.6 |
| S−2.75D | 0.7 |
| S−3.00D | 0.8 |
| S−3.25D | 0.8 |
| S−3.50D | 0.7 |

구면도수를 가입하여 최고시력이 나올 때의 구면굴절력이 최적구면굴절력이다. 이때 교정시력이 1.0이 나오지 않으면 난시가 있음을 예상할 수 있고, 최소착란원이 망막에 위치할 때 최고시력이 나온다. 근시성 난시안의 최적구면굴절력은 최고시력이 나오는 가장 낮은 (−)구면도수이다. S−3.00 ~ 3.25D에서 최고시력 0.8이 나오므로 최적구면굴절력은 더 낮은 도수인 S−3.00D이다.

정답 ③

## 07 출제키워드 ▶ 자각적굴절 검사 – 난시

운무법으로 난시를 교정하려면 먼저 눈을 근시성 복난시 상태로 만든다.

정답 ②

## 08 출제키워드 ▶ (−)원주렌즈의 교정축

• 운무상태에서 방사선시표를 보았을 때
 (−)원주렌즈의 교정축 방향 = 선명한 (시간)방향 × 30°
• 4시 방향이 선명하다면 교정축은 4 × 30° = 120°이다.

정답 ④

## 09 출제키워드 ▶ 난시량 정밀검사

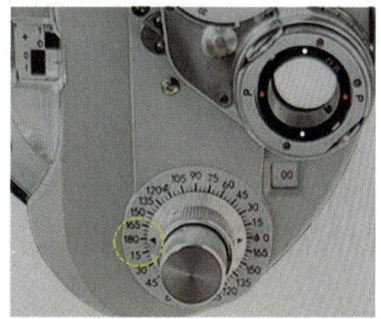

보기의 사진은 난시 교정축(180°)과 크로스실린더렌즈의 (−)축을 일치시키고 있으므로 난시량 정밀검사를 하는 것이다. 반전검사를 했을 때 비교선명도가 같지 않다면 원주렌즈의 굴절력을 수정해 주어야 한다.

정답 ③

## 10 출제키워드 ▶ 양안조절균형검사 − 편광법

양안조절균형검사는 +0.50~+0.75D 운무한 상태에서 검사를 진행하고, 시표의 선명도가 비슷해질 때까지 더 선명하게 보이는 쪽에 (+)구면렌즈를 가입한다. 우안으로 보는 시표가 더 선명하다고 한다면 우안에 S+0.25D를 가입한다.
OD : S−4.00D → S−3.75D

정답 ①

## 11 출제키워드 ▶ 가입도 검사 − 크로스실린더법

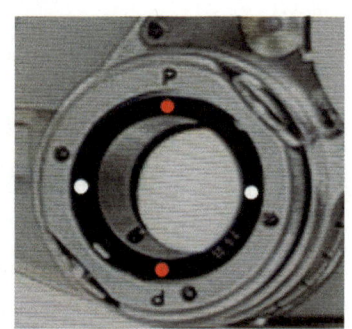

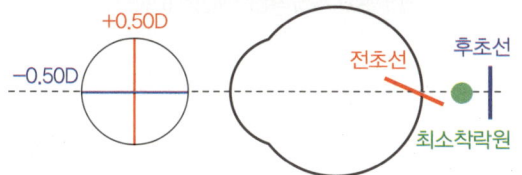

가입도가 필요한 상태 : 전초선과 후초선의 위치

정시의 눈 앞에 사진과 같이 크로스실린더렌즈의 적색점(−축)을 90°로 위치시키면 눈의 전초선은 수평방향이고, 후초선은 수직방향이 된다. 이 상태에서 근거리 격자시표를 보게 했을 때 가로선이 더 선명하다고 한다면 최소착란원이 망막 뒤에 위치하는 상태로 가입도가 필요한 상태이다. 가로선과 세로선의 선명도가 같아질 때까지 (+)구면렌즈를 가입한다.

정답 ①

## 12 출제키워드 ▶ 가입도 검사 − 적록 검사

적색파장과 녹색파장의 빛이 눈에서 굴절되면 굴절률이 높은 녹색이 먼저 결상되고 적색은 더 뒤쪽에 결상되는데, 기준파장인 황색을 기준으로 ±0.25D 정도 차이가 난다. 원용완전교정 후 근거리 적록시표를 보았을 때 녹색 바탕의 시표가 적색 바탕의 시표보다 더 선명하게 보인다고 하면 기준파장인 황색이 망막 뒤에 있음을 나타내므로 가입도가 필요한 상태이고 (+)구면렌즈를 추가한다. 적색 바탕의 시표와 녹색 바탕의 시표 선명도가 같아질 때까지 추가한 (+)구면도수가 이론적 가입도이다.

정답 ②

## 13 출제키워드 ▶ PD의 측정

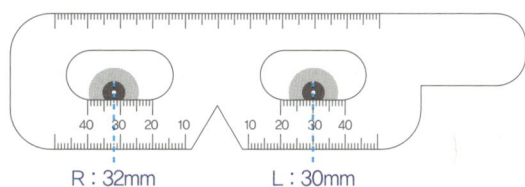

PD는 동공중심점간 거리로 동공반사상의 위치를 기준으로 한다.

정답 ①

## 14 출제키워드 ▶ 박싱시스템

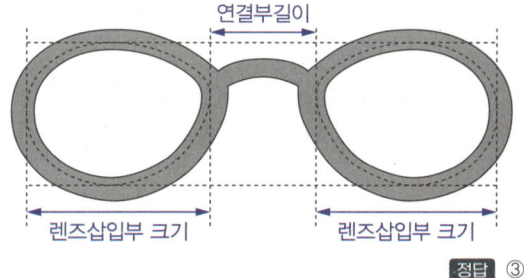

정답 ③

## 15 출제키워드 ▶ 형판설계 − 수평편위량

좌우 단안 PD가 같을 경우 설계점의 수평편위량은 $\dfrac{FPD-PD}{2}$이다.

• FPD : 48 □ 20 → 48 + 20 = 68(mm)
• 조제가공 PD : 64(mm)

- 수평편위량 $= \dfrac{FPD - PD}{2} = \dfrac{68 - 64}{2} = 2(\text{mm})$

  (편위량이 +이면 코 방향, −이면 귀 방향)

  정답 ②

### 16 출제키워드 ▶ 형판설계 – 수평편위량

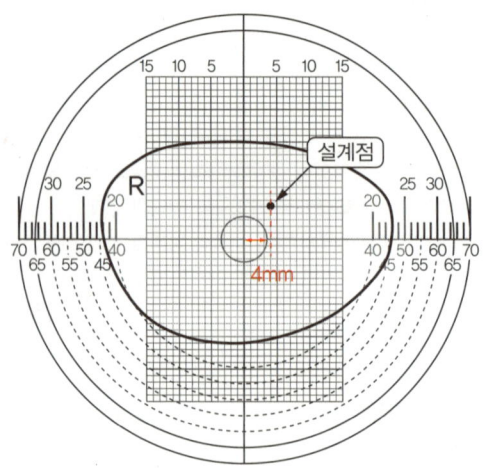

설계차트를 이용하면 형판기준점으로부터 설계점까지의 편위량을 쉽게 구할 수 있다.

정답 ①

### 17 출제키워드 ▶ 토릭렌즈의 굴절력

근시성 복난시의 양주경선이 모두 근시성으로 (−)렌즈로 교정된다. S−1.50 C−1.00로 표기된 안경렌즈는 양주경선의 교정굴절력이 −1.50D, −2.50D로 근시성 복난시를 교정할 수 있다.

① S+1.00 C−1.00 → 교정굴절력 : +1.00, 0.00 → 원시성 단난시
② S+2.50 C−0.50 → 교정굴절력 : +2.50, +2.00 → 원시성 복난시
③ S−1.50 C−1.00 → 교정굴절력 : −1.50, −2.50 → 근시성 복난시
④ S+1.50 C−0.50 → 교정굴절력 : +1.50, +1.00 → 원시성 복난시
⑤ S+2.50 C−1.50 → 교정굴절력 : +2.50, +1.00 → 원시성 복난시

정답 ③

### 18 출제키워드 ▶ 프리즘굴절력의 측정

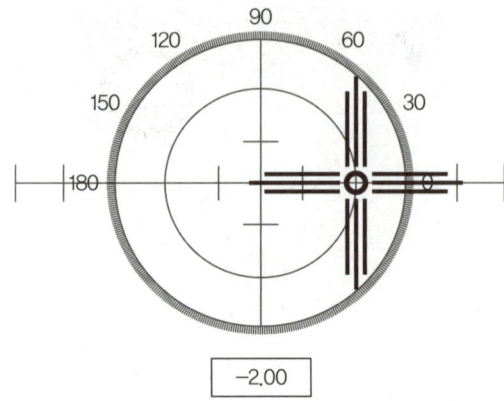

- 프리즘굴절력의 크기 : 스크린 중앙에서부터 타깃상이 2눈금 이동 → 2△
- 프리즘굴절력의 기저 방향 : 타깃상이 이동된 방향 → Base 0°(오른쪽 렌즈이므로 BI)

정답 ③

### 19 출제키워드 ▶ 왜곡검사기

왜곡검사기를 이용하여 안경테에 맞추어 안경렌즈의 조제가공이 잘 되었는지를 검사할 수 있다.

정답 ④

### 20 출제키워드 ▶ 점검 및 수정 – PD

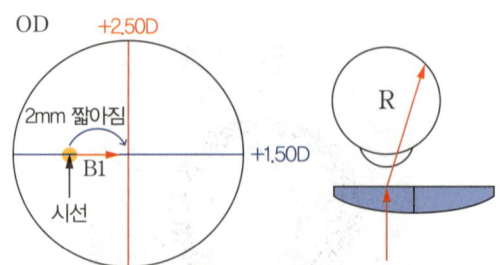

- PD 64 → 60mm : (+)렌즈에서 단안 PD가 2mm 짧아짐 → BI 효과
- 프리즘량 : $|P| = |D'| \times h = 1.5 \times 0.2 = 0.3(\triangle)$ → 양안 0.6△ BI

  ($D'$ : 렌즈의 상측굴절력, $h$ : 렌즈의 광학중심점 ~ 동공중심(cm))

정답 ①

## 21 출제키워드 ▶ 점검 및 수정 – 원용 PD의 허용오차

원용안경은 폭주력의 여유가 많고, 개산력의 여유는 적다.
→ 허용오차가 큰 방향 : BO, 허용오차가 작은 방향 : BI

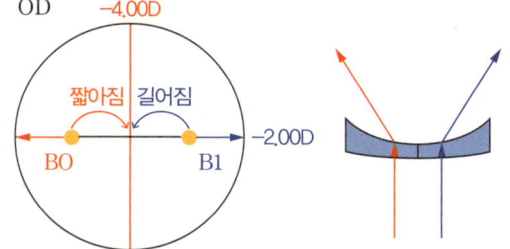

- 허용오차가 큰 방향 : 1.0△ → BO → (−)렌즈 : PD 짧아진 경우
  $|P| = 2 \times h = 1.0\,(\triangle) \to h = 0.5(cm) \to$ PD가 5mm 짧아진 경우
- 허용오차가 작은 방향 : 0.5△ → BI → (−)렌즈 : PD 길어진 경우
  $|P| = 2 \times h = 0.5\,(\triangle) \to h = 0.25(cm) \to$ PD가 2.5mm 길어진 경우
- 허용오차 범위 내 PD : (63 − 5) ~ (63 + 2.5) = 58 ~ 65.5(mm)

정답 ⑤

## 22 출제키워드 ▶ 역산각 안경(반무테)

하프림(반무테)에 사용하는 나일론실의 두께가 0.5~0.6mm라면 역산각의 홈 깊이는 실두께의 1/2 ~ 1/3정도인 0.3mm가 적당하다. 위쪽 림에 닿는 부분은 0.4mm 정도로 조금 더 깊게 파서 렌즈를 안정적으로 지지하도록 하는 것이 좋다.

정답 ②

## 23 출제키워드 ▶ 근용안경의 굴절력

근용 굴절력 = 원용굴절력 + 가입도

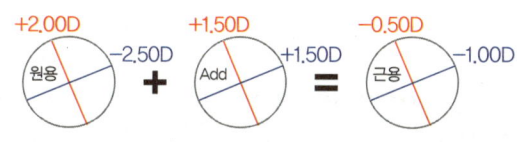

S−2.00D C−0.50D Ax 110°
Add. +1.50D
S−0.50D C−0.50D Ax 110°
S−1.00D C+0.50D Ax 20°
C−0.50D Ax 20°, C−1.00D Ax 110°

정답 ④

## 24 출제키워드 ▶ 이중초점렌즈의 세그높이(Segment Height)

이중초점렌즈의 가상광학중심점높이(Oh)인 세그높이는 경사각 0°자세에서 피팅된 안경테 하부 림(Rim)에서 직상방 각막가장자리 하부 또는 아래 눈꺼풀까지의 높이이다.

정답 ②

## 25 출제키워드 ▶ 누진굴절력렌즈

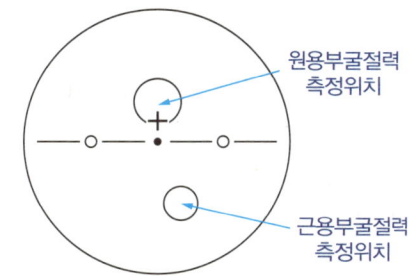

가입도는 근용부를 주시하기 위해 원용굴절력에 추가할 구면굴절력이므로 가입도의 측정은 근용 굴절력에서 원용 굴절력을 빼면 된다.

정답 ⑤

## 26 출제키워드 ▶ 누진굴절력렌즈의 설계

누진굴절력렌즈는 조제 기준점으로 아이포인트(= 피팅크로스)가 표시되어 있고 눈의 각막반사상 즉, (원용)동공중심에 아이포인트를 일치시켜 조제가공한다.

정답 ②

## 27. 출제키워드 ▶ 누진굴절력렌즈 – 거울검사법

거울검사 결과 좌우 동공중심이 근용 참조원의 중앙에서 위로 올라갔을 경우 경사각이 크면 경사각을 줄이고, 경사각이 정상이면 코받침을 내리거나 코받침의 좌우 간격의 폭을 좁혀 전면부를 위로 올려준다.

정답 ②

## 28 출제키워드 ▶ 복식알바이트 안경

복식알바이트 안경은 원근양용으로 2매의 렌즈를 겹쳐서 사용하는 안경이다. 근용으로 뒷렌즈를 사용하고, 원용으로 앞렌즈와 뒷렌즈를 겹쳐서 사용하는 경우 앞렌즈의 굴절력은 가입도에서 부호를 (−)로 바꾸어 주면 된다.

- 가입도 = 근용(+0.50) − 원용(−1.00) = +1.50(D)
- 앞렌즈의 굴절력 = −(가입도) = −1.50(D)

정답 ④

## 29 출제키워드 ▶ 프리즘처방안경

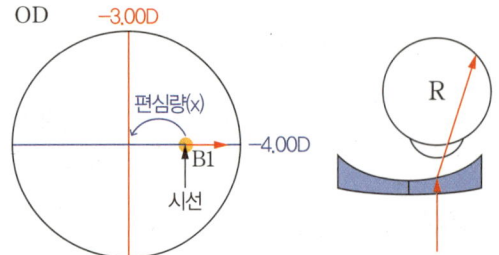

- 오른쪽 (−)렌즈에서 BI 효과가 발생하려면 시선은 렌즈의 광학중심점에서 코 방향을 통과해야 함( → 조제가공 PD는 길어짐)
- 1.0△을 얻기 위한 편심량($x$) :
  $4(D) \times$ 편심량$(cm) = 1.0(\triangle) \rightarrow x = 0.25(cm) = 2.5(mm)$
- 양안 PD는 5mm 길어진다(62 → 67mm).

정답 ⑤

## 30 출제키워드 ▶ 프리즘처방안경

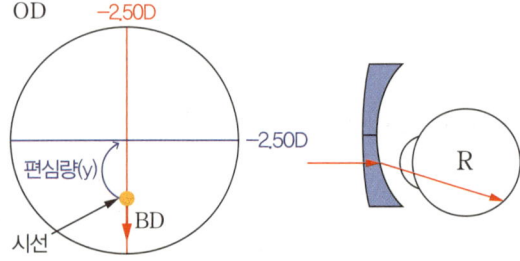

- (−)렌즈에서 BD 효과가 발생하려면 시선이 렌즈의 광학중심점에서 아래쪽을 통과해야 함( → 조제가공 Oh는 높아짐)
- 0.5△을 얻기 위한 편심량($y$) :
  $2.5(D) \times$ 편심량$(cm) = 0.5(\triangle) \rightarrow y = 0.2(cm) = 2(mm)$
- Oh는 2mm 높아진다(20 → 22mm).

정답 ③

## 31 출제키워드 ▶ 추종안구운동

추종안구운동은 움직이는 표적에 주시를 유지하기 위한 운동으로 초당 30~60°의 속도의 약간 느린 안구운동이다. 눈 앞 40cm 거리에서 펜라이트 등의 물체를 부드럽게 움직이며 피검사자에게 계속 따라보게 하면서 눈의 움직임을 관찰함으로써 이상 유무를 검사한다.

정답 ④

## 32 출제키워드 ▶ 안위이상검사 − 가림검사

- 사시와 정위(또는 사위)를 구별
- 한쪽 눈을 차폐하고 차폐하지 않은 눈을 관찰
- 사시안을 가렸을 때 정상안은 움직임이 관찰되지 않으나 정상안을 가리면 사시안으로 물체를 주시하기 위해 움직임이 관찰됨
- 코 방향으로 움직이면 외사시, 귀 방향으로 움직이면 내사시
- 우안이 코 방향으로 움직임 → 우안 외사시

정답 ⑤

## 33 출제키워드 ▶ 사위검사 − 폰 그레페법(프리즘분리법)

- 운동성 융합력 이상의 프리즘을 가하여 같은 시표를 좌, 우안 각각의 상으로 분리하여 복시를 만들고 안위상태를 검사한다.
- 오른쪽 눈에 6△ BU를 가입하면 오른쪽 눈의 상이 아래로 이동
- 수평 방향의 안위상태에 따라 시표는 아래와 같이 보인다.

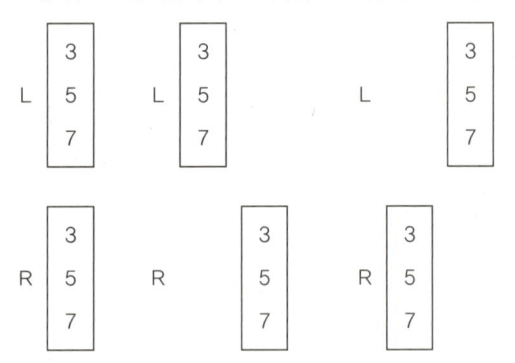

정답 ⑤

## 34 출제키워드 ▶ 사위검사 − 편광법

편광법은 편광축 방향이 서로 수직인 편광렌즈와 편광시표를 이용해 좌우안으로 보이는 상을 분리하여 안위상태를 평가하는 방법이다.

| 편광렌즈를 가입 후에 보이는 시표 | | |
|---|---|---|
| OS | OD | OU |
| ⌐ | ⌐ | ┬ |

- 좌안의 상이 위쪽, 우안의 상이 아래쪽으로 치우쳐 있으므로 좌안 하사위(= 우안 상사위)이다.

정답 ④

## 35 출제키워드 ▶ 사위와 융합여력

사위는 잠복사시로 융합성운동으로 양안시가 가능한 눈이다. 사위가 있더라도 융합여력이 충분한 경우 안정피로를 느끼지 않기 때문에 처방이 불필요하다.

정답 ③

## 36 출제키워드 ▶ 조절용이성 검사

조절용이성 검사 시 (−)렌즈에서 반응이 느리다면 조절긴장기능이 느림을 의미하므로 조절부족을 의심할 수 있다.

정답 ③

## 37 출제키워드 ▶ 헤테로포리아법 AC/A 비

헤테로포리아(Heterophoria)법에 의한 AC/A 비는 원거리 및 근거리 사위량에 의해 계산된다. 근거리 사위량에만 근접성 폭주량이 포함되어 있어 상대적으로 부정확하다.

$$AC/A = PD(\text{cm}) + \frac{\text{근거리사위량} - \text{원거리사위량}}{\text{조절자극변화량}}$$
$$= 6.0 + \frac{(-3) - (+2)}{2.5} = 6.0 - 2.0 = 4.0(\triangle/D)$$

※ 외사위는 (−), 내사위는 (+)로 계산한다.

정답 ③

## 38 출제키워드 ▶ 워스4점검사

| 시표 모양 | 우안 시표 | 좌안 시표 | 양안에 보이는 상태 |
|---|---|---|---|
| 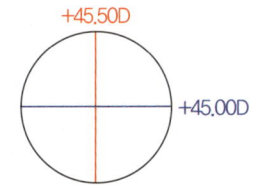 | ◆ ＋ ＋ ○ | ＋ ＋ ● | ＋ ＋ ● |

워스4점검사는 좌우안에 적색과 녹색필터를 장착하여 억제, 우세안, 복시, 안위 상태 등을 종합적으로 검사할 수 있다. 시표를 양안으로 보았을 때 좌안 시표만 보이는 상태이므로 우안이 억제되고 있음을 알 수 있다.

정답 ⑤

## 39 출제키워드 ▶ 감각기능검사 − 4△ BO 검사

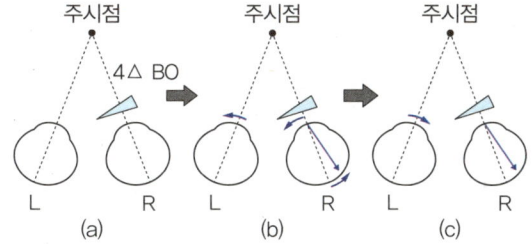

4△ BO검사는 억제유무를 알 수 있는 검사이다. 정상일 경우 우안에 4△ BO을 대면(a) 양안이 모두 한쪽으로 움직였다가(b) 좌안은 융합을 위해 되돌아온다(c). 좌안의 융합성 운동이 일어나지 않고 있으므로 좌안 억제로 예상할 수 있다.

정답 ④

## 40 출제키워드 ▶ 시기능분석

원거리 정위이고 근거리는 약 10△의 외사위, 낮은 AC/A 비를 갖는 경우 폭주부족에 해당한다.

정답 ②

## 41 출제키워드 ▶ 확산조명법

- 조명부와 관찰부 사이의 각도는 약 45~60도를 유지
- 확산필터를 사용하여 전안부 전체를 조명, 저배율로 관찰

정답 ③

## 42 출제키워드 ▶ 각막난시

45.00D @ 180° / 45.50D @ 90°

- 난시량은 0.50D
- 강주경선이 수직방향 → 직난시

정답 ①

## 43 출제키워드 ▶ 소프트 콘택트렌즈의 평가

- 초기 착용감 양호
- 눈깜박임 직후 순간적으로 시력이 개선
- 중심잡기가 양호하나 눈깜박임으로 이탈 시 회복 불량
- 눈깜박임 시 렌즈의 움직임이 0.5mm 이하
- 상방 또는 측방 주시 시 렌즈의 움직임이 거의 없음
- 각막가장자리 충혈이나 결막 눌림 자국이 관찰
- 마이어상이 불규칙하나 눈깜박임 시 순간적으로 개선

정답 ②

## 44 출제키워드 ▶ 소프트 콘택트렌즈의 평가

렌즈의 움직임이 과도하다면 현재 루즈한 피팅상태로 좀 더 타이트하게 피팅해야 한다. 피팅상태를 타이트하게 변경하려면 베이스커브를 줄이거나 전체직경이 큰 렌즈로 교체해 준다(※ 전체직경을 0.5mm 변화시킬 때 베이스커브를 0.3mm 변경해주면 동일한 피팅상태가 유지된다).

① 전체직경 13.5mm, 베이스커브 8.00mm → 동일한 피팅상태
② 전체직경 13.5mm, 베이스커브 8.30mm → 루즈한 피팅상태
③ 전체직경 14.0mm, 베이스커브 8.60mm → 루즈한 피팅상태
④ 전체직경 14.5mm, 베이스커브 8.30mm → 타이트한 피팅상태
⑤ 전체직경 14.5mm, 베이스커브 8.60mm → 동일한 피팅상태

정답 ④

## 45 출제키워드 ▶ 하드 콘택트렌즈의 평가 – 렌즈굴절력의 결정

- CL 교정굴절력 : 안경교정굴절력이 −4.00~6.25D인 경우 콘택트렌즈굴절력은 +0.25D를 보정해 준다(S−4.00 → S−3.75).
- 눈물렌즈 : BC(44.50D)가 각막(45.00D)보다 플랫하게 피팅되면 (−)눈물렌즈가 만들어진다(S−0.50D).

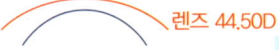

→ 눈물렌즈 S−0.50D 생성

- 최종 교정값

| CL 교정굴절력(A) | S−3.75D |
|---|---|
| 눈물렌즈 굴절력(B) | S−0.50D |
| 최종 교정값(A−B) | S−3.25D |

정답 ②

## 46 출제키워드 ▶ 하드 콘택트렌즈의 평가

플루레신 패턴에서 각막중심부가 밝은 초록색이 관찰되는 것은 스티프한 피팅상태를 나타내고 눈물렌즈는 (+)렌즈 효과를 보이고 있음을 알 수 있다. 현 상태보다 플랫(Flat)한 상태로 조정하려면 후면광학부 · 후면주변부 곡률반지름을 길게 하거나 광학부 · 전체 지름은 작게 한다. 베이스커브를 0.10mm 길게 바꾸어 주면 (−)렌즈 효과가 발생하므로 굴절력은 +0.50D를 더해 주어야 한다(S−3.00 → S−2.50).
※ 하드 콘택트렌즈의 베이스커브(BC)가 0.05mm 길어지면 굴절력은 −0.25D의 효과가 발생한다.

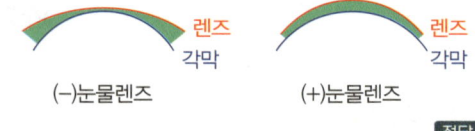

정답 ②

## 47 출제키워드 ▶ 화학소독액의 조건

- 눈에 독성이 없어야 함
- 염도와 pH는 눈물과 유사한 상태이어야 함
- 소독액의 항생제는 렌즈 재질과 단백질 침전물에 반응하지 않아야 함

정답 ④

## 48 출제키워드 ▶ 콘택트렌즈 관리용액의 성분과 기능

- 완충제 : 용액의 산도(pH) 유지
- 방부제 : 관리용액 내 세균이 번식하는 것을 방지
- 계면활성제 : 렌즈에 부착된 이물질을 제거
- 킬레이팅제 : 칼슘 침전 억제
- 점성유지제 : 렌즈와 세척액 사이의 접촉시간 증대

정답 ⑤

## 49 출제키워드 ▶ 토릭 소프트 콘택트렌즈의 난시축 보정

토릭 소프트 콘택트렌즈는 난시축의 회전유무를 확인하고 회전이 일어나면 LARS(Left Add, Right Subtract)방법으로 보정한다. 반시계 방향(Right)으로 20° 회전하였으므로 난시 축은 20°를 빼 준다(180−20=160°).

정답 ①

## 50 출제키워드 ▶ 콘택트렌즈의 굴절력

안경 및 콘택트렌즈의 교정굴절력은 정점간거리에 따라 달라진다. 정점간거리가 짧아질수록 (−)효과가 발생하므로 굴절력은 (+)방향으로 추가해 준다. 일반적으로 렌즈의 굴절력이 ±4.00D

이상일 때 안경에서 콘택트렌즈로 교체할 경우 정점간거리에 따라 보정을 해 준다.

$D'_{CL} = \dfrac{D'_0}{1 - l \times D'_0}$ ($l$ : 정점간거리변화량, $D'_0$ : 안경렌즈굴절력)

• 안경렌즈

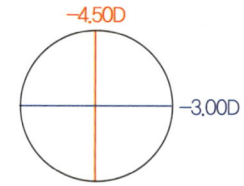

• 콘택트렌즈의 굴절력

$D'_{90°} = \dfrac{-4.50}{1 - 0.012 \times (-4.50)} = -4.27 ≒ -4.25$

$D'_{180°} = \dfrac{-3.00}{1 - 0.012 \times (-3.00)} = -2.90 ≒ -3.00$

→ S−3.00D ◯ C−1.25D Ax 180°

※ 안경렌즈에서 콘택트렌즈로 교정할 때 보정값은 대략 −4.00~6.25D는 +0.25D, −6.50~7.75D는 +0.50D, −8.00D는 +0.75D 정도이다.

정답 ③

### 51 출제키워드 ▶ 하이니켈(Hi-Nickel)의 특성

• 니켈 80% 이상, 크롬 10% 이상인 합금
• 은백색으로 변색이 잘되지 않음
• 내식성, 가공성이 좋아 안경테림으로 많이 사용

정답 ④

### 52 출제키워드 ▶ 블랑카-Z의 특성

• 구리 62%, 니켈 23%, 아연 13%, 주석 2%로 구성된 합금
• 탄력성, 도금성, 내식성이 우수하여 안경테의 연결부와 다리에 적합

정답 ⑤

### 53 출제키워드 ▶ 이온 도금(Ti-IP)의 특징

※ IP : Ion Plating
• 이온 상태의 방전법을 이용하여 금속피막 형성(고가의 설치비)
• 피막의 밀착성이 우수, 후가공 필요 없음
• 무공해 공정으로 폐수처리시설이 불필요
• 초경질막(경도가 강함)
• 다양한 색상(금색, 회색, 갈색)
• (작업온도가 낮아서)소재의 변형이 없음
• 내부식성, 내마모성이 우수

정답 ②

### 54 출제키워드 ▶ 폴리아미드(Polyamide)의 특성

• 아미드 결합(−CONH−)으로 연결된 사슬모양의 고분자 화합물, 나일론계 수지
• 착색이 용이하고 사출성형으로 가공
• 내약품성, 내충격성이 우수

정답 ③

### 55 출제키워드 ▶ 에폭시수지(옵틸)의 특성

• 비중이 $1.16 \sim 1.17 g/cm^3$
• 플라스틱 소재 중 강도가 높음
• 치수 안정성이 우수함
• 내열성, 내약품성이 높음
• 다양한 착색 가능
• 열경화성 수지

정답 ④

### 56 출제키워드 ▶ 무도약 이중초점렌즈의 특성

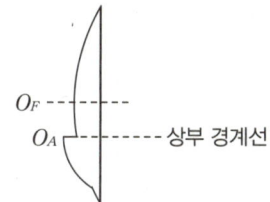

• 자렌즈의 광학중심점이 상부경계선 상에 놓여 있는 렌즈
• 상의 도약이 없으나 단차를 형성하여 경계선이 두드러져 보인다.
• 무도약 이중초점렌즈 중 근용부 시야가 가장 넓은 것은 EX형이다.

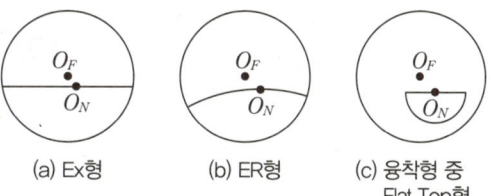

(a) Ex형   (b) ER형   (c) 융착형 중 Flat Top형

정답 ①

### 57 출제키워드 ▶ 누진굴절력렌즈

누진굴절력렌즈에서 가입도가 증가하면 누진대의 폭이 좁아진다.

정답 ②

## 58 출제키워드 편광렌즈

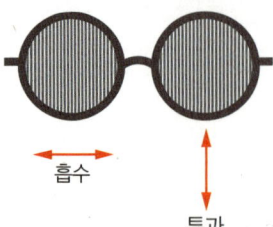

편광축이 90°인 편광렌즈

흡수

투과

반사광은 반사면과 나란하게(입사면에 수직하게) 진동하는 빛이 많이 포함되어 있다. 따라서 반사광을 효과적으로 차단하기 위해서는 특정 방향으로 진동하는 빛만 흡수하는 편광렌즈를 착용하는 것이 적합하다.

정답 ②

## 59 출제키워드 감광렌즈

- 자외선과 단파장의 가시광선에서 착색반응이 일어나므로 자외선이 강하면 진하게 착색된다.
- 상대적으로 착색반응은 빠르게, 퇴색반응은 느리게 나타난다.
- 도심지의 스모크현상이 심하면 엷게 착색될 수 있다.
- 굴절률이 높은 재질은 표면반사율이 높아서 착색농도가 엷을 수 있다.
- 기온이 높으면 엷게 착색될 수 있고, 퇴색반응은 빠르게 일어난다.

정답 ①

## 60 출제키워드 반사방지코팅렌즈

반사방지코팅은 반사율을 줄여 가시광선의 투과율을 높이기 위한 렌즈로 코팅물질은 렌즈의 굴절률보다 낮은 물질을 사용한다.

정답 ③

## 1교시 시광학이론

**01** 출제키워드 ▶ 각막상피

각막의 가장 바깥층인 각막상피층은 재생이 빠르게 이루어져 외부로부터 각막기질을 보호하며, 표면의 미세융모와 당질층은 눈물막의 안정성에 기여한다.

정답 ①

**02** 출제키워드 ▶ 공막의 특성

공막기질은 치밀한 결합조직으로 아교섬유의 다양성과 불규칙한 배열로 불투명하다.

정답 ④

**03** 출제키워드 ▶ 홍채의 근육

동공조임근은 동심원상으로 배열되어 있고, 동공확대근은 홍채 뿌리에서 동공가장자리 사이 방사상으로 배열되어 있다.

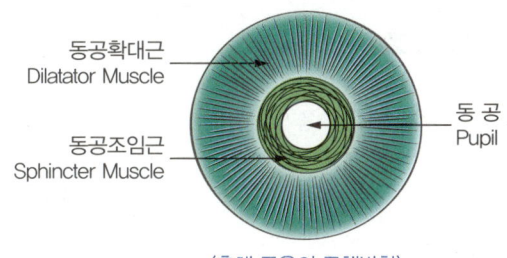

〈홍채 근육의 주행방향〉

정답 ②

**04** 출제키워드 ▶ 맥락막

맥락막은 색소와 혈관이 풍부한 0.1~0.2mm 두께의 혈관막으로 공막, 유리체, 망막바깥층에 영양을 공급한다.

정답 ⑤

**05** 출제키워드 ▶ 망막의 색소상피층

색소상피세포는 멜라닌 색소과립을 함유하여 여분의 빛을 흡수, 세포 사이사이가 막혀있기 때문에 혈액망막장벽으로 작용하여 망막으로의 물질이동을 제한한다. 로돕신은 광수용체세포인 막대세포에 함유되어 있다.

정답 ②

**06** 출제키워드 ▶ 망막의 두극세포

망막에 결상된 상은 시세포(광수용체세포), 두극세포(양극세포), 신경절세포를 거쳐 시신경에 전달된다.

정답 ③

**07** 출제키워드 ▶ 수정체

수정체 섬유는 살아있는 동안 계속 생성된다. 생성된 섬유는 길어지면서 핵과 세포소기관을 잃고 수정체 섬유단백질로 채워진다. 세포액이 거의 없어 투명성 유지에 기여한다.

정답 ⑤

**08** 출제키워드 ▶ 섬모체돌기

섬모체돌기의 무색소상피에서 방수가 생성 분비된다.

정답 ①

**09** 출제키워드 ▶ 안 와

눈알의 용적은 6.5ml, 안와의 용적은 30ml로 눈알의 약 5배이다.

정답 ②

**10** 출제키워드 ▶ 눈꺼풀의 근육과 신경

• 눈을 뜨고 감을 때 다음과 같은 근육과 신경이 작용한다.

| 구 분 | 작용 근육 | 지배신경 |
| --- | --- | --- |
| 눈을 뜰 때 | 위눈꺼풀올림근(맘대로근) 뮐러근(제대로근) | 눈돌림신경 교감신경 |
| 눈을 감을 때 | 눈둘레근 (눈꺼풀부-제대로근, 안와부-맘대로근) | 얼굴신경 |

- 눈둘레근은 눈꺼풀틈새와 평행하게 배열된 동심성 근섬유로 눈꺼풀부와 안와부로 나눌 수 있다. 눈꺼풀부는 무의식중에 눈을 감을 때, 안와부는 의식적으로 눈을 감을 때 사용한다.

정답 ⑤

## 11 출제키워드 ▶ 주눈물샘

주눈물샘은 신경자극에 의한 반사 눈물분비, 감정적 눈물눈비가 일어나고, 평상시 눈물분비는 주로 덧눈물샘에서 일어난다.

정답 ③

## 12 출제키워드 ▶ 눈물의 배출경로

눈물점 → 눈물소관 → 눈물주머니 → 코눈물관 → 아랫콧길

정답 ①

## 13 출제키워드 ▶ 망막중심동맥

망막중심동맥은 눈동맥에서 분지되어 시신경과 함께 사상판을 통과하여 안구로 들어간다(망막에 영양공급).

정답 ④

## 14 출제키워드 ▶ 최소분리시력의 측정

떨어져 있는 두 점을 두 개로 인식할 수 있는 것을 분리시력이라고 하며, 란돌트고리를 이용하면 이를 구할 수 있다.

정답 ①

## 15 출제키워드 ▶ 시신경교차부 병변에 따른 시야변화

시신경교차부에 병변이 있으면 양귀쪽반맹(교차섬유) 또는 양코쪽반맹(비교차섬유)이 나타난다.

| 교차섬유 – 양귀쪽반맹 | 비교차섬유 – 양코쪽반맹 |
|---|---|
| L  R | L  R |

정답 ⑤

## 16 출제키워드 ▶ 굴절부등약시

양안의 굴절력 차가 큰 눈에서 망막상의 크기와 선명도가 달라 융합이 되지 않는 경우 굴절이상이 큰 눈의 억제로 인해 발생하는 약시를 굴절부등약시라고 한다.

정답 ④

## 17 출제키워드 ▶ 광 각

암순응 시 원뿔세포가 막대세포보다 먼저 반응한다.

| 명순응 | 암순응 |
|---|---|
| • 30~40초<br>• 중심부 광각이 예민하고 형태와 색채감각이 뛰어남(원뿔세포 – 요돕신)<br>• 555nm 부근 황록색 계열의 빛이 밝게 보임 | • 처음 5~6분은 원뿔세포의 암순응, 막대세포의 암순응은 약 50~60분<br>• 주변부 광각이 예민하고 약한 빛에도 물체를 식별(막대세포 – 로돕신)<br>• 505nm 부근 청록색 계열의 빛이 밝게 보임 |

정답 ②

## 18 출제키워드 ▶ 푸르키네 이동

시세포의 순응 정도에 따라 밝은 곳에서는 적색 계열(555nm), 어두운 곳에서는 녹색 계열(505nm) 파장의 빛이 가장 밝게 보인다. 이러한 현상을 푸르키네(Purkinje) 이동이라 한다.

정답 ③

## 19 출제키워드 ▶ 주간맹

주간맹은 어두운 장소에서 시력이 더 양호하며, 축성 시신경염, 전색맹, 각막이나 수정체의 중앙부 혼탁으로 나타날 수 있다.

정답 ①

## 20 출제키워드 ▶ 거짓근시

거짓근시(가성근시)는 원시가 교정하지 않은 상태로 근거리 작업을 지속할 때 조절연축을 일으켜 근시와 같은 상태가 되는 것이다. 조절마비제하 굴절검사로 확진할 수 있다.

정답 ⑤

## 21 출제키워드 ▶ 수정체없음증

수정체없음증(무수정체안)은 조절기능을 하는 수정체가 없으므로 조절력이 소실되고 심한 원시가 된다. 인공수정체삽입 또는 볼록렌즈로 교정한다(안경으로 교정 시 25~35% 상이 확대된다).

정답 ③

## 22 출제키워드 ▶ 조절에 따른 눈의 변화
- 섬모체근 수축 → 섬모체소대 이완 → 수정체 중심두께 증가 → 수정체 굴절력 증가
- 수정체 전면이 후면보다 곡률 변화가 크다.

정답 ④

## 23 출제키워드 ▶ 눈모음(폭주)의 종류 – 근접성 폭주
- 근접성 폭주 : 가까운 곳의 물체를 본다는 의식만으로 생기는 눈모음
- 조절성 폭주 : 조절자극으로 생기는 눈모음
- 긴장성 폭주 : 양안을 뜨고 먼 곳을 보려는 순간 일어나는 눈모음
- 융합성 폭주 : 양안 단일시를 위한 눈모음

정답 ①

## 24 출제키워드 ▶ 마비사시
- 마비근의 작용 방향에서 안구운동이 제한된다.
- 마비안으로 주시할 때의 사시각이 정상안으로 주시할 때의 사시각보다 크다(제2편위각 > 제1편위각).
- 복시, 복시를 피하기 위한 노력으로 인한 이상머리위치, 방향오인 등의 증상을 보인다.

정답 ④

## 25 출제키워드 ▶ 정상동공의 대광반사
- 직접대광반사 : 직접 자극받은 눈의 동공이 축소되는 것
- 간접대광반사 : 자극받지 않은 반대편 눈의 동공이 축소되는 것
- 한쪽 눈에 펜라이트를 비추어도 직접대광반사와 간접대광반사로 두 눈이 모두 축소
- E-W핵 병변 시 직접대광반사, 간접대광반사 모두 소실되거나 감소

정답 ③

## 26 출제키워드 ▶ 호르너증후군
- 시상하부로부터 동공확대근까지의 교감신경로 장애
- 어두운 곳에서 동공부등이 심함
- 병변이 있는 쪽 – 눈의 눈꺼풀처짐과 동공수축, 얼굴의 땀없음증
- 동공확대제(코카인) 점안 시 동공확대가 일어나지 않으면 확진

정답 ②

## 27 출제키워드 ▶ 눈전위도검사
눈전위도(EOG)는 각막과 눈 후면 사이의 상존 전위의 변화를 측정하는 검사로 망막색소상피의 기능이상을 민감하게 발견할 수 있다.

정답 ①

## 28 출제키워드 ▶ 단순포진각막염
- 중심성, 바이러스성 각막궤양
- 자외선에 과다노출, 외상, 스트레스, 면역 저하 등이 원인, 자주 재발
- 단안성으로 아토피 환자에게 흔하게 발병
- 자극감, 눈물흘림, 시력장애, 각막지각 저하
- 나뭇가지모양(상피), 지도모양(기질), 아메바모양(내피)의 각막궤양
- 원반각막염, 각막천공

정답 ②

## 29 출제키워드 ▶ 신경영양각막염
- 단순포진, 대상포진 바이러스 등에 의한 3차신경 제1가지(눈신경)의 손상으로 발생
- 각막지각소실, 반사눈물흘림, 눈깜박임반사 저하
- 손상된 각막의 회복이 지연, 심할 경우 괴사, 천공 발생

정답 ②

## 30 출제키워드 ▶ 노인성 핵백내장
- 수정체핵 경화로 수정체의 굴절력이 일시적으로 증가
- 근거리 시력은 좋아지나, 원거리 시력은 저하
- 혼탁이 증가하면 근거리, 원거리 사물 모두 보이지 않음

정답 ①

## 31 출제키워드 ▶ 당뇨망막병증
- 당뇨병의 유병 기간과 밀접한 관계
- 망막의 미세 순환장애로 발생(주로 후극부, 망막주변부)
- 신생혈관의 증식 여부에 따라 증식성과 비증식성으로 구분됨
- 비증식성 당뇨망막병증 : 점 모양 또는 불꽃모양의 망막출혈, 면화반, 미세혈관자루, 고리모양망막병증 등, 발병 이후 진행을 막을 수 없으므로 정기적인 안저검사 필요
- 증식성 망막병증 : 신생혈관이 섬유조직에 증식, 유리체수축 → 뒤유리체박리 → 유리체출혈 → 망막박리

정답 ①

## 32 출제키워드 갑상샘눈병증
- 자가면역질환으로 급성 염증반응을 보이고 여성에게 흔히 발생
- 안구돌출, 눈꺼풀뒤당김(달림플징후), 눈꺼풀내림지체(그레페징후), 눈깜박임 횟수 감소(스텔바그징후), 눈모음부족, 안구운동장애 등의 증상
- 심한 안구돌출로 인한 노출각막염, 외안근 비대로 인한 시신경병증으로 시력장애를 동반

정답 ④

## 33 출제키워드 유행각결막염
- 급성바이러스결막염
- 전염성이 강하고 3~4주 동안 지속됨
- 1년 내내 발생하지만, 여름에 특히 유행
- 충혈, 눈물흘림, 결막부종
- 발병 후 이차로 생기는 상피각막염으로 5~14일 사이에 눈부심을 호소

정답 ②

## 34 출제키워드 봄철각결막염
- 봄과 여름철에 사춘기 전 소년에게 흔히 발병하여 5~10년간 지속
- 위눈꺼풀 결막에는 거대유두, 아래눈꺼풀 결막에는 작은 유두가 관찰
- 원추각막의 발생빈도가 높음

정답 ①

## 35 출제키워드 앞포도막염
- 섬모체충혈, 방수흐림, 앞방축농
- 동공조임근 자극으로 동공수축
- 황백색군기름 각막침착물
- 눈부심, 눈물흘림, 가벼운 시력장애
- 동공가장자리에 흰색 또는 회색의 작은 결절(쾨페결절, 부사카결절)
- 급성폐쇄각녹내장, 유리체 전반부 혼탁을 유발

정답 ①

## 36 출제키워드 눈꺼풀겉말림
- 눈꺼풀테가 바깥쪽으로 젖혀져 결막이 과다하게 노출
- 눈꺼풀테의 흉터, 눈둘레근의 경련, 얼굴신경 마비(눈둘레근 마비), 노화 등이 주요 원인
- 눈물점과 눈물층이 접촉되지 않아 눈물이 바깥으로 흐름

정답 ③

## 37 출제키워드 무렌각막궤양
- 주변 각막실질층의 만성염증으로 심한 통증, 충혈, 눈물흘림, 눈부심 등의 증상
- 궤양이 각막윤부를 따라 평행하게 혹은 동시에 중심부 방향으로 진행하는 양상을 보임
- 심할 경우 각막천공이 발생할 수 있음

정답 ⑤

## 38 출제키워드 폐쇄각녹내장
- 노화로 인한 수정체의 두께 증가, 원시안의 과잉 조절 등으로 앞방깊이가 얕아지면 발생빈도가 증가
- 동공가장자리와 수정체 앞면이 접촉하여 방수의 흐름에 장애가 발생
- 무지개색의 달무리, 섬모체충혈, 동공확대, 심한 통증을 동반한 시력저하 등의 증상

정답 ②

## 39 출제키워드 망막중심동맥폐쇄
- 통증이 없는 급격한 시력장애
- 망막 내층의 부종으로 망막이 창백하고 혼탁
- 중심오목 부위에서는 망막의 두께가 얇아져 색소상피와 맥락막의 붉은색이 비치게 됨(앵두반점)
- 발병 후 6~8시간 이내에 혈액순환을 회복시켜야 하는 초응급 질환

정답 ①

## 40 출제키워드 바깥다래끼
- 눈꺼풀의 짜이스샘, 몰샘에 발생하는 급성 화농성염증
- 초기에는 발적, 가려움, 진행되면 압통, 결절
- 대부분 4~5일이 지나면 농양이 되고 피부로 배농
- 자연배출이 안될 시 눈꺼풀테와 나란하게 피부를 절개하여 배농(눈둘레근의 보호)

정답 ①

## 41 출제키워드 열가소성 플라스틱 안경테
열가소성 플라스틱은 분자량이 5만 이상인 고분자 화합물로 선상 구조를 이룬다. 가열하면 연화되어 변형과 성형이 쉽고, 냉각하면 분자 배열이 가열 전의 상태로 되돌아간다. 셀룰로이드,

(셀룰로이드)아세테이트, (셀룰로이드)프로피오네이트, 폴리아미드 등이 있다.

정답 ⑤

### 42 출제키워드 ▶ 셀룰로이드테

- 60℃에서 연화되고 90~100℃에서 가공
- 가공성, 착색, 탄력성이 좋다는 장점이 있지만 열에 약함
- 130℃ 이상 가열하면 내부에서 기포 발생, 180℃ 이상에서 발화 우려
- 자외선에 의해 변색

정답 ②

### 43 출제키워드 ▶ 귀갑테

귀갑은 바다거북의 가죽으로 부드러운 촉감과 독특한 광택이 있어 주로 격조 높은 안경테를 만들고자 할 때 18K와 콤비로 많이 쓰인다. 동물성 소재로 생체 친화적이나 해충에 의해 손상되기도 쉽다.

정답 ④

### 44 출제키워드 ▶ 티타늄의 특성

티타늄은 쉽게 산화 피막을 형성하여 공기 중에서는 땜질이 어려우므로 땜질 장치에 아르곤 가스를 불어 넣어 산소를 제거한 상태에서 땜질한다.

정답 ③

### 45 출제키워드 ▶ 열경화성 플라스틱렌즈

- 열경화성 플라스틱렌즈 : 상온에서 유동성을 가지지만 가열하면 가교반응을 일으켜 3차원 망목구조를 형성, 주형중합법으로 제조
- 안경렌즈로는 아릴디글리콜카보네이트(ADC ; Allyldiglycol-carbonate, CR-39), 우레탄계 수지 등

정답 ⑤

### 46 출제키워드 ▶ 폴리카보네이트

폴리카보네이트(PC ; Polycarbonate)는 열가소성 수지이며, 플라스틱 렌즈 중 내충격성이 가장 우수하다.

정답 ③

### 47 출제키워드 ▶ 주형중합법

- 몰드(Mold)에 모노머(Monomer)와 경화제를 넣고 가열하면 라디칼의 중합반응이 일어나 3차원 망목구조의 고분자 화합물이 됨
- 열경화성 수지인 ADC(CR-39)렌즈의 제조법
- 필요에 따라 자외선 흡수제를 첨가

정답 ①

### 48 출제키워드 ▶ 유리렌즈의 강화법

| 항목 종류 | 열 강화법 | 화학 강화법 |
|---|---|---|
| 강화 처리 | 강화 후 급 냉풍 처리 | $KNO_3$ 용융 침지 |
| 처리 온도, 시간 | 600~650℃, 2~5분 | 400~450℃, 16~20시간 |
| 압축응력 | 10~15 kg/mm² | 30~45 kg/mm² |
| 강화층 깊이 | 400~600μ | 60~100μ |

정답 ⑤

### 49 출제키워드 ▶ EX형 이중초점렌즈

무도약 이중초점렌즈는 상부경계선 상에 자렌즈의 광학중심점이 놓여 있는 렌즈로 상의 도약이 없다. 무도약 이중초점렌즈 중 근용부 시야가 가장 넓은 것은 EX형이다.

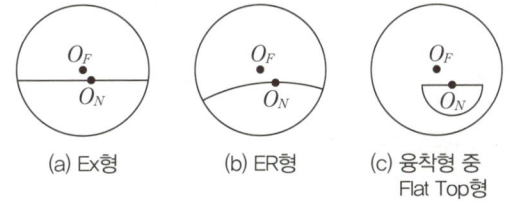

(a) Ex형   (b) ER형   (c) 융착형 중 Flat Top형

정답 ①

### 50 출제키워드 ▶ 비구면렌즈

비구면렌즈는 구면수차와 왜곡수차를 제거하기 위해서 사용하는 렌즈로 주변부로 갈수록 렌즈의 곡률반지름이 커지면서 렌즈의 두께가 얇아지고 가벼워진다.

정답 ②

### 51 출제키워드 ▶ 수정체

수정체는 양볼록렌즈 형상이다.

정답 ①

## 52  출제키워드 ▶ 안구회전점

안구회전점은 양안시기능, 동적시야, 동공간거리(PD)를 측정하는 기준점이다.

정답 ②

## 53  출제키워드 ▶ 카파각과 동공중심선의 위치

- 카파각(람다각) : 조준선과 동공중심선이 입사동점에서 이루는 각도, 안위의 이상 유무와 정도, 대략적인 사시각 측정 가능
- 카파각의 측정 : 허쉬버그 검사법(펜라이트)으로 측정 시 각막반사상은 조준선에 놓임. 동공중심선을 기준으로 각막 반사상까지의 길이로 측정(정위일 때 각막반사상은 코 방향(+방향) 약간 위에 위치)
- 표준 : $+\frac{1}{4}$mm(3°) ~ $+\frac{1}{2}$mm (6°), 평균 $+\frac{5}{2}$mm (5°)
- 동공중심선은 조준선(각막반사상)을 기준으로 귀 방향 약간 아래를 향한다. 눈 앞에 있는 시계를 바라볼 때 조준선은 시계 중앙을 향하고 동공중심선은 귀 방향 약간 아래를 향하므로 왼쪽은 8시, 오른쪽은 4시 방향이다.

정답 ④

## 54  출제키워드 ▶ 입사동점

광학계에서 구경조리개를 극한적으로 줄이는 경우 유효광선속의 중심이 지나는 하나의 가상적인 광선만 남게 된다. 이를 주광선이라 하고 입사동점(입사동의 중심)을 지난다.

정답 ③

## 55  출제키워드 ▶ 근시화 현상 - 멘델바움 효과

- 야간근시 : 밤에 동공이 확대되면서 구면수차가 증가하여 나타나는 근시화 현상
- 기계근시 : 광학기기 등으로 물체를 관찰할 때 조절이 가해져 나타나는 근시화 현상
- 공간근시 : 구름 한점 없는 하늘 등 주위에 특별하게 주시할 것이 없을 때 발생하는 근시화 현상
- 멘델바움 효과 : 무한대의 물체를 바라볼 때 눈과 가까운 위치에 일부 장애가 되는 물체가 있으면 조절력이 개입되어 나타나는 근시화 현상(철조망 밖의 먼 곳을 바라볼 때, 안경렌즈의 손지문 등)

정답 ⑤

## 56  출제키워드 ▶ 체르닝타원곡선

- 비점수차 제거식(진켄좀머의 조건식)을 안경렌즈에 적용하여 만든 것이다.
- $x$축은 렌즈의 전체굴절력($D'$), $y$축은 전면굴절력($D_1'$)
- 타원곡선으로 전면굴절력은 2개의 값을 가진다(울러스턴형, 오스트발트형).
- 실제 안경의 제작은 전면굴절력이 작은 오스트발트 곡선부를 사용한다.
- 곡선의 모양은 주시거리와 렌즈의 굴절률에 따라 달라진다.

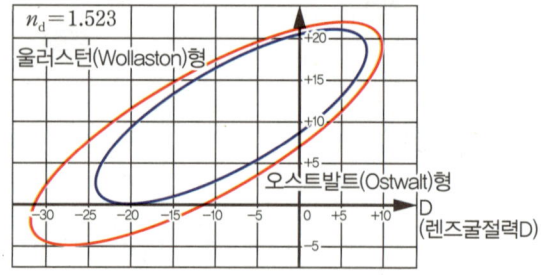

(주시거리 무한대의 원용렌즈는 ─선 타원, 주시거리 25cm용 근용렌즈는 ─선 타원)

정답 ④

## 57  출제키워드 ▶ 원시량의 종류

원시량의 종류와 굴절검사의 결과 해석

- 나안시력 OU 0.5(1.0 × S+1.50D) : 나안시력 0.5, 절대원시량 1.50D(시력이 1.0을 유지하는 데 필요한 최소한의 굴절력이 1.5D)
- CR(Cycloplegic Refraction) S+4.00D : 조절마비 굴절검사값(전원시량) +4.00D
- MR(Manifest Refraction) S+3.00D : 현성굴절검사값(현성원시량) S+3.00D
- 잠복원시량 = 전원시량 − 현성원시량 = +1.00D
- 수의원시량 = 현성원시량 − 절대원시량 = +1.50D

정답 ②

## 58  출제키워드 ▶ 최소착란원의 버전스

- 비점결상 : 토릭면을 가진 난시안이나 토릭렌즈는 경선에 따라 굴절력이 다르기 때문에 하나의 물점에서 나온 빛이 한 점으로 결상되지 않고, 각 경선별로 다른 위치에 흐린상을 맺음
- 스텀의 원추체(상) : 비점결상을 만드는 상공간의 광선속 전체(전초선, 최소착란원, 후초선 순으로 배열)
- 최소착란원 : 스텀의 원추체상 중에서 물체와 모양이 같고 가장 선명한 상으로 전초선과 후초선 사이에 위치한다.

- 최소착란원의 버전스 $D_0'$
  = $\dfrac{\text{강주경선의 굴절력}(D_S')+\text{약주경선의 굴절력}(D_W')}{2}$

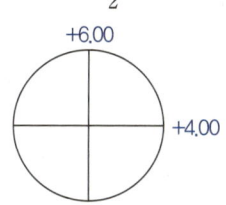

S+6.00D ◯ C−2.00D Ax 90°

$D_0' = \dfrac{6.00+4.00}{2} = \dfrac{10.00}{2} = +5.00(\text{D})$

정답 ⑤

## 59 출제키워드 ▶ 전초선과 후초선의 위치에 따른 난시안의 분류

① 근시성 복난시 : 전초선, 후초선이 모두 망막 앞에 위치
② 근시성 단난시 : 전초선은 망막 앞에, 후초선은 망막에 위치
③ 혼합난시 : 전초선은 망막 앞에, 후초선은 망막 뒤에 위치
④ 원시성 단난시 : 전초선은 망막에, 후초선은 망막 뒤에 위치
⑤ 원시성 복난시 : 전초선, 후초선이 모두 망막 뒤에 위치

※ 굴절력이 +60D인 눈을 정시라고 할 때 경선의 굴절력이 +60D이면 초선은 망막에 위치한다. +60D보다 높으면 초선은 망막 앞에 위치하고(근시성), +60D보다 낮으면 초선은 망막 뒤에 위치한다(원시성).

정답 ③

## 60 출제키워드 ▶ 난시의 교정

- 난시의 교정 : 합성광학계(교정렌즈 + 난시안)의 각 경선별 굴절력의 합이 +60D(정시)가 되도록 한다.
- 근시성 복난시의 전초선, 후초선은 모두 망막 앞에 위치하므로 교정할 토릭렌즈의 강주경선과 약주경선은 모두 (−)굴절력을 가진다.
- 도난시의 강주경선은 수평방향이므로 교정토릭렌즈의 (−)굴절력이 강한 경선은 수평 방향이어야 한다.

⑤ S−2.00D ◯ C+1.00D Ax 180°

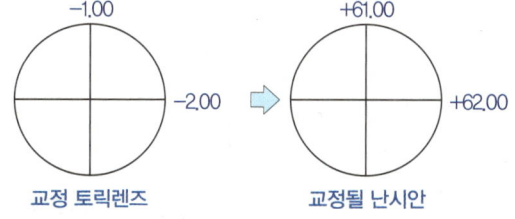

교정 토릭렌즈    교정될 난시안

정답 ⑤

## 61 출제키워드 ▶ 난시의 교정

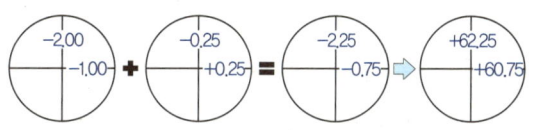

교정렌즈 : (S−2.00D ◯ C+1.00D Ax 90°) + (Cr±0.25)    교정될 난시안 근시성 복성직난시

- 2매의 얇은 렌즈를 겹쳐 착용할 때 토릭렌즈의 양 주경선 방향이 일치한다면 합성굴절력은 경선별로 굴절력을 더해주면 된다. → 완전교정값은 수직경선이 −2.25D, 수평경선이 −0.75D
- 난시의 교정은 합성광학계(교정렌즈 + 난시안)의 각 경선별 굴절력의 합이 +60D(정시)가 되도록 한다. → 교정될 난시안은 근시성 복성직난시
- 근시성 복성직난시는 전초선, 후초선이 모두 망막 앞에 위치하고 강주경선은 수직 방향이다.
- 나안으로 방사선시표를 보면 망막과 더 가까운 후초선 방향(수직 방향)이 선명하게 보인다.

정답 ②

## 62 출제키워드 ▶ 이중초점렌즈의 명시역

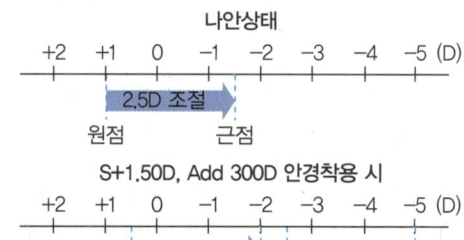

- 교정렌즈의 굴절력과 원점굴절도는 거의 같다. → 완전교정 굴절력이 +1.00D이므로 원점은 +1.00D에 위치한다.
- 원점에서 최대조절력 +2.50D를 사용하면 근점의 위치는 −1.50D이다.
- 나안상태 명시역 : 원점(+1.00D) ~ 근점(−1.50D)
- 'S+0.50D, Add 3.00D'인 이중초점렌즈를 착용하면 원용부의 명시역은 +0.50D, 근용부의 명시역은 +3.50D만큼 눈 앞(오른쪽)으로 이동한다.
- 근용부 명시역 : $-2.50 \sim -5.00(D) = \dfrac{1}{-2.50} \sim \dfrac{1}{-5.00}$
  $= -0.40 \sim -0.20(\text{m})$

정답 ⑤

### 63 출제키워드 ▶ 가입도

완전교정원용안경을 착용한 상태에서의 가입도는 정시의 근용 안경처방값을 구하는 것과 같다. 근거리 작업을 위해 필요한 굴절력에서 유용굴절력을 고려하여 처방한다.

- 작업거리 버전스 $= \dfrac{1}{\text{작업거리(눈 앞 40 cm)}}$
  $= \dfrac{1}{-0.40} = -\dfrac{100}{40} = -2.50(\mathrm{D})$
- 유용조절력 = 최대조절력$(+2.00) \times \dfrac{1}{2} = +1.00(\mathrm{D})$
- 가입도 = −(작업거리 버전스) − 유용굴절력
  $= -(-2.50) - 1.00 = +1.50(\mathrm{D})$

※ 근용안경의 굴절력 = 원용안경의 굴절력(−1.00) + 가입도(+1.50) = +0.50(D)

[간단풀이] 완전교정한 비정시(정시)가 눈 앞 40cm 근거리 작업을 위해서는 +2.50D가 필요하다. 이 중 유용조절력 +1.00D를 사용하기 때문에 가입도는 +1.50D가 된다.

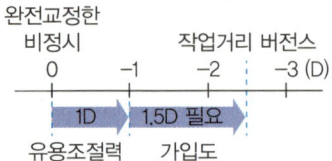

정답 ③

### 64 출제키워드 ▶ 무도약 이중초점렌즈의 상도약량

- 상의 도약은 이중초점렌즈에서 원용부에서 근용부로 주시선이 이동될 때, 물체의 상이 갑자기 위로 이동하여 보이는 현상으로 자렌즈의 상부경계선에서 프리즘굴절력 변화의 연속성이 깨지기 때문에 발생한다.
- 상의 도약량의 크기는 가입도와 자렌즈의 광학중심점($O_A$)에서 상부경계선까지의 거리의 곱으로 구할 수 있다.
  상도약량 = (가입도) × ($O_A$ ~ 상부경계선)
- EX형 이중초점렌즈는 자렌즈의 광학중심점($O_A$)이 상부경계선에 위치하기 때문에 상도약량은 항상 0이 된다.

무도약 이중초점렌즈

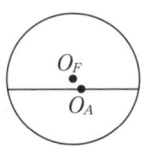 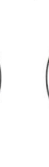 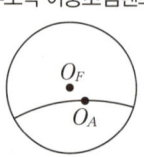 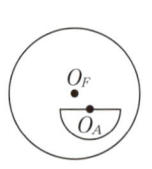

(a) Ex형    (b) ER형    (c) 융착형 중 Flat Top형

정답 ①

### 65 출제키워드 ▶ 구면렌즈에서의 프리즘굴절력

- 프리즘굴절력의 크기(△) : 렌즈의 굴절력($D'$)과 광학중심점에서 입사점까지의 거리($h$ cm)에 의해 결정됨
  $|P| = |D' \times h|$ (단위 : D · cm = △)
- 프리즘굴절력의 방향(Base) : 빛은 기저방향으로 꺾이며 렌즈에서는 두꺼운 쪽이 기저방향이다.

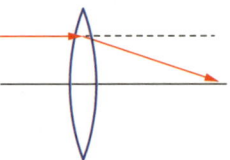

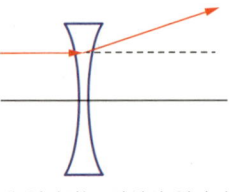

② 광축과 평행하게 입사하는 광선의 입사점이 광축에서 멀어질수록(입사고가 커질수록) 프리즘굴절력은 커진다.

정답 ②

### 66 출제키워드 ▶ 자기배율

- 자기배율 : 안경을 쓰고 볼 때와 나안으로 볼 때의 망막 상의 크기의 비(일반적으로 안경배율은 자기배율을 뜻함)
- 안경배율($\Gamma_{SM}$) = 굴절력계수($F_R$) × 형상계수($F_R$)
  $= \left(\dfrac{1}{1 + l_V \cdot D_V'}\right) \cdot \left(\dfrac{1}{1 - \dfrac{t}{n} \cdot D_1'}\right)$

- 안경배율의 조정
  − 굴절력계수($F_R$)를 크게 하여 안경배율을 증가시키려면 (+)렌즈는 정점간거리($l_V$)를 늘이고, (−)렌즈는 정점간거리($l_V$)를 줄인다.
  − 형상계수($F_S$)를 크게 하여 안경배율을 증가시키려면 렌즈의 중심두께($t$)와 전면 굴절력($D_1'$)은 크게, 굴절률($n$)은 낮은 재질을 사용한다.

① 굴절률이 낮은 재질을 사용한다. ⇒ 형상계수 증가
② 전면굴절력을 작게 한다. ⇒ 형상계수 감소
③ 렌즈의 중심두께를 줄인다. ⇒ 형상계수 감소
④ (+)렌즈의 정점간거리를 감소시킨다. ⇒ 굴절력계수 감소
⑤ (−)렌즈의 정점간거리를 증가시킨다. ⇒ 굴절력계수 감소

정답 ①

## 67 출제키워드 ▶ 토릭렌즈의 안경배율

안경배율은 형상계수와 굴절력계수에 따라 변화한다. 같은 굴절력을 가진 토릭렌즈라면 굴절력계수는 내면 토릭과 외면 토릭이 차이가 없으므로 안경배율은 형상계수에 따라 달라질 수 있다. 내면 토릭렌즈는 전면이 구면으로 전면굴절력이 경선별로 차이가 나지 않고 모든 경선에서 형상계수가 일정하므로 외면 토릭렌즈에 비해 경선별 안경배율의 차이가 작다.

※ 내면 토릭렌즈와 외면 토릭렌즈의 비교

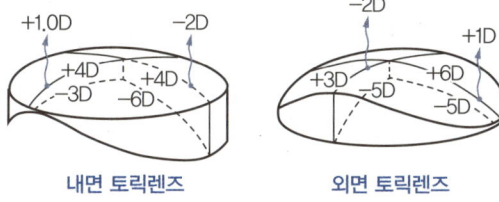

내면 토릭렌즈   외면 토릭렌즈

- 내면 토릭렌즈(전면이 구면, 후면이 토릭면) : 전면굴절력이 일정하므로 형상계수는 모든 경선에서 같고 굴절력계수만 경선별로 차이가 난다.
- 외면 토릭렌즈(전면이 토릭면, 후면이 구면) : 경선에 따라 굴절력계수와 형상계수가 모두 다르다.

정답 ②

## 68 출제키워드 ▶ 안경시야

안경렌즈에 의한 시야의 증감 $= 1 - \dfrac{D'}{40}$ (단, 정점간거리는 12mm이다)

$1 - \dfrac{D'}{40} = 1 - \dfrac{-4}{40} = 1.1 \, (= 110\%) \quad \therefore 10\%$ 증가

[간단풀이] 안경렌즈의 굴절력이 1.00D씩 변할 때 시야는 2.5%씩 (−)렌즈에서는 증가하고 (+)렌즈에서는 감소한다. −4.00D의 안경을 착용하면 시야는 10% 증가한다.

정답 ③

## 69 출제키워드 ▶ 빛의 속도와 굴절률

- 진공에서의 빛의 속도($c$)는 약 $3 \times 10^8$ m/sec이고 매질 내에서 빛의 속도는 느려진다.
- 굴절률은 매질 내에서 느려지는 속도의 비율을 나타낸다.
  → 굴절률($n$) = $\dfrac{\text{진공에서의 빛의 속도}}{\text{매질내에서의 빛의 속도}} = \dfrac{c}{v_\text{매질}}$
- 매질 내에서의 빛의 속도는 매질의 굴절률로 나누어 준다.
  → $v_\text{매질} = \dfrac{c}{n} = \dfrac{3.0 \times 10^8}{2} = 1.5 \times 10^8$ (m/sec)

정답 ④

## 70 출제키워드 ▶ 굴절률과 광학적거리

- 광학적 거리는 굴절률이 n인 매질 내에서 빛이 진행한 시간 동안 진공 중에서 진행한 거리를 말한다.
- 광학적거리 = 매질에서 진행한 거리 × 굴절률
  → 유리판의 굴절률 = $\dfrac{\text{광학적거리}(16)}{\text{유리판의 두께}(10)} = 1.6$

정답 ④

## 71 출제키워드 ▶ 평면거울의 회전이동

평면거울이 평행 이동하거나 회전 이동할 경우, 상의 움직임은 거울 이동량의 2배이다. 거울의 회전각이 20°이면 상은 40°도 움직인다.

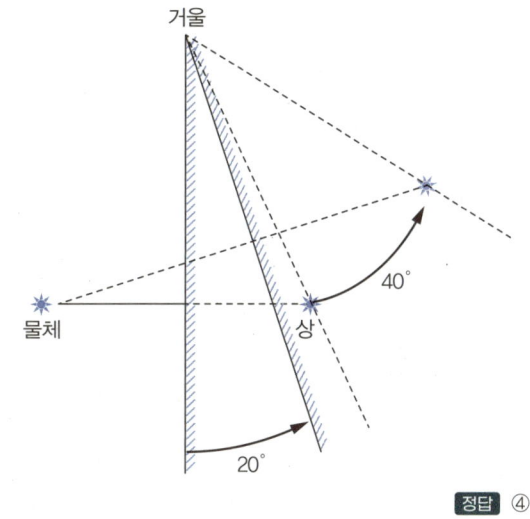

정답 ④

## 72 출제키워드 ▶ 전반사와 임계각

- 전반사 : 투명한 매질의 경계면에서 빛이 100% 전부 반사되는 현상
- 전제조건 : 밀한 매질에서 소한 매질로 입사할 때 발생(입사각 < 굴절각)
- 임계각($\theta_C$) : 굴절각이 90°가 될 때의 입사각, $\sin\theta_C = \dfrac{n_2}{n_1}$
- 입사각이 임계각 이상일 때 전반사가 일어난다.
- 전반사가 일어날 때 입사각과 반사각의 크기는 같다.

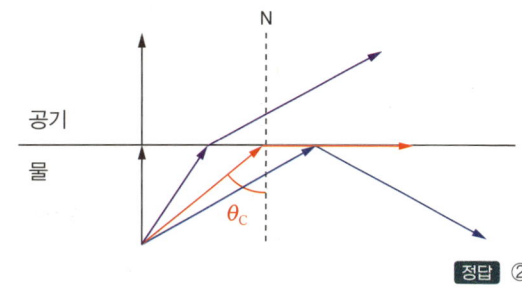

정답 ②

## 73 출제키워드 ▶ 빛의 파장과 굴절

- 빛은 파장에 따라 굴절률이 다르다.
- 파장이 짧을수록 굴절률이 크고 속력은 느리다.
- 입사각이 같을 때 굴절률이 높을수록 굴절각은 작아진다.
- 파장이 짧을수록 진동수가 크다.

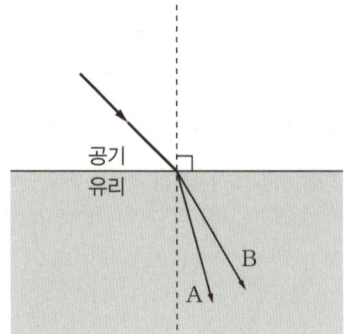

- A보다 B의 굴절각이 크다.
  → A보다 B의 굴절률이 작다.
  → A보다 B의 속력이 빠르다.
  → A보다 B의 파장이 길다.
  → A보다 B의 진동수가 작다.

정답 ①

## 74 출제키워드 ▶ 오목거울에 의한 상

- 물체가 오목거울의 곡률중심(2F)보다 앞쪽에 위치하면 축소된 도립실상이 결상된다.

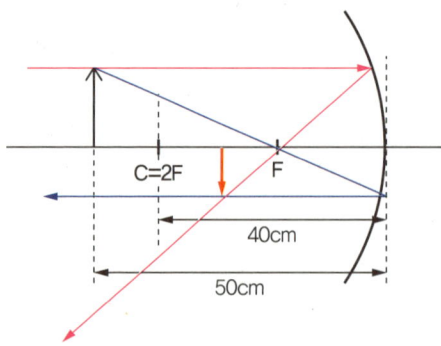

※ 평행광선법에 의한 상의 작도
- 광축과 평행하게 입사한 광선은 거울에서 반사하여 상측초점을 지난다.
- 물측초점을 향하여 입사한 광선은 거울에서 반사하여 광축과 평행하게 진행한다.
- 거울의 중심을 향하여 입사하는 광선은 거울에서 반사하여 입사한 방향 그대로 되돌아 진행한다.
  → 3개의 기본광선이 만나는 점이 상점이 된다.

정답 ③

## 75 출제키워드 ▶ 분산능과 아베수

- 분산능(△) : 백색광이 파장별로 어느 정도 퍼지는가를 나타내는 수치
- 아베수(ν) : 분산능의 역수

$$분산능(\triangle) = \frac{n_F - n_C}{n_d - 1} \leftrightarrow 아베수(\nu) = \frac{n_d - 1}{n_F - n_C}$$

정답 ④

## 76 출제키워드 ▶ 렌즈의 굴절력

렌즈의 굴절력은 버전스의 변화량으로 구할 수 있다.

- 상버전스 $= \dfrac{1}{상거리} = \dfrac{1}{+1(m)} = +1.00(D)$
- 물체버전스 $= \dfrac{1}{물체거리} = \dfrac{1}{-1(m)} = -1.00(D)$
- 렌즈의 굴절력 = 상버전스(+1.00) − 물체버전스(−1.00)
  $= +2.00(D)$

※ 가우스결상공식을 이용한 풀이

$$D' = \frac{1}{s'} - \frac{1}{s} = \frac{1}{+1} - \frac{1}{-1} = +2.00(D)$$

정답 ②

## 77 출제키워드 ▶ 볼록렌즈에 의한 상

- 볼록렌즈의 물측초점의 두 배가 되는 곳(2F)에 물체가 위치할 때 등배도립실상을 맺는다.
- 렌즈의 물측초점거리(F)는 상측초점거리(F')와 부호가 반대이고, 상측초점거리는 렌즈의 굴절력을 이용해 구한다.

상측초점거리$(F') = \dfrac{1}{렌즈의 굴절력(D')} = \dfrac{1}{+2.00} = 0.50(m)$

→ 물측초점거리$(F) = -0.50(m) = -50(cm)$
→ $2F = -100(cm)$

※ 볼록렌즈의 상의 종류

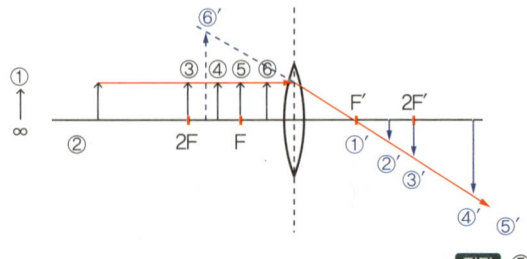

정답 ⑤

## 78 출제키워드 ▶ 얇은 렌즈의 합성

- 여러 매의 얇은 렌즈가 서로 밀착되어 있을 때 합성된 렌즈의 굴절력은 모든 렌즈의 굴절력의 합이다.

- 렌즈의 굴절력($D'$)은 상측초점거리($f'$)의 역수이다.

$$D_1' = \frac{1}{f'} = \frac{1}{-0.50} = -2.00(\text{D})$$

$$D_2' = \frac{1}{f'} = \frac{1}{+1} = +1.00(\text{D})$$

$$D' = D_1' + D_2' = (-2.00) + 1.00 = -1.00(\text{D})$$

정답 ①

### 79 출제키워드 ▶ 주점의 위치

렌즈의 모양에 따라 주점의 위치는 다르다.
- 양볼록(오목)렌즈 : 렌즈의 내부
- 메니스커스렌즈 : 렌즈의 외부(곡률이 더 큰 쪽의 외부)
- 전면이 평면인 렌즈 : 상측주점 = 상측정점
- 후면이 평면인 렌즈 : 물측주점 = 물측정점

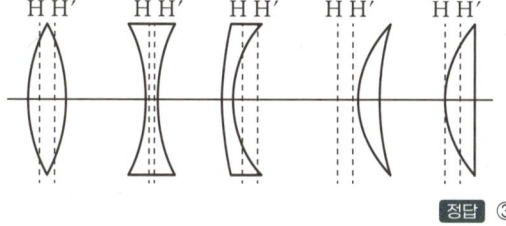

정답 ③

### 80 출제키워드 ▶ 비점수차

비점수차 : 광축 위에 있지 않은 한 점에서 출발한 빛이 렌즈의 경선 방향에 따라 상을 맺는 위치가 달라서 상이 흐려지는 수차

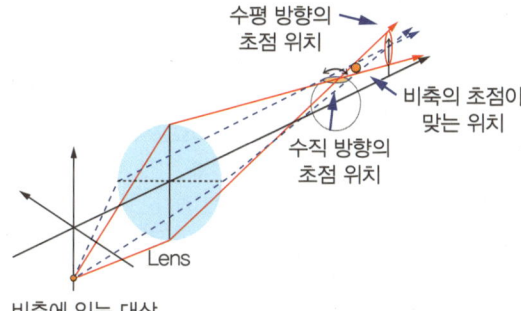

정답 ③

### 81 출제키워드 ▶ 빛의 파장과 굴절률

- 굴절률 : 진공에서의 빛의 속도($c$)는 $3 \times 10^8 \text{m/sec}$이며, 매질 내로 진행하면 빛의 속도는 느려진다. 굴절률은 매질 내에서 느려지는 속도의 비율을 나타낸다.
- 빛의 속도와 파장은 비례하므로 빛이 매질 내로 진행하면 파장은 짧아진다.

$$\lambda_{\text{유리}} = \frac{\lambda_{\text{공기}}}{n_{\text{유리}}} = \frac{580}{1.45} = 400(nm)$$

정답 ③

### 82 출제키워드 ▶ 반사파의 위상변화

- 고정단반사(Fixed End) : 빛(파동)이 소한 매질에서 밀한 매질을 만나 반사되는 경우 위상이 180° 변한다.
- 자유단반사(Free End) : 빛(파동)이 밀한 매질에서 소한 매질을 만나 반사되는 경우 위상은 변하지 않는다.

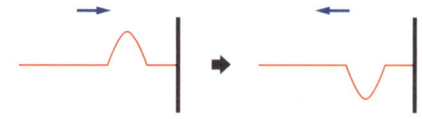

〈고정단 반사(Fixed end)〉

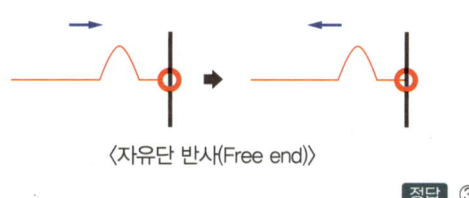

〈자유단 반사(Free end)〉

정답 ③

### 83 출제키워드 ▶ 반사방지막(AR ; Anti Reflection)코팅

- 빛이 투명 매질을 만나면 일부는 반사되고 일부는 투과된다. 이 때 에너지보존법칙에 따라 투과율과 반사율의 합은 100% 이다(흡수나 산란이 되는 빛도 있으나 극히 작으므로 무시한다).
- 반사율을 줄이게 되면 투과율이 증가한다.

정답 ⑤

### 84 출제키워드 ▶ 빛의 회절

회절현상은 파동이 진행하다가 장애물을 만났을 때, 장애물 뒤쪽으로 돌아 전파되는 현상으로 빛이 원형의 작은 구멍을 통과하면 고리 모양의 명암무늬를 관찰할 수 있다.

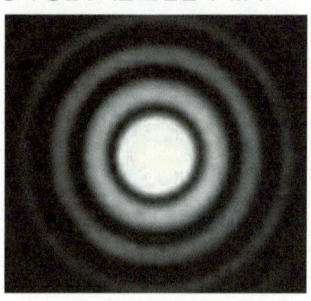

정답 ②

## 85 출제키워드 ▶ 말루스의 법칙

- 빛의 편광 : 자연광은 여러 방향으로 진동하며, 편광판 등을 이용하여 특정 방향으로 진동하는 빛(편광)을 얻을 수 있다.
- 편광판은 편광축 방향으로 진동하는 빛만 통과시키므로 편광판을 통과하면 빛의 세기가 약해진다.
- 말루스의 법칙

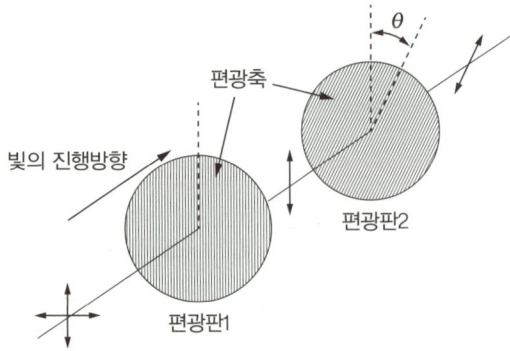

- 최초 입사광의 세기 : $I_0$
- 편광판1을 통과한 후 빛의 세기
$$I_1 = \frac{1}{2} I_0$$
- 편광판2를 통과한 후 빛의 세기
$$I_2 = \frac{1}{2} I_0 \cdot \cos^2 \theta$$
- 두 개의 편광판의 편광축이 30°의 각도를 이루고 있으므로
$$I_2 = \frac{1}{2} I_0 \cdot \cos^2 \theta = \frac{1}{2} I_0 \times \left(\frac{\sqrt{3}}{2}\right)^2 = \frac{3}{8} I_0$$

두 개의 편광판을 통과한 후 빛의 세기는 입사광의 세기의 $\frac{3}{8}$이 된다.

정답 ③

---

## 2교시 의료관계법규 / 시광학응용

### 01 출제키워드 ▶ 의료인

간호조무사는 의료인이 아니며, 다만 간호사를 보조하는 업무를 수행한다.

**제2조(의료인)** ① 이 법에서 "의료인"이란 보건복지부장관의 면허를 받은 의사·치과의사·한의사·조산사 및 간호사를 말한다.

정답 ⑤

### 02 출제키워드 ▶ 종합병원

종합병원이 100병상 이상 300병상 이하인 경우에는 내과·외과·소아청소년과·산부인과 중 3개 진료과목, 영상의학과, 마취통증의학과와 진단검사의학과 또는 병리과를 포함한 7개 이상의 진료과목을 갖추어야 한다.

**제3조의3(종합병원)** ① 종합병원은 다음 각 호의 요건을 갖추어야 한다.
2. 100병상 이상 300병상 이하인 경우에는 내과·외과·소아청소년과·산부인과 중 3개 진료과목, 영상의학과, 마취통증의학과와 진단검사의학과 또는 병리과를 포함한 7개 이상의 진료과목을 갖추고 각 진료과목마다 전속하는 전문의를 둘 것

정답 ④

### 03 출제키워드 ▶ 무면허 의료행위 등 금지

외국대학에서 의학을 전공하는 학생은 의료행위를 할 수 없으며, 외국의 의료인 면허 소지자만이 국제의료봉사단의 의료봉사 업무를 할 수 있다.

**시행규칙 제18조(외국면허 소지자의 의료행위)** 법 제27조 제1항 제1호에 따라 외국의 의료인 면허를 가진 자로서 다음 각 호의 어느 하나에 해당하는 업무를 수행하기 위하여 국내에 체류하는 자는 그 업무를 수행하기 위하여 필요한 범위에서 보건복지부장관의 승인을 받아 의료행위를 할 수 있다.
1. 외국과의 교육 또는 기술협력에 따른 교환교수의 업무
2. 교육연구사업을 위한 업무
3. 국제의료봉사단의 의료봉사 업무

**시행규칙 제19조(의과대학생 등의 의료행위)** ① 법 제27조 제1항 제2호에 따른 의료행위의 범위는 다음 각 호와 같다.
1. 국민에 대한 의료봉사활동을 위한 의료행위
2. 전시·사변이나 그 밖에 이에 준하는 국가비상사태 시에 국가나 지방자치단체의 요청에 따라 행하는 의료행위
3. 일정한 기간의 연구 또는 시범 사업을 위한 의료행위
② 법 제27조 제1항 제3호에 따라 의학·치과의학·한방의학 또는 간호학을 전공하는 학교의 학생은 다음 각 호의 의료행위를 할 수 있다.

1. 전공 분야와 관련되는 실습을 하기 위하여 지도교수의 지도·감독을 받아 행하는 의료행위
2. 국민에 대한 의료봉사활동으로서 의료인의 지도·감독을 받아 행하는 의료행위
3. 전시·사변이나 그 밖에 이에 준하는 국가비상사태 시에 국가나 지방자치단체의 요청에 따라 의료인의 지도·감독을 받아 행하는 의료행위

정답 ②

## 04 출제키워드 ▶ 진료기록부 등의 보존

간호기록부는 5년간 보존하여야 한다.

**시행규칙 제15조(진료기록부 등의 보존)** ① 의료인이나 의료기관 개설자는 법 제22조 제2항에 따른 진료기록부등을 다음 각 호에 정하는 기간 동안 보존하여야 한다. 다만, 계속적인 진료를 위하여 필요한 경우에는 1회에 한정하여 다음 각 호에 정하는 기간의 범위에서 그 기간을 연장하여 보존할 수 있다.

1. 환자 명부 : 5년
2. 진료기록부 : 10년
3. 처방전 : 2년
4. 수술기록 : 10년
5. 검사내용 및 검사소견기록 : 5년
6. 방사선 사진(영상물을 포함한다) 및 그 소견서 : 5년
7. 간호기록부 : 5년
8. 조산기록부 : 5년
9. 진단서 등의 부본(진단서·사망진단서 및 시체검안서 등을 따로 구분하여 보존할 것) : 3년

정답 ⑤

## 05 출제키워드 ▶ 의료광고의 금지 등

각종 상장·감사장 등을 이용하는 광고는 금지되지만, 공공기관으로부터 받은 인증·보증을 표시한 광고는 제외된다.

**제56조(의료광고의 금지 등)** ② 의료인 등은 다음 각 호의 어느 하나에 해당하는 의료광고를 하지 못한다.

1. 제53조에 따른 평가를 받지 아니한 신 의료기술에 관한 광고
2. 환자에 관한 치료경험담 등 소비자로 하여금 치료 효과를 오인하게 할 우려가 있는 내용의 광고
3. 거짓된 내용을 표시하는 광고
4. 다른 의료인등의 기능 또는 진료 방법과 비교하는 내용의 광고
5. 다른 의료인등을 비방하는 내용의 광고
6. 수술 장면 등 직접적인 시술행위를 노출하는 내용의 광고
7. 의료인등의 기능, 진료 방법과 관련하여 심각한 부작용 등 중요한 정보를 누락하는 광고
8. 객관적인 사실을 과장하는 내용의 광고
9. 법적 근거가 없는 자격이나 명칭을 표방하는 내용의 광고
10. 신문, 방송, 잡지 등을 이용하여 기사(記事) 또는 전문가의 의견 형태로 표현되는 광고
11. 제57조에 따른 심의를 받지 아니하거나 심의 받은 내용과 다른 내용의 광고
12. 제27조 제3항에 따라 외국인환자를 유치하기 위한 국내광고
13. 소비자를 속이거나 소비자로 하여금 잘못 알게 할 우려가 있는 방법으로 제45조에 따른 비급여 진료비용을 할인하거나 면제하는 내용의 광고
14. 각종 상장·감사장 등을 이용하는 광고 또는 인증·보증·추천을 받았다는 내용을 사용하거나 이와 유사한 내용을 표현하는 광고. 다만, 다음 각 목의 어느 하나에 해당하는 경우는 제외한다.
    가. 제58조에 따른 의료기관 인증을 표시한 광고
    나. 「정부조직법」 제2조부터 제4조까지의 규정에 따른 중앙행정기관·특별지방행정기관 및 그 부속기관, 「지방자치법」 제2조에 따른 지방자치단체 또는 「공공기관의 운영에 관한 법률」 제4조에 따른 공공기관으로부터 받은 인증·보증을 표시한 광고
    다. 다른 법령에 따라 받은 인증·보증을 표시한 광고
    라. 세계보건기구와 협력을 맺은 국제평가기구로부터 받은 인증을 표시한 광고 등 대통령령으로 정하는 광고
15. 그 밖에 의료광고의 방법 또는 내용이 국민의 보건과 건전한 의료경쟁의 질서를 해치거나 소비자에게 피해를 줄 우려가 있는 것으로서 대통령령으로 정하는 내용의 광고

정답 ③

## 06 출제키워드 ▶ 전문의

**제77조(전문의)** ① 의사·치과의사 또는 한의사로서 전문의가 되려는 자는 대통령령으로 정하는 수련을 거쳐 보건복지부장관에게 자격 인정을 받아야 한다.

정답 ②

## 07 출제키워드 ▶ 벌칙

의료행위가 이루어지는 장소에서 의료행위를 행하는 의료인, 간호조무사, 의료기사 또는 의료행위를 받는 사람을 폭행·협박하여 사망에 이르게 한 경우에는 무기 또는 5년 이상의 징역에 처한다.

**제12조(의료기술 등에 대한 보호)** ③ 누구든지 의료행위가 이루어지는 장소에서 의료행위를 행하는 의료인, 제80조에 따른 간호조무사 및 「의료기사 등에 관한 법률」 제2조에 따른 의료기사 또는 의료행위를 받는 사람을 폭행·협박하여서는 아니 된다.

**제87조의2(벌칙)** ① 제12조 제3항을 위반한 죄를 범하여 사람을 상해에 이르게 한 경우에는 7년 이하의 징역 또는 1천만원 이상 7천만원 이하의 벌금에 처하고, 중상해에 이르게 한 경우에는 3년 이상 10년 이하의 징역에 처하며, 사망에 이르게 한

경우에는 무기 또는 5년 이상의 징역에 처한다.

정답 ④

## 08 출제키워드 벌칙

의료인이 진료 요청을 받았으나 정당한 사유 없이 진료를 거부한 경우에는 1년 이하의 징역이나 1천만원 이하의 벌금에 처한다.
**제15조(진료거부 금지 등)** ① 의료인 또는 의료기관 개설자는 진료나 조산 요청을 받으면 정당한 사유 없이 거부하지 못한다.
**제89조(벌칙)** 다음 각 호의 어느 하나에 해당하는 자는 1년 이하의 징역이나 1천만원 이하의 벌금에 처한다.
1. 제15조 제1항, 제17조 제1항·제2항(제1항 단서 후단과 제2항 단서는 제외한다), 제17조의2 제1항·제2항(처방전을 교부하거나 발송한 경우만을 말한다), 제23조의2 제3항 후단, 제33조 제9항, 제56조 제1항부터 제3항까지 또는 제58조의 6 제2항을 위반한 자
2. 정당한 사유 없이 제40조 제4항에 따른 권익보호조치를 하지 아니한 자
3. 제51조의2를 위반하여 의료법인의 임원 선임과 관련하여 금품 등을 주고받거나 주고받을 것을 약속한 자
4. 제61조 제1항에 따른 검사를 거부·방해 또는 기피한 자(제33조 제2항·제10항 위반 여부에 관한 조사임을 명시한 경우에 한정한다)

정답 ③

## 09 출제키워드 법률의 제정 목적

**제1조(목적)** 이 법은 의료기사, 보건의료정보관리사 및 안경사의 자격·면허 등에 관하여 필요한 사항을 정함으로써 국민의 보건 및 의료 향상에 이바지함을 목적으로 한다.

정답 ②

## 10 출제키워드 의료기사의 정의와 종류

**제1조의2(정의)** 이 법에서 사용하는 용어의 뜻은 다음과 같다.
1. "의료기사"란 의사 또는 치과의사의 지도 아래 진료나 의화학적(醫化學的) 검사에 종사하는 사람을 말한다.
**제2조(의료기사의 종류 및 업무)** ①의료기사의 종류는 임상병리사, 방사선사, 물리치료사, 작업치료사, 치과기공사 및 치과위생사로 한다.

정답 ①

## 11 출제키워드 안경사의 업무 범위와 한계

안경사는 약제를 사용하지 않는 자각적 굴절검사와 약제를 사용하지 않는 타각적 굴절검사로서 자동굴절검사기기를 이용한 검사를 수행할 수 있다.

**제1조의2(정의)** 이 법에서 사용하는 용어의 뜻은 다음과 같다.
3. "안경사"란 안경(시력보정용에 한정한다. 이하 같다)의 조제 및 판매와 콘택트렌즈(시력보정용이 아닌 경우를 포함한다. 이하 같다)의 판매를 주된 업무로 하는 사람을 말한다.
**시행령 제2조 1항**(별표1) 안경사의 업무 범위
가. 안경(시력보정용)의 조제 및 판매와 콘택트렌즈의 판매에 관한 다음의 구분에 따른 업무
  1) 안경의 조제 및 판매. 6세 이하의 아동을 위한 안경은 의사의 처방에 따라 조제, 판매해야 한다.
  2) 콘택트렌즈의 판매. 6세 이하의 아동을 위한 콘택트렌즈는 의사의 처방에 따라 판매해야 한다.
  3) 안경, 콘택트렌즈의 도수를 조정하기 위한 목적으로 수행하는 자각적(주관적) 굴절검사로서 약제를 사용하지 않는 검사
  4) 안경, 콘택트렌즈의 도수를 조정하기 위한 목적으로 수행하는 타각적(객관적) 굴절검사로서 약제를 사용하지 않는 검사 중 자동굴절검사기기를 이용한 검사
나. 그 밖에 안경의 조제 및 판매와 콘택트렌즈의 판매에 관한 업무

정답 ③

## 12 출제키워드 결격사유

금고 이상의 실형을 선고받고 그 형이 면제된 사람은 결격사유에 해당하지 않는다.
**제5조(결격사유)** 다음 각 호의 어느 하나에 해당하는 사람에 대하여는 의료기사 등의 면허를 하지 아니한다.
1. 「정신건강증진 및 정신질환자 복지서비스 지원에 관한 법률」 제3조 제1호에 따른 정신질환자. 다만, 전문의가 의료기사 등으로서 적합하다고 인정하는 사람의 경우에는 그러하지 아니하다.
2. 「마약류 관리에 관한 법률」에 따른 마약류 중독자
3. 피성년후견인, 피한정후견인
4. 이 법 또는 관련법을 위반하여 금고 이상의 실형을 선고받고 그 집행이 끝나지 아니하거나 면제되지 아니한 사람

정답 ⑤

## 13 출제키워드 면허증의 재발급 신청

**시행규칙 제22조(면허증의 재발급 신청)** ① 의료기사 등이 면허증을 분실 또는 훼손하였거나 면허증의 기재사항이 변경되어 면허증의 재발급을 신청하려는 경우에는 별지 제15호서식의 의료기사 등 면허증 재발급 신청서(전자문서로 된 신청서를 포함한다)에 다음 각 호의 서류 또는 자료를 첨부하여 보건복지부장관에게 제출하여야 한다.

정답 ①

## 14 출제키워드 ▶ 안경업소의 개설등록 등

안경사는 안경 및 콘택트렌즈를 안경업소에서만 판매할 수 있다.

**제12조(안경업소의 개설등록 등)** ① 안경사가 아니면 안경을 조제하거나 안경 및 콘택트렌즈의 판매업소(이하 "안경업소"라 한다)를 개설할 수 없다.

② 안경사는 1개의 안경업소만을 개설할 수 있다.

③ 안경업소를 개설하려는 사람은 보건복지부령으로 정하는 바에 따라 특별자치시장·특별자치도지사·시장·군수·구청장에게 개설등록을 하여야 한다.

④ 제3항에 따라 안경업소를 개설하려는 사람은 보건복지부령으로 정하는 시설 및 장비를 갖추어야 한다.

⑤ 누구든지 안경 및 콘택트렌즈를 다음 각 호의 어느 하나에 해당하는 방법으로 판매 등을 하여서는 아니 된다.

1. 「전자상거래 등에서의 소비자보호에 관한 법률」 제2조에 따른 전자상거래 및 통신판매의 방법
2. 판매자의 사이버몰 등으로부터 구매 또는 배송을 대행하는 등 보건복지부령으로 정하는 방법

⑥ 안경사는 안경 및 콘택트렌즈를 안경업소에서만 판매하여야 한다.

⑦ 안경사는 콘택트렌즈를 판매하는 경우 콘택트렌즈의 사용방법과 유통기한 및 부작용에 관한 정보를 제공하여야 한다.

정답 ③

## 15 출제키워드 ▶ 폐업 등의 신고

**제13조(폐업 등의 신고)** 치과기공소 또는 안경업소의 개설자는 폐업을 하거나 등록사항을 변경한 경우에는 보건복지부령으로 정하는 바에 따라 지체 없이 특별자치시장·특별자치도지사·시장·군수·구청장에게 신고하여야 한다.

정답 ⑤

## 16 출제키워드 ▶ 청문

면허의 취소와 개설등록의 취소는 청문을 하여야 한다.

**제26조(청문)** 보건복지부장관 또는 특별자치시장·특별자치도지사·시장·군수·구청장은 다음 각 호의 어느 하나에 해당하는 처분을 하려면 청문을 하여야 한다.

1. 제21조 제1항에 따른 면허의 취소
2. 제24조 제1항에 따른 등록의 취소

정답 ①

## 17 출제키워드 ▶ 의료기사 등의 품위손상행위

**시행령 제13조(의료기사 등의 품위손상행위의 범위)** 법 제22조 제1항 제1호에 따른 품위손상행위의 범위는 다음 각 호와 같다.

1. 제2조에 따른 의료기사 등의 업무 범위를 벗어나는 행위
2. 의사나 치과의사의 지도를 받지 아니하고 제2조의 업무를 하는 행위(보건의료정보관리사와 안경사의 경우는 제외한다)
3. 학문적으로 인정되지 아니하거나 윤리적으로 허용되지 아니하는 방법으로 업무를 하는 행위
4. 검사 결과를 사실과 다르게 판시하는 행위

정답 ②

## 18 출제키워드 ▶ 보수교육

**시행령 제11조(보수교육)** ① 법 제20조 제1항에 따른 보수교육(이하 "보수교육"이라 한다)의 시간·방법 및 내용은 다음 각 호의 구분에 따른다.

1. 보수교육의 시간 : 매년 8시간 이상

① 보수교육 이수증은 보수교육실시기관의 장이 발급한다(시행규칙 제19조 제3항).

② 보수교육 관계서류는 3년 동안 보존하여야 한다(시행규칙 제21조).

③ 의료기사 등은 보건복지부령으로 정하는 바에 따라 보수교육을 받아야 한다(제20조 제1항).

⑤ 보수교육의 시간·방법·내용 등에 필요한 사항은 대통령령으로 정한다(제20조 제2항).

정답 ④

## 19 출제키워드 ▶ 면허취소

보건복지부장관은 결격사유에 해당하는 경우 반드시 면허를 취소하여야 한다.

**제5조(결격사유)** 다음 각 호의 어느 하나에 해당하는 사람에 대하여는 의료기사 등의 면허를 하지 아니한다.

1. 「정신건강증진 및 정신질환자 복지서비스 지원에 관한 법률」 제3조 제1호에 따른 정신질환자. 다만, 전문의가 의료기사 등으로서 적합하다고 인정하는 사람의 경우에는 그러하지 아니하다.
2. 「마약류 관리에 관한 법률」에 따른 마약류 중독자
3. 피성년후견인, 피한정후견인
4. 이 법 또는 관련법을 위반하여 금고 이상의 실형을 선고받고 그 집행이 끝나지 아니하거나 면제되지 아니한 사람

**제21조(면허의 취소 등)** ① 보건복지부장관은 의료기사 등이 다음 각 호의 어느 하나에 해당하면 그 면허를 취소할 수 있다. 다만, 제1호의 경우에는 면허를 취소하여야 한다.

1. 제5조(결격사유)제1호부터 제4호까지의 규정에 해당하게 된 경우

정답 ②

## 20 출제키워드 ▶ 벌 칙

**제30조(벌칙)** ① 다음 각 호의 어느 하나에 해당하는 사람은 3년 이하의 징역 또는 3천만원 이하의 벌금에 처한다.
1. 제9조 제1항 본문을 위반하여 의료기사 등의 면허 없이 의료기사 등의 업무를 한 사람
2. 제9조 제3항을 위반하여 다른 사람에게 면허를 대여한 사람
2의2. 제9조 제4항을 위반하여 면허를 대여 받거나 면허 대여를 알선한 사람
3. 제10조를 위반하여 업무상 알게 된 비밀을 누설한 사람
4. 제11조의2 제1항을 위반하여 치과기공사의 면허 없이 치과기공소를 개설한 자. 다만, 제11조의2 제1항에 따라 개설등록을 한 치과의사는 제외한다.
5. 제11조의3 제1항을 위반하여 치과의사가 발행한 치과기공물제작의뢰서에 따르지 아니하고 치과기공물 제작 등 업무를 행한 자
6. 제12조 제1항을 위반하여 안경사의 면허 없이 안경업소를 개설한 사람

정답 ①

## 21 출제키워드 ▶ 비정시의 교정굴절력

정점간거리가 0일 때 비정시안을 교정할 수 있는 렌즈의 굴절력은 원점굴절도와 거의 같다.

- 원점굴절도 = $\dfrac{1}{\text{원점거리}} = \dfrac{1}{+2.00} = +0.50(D)$

정답 ①

## 22 출제키워드 ▶ 근시와 원시의 구분

나안시력이 1.0이 되지 않는 경우는 근시와 절대성 원시이다. 이때 근시와 원시를 구분하기 위해 (−)구면렌즈를 부가하는 검사를 시행한다. 검사 결과, 시력이 좋아지거나 유지되면 근시이고, 시력이 저하되면 원시이다.

정답 ⑤

## 23 출제키워드 ▶ 잠복원시량

잠복원시량은 조절 기능을 완전히 배제하였을 때 검출되는 원시량으로 조절마비제를 사용하는 굴절검사로 측정할 수 있다.
- 잠복원시량 = 조절마비굴절검사값(+3.00) − 현성굴절검사값(+2.00) = +1.00(D)

정답 ①

## 24 출제키워드 ▶ 난시의 교정

- 근시성 복난시 : 전초선과 후초선이 모두 망막 앞에 위치하는 눈
- 직난시 : 강주경선의 방향이 수직, 전초선은 수평인 눈
- 근시성 복성직난시의 교정 : 양주경선이 모두 (−)굴절력으로 교정이 되고 수직 방향의 (−)교정굴절력이 더 높다.

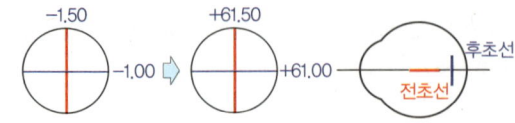

② S−1.50D C+0.50D, Ax 90° 교정될 난시안의 경선과 초선
① S−1.50D ○ C−0.50D, Ax 90° → 근시성 복성도난시 교정
③ S+1.50D ○ C−0.50D, Ax 180° → 원시성 복성직난시 교정
④ S+1.50D ○ C−1.50D, Ax 180° → 원시성 단성직난시 교정
⑤ S+2.00D ○ C+0.50D, Ax 90° → 원시성 복성직난시 교정

정답 ②

## 25 출제키워드 ▶ 부등상시

부등상시는 좌우 망막상의 크기가 다른 눈으로 쌍디글 자 편광시표로 부등상시을 검사할 수 있다. 시표의 검은 줄 하나가 3.5%의 차이를 의미하고 아래의 그림처럼 시표가 보인다면 좌우안의 망막상의 크기는 7%라고 할 수 있다.

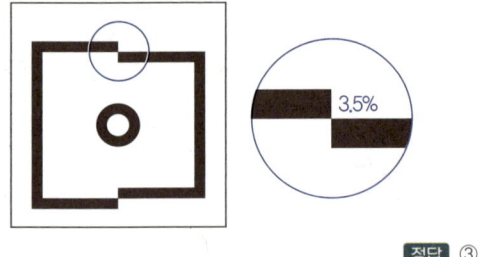

정답 ③

## 26 출제키워드 ▶ 우세안검사

양안시에서 주도적인 역할을 하는 눈을 우세안 또는 우위안이라 하고 로젠바하법, 원형구멍카드법으로 판정할 수 있다.
- 원형구멍카드법
  − 양손으로 원형구멍카드를 눈높이로 들고 양팔을 쭉 뻗어 구멍 안으로 시표를 맞추고 양안으로 주시하게 한다.
  − 좌안과 우안을 교대로 감게 하였을 때, 시표가 보이는 쪽이 우세안이다.

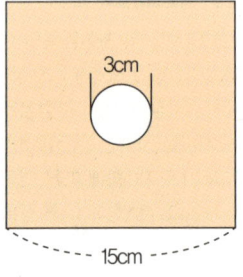

정답 ⑤

## 27 출제키워드 ▶ 나안시력 검사순서

시력표에서 가장 큰 시표를 읽지 못할 때의 시력 측정 순서
- 검사거리 단축 : 가장 큰 시표를 판독할 수 있을 때까지 걸어 나온다.

  시력＝가장 큰 시표의 시력 × $\dfrac{\text{시표판독거리}}{\text{시력표 검사거리}}$

  단, 50cm에서도 판별하지 못하면 FC(Finger Count)로 넘어감
- 안전지수(FC) : 손가락 개수를 판별

  시력 ＝ FC / 손가락 개수를 판별한 거리
- 안전수동(HM ; Handmotion) : 손을 흔들어 판별
- 광각(LP ; Light Perception) : 빛 감지 여부
- 빛도 구별하지 못할 때 : '맹'

정답 ④

## 28 출제키워드 ▶ 가림벗김검사

- 가림벗김검사(CUT ; Cover Uncover Test)는 한쪽 눈을 가렸다가 가림판을 제거하는 순간 가려졌던 눈의 움직임을 관찰하는 검사로 정위와 사위를 구분할 수 있다.
- 한쪽 눈을 가리면 융합이 제거되고 가림판을 제거한 순간 다시 융합하게 되므로 이때 가려졌던 눈의 움직임이 관찰되면 사위라고 할 수 있다.
- 코 방향으로 움직임이 관찰되면 외사위, 귀방향으로 움직임이 관찰되면 내사위로 판단하고 위로 움직임이 관찰되면 하사위, 아래로 움직임이 관찰되면 상사위로 판단한다.
※ 수평사위는 좌우안의 구별을 하지 않지만, 수직사위는 반드시 좌우안을 구별해 주어야 한다. (좌안 내사위 ＝ 우안 내사위, 좌안 상사위 ＝ 우안 하사위)

정답 ①

## 29 출제키워드 ▶ 검영법

검영법은 타각적굴절검사로 검영기에서 눈으로 입사한 광선이 피검사자의 망막에서 반사되어 되돌아 나오는 빛을 관찰하는 것이다. 피검사자의 눈의 상태에 따라 정적검영법과 동적검영법으로, 검사거리의 이동 유무에 따라 고정식검영법과 이동식검영법으로 나눌 수 있다.
- 정적검영법 : 정적굴절상태에서 검사 → 원용교정굴절력 측정
- 동적검영법 : 동적굴절상태에서 검사 → 근용교정굴절력, 조절래그 등 측정
- 고정식검영법 : 검사거리를 고정하고 중화되는 교정렌즈를 찾는 방법
- 이동식검영법 : 안경사가 검사거리를 바꿔가면서 중화점을 찾는 방법

정답 ③

## 30 출제키워드 ▶ 정적검영법

정적검영법에서 검사거리 보정렌즈를 사용하지 않았다면 교정굴절력은 중화렌즈 도수에 검사거리 환산도수를 더해준다.
- 검사거리 환산도수＝$\dfrac{1}{\text{검사거리}(67\text{cm})}$＝$\dfrac{1}{-0.67}$

  ＝－1.50(D)
- 교정굴절력＝중화렌즈(－1.50)＋검사거리환산도수(－1.50)

  ＝－3.00(D)

정답 ⑤

## 31 출제키워드 ▶ 정적검영법 – 난시

난시안의 검영은 경선별로 중화점을 찾아 교정굴절력을 측정한다. 이때 검영기의 선조광 방향은 검영하는 경선 방향과 수직이다. 포롭터에서 검사거리 보정렌즈를 사용했다면 검영값이 그대로 교정렌즈의 굴절력이 된다.
- 선조광 90° 검영값

  → 180°경선의 교정굴절력

  ＝－1.50D
- 선조광 180° 검영값

  → 90°경선의 교정굴절력

  ＝－2.00D

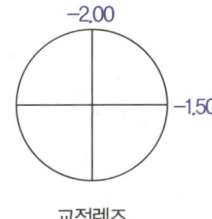

교정렌즈

정답 ②

## 32 출제키워드 ▶ 자동안굴절검사기

SE(Spherical Equivalent power)는 등가구면굴절력의 약어이다.

※ 등가구면굴절력$(SE)$＝$S+\dfrac{1}{2}C$＝$(-0.75)+\dfrac{1}{2}\times(-0.50)$

  ＝－1.00(D)

정답 ③

## 33 출제키워드 ▶ 운무법

원용안경처방검사는 정적굴절상태에서 원용교정굴절력을 측정하는 검사로 조절력개입을 최소화하는 것이 중요하다. 조절기능을 완전히 배제하는 방법으로 조절마비제를 사용하는 방법이 있지만 안경사는 약물을 사용할 수 없으므로 운무법을 적용한다. 운무법은 강한 (+)렌즈를 가입하여 눈을 강한 근시성 상태로 만들어 조절개입을 최소화하는 방법이다.

정답 ①

## 34 출제키워드 ▶ 자각적 굴절검사

원용안경처방검사 과정에서 예상 교정굴절력은 근시인지 원시인지에 따라 다르게 결정된다. 원시안은 목표 시력이 나오는 가장 높은 (+)구면렌즈, 근시안은 목표 시력이 나오는 가장 낮은 (−)구면렌즈를 예상 교정굴절력으로 한다. −1.25~−1.75D일 때 목표 시력 1.0이 나오고, (−)로 교정되는 근시안이므로 예상 교정굴절력은 −1.25D이다.

정답 ②

## 35 출제키워드 ▶ 자각적 굴절검사 − 난시

눈이 근시성 상태(운무 상태)일 때 (−)원주렌즈의 교정축은 〈선명한 (시간)방향×30°〉이다. 근시성 상태인지 확인한 후 S + C는 S − C로 전환하고 선명한 시간 방향을 구해준다.
S+1.50D ○ C+1.00D Ax 180° → S+2.50D ○ C−1.00D Ax 90°
$x$(선명한 방향)×30°=90° → $x$=3

정답 ③

## 36 출제키워드 ▶ 크로스실린더렌즈

크로스실린더렌즈는 양주경선의 굴절력이 크기가 같고 부호는 반대인 렌즈로 (+)굴절력을 가진 경선은 (−)축, (−)굴절력을 가진 경선은 (+)축이 된다. 따라서 ±0.50D 크로스실린더렌즈의 (−)축을 수평으로 위치시키면 수평 경선의 굴절력이 (+)가 되고, 표기는 다음과 같다.

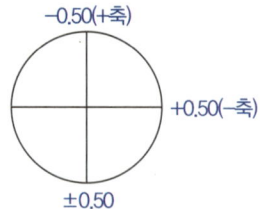

C−0.50D Ax 180° ○ C+0.50D Ax 90°
S+0.50D ○ C−1.00D Ax 180°
S−0.50D ○ C+1.00D Ax 90°

정답 ④

## 37 출제키워드 ▶ 난시량 정밀검사

크로스실린더법을 이용한 난시정밀검사는 주경선균형상태의 혼합난시를 유지하는 것이 중요하다. C−0.25D를 2회 연속적으로 가입하게 되면 전초선은 뒤쪽으로 0.50D 이동하게 되고 최소착란원은 0.25D만큼 중심와에서 뒤로 이동하게 된다. 이 상태에서 다시 주경선균형상태의 혼합난시로 회복시키려면 S+0.25D를 가입해야 한다. S−2.00D ○ C−0.50D에서 C−0.50D와 S+0.25D를 가입하면 조정된 굴절력은 S−1.75D ○ C−1.00D가 된다.

정답 ⑤

## 38 출제키워드 ▶ 구면굴절력 정밀검사 − 적록검사

적록검사는 눈의 색수차를 이용하여 보다 정확한 교정구면굴절력을 측정할 수 있는 검사이다. 백색 혼합광이 눈에서 굴절되면 색에 따라 결상되는 위치가 달라지는데, 녹색, 황색, 적색의 순으로 결상된다. 따라서 적록검사 시 녹색바탕의 시표가 더 선명하다면 기준파장인 황색의 상측초점이 망막 뒤에 놓여 있는 경우이므로 구면굴절력을 (+)방향으로 수정해 준다.

정답 ①

## 39 출제키워드 ▶ 양안균형검사 − 프리즘분리법

프리즘을 가입했을 때 상은 기저와 반대 방향으로 이동하기 때문에 BD 프리즘을 가입한 오른쪽 눈의 시표는 위로, BU 프리즘을 가입한 왼쪽 눈의 시표는 아래로 분리된다. 오른쪽 눈으로 보는 위쪽 시표가 아래쪽 시표보다 더 선명하다고 했으므로 오른쪽에 S+0.25D를 가입해 준다.

정답 ⑤

## 40 출제키워드 ▶ 동적검영법 − 조절래그량

고정식동적검영법(MEM법)으로 측정한 조절래그량은 중화범위에서 (−)방향의 저중화점 굴절력이다.

정답 ②

## 41 출제키워드 ▶ 가입도검사 − 크로스실린더법

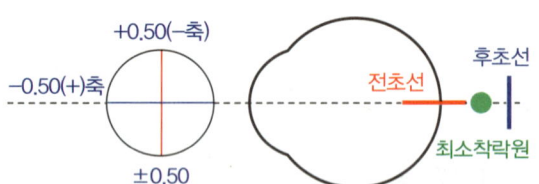

크로스실린더렌즈의 적색점(−축)을 90°로 위치시키면 눈의 전초선은 수평 방향이고, 후초선은 수직 방향이 된다. 이 상태에서 근거리 격자시표를 보았을 때 가로선이 더 선명하게 보이면 전초선이 망막에 가깝게 있음을 나타내므로 조절력이 부족한 상태이다. 따라서 (+)구면렌즈를 부가한다.

정답 ③

## 42 출제키워드 ▶ 최대조절력검사 − (−)렌즈부가법

- 근거리 시표를 주시하게 하고 (−)렌즈를 순차적으로 부가한다. 시표가 최초로 흐려 보일 때의 굴절력을 측정하여 최대조절력을 구할 수 있다.

- (−)렌즈부가법을 이용한 최대조절력
  검사거리 조절량(+2.50) − 부가된 (−)굴절력(−3.50) = +6.00(D)

  정답 ④

## 43 출제키워드 안경처방서의 약속사항

필요렌즈의 최소직경이 약속사항이고, 나머지는 명기사항에 해당한다.

〈안경처방서의 약속사항〉
- 광학중심점 높이(Oh)
- 필요렌즈 최소직경
- 최선의 피팅상태
- 경사각

정답 ⑤

## 44 출제키워드 프리즘렌즈의 기저 방향

프리즘렌즈의 기저방향은 TABO 방향각(0~360°) 또는 BI/BO, BU/BD으로 나타낸다. BI/BO은 좌우안에 따라 TABO 방향각이 다르므로 주의를 기울여야 한다.

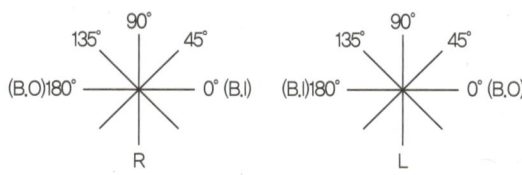

① 좌안 BO − Base 0°
② 좌안 BD − Base 270°
③ 좌안 BI − Base 180°
④ 우안 BO − Base 180°
⑤ 우안 BU − Base 90°

정답 ④

## 45 출제키워드 정점간거리(VD)변화에 따른 굴절력의 변화

정점간거리가 길어지면
- 교정렌즈는 (+)효과 → 근시화된 상태
- (−)렌즈로 교정되는 근시는 저교정 효과가 발생
- 완전교정을 위해서는 (−)구면렌즈를 추가
- 더 높은 (−)굴절력이 요구됨

정답 ①

## 46 출제키워드 필요렌즈 최소지름

- FPD : 50 + 20 = 70
- ※ FPD(Frame PD) = 렌즈삽입부 크기 + 연결부 길이(박싱시스템)

- PD : 60
- 렌즈삽입부 최장길이 : 50
- 작업여유분 : 2
- 필요렌즈의 최소지름 : FPD − PD + 렌즈삽입부 최장길이 + 작업여유분 = 62(mm)

정답 ③

## 47 출제키워드 안경테의 계측 − 박싱시스템

- 연결부 길이 : 20mm
- 렌즈삽입부 길이 : 기준점간거리(72) − 연결부 길이(20) = 52mm
- 다리부 길이 : 140mm
  → 52 □ 20 140

정답 ②

## 48 출제키워드 코받침 피팅

코받침지지를 조정하여 안경테의 전면부를 올리거나 내릴 수 있다.

정답 ④

## 49 출제키워드 포인트테의 고정금대

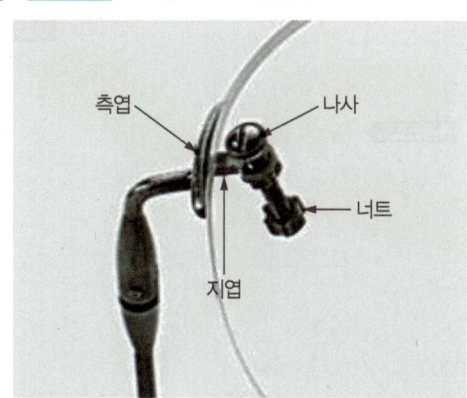

일반안경테의 엔드피스에 해당하는 고정금대는 측엽(Shoulder ; Shoe)과 측엽에서 나사 구멍의 포인트까지 연결하는 부분인 지엽(Ear ; Tongue)으로 구성되어 있다.

정답 ③

## 50 출제키워드 형판만들기

설계점을 설정할 때 더미렌즈가 없으면 투명 플라스틱판을 이용하여 안경테의 렌즈삽입부와 모양이 같은 형판을 만들어 사용한다.

정답 ③

## 51 출제키워드 ▶ 형판설계 – PD

형판의 기준점에서 '조제가공 PD와 Oh'와의 편위량을 구하여 설계점을 설정한다.

- 안경테 48 □ 20 → 단안FPD = $\frac{48+20}{2}$ = 34(mm)
- 수평 편위량 : 코 방향으로 2mm
- 조제가공 PD : 기준점(34)에서 코 방향으로 2mm 편위시키면 조제가공 PD는 짧아져서 단안 조제가공 PD는 32mm가 된다.

정답 ④

## 52 출제키워드 ▶ 형판설계 – Oh

일상적인 수평 시 머리자세에서 측정한 Oh는 조제가공 시 보정을 해 주어야 한다.

- 보정값(경사각이 $\theta$일 때) = $25 \times \sin\theta$ (mm)
- 조제가공 Oh = 기준 Oh(20) − 보정값($25 \times \sin 12°$)
  = 15(mm)

정답 ⑤

## 53 출제키워드 ▶ 산각세우기 – 평산각

포인트테(무테)에 넣을 렌즈의 가장자리는 평평한 평산각(Flat Bevel)으로 가공한다.

정답 ①

## 54 출제키워드 ▶ 렌즈의 표기

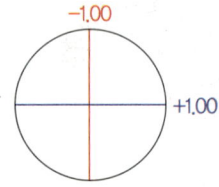

S+1.00D ○ C−2.00D Ax 180°
S−1.00D ○ C+2.00D Ax 90°
C−1.00D Ax 180° ○ C+1.00D Ax 90°

정답 ④

## 55 출제키워드 ▶ 점검 및 수정 – PD

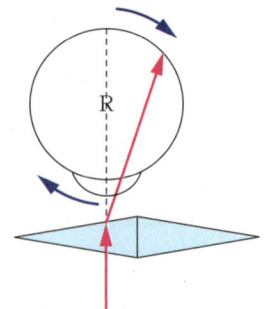

- (+)렌즈에서 PD가 짧아졌을 때
  → BI효과 발생
  → 개산부담을 갖는 내사위 유발

정답 ②

## 56 출제키워드 ▶ 점검 및 수정 – Oh

- (−)렌즈에서 Oh가 기준Oh보다 높아졌을 때

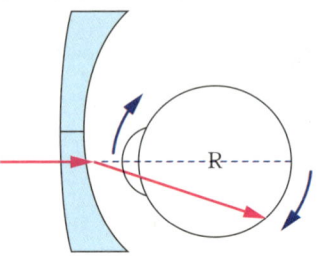

우안 Oh : +2mm
→ BD효과 발생
→ 상방운동 부담을 갖는 우안 하사위 유발
→ $|P| = 5 \times 0.2 = 1.0(\triangle)$
※ 프리즘굴절력의 크기
$|P| = |D'| \times h$(단위 : $D \cdot cm = \triangle$)
$D'$ : 렌즈의 상측굴절력
$h$ : 렌즈의 광학중심점 ~ 동공중심(cm)

정답 ②

## 57 출제키워드 ▶ 점검 및 수정

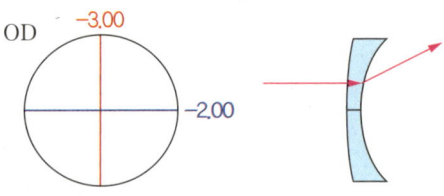

R : 90°경선 : −3.00D
Oh : 23 → 20mm
→ 시선이 위쪽 3mm 지점 통과
→ BU효과 발생
→ $|P| = 3 \times 0.3 = 0.9(\triangle)$

정답 ⑤

## 58 출제키워드 ▶ 원용 PD의 허용오차

- 원용안경은 폭주력의 여유가 많고, 개산력의 여유는 적다.
  → 허용오차가 큰 방향 : BO, 허용오차가 작은 방향 : BI

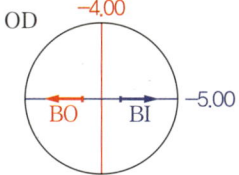

- 허용오차가 큰 방향 : 1.0△ → BO → (−)렌즈에서는 PD 짧아진 경우
  $|P|=5\times h=1.0(\triangle) \rightarrow h=0.2(cm)$
- 허용오차가 작은 방향 : 0.5△ → BI → (−)렌즈에서는 PD 길어진 경우
  $|P|=5\times h=0.5(\triangle) \rightarrow h=0.1(cm)$
- 허용오차 범위 내 PD : (60−2) ~ (60+1)=58 ~ 61mm

정답 ②

## 59 출제키워드 ▶ 렌즈미터의 용도

렌즈미터는 안경렌즈 및 콘택트렌즈의 상측정점굴절력을 측정하고 조제가공을 위해 광학중심점을 인점하는 기기이다. 편광렌즈의 편광축은 측정하지 못한다.

정답 ①

## 60 출제키워드 ▶ 렌즈미터 - 프리즘렌즈

- 프리즘굴절력의 크기 : 스크린 중앙에서부터 타깃상이 이동된 거리, 십자선상의 한 눈금이 1△ → 1△
- 프리즘굴절력의 기저 방향 : 타깃상이 이동된 방향
  → Base 90°(또는 BU)

정답 ③

## 61 출제키워드 ▶ 이중초점렌즈의 상의 도약량

이중초점렌즈에서 발생하는 상의 도약은 원용부에서 근용부로 시선이 이동할 때 프리즘량의 연속성이 깨어져서 나타나는 것이다.
상도약량은 원용부와 근용부의 굴절력차 즉, 가입도(A)가 높을수록, 자렌즈의 광학중심점에서 상부경계선까지의 거리($|\vec{r_A}|$)가 길수록 커진다.

- 상도약량=$A\times|\vec{r_A}|$

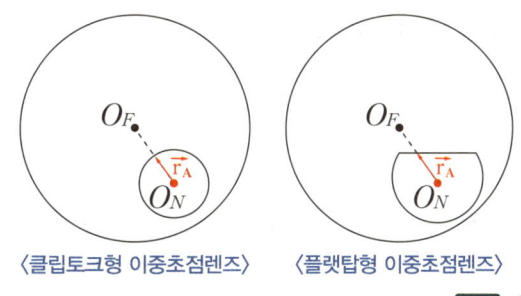

〈클립토크형 이중초점렌즈〉　〈플랫탑형 이중초점렌즈〉

정답 ③

## 62 출제키워드 ▶ 슬랩오프가공

근용부의 프리즘 크기를 같게 하는 슬랩오프(Slab Off)가공을 하게 되면 전면의 곡률반경의 중심이 변하게 되어 상부경계선에서 슬래브라인이 만들어진다. 이때, 슬래브라인은 자렌즈의 상부경계선과 일치시킨다.

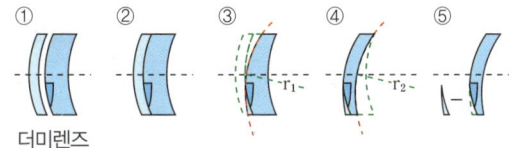

슬랩오프(slab off)가공 과정

정답 ①

## 63 출제키워드 ▶ 누진굴절력렌즈의 중요 표식

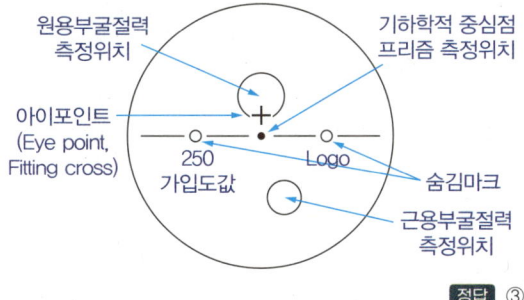

정답 ③

## 64 출제키워드 ▶ 프리즘시닝 가공

누진굴절력렌즈에서 원용부의 (+)굴절력이 크거나 가입도가 높으면 원용부가 두꺼워진다. 원용부의 두께와 무게를 감소시키기 위해서 프리즘시닝(Prism Thining) 가공이 필요하다.
※ 프리즘시닝 가공은 윗부분을 깎아내는 가공으로 BD효과가 나타난다.

정답 ⑤

## 65 출제키워드 ▶ 프리즘처방렌즈

- BO(or BI) 처방은 수평 방향 프리즘이므로 조제가공 PD를 조정해 준다.

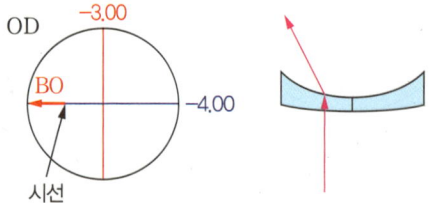

- 수평경선의 굴절력이 -4.00D이고, 오른쪽 (-)렌즈에서 BO효과를 보기 위해서는 시선이 광학중심점에서 귀 방향으로 통과해야 한다. → 조제가공 PD가 짧아진다.
- 프리즘량(2.0△) = 4.00($D$) × 편심량(cm)
  → 편심량 = 0.5(cm) = 5(mm)
- 단안에서 5mm 짧아져야 하므로 양안 PD는 10mm 짧아진다 (66 → 56mm).

정답 ②

## 66 출제키워드 ▶ 프리즘처방렌즈

- BU(or BD) 처방은 수직 방향 프리즘이므로 조제가공 Oh를 조정해 준다.

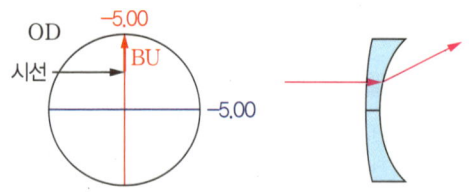

- 수직 경선의 굴절력이 -5.00D이고, (-)렌즈에서 BU효과를 보기 위해서는 시선이 광학중심점에서 위를 통과해야 한다. → 조제가공 Oh가 낮아진다.
- 프리즘량(1.0△) = 5.00($D$) × 편심량(cm)
  → 편심량 = 0.2(cm) = 2(mm)
- Oh는 2mm 낮아진다(18 → 16mm).

정답 ④

## 67 출제키워드 ▶ 복식알바이트 안경

복식알바이트 안경은 원근양용으로 2매의 렌즈를 겹쳐서 사용하는 안경이다. 2매의 렌즈를 겹쳐서 사용할 때 앞렌즈는 앞·뒷렌즈의 프리즘굴절력이 중화되는 곳이 합성광학중심이 되고 동공중심과 일치되도록 설계한다.

- 원거리를 주시할 때 뒷렌즈에서 유발되는 프리즘양

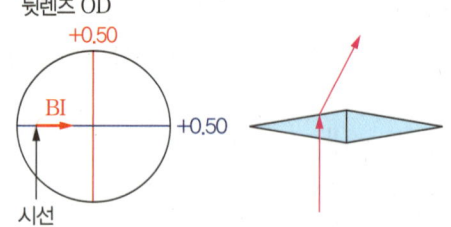

- 근용 PD가 28mm, 원용 PD가 32mm이므로 원거리를 주시할 때 시선은 귀 방향 4mm 지점을 통과
→ BI효과 발생
→ $|P| = 0.5(D) \times 0.4(cm) = 0.2(\triangle)$
- 앞렌즈는 프리즘이 중화되도록 PD를 설계해야 함(0.2△ BO)

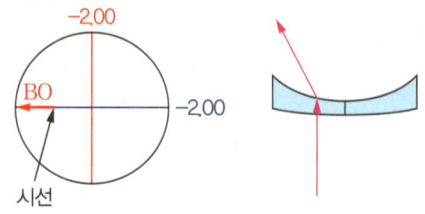

- 앞렌즈 굴절력 = -(가입도) = -2.00D
- (-)렌즈에서 BO효과를 보기 위해서는 시선이 광학중심점에서 귀 방향을 통과해야 한다. → 조제가공 PD가 짧아져야 한다.
- 프리즘량(0.2△) = 2.00($D$) × 편심량(cm)
  → 편심량 = 0.1(cm) = 1(mm)
- 단안 편심량이 1mm이므로 양안 PD는 2mm 짧아진다(64 → 62mm).

정답 ③

## 68 출제키워드 ▶ 융 합

융합은 좌우 각각의 눈에 지각된 상을 하나의 상으로 인식하는 단계로 융합을 위해서는 좌우 망막상의 크기와 모양이 거의 같고 서로 일정 오차범위 내에서 망막대응값을 가져야 한다.
※ 양안단일선명시의 단계 : 동시시 - 융합 - 입체시

정답 ①

## 69 출제키워드 ▶ 부등상시

부등상시는 동일한 물체에 대한 좌우 망막상의 크기 차이가 나는 눈을 말하며 두 눈의 교정굴절력이 2D 이상 차이가 나는 굴절부등시가 안경을 착용할 경우 굴절성 부등상시가 나타날 수 있다.

정답 ④

## 70 출제키워드 ▶ 상대조절검사 – 음성상대조절

상대조절검사는 양안으로 눈 앞 40cm의 시표를 주시(폭주자극을 일정하게 유지)하게 하고 조절기능을 측정하는 검사이다.
- 음성상대조절 : (+)렌즈를 부가하면 눈에서는 조절이완(−)이 일어나고, 음성조절성폭주(개산)의 개입으로 복시가 발생한다. 이를 양성융합성폭주로 교정하고 폭주력이 부족하면 시표가 흐려지는데 이 지점을 측정한다.

정답 ②

## 71 출제키워드 ▶ 조절래그검사

조절래그량은 조절자극량에서 조절반응량을 뺀 값으로 조절래그량이 +1.25D라면 조절자극량에 비해 실제 조절반응량이 현저하게 낮음을 의미한다.

정답 ④

## 72 출제키워드 ▶ 융합력검사

- 사위는 안위이상이 있으나 운동성융합력으로 정위로 교정되기 때문에 양안시기능에는 이상이 없다(사위 = 잠복사시). 따라서 사위의 검사와 처방은 융합여력검사가 반드시 병행되어야 한다.
- 융합여력 : 사위를 보정한 후 남은 상대폭주력. 외사위는 양성융합성폭주력, 내사위는 음성융합성폭주력으로 안위가 정렬되므로 외사위는 폭주여력(양성상대폭주력), 내사위는 개산여력(음성상대폭주력)이 융합여력이 된다.
- 융합력검사 : 음성융합성폭주력은 BI 프리즘, 양성융합성폭주력은 BO 프리즘을 부가하여 검사하고, '흐린점 / 분리점 / 회복점'으로 기록한다. 흐린점이 융합여력이고, 흐린점 ~ 분리점이 조절성폭주량이다.
- 원거리 사위 : 3△ 외사위 → 융합여력은 폭주여력이므로, BO 버전스 검사의 흐린점이 융합여력이다(10△).

정답 ③

## 73 출제키워드 ▶ 그래디언트법 AC/A 비

그래디언트(Gradient)법은 근거리를 주시하게 하고 S+1.00D를 가입하기 전과 후의 사위량을 측정하여 조절성폭주비(AC/A)를 구한다. 근접성 폭주량을 유지하면서 측정하기 때문에 정확한 AC/A 비를 구할 수 있다.

$$AC/A = \frac{렌즈가입전사위량 - 렌즈가입후사위량}{조절자극변화량}$$
$$= \frac{(-4)-(-8)}{1.00} = 4(△/D)$$

※ 외사위는 (−), 내사위는 (+)로 계산한다.

정답 ④

## 74 출제키워드 ▶ 가림검사

- 사시와 정위(또는 사위)를 구별
- 한쪽 눈을 차폐하고 차폐하지 않은 눈을 관찰
- 사시안을 가렸을 때 정상안은 움직임이 관찰되지 않으나 정상안을 가리면 사시안으로 물체를 주시하기 위해 움직임이 관찰됨
- 가리지 않은 왼쪽 눈이 움직임 → 좌안사시

정답 ④

## 75 출제키워드 ▶ 각막반사법

우안의 각막반사상이 동공중심에서 아래쪽으로 치우쳐 있으므로 눈은 반대 방향인 위쪽으로 상편위되어 있다(우안 상사시).

정답 ①

## 76 출제키워드 ▶ 사위검사 – 폰 그레페법(프리즘분리법)

- 운동성 융합력 이상의 프리즘을 가하여 같은 시표를 좌, 우안 각각의 상으로 분리시켜 복시를 만들어 안위상태를 검사한다.
- 수평사위검사 : 수직일자시표 사용하고 상을 위·아래로 분리 → 분리프리즘 6△ BU(상은 아래쪽으로 이동)
- 수직사위검사 : 수평일자시표 사용하고 상을 좌·우로 분리 → 분리프리즘 12△ BI(상은 귀 방향으로 이동)

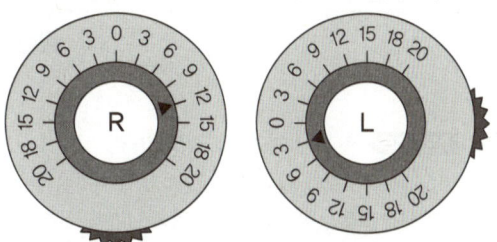

- R–분리프리즘 : 12△ BI → 수직사위 검사
- L–측정프리즘 : 3△ BD → 좌안 상사위(= 우안 하사위)

※ 수평사위(내사위, 외사위)는 좌우안을 구분할 필요가 없지만 수직사위(상사위, 하사위)는 좌안과 우안을 구분해야 한다(좌안 상사위 = 우안 하사위, 좌안 하사위 = 우안 상사위).

정답 ②

## 77 출제키워드 ▶ 사위검사 – 편광법

편광법은 편광축 방향이 서로 수직인 편광렌즈와 편광시표를 이용해 좌우안으로 보이는 상을 다르게 하여 안위상태를 평가하는 방법이다.

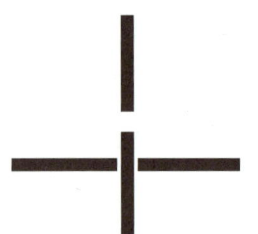

- 좌안 : 상이 위쪽에 위치하므로 하사위
- 우안 : 상이 아래쪽에 위치하므로 상사위

정답 ⑤

## 78 출제키워드 ▶ 양안시이상

원거리는 높은 외사위, 근거리는 낮은 외사위이고 AC/A 비가 높은 경우는 개산과다로 볼 수 있다.

〈양안시이상의 분류(Tite)〉

| 양안시이상 | 원거리 안위 | 근거리 안위 | AC/A |
|---|---|---|---|
| 폭주과다(CI) | 거의 정위 | 높은 내사위 | 높음 |
| 폭주부족 (CE) | 거의 정위 | 6△이상의 외사위 | 낮음 |
| 개산과다(DI) | 높은 외사위 | 6△이하의 외사위 | 높음 |
| 개산부족 (DE) | 내사위 > 내사위 | | 보통 |
| | 내사위 < 내사위 | | 높음 |

정답 ③

## 79 출제키워드 ▶ AC/A 비에 따른 근거리안위

AC/A 비가 높은 수의성 원시안이 나안으로 근거리를 보면 조절을 많이 하고 조절성 폭주량도 함께 많아진다. 따라서 폭주과다로 내편위가 나타날 수 있다.

정답 ③

## 80 출제키워드 ▶ 사위처방 프리즘렌즈

내사위는 양안단일시를 위해 음성융합성운동을 하므로 개산부담을 가지고 있다. 이를 완화할 수 있도록 BO처방을 한다.

정답 ⑤

## 81 출제키워드 ▶ 각막난시

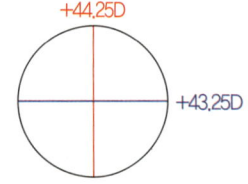

- 43.25D @ 180° → 수평경선 굴절력
- 44.25D @ 90° → 수직경선 굴절력
- 난시량은 1.00D
- 강주경선이 수직 방향이므로 직난시

정답 ④

## 82 출제키워드 ▶ 각막난시

각막난시는 강주경선을 (−)원주렌즈로 교정해 준다.

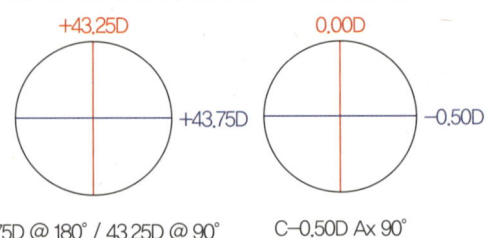

43.75D @ 180° / 43.25D @ 90°  C−0.50D Ax 90°
각막의 굴절력                교정렌즈의 굴절력

정답 ②

## 83 출제키워드 ▶ 산소투과율(Dk/t)

산소투과율(Dk/t)은 콘택트렌즈를 통해 전달되는 산소의 양을 나타내는 값으로 산소침투성(Dk)을 콘택트렌즈의 중심두께로 나눈 값이다.

- $Dk/t = DK \times \dfrac{0.1mm}{\text{렌즈의 중심두께(mm)}} = 70 \times \dfrac{0.1}{0.2} = 35$

정답 ①

## 84 출제키워드 ▶ 콘택트렌즈의 물성 − 습윤성

렌즈의 습윤성은 렌즈 표면에 눈물이 퍼져나가는 정도를 나타내는 값으로 접촉각으로 표현할 수 있다. 재질의 친수성이 강할수록 접촉각은 0°에 가까워지고, 소수성이 강할수록 접촉각은 180°에 가까워진다. PMMA의 접촉각은 60°, 실리콘의 접촉각은 110° 정도이다.

정답 ③

## 85 출제키워드 ▶ 콘택트렌즈의 변수 − 베이스커브

콘택트렌즈의 베이스커브는 각막 전면과 맞닿는 부분으로 피팅 시 각막 전면의 곡률반지름을 고려하여 결정한다.

정답 ①

## 86 출제키워드 ▶ 망막상의 크기 변화

나안과 비교하여 안경을 착용했을 때 근시안은 망막상이 축소되고 원시안은 망막상이 확대된다. 이에 반해 콘택트렌즈를 착용할 경우에는 망막상의 크기 변화가 거의 없다. 따라서 안경에서 콘택트렌즈로 교체 착용하면 상대적으로 원시안은 망막상이 축소되고, 근시안은 확대된다.

정답 ⑤

## 87 출제키워드 ▶ 덧댐굴절검사

- 처방굴절력 = 시험렌즈(S-3.00) + 덧댐굴절검사값(S-1.25)
  = S-4.25(D)

정답 ⑤

## 88 출제키워드 ▶ 하드 콘택트렌즈의 피팅 - 베이스커브

교정굴절력이 S-3.50D이고, 시험렌즈의 굴절력이 S-3.00D, 덧댐굴절검사값이 S-0.25D이므로 눈물렌즈가 S-0.25D가 생성되었음을 의미한다. (-)눈물렌즈는 플랫하게 피팅된 경우에 발생하며 각막곡률(플랫 K)보다 렌즈의 베이스커브가 0.05mm 길어지면 렌즈와 각막 사이에 -0.25D의 눈물렌즈가 만들어진다. 플랫 K값이 7.50mm이므로 시험렌즈의 베이스커브는 7.55mm이다.

정답 ④

## 89 출제키워드 ▶ 하드 콘택트렌즈 피팅 - Power 결정

하드 콘택트렌즈는 각막과 렌즈 사이에 눈물렌즈가 만들어지기 때문에 처방 시 이를 고려해야 하며, 덧댐굴절검사를 통해 최종 처방 굴절력을 결정한다.

- BC가 44.50D인 착용 시 눈물렌즈

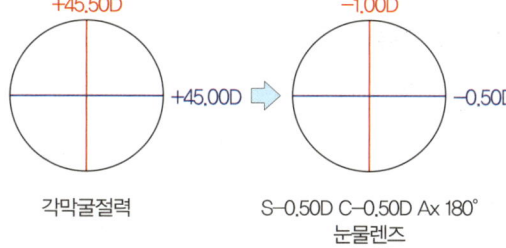

- 눈물렌즈를 고려한 처방 굴절력

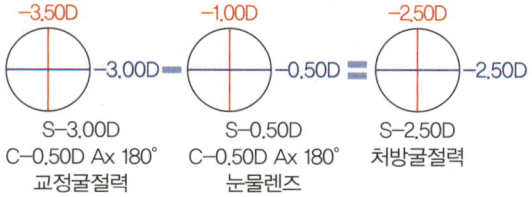

- 덧댐굴절검사값
  시험렌즈굴절력 + 덧댐굴절검사값 = 처방굴절력

→ 덧댐굴절검사값 = 처방굴절력(S-2.50) - 시험렌즈굴절력(S-3.00) = S+0.50(D)

정답 ⑤

## 90 출제키워드 ▶ 하드 콘택트렌즈의 피팅

렌즈의 움직임을 증가시키는 방법
- 광학부지름, 전체지름을 작게 한다.
- 베이스 커브의 곡률반지름, 주변부 곡률반지름을 길게 한다.
- 렌즈의 중심두께를 두껍게 한다.

정답 ③

## 91 출제키워드 ▶ 하드 콘택트렌즈의 피팅

플루레신 패턴에서 각막 중심부 눌림이 관찰되면 플랫한 상태이다. 플랫한 상태에서 이상적인 피팅상태로 수정하려면 후면광학부·후면주변부 곡률반지름을 짧게 하거나 광학부·전체 지름은 크게 한다. 새그깊이(Sagittal Depth)는 증가시켜 준다.
① 전체직경을 크게 한다. → Steep
② 베이스커브의 곡률반지름을 짧게 한다. → Steep
③ 새그깊이(Sagittal Depth)을 작게 준다. → Flat
④ 후면 주변부커브의 곡률반지름을 짧게 한다. → Steep
⑤ 중심두께를 얇게 한다. → Steep

정답 ③

## 92 출제키워드 ▶ 소프트 콘택트렌즈의 변수 - 중심두께

소프트 콘택트렌즈의 중심두께가 증가하면 산소투과율은 감소한다.

정답 ①

## 93 출제키워드 ▶ 소프트 콘택트렌즈의 피팅

후면 곡률반지름을 길게 재피팅하는 것은 타이트한 피팅상태에서 플랫하게 수정하려는 조치이다. ①~④번은 플랫한 피팅상태이고, ⑤번이 타이트한 피팅상태에서 관찰되는 현상이다.

정답 ⑤

## 94 출제키워드 ▶ 새그깊이(Sagittal Depth)

새그깊이는 소프트 콘택트렌즈의 움직임을 좌우하는 중요한 변수이며, 새그깊이가 증가할수록 렌즈의 움직임은 감소한다. 새그깊이는 베이스커브가 일정할 때 전체직경이 커질수록 증가하고 반면 전체직경이 일정할 때는 베이스커브가 작을수록 새그깊이가 증가한다.

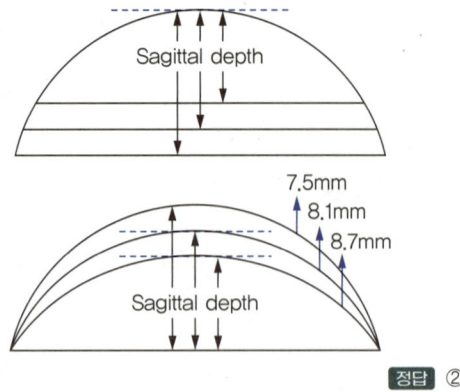

정답 ②

## 95 출제키워드 ▶ 원근동시보기 이중초점렌즈
근시안의 원거리 시력이 불량하므로 원용부 도수에 (−)굴절력을 추가한다.

정답 ②

## 96 출제키워드 ▶ 실리콘하이드로겔렌즈의 문제점
실리콘하이드로겔렌즈는 산소투과율이 높은 장점이 있지만, 궁형 염색, 뮤신볼(Mucin Balls) 등이 잘 나타난다.

정답 ④

## 97 출제키워드 ▶ 거대유두결막염
거대유두결막염은 렌즈 침착물에 의한 과민반응으로 위눈꺼풀 결막에 염증성 반응(여포, 유두, 충혈)이 나타난다. 이로 인해 렌즈의 움직임이 많아지고 가려움증을 호소하며, 점액 분비물이 많아진다.

정답 ①

## 98 출제키워드 ▶ 가시아메바각막염
가시아메바는 주로 물이나 토양에 서식하는 원생동물로 콘택트렌즈에 부착되었다가 각막으로 침투하여 감염을 일으킬 수 있다. 강이나 호수 등에서 소프트 콘택트렌즈를 착용하고 수영을 하거나 수돗물로 렌즈를 세척하면 감염 위험이 커지므로 주의하여야 한다.

정답 ⑤

## 99 출제키워드 ▶ 화학소독법
- 3%의 과산화수소를 사용한다.
- 진균류 소독은 1~4시간 정도 필요하다.
- 잔류 과산화수소에 의해 충혈, 각막미란 등 약한 독성 반응이 일어날 수 있다.
- 살균효과가 우수하고 렌즈 변색 가능성이 적다.

정답 ③

## 100 출제키워드 ▶ 관리용품의 특징 − 계면활성제
계면활성제는 친수성기와 소수성기를 함께 가지고 있는 화합물로 렌즈 침착물과 미셀(Micelle)을 형성하여 침착물을 효과적으로 제거한다.

정답 ①

## 101 출제키워드 ▶ 저시력의 교정
교정을 하여도 시생활에 불편이 있는 눈을 저시력이라 하며, 양안 중 시력이 좋은 쪽의 교정시력이 0.3 미만이거나 시야가 20° 이내인 눈으로 정의된다. 저시력자는 시력 향상이 불가능하므로 망막상을 확대하는 방법을 사용하는데, 망원경과 망원현미경이 원용으로, 확대경과 현미경이 근용으로 사용된다. 이 중 독서용으로 많이 사용되는 확대경은 사용자가 주시거리와 시야를 조절할 수 있다.

정답 ⑤

## 102 출제키워드 ▶ 안굴절력계
안굴절력계는 비정시의 원용교정굴절력을 타각적으로 측정하는 기기이다.

정답 ③

## 103 출제키워드 ▶ 포롭터의 보조렌즈 − ±.50
±.50은 ±0.50D의 크로스실린더렌즈로 난시축 및 도수 정밀검사, 조절래그검사, 가입도검사 등에 사용된다.

정답 ①

## 104 출제키워드 ▶ 렌즈미터
망원경식 렌즈미터는 콜리메이터부와 망원경부로 구성되어 있다. 콜리메이터부(표준렌즈 + 측정안경렌즈)에서 나온 평행광선 속이 대물렌즈에 의해 핀트글래스에 선명한 상을 맺는다.

정답 ④

## 105 출제키워드 ▶ 세극등현미경
세극등현미경은 각막 및 결막 등 안구 표면을 검사할 수 있는 기기로 플루레신(Fluorescein) 염색을 사용할 때는 코발트블루 필터 또는 블루 필터를 장착한다.

정답 ③

# 3교시 실기시험

## 01 출제키워드 ▶ 근시와 원시의 구분

나안시력이 1.0 미만일 때 비정시의 원인은 근시 또는 절대성 원시이다. 눈 앞에 (−)구면렌즈를 부가하였을 때 시력을 유지하거나 향상되면 근시, 시력이 떨어지면 원시이다.

정답 ②

## 02 출제키워드 ▶ 가림검사

가림검사는 가림판으로 한쪽 눈을 차폐하면서 차폐하지 않은 눈을 관찰한다. 정상안을 차폐할 때 사시안이 주시물체를 향해 움직이고, 사시안을 차폐할 때 정상안은 움직임이 없다. 오른쪽 눈을 가렸을 때 왼쪽 눈이 코쪽으로 움직였다면 왼쪽 눈이 사시안으로 외편위되어 있음을 알 수 있다(좌안 외사시).

정답 ②

## 03 출제키워드 ▶ 등가구면굴절력

등가구면굴절력은 난시안의 최소착락원을 망막에 위치하도록 하는 구면굴절력이다.

- 등가구면굴절력 = 구면도수$(S) + \frac{1}{2}(C)$
  $= (-1.00) + (-0.25) = -1.25(D)$

정답 ④

## 04 출제키워드 ▶ 정적검영법 – 난시

난시를 검영할 때는 경선 방향과 수직인 방향의 선조광을 사용한다. 입사선조광의 방향을 30°로 검영하면 120°경선, 120°로 검영하면 30°경선의 교정굴절력을 측정할 수 있다. 검사거리 보정렌즈를 사용하지 않았을 경우 각 경선의 교정렌즈 굴절력은 검영값(중화렌즈)에 검사거리 환산굴절력을 더해 준다.

- 교정렌즈의 굴절력 = 중화렌즈 + 검사거리 환산굴절력
- 검사거리 환산굴절력 = $\frac{1}{검사거리} = \frac{1}{-0.50} = -2.00(D)$
- 입사선조광 30°의 검영값 : $D_{120°}' = (-0.50) + (-2.00)$
  $= -2.50(D)$
- 입사선조광 120°의 검영값 : $D_{30°}' = (-1.00) + (-2.00)$
  $= -3.00(D)$

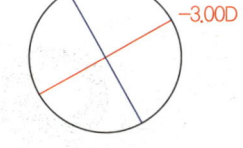

전체교정굴절력
S−2.50D C−0.50D Ax 120°

정답 ⑤

## 05 출제키워드 ▶ 시표의 종류

크로스실린더렌즈를 이용한 난시정밀검사에는 점군시표를 사용하고, 가입도검사에 격자시표를 사용한다.

정답 ④

## 06 출제키워드 ▶ 적록검사

적록검사는 눈의 색수차를 이용한 검사로 최적구면굴절력을 확인하는 데에 이용된다. 적록검사 시 적색 바탕의 시표가 더 선명하면 기준파장이 망막 앞에 위치하므로 (−)구면굴절력을 추가한다.

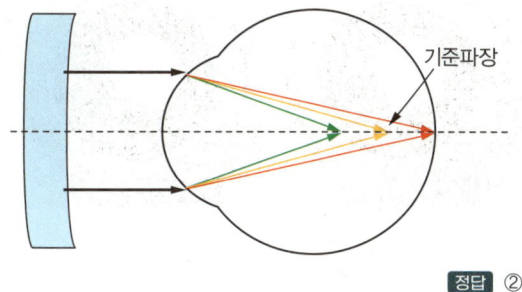

정답 ②

## 07 출제키워드 ▶ (−)원주렌즈의 교정축

- 운무상태(근시성상태)에서 방사선시표를 보았을 때
  (−)원주렌즈의 교정축 = 선명한 (시간)방향 × 30°
- 5시 방향이 선명하다면 교정축은 5 × 30° = 150°이다.

정답 ⑤

## 08 출제키워드 ▶ 난시축 정밀검사

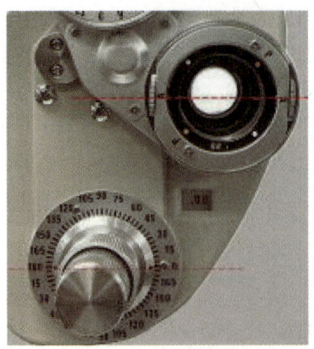

사진과 같이 난시 교정축과 크로스실린더렌즈의 중간기준축을 일치시키고 검사하는 것은 난시축 정밀검사이다. 반전검사를 했을 때 비교선명도가 같지 않다면 난시 교정축을 수정해 주어야 한다.

정답 ②

## 09 출제키워드 ▶ 난시량 정밀검사

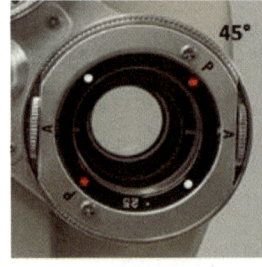 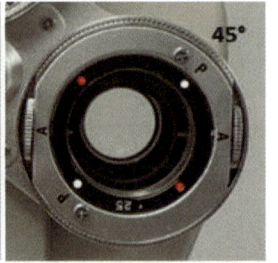
(가)　　　　　　(나)

사진과 같이 난시 교정축(45°)과 크로스실린더렌즈의 (+)축 또는 (-)축을 일치시키고 반전검사를 하면 난시량 정밀검사를 할 수 있다. 반전검사 시 비교선명도가 같지 않다면 원주렌즈의 굴절력을 수정해 주어야 한다. 반전검사 시 교정축과 (-)축(적색점)이 일치하였을 때 더 선명하다고 한다면 (-)원주렌즈를 추가해야 한다.

정답 ②

## 10 출제키워드 ▶ 양안조절균형검사 - 편광법

양안조절균형검사는 +0.50 ~ +0.75D 운무한 상태에서 검사를 진행하고, 시표의 선명도가 비슷해질 때까지 더 선명하게 보이는 쪽에 (+)구면렌즈를 가입한다. 좌안으로 보는 아래쪽 시표가 더 선명하므로 좌안에 S+0.25D를 가입한다.
OS : S-3.75D C-1.00D Ax 180° → S-3.50D C-1.00D Ax 180°

정답 ④

## 11 출제키워드 ▶ 가입도검사 - 크로스실린더법

격자시표는 크로스실린더렌즈를 사용하는 노안 가입도검사와 교정구면굴절력의 정밀검사에 사용된다.

정답 ①

## 12 출제키워드 ▶ 가입도검사 - 상대조절검사

상대조절검사는 조절을 증가 또는 감소시킬 수 있는 능력을 검사하는 것이다. 양성상대조절(PRA) 검사는 (-)렌즈를 부가하여 조절긴장능력을 검사하는 것이고, 음성상대조절(NRA) 검사는 (+)렌즈를 부가하여 조절이완능력을 검사하는 것이다. 근용안경 처방에 상대조절검사를 이용하면 PRA와 NRA의 평균값을 가입도로 처방한다.

- 상대조절검사의 가입도 $= \dfrac{PRA+NRA}{2} = \dfrac{-0.75+2.75}{2}$
  $= +1.00(D)$
- 근용안경의 굴절력 = 원용완전교정값(S+1.50D ◯ C-1.00D Ax 180°) + 가입도(+1.00D) = S+2.50D ◯ C-1.00D Ax 180°

정답 ⑤

## 13 출제키워드 ▶ 안경처방서의 약속사항

광학중심점높이(Oh)는 안경처방서의 약속사항으로 안경테를 선택 후 측정할 수 있다(Oh : 동공중심 ~ 안경테의 하부림).

정답 ①

## 14 출제키워드 ▶ 안경의 경사각

- 원용안경의 경사각은 10~15° 정도이다.
- 근용안경의 경사각은 15~20° 정도이다.
- 키가 큰 사람일수록 경사각이 커지는 경향이 있다.
- 조준선이 렌즈의 (-)면에 수직으로 지나도록 경사각을 조정한다.

정답 ④

## 15 출제키워드 ▶ 형판설계 - 수평편위량

- 단안 FPD : 54 □ 18 → $\dfrac{54+18}{2} = 36(mm)$
- 단안 조제가공 PD : 33(mm)
- 수평 편위량 = 단안 FPD - 단안 조제가공 PD
  $= 36 - 33 = 3(mm)$

(편위량이 +이면 코 방향, -이면 귀 방향)

정답 ③

## 16 출제키워드 ▶ 형판설계 – Oh의 측정

일상적인 수평시 머리자세에서 측정한 Oh는 조제가공 시 보정을 해 주어야 한다.
- VD : 12mm, 각막정점~안구회선점 : 13mm, 경사각 10°일 때 보정값(d)
  $d = 25 \times \sin 10° ≒ 4.3(\text{mm})$
- 조제가공 Oh = 측정Oh(24) – 보정값(4) = 20(mm)

정답 ①

## 17 출제키워드 ▶ 렌즈의 표기

렌즈의 굴절력은 C–C, S–C, S+C 표기법으로 나타낼 수 있다.

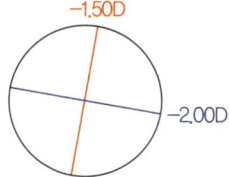

C–2.00D Ax 80°⊂ C–1.50D Ax 170°
S–1.50D ⊂ C–0.50D Ax 80°
S–2.00D ⊂ C+0.50D Ax 170°

정답 ④

## 18 출제키워드 ▶ 렌즈굴절력의 측정

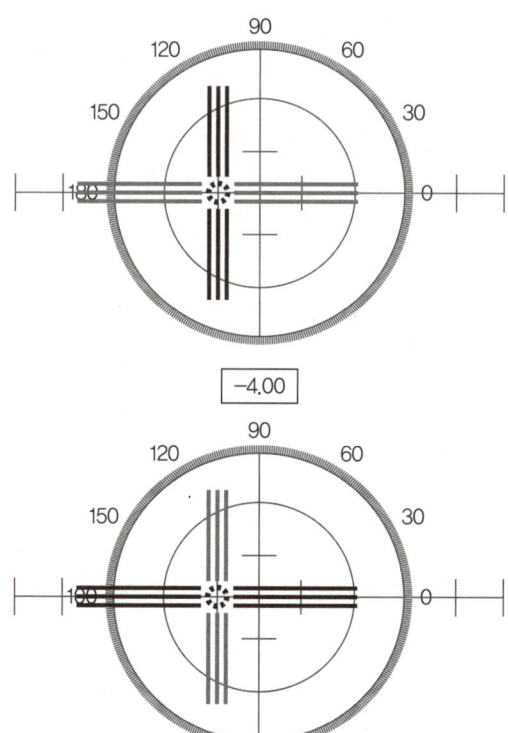

굴절력의 측정 : 렌즈미터의 크로스라인 타깃상은 경선 방향과 수직(축 방향)으로 선명한 초선상을 맺는다.
- –4.00D에서 90°방향 선명 → C–4.00D Ax 90°
- –3.50D에서 180°방향 선명 → C–3.50D Ax 180°

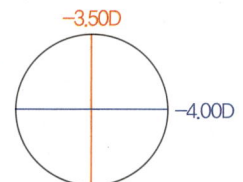

- C–4.00D Ax 90° ⊂ C–3.50D Ax 180°
- S–4.00D ⊂ C+0.50D Ax 180°
- S–3.50D ⊂ C–0.50D Ax 90°

프리즘굴절력의 측정 : 타깃상의 중심이 스크린 중앙에서 벗어난 정도와 방향이 프리즘굴절력이다.
- 프리즘굴절력의 크기 : 스크린 중앙에서부터 타깃상이 1눈금 이동 → 1△
- 프리즘굴절력의 기저방향 : 타깃상이 이동된 방향 → Base 180°(오른쪽이면 BO, 왼쪽이면 BI)

정답 ④

## 19 출제키워드 ▶ 내부왜곡 발생원인

- 형판 모양이 잘못 제작된 경우
- 안경테 림의 커브와 렌즈의 커브가 일치하지 않는 경우
- 안경테 홈의 각도와 렌즈의 산각 각도가 일치하지 않는 경우
- 안경테의 렌즈삽입부보다 렌즈가 크게 가공된 경우
※ 렌즈삽입부보다 렌즈가 작게 가공되면 렌즈가 테에서 떨어져 나가기 쉽다.

정답 ④

## 20 출제키워드 ▶ 점검 및 수정 – PD

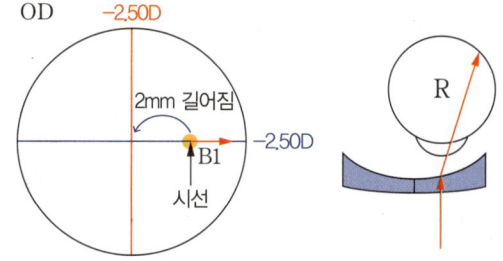

- PD 60 → 64mm : (–)렌즈에서 단안 PD가 2mm 길어짐 → BI 효과
- 프리즘량 : $|P| = |D'| \times h = 2.5 \times 0.2 = 0.5(△)$ → 양안 1.0△ BI
  ($D'$ : 렌즈의 상측굴절력, $h$ : 렌즈의 광학중심점 ~ 동공중심(cm))

정답 ④

## 21 출제키워드 ▶ 점검 및 수정 – 근용 PD의 허용오차

근용안경은 개산력의 여유가 많고, 폭주력의 여유는 적다.
→ 허용오차가 큰 방향 : BI, 허용오차가 작은 방향 : BO

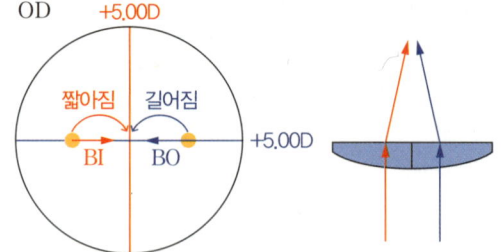

- 허용오차가 큰 방향 : 1.0△ → BI → (+)렌즈 : PD가 짧아진 경우
  $|P|=5\times h=1.0(\triangle) \to h=0.2(\text{cm}) \to$ PD가 2mm 짧아진 경우
- 허용오차가 작은 방향 : 0.5△ → BO → (+)렌즈 : PD가 길어진 경우
  $|P|=5\times h=0.5(\triangle) \to h=0.1(\text{cm}) \to$ PD가 1mm 길어진 경우
- 허용오차 범위 내 PD : $(58-2) \sim (58+1) = 56 \sim 59(\text{mm})$

정답 ②

## 22 출제키워드 ▶ 평산각 안경(무테안경)의 조제가공 순서

평산각 가공(다) – 구멍 위치 설정(가) – 구멍 뚫기(마) – 고정 나사 조이기(나) – 마무리 및 조정(라)

정답 ④

## 23 출제키워드 ▶ 근용안경의 굴절력

근용굴절력 = 원용굴절력 + 가입도

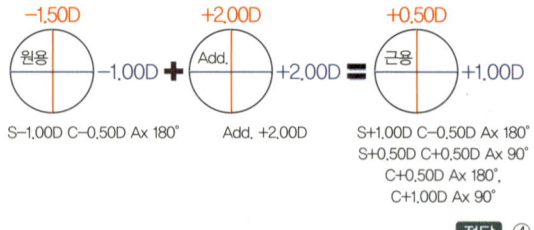

S-1.00D C-0.50D Ax 180°    Add. +2.00D    S+1.00D C-0.50D Ax 180°
S+0.50D C+0.50D Ax 90°
C+0.50D Ax 180°,
C+1.00D Ax 90°

정답 ④

## 24 출제키워드 ▶ 이중초점렌즈의 설계

이중초점렌즈는 근용부 상부경계선의 중앙점을 설계점(가상광학중심점)으로 하여 조제가공한다. 일반적으로 설계점의 높이는 안경테 하부림(Rim)에서 아래 눈꺼풀까지 측정하며 원용을 중시하면 측정값에서 2~3mm 아래로 내려서, 근용을 중시하면 1~2mm 위로 올려서 설계한다.

정답 ⑤

## 25 출제키워드 ▶ 누진굴절력렌즈의 중요표식

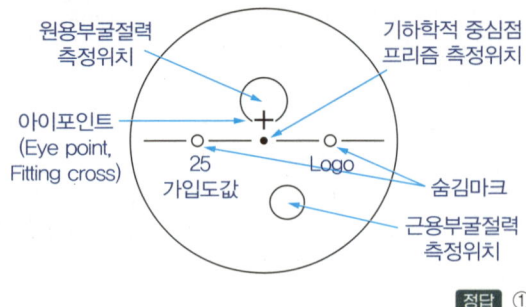

정답 ①

## 26 출제키워드 ▶ 누진굴절력렌즈의 설계

누진굴절력렌즈는 조제 기준점으로 아이포인트(= 피팅크로스)가 표시되어 있고 원용 PD와 일치시킨다.

정답 ③

## 27 출제키워드 ▶ 누진굴절력렌즈 – 거울검사법

거울검사 결과 좌우 동공중심이 근용 참조원의 중앙에서 귀쪽으로 치우쳐 있다면 정점간거리를 길게 하거나 경사각을 작게 한다.

정답 ①

## 28 출제키워드 ▶ 복식알바이트 안경

복식알바이트 안경은 원근양용으로 2매의 렌즈를 겹쳐서 사용하는 안경이다. 근용으로 뒷렌즈를 사용하고, 원용으로 앞렌즈와 뒷렌즈를 겹쳐서 사용하는 경우 앞렌즈의 굴절력은 가입도에서 부호를 (−)로 바꾸어 주면 되고, 광학중심점은 앞·뒷렌즈의 프리즘굴절력이 상쇄되도록 설계한다.

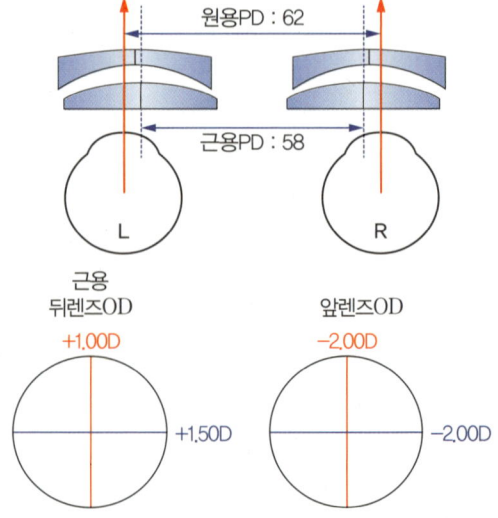

- 뒷렌즈 : 근용 PD에 광학중심점이 위치하므로 원거리를 주시할 때 시선이 귀쪽 2mm를 지남
  → $|P| = 1.5 \times 0.2 = 0.3\,(\triangle)$ BI
- 앞렌즈 : 0.3△ BO이 되도록 설계함
  - 앞렌즈 굴절력 = −(가입도) = −2.00D
  - 2(D) × 편심량(cm) = 0.3(△) → 편심량 = 0.15(cm) = 1.5(mm)
  - (−)렌즈에서 BO 효과가 발생하려면 시선이 광학중심점에서 귀 방향을 통과해야 함(→ 조제가공 PD는 짧아짐)
  - 단안 편심량은 코 쪽으로 1.5mm이므로 양안 PD는 3mm 짧아진다(62 → 59mm).

정답 ③

### 29 출제키워드 ▶ 프리즘처방안경

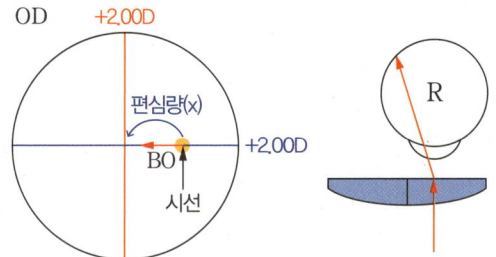

- 오른쪽 (+)렌즈에서 BO 효과가 발생하려면 시선이 렌즈의 광학중심점에서 코 방향을 통과해야 함(→ 조제가공 PD는 길어짐)
- 0.8△을 얻기 위한 편심량($x$) :
  $2(D) \times 편심량\,(cm) = 0.8(\triangle) \rightarrow x = 0.4(cm) = 4(mm)$
- 양안 PD는 8mm 길어진다(60 → 68mm).

정답 ⑤

### 30 출제키워드 ▶ 프리즘처방안경

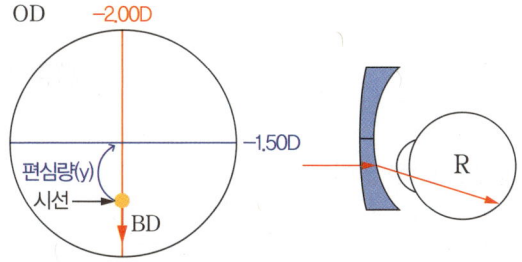

- (−)렌즈에서 BD 효과가 발생하려면 시선이 렌즈의 광학중심점에서 아래쪽을 통과해야 함(→ 조제가공 Oh는 높아짐)
- 0.6△을 얻기 위한 편심량($y$) :
  $2(D) \times 편심량\,(cm) = 0.6(\triangle) \rightarrow y = 0.3(cm) = 3(mm)$
- Oh는 3mm 높아진다(24 → 27mm).

정답 ④

### 31 출제키워드 ▶ 충동안구운동

충동안구운동(홱보기운동)은 현재 주시하고 있는 물체에서 다른 물체로 시선을 신속하게 옮기는 기능을 하고 안구운동 중 속도가 가장 빠른 운동이다. 주위 환경을 탐색하거나 독서에 관여하는 등 일상 활동에 중요한 역할을 담당한다.

정답 ④

### 32 출제키워드 ▶ 안위이상검사 − 가림벗김검사

- 정위와 사위를 구별
- 차폐한 눈의 가림판을 제거하는 직후 차폐했던 눈의 움직임 관찰
- 움직임이 관찰되면 사위(융합을 위해 교정운동을 하면서 주시 물체를 향해 움직임)
- 코 방향으로 움직이면 외사위, 귀 방향으로 움직이면 내사위
- 코 방향으로 움직임 → 외사위(수평사위는 좌우안을 구분하지 않아도 됨)
※ 가림검사에서 움직임이 없으면 정위 또는 사위

정답 ③

### 33 출제키워드 ▶ 사위검사 − 폰 그레페법(프리즘분리법)

- 운동성융합력 이상의 프리즘을 가하여 같은 시표를 좌, 우안 각각의 상으로 분리하여 복시를 만들고 안위상태를 검사한다.
- 수평사위검사 : 보조렌즈 R : 6△ U, 수직일자시표 사용
- 수직사위검사 : 보조렌즈 L : 6△ I, 수평일자시표 사용

정답 ③

### 34 출제키워드 ▶ 사위검사 − Cross Ring Test

적록안경과 Cross Ring 시표를 사용하면 수직, 수평사위를 종합적으로 평가할 수 있다.

정답 ④

### 35 출제키워드 ▶ 상대조절검사

상대조절검사는 근용 시표를 눈 앞 40cm에 위치시키고(폭주자극이 일정할 때) 조절 또는 조절이완 능력을 측정하는 검사이다. 양성상대조절력을 측정하기 위해서는 (−)구면렌즈를 점진적으로 부가하며 흐린점(Blur Point)을 측정하고, 음성상대조절력은 눈에서는 (+)구면렌즈를 점진적으로 부가하여 흐린점(Blur Point)을 측정한다.

정답 ④

## 36 출제키워드 ▶ 조절래그검사

- 눈 앞 40cm 거리의 시표를 주시하려면 2.5D만큼 조절해야 하지만 실제 조절반응량은 조절자극량보다 적다. 그 차이값을 조절래그라 한다(조절래그량 = 조절자극량 − 조절반응량).
- 크로스실린더렌즈를 가입하고 격자시표를 보게 하면 조절반응량은 조절자극량에 비해 적기 때문에 가로선이 진하게 보인다. 이 상태에서 가로선과 세로선의 선명도가 같아질 때까지 추가한 (+)굴절력이 조절래그량이 된다.
- S−2.75D → S−2.00D : +0.75D

정답 ③

## 37 출제키워드 ▶ 음성융합폭주력

음성상대폭주력은 양안에 기저내방(BI) 프리즘을 서서히 증가시키면서 시표가 흐려지기 시작하는 지점의 프리즘량을 측정한다.

정답 ③

## 38 출제키워드 ▶ 입체시검사 – 티트무스검사

입체시에 이상이 없을 때 편광안경을 착용하고 티트무스(Titmus) 시표를 보면 날개가 떠 보이며 파리가 입체적으로 보인다.

정답 ⑤

## 39 출제키워드 ▶ 감각기능검사 – 워스4점검사

| 시표 모양 | 우안 시표 | 좌안 시표 | 양안에 보이는 상태 |
|---|---|---|---|
| ● ● ● ○ | ● ● | ● ● ● | ● ● ● ● ● |

워스4점검사는 좌우안에 적색과 녹색필터를 장착하여 억제, 우세안, 복시, 안위 상태 등을 종합적으로 검사할 수 있다. 양안으로 볼 때 교차성복시가 나타나고 있어 외편위 되었음을 알 수 있다.

정답 ④

## 40 출제키워드 ▶ 시기능처방 – 퍼시발 기준

- 원거리 정위, 근거리 심한 내사위, 높은 AC/A 비는 폭주과다에 해당하고, BO 프리즘 대신에 (+)구면렌즈를 처방할 수 있다(조절성 폭주를 덜 하게 되므로 효과적).
- 퍼시발 기준에 따른 프리즘처방은 전용합성폭주폭을 3등분하였을 때, 중앙 부분 안에 정위인 지점이 있도록 처방한다.

---

- 개산여력 = 8△, 폭주여력 = 22△

$$P = \frac{L-2S}{3} = \frac{22-16}{3} = 2\triangle BO$$

($L$ : 상대폭주량 중 큰 값, $S$ : 상대폭주량 중 작은 값)

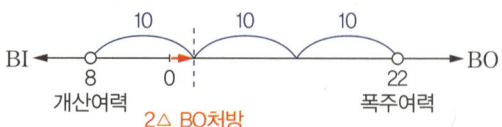

- 2△ BO → 가입도 = $\frac{프리즘처방값}{AC/A비} = \frac{2}{8} = 0.25(D)$

정답 ①

## 41 출제키워드 ▶ 역조명법

- 홍채 또는 수정체로부터 반사된 빛을 이용하여 각막을 검사
- 각막신생혈관, 각막침착물 등을 관찰

정답 ①

## 42 출제키워드 ▶ 쉬르머테스트

쉬르머테스트는 와트만 41번 여과지(35×5mm)의 끝단을 접어 아래 눈꺼풀 밑에 걸쳐 놓은 상태에서 5분 동안 눈물에 젖는 용지의 길이를 측정함으로써 눈물 분비량을 검사하는 방법이다. 자연스러운 눈깜박임을 하는 상태에서 검사하고, 젖은 용지의 길이가 10mm 이하이면 눈물 분비량이 부족한 것으로 판정할 수 있다.

정답 ⑤

## 43 출제키워드 ▶ 소프트 콘택트렌즈의 평가

- 시력 변동이 심하다(교정굴절력이 계속 변동됨).
- 중심잡기 불량, 착용감 불량
- 눈깜박임 시 렌즈의 움직임이 2mm 이상
- 상방 또는 측방 주시 시 3mm 이상의 지체
- 렌즈 가장자리 말림

정답 ②

## 44 출제키워드 ▶ 소프트 콘택트렌즈의 평가

렌즈의 움직임이 거의 없다면 현재 타이트한 피팅상태로 좀 더 루즈하게 피팅해야 한다. 피팅상태를 루즈하게 변경하려면 베이스커브를 크게 하거나 전체직경이 작은 렌즈로 교체해 준다(※ 전체직경을 0.5mm 변화시킬 때 베이스 커브를 0.3mm 변경해 주면 동일한 피팅상태가 유지된다).
① 전체직경 13.5mm, 베이스커브 8.00mm → 동일한 피팅상태
② 전체직경 14.0mm, 베이스커브 8.00mm → 타이트한 피팅상태

③ 전체직경 13.5mm, 베이스커브 8.30mm → 루즈한 피팅상태
④ 전체직경 14.5mm, 베이스커브 8.30mm → 타이트한 피팅상태
⑤ 전체직경 14.5mm, 베이스커브 8.60mm → 동일한 피팅상태

정답 ③

## 45 출제키워드 하드 콘택트렌즈의 평가 – 렌즈굴절력의 결정

- CL 교정굴절력 : 안경교정굴절력이 −4.00~6.25D인 경우 콘택트렌즈굴절력은 +0.25D를 보정해 준다.

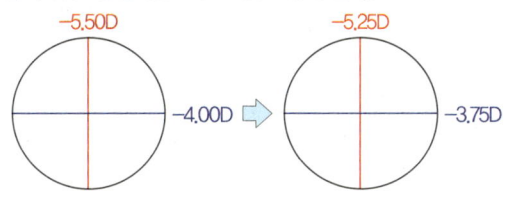

S−4.00D C−1.50D Ax 180°
안경교정굴절력

S−3.75D C−1.50D Ax 180°
CL 교정굴절력

- 눈물렌즈 : 렌즈의 BC와 각막사이에는 눈물렌즈가 생성되는데, 플랫하게 피팅되면 (−)눈물렌즈가 만들어진다.

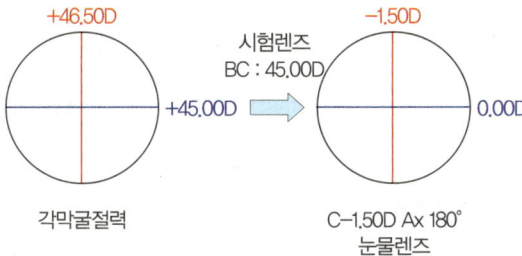

각막굴절력

C−1.50D Ax 180°
눈물렌즈

- 최종 교정값

| CL 교정굴절력(A) | S−3.75D ◯ C−1.50D Ax 180° |
| 눈물렌즈 굴절력(B) | C−1.50D Ax 180° |
| 최종 교정값(A−B) | S−3.75D |

정답 ②

## 46 출제키워드 하드 콘택트렌즈의 평가 – 플루레신패턴

플루레신 패턴에서 밝은 초록색이 관찰되는 곳은 눈물이 고여 있는 곳이다. 수평 방향으로 검게 나타나고, 수직 방향에서 밝은 초록색이 관찰되므로 수평 방향은 렌즈와 각막이 맞닿아 있고, 수직 방향은 렌즈보다 각막의 곡률이 더 볼록함을 알 수 있다. 따라서 각막형상은 강주경선이 수직 방향인 직난시형이다.

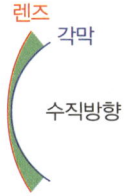

렌즈
각막
수직방향

정답 ③

## 47 출제키워드 콘택트렌즈 관리용액 – 살균제

관리용액의 성분 중 살균제로 쓰이는 것은 염화벤잘코늄(BAK ; Benzalkonium Chloride), 벤질알코올(Benzyl Alcohol), 클로르헥시딘(Chlorhexidine), 폴리쿼드(Polyquad), 다이메드(Dymed), 솔베이트(Sorbate) 등이 있다.

정답 ③

## 48 출제키워드 콘택트렌즈 침착물 – 단백질

이물감과 시력저하, 거대유두결막염 등의 원인이 되는 것은 단백질 침착물이다. 단백질 분해효소로는 파파인(Papain), 프로나아제(Pronase), 판크레아틴(Pancreatin), 서브틸리신(Subtilisin) 등이 있다.

정답 ⑤

## 49 출제키워드 토릭 소프트 콘택트렌즈의 난시축 보정

토릭 소프트 콘택트렌즈는 난시축의 회전유무를 확인하고 회전이 일어나면 LARS(Left Add, Right Subtract)방법으로 보정한다. 시계방향(left)으로 15° 회전하였으므로 난시축은 15°를 더해준다(180 + 15 = 195 → 15°).

정답 ③

## 50 출제키워드 조절 및 폭주량 변화

안경에서 콘택트렌즈로 교체 착용하고 근거리를 볼 때 근시안은 조절 및 폭주 요구량이 증가하기 때문에 안정피로를 느낄 수 있다. 따라서 근시도가 높을수록 안정피로를 많이 느낀다.

정답 ③

## 51 출제키워드 티타늄합금의 특성

- 초경량이다.
- 생체적합성이 우수하다.
- 내식성이 우수하다.
- 강도가 알루미늄의 3배 정도이다.
- 열전도율과 열팽창계수가 낮다.

- 탄성이 좋다.

정답 ④

## 52 출제키워드 ▶ 니티놀의 특성
- 니켈과 티타늄의 합금
- 유연성과 탄력성이 우수하여 피팅감이 좋음
- 충격을 흡수하여 안전성이 뛰어남
- 녹이 잘 슬지 않고 변형이 없음

정답 ⑤

## 53 출제키워드 ▶ 금장(GF : Gold Filled)
금장(금피복)은 제품 표면에 순금을 일정 두께 이상 입힌 것. 금피복의 중량비가 $\frac{1}{20}$ 이상인 경우 'GF(골드필드)'라고 한다.

① WP : White Plate, 팔라듐(Pd) + 니켈(Ni) 합금 도금
② FGP : Finest Gold Plating, 팔라듐(Pd)과 금(Au)을 2층으로 도금
③ 14K GP : Gold Plated, 금도금
④ 14K GF : Gold Filled, 금장(금피복), 금피복 중량비가 $\frac{1}{20}$ 이상
⑤ 14K RG : Rolled Gold, 금피복 중량비가 $\frac{1}{20}$ 이하(준금장)
※ 14K : 금합금의 순도가 $\frac{14}{24}$ = 58.5%, 18K : 금합금의 순도가 $\frac{18}{24}$ = 75.0%

정답 ④

## 54 출제키워드 ▶ 셀룰로이드(Celluloid)의 특성
- 비중 $1.32 \sim 1.35g/cm^3$
- 60℃ 이상에서 연화되며 가공온도는 90~100℃
- 장용감, 기계적 가공성, 착색, 염색 등이 우수
- 상온에서 탄력성이 크다.
- 자외선에 의해 쉽게 변색
- 열에 약하고 발화점(170~190℃)이 낮다.

정답 ①

## 55 출제키워드 ▶ 비구면렌즈
비구면렌즈는 주변부로 갈수록 렌즈의 곡률반지름이 크게 만들어주면서 렌즈의 두께가 얇아지고 가벼워진다. 구면렌즈와 비교했을 때 구면수차와 왜곡수차가 감소하고, 주변부 시야가 넓어진다.

정답 ⑤

## 56 출제키워드 ▶ 프리즘디닝(Prism Thinning) 가공
누진굴절력렌즈는 아래로 내려갈수록 (+)면의 굴절력이 커져야 하므로 곡률이 점점 커진다. 이때 원용부의 (+)굴절력이 클수록, 가입도가 높을수록 원용부의 두께가 두꺼워지고 무거워진다. 이러한 문제점을 해결하기 위하여 기저하방 프리즘효과가 발생하도록 윗부분을 깎는 가공을 하며, 이러한 가공을 프리즘디닝(Prism Thinning)이라 한다.

정답 ②

## 57 출제키워드 ▶ 회색 컬러렌즈
회색 컬러렌즈는 모든 파장에서 비슷한 차단율을 보이므로 다른 색상의 컬러렌즈보다 물체의 색상을 자연스럽게 구분할 수 있다.

정답 ②

## 58 출제키워드 ▶ 감광렌즈
멀티코팅 감광렌즈는 코팅에 의해 자외선이 반사되므로 무코팅 렌즈 보다 농도가 낮게 착색된다.

정답 ③

## 59 출제키워드 ▶ 사이즈렌즈
사이즈렌즈는 안경배율을 조정하여 좌우 망막상의 크기가 다른 부등상시를 교정할 목적으로 사용되는 렌즈이다.

정답 ③

## 60 출제키워드 ▶ 프레넬 프리즘렌즈
프레넬 프리즘렌즈는 높은 안위이상을 교정하기 위하여 사용된다.

정답 ④

# 제3회 기출동형 모의고사 정답 및 해설

## 1교시 시광학이론

**01** 출제키워드 ▶ 각막기질

각막기질(실질)은 교원섬유층의 균일한 구조와 무혈관 조직으로 투명한 굴절면을 제공한다.

정답 ③

**02** 출제키워드 ▶ 사상판

공막에는 신경, 혈관, 림프관 등이 통과하기 위한 많은 구멍과 관이 존재한다. 그중 공막의 후방에 위치하는 사상판에서 시신경과 망막중심동맥이 눈알 속으로 들어간다.

정답 ②

**03** 출제키워드 ▶ 홍채의 기능

- 구경조리개 : 광학계에 입사하는 광선의 양을 제한하는 조리개
- 홍채는 동공을 형성하여 눈으로 들어오는 입사광선의 양을 조절하는 구경조리개의 역할을 한다.

정답 ③

**04** 출제키워드 ▶ 맥락막의 특성

맥락막은 혈관막으로 교감신경의 자율 조절 기능에 의해 혈류량을 일정하게 유지한다.

정답 ⑤

**05** 출제키워드 ▶ 원뿔세포의 특성

원뿔세포는 강한 빛에 반응하고 약한 빛에 대한 민감도는 막대세포가 더 뛰어나다.

정답 ①

**06** 출제키워드 ▶ 시신경유두

망막의 특수 부위인 시신경유두는 광수용체세포(시세포)가 없고 시신경섬유로만 구성되어 있다. 빛을 감지하지 못하여 생리적 암점이라고 한다.

정답 ④

**07** 출제키워드 ▶ 수정체의 성장 및 노화

수정체는 전 생애를 통해 서서히 성장한다. 나이가 들수록 수분을 잃고 단단한 핵층, 불용성 단백질이 증가하여 점차 황색(노란색)으로 변하고 투명성과 탄력성을 상실한다.

정답 ④

**08** 출제키워드 ▶ 방수의 유출경로

방수 유출량의 90%는 뒷방 → 동공 → 앞방 → 섬유주 → 쉴렘관 → 집합관 → 방수정맥 → 상공막정맥으로, 10%는 포도막 → 공막으로 배출된다.

정답 ③

**09** 출제키워드 ▶ 위안와틈새

- 안와꼭지와 가까운 위벽과 바깥벽 사이에 존재
- 눈돌림신경(동안신경), 도르래신경(활차신경), 가돌림신경(외전신경), 눈신경, 위눈정맥(상안정맥) 등이 통과
※ 시신경은 안와꼭지에 있는 시신경공(시신경구멍)을 통과한다.

정답 ①

**10** 출제키워드 ▶ 눈꺼풀의 지배신경

눈을 뜨고 감을 때 다음과 같은 근육과 신경이 작용한다.

| 구 분 | 작용 근육 | 지배신경 |
| --- | --- | --- |
| 눈을 뜰 때 | 위눈꺼풀올림근(맘대로근)<br>뮐러근(제대로근) | 눈돌림신경<br>교감신경 |
| 눈을 감을 때 | 눈둘레근<br>(눈꺼풀부 – 제대로근,<br>안와부–맘대로근) | 얼굴신경 |

눈둘레근은 눈꺼풀틈새와 평행하게 배열된 동심성 근섬유로 두 부분으로 나눌 수 있다. 눈꺼풀부는 무의식중에 눈을 감을 때,

안와부는 의식적으로 눈을 감을 때 사용한다.

정답 ③

**11** 출제키워드 ▶ 주눈물샘

평상시 눈물 분비는 덧눈물샘(크라우제샘, 볼프링샘)에서 일어나고, 신경자극에 의한 반사 눈물과 감정적 자극에 의한 눈물은 주눈물샘에서 일어난다.

정답 ①

**12** 출제키워드 ▶ 외안근

동공의 크기는 내안근인 동공확대근과 동공조임근에 의해 조절된다.

정답 ④

**13** 출제키워드 ▶ 얼굴신경

얼굴신경의 주된 기능은 눈꺼풀 근육을 포함한 얼굴근육을 움직이는 것이며, 감각 및 분비 기능(침샘, 눈물샘)의 일부를 담당한다.

정답 ③

**14** 출제키워드 ▶ 란돌트고리 시표

직경이 7.5mm이고, 폭이 1.5mm의 란돌트고리(Landolt's Ring)의 틈 간격이 1.5mm일 때, 5m의 거리에서 그 간격을 식별할 수 있고 이보다 더 작은 틈의 간격을 식별하지 못하는 눈의 시력을 1.0이라 한다.

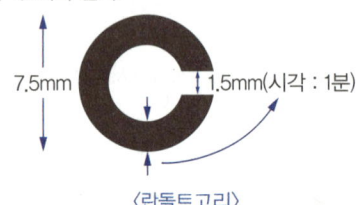

〈란돌트고리〉

정답 ③

**15** 출제키워드 ▶ 시신경교차부 병변으로 인한 시야장애

시신경교차부에 병변이 있으면 양귀쪽반맹(교차섬유) 또는 양코쪽반맹(비교차섬유)이 나타난다.

| 교차섬유 – 양귀쪽반맹 | 비교차섬유 – 양코쪽반맹 |
|---|---|
| L    R | L    R |

정답 ④

**16** 출제키워드 ▶ 굴절부등약시

두 눈의 굴절력 차이가 크게 날 때 두 눈의 망막상 크기와 선명도의 차이로 융합이 불가능하면 한 눈의 억제로 굴절부등약시가 발생할 수 있다.

정답 ②

**17** 출제키워드 ▶ 광 각

명순응은 약 30~40초, 암순응은 약 50~60분이 지나야 최고조에 달한다.

| 명순응 | 암순응 |
|---|---|
| • 30~40초<br>• 중심부 광각이 예민하고 형태와 색채감각이 뛰어남(원뿔세포 – 요돕신)<br>• 555nm 부근의 빛이 밝게 보임 | • 처음 5~6분은 원뿔세포의 암순응, 막대세포의 암순응은 약 50~60분<br>• 주변부 광각이 예민하고 약한 빛에도 물체를 식별(막대세포 – 로돕신)<br>• 505nm 부근의 빛이 밝게 보임 |

정답 ①

**18** 출제키워드 ▶ 색 각

• 빨강, 초록, 파랑의 3원색을 혼합하면 모든 단계의 색광을 얻을 수 있고, 혼합하면 백색광이 되는 두 색을 보색이라 한다(빨강 – 청록, 노랑 – 보라 등).
• 청색광이 적색광에 비해 굴절률이 높으므로 굴절된 후 적색광보다 앞쪽에 상을 맺는다.
• 색각은 원뿔세포의 기능으로 명소시 상태, 시야의 중심부에서 가장 예민하게 인식한다. 따라서 원뿔세포가 완전 결손되면 전색맹이 된다.

정답 ⑤

**19** 출제키워드 ▶ 야 맹

야맹은 암순응이 불량한 상태로 망막색소변성, 비타민A결핍, 오구치병, 맥락막과 망막의 광범위한 병변으로 나타날 수 있다.

정답 ②

## 20 출제키워드 ▶ 합병근시

합병근시는 당뇨병, 녹내장, 수정체핵경화, 스테로이드 등의 약제를 투여 시, 외상 후 섬모체 마비 등으로 인해 수정체의 굴절력이 증가하여 나타나는 굴절이상이다.

정답 ③

## 21 출제키워드 ▶ 청색시증

색시증은 색유리를 통해 보는 것처럼 보이는 현상이다. 수정체는 단파장의 광선을 흡수하므로 수정체가 없거나 인공수정체를 삽입했을 경우 청색시증이 나타날 수 있다.
- 적색시증 : 열이 있을 때, 유리체출혈, 강한 광선이 조사된 후
- 황색시증 : 황달, 산토닌중독
- 청색시증 : 노인성 백내장 수술 후, 망막염
- 자색시증 : 망막동맥폐쇄증이 회복될 때

정답 ④

## 22 출제키워드 ▶ 조절에 의한 눈의 변화

근거리를 주시할 때 섬모체근 수축 → 섬모체소대 이완 → 쉴렘관 열림 → 방수 유출 → 수정체 두께 증가(= 굴절력 증가) 현상이 나타나고 이때, 동공은 축소한다.

정답 ③

## 23 출제키워드 ▶ 사위(잠복사시)

- 융합 시에는 안위의 위치가 정상이지만 융합을 중단할 때 사시의 형태가 되므로 잠복사시라 한다.
- 안구운동으로 융합이 정상적으로 일어나기 때문에 양안시이상은 나타나지 않지만, 눈을 많이 사용한 후에는 잦은 피로감(근육성 눈피로), 충혈, 안통 및 두통을 유발한다.

정답 ①

## 24 출제키워드 ▶ A · V증후군 – A형 사시

A · V증후군 : 수평사시에서 위쪽을 볼 때와 아래쪽을 볼 때의 사시각이 큰 차이를 보인다.
- A형 사시 : 위로 볼 때는 두 눈이 모이고 아래로 볼 때는 두 눈이 벌어지는 형태이며 사시각의 차이가 10△이상이다.
- V형 사시 : 위로 볼 때는 두 눈이 벌어지고 아래로 볼 때는 두 눈이 모이는 형태이며 사시각의 차이가 15△이상이다.

정답 ①

## 25 출제키워드 ▶ 구심성동공운동장애

질환이 있는 눈의 직접대광반사는 소실되었으나 간접대광반사는 정상
- 망막질환, 시신경질환 등이 있는 눈에 펜라이트를 비추면 자극이 뇌로 전달되지 않으므로 대광반사가 일어나지 않는다(직접대광반사가 소실되거나 감소).
- 정상인 눈에 펜라이트를 비추면 자극이 뇌로 전달되므로 두 눈 모두 동공이 축소된다(직접대광반사, 간접대광반사 정상).

정답 ②

## 26 출제키워드 ▶ 눈돌림신경의 지배와 장애 증상

| 눈돌림신경의 지배 | 눈돌림신경의 장애 증상 |
|---|---|
| 눈꺼풀올림근 | 눈꺼풀처짐 |
| 위곧은근, 아래곧은근, 안쪽곧은근, 아래빗근 | 안구운동(올림, 내림, 눈모음)장애, 외사시 |
| 섬모체근, 동공조임근 | 동공확대 |

정답 ①

## 27 출제키워드 ▶ 망막전위도검사

망막전위도검사(ERG)는 광자극에 의한 망막활동전위의 변화를 기록하는 검사로 망막 기능을 객관적으로 측정할 수 있다. 안저검사를 통해 확인하기 어려운 경우에 시행하며, 망막에 위치한 세포들의 전기생리학적 반응과 기능에 대해 평가할 수 있다.

정답 ⑤

## 28 출제키워드 ▶ 진균각막궤양

- 중심각막궤양으로 각막중심부에 회황색 원형 침윤
- 곡물, 직물 등을 취급하는 사람에게 각막상피의 외상이 있을 때
- 먼지, 이물, 점안약을 통해 직접적으로 감염되거나 다른 조직에서 전이
- 진균은 데스메막을 쉽게 통과하여 앞방축농이 생김
- 각막내피반(Corneal Endothelial Plaque), 위성병소가 관찰됨

정답 ④

## 29 출제키워드 ▶ 비타민A결핍 각막궤양

- 각막중앙에 회색궤양, 각막지각 저하로 무통증
- 각막연화증(조직 연화, 괴사, 천공)
  비토반점 : 결막상피가 각화되어 귀 쪽각막에 삼각형 밑변을 둔 비누거품같은 형태의 반점
- 눈마름증(건성안), 야맹

정답 ③

### 30 출제키워드 ▶ 외상백내장
- 수정체 파열이나 외상으로 인한 수정체 혼탁
- 단안성, 젊은 연령층에서 가장 흔함
- 보시우스고리 : 눈의 좌상 후 수정체의 혼탁이 초래되어 흑갈색의 동그란 고리가 전낭 표면에 보임, 홍채 색소가 좌상으로 인해 침착된 것
- 철, 구리, 방사성(중성자, 감마, X선), 고압 전기, 적외선, 유리 제조공 등 외상의 원인이 다양함
- 철로 인한 좌상은 갈색 또는 황색
- 구리로 인한 좌상은 녹회색 톱니바퀴 모양의 동그란 혼탁(해바라기 백내장)

정답 ④

### 31 출제키워드 ▶ 날파리증
날파리증은 가벼운 유리체혼탁으로 맑은 하늘, 흰 벽 등을 볼 때 유리체 부유물을 자각하는 증상이다.

정답 ③

### 32 출제키워드 ▶ 급성세균결막염
- 원인균 : 온대 – 폐렴구균, 열대 – 헤모필루스균
- 결막 전체에 심한 충혈 → 핑크 아이(Pink Eye)
- 결막부종, 점액성 화농 분비물, 유두 증식

정답 ⑤

### 33 출제키워드 ▶ 급성출혈결막염
- 바이러스성결막염
- 짧은 잠복기(8~48시간)과 짧은 경과 기간(5~7일)
- 눈물흘림, 결막충혈, 결막밑출혈, 여포, 전신근육통
- 일명 '아폴로눈병'으로 불림

정답 ④

### 34 출제키워드 ▶ 플릭텐각결막염
- 세균 단백에 대한 지연과민반응(결핵균 단백이 제일 흔함)
- 각막가장자리에 플릭텐이 관찰됨
- 이물감, 눈물흘림, 눈부심
- 플릭텐이 반복적으로 발생하면 각막혼탁, 신생혈관이 나타날 수 있음
※ 플릭텐 : 좁쌀 크기의 회백색 융기 반점, 림프구의 침윤에 의한 것으로 주로 안구결막과 각막에 잘 생긴다.

정답 ③

### 35 출제키워드 ▶ 베세트병
- 전체포도막염
- 전신조직의 재발성 급성염증, 자가면역질환
- 앞방축농, 홍채염, 뒤포도막염, 망막염 등
- 구강궤양, 외음부궤양, 피부증상 등이 동반
- 우리나라에서 발생빈도가 높음

정답 ②

### 36 출제키워드 ▶ 토끼눈
- 눈을 제대로 감지 못해 각막과 결막이 건조
- 건조로 인한 손상으로 결막염, 각막궤양 등이 발생
- 얼굴신경 마비에 따른 눈둘레근의 마비, 갑상샘질환, 안와종양에 의한 눈알돌출, 외상 또는 흉터로 인한 눈꺼풀 결손 등이 주요 원인

정답 ⑤

### 37 출제키워드 ▶ 녹농균각막궤양
- 중심성, 급성세균각막궤양
- 오염된 점안액을 통해 감염
- 심한 통증과 시력장애, 앞방축농
- 녹농균이 만든 색소로 삼출물이 청록색을 띰

정답 ②

### 38 출제키워드 ▶ 폐쇄각녹내장
- 동공가장자리와 수정체 앞면이 접촉하여 방수의 흐름에 장애가 발생
- 노화로 인한 수정체의 두께 증가, 원시안의 과잉 조절 등으로 앞방이 얕아지면 발생빈도가 높아짐
- 무지개색의 달무리, 섬모체충혈, 동공확대, 심한 통증을 동반한 시력 저하
- 만성이 되면 물집각막병증, 시신경유두함몰과 위축, 백내장 등이 합병
※ 초기 자각증상이 거의 없는 것은 개방각녹내장이다.

정답 ①

### 39 출제키워드 ▶ 망막중심동맥폐쇄
- 통증이 없는 급격한 시력장애
- 망막 내층의 부종으로 망막이 창백하고 혼탁
- 중심오목 부위에서는 앵두반점이 관찰
- 직접대광반사는 소실, 간접대광반사는 정상
- 발병 후 6~8시간 이내에 혈액순환을 회복시켜야 하는 초응급 질환

※ 앵두반점 : 망막의 두께가 얇아져 색소상피와 맥락막의 붉은 색이 비치는 것

정답 ①

### 40 출제키워드 ▶ 속다래끼
- 마이봄샘에 생긴 급성 화농성염증
- 결막면에 노란 농양점이 관찰
- 배농이 필요할 때는 눈꺼풀테와 수직으로 절개(마이봄샘을 보호)

정답 ②

### 41 출제키워드 ▶ 안경테 소재의 조건
안경테 소재는 환경 요인에 잘 적응하여 복원력이 우수하고 변형이 없어야 한다.

정답 ⑤

### 42 출제키워드 ▶ 아세테이트
셀룰로이드(천연섬유소 + 질산)는 가공성, 착색, 탄력성이 좋다는 장점이 있지만 열에 약하다. 이를 보완한 소재가 (셀룰로이드)아세테이트로 천연섬유소에 무수 빙초산을 화학 반응시켜 제조한다.

정답 ③

### 43 출제키워드 ▶ 양 백
- 구리(Cu) 64%, 니켈(Ni) 18%, 아연(Zn) 18%의 합금
- 탄력성, 내부식성, 가공성이 우수
- 산화되어 녹청이 되면 신체에 해로울 수 있음

정답 ①

### 44 출제키워드 ▶ 이온 도금
이온 도금은 무공해 공정으로 공해처리시설이 필요하지 않으나 고가의 설치비가 든다는 단점이 있다.

정답 ②

### 45 출제키워드 ▶ 안경렌즈의 조건
색분산이 많이 일어날수록 색수차가 커지므로 안경렌즈는 분산능이 작아야 한다(분산능의 역수인 아베수는 큰 재질이어야 함).

정답 ③

### 46 출제키워드 ▶ 폴리카보네이트
폴리카보네이트(PC ; Polycarbonate)는 플라스틱 렌즈 중 내충격성이 가장 우수하여 산업용 또는 스포츠용 고글 렌즈로 적합하다.

정답 ③

### 47 출제키워드 ▶ 개스킷
주형중합법에서 개스킷(Gasket)은 몰드(Mold)의 외주홀더(Holder)로 다음과 같은 역할을 한다.
- 렌즈의 중심두께를 결정한다.
- CR-39 Monomer가 외부로 새지 않게 막는다.
- 중합할 때 생기는 CR-39의 체적 수축을 보완한다.
- 외부에서는 공기, 기타, 이물의 혼입을 방지한다.
- 급격한 온도변화로부터 수지를 보호한다.

정답 ④

### 48 출제키워드 ▶ 고굴절률렌즈
굴절률이 높아질수록 두께가 얇은 렌즈를 제작할 수 있다. (+)렌즈는 중심부 두께를 얇게, (-)렌즈는 가장자리 두께가 얇게 만들기 위해 고굴절률렌즈를 사용한다.

정답 ⑤

### 49 출제키워드 ▶ 누진굴절력렌즈
누진굴절력렌즈는 원거리에서 근거리까지 굴절력이 연속적으로 변하므로 불명시역이 없다는 장점이 있지만, 고가의 렌즈로 주변부 수차가 심하고 적응하기 어려울 수 있다.

정답 ①

### 50 출제키워드 ▶ 편광렌즈
반사광선은 반사면에 평행하게(= 입사면에는 수직하게) 진동하는 빛이 많이 포함되어 있다. 편광렌즈는 특정 방향으로 진동하는 빛을 흡수하는 렌즈로 수면 또는 빙판에서 반사되는 빛을 제거하기 위해서는 편광축(투과축)은 90°, 조제가공축(흡수축)은 180°가 되게 한다.

정답 ⑤

### 51 출제키워드 ▶ 안광학계의 렌즈계(각막, 수정체)
- 각막 : 오목메니스커스 형상으로 굴절력은 +43D이다.
- 수정체 : 양볼록렌즈 형상으로 안광학계의 조절 기능을 담당한다. 굴절력은 정적굴절상태에서 +19D이고 최대동적굴절상

태에서 +33D이다.

정답 ③

## 52 출제키워드 ▶ 안광학계의 상측초점

일반적인 광학계에서 상측초점은 무한대에 있는 물체의 선명상점이나, 안광학계에서는 눈 앞 5m보다 먼 거리를 무한대로 간주한다. 즉, 안광학계의 상측초점은 정적굴절상태에서 눈 앞 5m보다 멀리 있는 물체가 맺는 선명상점이다.

정답 ①

## 53 출제키워드 ▶ 홍채

렌즈로 입사하는 광선의 양을 제한하는 것은 구경조리개이며, 안광학계에서 구경조리개의 역할을 하는 것은 홍채이다.

※ 시야조리개 : 망막 또는 필름에 맺히는 상의 범위를 제한, 안광학계에서는 눈꺼풀, 망막, 안경 착용 시 안경테의 림이 시야조리개의 역할을 함

정답 ②

## 54 출제키워드 ▶ 핀홀효과

동공이 작아질수록 초점심도 및 피사체심도는 증가하기 때문에 동공의 크기보다 작은 구멍을 눈 앞에 두면 시력이 향상되며, 이러한 현상을 핀홀효과라고 한다. 동공의 크기가 같을 때 눈의 굴절력이 높을수록 초점심도가 깊어지므로 핀홀효과가 가장 크게 나타나는 눈은 굴절성 근시이다(굴절력 : 근시 > 정시 > 원시).

정답 ①

## 55 출제키워드 ▶ 구면수차

어두운 곳에서 동공이 확대되면 주변부 광선의 양이 증가하고 주변부 광선은 중심부와 비교해 상이 앞쪽에 형성된다. 이를 구면수차라 하고 야간근시화의 원인이 된다.

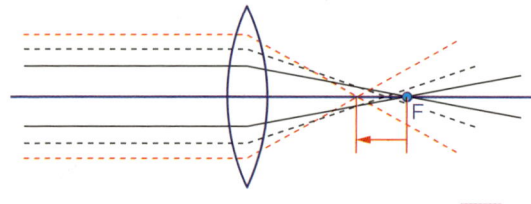

정답 ④

## 56 출제키워드 ▶ 비정시 - 근시

• 원점 : 정적굴절상태에서 망막 중심와에 선명한 상을 맺는 외계의 대응물점(정시 – 무한대, 근시 – 눈 앞 유한거리, 원시 – 눈 뒤 유한거리)

• 원점굴절도 = $\frac{1}{원점거리}$ (단위 : $m^{-1}$ = D)

• 굴절이상도 : 정시와 비교해 굴절력이 얼마나 차이가 있는지를 나타냄(원점굴절도와 크기는 같고 부호는 반대)

• 정점간거리를 무시하면 원점굴절도와 교정렌즈의 굴절력은 거의 같다.

① 원점이 눈 앞 1m이므로 원점거리는 −1m

② 원점굴절도 = $\frac{1}{원점거리} = \frac{1}{-1} = -1(D)$

③ 굴절이상도(원점굴절도와 부호가 반대) = +1D(정시가 +60D일 때, 이 눈의 굴절력은 정시와 비교해 +1D 크다는 의미)

④ 정점간거리를 무시하면 교정렌즈의 굴절력은 원점굴절도와 거의 같으므로 콘택트렌즈의 굴절력은 −1D이다.

⑤ 원점이 눈 앞 유한거리에 있는 눈은 근시이며 근시의 상측초점은 망막 앞에 위치한다.

※ 상측초점 : 정적굴절상태에서 무한대에 있는 물점으로부터 온 광선속(평행광선속)이 맺는 상점(정시 – 망막, 근시 – 망막 앞, 원시 – 망막 뒤)

정답 ⑤

## 57 출제키워드 ▶ 교정렌즈의 굴절력($D_V$)

$D_V' = \frac{A}{1-l \cdot A}$ ($l$ : 정점간거리, $A$ : 원점굴절도),

$A = \frac{1}{a}$ ($a$ : 원점거리)

• 원점거리 : $a = -20cm = -0.2m$

• 원점굴절도 : $A = \frac{1}{a} = \frac{1}{-0.2} = -\frac{10}{2} = -5(D)$

• $A = -5D$, $l = -10mm = -0.01m$일 때 교정렌즈의 굴절력

$: D_V' = \frac{A}{1-l \cdot A} = \frac{-5}{1-(-0.01) \times (-5)} = \frac{-5}{1-0.05}$

$= \frac{-5}{0.95} = -5.26(D)$

※ (−)렌즈에서 정점간거리가 길어지면 비정시의 원점과 렌즈 사이의 거리(렌즈의 상측초점거리)가 짧아지므로 교정렌즈의 굴절력은 높아진다 $\left(D_V' = \frac{1}{f_V'}\right)$.

정답 ③

## 58 출제키워드 ▶ 스텀의 간격

토릭렌즈의 양주경선에 의한 상은 초선으로 결상되고 초선 사이의 거리가 스텀의 간격이다.

• 전초선 : 강주경선에 의해 형성되는 초선

• 전초선의 위치($f_S'$) = $\frac{1}{강주경선의 굴절력(D_S')}$

• 후초선 : 약주경선에 의해 형성되는 초선

- 후초선의 위치($f_W'$) = $\dfrac{1}{\text{약주경선의 굴절력}(D_W)}$
- 스텀의 간격 : 전초선과 후초선 사이의 거리

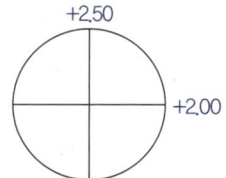

S+2.00D C+0.50D Ax 180°

$f_S' = \dfrac{1}{D_S'} = \dfrac{1}{2.50} = 0.4(m) = 40(cm)$

$f_W' = \dfrac{1}{D_W'} = \dfrac{1}{2.00} = 0.5(m) = 50(cm)$

전초선과 후초선 사이의 거리 = 10cm

정답 ①

### 59 출제키워드 ▶ 토릭렌즈 중간경선의 굴절력

- 토릭렌즈의 중간 경선($\theta$)의 굴절력($D_\theta'$) :
$D_\theta' = S + C \cdot \sin^2\theta$
S-4.00D ◯ C-2.00D Ax 180°인 토릭렌즈의 60°경선의 굴절력
$D_\theta' = S + C \cdot \sin^2\theta = (-4) + (-2) \times \sin^2 60° = -4 - \dfrac{3}{2}$
$= -5.5(D)$

간단풀이 45°경선의 굴절력은 양주경선 굴절력의 평균값, 30°경선의 굴절력은 0°와 45°의 평균값, 60°경선의 굴절력은 45°와 90°의 평균값으로 구할 수 있다. 따라서 45°경선의 굴절력을 먼저 구하고, 30°, 60°를 각각 구한다.

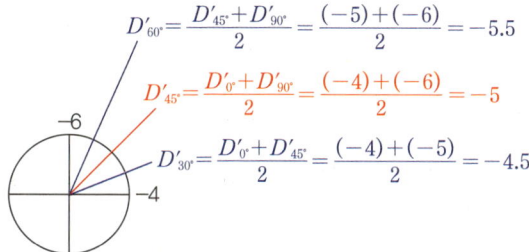

$D'_{60°} = \dfrac{D'_{45°} + D'_{90°}}{2} = \dfrac{(-5) + (-6)}{2} = -5.5$

$D'_{45°} = \dfrac{D'_{0°} + D'_{90°}}{2} = \dfrac{(-4) + (-6)}{2} = -5$

$D'_{30°} = \dfrac{D'_{0°} + D'_{45°}}{2} = \dfrac{(-4) + (-5)}{2} = -4.5$

정답 ④

### 60 출제키워드 ▶ 난시의 교정

S-1.50D ◯ C-0.50D Ax 180°로 교정될 난시안을 근시성 단난시 상태로 만들려면 약주경선의 굴절력을 +60에 맞추어 줄 수 있는 구면렌즈를 처방한다.

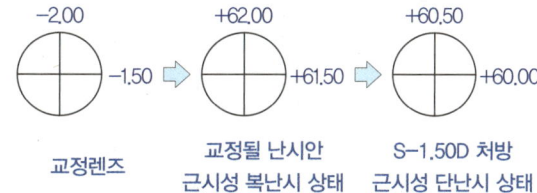

| 교정렌즈 | 교정될 난시안<br>근시성 복난시 상태 | S-1.50D 처방<br>근시성 단난시 상태 |

※ S-1.50D 대신 C-1.50D Ax 90°을 가입해도 근시성 단난시 상태를 만들 수 있다.
※ 원용안경처방검사 순서

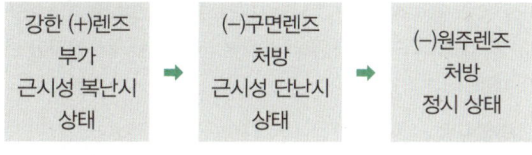

정답 ④

### 61 출제키워드 ▶ 필요 조절력

- 주시거리 버전스 + 굴절이상도 + 조절력 = 0
- 주시거리 버전스 = $\dfrac{1}{\text{주시거리(눈 앞 40cm)}} = \dfrac{1}{-0.4} = -\dfrac{10}{4}$
  $= -2.5(D)$
- 원점굴절도 = $\dfrac{1}{\text{원점거리(눈 앞 1m)}} = \dfrac{1}{-1} = -1(D)$
- 굴절이상도 = $+1D$ (원점굴절도와 부호가 반대)
- 필요조절력 : $(-2.5) + 1 + \text{조절력}(A_C) = 0 \rightarrow A_C = +1.5(D)$

간단풀이 원점(-1.0D)과 주시거리 버전스(-2.5D)를 디옵터수 직선에 나타내면 그 사이 간격(+1.5D)이 필요 조절력이 된다.

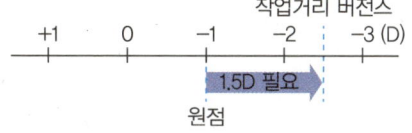

정답 ③

### 62 출제키워드 ▶ 이중초점렌즈의 불명시역

최대조절력보다 가입도가 높을 때 이중초점렌즈를 착용하면 원용부와 근용부 조절범위 사이에 간격이 생겨 불명시역이 발생한다.

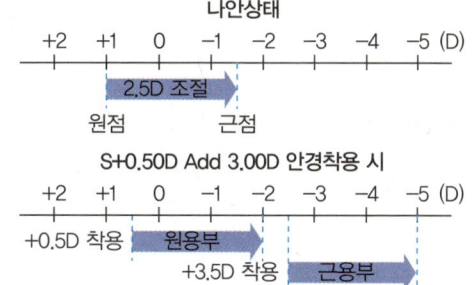

- 명시역을 먼저 구하고 불명시역을 구한다.
- 교정렌즈의 굴절력과 원점굴절도는 거의 같다. → 완전교정굴절력이 +1.00D이므로 원점은 +1.00D에 위치한다.
- 원점에서 최대조절력 +2.50D를 사용하면 근점의 위치는 −1.50D이다.
- 나안상태 명시역 : 원점(+1.00D) ~ 근점(−1.50D)
- S+0.50D, 가입도 3.00D인 이중초점렌즈를 착용하면 원용부의 명시역은 +0.50D, 근용부의 명시역은 +3.50D 만큼 눈 앞(오른쪽)으로 이동한다.
- 원용부 명시역은 +0.50 ~ −2.00D, 근용부 명시역은 −2.50 ~ −5.00D이므로 원용부와 근용부 명시역 사이에 간격이 존재한다.
- 불명시역 : $-2.00 \sim -2.50(D) = \dfrac{1}{-2.00} \sim \dfrac{1}{-2.50}$
$= -0.50 \sim -0.40(m)$

[정답] ②

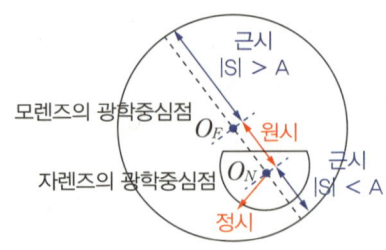

- S > 0(원시) : $O_F$와 $O_N$사이
- S = 0(정시) : $O_N$
- S < 0, |S| > A(근시) : $O_F$보다 위쪽
- S < 0, |S| = A(근시) : 존재하지 않는다.
- S < 0, |S| < A(근시) : $O_N$보다 아래쪽

④ 원용구면굴절력(−3D)의 절대값이 가입도(+2D)보다 큰 근시 교정용 이중초점렌즈의 근용부 합성광학중심점은 모렌즈의 광학중심점 위쪽에 위치한다.

[정답] ④

## 63 [출제키워드] 가입도

완전교정원용안경을 착용한 상태에서의 가입도는 정시의 근용안경처방값을 구하는 것과 같다. 근거리 작업을 위해 필요한 굴절력에서 유용굴절력을 고려하여 처방한다.

- 작업거리 버전스 $= \dfrac{1}{\text{작업거리(눈 앞 40cm)}} = \dfrac{1}{-40}$
  $= -\dfrac{100}{40} = -2.50(D)$
- 유용조절력 = 최대조절력(+2.00) × $\dfrac{1}{2}$ = +1.00(D)
- 가입도 = −(작업거리 버전스) − 유용굴절력
  $= -(-2.50) - 1.00 = +1.50(D)$

※ 근용안경의 굴절력
  = 원용안경의 굴절력(+1.00) + 가입도(+1.50) = +2.50(D)

[간단풀이] 완전교정한 비정시(정시)가 눈 앞 40cm 근거리 작업을 위해서는 +2.50D가 필요하다. 이 중 유용조절 +1.00D를 사용하기 때문에 가입도는 +1.50D가 된다.

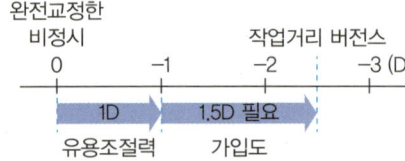

[정답] ③

## 64 [출제키워드] 근용부 합성광학중심점

이중초점렌즈의 원용부가 구면렌즈일 때 근용부 합성광학중심점은 모렌즈의 광학중심점($O_F$)과 자렌즈의 광학중심점($O_N$)을 잇는 직선상에 위치하고 원용구면굴절력(S)과 가입도(A)에 따라 5가지로 분류할 수 있다.

## 65 [출제키워드] 안경렌즈에서 발생하는 프리즘효과

안경렌즈의 광학중심점을 기준으로 시선의 위치를 찾아 프리즘의 크기와 방향을 수평과 수직으로 분리해 계산한다.

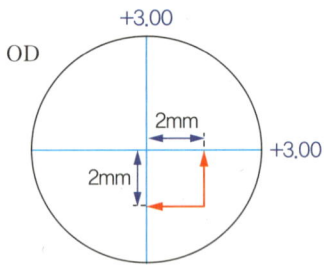

OD : S+3.00D

- 수평 방향 : 시선이 광학중심점에서 코 방향 0.2cm
  − 크기 : $|\vec{P}| = |h|(cm) \times |D'| = 0.2 \times 3 = 0.6(\triangle)$
  − 방향 : (+)렌즈의 기저는 중심 방향(왼쪽) → B.O.
- 수직 방향 : 시선이 광학중심점에서 아래 방향 0.2cm
  − 크기 : $|\vec{P}| = |h|(cm) \times |D'| = 0.2 \times 3 = 0.6(\triangle)$
  − 방향 : (+)렌즈의 기저는 중심 방향(위쪽) → B.U.

[정답] ③

## 66 [출제키워드] 부등상시와 안경배율

- 부등상시 : 같은 물체에 대한 두 눈의 망막 상의 크기가 다른 눈
- 안경배율을 조절하여 부등상시를 교정
- 안경배율($\varGamma_{SM}$) = 굴절력계수($F_R$) × 형상계수($F_S$)
  $= \left\{ \dfrac{1}{1 + l_V \cdot D_V'} \right\} \cdot \left\{ \dfrac{1}{1 - \dfrac{t}{n} \cdot D_1'} \right\}$

- 안경배율의 조정
  - 굴절력계수($F_R$)를 크게 하여 안경배율을 증가시키려면 (+)렌즈는 정점간거리($l_V$)를 늘이고, (−)렌즈는 정점간거리($l_V$)를 줄인다.
  - 형상계수($F_S$)를 크게 하여 안경배율을 증가시키려면 렌즈의 중심두께(t)와 전면 굴절력($D_1'$)은 크게, 굴절률(n)은 낮은 재질을 사용한다.
① 렌즈의 전면굴절력을 작게 한다. ⇒ 형상계수 감소
② 렌즈의 중심두께를 두껍게 한다. ⇒ 형상계수 증가
③ 정점간거리를 길게 한다. ⇒ (+)렌즈에서는 굴절력계수 증가
④ 렌즈의 지름을 크게 한다. ⇒ 렌즈의 지름은 안경배율과 관련이 없다.
⑤ 굴절률이 낮은 재질을 사용하여 렌즈를 제작한다. ⇒ 형상계수 증가

정답 ①

## 67 출제키워드 ▶ 상대배율

- 안경렌즈의 상대배율 : 표준정시가 나안으로 본 망막상의 크기와 교정된 비정시안의 망막상의 크기의 비
- 교정안경의 굴절력이 같더라도 비정시의 원인(축성, 굴절성)에 따라 상대배율은 다르게 나타난다.
- 축성 비정시는 안경렌즈가 눈의 물측초점에 놓일 때, 굴정성 비정시는 안경렌즈가 눈의 물측주점(임상적으로는 각막정점)에 놓이면 상대배율은 1이다.
- 정점간거리가 길어질수록 상대배율은 근시교정용 (−)렌즈에서는 감소, 원시교정용 (+)렌즈에서는 증가한다.

정답 ⑤

## 68 출제키워드 ▶ 안경시야

안경시야는 원시교정 (+)렌즈를 착용했을 때는 감소, 근시교정 (−)렌즈를 착용했을 때는 증가한다. 따라서 (−) 교정굴절력이 가장 클 때 안경시야가 가장 넓다.

정답 ⑤

## 69 출제키워드 ▶ 굴절률과 파장

- 빛의 속도($v$) = 진동수($f$) × 파장($\lambda$)
- 빛이 굴절률이 다른 매질로 진행할 때 진동수는 변하지 않기 때문에 빛의 속도는 파장에 비례한다.
- 매질 내에서 진행하는 빛은 속도가 느려진다. 즉, 파장이 짧아진다.

→ $\lambda_{매질} = \dfrac{\lambda_{진공}}{n} = \dfrac{600}{1.5} = 400(nm)$

정답 ①

## 70 출제키워드 ▶ 겉보기 깊이

- 매질을 통하여 어떤 물체를 보면 실제 거리보다 가까워 보이는데 이를 겉보기 깊이 또는 축소거리, 환산거리라고 한다.
- 겉보기 깊이 = $\dfrac{실제거리}{굴절률}$

→ 연못의 겉보기 깊이 = $\dfrac{수심(200)}{굴절률\left(\dfrac{4}{3}\right)} = 200 \times \dfrac{3}{4} = 150(cm)$

정답 ①

## 71 출제키워드 ▶ 2매의 평면거울에 의한 상의 개수

- 2매의 평면거울이 이루는 각($\theta$)에 의한 상의 개수 : $\dfrac{360}{\theta} = n$
  ($n$이 홀수이면 $n$개, 짝수이면 상의 개수는 $n-1$개)
- 2매의 평면거울이 이루는 각도가 90°일 때 $\dfrac{360°}{90°} = 4$ → 상의 개수 : $4-1 = 3(개)$

정답 ②

## 72 출제키워드 ▶ 평행유리판에서의 빛의 굴절

평행한 유리판을 통과하는 광선은 출사 위치가 바뀔 뿐 입사광선과 평행하게 출사한다(창문을 통해서 물체를 볼 때 물체의 변형이나 왜곡은 없으나 실제 위치와는 약간의 차이가 있다).

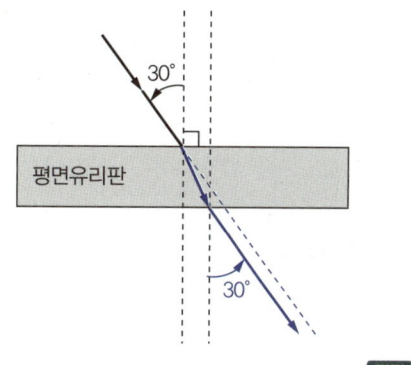

정답 ④

## 73 출제키워드 ▶ 물측초점

- 물측초점(F) : 구면에서 굴절된 광선속이 평행출사광이 되는 특수한 경우의 물점

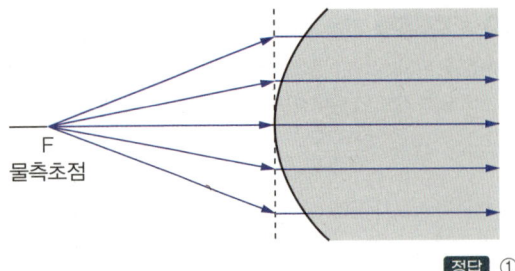

정답 ①

## 74 출제키워드 ▶ 단일구면의 면굴절력

- 구면의 면굴절력은 굴절률의 차이($n'-n$)가 클수록, 곡률이 클수록 커진다. 곡률은 곡률반경($r$)에 반비례한다.
- 빛이 공기에서 1.6인 매질로 진행, 구면의 곡률반경이 10cm 일 때

  구면의 상측면굴절력 : $D' = \dfrac{n'-n}{r} = \dfrac{1.6-1}{0.10(m)} = \dfrac{0.6}{0.10}$
  $= +6.00(D)$

※ 길이의 단위는 반드시 미터(m)를 쓴다.

정답 ②

## 75 출제키워드 ▶ 프리즘에서의 빛의 굴절

- 프리즘을 통과한 광선은 기저방향으로 꺾이고, 프리즘에 의한 상은 정각 쪽으로 이동한다.
- 프리즘의 굴절률과 정각이 클수록 꺾임각이 커진다.
- 제1면의 입사각과 제2면의 굴절각이 같을 때 꺾임각이 최소가 된다.

정답 ⑤

## 76 출제키워드 ▶ 렌즈의 굴절력

렌즈의 굴절력은 버전스의 변화량으로 구할 수 있다.
- 상버전스 $= \dfrac{1}{상거리} = \dfrac{1}{+1(m)} = +1.00(D)$
- 물체 버전스 $= \dfrac{1}{물거리} = \dfrac{1}{-2(m)} = -0.50(D)$
- 렌즈의 굴절력 $=$ 상버전스$(+1.00)-$물체 버전스$(-0.50)$
  $= +1.50(D)$

※ 가우스결상공식을 이용한 풀이
$D' = \dfrac{1}{s'} - \dfrac{1}{s} = \dfrac{1}{+1} - \dfrac{1}{-2} = 1 + 0.5 = 1.50(D)$

정답 ③

## 77 출제키워드 ▶ 오목렌즈에 의한 상

오목렌즈에 의한 상은 축소정립허상만 존재한다.

정답 ②

## 78 출제키워드 ▶ 주점의 특성

- 물측주점 : 물거리, 물측초점거리를 재는 기준점
- 상측주점 : 상거리, 상측초점거리를 재는 기준점
- 주점의 위치는 렌즈의 형상에 따라 다르다.
- 렌즈의 전후 매질이 같으면 주점과 절점은 일치한다.

※ 렌즈 형상에 따른 주점의 위치

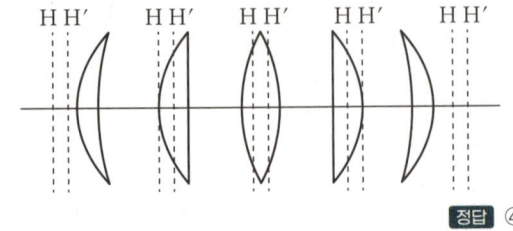

정답 ④

## 79 출제키워드 ▶ 전면호칭면굴절력

상측정점굴절력($D_V'$)$=$전면호칭면굴절력($D_N'$)$+$후면의 면굴절력($D_2'$)
→ $D_N' = D_V' - D_2' = (+6.00) - (-5.00) = +11.00(D)$

정답 ③

## 80 출제키워드 ▶ 조리개

- 구경조리개(입사동, 출사동) : 광학계를 통과하는 유효광선속의 크기를 제한한다.
- 시야조리개(입사창, 출사창) : 상을 맺을 수 있는 범위인 시야를 제한한다. 입사창은 물측에서 본 시야조리개의 상, 출사창은 상측에서 본 시야조리개의 상이다.
- 눈에서 홍채는 구경조리개, 망막은 시야조리개의 역할을 한다.

정답 ①

## 81 출제키워드 ▶ 파동의 전파속도

굴절률이 높은 매질 내에서 파동의 속도는 느려진다.

정답 ③

## 82 출제키워드 ▶ 진동 수

- 진동 수 : 파동이 매질의 한 지점에서 1초 동안 진동하는 횟수(단위 : Hz)
- 파동은 1회 진동으로 한 파장만큼 이동하고, 5초에 2.5파장만큼 이동했으므로 진동수($f$) $= \dfrac{2.5}{5} = 0.5(Hz)$

정답 ②

## 83 출제키워드 ▶ 파동의 간섭

- 보강간섭 : 두 파동의 마루와 마루, 골과 골이 중첩되어 합성파의 진폭이 커지는 경우, 두 파동의 위상차가 파장(360°)의 정수배일 때
- 상쇄간섭 : 두 파동의 마루와 골, 골과 마루가 중첩되어 합성파의 진폭이 작아지는 경우, 두 파동의 위상차는 반파장(180°)의 홀수배일 때

정답 ⑤

## 84 출제키워드 ▶ 빛의 회절

회절은 파동이 진행하다가 장애물을 만났을 때, 장애물 뒤쪽으로 돌아 전파되는 현상으로 원형의 작은 구멍에 빛을 통과시키면 고리 모양의 명암무늬를 관찰할 수 있다.

정답 ⑤

## 85 출제키워드 ▶ 빛의 산란

- 빛의 산란 : 빛이 진행하다가 빛의 파장과 비슷하거나 작은 입자를 만나 사방으로 퍼져나가는 현상
- 산란은 파장이 짧을수록 잘 일어난다(산란 $\propto \frac{1}{\lambda^4}$).
- 파장이 짧은 푸른색이 산란이 잘 일어나기 때문에 맑은 날 하늘이 파랗게 보인다.
- 멀리 있는 태양으로부터 오는 빛은 파장이 짧은 것은 산란되어 주변에 흩어지고 붉은색만 도달하기 때문에 해 질 녘에 붉은 노을을 관찰할 수 있다.
- 구름, 설탕, 소금 등은 입자의 크기가 커서 모든 파장의 빛을 비슷하게 산란시키기 때문에 흰색으로 보인다.

정답 ④

## 2교시 의료관계법규 / 시광학응용

## 01 출제키워드 ▶ 의료인의 임무

조산사의 업무에는 영유아에 대한 보건과 양호지도는 포함되지 않는다.
**제2조(의료인)** ②의료인은 종별에 따라 다음 각 호의 임무를 수행하여 국민보건 향상을 이루고 국민의 건강한 생활 확보에 이바지할 사명을 가진다.
1. 의사는 의료와 보건지도를 임무로 한다.
2. 치과의사는 치과 의료와 구강 보건지도를 임무로 한다.
3. 한의사는 한방 의료와 한방 보건지도를 임무로 한다.
4. 조산사는 조산과 임산부 및 신생아에 대한 보건과 양호지도를 임무로 한다.
5. 간호사는 다음 각 목의 업무를 임무로 한다.
    가. 환자의 간호요구에 대한 관찰, 자료수집, 간호판단 및 요양을 위한 간호
    나. 의사, 치과의사, 한의사의 지도하에 시행하는 진료의 보조
    다. 간호 요구자에 대한 교육·상담 및 건강증진을 위한 활동의 기획과 수행, 그 밖의 대통령령으로 정하는 보건활동
    라. 제80조에 따른 간호조무사가 수행하는 가목부터 다목까지의 업무보조에 대한 지도

정답 ④

## 02 출제키워드 ▶ 전문병원 지정

**제3조의5(전문병원 지정)** ① 보건복지부장관은 병원급 의료기관 중에서 특정 진료과목이나 특정 질환 등에 대하여 난이도가 높은 의료행위를 하는 병원을 전문병원으로 지정할 수 있다.

정답 ②

## 03 출제키워드 ▶ 진단서 등

진단서는 의사(전문의를 포함), 치과의사, 한의사가 아니면 교부하지 못한다.
**제17조(진단서 등)** ①의료업에 종사하고 직접 진찰하거나 검안한 의사, 치과의사, 한의사가 아니면 진단서·검안서·증명서를 작성하여 환자 또는 「형사소송법」 제222조 제1항에 따라 검시(檢屍)를 하는 지방검찰청검사(검안서에 한한다)에게 교부하지 못한다.

정답 ⑤

## 04 출제키워드 ▶ 개설 등

의원급 의료기관, 조산원은 시장·군수·구청장에게 신고하여야 하고, 병원급 의료기관은 시·도지사의 허가를 받아야 한다.

제33조(개설 등) ③제2항에 따라 의원·치과의원·한의원 또는 조산원을 개설하려는 자는 보건복지부령으로 정하는 바에 따라 시장·군수·구청장에게 신고하여야 한다.

정답 ①

## 05 출제키워드 ▶ 면허 취소와 재교부

의료기사가 아닌 자에게 의료기사의 업무를 하게 한 경우는 면허자격을 정지시킬 수 있다.

제65조(면허 취소와 재교부) ①보건복지부장관은 의료인이 다음 각 호의 어느 하나에 해당할 경우에는 그 면허를 취소할 수 있다. 다만, 제1호·제8호의 경우에는 면허를 취소하여야 한다.
1. 제8조 각 호의 어느 하나에 해당하게 된 경우. 다만, 의료행위 중 「형법」 제268조의 죄를 범하여 제8조 제4호부터 제6호까지의 어느 하나에 해당하게 된 경우에는 그러하지 아니하다.
2. 제66조에 따른 자격 정지 처분 기간 중에 의료행위를 하거나 3회 이상 자격 정지 처분을 받은 경우
2의2. 제2항에 따라 면허를 재교부받은 사람이 제66조 제1항 각 호의 어느 하나에 해당하는 경우
3. 제11조 제1항에 따른 면허 조건을 이행하지 아니한 경우
4. 제4조의3 제1항을 위반하여 면허를 대여한 경우
5. 삭제 〈2016. 12. 20.〉
6. 제4조 제6항을 위반하여 사람의 생명 또는 신체에 중대한 위해를 발생하게 한 경우
7. 제27조 제5항을 위반하여 사람의 생명 또는 신체에 중대한 위해를 발생하게 할 우려가 있는 수술, 수혈, 전신마취를 의료인 아닌 자에게 하게 하거나 의료인에게 면허 사항 외로 하게 한 경우
8. 거짓이나 그 밖의 부정한 방법으로 제5조 및 제6조까지에 따른 의료인 면허 발급 요건을 취득하거나 제9조에 따른 국가시험에 합격한 경우

정답 ③

## 06 출제키워드 ▶ 전문간호사

제78조(전문간호사) ② 전문간호사가 되려는 사람은 다음 각 호의 어느 하나에 해당하는 사람으로서 보건복지부장관이 실시하는 전문간호사 자격시험에 합격한 후 보건복지부장관의 자격인정을 받아야 한다.
1. 보건복지부령으로 정하는 전문간호사 교육과정을 이수한 자
2. 보건복지부장관이 인정하는 외국의 해당 분야 전문간호사 자격이 있는 자

정답 ③

※ 본 해설은 2024년 기준 법령에 따라 작성되었으며, 법령 개정으로 내용이 달라질 수 있습니다.

## 07 출제키워드 ▶ 벌칙

의료행위가 이루어지는 장소에서 의료행위를 행하는 의료인, 간호조무사, 의료기사 또는 의료행위를 받는 사람을 폭행·협박하여 중상해에 이르게 한 경우에는 3년 이상 10년 이하의 징역에 처한다.

제12조(의료기술 등에 대한 보호) ③ 누구든지 의료행위가 이루어지는 장소에서 의료행위를 행하는 의료인, 제80조에 따른 간호조무사 및 「의료기사 등에 관한 법률」 제2조에 따른 의료기사 또는 의료행위를 받는 사람을 폭행·협박하여서는 아니 된다.

제87조의2(벌칙) ① 제12조제3항을 위반한 죄를 범하여 사람을 상해에 이르게 한 경우에는 7년 이하의 징역 또는 1천만원 이상 7천만원 이하의 벌금에 처하고, 중상해에 이르게 한 경우에는 3년 이상 10년 이하의 징역에 처하며, 사망에 이르게 한 경우에는 무기 또는 5년 이상의 징역에 처한다.

정답 ⑤

## 08 출제키워드 ▶ 벌칙

수술 등에 따라 전형적으로 발생이 예상되는 후유증 또는 부작용을 환자에게 설명하지 않거나 서면 동의를 받지 아니한 자 (제24조의2 제1항 위반)는 300만원 이하의 과태료를 부과한다 (제92조).
① 제16조 제2항 위반
② 제17조 제3항 위반
③ 제21조의2 제1항 위반
⑤ 제77조 제2항 위반

제90조(벌칙) 제16조 제1항·제2항, 제17조 제3항·제4항, 제17조의2 제1항·제2항(처방전을 수령한 경우만을 말한다), 제18조 제4항, 제21조 제1항 후단(제40조의2 제4항에서 준용하는 경우를 포함한다), 제21조의2 제1항·제2항, 제22조 제1항·제2항(제40조의2 제4항에서 준용하는 경우를 포함한다), 제23조 제4항, 제26조, 제27조 제2항, 제33조 제1항·제3항(제82조 제3항에서 준용하는 경우를 포함한다)·제5항(허가의 경우만을 말한다), 제35조 제1항 본문, 제38조의2 제1항부터 제4항까지·제9항, 제41조, 제42조 제1항, 제48조 제3항·제4항, 제77조 제2항을 위반한 자나 제63조에 따른 시정명령을 위반한 자와 의료기관 개설자가 될 수 없는 자에게 고용되어 의료행위를 한 자는 500만원 이하의 벌금에 처한다.

정답 ④

## 09 출제키워드 ▶ 법률의 제정 목적

제1조(목적) 이 법은 의료기사, 보건의료정보관리사 및 안경사의 자격·면허 등에 관하여 필요한 사항을 정함으로써 국민의 보건 및 의료 향상에 이바지함을 목적으로 한다.

정답 ②

## 10 출제키워드 ▶ 의료기사

**제1조의2(정의)** 이 법에서 사용하는 용어의 뜻은 다음과 같다.
1. '의료기사'란 의사 또는 치과의사의 지도 아래 진료나 의화학적(醫化學的) 검사에 종사하는 사람을 말한다.

**제2조(의료기사의 종류 및 업무)** ① 의료기사의 종류는 임상병리사, 방사선사, 물리치료사, 작업치료사, 치과기공사 및 치과위생사로 한다.

정답 ⑤

## 11 출제키워드 ▶ 안경사의 업무 범위와 한계

안경사는 시력보정용이 아닌 경우를 포함하여 콘택트렌즈를 판매할 수 있으나, 6세 이하의 아동을 위한 안경과 콘택트렌즈는 의사의 처방에 따라 판매해야 한다.

**제1조의2(정의)** 이 법에서 사용하는 용어의 뜻은 다음과 같다.
3. '안경사'란 안경(시력보정용에 한정한다. 이하 같다)의 조제 및 판매와 콘택트렌즈(시력보정용이 아닌 경우를 포함한다. 이하 같다)의 판매를 주된 업무로 하는 사람을 말한다.

**시행령 제2조 1항**(별표1) 안경사의 업무 범위
가. 안경(시력보정용)의 조제 및 판매와 콘택트렌즈의 판매에 관한 다음의 구분에 따른 업무
   1) 안경의 조제 및 판매. 6세 이하의 아동을 위한 안경은 의사의 처방에 따라 조제, 판매해야 한다.
   2) 콘택트렌즈의 판매. 6세 이하의 아동을 위한 콘택트렌즈는 의사의 처방에 따라 판매해야 한다.
   3) 안경, 콘택트렌즈의 도수를 조정하기 위한 목적으로 수행하는 자각적(주관적) 굴절검사로서 약제를 사용하지 않는 검사
   4) 안경, 콘택트렌즈의 도수를 조정하기 위한 목적으로 수행하는 타각적(객관적) 굴절검사로서 약제를 사용하지 않는 검사 중 자동굴절검사기기를 이용한 검사
나. 그 밖에 안경의 조제 및 판매와 콘택트렌즈의 판매에 관한 업무

정답 ①

## 12 출제키워드 ▶ 응시자격의 제한

마약류 중독자는 결격사유에 해당하며, 국가시험에 응시할 수 없다.

**제5조(결격사유)** 다음 각 호의 어느 하나에 해당하는 사람에 대하여는 의료기사 등의 면허를 하지 아니한다.
1. 「정신건강증진 및 정신질환자 복지서비스 지원에 관한 법률」 제3조 제1호에 따른 정신질환자. 다만, 전문의가 의료기사 등으로서 적합하다고 인정하는 사람의 경우에는 그러하지 아니하다.
2. 「마약류 관리에 관한 법률」에 따른 마약류 중독자
3. 피성년후견인, 피한정후견인
4. 이 법 또는 관련법을 위반하여 금고 이상의 실형을 선고받고 그 집행이 끝나지 아니하거나 면제되지 아니한 사람

**제7조(응시자격의 제한 등)** ① 제5조 각 호의 어느 하나에 해당하는 사람은 국가시험에 응시할 수 없다.

정답 ②

## 13 출제키워드 ▶ 면허증의 재발급 신청

**시행규칙 제22조(면허증의 재발급 신청)** ① 의료기사 등이 면허증을 분실 또는 훼손하였거나 면허증의 기재사항이 변경되어 면허증의 재발급을 신청하려는 경우에는 별지 제15호서식의 의료기사 등 면허증 재발급 신청서(전자문서로 된 신청서를 포함한다)에 다음 각 호의 서류 또는 자료를 첨부하여 보건복지부장관에게 제출하여야 한다.

정답 ③

## 14 출제키워드 ▶ 안경업소의 시설기준

**시행규칙 제15조(안경업소의 시설기준 등)** 법 제12조 제4항에서 '보건복지부령으로 정하는 시설 및 장비'란 채광과 환기가 잘 되고 청결하며 안경(시력보정용으로 한정한다)의 조제와 콘택트렌즈(시력보정용이 아닌 것을 포함한다)의 판매에 적합한 시설과 다음 각 호의 장비를 말한다.
1. 시력표(Vision Chart)
2. 시력검사 세트(Phoroptor and Unit Set)
3. 시험테와 시험렌즈 세트(Trial Frame and Trial Lens Set)
4. 동공거리계(PDmeter)
5. 자동굴절검사기(Auto Refractormeter)
6. 렌즈 정점굴절력계(Lensmeter)

정답 ③

## 15 출제키워드 ▶ 폐업 등의 신고

**제16조(폐업 등의 신고)** ① 법 제13조에 따라 치과기공소 또는 안경업소의 폐업 또는 등록사항 변경 신고를 하려는 사람은 별지 제9호서식의 치과기공소·안경업소 폐업 또는 등록사항 변경 신고서에 개설등록증을 첨부하여 폐업하거나 등록사항을 변경한 날부터 14일 이내에 특별자치시장·특별자치도지사·시장·군수·구청장에게 제출하여야 한다.

정답 ②

## 16 출제키워드 ▶ 권한의 위임

**제28조(권한의 위임 또는 위탁)** ① 이 법에 따른 보건복지부장관의 권한은 그 일부를 대통령령으로 정하는 바에 따라 소속 기

관의 장, 특별시장·광역시장·특별자치시장·도지사·특별자치도지사, 시장·군수·구청장 또는 보건소장에게 위임할 수 있다.

정답 ④

### 17 출제키워드 ▶ 자격의 정지

의료기사 등이 품위를 현저히 손상시키는 행위를 한 경우 6개월 이내의 기간을 정하여 면허자격을 정지시킬 수 있다. 품위손상행위의 범위는 대통령령으로 정한다(시행령 제13조).

**22조(자격의 정지)** ① 보건복지부장관은 의료기사 등이 다음 각 호의 어느 하나에 해당하는 경우에는 6개월 이내의 기간을 정하여 그 면허자격을 정지시킬 수 있다.
1. 품위를 현저히 손상시키는 행위를 한 경우
2. 치과기공소 또는 안경업소의 개설자가 될 수 없는 사람에게 고용되어 치과기공사 또는 안경사의 업무를 한 경우
2의2. 치과진료를 행하는 의료기관 또는 제11조의2제3항에 따라 등록한 치과기공소가 아닌 곳에서 치과기공사의 업무를 행한 때
2의3. 제11조의2 제3항을 위반하여 개설등록을 하지 아니하고 치과기공소를 개설·운영한 때
2의4. 제11조의3 제2항을 위반하여 치과기공물제작의뢰서를 보존하지 아니한 때
2의5. 제11조의3 제3항을 위반한 때
3. 그 밖에 이 법 또는 이 법에 따른 명령을 위반한 경우
② 제1항 제1호에 따른 품위손상행위의 범위에 관하여는 대통령령으로 정한다.

정답 ①

### 18 출제키워드 ▶ 보수교육

의료기사 등의 신규 면허를 받은 연도에는 보수교육이 면제된다(시행규칙 제18조 제2항).

**제20조(보수교육)** ① 보건기관·의료기관·치과기공소·안경업소 등에서 각각 그 업무에 종사하는 의료기사 등(1년 이상 그 업무에 종사하지 아니하다가 다시 업무에 종사하려는 의료기사 등을 포함한다)은 보건복지부령으로 정하는 바에 따라 보수(補修)교육을 받아야 한다.
② 제1항에 따른 보수교육의 시간·방법·내용 등에 필요한 사항은 대통령령으로 정한다.

**시행규칙 제19조(보수교육 계획서 및 실적보고서 제출 등)** ③ 보수교육실시기관의 장은 보수교육을 받은 사람에게 별지 제14호서식의 보수교육 이수증을 발급하여야 한다.

**시행규칙 제21조(보수교육 관계 서류의 보존)** 보수교육실시기관의 장은 다음 각 호의 서류를 3년 동안 보존하여야 한다.

정답 ⑤

### 19 출제키워드 ▶ 면허취소와 재발급

**제21조(면허의 취소 등)** ① 보건복지부장관은 의료기사 등이 다음 각 호의 어느 하나에 해당하면 그 면허를 취소할 수 있다. 다만, 제1호의 경우에는 면허를 취소하여야 한다.
1. 제5조 제1호부터 제4호까지의 규정에 해당하게 된 경우
2. 삭제
3. 제9조 제3항을 위반하여 다른 사람에게 면허를 대여한 경우
3의2. 제11조의3 제1항을 위반하여 치과의사가 발행하는 치과기공물 제작의뢰서에 따르지 아니하고 치과기공물 제작 등 업무를 한 때
4. 제22조 제1항 또는 제3항에 따른 면허자격정지 또는 면허효력정지 기간에 의료기사 등의 업무를 하거나 3회 이상 면허자격정지 또는 면허효력정지 처분을 받은 경우
② 의료기사 등이 제1항에 따라 면허가 취소된 후 그 처분의 원인이 된 사유가 소멸되는 등 대통령령으로 정하는 사유가 있다고 인정될 때에는 보건복지부장관은 그 면허증을 재발급할 수 있다. 다만, 제1항 제3호 및 제4호에 따라 면허가 취소된 경우와 제5조 제4호에 따른 사유로 면허가 취소된 경우에는 그 취소된 날부터 1년 이내에는 재발급하지 못한다.

**제5조(결격사유)** 다음 각 호의 어느 하나에 해당하는 사람에 대하여는 의료기사 등의 면허를 하지 아니한다.
1. 「정신건강증진 및 정신질환자 복지서비스 지원에 관한 법률」 제3조 제1호에 따른 정신질환자. 다만, 전문의가 의료기사 등으로서 적합하다고 인정하는 사람의 경우에는 그러하지 아니하다.
2. 「마약류 관리에 관한 법률」에 따른 마약류 중독자
3. 피성년후견인, 피한정후견인
4. 이 법 또는 관련법을 위반하여 금고 이상의 실형을 선고받고 그 집행이 끝나지 아니하거나 면제되지 아니한 사람

정답 ①

### 20 출제키워드 ▶ 벌칙

안경 및 콘택트렌즈를 안경업소 외의 장소에서 판매한 안경사는 500만원 이하의 벌금에 처한다(제31조).

**제30조(벌칙)** ① 다음 각 호의 어느 하나에 해당하는 사람은 3년 이하의 징역 또는 3천만원 이하의 벌금에 처한다.
1. 제9조 제1항 본문을 위반하여 의료기사 등의 면허 없이 의료기사 등의 업무를 한 사람
2. 제9조 제3항을 위반하여 다른 사람에게 면허를 대여한 사람
2의2. 제9조 제4항을 위반하여 면허를 대여 받거나 면허 대여를 알선한 사람
3. 제10조를 위반하여 업무상 알게 된 비밀을 누설한 사람
4. 제11조의2 제1항을 위반하여 치과기공사의 면허 없이 치과기공소를 개설한 자. 다만, 제11조의2 제1항에 따라 개설등록을 한 치과의사는 제외한다.

5. 제11조의3 제1항을 위반하여 치과의사가 발행한 치과기공물 제작의뢰서에 따르지 아니하고 치과기공물 제작 등 업무를 행한 자
6. 제12조 제1항을 위반하여 안경사의 면허 없이 안경업소를 개설한 사람

정답 ⑤

## 21 출제키워드 ▶ 비정시의 교정굴절력

비정시안을 교정할 수 있는 렌즈의 대략적인 굴절력은 원점굴절도와 같다.

- 원점굴절도 $= \dfrac{1}{\text{원점거리}} = \dfrac{1}{-0.50} = -2.00(\text{D})$

정답 ③

## 22 출제키워드 ▶ 정시와 원시의 구분

정시, 수의성 원시, 상대성 원시의 나안시력은 모두 1.0 이상이므로 정시와 원시를 구분하기 위해 (+)구면렌즈를 부가하는 검사를 시행한다. (+)렌즈를 부가하였을 때 정시는 시력이 저하되고, 원시는 시력을 그대로 유지한다. 원시는 가입한 (+)도수만큼 조절력이 감소하는 것이므로 시력의 변화가 일어나지 않는다.

※ 적록검사로도 정시와 원시를 구분할 수 있다. 적록검사 시 적색바탕의 시표와 녹색바탕의 시표의 선명도가 같으면 정시이고, 녹색바탕의 시표가 선명하면 원시이다.

정답 ④

## 23 출제키워드 ▶ 잠복원시량

잠복원시량은 현성굴절검사에서는 나타나지 않는 원시량으로 조절기능을 완전히 배제한 조절마비굴절검사로 검출할 수 있다.

- 잠복원시량 = 조절마비굴절검사값(+5.00) - 현성굴절검사값(+3.50) = +1.50(D)

정답 ②

## 24 출제키워드 ▶ 난시의 교정

- 혼합난시 : 전초선은 망막 앞에, 후초선은 망막 뒤에 있는 난시안
- 혼합난시의 교정 : 한쪽은 원시를 교정할 수 있는 (+)굴절력, 한쪽은 근시를 교정할 수 있는 (-)굴절력으로 교정함

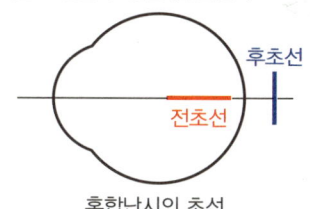

혼합난시의 초선

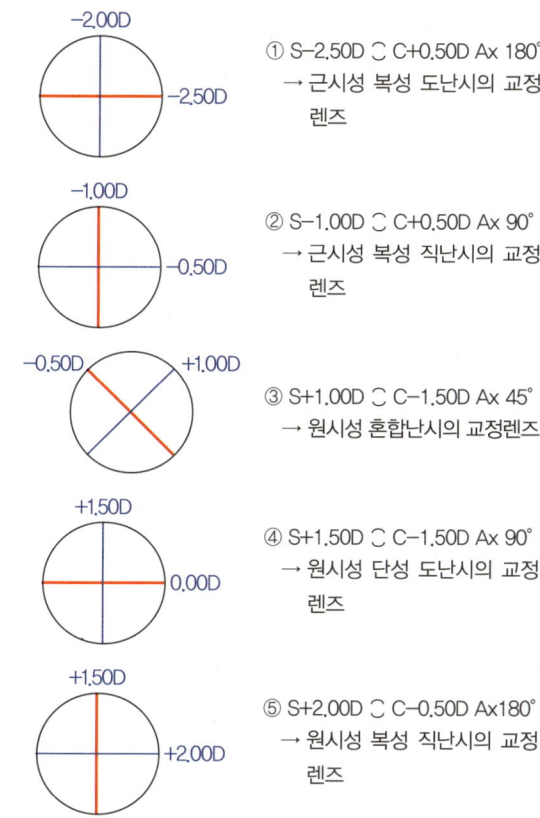

① S-2.50D ◯ C+0.50D Ax 180°
→ 근시성 복성 도난시의 교정렌즈

② S-1.00D ◯ C+0.50D Ax 90°
→ 근시성 복성 직난시의 교정렌즈

③ S+1.00D ◯ C-1.50D Ax 45°
→ 원시성 혼합난시의 교정렌즈

④ S+1.50D ◯ C-1.50D Ax 90°
→ 원시성 단성 도난시의 교정렌즈

⑤ S+2.00D ◯ C-0.50D Ax180°
→ 원시성 복성 직난시의 교정렌즈

정답 ③

## 25 출제키워드 ▶ 광학적 부등상시

두 눈의 교정굴절력이 2D 이상 차이가 나는 굴절부등시가 안경을 착용할 경우 교정렌즈의 안경배율이 달라서 양안의 망막상의 크기 차이가 난다. 이를 광학적 부등상시라고 하며, 복시나 안정피로가 나타날 수 있으므로 콘택트렌즈로 교정하는 것이 좋다.

정답 ①

## 26 출제키워드 ▶ 시력과 최소분리시각

최소분리시각은 일정 거리에서 떨어져 있는 두 점이 분리되었음을 인식할 수 있는 최소 각도로 그 각도 이하가 되면 분리된 것으로 인식하지 못한다. 최소분리시각이 작을수록 시력이 좋으며, 시력은 최소분리시각의 역수로 나타낸다.

- 시력 $= \dfrac{1}{\text{최소분리시각(분)}}$
- 최소분리시각(분) $= \dfrac{1}{\text{시력}} = \dfrac{1}{0.2} = 5(\text{분})$

정답 ④

## 27 [출제키워드] 나안시력검사

시력표에서 가장 큰 시표(0.1)를 읽지 못할 때 시표를 판독할 수 있는 거리까지 걸어 나온다. 그때의 시력은 다음과 같이 구한다.

- 시력 = 가장 큰 시표의 시력(0.1) × $\dfrac{\text{시표판독거리}}{\text{시력표 검사거리(5m)}}$

  → 시표판독거리 : $0.1 \times \dfrac{x}{5} = 0.05 \rightarrow x = 2.50(m)$

정답 ④

## 28 [출제키워드] 핀홀검사

시력검사과정에서 시력이 쉽게 향상되지 않으면 핀홀검사를 수행한다. 눈 앞에 동공의 직경보다 작은 핀홀판을 둘 경우 피사체 심도가 깊어져 시력이 향상되는 효과가 나타난다. 핀홀검사로 시력이 향상되면 광학적 교정이 가능하지만, 시력이 향상되지 않으면 안구 내 매질혼탁이 있을 수 있으므로 광학적 교정이 되지 않는다.

정답 ②

## 29 [출제키워드] 정적검영법

발산광선속을 사용하여 정적검영법으로 중화점을 찾을 때 역행이 나타나면 중화점이 안경사의 앞쪽에 있는 것이므로 (−)구면렌즈를 부가한다(반대로 동행이 나타나면 중화점이 안경사의 뒤쪽에 있는 것이므로 (+)구면렌즈를 부가한다).

정답 ②

## 30 [출제키워드] 정적검영법

정적검영법에서 검사거리 보정렌즈를 사용하지 않았다면 교정굴절력은 중화렌즈 도수에 검사거리 환산도수를 더해준다.

- 검사거리 환산도수 = $\dfrac{1}{\text{검사거리(50cm)}} = \dfrac{1}{-0.50}$

  $= -2.00(D)$

- 교정굴절력 = 중화렌즈(+2.50) + 검사거리 환산도수(−2.00)

  $= +0.50(D)$

정답 ①

## 31 [출제키워드] 정적검영법 – 난시

난시안의 검영은 경선별로 중화점을 찾아 교정굴절력을 측정한다. 발산광선속으로 검영할 때, 피검사자의 원점(중화점)이 검사거리와 일치하면 중화, 앞쪽에 위치하면 역행, 뒤쪽에 위치하면 동행이 나타난다. 이때 검영기의 선조광 방향은 경선 방향과 수직이다.

- 원점거리 = $\dfrac{1}{\text{교정굴절력}}$

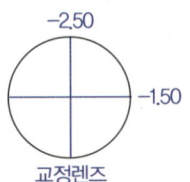
교정렌즈

- 수직경선의 원점 = $\dfrac{1}{-2.50} = -0.40(m)$ → 원점이 검사거리 (67cm)보다 앞쪽에 위치하므로 (수평 방향) 역행

- 수평경선의 원점 = $\dfrac{1}{-1.50} = -0.67(m)$ → 원점과 검사거리 (67cm)가 일치하므로 (수직 방향) 중화

정답 ③

## 32 [출제키워드] 각막난시

+44.50
+43.50
각막의 굴절력

- 수평경선 : +43.50D
- 수직경선 : +44.50D
- 난시량 : 1.00D
- 각막난시 : C−1.00D Ax 180°의 직난시

정답 ④

## 33 [출제키워드] 포롭터의 보조렌즈

워스4점검사는 RL(적색필터)와 GL(녹색필터)를 사용한다.
- O : 검사창개방
- R : 검영보정렌즈
- RL : 적색필터
- PH : 핀홀(Pin Hole)렌즈
- WMH : 수평백색마독스

정답 ③

## 34 [출제키워드] 자각적 굴절검사 – 난시

눈이 근시성 상태일 때 (−)원주렌즈의 교정축은 선명한 (시간)방향 × 30°이다. 1시 방향이 선명하다고 하면 교정축은 ⟨1 × 30° = 30°⟩이다.

정답 ①

## 35 [출제키워드] 자각적 굴절검사 – 난시

S+1.00D ◯ C−2.00D Ax 90°로 교정되는 난시안은 주경선 균형상태의 혼합난시로 최소착란원이 망막에 위치하는 눈이다. 최소착란원이 망막에 있는 난시안은 모든 방향에서 선명도가 동일하다.

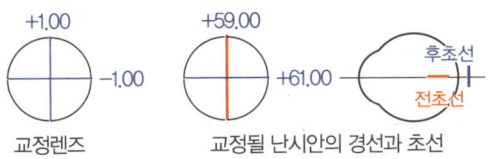

정답 ⑤

### 36  출제키워드 ▶ 난시정밀검사

크로스실린더렌즈를 이용한 난시정밀검사는 운무법으로 측정한 난시 교정값을 정밀하게 보정할 수 있다. 이때 눈의 상태는 최소착란원이 망막 중심와에 놓이는 주경선균형상태의 혼합난시로 유지해야 한다.

정답 ⑤

### 37  출제키워드 ▶ 난시축 정밀검사

그림은 180°에 크로스실린더렌즈의 중간기준축이 위치하고 있으므로 난시축 정밀검사를 하는 것으로 볼 수 있으며, 반전검사를 했을 때 선명도의 차이를 보인다면 난시축을 수정해야 한다. 이때 난시축의 수정은 더 선명하다고 한 (나)상태에서 적색점 방향(시계방향)으로 5~10°정도 이동해 준다.

정답 ②

### 38  출제키워드 ▶ 구면굴절력 정밀검사

크로스실린더렌즈의 (+)축을 수평 방향에 위치시키면 눈의 전초선은 수평 방향이고, 후초선은 수직 방향이 된다. 이때 수직선이 수평선보다 선명하게 보인다면 최소착란원이 망막 앞에 놓여 있는 경우이므로 구면굴절력을 (-)방향으로 수정해 준다.

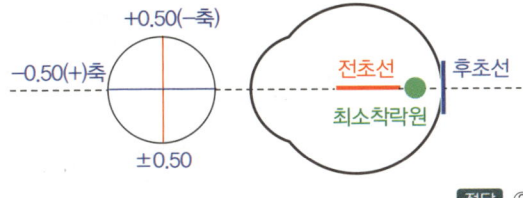

정답 ②

### 39  출제키워드 ▶ 양안균형검사 – 프리즘분리법

프리즘을 가입했을 때 상은 기저과 반대 방향으로 이동하기 때문에 BU 프리즘을 가입한 오른쪽 눈의 시표는 아래로, BD 프리즘을 가입한 왼쪽 눈의 시표는 위로 분리된다. 우안으로 보는 아래쪽 시표가 위쪽 시표보다 더 선명하다고 했으므로 우안에 S+0.25D를 가입해 준다.

정답 ④

### 40  출제키워드 ▶ 격자시표

격자시표는 크로스실린더렌즈를 사용하는 노안가입도 검사와 교정구면굴절력의 정밀검사에 사용된다.

정답 ⑤

### 41  출제키워드 ▶ 가입도검사 – 적록검사

눈의 색수차를 이용한 적록검사는 노안 가입도검사에도 유용하게 쓰일 수 있다. 적색파장과 녹색파장의 빛이 눈에서 굴절되면 굴절률이 높은 녹색이 먼저 결상되고 적색은 더 뒤쪽에 결상되는데, 기준파장인 황색을 기준으로 ±0.25D 정도 차이가 난다. 따라서 근거리 적록시표를 보았을 때 녹색바탕의 시표가 적색바탕의 시표보다 더 선명하게 보인다고 하면 기준파장인 황색이 망막 뒤에 있음을 나타내므로 가입도가 필요한 상태이다.

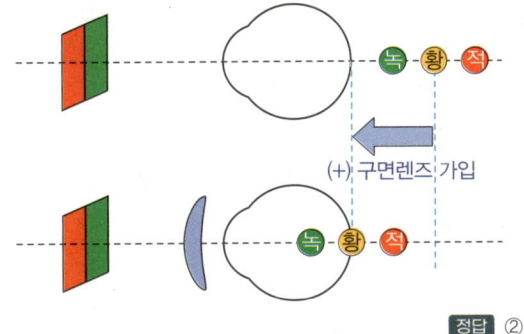

정답 ②

### 42  출제키워드 ▶ (+)렌즈부가법

- 최대조절력이 검사거리를 주시하기 위한 조절량보다 부족한 경우 (+)렌즈를 부가하여 조절력을 구할 수 있다.
- (+)렌즈부가법을 이용한 조절력 측정
  검사거리 조절량(+2.50) − 부가된 (+)굴절력(+1.50)
  = +1.00(D)

정답 ①

### 43  출제키워드 ▶ 안경처방서의 명기사항

원용, 근용 등의 용도에 따라 교정굴절력이 달라지므로 사용 용도는 반드시 기록해야 한다.

〈안경처방서의 명기사항〉
- 교정 구면렌즈의 상측정점굴절력
- 교정 원주렌즈의 상측정점굴절력과 축방향
- 프리즘굴절력과 기저 방향
- 원용, 근용 등의 사용용도 및 거리
- 동공중심간거리(PD)
- 가입도(Add)

정답 ③

## 44 출제키워드 ▶ 안경처방서의 좌우안 표기

- 우안 : OD(Oculus Dexter), RE(Right Eye), R
- 좌안 : OS(Oculus Sinister), LE(Left Eye), L
- 좌우안의 처방값이 같을 때 : OU(Oculus Uterque)
- 프리즘의 기저방향 BI(기저내방)을 TABO 방향각으로 표기하면 우안은 0°, 좌안은 180°이다.

정답 ①

## 45 출제키워드 ▶ 정점간거리(VD)변화에 따른 굴절력의 변화

- 정점간거리가 길어지면
  - 교정렌즈는 (+)효과 → 근시화된 상태
  - 근시는 저교정, 원시는 과교정 상태
  - 완전교정을 위해서는 (-)구면렌즈를 추가
  - 근시는 더 높은 (-)굴절력, 원시는 더 낮은 (+)굴절력을 요구
- 정점간거리가 짧아지면
  - 교정렌즈는 (-)효과 → 원시화된 상태
  - 근시는 과교정, 원시는 저교정
  - 완전교정을 위해서는 (+)구면렌즈를 추가
  - 근시는 더 낮은 (-)굴절력, 원시는 더 높은 (+)굴절력을 요구
  ① 정점간거리가 길어지면 (-)렌즈를 추가
  ② 정점간거리가 길어지면 근시는 저교정 상태
  ③ 정점간거리가 짧아지면 원시는 저교정 상태
  ⑤ 정점간거리가 짧아지면 근시는 더 낮은 (-)굴절력을 요구

정답 ④

## 46 출제키워드 ▶ 필요렌즈 최소지름

- FPD : 54 + 18 = 72
- ※ FPD(Frame PD) = 렌즈삽입부 크기 + 연결부 길이
- PD : 62
- 렌즈삽입부 최장길이 : 54
- 작업여유분 : 2
- 필요렌즈의 최소지름 : FPD - PD + 렌즈삽입부 최장길이 + 작업여유분 = 66(mm)

정답 ④

## 47 출제키워드 ▶ 안경테의 계측 - FPD

FPD(Frame Pupil Distance)는 안경테의 기준점간거리로 박싱 시스템에서는 렌즈삽입부(Eye Size)와 연결부(Distance Between Lenses)를 더한다.

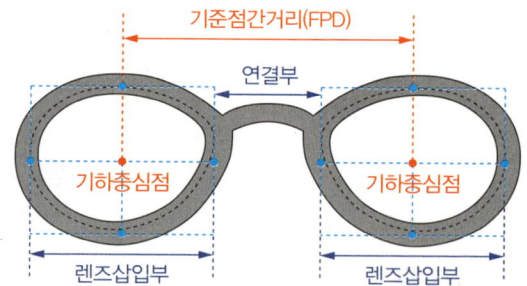

45 □ 23 145 → FPD = ES(45) + DBL(23) = 68(mm)

정답 ③

## 48 출제키워드 ▶ 코받침 피팅

금속 안경테의 전면부는 코받침지지를 조정하여 올리거나 내릴 수 있다. 안면부를 내리려면 코받침(지지)를 올리거나 코받침(지지)의 좌우 간격의 폭을 넓혀 준다.

정답 ④

## 49 출제키워드 ▶ 연결부 휨 조정 플라이어

※ 연결부 휨 조정 플라이어는 림(Rim) 커브 조정 플라이어와 구별할 필요가 있다.

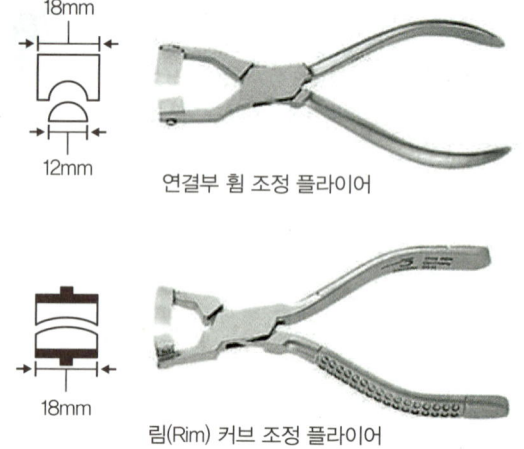

정답 ③

## 50 출제키워드 ▶ 설계점

안경처방서의 내용에 맞추어 렌즈를 가공하기 위해서는 설계점을 설정해야 한다. 단초점렌즈에서 프리즘처방이 없으면 형판의 설계점과 렌즈의 광학중심점을 일치시켜 조제가공한다.

정답 ①

## 51 출제키워드 ▶ 형판설계 – PD

형판의 기준점(FPD)에서 '조제가공 PD와 Oh'와의 편위량을 구하여 설계점을 설정한다.

- 기준점간거리(FPD) : 50 □ 20 → FPD = 50 + 20 = 70(mm)
- 설계점간거리(원용 PD) : 64mm
- 설계점간거리가 기준점간거리보다 짧으므로 설계점은 양안의 기준점에서 3mm씩 코 방향으로 편위된다.

정답 ⑤

## 52 출제키워드 ▶ 형판설계

안위이상이 없는 경우 형판의 설계점은 렌즈의 광학중심점(동공중심)과 일치시켜야 하고 형판의 기준점(FPD)에서 '조제가공 PD와 Oh'와의 편위량을 구하여 설정한다.

〈수평 편위량〉

- 안경테 50 □ 18 → 단안 $FPD = \dfrac{50+18}{2} = 34(mm)$
- 설계점 (단안 PD) : 34mm
- 수평편위량 : 기준점(34)과 설계점(34)이 일치하므로 편위량은 없다.

〈수직 편위량〉

- 기하중심점 : 렌즈삽입부의 수직이등분지점 $= \dfrac{36}{2} = 18(mm)$
- 설계점 (측정 Oh) : 22mm
- 수직 편위량 : 측정Oh(22)가 수직이등분지점(18)보다 높으므로 설계점은 위로 4mm 편위시켜야 한다.

정답 ②

## 53 출제키워드 ▶ 산각세우기 – 근용프리즘처방렌즈

근용프리즘처방렌즈의 BI(기저내방) 처방은 (+), (−)렌즈 모두 (+)면과 평행하게, BO(기저외방) 처방은 (+), (−)렌즈 모두 (−)면에 평행하게 산각줄기를 세운다.

정답 ⑤

## 54 출제키워드 ▶ 기준경선의 방향과 굴절력

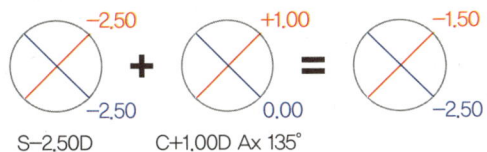

정답 ②

## 55 출제키워드 ▶ 점검 및 수정 – PD

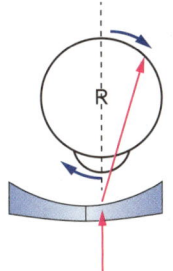

- (−)렌즈에서 PD가 4mm 길어졌을 때
  → BI 효과 발생
  → 개산부담을 갖는 내사위 유발

정답 ③

## 56 출제키워드 ▶ 점검 및 수정 – PD

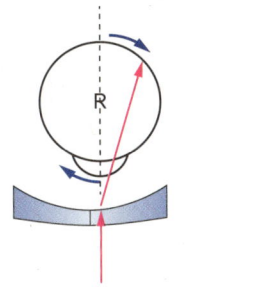 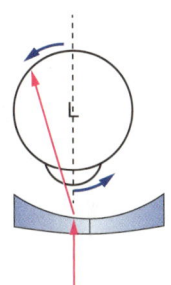

OD : S−2.00D
우안PD : 32 → 33mm
→ 시선이 코쪽 1mm 지점 통과
→ BI 효과 발생
→ $|P| = 2 \times 0.1 = 0.2$ (△)

OS : S−1.00D
좌안PD : 30 → 33mm
→ 시선이 코쪽 3mm 지점 통과
→ BI 효과 발생
→ $|P| = 1 \times 0.3 = 0.3$ (△)

※ 프리즘굴절력의 크기
$|P| = |D'| \times h$ (단위 : $D \cdot cm = △$)
$D'$ : 렌즈의 상측굴절력
$h$ : 렌즈의 광학중심점 ∞ 동공중심(cm)

정답 ③

## 57 출제키워드 ▶ 점검 및 수정

OD : S−3.00D        OS : S−2.00D ◯ C−1.00D Ax 90°

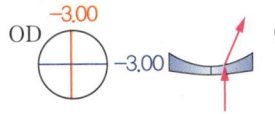 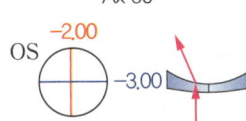

- R : 180°경선 −3.00D
- PD : 31 → 33mm
  → 시선이 코쪽 2mm 지점 통과
  → BI 효과 발생
  → $|P|=3\times0.2=0.6\,(\triangle)$
- L : 180°경선 −3.00D
- PD : 31 → 33mm
  → 시선이 코쪽 2mm 지점 통과
  → BI 효과 발생
  → $|P|=3\times0.2=0.6\,(\triangle)$

→ 양안에 미치는 프리즘영향 : 1.2△ BI

정답 ⑤

## 58 출제키워드 근용 PD의 허용오차

- 근용안경은 개산력의 여유가 많고, 폭주력의 여유는 적다.
  → 허용오차가 큰 방향 : BI, 허용오차가 작은 방향 : BO

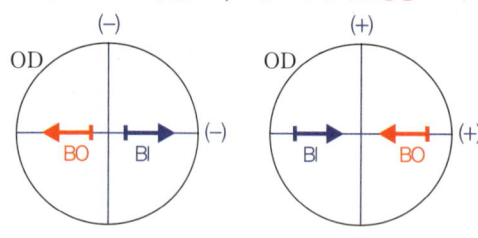

- (−)렌즈에서 조제가공 PD가 짧아지면 BO, 길어지면 BI 효과 발생
- (+)렌즈에서 조제가공 PD가 짧아지면 BI, 길어지면 BO 효과 발생
  ① (+)렌즈에서 PD가 4mm 길어짐 → 시선이 코 방향으로 이동
    → BO 효과, $|P|=2\times0.4=0.8\,(\triangle)>0.5\triangle$
  ② (−)렌즈에서 PD가 4mm 길어짐 → 시선이 코 방향으로 이동
    → BI 효과, $|P|=2\times0.4=0.8\,(\triangle)<1.0\triangle$
  ③ (+)렌즈에서 PD가 5mm 짧아짐 → 시선이 귀 방향으로 이동
    → BI 효과, $|P|=2.5\times0.5=1.25\,(\triangle)>1.0\triangle$
  ④ (−)렌즈에서 PD가 3mm 짧아짐 → 시선이 귀 방향으로 이동
    → BO 효과, $|P|=2.5\times0.3=0.75\,(\triangle)>0.5\triangle$
  ⑤ (+)렌즈에서 PD가 2mm 길어짐 → 시선이 코 방향으로 이동
    → BO 효과, $|P|=3\times0.3=0.9\,(\triangle)>0.5\triangle$

정답 ②

## 59 출제키워드 렌즈미터 − 토릭렌즈

렌즈미터의 크로스라인 타깃상은 경선 방향과 수직(축 방향)으로 선명한 초선상을 맺는다.
- −4.00D에서 30° 방향 선명 → C−4.00D Ax 30°
- −2.50D에서 120° 방향 선명 → C−2.50D Ax 120°

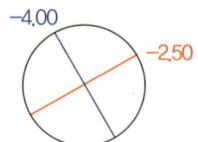

C−4.00D Ax 30° ◯ C−2.50D Ax 120°
S−4.00D ◯ C+1.50D Ax 120°
S−2.50D ◯ C−1.50D Ax 30°

정답 ④

## 60 출제키워드 렌즈미터 − 프리즘렌즈

- 프리즘굴절력의 크기 : 스크린 중앙에서부터 타깃상이 이동된 거리, 십자선상의 한 눈금이 1△ → 2△
- 프리즘굴절력의 기저 방향 : 타깃상이 이동된 방향
  → Base 0°(오른쪽 렌즈는 BI, 왼쪽 렌즈는 BO)

정답 ①

## 61 출제키워드 이중초점렌즈의 상의 도약량

이중초점렌즈에서 발생하는 상의 도약은 원용부에서 근용부로 시선이 이동할 때 프리즘량의 연속성이 깨어져서 나타나는 것이다.

상도약량은 원용부와 근용부의 굴절력차, 즉 가입도(A)가 높을수록, 자렌즈의 광학중심점에서 상부경계선까지의 거리($|\vec{r_A}|$)가 길수록 커진다.

- 상도약량 $=A\times|\vec{r_A}|$

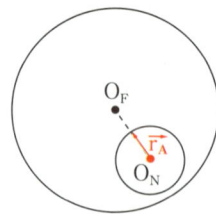
클립토크형 이중초점렌즈

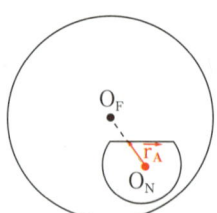
플랫탑형 이중초점렌즈

정답 ④

## 62 출제키워드 이중초점렌즈

근용부의 합성광학중심점은 자렌즈의 프리즘굴절력과 모렌즈의 프리즘굴절력이 서로 상쇄되어 근용부 전체의 프리즘굴절력이 0△이 되는 점이다. 원용부가 구면렌즈일 때 원용부 구면굴절력(S)과 가입도(A)에 따라 합성광학중심점의 위치는 달라진다.

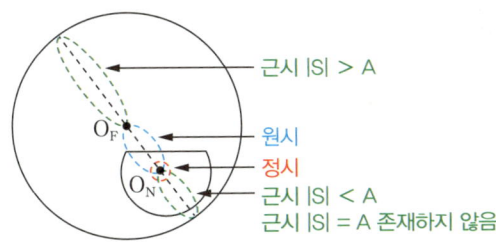

이중초점렌즈의 근용부 합성광학중심점의 위치

- 근시이면서 $|S|=A$인 이중초점렌즈의 근용부 합성광학중심점은 존재하지 않는다.

정답 ⑤

### 63  출제키워드 ▶ 누진굴절력렌즈의 설계 및 가공

누진굴절력렌즈는 조제 기준점으로 아이포인트(= 피팅크로스)가 표시되어 있고 눈의 각막반사상 즉 동공중심에 아이포인트를 일치시켜 조제가공한다.

정답 ①

### 64  출제키워드 ▶ 멀티디자인

누진굴절력렌즈는 가입도가 증가할수록 누진대와 근용부가 좁아지는데, 멀티디자인은 가입도에 따라 설계를 달리하여 가입도가 증가해도 근용부 시야가 비슷하게 유지되는 디자인이다.

정답 ④

### 65  출제키워드 ▶ 하프톤렌즈의 설계

하프톤렌즈는 착색농도가 위로 갈수록 진해지는 렌즈로 농도가 갑자기 변하는 중간부분을 하프라인이라 한다. 하프라인을 광학중심점 아래 10mm에 설정하면 원거리는 농도가 진한 곳을 통해 보게 되고, 근거리는 농도가 약한 곳으로 볼 수 있어 독서 등에 불편함을 줄일 수 있다. 조제가공 시에는 하프라인을 형판의 수평기준선과 나란하게 맞추어 준다.

정답 ③

### 66  출제키워드 ▶ 프리즘처방렌즈

- BO(or BI) 처방은 수평 방향 프리즘이므로 조제가공 PD를 조정해 준다.

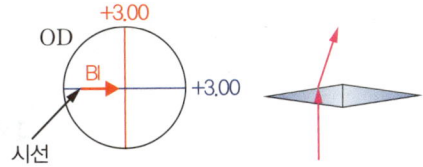

- 수평 경선의 굴절력이 +3.00D이고, 오른쪽 (+)렌즈에서 BI 효과를 보기 위해서는 시선이 광학중심점에서 귀 방향으로 통과해야 한다. → 단안 기준 PD보다 조제가공 PD가 짧아진다.
- 프리즘량$(1.5\triangle)=3.00(D)\times$편심량(cm)
  → 편심량$=0.5(cm)=5(mm)$
- 조제가공 PD보다 기준 PD가 5mm 길다(28 → 33mm).

정답 ④

### 67  출제키워드 ▶ 복식알바이트 안경

- 원거리를 주시할 때의 뒷렌즈에서 유발되는 프리즘양

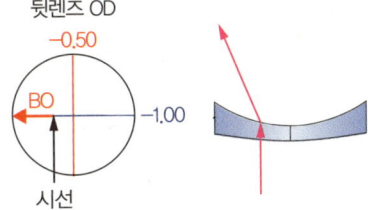

- 근용 PD가 29mm, 원용 PD가 31mm이므로 원거리를 주시할 때 시선은 귀 방향 2mm 지점을 통과한다.
  → BO 효과 발생
  → $|P|=1.0(D)\times0.2(cm)=0.2(\triangle)$
- **앞렌즈는 프리즘이 중화되도록 PD를 설계해야 함 (0.2△ BI)**

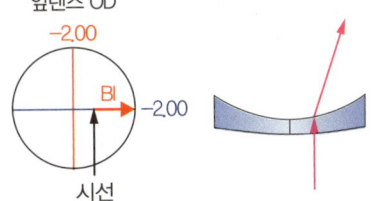

- 앞렌즈 굴절력 = −(가입도) = −2.00D
- (−)렌즈에서 BI 효과를 보기 위해서는 시선이 광학중심점에서 코 방향을 통과해야 한다. → 조제가공 PD가 길어져야 한다.
- 프리즘량$(0.2\triangle)=2.00(D)\times$편심량(cm)
  → 편심량$=0.1(cm)=1(mm)$
- 단안 편심량이 1mm이므로 양안 PD는 2mm 길어진다(62 → 64mm).

정답 ①

### 68  출제키워드 ▶ 입체시

입체시는 외계 물체 간의 깊이를 지각하는 단계로 양안시기능의 최종목적이다.

※ 양안단일선명시의 단계 : 동시시 → 융합 → 입체시

정답 ②

### 69 출제키워드 ▶ 이상억제

양안중심시가 이루어지지 않을 때 복시 및 혼란시를 피하기 위해 억제가 일어날 수 있다(이상억제). 사시안에서 나타날 수 있으며, 비사시안에서는 비정시, 굴절부등시, 부등상시에서 나타날 수 있다.

정답 ④

### 70 출제키워드 ▶ 조절용이성 검사

조절용이성은 근거리 시표를 주시하게 하고 렌즈플리퍼(±2.00)를 이용하여 검사할 수 있다. 눈 앞에 +2.00D를 갖다 대었을 때 시표가 흐려 보이다가 선명해지면 −2.00D로 교환해 주고, 시표가 다시 흐려 보이다가 선명해지는 순간을 1 Cycle로 하여 1분에 반복한 횟수를 기록한다. 기댓값은 단안 11±5CPM(Cycle Per Minute), 양안 10±5CPM이다.

정답 ③

### 71 출제키워드 ▶ 폭주각

- 폭주각($\triangle$) = $\dfrac{PD(cm)}{주시거리(m)}$ = $\dfrac{6.0}{0.5}$ = $12(\triangle)$

※ 폭주각 계산 시, 주시거리의 단위는 m이고, PD의 단위는 cm인 것에 주의한다.

정답 ②

### 72 출제키워드 ▶ 융합력검사

- 융합력검사 : 음성융합성 폭주력은 BI 프리즘, 양성융합성 폭주력은 BO 프리즘을 부가하여 검사하고, '흐린점 / 분리점 / 회복점'으로 기록한다. 흐린점이 융합여력이고, 흐린점 ~ 분리점이 조절성 폭주량이다.
- 원거리 개산력에는 조절이 개입하지 않아 흐린점이 나타나지 않는다(음성조절성 폭주량은 없음).

정답 ⑤

### 73 출제키워드 ▶ 헤테로포리아법 AC/A 비

헤테로포리아(Heterophoria)법에 의한 AC/A 비는 원거리 및 근거리 사위량에 의해 계산된다. 근거리 사위량에만 근접성 폭주량이 포함되어 있어 상대적으로 부정확하다.

$AC/A = PD(cm) + \dfrac{근거리사위량 - 원거리사위}{조절자극변화량}$

$= 6.2 + \dfrac{(-3) - (+3)}{2.5} = 6.0 - 2.4$

$= 3.6(\triangle/D)$

※ 외사위는 (−), 내사위는 (+)로 계산한다.

정답 ②

### 74 출제키워드 ▶ 가림벗김검사

- 정위와 사위를 구별
- 차폐한 눈의 가림판을 제거하는 직후 눈의 움직임 관찰
- 움직임이 관찰되면 사위(융합을 위해 교정운동을 하면서 주시 물체를 향해 움직임)
- 코 방향으로 움직임 → 외사위 / 귀 방향으로 움직임 → 내사위
- 아래로 움직임 → 상사위 / 위로 움직임 → 하사위
- 왼쪽 눈이 위로 움직임 → 좌안 하사위

※ 수평사위(내사위, 외사위)는 좌우안을 구분할 필요가 없지만 수직사위(상사위, 하사위)는 좌안과 우안을 구분해야 한다(좌안 상사위 = 우안 하사위, 좌안 하사위 = 우안 상사위).

정답 ①

### 75 출제키워드 ▶ 각막반사법

우안의 각막반사상이 동공중심에서 귀쪽으로 치우쳐있으므로 눈은 반대 방향인 코쪽으로 내편위되어 있다(우안 내사시).

정답 ④

### 76 출제키워드 ▶ 사위검사 – 마독스봉검사

- 마독스봉은 원기둥을 층층이 나열시킨 것으로 마독스봉을 통해 점광원을 보게 되면 원기둥이 나열된 방향과 수직인 선조광이 보이게 된다.

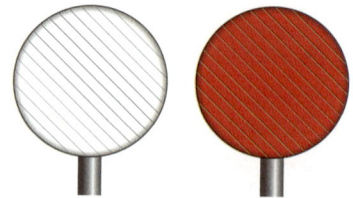

- 한쪽 눈은 점광원, 한쪽 눈은 선조광을 보게 되므로 완전융합 제거안위가 만들어지고 사위검사에 이용된다.
- 마독스봉의 축을 수직으로 가입하면 선조광이 수평으로 보이고 수직사위를 검사할 수 있다.

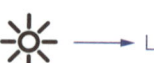

- 오른쪽에 마독스봉을 가입했으므로 오른쪽은 선조광, 왼쪽은 점광원으로 보임
- 우안의 상이 위쪽에 있으므로 우안이 아래로 편위되어 있다.
  → 우안 하사위 = 좌안 상사위

정답 ②

## 77 출제키워드 ▶ 사위검사 – 편광법

편광법은 편광축 방향이 서로 수직인 편광렌즈와 편광시표를 이용해 좌우안으로 보이는 상을 다르게 하여 안위상태를 평가하는 방법이다.

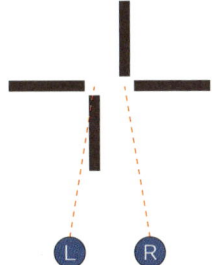

- 좌안의 상은 왼쪽, 우안의 상은 오른쪽에 있어 동측성으로 내사위이다. 내사위는 BO 프리즘으로 교정한다.

정답 ②

## 78 출제키워드 ▶ 양안시이상

원거리는 정위, 근거리는 높은 외사위, 낮은 AC/A 비를 가지고 있는 경우는 폭주부족으로 예상할 수 있다.

〈양안시이상의 분류(Tite)〉

| 양안시이상 | 원거리 안위 | 근거리 안위 | AC/A |
|---|---|---|---|
| 폭주과다(CI) | 거의 정위 | 높은 내사위 | 높음 |
| 폭주부족(CE) | 거의 정위 | 6△이상의 외사위 | 낮음 |
| 개산과다(DI) | 높은 외사위 | 6△이하의 외사위 | 높음 |
| 개산부족(DE) | 내사위 > 내사위 | | 보통 |
| | 내사위 < 내사위 | | 높음 |

정답 ⑤

## 79 출제키워드 ▶ 시기능처방 – 쉐어드기준

- 쉐어드(Sheard) 기준 : 사위를 교정하고 남은 상대폭주량(개산여력 또는 폭주여력)이 사위량의 2배 이상이 되도록 처방
- 8△ 외사위 → 폭주여력 (BO 버전스) 확인(10△)
- 처방값 : $P = \dfrac{2H-R}{3} = \dfrac{16-10}{3} = 2△\text{BI}$ ($H$ : 사위량, $R$ : 폭주여력 or 개산여력)

※ 수직선을 이용한 풀이 : 사위도와 융합여력을 표시하고 3등분 점을 구한다.

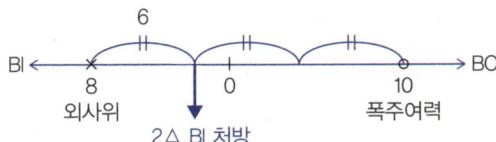

정답 ②

## 80 출제키워드 ▶ 사위처방 프리즘렌즈

- 우안 4△ 상사위 교정 → 상방운동의 부담을 덜어 주기 위해 OD : 4△ BD 처방
- 양안에 나누어 처방할 경우 → OD : 2△ BD, OS : 2△ BU

정답 ⑤

## 81 출제키워드 ▶ 각막의 형상

각막의 곡률반지름은 전면이 후면보다 길고, 곡률은 전면보다 후면이 더 크다.

정답 ①

## 82 출제키워드 ▶ 눈물의 성분

눈물은 지방층, 수성층, 점액층으로 구성되어 있다. 이 중 점액층은 각막의 상피 표면을 친수성으로 만들어 눈물이 잘 퍼져나가도록 하고 술잔세포에서 분비된다.

정답 ①

## 83 출제키워드 ▶ 당량산소백분율(EOP)

당량산소백분율은 각막과 콘택트렌즈 사이의 눈물에 녹아있는 산소량을 대기 중 산소의 %로 표시한 값이다.

정답 ④

## 84 출제키워드 ▶ 교차결합제

콘택트렌즈의 중합과정에서 가교제(교차결합제, Cross-Linking Agent)는 폴리머 체인을 유지하는 역할을 하며 EGDMA(Ethylene Glycol Dimeth Acrylate)가 가장 많이 사용된다.

정답 ①

## 85 출제키워드 ▶ 콘택트렌즈의 변수 – 전체 직경

소프트 콘택트렌즈의 전체 직경은 각막을 완전히 덮을 수 있도록 가시홍채지름보다 2~3mm 큰 것을 선택한다.

정답 ②

## 86 출제키워드 ▶ 콘택트렌즈의 광학 – 조절, 폭주 변화

나안의 정시와 안경으로 완전교정된 상태를 비교하면 안경을 착용한 근시는 조절과 폭주 요구량이 감소하고, 안경을 착용한 원시는 조절과 폭주 요구량이 증가한다. 이에 반해 콘택트렌즈를 착용할 경우는 조절과 폭주 요구량이 나안의 정시와 거의 같다고 할 수 있다. 따라서 안경에서 콘택트렌즈로 교체 착용하고

근거리를 보게 되면 상대적으로 원시안은 조절과 폭주 요구량이 모두 감소하고, 근시안은 모두 증가한다.

정답 ①

### 87 출제키워드 ▶ 잔여난시

소프트 콘택트렌즈와 각막 사이에는 눈물렌즈가 거의 만들어지지 않기 때문에 난시안이 구면 소프트 콘택트렌즈를 착용할 경우 잔여난시가 남게 된다.

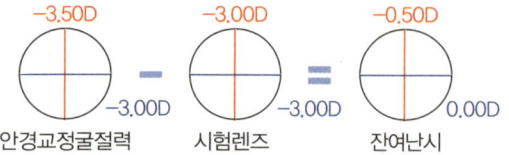

안경교정굴절력  시험렌즈  잔여난시

※ 안경교정굴절력이 4.00D 이상일 경우에는 콘택트렌즈로 교정 시 굴절력 보정을 해 주어야 한다.

정답 ③

### 88 출제키워드 ▶ 하드 콘택트렌즈 피팅 – 베이스커브

하드 콘택트렌즈의 베이스커브(BC)가 0.05mm 길어지면 굴절력은 S-0.25D의 효과가 발생한다. 따라서 BC를 0.10mm 길게 피팅한다면 처방굴절력은 +0.50D를 더해 주어야 한다.

정답 ②

### 89 출제키워드 ▶ 중력중심 이동방향

(+)렌즈의 굴절력이 증가하거나 (-)렌즈의 굴절력이 약해지면 콘택트렌즈의 중력중심은 전면으로 이동한다.

〈렌즈의 중력중심이 후면으로 이동하는 경우〉

| 구 분 | 굴절력 | 전체직경 | 중심두께 | 피팅상태 |
|---|---|---|---|---|
| (+)렌즈 | 감 소 | 증 가 | 감 소 | Steep |
| (-)렌즈 | 증 가 | 증 가 | 감 소 | Steep |

정답 ⑤

### 90 출제키워드 ▶ 하드 콘택트렌즈의 피팅

플루레신 패턴에서 각막 중심부가 검게 보이는 것은 플랫한 피팅상태를 나타내고 눈물렌즈는 (-)렌즈가 생성된다. 현재 상태보다 스팁(Steep)하게 조정하기 위해서는 후면광학부 · 후면주변부 곡률반지름을 짧게 하거나 광학부 · 전체직경은 크게 한다.
① 후면광학부 곡률반지름이 더 짧은 렌즈를 선택한다. → Steep
② 전체직경이 더 작은 렌즈를 선택한다. → Flat
③ 광학부 지름이 더 작은 렌즈를 선택한다. → Flat

④ 후면주변부 곡률반지름이 더 긴 렌즈를 선택한다. → Flat
⑤ 중심두께가 더 두꺼운 렌즈를 선택한다. → Flat

정답 ①

### 91 출제키워드 ▶ 비구면렌즈의 특성

- 장점 : 각막형상과 유사하여 압력이 고르게 분산된다. 가장자리 들림이 적어 착용감이 좋고 4.00D의 각막난시까지 교정할 수 있다.
- 단점 : 제조공법이 복잡하고 처방이 어렵다. 플랫하게 처방하면 중심이탈이 발생 할 수 있다.

정답 ⑤

### 92 출제키워드 ▶ 소프트 콘택트렌즈의 피팅

소프트 콘택트렌즈의 베이스커브나 전체지름을 변경할 경우 동일한 피팅상태를 유지하기 위해서는 베이스커브를 0.3mm 길게 할 때 전체지름은 0.5mm 크게 해 주어야 한다.

정답 ④

### 93 출제키워드 ▶ 소프트 콘택트렌즈의 피팅

눈깜박임 시 렌즈의 움직임이 0.5mm 이하이면 스티프(Steep)한 상태이고, 양호한 피팅상태에서는 수직 움직임이 1.0mm 정도이다.

정답 ②

### 94 출제키워드 ▶ 난시종류에 따른 렌즈의 선택

난시량의 대부분이 수정체난시이고 각막이 구형인 경우 전면이 토릭인 렌즈를 처방한다.

정답 ②

### 95 출제키워드 ▶ 역기하 콘택트렌즈

역기하 콘택트렌즈는 밤사이 착용하는 렌즈로 각막 중심부에 압력을 가해 일시적으로 각막을 눌러 근시도를 낮추어주는 콘택트렌즈이다.

정답 ④

### 96 출제키워드 ▶ 원근동시보기 이중초점렌즈

동시보기 디자인은 근용과 원용의 광학부가 동공 앞에 동시에 놓여 있는 피팅방법으로 하나의 주시물체에 대하여 선명도가 다른 두 개의 망막상이 맺히게 된다. 흐린 상은 억제되어 선명한 상만 남도록 하는 방법으로 가입도가 높을 때 성공적이다.

정답 ③

**97** 출제키워드 ▶ 콘택트렌즈 관련 문제 및 해결법

각막선조는 저산소증으로 인한 각막부종이 원인이므로 산소투과율이 높은 렌즈로 교체한다.

정답 ①

**98** 출제키워드 ▶ RGP 콘택트렌즈 부작용

3시 - 9시 방향 염색은 불완전한 눈깜박임이 주요 원인이다.

정답 ③

**99** 출제키워드 ▶ 렌즈침착물 - 단백질

단백질 침착물은 이온성 소프트 콘택트렌즈에 잘 부착이 되며 알레르기 반응을 일으켜 거대유두결막염의 원인이 되기도 한다. 열변성이 일어날 수 있으므로 열소독보다 화학소독법이 적당하다.

정답 ①

**100** 출제키워드 ▶ 세척강화제

알코올을 첨가한 계면활성제를 렌즈 세척액으로 사용하면 지방 제거에 효과적이다.

정답 ②

**101** 출제키워드 ▶ 확대경

확대경은 저시력자의 독서용으로 주로 사용되며 사용자가 주시거리와 시야를 조절할 수 있다.

정답 ③

**102** 출제키워드 ▶ 각막곡률계

각막곡률계는 각막 전면의 곡률반지름을 측정하여 각막난시, 부정난시의 유무 등을 확인할 수 있다.

정답 ①

**103** 출제키워드 ▶ 포롭터의 보조렌즈 - PH

눈 앞에 동공보다 크기가 작은 핀홀렌즈(PH)를 가입하면 초점심도 및 피사체심도가 깊어져서 시력이 향상되는 효과가 나타난다. 핀홀현상이 정상적으로 나타나지 않으면 굴절이상이 아닌 안질환에 의한 시력저하로 의심할 수 있다.

정답 ②

**104** 출제키워드 ▶ 렌즈미터

망원경식 렌즈미터는 콜리메이터부와 망원경부로 구성되어 있다. 콜리메이터부(표준렌즈 + 측정안경렌즈)에서 나온 평행광선속이 대물렌즈에 의해 핀트글래스에 선명한 상을 맺는다.

정답 ①

**105** 출제키워드 ▶ 암슬러격자시표

암슬러격자시표는 30~40cm 거리에서 한 눈씩 가리고 격자무늬의 중심부 검은 점을 보면서 주변의 선들이 결손이나 왜곡 없이 잘 보이는지를 확인하는 방법으로 간단하게 황반부병변의 유무를 자각적으로 알 수 있다.

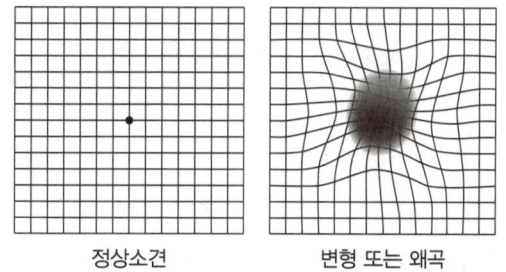

정상소견    변형 또는 왜곡

정답 ③

## 3교시  실기시험

### 01  출제키워드 ▶ 핀홀시력

눈 앞에 동공의 크기보다 작은 구멍을 두면 초점심도 및 피사체 심도가 깊어져서 시력이 향상되는 효과가 있다. 정상적으로 핀홀시력이 향상될 경우 안경 및 콘택트렌즈로 교정이 가능하고, 시력향상이 나타나지 않으면 안질환을 의심할 수 있다.

정답 ①

### 02  출제키워드 ▶ 폭주근점검사

눈의 이향운동은 양안단일시를 하기 위해 양안이 서로 반대 방향으로 폭주(눈모음) 또는 개산(눈벌림)하는 것이다. 폭주근점검사는 눈을 최대한으로 모을 수 있는 능력을 검사하는 것으로 이향운동기능검사에 해당한다.

정답 ④

### 03  출제키워드 ▶ 자동안굴절력계

자동안굴절력계(Auto Refractometer)의 측정값은 구면굴절이상도는 S, 난시량은 C, 난시축 방향은 A로 표기되어 있다.

정답 ③

### 04  출제키워드 ▶ 안모형통을 이용한 검영법

안모형통은 검영법을 연습하는 모형안으로 안모형통의 기준선과 렌즈받침대를 이용하여 여러 가지 굴절이상을 재현할 수 있다. 안모형통의 기준선을 (+)로 맞추면 안축장이 짧아져 상측초점이 망막 뒤에 위치하게 되므로 원시, (−)로 맞추면 안축장이 길어져 상측초점이 망막 앞에 위치하게 되므로 근시를 만들 수 있고, 렌즈받침대에 원주렌즈를 장착하여 난시안을 재현할 수 있다.

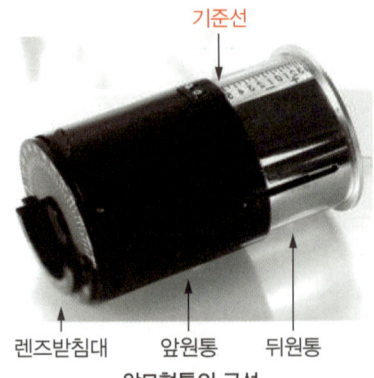

안모형통의 구성

- 안모형통의 기준선을 −2로 맞추면 안축장이 길어져 상측초점이 망막 앞에 위치하게 되므로 −2.00D로 교정되는 근시안이 되고, 렌즈받침대에 C−1.00D Ax 180°의 원주렌즈를 장입하면 C+1.00D Ax 180°로 교정되는 난시안이 된다.

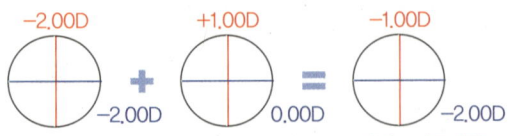

- 합성광학계의 양주경선은 각각 −1.00D, −2.00D로 교정되는 근시성 복난시이고, 강주경선이 수평인 도난시이다.
- 발산광선속으로 검영을 할 때 검사거리와 원점이 같으면 중화, 원점이 검사거리보다 눈에 가까이 위치하면 역행, 원점이 검사거리보다 멀리 위치하면 동행이 나타난다.
- 검사거리를 50cm로 검영을 하였을 때, 수평경선의 원점은 $\frac{1}{-2}=-0.5(m)$로 검사거리와 일치하므로 중화가 나타나고, 수직경선의 원점은 $\frac{1}{-1}=-1(m)$로 검사거리보다 멀리 위치하므로 동행이 나타난다.

정답 ②

### 05  출제키워드 ▶ 포롭터의 보조렌즈

포롭터를 이용한 자각적 굴절검사에서 검사방법에 따라 적절한 보조렌즈를 선택하여야 한다.
① P – 편광법
② PH – 핀홀시력검사
③ RL, GL – 적록검사
④ ±.50 – 난시정밀검사, 가입도검사
⑤ 6△U, 10△I – 사위검사

정답 ④

### 06  출제키워드 ▶ 적록검사

적록검사는 눈의 색수차를 이용한 검사로 최적구면굴절력을 확인하는 데에 이용된다. 적록검사 시 녹색 바탕의 시표가 더 선명하면 기준파장이 망막 뒤에 위치하므로 (+)구면굴절력을 추가한다.

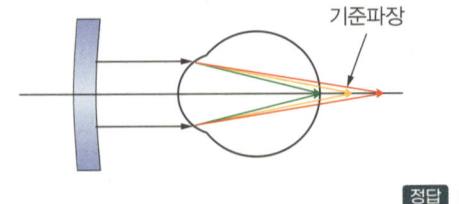

정답 ③

### 07  출제키워드 ▶ 자각적 굴절검사 – 난시

- 운무상태는 근시성 복난시 또는 근시성 단난시 상태이다.

- 운무상태에서 방사선시표의 6시 방향이 선명하다고 한다면 (−)원주렌즈의 교정축은 6×30°=180°이다. → (−)원주렌즈의 교정축 방향은 강주경선과 수직이므로 강주경선 방향은 90°이다. → 직난시

정답 ③

## 08 출제키워드 ▶ 난시축 정밀검사

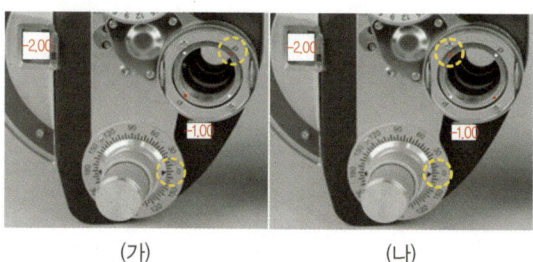

사진과 같이 난시 교정축과 크로스실린더렌즈의 중간기준축을 일치시키고 반전검사를 하면 난시축 정밀검사를 할 수 있다. 반전검사를 했을 때 비교선명도가 같지 않다면 난시 교정축을 수정해 주어야 한다. 교정축의 수정은 더 선명하다고 하는 상태에서 (−)축(적색점) 방향으로 회전시켜 준다. (나)상태에서 더 선명하다고 했으므로 교정축은 시계방향으로 회전시켜 175°로 수정한다.

정답 ④

## 09 출제키워드 ▶ 양안조절균형검사 − 편광법

양안의 교정시력이 다르면 양안시를 하는 과정에서 두 눈의 조절 불균형으로 안정피로를 느낄 수 있으므로 두 눈의 조절균형 상태를 확인하고 조정하는 양안조절균형검사가 필요하다. 편광렌즈를 가입하고 3줄 편광시표를 보면 중앙시표는 양안으로 주시할 수 있고 위아래시표는 좌안 또는 우안으로만 볼 수 있게 된다. 굴절력을 조정하여 좌우안이 보는 시표의 선명도가 같아지면 검사를 종료한다.

정답 ③

## 10 출제키워드 ▶ 양안조절균형검사 − 적록검사

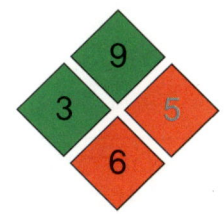

우안시표(9와 6)는 적록시표의 선명도가 동일하므로 조정이 필요하지 않고, 좌안시표(3과 5)는 녹색바탕의 시표가 더 선명하므로 좌안의 굴절력 조정이 필요하다. 적록검사 시 녹색 바탕의 시표가 더 선명하다면 기준파장이 망막 뒤에 위치하므로 좌안에 (+)구면굴절력을 추가한다.

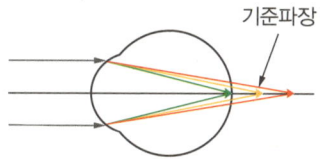

OU : S−3.50D → OD : S−3.50D, OS : S−3.25D

정답 ⑤

## 11 출제키워드 ▶ 가입도검사 − 크로스실린더법

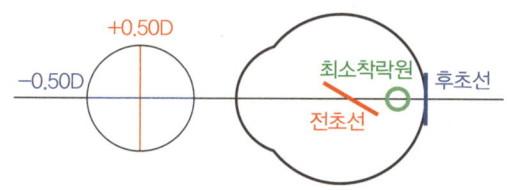

세로선이 선명한 상태의 전초선과 후초선의 위치

정시의 눈 앞에 크로스실린더렌즈의 적색점(−축)을 90°로 위치시키면 눈의 전초선은 수평 방향이고, 후초선은 수직 방향이 된다. 검사과정에서 가로선이 더 선명하다면 (+)구면렌즈를, 세로선이 더 선명하다고 한다면 (−)구면렌즈를 가입한다. 가로선과 세로선의 선명도가 같아지면 검사를 종료한다.

정답 ②

## 12 출제키워드 ▶ 근용안경의 처방

눈 앞 40cm를 주시하기 위해서는 2.50D의 조절력이 필요하다. 최대조절력이 3.00D이고 유용조절력은 최대조절력의 $\frac{1}{2}$이므로 1.50D는 본인이 가지고 있는 조절력을 사용하고 나머지 1.00D는 가입도 처방을 한다.

- 근용안경굴절력 = 원용 완전교정굴절력(S+1.00) + 가입도 (+1.00) = S+2.00(D)

정답 ⑤

## 13 출제키워드 ▶ 기본피팅

- 표준상태피팅 : 안경테의 처음 상태를 확인하고 안경테의 뒤 틀림이나 좌우의 균형을 바로잡는 조정이다.
- 기본피팅 : 표준상태피팅 후 설계점을 일치하기 위하여 착용자의 얼굴 형태에 맞춰 테를 조정하는 과정이다.

정답 ①

## 14  출제키워드 ▶ 필요렌즈 최소지름

필요렌즈의 최소지름
= (FPD − PD) + 렌즈삽입부 최장길이 + 작업여유분
= (48 + 22) − 60 + 50 + 2 = 62(mm)

※ FPD(Frame PD) = 렌즈삽입부 크기 + 연결부 길이(박싱시스템)

정답 ③

## 15  출제키워드 ▶ 형판설계 – 수평편위량

좌우 단안PD가 같을 경우 설계점의 수평편위량은 $\frac{FPD-PD}{2}$ 이다.

- FPD : 46 □ 20 → 46 + 20 = 66(mm)
- 조제가공 PD : 60(mm)
- 수평편위량 = $\frac{FPD-PD}{2} = \frac{66-60}{2} = 3$(mm)

(편위량이 +이면 코 방향, −이면 귀 방향)

정답 ②

## 16  출제키워드 ▶ 형판설계 – 수평편위량

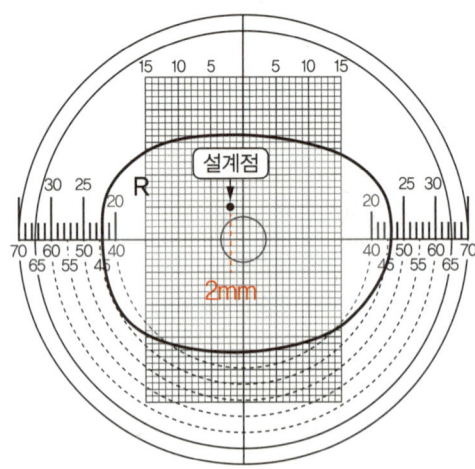

설계차트를 이용하면 형판기준점으로부터 설계점까지의 편위량을 쉽게 구할 수 있다.

정답 ③

## 17  출제키워드 ▶ 렌즈굴절력 측정

렌즈미터의 크로스라인 타깃상은 경선 방향과 수직(축 방향)으로 선명한 초선상을 맺는다.

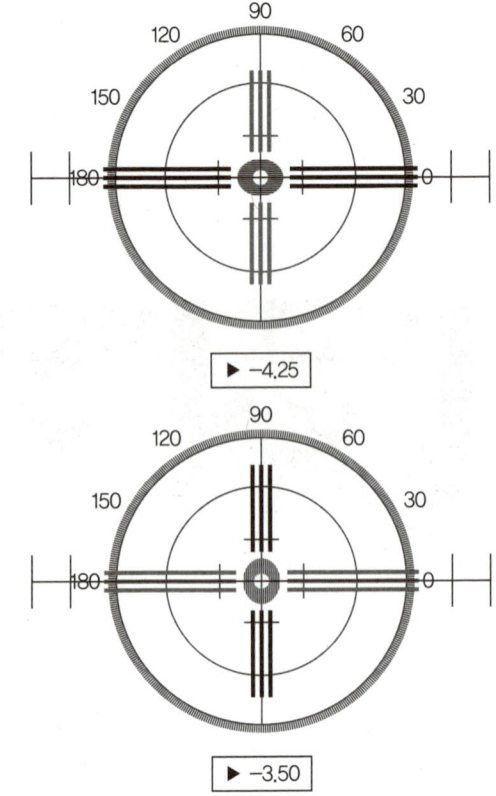

▶ −4.25

▶ −3.50

- −4.25D에서 180° 방향 선명 → C−4.25D Ax 180°
- −3.50D에서 90° 방향 선명 → C−3.50D Ax 90°

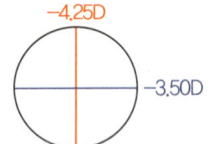

- C−4.25D Ax 180° ◯ C−3.50D Ax 90°
- S−4.25D ◯ C+0.75D Ax 90°
- S−3.50D ◯ C−0.75D Ax 180°

정답 ③

## 18  출제키워드 ▶ 렌즈굴절력의 측정 – 자동렌즈미터

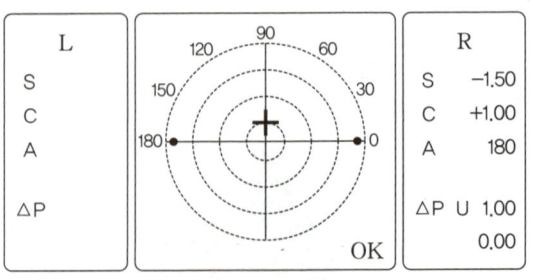

- S−1.50D ◯ C+1.00D Ax 180° ◯ 1△ BU
- S−0.50D ◯ C−1.00D Ax 90° ◯ 1△ BU
- C−1.50D Ax 90° ◯ C−0.50D Ax 180° ◯ 1△ BU

정답 ①

### 19  출제키워드 ▶ 점검 및 수정 – PD

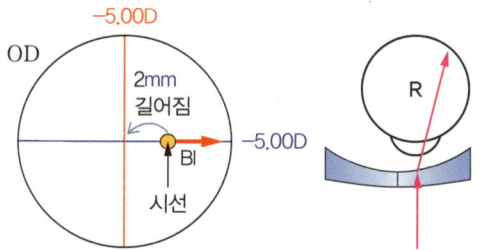

- PD 64 → 68mm : (–)렌즈에서 단안 PD가 2mm 길어짐 → BI 효과
- 프리즘량 : $|P|=|D'|\times h=5\times 0.2=1.0(\triangle)$ → 양안 2.0△ BI
  (D' : 렌즈의 상측굴절력, h : 렌즈의 광학중심점 ~ 동공중심 (cm))

정답 ③

### 20  출제키워드 ▶ 점검 및 수정 – Oh

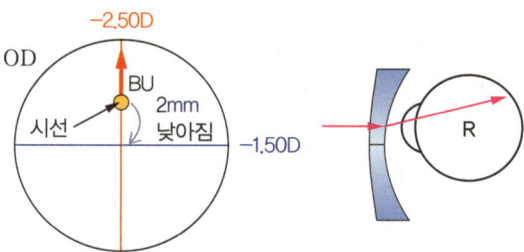

- (–)렌즈에서 Oh가 2mm 낮아짐 → BU 효과
- 프리즘량 : $|P|=|D'|\times h=2.5\times 0.2=0.5(\triangle)$
  (D' : 렌즈의 상측굴절력, h : 렌즈의 광학중심점 ~ 동공중심 (cm))

정답 ②

### 21  출제키워드 ▶ 점검 및 수정 – 원용 PD의 허용오차

원용안경은 폭주력의 여유가 많고, 개산력의 여유는 적다.
→ 허용오차가 큰방향 : BO, 허용오차가 작은 방향 : BI

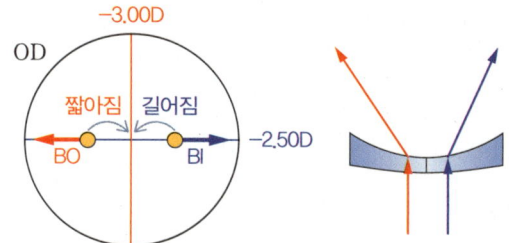

- 허용오차가 큰 방향 : 1.0△ → BO → (–)렌즈 : PD 짧아진 경우
  $|P|=2.5\times h=1.0(\triangle)$ → $h=0.4$(cm) → PD가 4mm 짧아진 경우
- 허용오차가 작은 방향 : 0.5△ → BI → (–)렌즈 : PD 길어진 경우
  $|P|=2.5\times h=0.5(\triangle)$ → $h=0.2$(cm) → PD가 2mm 길어진 경우
- 허용오차 범위 내 PD : (64 – 4) ~ (64 + 2) = 60 ~ 66(mm)

정답 ⑤

### 22  출제키워드 ▶ 평산각 안경(무테)

포인트테(무테)에 넣을 렌즈의 가장자리는 평평한 평산각(Flat Bevel)으로 가공한다.

정답 ①

### 23  출제키워드 ▶ 근용안경의 굴절력

근용 굴절력 = 원용 굴절력 + 가입도

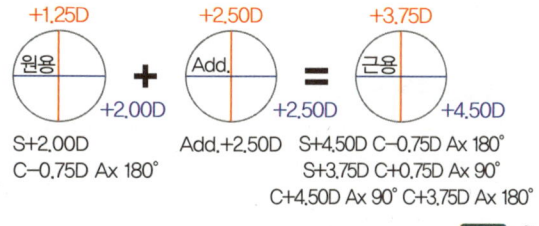

S+2.00D    Add.+2.50D    S+4.50D C–0.75D Ax 180°
C–0.75D Ax 180°           S+3.75D C+0.75D Ax 90°
                          C+4.50D Ax 90° C+3.75D Ax 180°

정답 ②

### 24  출제키워드 ▶ 이중초점렌즈의 설계

일반적으로 이중초점렌즈의 설계점 높이는 안경테 하부림(Rim)에서 아래 눈꺼풀까지의 높이를 측정하며, 원용을 중시하면 측정값에서 2~3mm 아래로 내려서 설계한다.
→ 26 – 3 = 23(mm)

정답 ③

### 25  출제키워드 ▶ 누진굴절력렌즈의 중요표식

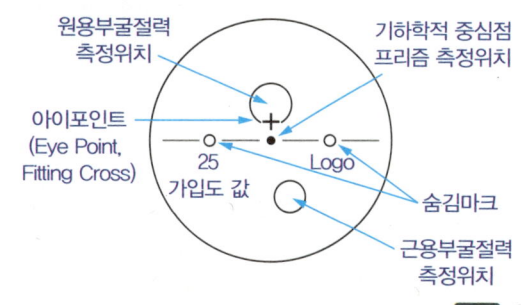

정답 ⑤

## 26  출제키워드 ▶ 누진굴절력렌즈의 설계 및 가공

누진굴절력렌즈는 조제기준점으로 아이포인트(= 피팅크로스)가 표시되어 있다. 아이포인트의 기본 위치는 동공중심에 위치시키는 것이고, 원용부 우선 설계 시에는 동공중심에서 아래쪽으로 2mm, 근용부 우선 설계 시에는 동공중심에서 위쪽으로 2mm 이동시킨다.
정점간거리가 짧아지면 안경시야가 넓어지지만 원용부에서 근용부까지 시선이동량이 커지는 단점이 있고, 정점간거리가 길어지면 안경시야가 좁아진다.

정답 ⑤

## 27  출제키워드 ▶ 누진굴절력렌즈 – 거울검사법

거울검사 결과 좌우 동공중심이 근용참조원의 중앙에서 아래로 내려갔을 경우 경사각이 작으면 경사각을 크게 하고, 경사각이 정상이면 코받침의 위치를 위로 올리거나 코받침의 좌우 간격의 폭을 넓혀 전면부를 아래로 내려 준다.

정답 ④

## 28  출제키워드 ▶ 복식알바이트 안경

복식알바이트 안경은 원근양용으로 2매의 렌즈를 겹쳐서 사용하는 안경이다. 원용으로 앞렌즈를 사용하고, 근용으로 앞렌즈와 뒷렌즈를 겹쳐서 사용하는 경우 뒷렌즈의 굴절력은 가입도가 된다.

- 뒷렌즈의 굴절력 = 가입도 = 근용(+1.00) − 원용(−1.50) = +2.50(D)

정답 ⑤

## 29  출제키워드 ▶ 프리즘처방안경

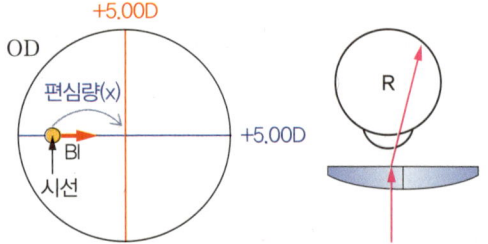

- 오른쪽 (+)렌즈에서 BI 효과가 발생하려면 시선이 렌즈의 광학중심점에서 귀 방향을 통과해야 한다(→ 조제가공 PD는 짧아짐).
- $1.0\triangle$을 얻기 위한 편심량($x$) : $5(D) \times 편심량(cm) = 1.0\triangle$
  → $x = 0.2(cm) = 2(mm)$
- 양안 PD는 4mm 짧아진다(62 → 58mm).

정답 ①

## 30  출제키워드 ▶ 프리즘처방안경

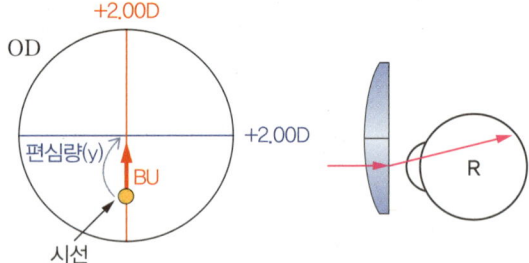

- (+)렌즈에서 BU 효과가 발생하려면 시선이 렌즈의 광학중심점에서 아래쪽을 통과해야 한다(→ 조제가공 Oh가 높아짐).
- $0.8\triangle$을 얻기 위한 편심량($y$) : $2(D) \times 편심량(cm) = 0.8(\triangle)$
  → $y = 0.4(cm) = 4(mm)$
- Oh는 4mm 높아진다(24 → 28mm).

정답 ④

## 31  출제키워드 ▶ 추종안구운동

추종안구운동은 초당 30∼60°의 속도의 약간 느린 안구운동으로 움직이는 표적에 주시를 유지하기 위한 운동이다.

정답 ⑤

## 32  출제키워드 ▶ 가림검사

- 사시와 정위(또는 사위)를 구별
- 한쪽 눈을 차폐하고 차폐하지 않은 눈을 관찰
- 사시안을 가렸을 때 정상안은 움직임이 관찰되지 않으나 정상안을 가리면 사시안으로 물체를 주시하기 위해 움직임이 관찰
- 코 방향으로 움직이면 외사시, 귀 방향으로 움직이면 내사시
- 좌안이 귀 방향으로 움직임 → 좌안 내사시

정답 ④

## 33  출제키워드 ▶ 사위검사 – 폰 그레페법(프리즘분리법)

- 운동성융합력 이상의 프리즘을 가하여 같은 시표를 좌, 우안 각각의 상으로 분리하여 복시를 만들고 안위상태를 검사한다.
- 수직 방향의 안위상태에 따라 아래와 같이 보인다.

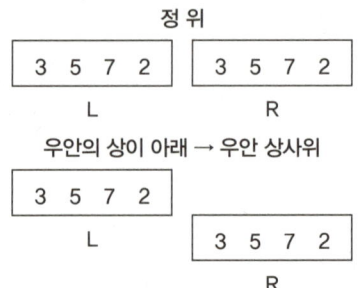

좌안의 상이 아래 → 좌안 상사위

```
          3 5 7 2
3 5 7 2
   L         R
```

※ 수직사위는 반드시 좌우안을 구분해야 한다.
(우안 상사위 = 좌안 하사위, 좌안 상사위 = 우안 하사위)

정답 ③

## 34 출제키워드 ▶ 사위검사 – 편광법

편광법은 편광축방향이 서로 수직인 편광렌즈와 편광시표를 이용해 좌우안으로 보이는 시표를 분리하여 안위상태를 평가하는 방법이다.

| 편광렌즈를 가입 후에 보이는 시표 | | |
|---|---|---|
| OS | OD | OU |
| ⌐ | ⌐ | ┼ |

- 좌안의 상이 위쪽, 우안의 상이 아래쪽으로 치우쳐 있으므로 좌안 하사위(= 우안 상사위)이다.
- 좌안 하사위는 BU 프리즘으로 측정 및 교정을 하므로 좌안 로터리 프리즘의 기저 방향을 위로 조작하며 시표의 상태를 확인한다.

정답 ①

## 35 출제키워드 ▶ 상대조절검사

상대조절력검사는 폭주자극이 일정하게 하고(근용 시표를 눈 앞 40cm에 위치) 조절긴장 또는 조절이완능력을 측정하는 검사이다.

- 양성상대조절력(PRA) : (−)구면렌즈를 점진적으로 부가하여 흐린점을 측정, (S−2.25D)에서 (S−3.75D)까지 부가 → PRA : S−1.50D
- 음성상대조절력(NRA) : (+)구면렌즈를 점진적으로 부가하여 흐린점을 측정, (S−2.25D)에서 (S+0.25D)까지 부가 → NRA : S+2.50D

정답 ③

## 36 출제키워드 ▶ AC/A 비에 따른 근거리안위

원거리가 정위이고 AC/A 비가 낮을 경우 폭주부족으로 근거리 안위는 외사위로 예측할 수 있다.

- 필요폭주량 $= \dfrac{PD(\text{cm})}{\text{주시거리}(\text{m})} = \dfrac{6.0}{0.40} = 15(\triangle)$

- 실제조절성폭주량 $= AC/A$비$(\triangle/D) \times$ 조절자극량$(D)$
  $= 2 \times 2.5 = 5(\triangle)$
- 폭주량 10△ 부족 → 10△ 외사위

정답 ⑤

## 37 출제키워드 ▶ 헤테로포리아법 AC/A 비

- $AC/A = PD(\text{cm}) + \dfrac{\text{근거리사위량} - \text{원거리사위량}}{\text{조절자극변화량}}$

  $= 6.2 + \dfrac{(-1) - (+6)}{2.5} = 6.2 - 2.8 = 3.4\ (\triangle/D)$

※ 외사위는 (−), 내사위는 (+)로 계산한다.

정답 ②

## 38 출제키워드 ▶ 입체시검사 – 편광법

입체시에 이상이 없을 때 편광렌즈를 착용하고 편광시표를 주시하면 위쪽선은 동측성 복시로 원치감을, 아래쪽 선은 교차성으로 근치감을 느낀다.

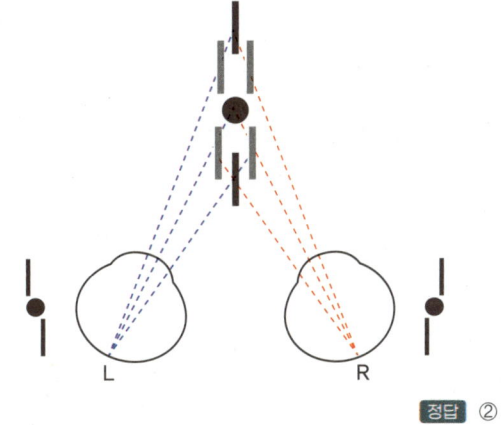

정답 ②

## 39 출제키워드 ▶ 감각기능검사 – 워스4점검사

| 시표 모양 | 우안 시표 | 좌안 시표 | 양안에 보이는 상태 |
|---|---|---|---|
| ◆ | ◆ | | ◆ |
| ✚ ✚ | ✚ ✚ | ✚ ✚ | |
| ○ | ● | ● | ● |

워스4점 시표를 양안으로 보았을 때 우안 시표만 보이는 상태이므로 좌안이 억제되고 있음을 알 수 있다.

정답 ②

### 40  출제키워드 ▶ 시기능분석

원·근거리 같은 정도의 심한 외사위량(6△ 이상)과 정상범위의 AC/A 비를 갖는 경우 기본외사위에 해당한다.

정답 ⑤

### 41  출제키워드 ▶ 경면반사조명법

- 세극광이 반사되는 경로에 현미경을 위치시킴
- 고배율로 눈물막, 각막 내피세포의 형태 관찰

정답 ②

### 42  출제키워드 ▶ 각막난시

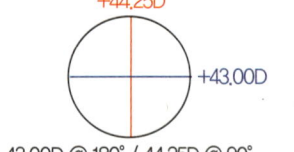

- 난시량은 1.25D
- 강주경선이 수직 방향 → 직난시

43.00D @ 180° / 44.25D @ 90°

정답 ②

### 43  출제키워드 ▶ 소프트 콘택트렌즈 타이트한 피팅상태

- 초기 착용감 양호
- 눈깜박임 직후 순간적으로 시력이 개선
- 중심잡기가 양호하나 눈깜박임으로 이탈 시 회복 불량
- 눈깜박임 시 렌즈의 움직임이 0.5mm 이하
- 상방 또는 측방 주시 시 렌즈의 움직임이 거의 없음
- 각막가장자리 충혈이나 결막 눌림 자국이 관찰
- 마이어상이 불규칙하나 눈깜박임 시 순간적으로 개선

정답 ④

### 44  출제키워드 ▶ 하드 콘택트렌즈의 평가 – 눈물렌즈

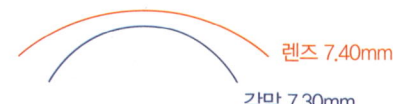

렌즈 7.40mm
각막 7.30mm

하드 콘택트렌즈의 베이스커브(BC)가 각막보다 플랫하게 피팅되면 (–)눈물렌즈가 만들어진다. 렌즈의 BC가 0.05mm 길어질 때 굴절력은 0.25D씩 변화하므로 0.10mm 플랫하게 피팅하면 –0.50D의 눈물렌즈가 생성된다.

정답 ②

### 45  출제키워드 ▶ 하드 콘택트렌즈 – 렌즈굴절력 결정

- 눈물렌즈 : 렌즈의 BC와 각막사이에는 눈물렌즈가 생성되는데, 플랫하게 피팅되면 (–)눈물렌즈가 만들어진다.

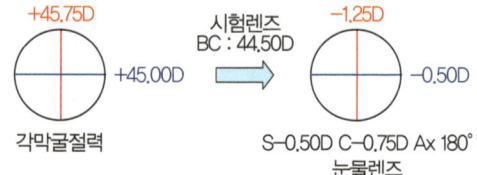

- 최종교정값

| CL 교정굴절력(A) | S–3.00D ◠ C–0.75D Ax 180° |
|---|---|
| 눈물렌즈 굴절력(B) | S–0.50D ◠ C–0.75D Ax 180° |
| 최종교정값(A–B) | S–2.50D |

정답 ①

### 46  출제키워드 ▶ 하드 콘택트렌즈 – 플랫한 피팅상태

플루레신 패턴에서 각막 중심부는 검은색, 주변부는 밝은 초록색이 관찰되면 플랫한 상태이다. 현 상태보다 스티프(Steep)하게 수정하려면 후면광학부·후면주변부 곡률반경을 짧게 하거나 전체직경은 크게 한다. 렌즈의 움직임을 줄이려면 새그깊이는 크게 해 주고 중심두께는 얇게 해 준다.
① 전체직경을 더 크게 한다. → Steep
② 베이스커브의 곡률반지름을 더 길게 한다. → Flat
③ 새그깊이(Sagittal Depth)을 작게 해 준다. → Flat
④ 후면 주변부커브의 곡률반지름을 더 길게 한다. → Flat
⑤ 중심두께를 더 두껍게 한다. → Flat, 렌즈의 움직임 증가

정답 ①

### 47  출제키워드 ▶ 콘택트렌즈 관리용액 – 습윤액

습윤액은 소수성인 렌즈의 표면을 친수성으로 만들어 주어 렌즈와 각막 사이에 완충작용을 하고 착용할 때 손에 있는 지방성분이 렌즈에 달라붙지 않도록 해 준다. 습윤액으로 쓰이는 성분은 메틸셀루로스(Methylcellulose), 폴리비닐알코올(Polyvinyl Alcohol) 등이 있다.

정답 ⑤

### 48  출제키워드 ▶ 토릭 소프트 콘택트렌즈 – 난시축 보정

토릭 소프트 콘택트렌즈는 난시축의 회전유무를 확인하고 회전이 일어나면 LARS(Left Add, Right Subtract)방법으로 보정한다. 시계방향(Left)으로 10° 회전하였으므로 난시축은 10°를 더 해 준다(180 + 10 = 190 → 10°).

정답 ③

### 49 출제키워드 ▶ 노안교정 콘택트렌즈 – 모노비전

단안보기(Monovision)는 한쪽 눈은 원용, 다른 한쪽 눈은 근용으로 처방하는 방법으로 간단하게 노안을 교정할 수 있다. 보통 우위안을 원용으로 처방한다.

정답 ②

### 50 출제키워드 ▶ 콘택트렌즈 굴절력

안경 및 콘택트렌즈의 교정굴절력은 정점간거리에 따라 달라진다. 정점간거리가 짧아질수록 (−)효과가 발생하므로 굴절력은 (+)방향으로 추가해 준다. 일반적으로 렌즈의 굴절력이 ±4.00D 이상일 때 안경에서 콘택트렌즈로 교체할 경우 정점간거리에 따라 보정을 해 준다.

$$D'_{CL} = \frac{D'_0}{1 - l \times D'_0} = \frac{-6.50}{1 - 0.012 \times (-6.50)}$$
$$= -6.03 ≒ -6.00(D)$$

($l$ : 정점간거리변화량, $D'_0$ : 안경렌즈굴절력)

※ 안경렌즈에서 콘택트렌즈로 교정할 때 보정값은 대략 −4.00~6.25D는 +0.25D, −6.50~7.75D는 +0.50D, −8.00D는 +0.75D 정도이다.

정답 ①

### 51 출제키워드 ▶ 티타늄합금의 특성

- 초경량이다.
- 생체적합성이 우수하다.
- 내식성이 우수하다.
- 강도가 알루미늄의 3배 정도이다.
- 열전도율과 열팽창계수가 낮다.
- 탄성이 좋다.

정답 ③

### 52 출제키워드 ▶ 니켈 도금

금, 크롬, 로듐, 주석-니켈 등을 도금하기 전에 소지금속 표면에 광택니켈 도금을 먼저 시행 → 도금의 광택성, 내마모성, 내식성, 경도 등이 향상

정답 ⑤

### 53 출제키워드 ▶ 이온 도금(Ti-IP)의 특징

※ IP : Ion Plating
- 이온 상태의 방전법을 이용하여 금속피막 형성(고가의 설치비)
- 피막의 밀착성이 우수
- 무공해 공정으로 폐수처리시설이 불필요
- 초경질막(경도가 강함)
- 다양한 색상(금색, 회색, 갈색)

- (작업온도가 낮아서) 소재의 변형이 없음
- 내부식성, 내마모성이 우수

정답 ⑤

### 54 출제키워드 ▶ 셀룰로스아세테이트의 특성

※ 셀룰로이드의 단점을 보완하기 위해 개발
- 비중 $1.28~1.35g/cm^3$(셀룰로이드 : $1.32~1.35g/cm^3$)
- 셀룰로이드 보다 난연성이다.
- 자외선에 의한 변색이 거의 없다.
- 복원성이 셀룰로이드 보다 작다.
- 내충격성이 우수한 편이나 셀룰로이드보다 낮다.

정답 ①

### 55 출제키워드 ▶ 열경화성 수지의 제조법

열경화성 수지는 상온에서 유동성을 가지지만 가열하면 가교반응을 일으켜 3차원 망목구조의 고분자 화합물이 되므로 주형중합법으로 제조한다. 열경화성 수지에는 에폭시수지, 페놀수지, 요소수지, 멜라민수지, 우레탄 수지 등이 있다.

정답 ①

### 56 출제키워드 ▶ 누진굴절력렌즈의 특성

누진굴절력렌즈는 원거리에서 근거리까지 굴절력이 연속적으로 변하므로 불명시역이 없다는 장점이 있지만, 고가의 렌즈로 주변부 수차가 심하고 적응하기 어려울 수 있다.

정답 ③

### 57 출제키워드 ▶ 황색 컬러렌즈

- 황색계열의 착색렌즈는 단파장 영역의 빛은 흡수하고 장파장 영역의 빛을 투과시켜 주므로 콘트라스트를 높여주는 효과가 있다. 따라서 사격이나 흐린 날 운전용으로 적합하다.

정답 ①

### 58 출제키워드 ▶ 편광렌즈

편광렌즈는 편광축 방향으로 진동하는 빛은 투과시키고, 편광축과 수직으로 진동하는 빛을 흡수한다.

정답 ③

### 59 출제키워드 ▶ 프레넬막렌즈

안위이상을 교정할 프리즘굴절력이 높은 경우 기저 방향의 두께가 너무 두꺼워지므로 프레넬막렌즈를 사용한다.

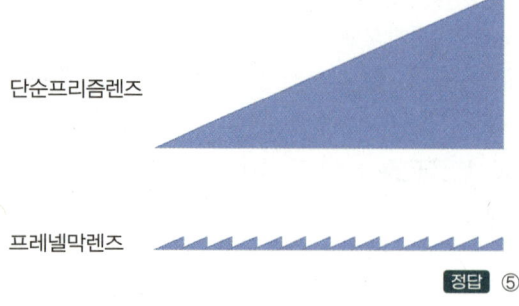

**정답** ⑤

### 60 출제키워드 ▶ 반사방지코팅렌즈

반사방지코팅은 반사율을 줄이고 광투과율을 높여주어 선명한 시야를 제공하며, 다층막코팅을 할수록 광투과율이 증가한다. 렌즈의 굴절률이 높을수록 표면반사율이 증가하기 때문에 반사방지코팅은 고굴절률렌즈에서 더 중요하다.

**정답** ③

# 제4회 기출동형 모의고사 정답 및 해설

## 1교시 시광학이론

**01** 출제키워드 ▶ 각막내피

각막의 함수율은 무게의 70~85%이며, 내피세포 손상 시 각막부종 및 투명성을 상실한다.

정답 ⑤

**02** 출제키워드 ▶ 똬리정맥

공막에는 여러 개의 천공이 있어 혈관, 신경, 림프관 등이 통과한다. 똬리정맥은 공막의 적도부에서 뒤쪽 약 4mm 부근을 통과하여 빠져나간다.

정답 ③

**03** 출제키워드 ▶ 섬모체

섬모체근의 수축과 이완으로 수정체의 두께를 변화시켜 조절에 관여하며, 섬모체 돌기의 무색소상피에서 방수가 생성된다.

정답 ②

**04** 출제키워드 ▶ 맥락막

맥락막은 망막과 공막 사이에 존재하는 얇고 부드러운 층으로 색소와 혈관이 풍부하고, 맥락막 혈관은 공막, 유리체, 망막 바깥쪽 $\frac{1}{3}$ 부위에 영양을 공급한다.

정답 ③

**05** 출제키워드 ▶ 막대세포

막대세포는 녹색 계열(505nm)의 빛을 가장 잘 인식하고 원뿔세포는 시색소의 종류에 따라 빨강(570nm), 초록(535nm), 파랑(440nm)의 빛을 가장 잘 인식한다.

정답 ①

**06** 출제키워드 ▶ 시각전달경로

시각전달경로 : 시신경 → 시교차 → 시각로 → 가쪽무릎체 → 시각로부챗살 → 시피질

정답 ③

**07** 출제키워드 ▶ 수정체의 기능

수정체의 굴절력은 정적굴절상태에서 19D, 최대동적굴절상태에서는 33D로 눈의 굴절과 조절 기능을 담당한다.

정답 ④

**08** 출제키워드 ▶ 유리체

혈관이 없는 유리체는 모양체, 맥락막, 망막으로부터 영양공급을 받는다.

정답 ⑤

**09** 출제키워드 ▶ 위눈꺼풀의 근육

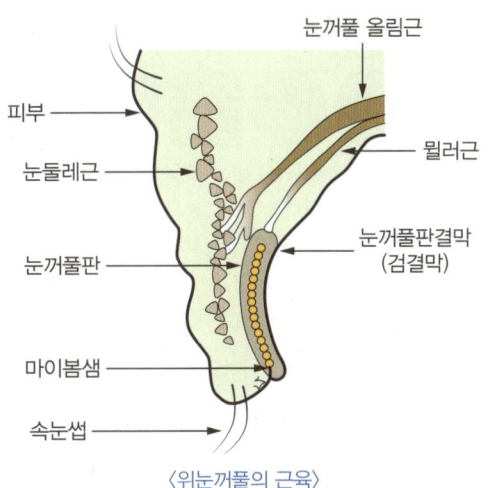

〈위눈꺼풀의 근육〉

정답 ②

**10** 출제키워드 ▶ 결 막

결막은 얇고 투명한 점막조직으로 림프샘이 풍부하고 술잔세포와 덧눈물샘이 위치하고 있다.

정답 ②

## 11 출제키워드 ▶ 눈물막의 점액층

눈물막은 3개의 층으로 구성되어 있고, 각막과 맞닿은 점액층은 각막을 친수성으로 만들어 눈물의 안정성에 기여한다. 이 점액층은 술잔세포에서 분비된다.

정답 ①

## 12 출제키워드 ▶ 위곧은근의 기능

〈외안근의 주작용과 보조작용〉

| 외안근 | 주작용 | 보조작용 |
|---|---|---|
| 안쪽곧은근 | 안쪽돌림(내전) | 없음 |
| 가쪽곧은근 | 가쪽돌림(외전) | 없음 |
| 위곧은근 | 올림(상전) | 안쪽돌림, 내회선 |
| 아래곧은근 | 내림(하전) | 안쪽돌림, 외회선 |
| 위빗근 | 코방향회선(내회선) | 내림, 가쪽돌림 |
| 아래빗근 | 귀방향회선(외회선) | 올림, 가쪽돌림 |

정답 ②

## 13 출제키워드 ▶ 색맹 유전

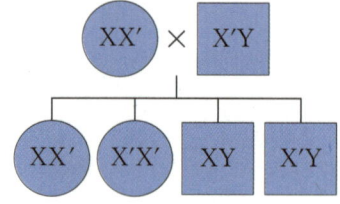

색맹유전자는 X염색체에 의한 반성유전이다. 어머니가 색맹보인자(XX')이고 아버지가 색맹(X'Y)일 때 자녀에게 색맹이 유전될 확률은 전체 자녀의 50%이다. 딸 중 50%는 보인자이다.

정답 ④

## 14 출제키워드 ▶ 시력과 최소시각(란돌트고리 시표)

- $\left(시력 = \dfrac{1}{최소시각}\right)$이므로 $\left(최소시각 = \dfrac{1}{시력}\right)$이다.
- 시력이 0.5일 때, 최소시각은 $\dfrac{1}{0.5} = 2$(분각)
- 란돌트고리시표의 틈 간격은 1분각일 때 1.5mm
  → 2분각일 때, 시표의 틈 간격 = $2 \times 1.5 = 3.0$(mm)

정답 ④

## 15 출제키워드 ▶ 시각로 병변에 의한 시야장애

시각로에 병변이 있으면 병변과 반대쪽 동측반맹이 나타난다.

| 왼쪽 시각로 병변 | 오른쪽 시각로 병변 |
|---|---|
| L R | L R |
| ◐ ◐ | ◑ ◑ |

정답 ①

## 16 출제키워드 ▶ 저시력자의 보조도구

교정시력이 0.3 미만이거나 시야가 20° 이내인 눈을 저시력이라 한다. 저시력자는 시력 향상이 불가능하므로 망막상을 확대할 수 있는 처방이 필요하다. 원용은 망원경, 근용은 확대경을 처방한다.

정답 ③

## 17 출제키워드 ▶ 푸르키네현상

푸르키네(Purkinje)현상 : 색광에 대한 시감도가 명암순응 상태에 따라 달라지는 현상, 밝은 곳에서는 황록색 계열(555nm), 어두운 곳에서는 청록색 계열(505nm) 파장의 빛이 가장 밝게 보인다.

정답 ④

## 18 출제키워드 ▶ 색각검사 - 거짓동색표

거짓동색표는 가장 빠르고 간편한 색각검사로 여러 가지 비슷한 색을 가진 원형점으로 문자나 숫자를 배열한 검사표이다. 숫자나 문자를 식별할 수 없으면 색각이상으로 분류한다. 이 외에도 검사목적에 따라 다음과 같은 색각검사가 있다.

| 검사방법 | 검사목적 | 종 류 |
|---|---|---|
| 거짓동색표 | 선별검사 | 이시하라 색각검사표<br>한식 색각검사표<br>HRR 색각검사표 |
| 색배열법 | 색각이상 및<br>색각이상 정도 판정 | 패널D-15 검사<br>FM 100 색상검사 |
| 색각경 | 진단확정검사 | 나겔 색각경 |
| 색등검사 | 직업적성검사 | 랜던검사 |

정답 ①

## 19 출제키워드 ▶ 주간맹

주간맹은 어두운 장소에서 시력이 더 양호하며, 축성 시신경염,

전색맹, 각막이나 수정체의 중앙부 혼탁 등이 원인이 될 수 있다.

정답 ④

## 20  출제키워드 ▶ 불규칙난시

정상인 눈의 양주경선은 서로 수직이고, 경선별 굴절력의 변화가 규칙적이다(규칙난시). 이에 반해 불규칙난시(부정난시)는 원추각막, 각막흉터 등으로 양주경선이 직각을 이루지 않고 경선에 따른 굴절력의 변화가 불규칙적이다. 주로 하드 콘택트렌즈로 교정한다.

정답 ⑤

## 21  출제키워드 ▶ 노 안

노안은 수정체의 탄력성 감소로 조절력이 점차 줄어든다. 근점이 멀어져 근거리 작업에 불편함을 느끼고 자각증상은 원시가 근시보다 더 빨리 나타난다.

정답 ③

## 22  출제키워드 ▶ 조 절

가까운 곳을 명시하기 위해 조절이 일어나면 섬모체근은 수축하고 섬모체 소대는 이완한다. 이에 따라 수정체 전면이 볼록해지면서 수정체가 두꺼워지고 굴절력이 증가한다. 수정체전면이 후면보다 곡률 변화가 크고 조절과 함께 동공은 축소하고 앞방깊이는 얕아진다.

정답 ③

## 23  출제키워드 ▶ 굴절조절내사시

- +2.5D 이상의 원시를 교정하지 않았을 때 근거리 작업 시 과도한 조절과 함께 눈모음이 과도하게 일어나 발생
- 원거리사각과 근거리 사시각이 같음
- 적절한 원시교정안경을 착용하면 증상이 개선

정답 ④

## 24  출제키워드 ▶ A · V증후군 - V형사시

- 수평사시에서 위쪽을 볼 때와 아래쪽을 볼 때의 사시각이 큰 차이를 보인다.
- A형사시 : 위로 볼 때는 두 눈이 모이고 아래로 볼 때는 두 눈이 벌어지는 형태이며 사시각의 차이가 10△이상이다.
- V형사시 : 위로 볼 때는 두 눈이 벌어지고 아래로 볼 때는 두 눈이 모이는 형태이며 사시각의 차이가 15△이상이다.

정답 ②

## 25  출제키워드 ▶ 원심성동공운동장애

- 눈돌림 신경핵이나 눈돌림신경의 마비, 내안근마비 시 발생
- 직접대광반사와 간접대광반사 모두 소실되거나 감소
- 밝은 곳에서 두 눈의 동공 크기 차이가 크게 나타남

정답 ①

## 26  출제키워드 ▶ 상사시의 원인

도르래신경은 위빗근의 지배신경으로 장애 시 상사시가 나타난다(아래쪽을 보거나 눈모음 시 더 심함).
※ 위빗근의 주작용은 내회선, 보조작용은 내림과 가쪽돌림이다.

정답 ③

## 27  출제키워드 ▶ 시유발전위검사

시유발전위검사(VEP)는 시자극을 주면서 대뇌피질에 일어나는 뇌파를 기록하는 검사이다. 시신경염이 있는 경우 자극 전도 속도가 느려지므로 양안의 전도 속도를 비교하여 속도 저하를 확인함으로써 진단할 수 있다.

정답 ⑤

## 28  출제키워드 ▶ 원추각막

- 각막 중앙부가 얇아지면서 각막이 서서히 원뿔형으로 돌출
- 문슨징후 : 아래쪽을 보면 아래눈꺼풀테가 원추상으로 보이는 것
- 플라이셔고리 : 세극등으로 보면 각막 원추의 밑바닥에 갈색 또는 녹색의 선이 관찰
- 데스메막의 파열, 불규칙한 신생혈관
- 고도근시, 부정난시 유발로 시력저하
- 초기에는 하드 콘택트렌즈로 교정, 악화하면 각막이식이 필요

정답 ②

## 29  출제키워드 ▶ 신경영양각막염

- 3차신경 제1가지(눈신경)의 손상
- 각막지각소실, 반사눈물흘림, 눈깜박임반사 등이 저하
- 손상된 각막의 회복이 지연
- 심할 경우 각막괴사, 각막천공

정답 ③

## 30  출제키워드 ▶ 해바라기백내장

- 구리로 인한 좌상으로 생긴 외상백내장

- 수정체에 녹회색 톱니바퀴 모양의 동그란 혼탁이 관찰

정답 ③

### 31 출제키워드  뒤유리체박리
- 노화, 근시 또는 주위 조직의 염증으로 인한 유리체액화
- 증상 : 날파리증, 광시증, 황반부종에 의한 시력장애
- 치료 : 치료대상이 아님, 망막열공, 망막박리, 유리체출혈 합병 시 치료 필요

정답 ③

### 32 출제키워드  갑상샘눈병증(그레이브스병)
- 자가면역질환으로 급성 염증반응을 보이고 여성에게 흔히 발생
- 안구돌출, 눈꺼풀뒤당김(달림플징후), 눈꺼풀내림지체(그레페징후), 눈깜박임 횟수 감소(스텔바그징후), 눈모음부족, 안구운동장애 등의 증상
- 심한 안구돌출로 인한 노출각막염, 외안근 비대로 인한 시신경병증으로 시력장애를 동반

정답 ①

### 33 출제키워드  트라코마(클라미디아결막염)
- 결막충혈, 점액화농성 분비물, 여포, 판누스
- 눈꺼풀속말림, 눈꺼풀처짐, 비루관폐쇄 등이 합병
- 눈물분비장애로 실명에 이를 수 있음(저개발국가의 주요 실명원인)
※ 판누스 : 각막 표층의 혈관 신생을 동반한 육아조직의 각막 내 침윤

정답 ②

### 34 출제키워드  봄철각결막염
- 봄과 여름철에 사춘기 전 소년에게 흔히 발병하여 5~10년간 지속
- 심한 가려움증, 점액성 분비물
- 위눈꺼풀 결막에는 거대유두, 아래눈꺼풀 결막에는 작은 유두가 관찰
- 원추각막의 발병빈도가 높음

정답 ④

### 35 출제키워드  교감안염
- 눈에 외상을 입은 후 나타나는 전체포도막염
- 외상을 입은 눈이나 외상을 받지 않은 쪽의 눈에 발생
- 외상을 입은 후 4~8주가 가장 위험하며 수년 후에 발병하기도 함
- 섬모체 손상 시 발생위험이 높아짐

정답 ⑤

### 36 출제키워드  쇼그렌증후군
- 40대 이상의 중년여성에게 많이 발생하는 자가면역질환
- 외분비샘에 림프구가 침범하여 침과 눈물 분비가 감소
- 입안마름증, 건성안, 건성 각결막염, 류머티즘관절염 등의 증상

정답 ②

### 37 출제키워드  뒤공막염
- 심한 류마티스관절염 환자에게 합병할 수 있는 공막질환
- 주로 한쪽 눈에 발현
- 심한 통증과 시력장애, 복시, 안구운동장애, 심할 경우 공막천공 등

정답 ⑤

### 38 출제키워드  폐쇄각녹내장
- 동공 가장자리와 수정체 앞면이 접촉하여 방수의 흐름에 장애가 발생
- 노화로 인한 수정체의 두께 증가, 원시안의 과잉조절 등으로 앞방이 얕아지면 발생빈도 증가
- 무지개색의 달무리, 섬모체충혈, 동공확대, 심한 통증을 동반한 시력 저하
- 만성이 되면 물집각막병증, 시신경유두함몰과 위축, 백내장 등이 합병

정답 ②

### 39 출제키워드  망막중심동맥폐쇄
- 통증이 없는 급격한 시력장애
- 망막 내층의 부종으로 망막이 창백하고 혼탁해짐
- 중심오목 부위에 앵두반점(망막의 두께가 얇아져 색소상피와 맥락막의 붉은색이 비치는 것)
- 발병 후 6~8시간 이내에 혈액순환을 회복시켜야 하는 초응급 질환

정답 ①

### 40 출제키워드  콩다래끼
- 마이봄샘의 배출구가 막히면서 피지가 눈꺼풀판과 주위 연부 조직에 축적되어 생긴 무균성 만성육아종 염증

- 눈꺼풀테의 피부 밑에 단단한 결절
- 발적, 통증과 같은 염증 증상이 없음
- 결절 제거가 필요할 때는 눈꺼풀테와 수직으로 절개하여 긁어냄

정답 ③

## 41 출제키워드▶ 열가소성 플라스틱 안경테
- 가열하면 연화되어 변형과 성형이 쉽다.
- 냉각하면 분자 배열이 가열 전의 상태로 되돌아간다.
- 주로 사출성형 방법으로 가공한다.
- 성형 불량은 재활용할 수 있다.

정답 ①

## 42 출제키워드▶ 옵틸테
열경화성 수지는 가열하면 가교반응을 일으켜 3차원 망상구조를 형성하므로 주형중합법으로 가공을 한다. 열경화성 안경테 소재로는 치수 안정성이 우수한 에폭시수지의 일종인 옵틸이 많이 쓰인다.

정답 ④

## 43 출제키워드▶ 열경화성 플라스틱테
- 열경화성 플라스틱 : 상온에서 저분자로 유동성을 가지고 있으나 가열하면 가교반응이 일어나 3차원의 망상구조를 형성
- 안경테 종류 : 에폭시수지, 페놀수지, 우레탄수지, 에보나이트 등

정답 ④

## 44 출제키워드▶ 안경렌즈의 조건
안경렌즈는 반사율이 낮아야 한다(반사율이 낮아야 투과율이 높다).

정답 ⑤

## 45 출제키워드▶ 아릴디글리콜카보네이트
- 열경화성이기 때문에 일단 중합이 되면 연화되지 않는다.
- 비교적 긁힘에 대한 저항(내마모성)이 우수하다.
- 간단하게 염색할 수 있다.
- 유리렌즈처럼 연마가공이 가능하다.

정답 ①

## 46 출제키워드▶ 폴리카보네이트 렌즈
폴리카보네이트(PC ; Polycarbonate)는 플라스틱렌즈 중 내충격성이 가장 우수하여 산업용 또는 스포츠용 고글렌즈로 적합하다.

정답 ③

## 47 출제키워드▶ CR-39 렌즈의 제작방법
아릴디글리콜카보네이트(ADC, CR-39) 렌즈는 열경화성 수지로 액체 상태의 모노머(Monomer)를 몰드(Mold)에 주입하여 경화시키는 주형중합법으로 제조된다.

정답 ①

## 48 출제키워드▶ 광학유리
광학유리는 크게 크라운유리와 플린트유리로 나눈다. 아베수가 55 이상이면 크라운유리, 아베수가 50 이하이면 플린트유리로 나누며, 산화납(PbO)을 첨가하면 렌즈의 굴절률이 증가한다.

정답 ⑤

## 49 출제키워드▶ 무단차 이중초점렌즈
무단차 이중초점렌즈는 자렌즈의 근용부 시야가 넓다는 장점이 있지만 상의 도약이 심하다. 울텍스(Ultex)형이 근용부 시야가 가장 넓다.

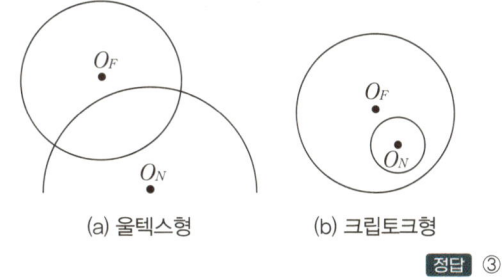

(a) 울텍스형   (b) 크립토크형

정답 ③

## 50 출제키워드▶ 반사방지코팅렌즈
반사방지코팅렌즈는 가시광선 영역에서의 반사율을 감소시켜 광투과율을 높인다. 굴절률이 높을수록 반사율이 높아지므로 굴절률이 높은 렌즈에 더 효과적이며 도수환(Power Ring)을 줄여주어 미용상으로도 좋다.

정답 ③

## 51 출제키워드▶ 안광학계의 주요점
- 주점 : 거리 측정의 기준점
- 절점 : 시각, 정적시야를 측정하는 기준점
- 안구회전점 : PD, 동적시야, 양안시 기능을 측정하는 기준점

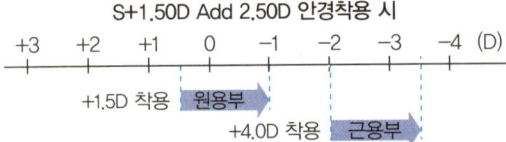

- 명시역을 먼저 구하고 불명시역을 구한다.
- 원점이 +2.00D에 위치하고, 원점에서 최대조절력 +1.50D를 사용하면 근점의 위치는 +0.50D이다.
- 나안상태 명시역 : 원점(+2.00D) ~ 근점(+0.50D)
- 'S+1.50D, Add 2.50D'인 이중초점렌즈를 착용하면 원용부의 명시역은 +1.50D, 근용부의 명시역은 +4.00D만큼 눈 앞(오른쪽)으로 이동한다.
- 원용부의 명시역은 +0.50 ~ -1.00D, 근용부의 명시역은 -2.00 ~ -2.50D이므로 원용부와 근용부 명시역 사이에 간격이 존재한다.
- 불명시역 : $-1.00 \sim -2.00(D) = \dfrac{1}{-1.00} \sim \dfrac{1}{-2.00}$
  $= -1.00 \sim -0.50(m)$

정답 ①

### 63 출제키워드 조절효과

- 원용안경의 조절효과($A_C$) : 비정시가 원용안경을 착용하고 근거리를 주시할 때 정시보다 조절을 더 많이 하거나 더 적게 하게 된다.
  $A_C = 2 \times$ 정점간거리($l$) $\times$ 원용안경굴절력($D_V'$) $\times$ 주시거리버전스($S$)
- 정점간거리와 주시거리버전스의 부호는 항상 (-)이므로 조절효과의 부호는 원용안경의 굴절력이 결정한다. 근시의 교정굴절력은 부호가 (-)이므로 정시에 비해 조절을 적게 하고, 원시의 교정굴절력시는 부호가 (+)이므로 조절을 더 많이 한다.
- 조절효과의 크기는 정점간거리에 비례한다(안경이 콘택트렌즈에 비해 조절효과가 더 크게 나타남).
① 원시안경의 조절효과는 (+)이므로 교정을 하면 나안의 정시에 비해 더 많은 조절력이 필요하고, 안경이 콘택트렌즈보다 정점간거리가 길기 때문에 원시교정용 안경을 착용할 경우 더 많은 조절력이 필요하다.

정답 ①

### 64 출제키워드 근용부 합성광학중심점

- 원용이 구면렌즈일 때 근용부 합성광학중심점($O_N$)

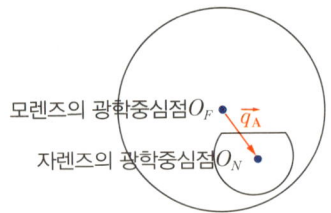

$\vec{q_N} = \dfrac{A}{S+A} \cdot \vec{q_A}$

$S$ : 원용구면굴절력
$A$ : 가입도
$\vec{q_A}$ : $O_F$에서 $O_N$까지의 위치벡터
$\vec{q_N}$ : $O_F$에서 $O_N$까지의 위치벡터

- 'S-1.50D, Add 3.00D'의 근용부 합성광학중심점의 위치
  $O_N$가 $O_F$에서 코 방향으로 5mm, 아래 방향으로 8mm에 위치 → $\vec{q_A} = \begin{pmatrix} +5 \\ -8 \end{pmatrix}$
  
  $\vec{q_N} = \dfrac{A}{S+A} \cdot \vec{q_A} = \dfrac{3.00}{-1.50+3.00} \cdot \begin{pmatrix} +5 \\ -8 \end{pmatrix} = \dfrac{3.00}{+1.50} \cdot \begin{pmatrix} +5 \\ -8 \end{pmatrix}$
  $= 2 \cdot \begin{pmatrix} +5 \\ -8 \end{pmatrix} = \begin{pmatrix} +10 \\ -16 \end{pmatrix}$

→ 합성광학중심점($O_N$) : 코 방향 10mm, 아래 방향 16mm
※ 원용구면굴절력(-1.50D)의 절대값이 가입도(+3.00D)보다 작은 근시교정용 이중초점렌즈의 근용부 합성광학중심점은 항상 자렌즈의 광학중심점 아래쪽에 위치한다.

정답 ⑤

### 65 출제키워드 구면렌즈에서의 프리즘굴절력

- 프리즘굴절력의 크기($\triangle$) : 렌즈의 굴절력($D'$)과 광학중심점에서 입사점까지의 거리($h \cdot$ cm)에 의해 결정됨
  $|P| = |D' \times h|$ (단위 : D $\cdot$ cm = $\triangle$)
- 프리즘굴절력의 방향(base) : 빛은 기저 방향으로 꺾이며 렌즈에서는 두꺼운 쪽이 기저방향이다.

(+)렌즈는 중심방향      (-)렌즈는 가장자리 방향

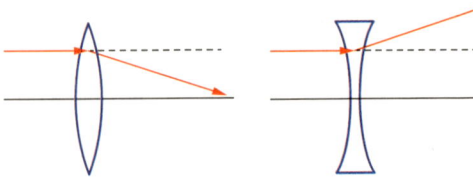

- S-2.00D의 렌즈에서 수직 위로 2mm 떨어진 곳으로 빛이 입사할 때 프리즘의 크기와 방향
  - 크기 : $|\vec{P}| = |h|$(cm) $\times |D'| = 0.2 \times 2 = 0.4(\triangle)$
  - 방향 : (-)렌즈는 가장자리 방향으로 굴절됨(B.U)

정답 ②

## 66 출제키워드 ▶ 안경배율

- 안경배율($\Gamma_{SM}$) = 굴절력계수($F_R$) × 형상계수($F_S$)
$$= \left\{\frac{1}{1+l_V \cdot D_V'}\right\} = \left\{\frac{1}{1-\frac{t}{n} \cdot D_1'}\right\}$$

- 콘택트렌즈의 정점간거리($l_V$)는 0에 가까우므로 굴절력계수는 거의 1이다.
- 콘택트렌즈의 중심두께를 0으로 취급하면 형상계수는 거의 1이다.
  → 콘택트렌즈의 안경배율은 거의 1이다. 즉, 콘택트렌즈를 착용했을 때와 나안으로 볼 때 상의 크기는 거의 같다고 할 수 있다.

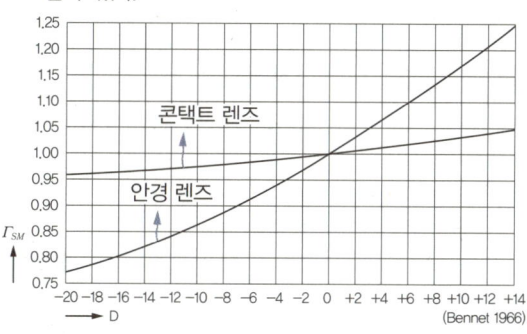

안경과 콘택트렌즈의 안경배율 비교

정답 ①

## 67 출제키워드 ▶ 광학적 회선사위

토릭렌즈로 교정된 사난시는 경선별로 안경배율이 달라서 광학적 회선사위가 발생한다(쌍시계침 십자시표를 보면 수직선과 수평선이 직교하지 않고 가위 모양으로 기울어져 보임).

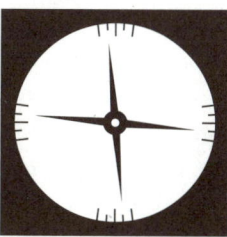
광학적 회선사위

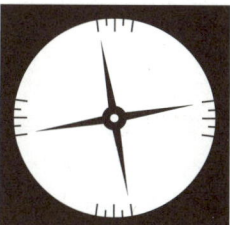
본태적 회선사위

회선사위가 본 쌍시계침 십자시표

※ 토릭렌즈로 교정된 직난시나 도난시의 경우는 정사각형 또는 원형의 물체를 볼 때 좌우 또는 상하로 길어진 직사각형이나 타원형으로 변형되어 보이므로 불편함을 많이 느끼지 않으나 사난시는 불편함을 많이 느낀다.
※ 사난시의 광학적 회선사위 보정 : 원주렌즈의 축 방향을 수평 또는 수직으로 조금 이동시켜 주거나 원주렌즈의 굴절력을 0.50D이내에서 낮추어 자각적 회선사위를 경감시켜 준다.

정답 ②

## 68 출제키워드 ▶ 광학적 복시

- 광학적 복시 : (-)렌즈의 가장자리 경계를 시점으로 하여 물체를 볼 때 같은 물체의 상이 2개로 보이는 현상
- (-)렌즈의 굴절력이 높을수록 복시의 범위가 넓어짐

정답 ③

## 69 출제키워드 ▶ 상대굴절률

- 빛은 진공에서보다 매질(물, 유리 등) 내에서 속도가 느려진다. 진공에서의 빛의 속도를 1로 하였을 때 빛의 속도가 느려지는 비율이 굴절률이며 물질의 특성을 나타내는 중요한 광학상수이다.
- 상대굴절률은 두 매질의 굴절률의 비로 상대굴절률이 1보다 크면 상대적으로 밀한 매질을 뜻하고 1보다 작으면 상대적으로 소한 매질을 나타낸다고 할 수 있다.
- 매질1에 대한 매질2의 상대굴절률 = $\frac{n_2}{n_1}$

→ 물에 대한 유리의 상대굴절률 = $\frac{n_\text{유리}}{n_\text{물}} = \frac{\frac{3}{2}}{\frac{4}{3}} = \frac{3}{2} \times \frac{3}{4} = \frac{9}{8}$

정답 ③

## 70 출제키워드 ▶ 버전스

- 버전스($V$) : 빛이 퍼지거나(발산) 모이는(수렴) 정도를 나타내는 양
- 버전스의 부호 : 평행광선속은 0, 발산광선속은 (-), 수렴광선속은 (+)

평행광선V = 0    발산광선V = (-)    수렴광선V = (+)

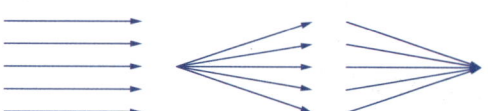

- 버전스 = $\frac{\text{굴절률}}{\text{거리(m)}}$ (단위 : $m^{-1}$ = D(디옵터))

→ 수렴 위치(거리) = $\frac{\text{굴절률}(1)}{\text{버전스}(+10.00)}$ = +0.10(m) = +10(cm)

정답 ⑤

## 71 출제키워드 2매의 평면거울에 의한 상

- 2매의 평면거울이 이루는 각($\theta$)에 의한 꺾임각 = $360° - 2\theta$

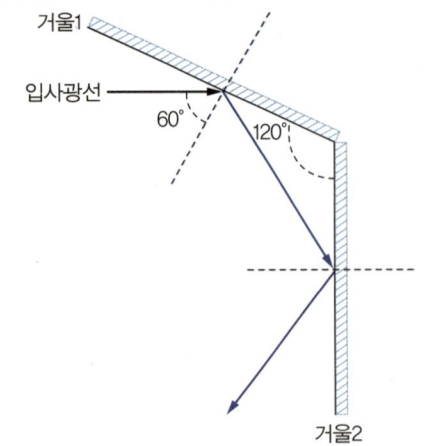

- 2매의 평면거울이 이루는 각이 120°
  → 꺾임각 = $360° - 240° = 120°$

정답 ③

## 72 출제키워드 전반사와 임계각

- 전반사 : 투명한 매질의 경계면에서 빛이 100% 전부 반사되는 현상
- 임계각($\theta_C$) : 굴절각이 90°가 될 때의 입사각, $\sin\theta_C = \dfrac{n_2}{n_1}$
- 입사각이 임계각 이상일 때 전반사가 일어난다.
- 굴절률이 $\sqrt{2}$인 매질에서 공기($n=1$)로 입사할 때의 임계각
  → $\sin\theta_C = \dfrac{n_2}{n_1} = \dfrac{n_2}{\sqrt{2}} \left(\sin 45° = \dfrac{\sqrt{2}}{2} = \dfrac{1}{\sqrt{2}}\right) \rightarrow \theta_C = 45°$

정답 ③

## 73 출제키워드 오목거울에 의한 상

물체를 물측초점(F)과 거울의 정점(V) 사이에 두면 오목거울에 의한 상은 확대된 정립허상을 맺는다.
※ 물체의 위치에 따른 오목거울의 상

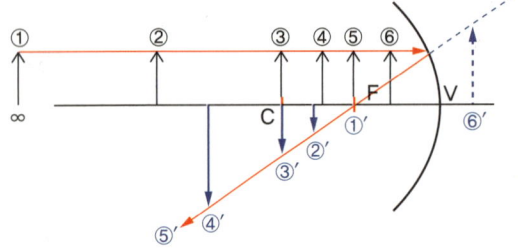

- 무한대 → 하나의 점(상측초점)
- 무한대 ~ 거울의 곡률중심(2F) → 축소된 도립실상
- 거울의 곡률중심(2F) → 같은 크기의 도립실상
- 거울의 곡률중심(2F) ~ 물측초점(F) → 확대된 도립실상

- 물측초점(F) → 상이 맺히지 않는다.
- 물측초점(F) ~ 거울정점(V) → 확대된 정립허상

정답 ⑤

## 74 출제키워드 단일구면의 면굴절력($D'$)

- 구면의 상측면굴절력 : $D' = \dfrac{n'-n}{r} = \dfrac{1.5-1}{r} = +5.00(D)$
  → 구면의 곡률반경 : $r = \dfrac{n'-n}{D'} = \dfrac{0.5}{5.00} = 0.10(m)$
  $= 10(cm)$

정답 ①

## 75 출제키워드 분산능과 아베수

- 분산능은 백색광이 파장별로 어느 정도 퍼지는가를 나타내는 수치이고, 아베수는 분산능의 역수이다.
- 아베수가 크면 색수차가 작으므로 안경렌즈는 아베수가 클수록 좋은 렌즈이다.

정답 ③

## 76 출제키워드 렌즈의 결상공식

- 상버전스($S'$) = 물버전스($S$) + 상측굴절력($D'$)
  $= \dfrac{1}{물거리(s)} + D'$
  → $S' = \dfrac{1}{s} + D' = \dfrac{1}{-1} + 3.00 = +2.00(D)$
- 상버전스($S'$) = $\dfrac{1}{상거리(s')}$
  → 상거리 : $s' = \dfrac{1}{S'} = \dfrac{1}{2} = 0.50(m) = 50(cm)$

정답 ⑤

## 77 출제키워드 볼록렌즈에 의한 상

- 볼록렌즈의 상의 종류는 물측초점(F)을 먼저 구하고, 아래의 그림과 같이 물체가 물측초점을 기준으로 어디에 위치하는가를 알면 구할 수 있다.

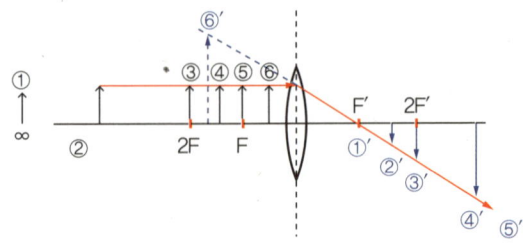

- 렌즈의 물측초점거리는 상측초점거리와 부호가 반대이고 상측초점거리는 렌즈의 굴절력을 이용해 구한다.

- 상측초점거리($f'$) = $\dfrac{1}{렌즈의 굴절력(D')} = \dfrac{1}{+1.00} = 1.00(m)$
- 물측초점거리($f$) = $-1.0(m)$
- 물체(-50cm)가 물측초점(-1m)과 렌즈 사이에 놓여 있으면 상은 확대된 정립허상을 맺는다.

정답 ④

## 78 출제키워드 ▶ 얇은 렌즈의 합성

- 여러 매의 얇은 렌즈가 서로 밀착되어 있을 때 합성된 렌즈의 굴절력은 모든 렌즈의 굴절력의 합이다.
  → $D' = D_1' + D_2' = (+5.00) + (-3.00) = +2.00(D)$
- 상측초점거리($f'$)는 렌즈의 굴절력($D'$)의 역수이다.
  → $f' = \dfrac{1}{D'} = \dfrac{1}{+2.00} = +0.50(m) = +50(cm)$

정답 ③

## 79 출제키워드 ▶ 상측정점굴절력

상측정점굴절력($D_V'$) = 형상계수($F_S$) × 상측주점굴절력($D'$)
= $1.2 \times 5 = 6.0(D)$

정답 ⑤

## 80 출제키워드 ▶ 왜곡수차

- 왜곡수차 : 광축에 수직인 격자 상의 물체가 광학계를 통과한 후 중심부와 주변부의 배율이 달라서 상을 맺을 때 상의 주변부가 휘어지는 수차
- 주변부가 중심부보다 배율이 크면 실패형, 주변부가 중심부보다 배율이 작으면 술통형 왜곡이 발생한다.

| 물 체 | 실패형 왜곡 | 술통형 왜곡 |
|---|---|---|
|  |  |  |

정답 ①

## 81 출제키워드 ▶ 빛의 파장과 굴절률

- 굴절률 : 진공에서의 빛의 속도($c$)는 $3 \times 10^8 m/sec$이며, 매질 내로 진행하면 빛의 속도는 느려진다. 굴절률은 매질 내에서 느려지는 속도의 비율을 나타낸다.
- 빛의 속도와 파장은 비례하므로 빛이 매질 내로 진행하면 파장은 짧아지고, 파장의 비로 굴절률을 구할 수 있다.
  → 굴절률($n$) = $\dfrac{\lambda_{공기}}{\lambda_{매질}} = \dfrac{640}{400} = 1.60$

정답 ④

## 82 출제키워드 ▶ 도플러 효과

- 도플러 효과는 파동을 발생시키는 파원과 그 파동을 관찰하는 관찰자 중에서 하나 이상이 운동하고 있을 때 발생하고 파원과 관찰자의 거리가 가까워질 때는 파동의 주파수가 더 높게(파장은 더 짧게), 거리가 멀어질 때는 주파수가 더 낮게(파장은 더 길게) 관측되는 현상이다.
- 가까워지는 소리는 더 고음으로, 멀어지는 소리는 더 저음으로 들린다.
- 멀어지는 별빛은 적색편이, 가까워지는 별빛은 청색편이 된다.

정답 ③

## 83 출제키워드 ▶ 반사방지코팅막의 최소두께

입사광의 파장은 540nm, 코팅막의 굴절률이 1.35일 때 최소막의 두께(d)
→ $d = \dfrac{\lambda_{입사광}}{4n_{코팅막}} = \dfrac{540}{4 \times 1.35} = \dfrac{540}{5.40} = 100(nm)$

정답 ③

## 84 출제키워드 ▶ 단일슬릿에 의한 회절

- 프레넬 회절 : 광원이 가까이 있을 때, 입사파가 구면파
- 프라운호퍼 회절 : 광원이 무한대에 있을 때, 입사파가 평면파
- 입사광의 파장이 길수록, 슬릿의 폭이 좁을수록 회절이 잘 일어난다.

정답 ③

## 85 출제키워드 ▶ 빛의 편광

편광현상은 횡파에서만 일어난다.

정답 ②

## 2교시 의료관계법규 / 시광학응용

### 01 출제키워드 ▶ 병원 등

**제3조의2(병원 등)** 병원·치과병원·한방병원 및 요양병원(이하 '병원 등'이라 한다)은 30개 이상의 병상(병원·한방병원만 해당한다) 또는 요양병상(요양병원만 해당하며, 장기입원이 필요한 환자를 대상으로 의료행위를 하기 위하여 설치한 병상을 말한다)을 갖추어야 한다.

정답 ②

### 02 출제키워드 ▶ 국가시험 등

시험의 실시에 필요한 사항은 시험 실시 90일 전까지 공고해야 하지만, 시험 장소는 지역별 응시인원이 확정된 후 시험 실시 30일 전까지 공고할 수 있다.

**시행령 제4조(국가시험 등의 시행 및 공고 등)** ③ 국가시험 등 관리기관의 장은 국가시험 등을 실시하려면 미리 보건복지부장관의 승인을 받아 시험 일시, 시험 장소, 시험과목, 응시원서 제출기간, 그 밖에 시험의 실시에 관하여 필요한 사항을 시험 실시 90일 전까지 공고하여야 한다. 다만, 시험장소는 지역별 응시인원이 확정된 후 시험 실시 30일 전까지 공고할 수 있다.

정답 ①

### 03 출제키워드 ▶ 기록 열람 등

환자의 배우자, 직계 존속·비속, 형제·자매 또는 배우자의 직계 존속, 환자가 지정하는 대리인은 보건복지부령으로 정하는 요건을 갖추고 환자의 기록을 열람하거나 내용을 확인할 수 있다. 배우자의 형제자매는 해당하지 않는다.

**제21조(기록 열람 등)** ② 의료인, 의료기관의 장 및 의료기관 종사자는 환자가 아닌 다른 사람에게 환자에 관한 기록을 열람하게 하거나 그 사본을 내주는 등 내용을 확인할 수 있게 하여서는 아니 된다.
③ 제2항에도 불구하고 의료인, 의료기관의 장 및 의료기관 종사자는 다음 각 호의 어느 하나에 해당하면 그 기록을 열람하게 하거나 그 사본을 교부하는 등 그 내용을 확인할 수 있게 하여야 한다. 다만, 의사·치과의사 또는 한의사가 환자의 진료를 위하여 불가피하다고 인정한 경우에는 그러하지 아니하다.
  1. 환자의 배우자, 직계 존속·비속, 형제·자매(환자의 배우자 및 직계 존속·비속, 배우자의 직계존속이 모두 없는 경우에 한정한다) 또는 배우자의 직계 존속이 환자 본인의 동의서와 친족관계임을 나타내는 증명서 등을 첨부하는 등 보건복지부령으로 정하는 요건을 갖추어 요청한 경우
  2. 환자가 지정하는 대리인이 환자 본인의 동의서와 대리권이 있음을 증명하는 서류를 첨부하는 등 보건복지부령으로 정하는 요건을 갖추어 요청한 경우

정답 ④

### 04 출제키워드 ▶ 폐업·휴업의 신고

**제40조(폐업·휴업의 신고)** ①의료기관 개설자는 의료업을 폐업하거나 1개월 이상 휴업(입원환자가 있는 경우에는 1개월 미만의 휴업도 포함한다. 이하 이 조에서 이와 같다)하려면 보건복지부령으로 정하는 바에 따라 관할 시장·군수·구청장에게 신고하여야 한다.

정답 ①

### 05 출제키워드 ▶ 자격정지 등

의료기관 개설자가 될 수 없는 자에게 고용되어 의료행위를 한 때는 1년의 범위에서 면허자격을 정지시킬 수 있다.

**제66조(자격정지 등)** ①보건복지부장관은 의료인이 다음 각 호의 어느 하나에 해당하면(제65조 제1항 제2호의2에 해당하는 경우는 제외한다) 1년의 범위에서 면허자격을 정지시킬 수 있다. 이 경우 의료기술과 관련한 판단이 필요한 사항에 관하여는 관계 전문가의 의견을 들어 결정할 수 있다.
  1. 의료인의 품위를 심하게 손상시키는 행위를 한 때
  2. 의료기관 개설자가 될 수 없는 자에게 고용되어 의료행위를 한 때
  2의2. 제4조 제6항을 위반한 때
  3. 제17조 제1항 및 제2항에 따른 진단서·검안서 또는 증명서를 거짓으로 작성하여 내주거나 제22조 제1항에 따른 진료기록부등을 거짓으로 작성하거나 고의로 사실과 다르게 추가기재·수정한 때
  4. 제20조를 위반한 경우
  5. 삭제 〈2020. 12. 29.〉
  6. 의료기사가 아닌 자에게 의료기사의 업무를 하게 하거나 의료기사에게 그 업무 범위를 벗어나게 한 때
  7. 관련 서류를 위조·변조하거나 속임수 등 부정한 방법으로 진료비를 거짓 청구한 때
  8. 삭제 〈2011. 8. 4.〉
  9. 제23조의5를 위반하여 경제적 이익 등을 제공받은 때
  10. 그 밖에 이 법 또는 이 법에 따른 명령을 위반한 때

정답 ②

### 06 출제키워드 ▶ 한지 의료인의 허가지역 변경

한지 의료인이 허가지역을 변경하려면 변경 전 허가지역에서 3년 이상 계속 의료기관을 개설하고 의료행위를 한 자로 한정한다.

**시행규칙 제75조(한지 의료인의 허가지역 변경)** ① 법 제79조 제3항에 따라 한지 의료인이 그 허가지역을 변경하려는 경우에는 그 소재지를 관할하는 시·도지사의 허가를 받아야 한다. 다만, 다른 시·도로 변경하거나 2개 시·도 이상에 걸쳐있는 지역으로 변경하려는 경우에는 보건복지부장관의 허가를 받아야 한다.
② 제1항에 따른 한지 의료인의 허가지역 변경에 관한 허가를 할 때에는 다음 각 호에서 정하는 바에 따라야 한다.
  1. 의료취약지인 읍·면으로 한정하여 허가하되, 인구·교통, 그 밖의 지리적 여건에 따라 그 진료구역을 제한할 수 있다.
  2. 허가 대상은 변경 전의 허가지역에서 3년 이상 계속하여 의료기관을 개설하고 의료행위를 한 자로 한정한다. 다만, 허가지역에 같은 업종에 해당하는 다른 의료인이 있거나 벽지, 오지 또는 섬 등 보건복지부장관이 정하는 지역으로 변경하려는 경우에는 그 기간의 제한을 받지 아니한다.
③ 제1항에 따라 허가지역 변경허가를 받으려는 자는 변경 희망지와 그 사유를 적은 신청서에 면허증을 첨부하여 허가관청에 제출하여야 한다.

정답 ⑤

## 07 출제키워드 ▶ 벌 칙

의료행위를 받는 사람을 폭행하여 상해에 이르게 한 경우는 7년 이하의 징역 또는 1천만원 이상 7천만원 이하의 벌금에 처한다.
**제87조의2(벌칙)** ② 다음 각 호의 어느 하나에 해당하는 자는 5년 이하의 징역이나 5천만원 이하의 벌금에 처한다.
  1. 제4조의3 제1항을 위반하여 면허를 대여한 사람
  1의2. 제4조의3 제2항을 위반하여 면허를 대여받거나 면허 대여를 알선한 사람
  2. 제12조 제2항 및 제3항, 제18조 제3항, 제21조의2 제5항·제8항, 제23조 제3항, 제27조 제1항, 제33조 제2항(제82조 제3항에서 준용하는 경우만 말한다)·제8항(제82조 제3항에서 준용하는 경우를 포함한다)·제10항을 위반한 자. 다만, 제12조 제3항의 죄는 피해자의 명시한 의사에 반하여 공소를 제기할 수 없다.
  3. 제27조 제5항을 위반하여 의료인이 아닌 자에게 의료행위를 하게 하거나 의료인에게 면허 사항 외의 의료행위를 하게 한 자
  3의2. 제38조의2 제5항을 위반하여 촬영한 영상정보를 열람하게 하거나 제공한 자
  3의3. 제38조의2 제6항을 위반하여 촬영한 영상정보를 탐지하거나 누출·변조 또는 훼손한 자
  3의4. 제38조의2 제7항을 위반하여 촬영한 영상정보를 이 법에서 정한 목적 외의 용도로 사용한 자
  4. 제40조의3 제3항을 위반하여 직접 보관한 진료기록부등 외 진료기록보관시스템에 보관된 정보를 열람하는 등 그 내용을 확인한 사람
  5. 제40조의3 제7항을 위반하여 정당한 접근 권한 없이 또는 허용된 접근 권한을 넘어 진료기록보관시스템에 보관된 정보를 훼손·멸실·변경·위조·유출하거나 검색·복제한 사람

정답 ⑤

## 08 출제키워드 ▶ 양벌규정

면허 대여 금지 등(제87조의2), 태아 성 감별 행위 등 금지(제88조의2), 진료거부 금지 등(제89조), 무면허 의료행위 등 금지(제87조의2)는 양벌규정이 적용된다. 진료정보 침해사고의 통지의 위반은 300만원 이하의 과태료를 부과할 수 있고(제92조 제1항) 양벌규정에 적용되지 않는다.
**제91조(양벌규정)** 법인의 대표자나 법인 또는 개인의 대리인, 사용인, 그 밖의 종업원이 그 법인 또는 개인의 업무에 관하여 제87조, 제87조의2, 제88조, 제88조의2, 제89조 또는 제90조의 위반행위를 하면 그 행위자를 벌하는 외에 그 법인 또는 개인에게도 해당 조문의 벌금형을 과(科)한다. 다만, 법인 또는 개인이 그 위반행위를 방지하기 위하여 해당 업무에 관하여 상당한 주의와 감독을 게을리하지 아니한 경우에는 그러하지 아니하다.

정답 ①

## 09 출제키워드 ▶ 법률의 제정 목적

**제1조(목적)** 이 법은 의료기사, 보건의료정보관리사 및 안경사의 자격·면허 등에 관하여 필요한 사항을 정함으로써 국민의 보건 및 의료 향상에 이바지함을 목적으로 한다.

정답 ①

## 10 출제키워드 ▶ 의료기사의 종류 및 업무

신체적·정신적 기능장애를 회복시키기 위한 작업요법적 치료는 작업치료사의 업무이다.
**제2조(의료기사의 종류 및 업무)** ① 의료기사의 종류는 임상병리사, 방사선사, 물리치료사, 작업치료사, 치과기공사 및 치과위생사로 한다.
② 의료기사는 종별에 따라 다음 각 호의 업무 및 이와 관련하여 대통령령으로 정하는 업무를 수행한다.
1. 임상병리사 : 각종 화학적 또는 생리학적 검사
2. 방사선사 : 방사선 등의 취급 또는 검사 및 방사선 등 관련 기기의 취급 또는 관리
3. 물리치료사 : 신체의 교정 및 재활을 위한 물리요법적 치료
4. 작업치료사 : 신체적·정신적 기능장애를 회복시키기 위한 작업요법적 치료
5. 치과기공사 : 보철물의 제작, 수리 또는 가공

6. 치과위생사 : 치아 및 구강질환의 예방과 위생 관리 등

정답 ②

## 11 출제키워드 › 안경사의 업무범위와 한계

**시행령 제2조 1항**(별표1) 안경사의 업무 범위
가. 안경(시력보정용)의 조제 및 판매와 콘택트렌즈의 판매에 관한 다음의 구분에 따른 업무
　1) 안경의 조제 및 판매. 6세 이하의 아동을 위한 안경은 의사의 처방에 따라 조제, 판매해야 한다.
　2) 콘택트렌즈의 판매. 6세 이하의 아동을 위한 콘택트렌즈는 의사의 처방에 따라 판매해야 한다.
　3) 안경, 콘택트렌즈의 도수를 조정하기 위한 목적으로 수행하는 자각적(주관적) 굴절검사로서 약제를 사용하지 않는 검사
　4) 안경, 콘택트렌즈의 도수를 조정하기 위한 목적으로 수행하는 타각적(객관적) 굴절검사로서 약제를 사용하지 않는 검사 중 자동굴절검사기기를 이용한 검사
나. 그 밖에 안경의 조제 및 판매와 콘택트렌즈의 판매에 관한 업무

정답 ②

## 12 출제키워드 › 면허증의 발급

**시행규칙 제12조**(면허증의 발급) ③ 보건복지부장관은 제1항에 따라 면허증의 발급 신청을 받았을 때에는 그 신청인에게 면허증 발급을 신청 받은 날부터 14일 이내에 종류에 따라 각각 별지 제3호서식의 면허증을 발급하여야 한다.

정답 ③

## 13 출제키워드 › 면허증의 재발급 신청

면허가 취소된 후 그 처분의 원인이 소멸하여 면허증을 재발급 받고자 하는 자는 관할 시·도지사를 거쳐 보건복지부장관에게 제출하여야 한다.

**시행규칙 제22조**(면허증의 재발급 신청) ① 의료기사 등이 면허증을 분실 또는 훼손하였거나 면허증의 기재사항이 변경되어 면허증의 재발급을 신청하려는 경우에는 별지 제15호서식의 의료기사 등 면허증 재발급 신청서(전자문서로 된 신청서를 포함한다)에 다음 각 호의 서류 또는 자료를 첨부하여 보건복지부장관에게 제출하여야 한다.
　1. 면허증(면허증을 분실한 경우에는 그 사유설명서)
　2. 사진 1장
　3. 변경 사실을 증명할 수 있는 서류
② 영 제12조 제1항(면허의 취소 등)에 따른 사유로 면허증을 재발급 받으려는 사람은 별지 제15호서식의 의료기사등 면허증 재발급 신청서에 다음 각 호의 서류 또는 자료를 첨부하여 주소지를 관할하는 특별시장·광역시장·특별자치시장·도지사 및 특별자치도지사(이하 "시·도지사"라 한다)를 거쳐 보건복지부장관에게 제출하여야 한다.
　1. 사진 1장
　2. 면허취소의 원인이 된 사유가 소멸하였음을 증명할 수 있는 서류
　3. 뉘우치는 빛이 뚜렷하다고 인정될 수 있는 서류
③ 의료기사 등이 제1항에 따라 면허증을 재발급 받은 후 분실된 면허증을 발견하였을 때는 지체 없이 그 면허증을 보건복지부장관에게 반납하여야 한다.

**시행규칙 제23조**(면허증을 갈음하는 증서) 의료기사 등이 제22조 제1항에 따라 면허증의 재발급을 신청한 경우에는 면허증을 재발급 받을 때까지 그 신청서에 대한 보건복지부장관의 접수증으로 면허증을 갈음할 수 있다.

정답 ②

## 14 출제키워드 › 안경업소의 시설기준

**시행규칙 제15조**(안경업소의 시설기준 등) 법 제12조 제4항에서 "보건복지부령으로 정하는 시설 및 장비"란 채광과 환기가 잘 되고 청결하며 안경(시력보정용으로 한정한다)의 조제 및 판매와 콘택트렌즈(시력보정용이 아닌 것을 포함한다)의 판매에 적합한 시설과 다음 각 호의 장비를 말한다.
1. 시력표(Vision Chart)
2. 시력검사 세트(Phoroptor and Unit Set)
3. 시험테와 시험렌즈 세트(Trial Frame and Trial Lens Set)
4. 동공거리계(PDmeter)
5. 자동굴절검사기(Auto Refractormeter)
6. 렌즈 정점굴절력계(Lensmeter)

정답 ①

## 15 출제키워드 › 시정명령

**제23조**(시정명령) ① 특별자치시장·특별자치도지사·시장·군수·구청장은 치과기공소 또는 안경업소의 개설자가 다음 각 호의 어느 하나에 해당되는 때에는 위반된 사항의 시정을 명할 수 있다.
1. 제11조의2 제4항 및 제12조 제4항에 따른 시설 및 장비를 갖추지 못한 때
1의2. 제12조 제7항을 위반하여 안경사가 콘택트렌즈의 사용방법과 유통기한 및 부작용에 관한 정보를 제공하지 아니한 경우
2. 제13조에 따라 폐업 또는 등록의 변경사항을 신고하지 아니한 때

정답 ④

## 16  출제키워드 ▶ 의료기사 등의 품위손상행위

**시행령 제13조(의료기사 등의 품위손상행위의 범위)** 법 제22조 제1항 제1호에 따른 품위손상행위의 범위는 다음 각 호와 같다.
1. 제2조에 따른 의료기사 등의 업무 범위를 벗어나는 행위
2. 의사나 치과의사의 지도를 받지 아니하고 제2조의 업무를 하는 행위(보건의료정보관리사와 안경사의 경우는 제외한다)
3. 학문적으로 인정되지 아니하거나 윤리적으로 허용되지 아니하는 방법으로 업무를 하는 행위
4. 검사 결과를 사실과 다르게 판시하는 행위

정답 ⑤

## 17  출제키워드 ▶ 보수교육

군 복무 중인 사람은 보수교육이 면제되지만 직업군인으로 군에서 해당 업무에 종사하는 의료기사 등은 제외된다.

**시행규칙 제18조(보수교육)** ② 보건복지부장관은 다음 각 호의 어느 하나에 해당하는 사람에 대해서는 해당 연도의 보수교육을 면제할 수 있다.
1. 대학원 및 의학전문대학원·치의학전문대학원에서 해당 의료기사 등의 면허에 상응하는 보건의료에 관한 학문을 전공하고 있는 사람
2. 군 복무 중인 사람(군에서 해당 업무에 종사하는 의료기사 등은 제외한다)
3. 해당 연도에 법 제4조에 따라 의료기사 등의 신규 면허를 받은 사람
4. 보건복지부장관이 해당 연도에 보수교육을 받을 필요가 없다고 인정하는 요건을 갖춘 사람

③ 보건복지부장관은 다음 각 호의 어느 하나에 해당하는 사람에 대해서는 해당 연도의 보수교육을 유예할 수 있다.
1. 해당 연도에 보건기관·의료기관·치과기공소 또는 안경업소 등에서 그 업무에 종사하지 않은 기간이 6개월 이상인 사람
2. 보건복지부장관이 해당 연도에 보수교육을 받기가 어렵다고 인정하는 요건을 갖춘 사람

정답 ②

## 18  출제키워드 ▶ 무면허

면허에 상응하는 교육과정을 이수하기 위한 실습은 무면허자의 업무금지에 해당하지 않는다.

**제9조(무면허자의 업무금지 등)** ① 의료기사 등이 아니면 의료기사 등의 업무를 하지 못한다. 다만, 대학 등에서 취득하려는 면허에 상응하는 교육과정을 이수하기 위하여 실습 중에 있는 사람의 실습에 필요한 경우에는 그러하지 아니하다.
② 의료기사 등이 아니면 의료기사 등의 명칭 또는 이와 유사한 명칭을 사용하지 못한다.
③ 의료기사 등은 제4조에 따라 받은 면허를 다른 사람에게 대여하여서는 아니 된다.
④ 누구든지 제4조에 따라 받은 면허를 대여 받아서는 아니 되며 면허 대여를 알선하여서도 아니 된다.

정답 ①

## 19  출제키워드 ▶ 자격정지

**제22조(자격의 정지)** ① 보건복지부장관은 의료기사 등이 다음 각 호의 어느 하나에 해당하는 경우에는 6개월 이내의 기간을 정하여 그 면허자격을 정지시킬 수 있다.
1. 품위를 현저히 손상시키는 행위를 한 경우
2. 치과기공소 또는 안경업소의 개설자가 될 수 없는 사람에게 고용되어 치과기공사 또는 안경사의 업무를 한 경우
3. 그 밖에 이 법 또는 이 법에 따른 명령을 위반한 경우

정답 ④

## 20  출제키워드 ▶ 벌칙

안경사의 실태와 취업 상황을 허위로 신고한 사람은 100만원 이하의 과태료를 부과받을 수 있다.

**제31조(벌칙)** 다음 각 호의 어느 하나에 해당하는 자는 500만원 이하의 벌금에 처한다.
1. 제9조 제2항을 위반하여 의료기사 등의 면허 없이 의료기사 등의 명칭 또는 이와 유사한 명칭을 사용한 자
1의2. 제11조의2 제2항을 위반하여 2개소 이상의 치과기공소를 개설한 자
2. 제12조 제2항을 위반하여 2개 이상의 안경업소를 개설한 자
2의2. 제11조의2 제3항을 위반하여 등록을 하지 아니하고 치과기공소를 개설한 자
3. 제12조 제3항을 위반하여 등록을 하지 아니하고 안경업소를 개설한 자
3의2. 제12조 제5항을 위반한 사람(전자상거래 등 금지)
3의3. 제12조 제6항을 위반하여 안경 및 콘택트렌즈를 안경업소 외의 장소에서 판매한 안경사
4. 제14조 제2항을 위반하여 영리를 목적으로 특정 치과기공소·안경업소 또는 치과기공사·안경사에게 고객을 알선·소개 또는 유인한 자

정답 ⑤

## 21  출제키워드 ▶ 비정시의 교정굴절력

정점간거리가 0일 때 비정시안을 교정할 수 있는 렌즈의 굴절력은 원점굴절도와 거의 같다.

• 원점굴절도 $= \dfrac{1}{\text{원점거리}} = \dfrac{1}{-0.25} = -4.00(D)$

정답 ④

## 22 출제키워드 ▶ 원시의 종류

원시는 조절력에 따라 수의성, 상대성, 절대성으로 나눌 수 있다.
- 수의성 원시 : 조절력이 충분하여 원거리와 근거리를 모두 선명하게 보는 원시
- 상대성 원시 : 조절력의 도움으로 원거리는 선명하게 볼 수 있으나 근거리를 보기에는 조절력이 부족한 원시
- 절대성 원시 : 조절력이 매우 부족하여 원거리와 근거리 모두 선명하게 보지 못하는 원시

정답 ③

## 23 출제키워드 ▶ 절대원시량

- 절대원시량은 최대조절력을 모두 사용한 이후에 검출되는 원시량으로 교정시력 1.0을 얻을 수 있는 최소한의 굴절력이다.
- 운무법으로 굴절검사를 하는 과정에서 교정시력이 1.0이 될 때의 굴절력(현성원시량)에서 시력이 저하되기 전까지 (−)방향으로 구면렌즈를 부가하여 검출한다.
- +3.75D에서 교정시력이 1.0이 되었고, (−)구면렌즈를 부가하여 +2.50D에서 시력이 저하되었으므로 시력이 저하되기 직전 도수인 +2.75D가 절대원시량이다.

| 검사방법 | 가입렌즈(D) | 교정시력 | |
|---|---|---|---|
| 조절마비굴절검사(CR) | S+5.00 | 1.0 | |
| 현성굴절검사(MR) | S+4.00 | 0.9 | |
| | S+3.75 | 1.0 | → 현성원시량 |
| | S+3.25 | 1.0 | |
| | S+2.75 | 1.0 | → 절대원시량 |
| | S+2.50 | 0.9 | |

정답 ②

## 24 출제키워드 ▶ 난시의 교정

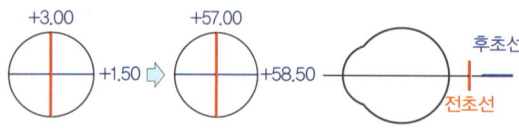

교정렌즈     교정될 난시안의 경선과 초선

S+3.00D ◯ C−1.50D Ax 90°로 교정될 난시안은 양주경선의 굴절력이 +60D보다 낮아 전초선과 후초선이 모두 망막 뒤에 결상되는 눈으로 원시성 복난시이고, 강주경선의 방향은 수평이므로 도난시이다.

정답 ③

## 25 출제키워드 ▶ 부등상시

부등상시는 좌우 망막상의 크기가 다른 눈으로 쌍디글 자 편광시표로 부등상시를 검사할 수 있다. 시표의 검은 줄 하나가 3.5%의 차이를 의미하고 아래의 그림처럼 시표가 보인다면 좌우안의 망막상의 크기는 7%라고 할 수 있다.

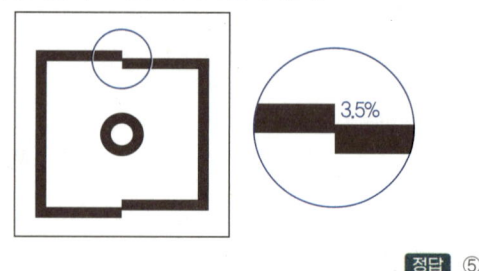

정답 ⑤

## 26 출제키워드 ▶ 우세안검사

독일의 로젠바하가 처음 우세안에 대한 논문을 썼으며, 양안시에서 주도적인 역할을 하는 눈을 우세안 또는 우위안이라 한다. 로젠바하법, 원형구멍카드법으로 판정할 수 있다.
- 로젠바하법
  − 양손으로 만든 구멍 사이의 시표를 양안으로 바라보게 한다.
  − 좌안과 우안을 교대로 감게 하였을 때 시표가 보이는 쪽이 우세안이다.

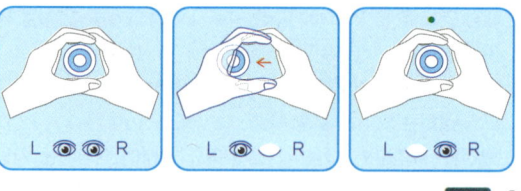

정답 ①

## 27 출제키워드 ▶ 나안시력검사

시력표에서 가장 큰 시표를 읽지 못할 때의 시력
- 검사거리 단축
  시력 = 가장 큰 시표의 시력 × 시표판독거리 / 검사거리
- 안전지수(FC) 시력 : 손가락 개수를 판별
  시력 = FC / 손가락 개수를 판별한 거리
- 안전수동(HM ; Handmotion) 시력 : 손을 흔들어 판별
- 광각(LP ; Light Perception) : 빛 감지 여부
  빛을 감지할 때 − Positive, 빛을 감지하지 못할 때 − Negative
- 빛도 구별하지 못할 때 : '맹'

정답 ②

## 28  출제키워드  가림벗김검사

- 가림벗김검사(CUT ; Cover Uncover Test)는 한쪽 눈을 가렸다가 가림판을 제거하는 순간 가려졌던 눈의 움직임을 관찰하는 검사로 정위와 사위의 구분할 수 있다.
- 한쪽 눈을 가리면 융합이 제거되고 가림판을 제거한 순간 다시 융합하게 되므로 이때 가려졌던 눈의 움직임이 관찰되면 사위라고 할 수 있다.
- 코 방향으로 움직임이 관찰되면 외사위, 귀 방향으로 움직임이 관찰되면 내사위로 판단하고 위로 움직임이 관찰되면 하사위, 아래로 움직임이 관찰되면 상사위로 판단한다.
- ※ 수평사위는 좌우안의 구별을 하지 않지만, 수직사위는 반드시 좌우안을 구별해 주어야 한다(우안 하사위 = 좌안 상사위).

정답 ⑤

## 29  출제키워드  안모형통

안모형통은 검영법을 연습하는 모형안으로 앞 원통, 뒤 원통, 렌즈받침대로 구성되어 있다. 뒤 원통을 앞쪽으로 밀어 안모형통의 기준선을 '+'로 맞추면 원시, 뒤 원통을 뒤쪽으로 빼내어 기준선을 '−'로 맞추면 근시 상태가 된다. 난시를 만들기 위해서는 렌즈받침대에 원주렌즈를 장입해 준다.

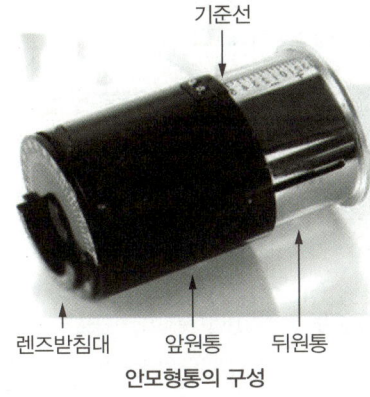
안모형통의 구성

- 안모형통의 기준선이 +1이면 안모형통의 길이가 짧아져 상측 초점이 망막의 뒤쪽에 놓이는 상태로 +59D의 원시 → S+1.00D로 교정
- 렌즈받침대에 C−2.00D, Ax 90°를 장입 → 부호가 반대인 C+2.00D Ax 90°로 교정

정답 ③

## 30  출제키워드  정적검영법

정적검영법에서 검사거리 보정렌즈를 사용하지 않았다면 교정굴절력은 중화렌즈 도수에 검사거리 환산도수를 더해준다.

- 검사거리 환산도수 = $\dfrac{1}{검사거리(50cm)} = \dfrac{1}{-0.50}$
  $= -2.00(D)$

- 교정굴절력 = 중화렌즈(+0.50) + 검사거리환산도수(−2.00)
  = −1.50(D)

정답 ②

## 31  출제키워드  정적검영법 – 난시

난시안의 검영은 경선별로 중화점을 찾아 교정굴절력을 측정한다. 발산광선속으로 검영할 때, 피검사자의 원점(중화점)이 검사거리와 일치하면 중화, 앞쪽에 위치하면 역행, 뒤쪽에 위치하면 동행이 나타난다.

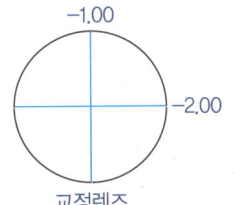
교정렌즈

- 원점거리 = $\dfrac{1}{교정굴절력}$
- 수직경선의 원점 = $\dfrac{1}{-1.00} = -1.00(m)$
  → 원점이 검사거리(50cm) 뒤쪽에 위치하므로 수평 방향 선조광은 동행이 관찰된다.

정답 ①

## 32  출제키워드  각막곡률계

각막곡률계는 각막과 콘택트렌즈의 상태를 파악할 수 있는 타각적 굴절검사기기이다. 정상적인 각막의 마이어상은 원 둘레가 매끄러운 데 반해 부정난시의 마이어상은 원둘레가 울퉁불퉁하다.

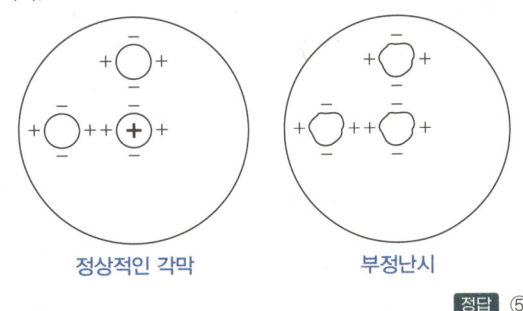
정상적인 각막     부정난시

정답 ⑤

## 33  출제키워드  자각적 굴절검사

원용안경처방검사 과정에서 예상 교정굴절력은 근시인지 원시인지에 따라 다르게 결정된다. 원시안은 목표 시력이 나오는 가장 높은 (+)구면렌즈, 근시안은 목표 시력이 나오는 가장 낮은 (−)구면렌즈를 예상 교정굴절력으로 한다. +1.75D, +2.00D일 때 목표 시력 1.0이 나오고, (+)로 교정되는 원시안이므로 예상

교정굴절력은 +2.00D이다.

정답 ④

## 34 출제키워드: 자각적 굴절검사 – 난시

눈이 근시성 상태일 때 (−)원주렌즈의 교정축은 선명한 (시간)방향 × 30°이다. 3시 방향이 선명하다고 하면 교정축은 3 × 30° = 90°이다.

정답 ④

## 35 출제키워드: 자각적 굴절검사 – 난시

난시안이 나안 상태로 방사선시표를 볼 때 상대적으로 망막에 더 가까이 위치한 초선 방향이 선명하게 보인다. S+2.00D ○ C−1.00D Ax150°로 교정되는 난시안은 전초선과 후초선이 모두 망막 뒤에 위치하는 원시성 복난시이다. 이 눈이 방사선 시표를 보면 전초선이 망막과 더 가까이 위치하므로 전초선 방향이 선명하게 보인다.

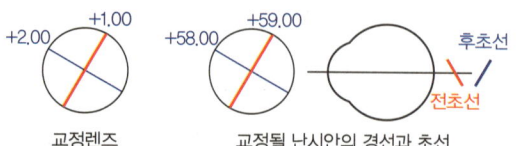
교정렌즈 / 교정될 난시안의 경선과 초선

난시안의 강주경선 방향은 60°이고, 전초선 방향은 150°이다. 이 방향은 안경사가 난시안을 정면에서 바라보고 있을 때의 방향이므로 난시안이 선명하게 보는 방향은 좌우반전을 해주어야 한다. 따라서 난시안이 선명하게 보는 방향은 30°이다.

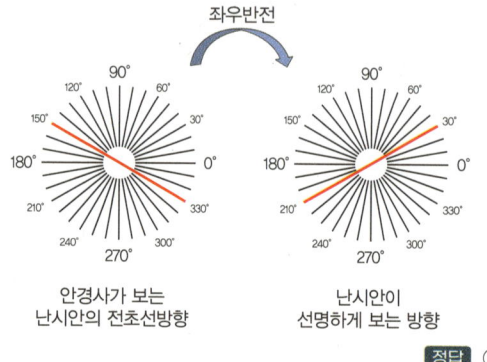
안경사가 보는 난시안의 전초선방향 / 난시안이 선명하게 보는 방향

정답 ①

## 36 출제키워드: 난시정밀검사

크로스실린더렌즈를 이용한 난시정밀검사는 운무법으로 측정한 난시 교정값을 정밀하게 보정할 수 있다. 이때 눈의 상태는 주경선균형상태의 혼합난시로 유지해야 한다. 검사 초기 1차적으로 측정한 난시 교정값에 −0.25 ~ −0.50D 정도의 구면렌즈를 가입하면 눈은 약한 원시성 상태가 되고 조절이 개입되어 최소착란원이 망막 중심와에 놓이는 주경선균형상태의 혼합난시가 된다.

(S−1.50D ○ C−0.50D Ax 180°) + (S−0.50D)
→ (S−2.00D ○ C−0.50D Ax 180°)

정답 ④

## 37 출제키워드: 난시량 정밀검사

크로스실린더렌즈를 이용한 난시량 정밀검사는 (−)원주렌즈의 교정축과 크로스실린더렌즈의 (+)축 또는 (−)축을 일치시키고 반전검사를 실시한다. 그림은 크로스실린더렌즈의 (+)축 / (−)축이 교정축(45°)에 놓여 있으므로 난시량 정밀검사를 하는 중으로 볼 수 있고, 비교선명도에 차이가 있으면 난시도수를 수정해 주어야 한다. 이때 교정축에 (+)축이 놓여 있는 상태가 선명하다고 하면 (+)원주도수를 가입하고, (−)축이 놓여 있는 상태가 선명하다고 하면 (−)원주도수를 가입해 준다.

정답 ②

## 38 출제키워드: 구면굴절력 정밀검사 – 크로스실린더법

크로스실린더렌즈의 (+)축을 수평 방향에 위치시키면 눈의 전초선은 수평 방향이고, 후초선은 수직 방향이 된다. 이때 수평선이 수직선보다 선명하게 보인다면 최소착란원이 망막 뒤에 놓여 있는 경우이므로 구면굴절력을 (+)방향으로 수정해 준다.

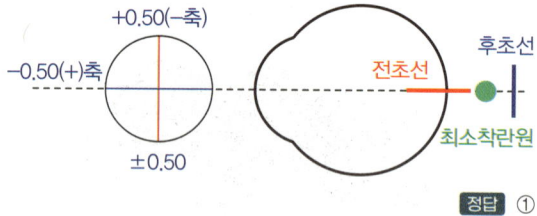

정답 ①

## 39 출제키워드: 동적검영법 – (실제)가입도

동적검영법은 근용교정굴절력을 측정하는 타각적 굴절검사로 가입도, 조절래그 등의 검사에 이용된다. 동적검영법은 조절이 개입된 상태이므로 중화되는 위치가 일정한 범위(중화역)를 가진다. 중화역에서 고중화점은 실제 가입도와 근용안경처방값에 쓰이고, 저중화점은 잠정적 이론가입도와 조절래그를 구하는 데에 쓰인다.

- (실제)가입도 = (고)중화점(+1.00) − 원용교정굴절력의 S값 (−1.00) = +2.00(D)

정답 ③

## 40 출제키워드: 가입도검사 – 크로스실린더법

크로스실린더렌즈의 적색점(−축)을 90°로 위치시키면 눈의 전초선은 수평 방향이고, 후초선은 수직 방향이 된다. 이 상태에서 근거리 십자시표를 볼 때 수평선이 더 선명하게 보이면 전초선이 망막에 가깝게 있음을 나타내므로 조절력이 부족한 상태이다.

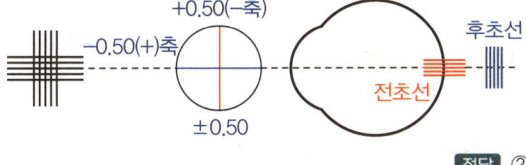

정답 ②

### 41 출제키워드 ▶ 가입도 검사 – 적록검사
근거리 적록검사 시 녹색바탕의 시표가 더 선명하다면 가입도가 필요한 상태이고 적녹시표의 선명도가 같아질 때까지 부가한 (+)구면굴절력이 이론 가입도이다. +0.50D에서 +2.00D까지 높여주었으므로 가입도는 +1.50D이다.

정답 ④

### 42 출제키워드 ▶ 최대조절력검사 – (−)렌즈부가법
- 근거리 시표를 주시하게 하고 (−)렌즈를 순차적으로 부가한다. 시표가 최초로 흐려 보일 때의 굴절력을 측정하여 최대조절력을 구할 수 있다.
- (−)렌즈부가법을 이용한 최대조절력
  검사거리 조절량(+2.50) − 부가된 (−)굴절력(−3.00) = +5.50(D)

정답 ④

### 43 출제키워드 ▶ 안경처방서의 약속사항
광학중심점높이는 약속사항이고, 나머지는 명기사항에 해당한다.

※ 안경처방서의 약속사항
- 광학중심점 높이(Oh)
- 필요렌즈 최소직경
- 최선의 피팅상태
- 경사각

정답 ③

### 44 출제키워드 ▶ 토릭렌즈
토릭렌즈의 굴절력을 스코어원으로 나타내면 다음과 같다.

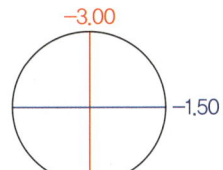

S−3.00D ◯ C+1.50D Ax 180°
- 수직경선 : −3.00D
- 수평경선 : −1.50D

정답 ②

### 45 출제키워드 ▶ 편심렌즈

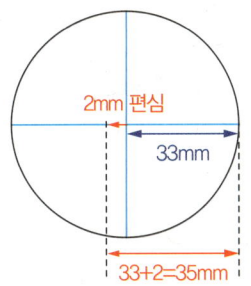

편심렌즈는 광학중심점을 기하학중심에서 가장자리로 이동시킨 렌즈이다. 지름이 66mm인 렌즈의 광학중심점을 기하학중심에서 2mm이동시키면 지름이 70mm렌즈처럼 사용할 수 있으므로 편심렌즈의 표기는 '66/70' 또는 '66+4'로 표기한다.
② 지름이 66mm인 렌즈의 광학중심점을 3mm 이동시킨 렌즈이다. → 66/72
③ 지름이 66mm인 렌즈의 광학중심점을 4mm 이동시킨 렌즈이다. → 66/74
④ 지름이 70mm인 렌즈의 광학중심점을 2mm 이동시킨 렌즈이다. → 70/74
⑤ 지름이 70mm인 렌즈의 광학중심점을 4mm 이동시킨 렌즈이다. → 70/78

정답 ①

### 46 출제키워드 ▶ 안경테의 계측 – 박싱시스템
'48 □ 20 145'
- 렌즈삽입부 : 48, 연결부 : 20, 다리부 : 145
- 기준점간거리(FPD) : 렌즈삽입부(48) + 연결부(20) = 68(mm)

정답 ⑤

### 47 출제키워드 ▶ 안경테의 계측 – DBL
박싱시스템으로 계측한 안경테의 표기는 'ES(Eye Size) □ DBL(Distance Between Lenses)'로 나타내므로 '45 □ 23 138'로 표기된 안경테의 DBL은 23mm이다.

정답 ①

### 48 출제키워드 ▶ 엔드피스(Endpiece)
엔드피스는 안경테의 전면부와 다리를 연결하는 부분으로 경사각과 다리벌림각을 조정할 수 있다.

정답 ③

## 49 출제키워드 ▶ 조정 플라이어

①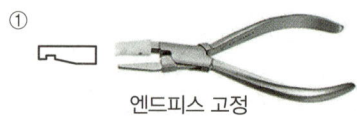
엔드피스 고정

②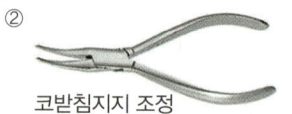
코받침지지 조정

③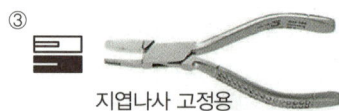
지엽나사 고정용

④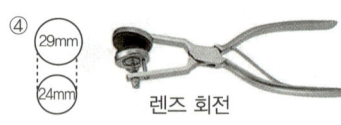
렌즈 회전

⑤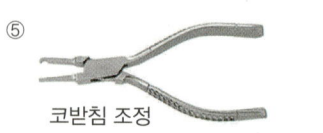
코받침 조정

정답 ④

## 50 출제키워드 ▶ 조제가공 Oh

조제가공 Oh는 광학중심점에서 하부림까지의 수직거리를 의미하므로 24mm 이다.

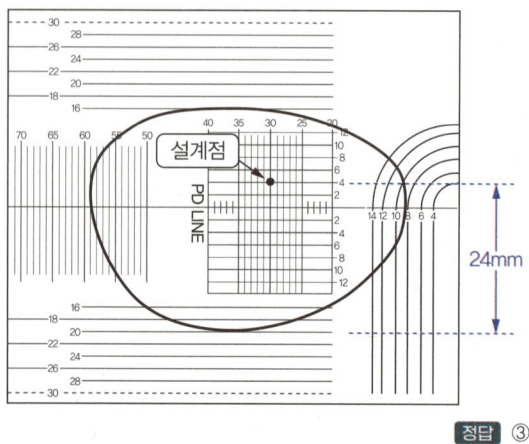

정답 ③

## 51 출제키워드 ▶ 형판설계 – PD

- 기준점간거리(FPD) : 46 □ 20 → FPD = 46 + 20 = 66(mm)
- 수평 편위량 : 귀 방향으로 1mm

- 양안 조제가공 PD : 형판의 기준점에서 귀 방향으로 1mm씩 편위시키면 양안 조제가공 PD는 2mm 길어져 68mm가 된다.

정답 ④

## 52 출제키워드 ▶ 자동옥습기

자동옥습기의 가공휠은 렌즈 재질에 따라 종류가 달라지므로 렌즈 가공 시 재질 선택은 필수이다. 일반적으로 유리렌즈는 G, 플라스틱렌즈는 P, 폴리카보네이트는 PC로 표시되어 있다.

정답 ③

## 53 출제키워드 ▶ 렌즈끼워넣기 – 하프림테

하프림(반무테)에 렌즈를 끼워 넣기 위해서는 렌즈의 가장자리는 역산각으로 가공한다. 역산각의 홈 깊이는 실두께의 1/2 ~ 1/3 정도로 가공하는 것이 적당하므로 나일론실의 두께가 0.5~0.6mm라면 역산각의 홈 깊이는 0.3mm가 적당하다. 위쪽 림에 닿는 부분은 0.4mm 정도로 조금 더 깊게 파서 렌즈를 안정적으로 지지하도록 하는 것이 좋다.

정답 ②

## 54 출제키워드 ▶ 렌즈의 표기

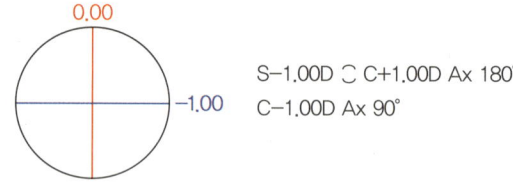

S-1.00D ◯ C+1.00D Ax 180°
C-1.00D Ax 90°

정답 ①

## 55 출제키워드 ▶ 점검 및 수정 – PD

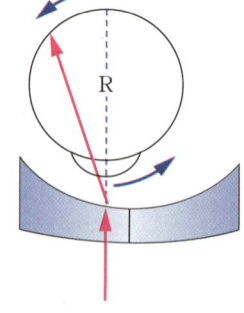

- (-)렌즈에서 PD가 짧아졌을 때
  → BO 효과 발생
  → 폭주부담을 갖는 외사위 유발

정답 ④

## 56 출제키워드 점검 및 수정 – PD

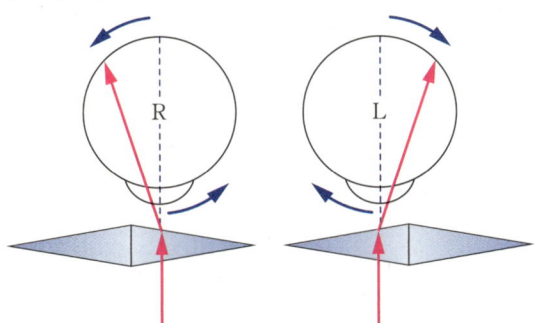

OD : S+1.00D
우안 PD : 30 → 32mm
→ 시선이 코쪽 2mm 지점 통과
→ BO 효과 발생
→ $|P|=1\times0.2=0.2(\triangle)$

OS : S+2.00D
좌안 PD : 31 → 32mm
→ 시선이 코쪽 1mm 지점 통과
→ BO 효과 발생
→ $|P|=2\times0.1=0.2(\triangle)$

→ 양안에 미치는 프리즘영향 : 0.4△ BO

※ 프리즘굴절력의 크기
$|P|=|D'|\times h$ (단위 : $D\cdot cm=\triangle$)
$D'$ : 렌즈의 상측굴절력
$h$ : 렌즈의 광학중심점 ~ 동공중심(cm)

정답 ④

## 57 출제키워드 점검 및 수정

OD : S−1.00D ○ C+2.00D Ax 90°
OS : S−1.00D ○ C+2.00D Ax 90°

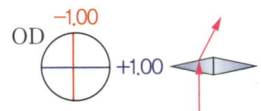

R : 180°경선 +1.00D
PD : 32 → 30mm
→ 시선이 귀쪽 2mm 지점 통과
→ BI 효과 발생
→ $|P|=1\times0.2=0.2(\triangle)$

L : 180°경선 +1.00D
PD : 32 → 30mm
→ 시선이 귀쪽 2mm 지점 통과
→ BI 효과 발생
→ $|P|=1\times0.2=0.2(\triangle)$

→ 양안에 미치는 프리즘영향 : 0.4△ BI

정답 ①

## 58 출제키워드 원용 PD의 허용오차

- 원용안경은 폭주력의 여유가 많고, 개산력의 여유는 적다.
  → 허용오차가 큰 방향 : BO, 허용오차가 작은 방향 : BI

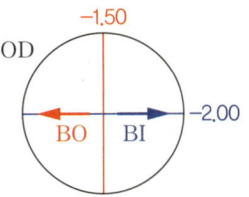

- 허용오차가 큰 방향 : 1.0△ → BO → (−)렌즈에서는 PD 짧아지는 경우
  $|P|=2\times h=1.0(\triangle)\rightarrow h=0.5(cm)$
- 허용오차가 작은 방향 : 0.5△ → BI → (−)렌즈에서는 PD 길어지는 경우
  $|P|=2\times h=0.5(\triangle)\rightarrow h=0.25(cm)$
- 허용오차 범위 내 PD : $(64-5)\sim(64+2.5)$
  $=59\sim66.5mm$

정답 ⑤

## 59 출제키워드 렌즈미터 – 토릭렌즈

렌즈미터의 크로스라인 타깃상은 경선 방향과 수직(축 방향)으로 선명한 초선상을 맺는다.
- −4.75D에서 180° 방향 선명 → C−4.75D Ax 180°
- −3.50D에서 90° 방향 선명 → C−3.50D Ax 90°

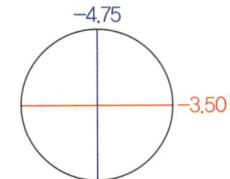

C−4.75D Ax 180° ○ C−3.50D Ax 90°
S−4.75D ○ C+1.25D Ax 90°
S−3.50D ○ C−1.25D Ax 180°

정답 ③

## 60 출제키워드 렌즈미터 – 토릭렌즈, 프리즘렌즈

- 토릭렌즈의 축과 굴절력 : 렌즈미터의 크로스라인 타깃상은 경선 방향과 수직(축 방향)으로 선명한 초선상을 맺는다.
  − +1.00D에서 90° 방향 선명 → C+1.00D Ax 90°
  − +2.00D에서 180° 방향 선명 → C+2.00D Ax 180°

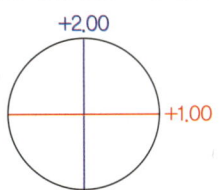

C+1.00D Ax 90° ○ C+2.00D Ax 180°
S+1.00D ○ C+1.00D Ax 180°
S+2.00D ○ C−1.00D Ax 90°

- 프리즘굴절력 : 타깃상의 중심이 스크린 중앙에서 벗어난 정도와 방향
  - 프리즘굴절력의 크기 : 스크린 중앙에서부터 타깃상이 2눈금 이동, 십자선상의 한 눈금이 1△ → 2△
  - 프리즘굴절력의 기저방향 : 타깃상이 이동된 방향
    → Base 30°

정답 ②

### 61 출제키워드 ▶ 이중초점렌즈의 설계

이중초점렌즈의 자렌즈 상부경계선이 각막윤부의 아래쪽(아래눈꺼풀)에 놓이면 원용부와 근용부 사이의 시선이동에 따른 불편함을 덜 수 있다.

정답 ⑤

### 62 출제키워드 ▶ 슬랩오프가공

- 가공할 렌즈 : (−)방향의 굴절력이 큰 쪽 → OD
- 프리즘양 : 좌우굴절력차이($D$)×원용부 광학중심점에서 근용부 시선까지의 거리(cm) → $3.00(D) \times 1.0(cm) = 3.0(\triangle)$

정답 ④

### 63 출제키워드 ▶ 누진굴절력렌즈의 중요 표식

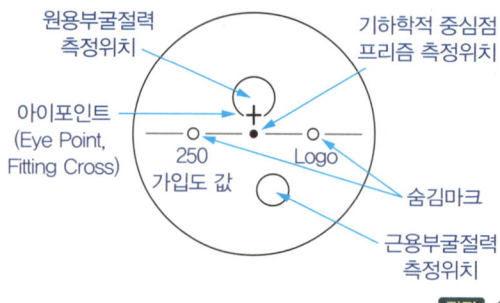

정답 ⑤

### 64 출제키워드 ▶ 누진굴절력렌즈 – 거울검사법

거울검사 결과 좌우 동공중심이 근용 참조원의 중앙에서 위로 올라갔을 경우 경사각이 크면 경사각을 줄이고, 경사각이 정상이면 코받침을 아래로 내리거나 코받침의 좌우 간격의 폭을 좁혀 전면부를 위로 올려준다.

정답 ①

### 65 출제키워드 ▶ 편광렌즈의 설계

특수한 사용 용도를 제외한 대부분의 편광렌즈는 수평유지표식을 형판의 수평인점과 평행하게 위치시켜 조제가공한다. 수평유지표식을 180°로 두면 수면 또는 지면에서 반사되는 광선을 차단하는 데 효과적이다. 이때 편광투과축은 90°로 수평유지표식과 수직이다.

정답 ⑤

### 66 출제키워드 ▶ 프리즘처방렌즈

- BO(or BI) 처방은 수평 방향 프리즘이므로 조제가공 PD를 조정해 준다.

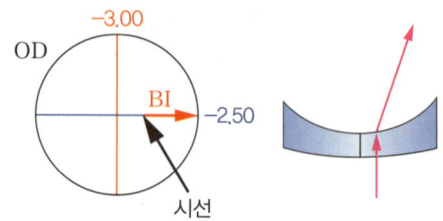

- 수평경선의 굴절력이 −2.50D이고, 오른쪽 (−)렌즈에서 BI 효과를 보기 위해서는 시선이 광학중심점에서 코 방향으로 통과해야 한다. → 조제가공 PD가 길어진다.
- 프리즘양(1.0△) = 2.50(D) × 편심량(cm)
  → 편심량 = 0.4(cm) = 4(mm)
- 단안에서 4mm 길어져야 하므로 양안 PD는 8mm 길어진다 (60 → 68mm).

정답 ④

### 67 출제키워드 ▶ 복식알바이트 안경

- 원거리를 주시할 때의 뒷렌즈에서 유발되는 프리즘양

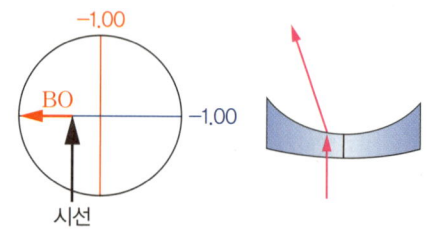

- 근용 PD가 30mm, 원용 PD가 33mm이므로 원거리를 주시할 때 시선은 귀 방향 3mm 지점을 통과
  → BO 효과 발생
  → $|P| = 1.0(D) \times 0.3(cm) = 0.3 (\triangle)$
- 앞렌즈는 프리즘이 중화되도록 PD를 설계해야 한다(0.3△ BI).

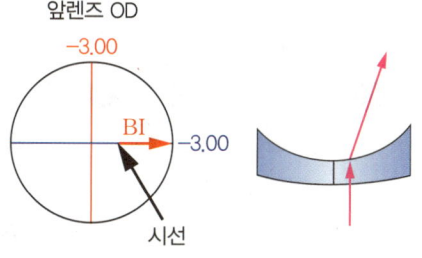

- 앞렌즈 굴절력 = −(가입도) = −3.00D
- (−)렌즈에서 BI 효과를 보기 위해서는 시선이 광학중심점에서 코 방향을 통과해야 한다. → 조제가공 PD가 길어져야 한다.
- 프리즘양(0.3△) = 3.00(D) × 편심량(cm) → 편심량 = 0.1(cm) = 1(mm)
- 단안 편심량이 1mm이므로 양안 PD는 2mm 길어진다(66 → 68mm).

정답 ①

### 68 출제키워드 ▶ 파눔융합영역

- 파눔융합영역 = 파눔의 감각융합역 + 파눔역

주시물체가 좌우안의 망막에 비대응점 결상을 해도 감각성 융합이 되는 외계 물체의 범위를 파눔의 감각융합역이라고 하고, 파눔의 감각융합역에 있는 물체 범위에 대응되는 망막 위의 상 범위를 파눔역이라고 한다. 이 파눔융합영역 안에서 비대응점 결상의 감각적 융합이 정밀한 입체시를 생기게 한다.

정답 ②

### 69 출제키워드 ▶ 정상억제(생리적 억제)

정상적인 양안시가 이루어지고 있는 상태에서도 억제 현상이 일어나는데 이를 정상억제라고 하며, 망막투쟁과 생리적 복시가 이에 해당한다.

- 망막투쟁(시야투쟁) : 좌우 망막의 각각 대응점에서 서로 융합할 수 없는 신호를 시각령으로 보내는 경우 뒤섞인 모양으로 보이는 현상

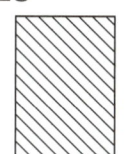 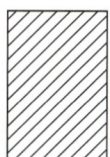

좌안과 우안에서 각각 보이는 상

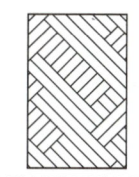

서로 뒤섞인 모양으로 보임

정답 ⑤

### 70 출제키워드 ▶ 조절용이성 검사

조절용이성 검사 시 (+)렌즈에서 반응속도가 느리다면 조절이완 속도가 느림을 의미하므로 조절과다를 의심할 수 있다.

정답 ⑤

### 71 출제키워드 ▶ 폭주의 종류

- 긴장성 폭주 : 양안을 뜨고 먼 곳을 보려는 순간 일어나는 폭주
- 근접성 폭주 : 가까운 곳을 본다는 의식만으로 발생하는 폭주
- 조절성 폭주 : 조절자극에 의해 일어나는 폭주
- 융합성 폭주 : 양안단일시를 위한 안구운동으로 발생하는 폭주

조절성 폭주와 융합성 폭주가 안경처방 검사와 관련이 있으며, 전체 폭주량의 대부분을 차지한다.

정답 ②

### 72 출제키워드 ▶ 융합력검사

- 음성융합성 폭주력은 BI프리즘, 양성융합성 폭주력은 BO 프리즘을 부가하여 검사하고, '흐린점 / 분리점 / 회복점'으로 기록한다.

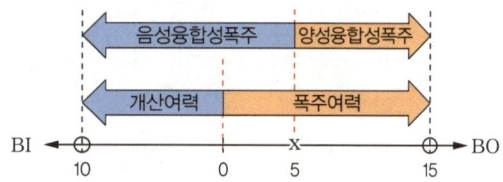

x : 사위량   ○ : 흐린점절력

- 음성융합성 폭주량 = 개산여력(10) + 사위량(5) = 15(△)

※ 음성융합성 폭주량 계산 시 내사위는 (+), 외사위는 (−)로 계산한다.

정답 ④

### 73 출제키워드 ▶ 그래디언트법 AC/A 비

$$AC/A = \frac{\text{렌즈가입 전 사위량} - \text{렌즈가입 후 사위량}}{\text{조절자극변화량}}$$
$$= \frac{(+3)-(-2)}{1.00} = 5(\triangle/D)$$

※ 외사위는 (−), 내사위는 (+)로 계산한다.

정답 ⑤

### 74 출제키워드 ▶ 가림벗김검사

- 정위와 사위를 구별
- 차폐한 눈의 가림판을 제거하는 직후 눈의 움직임 관찰

- 움직임이 관찰되면 사위(융합을 위해 교정운동을 하면서 주시 물체를 향해 움직임)
- 코 방향으로 움직임 → 외사위 / 귀방향으로 움직임 → 내사위
- 오른쪽 눈이 귀 방향으로 움직임 → 내사위

정답 ①

## 75  출제키워드 ▶ 각막반사법

좌안의 각막반사상이 동공중심에서 위쪽으로 치우쳐 있으므로 눈은 반대 방향인 아래쪽으로 편위되어 있다(좌안 하사시).

정답 ③

## 76  출제키워드 ▶ 사위검사 – 폰 그레페법(프리즘분리법)

- 운동성 융합력 이상의 프리즘을 가하여 같은 시표를 좌, 우안 각각의 상으로 분리시켜 복시를 만들어 안위상태를 검사한다.
- 수평사위 검사 : 수직일자시표 사용하고 상을 위·아래로 분리 → 분리프리즘 6△ BU(상은 아래쪽으로 이동)
- 수직사위 검사 : 수평일자시표 사용하고 상을 좌·우로 분리 → 분리프리즘 12△ BI(상은 귀 방향으로 이동)

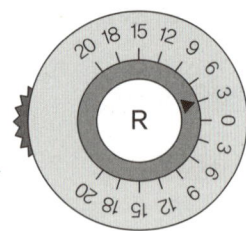 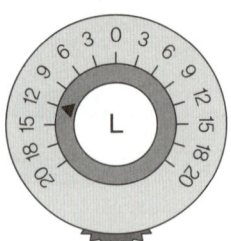

- L–분리프리즘 : 12△ BI → 수직사위 검사
- R–측정프리즘 : 3△ BU → 우안 하사위(= 좌안 상사위)

정답 ③

## 77  출제키워드 ▶ 감각기능 검사 – 워스4점검사

워스4점검사는 좌우안에 적색과 녹색필터를 장착하여 억제, 우세안, 복시, 안위상태 등을 종합적으로 검사할 수 있다.

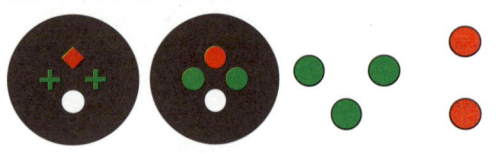

검사시표   좌안시표   우안시표

- 양안으로 보았을 때의 시표모양과 안위상태

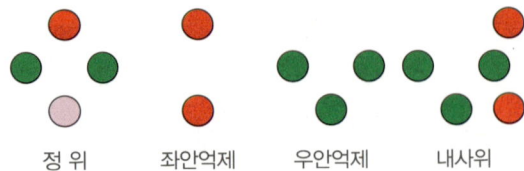

정 위   좌안억제   우안억제   내사위

정답 ②

## 78  출제키워드 ▶ 양안시이상

원거리는 정위, 근거리는 높은 내사위, 높은 AC/A 비를 가지고 있는 경우 폭주과다로 예측할 수 있다.

〈양안시이상의 분류(Tite)〉

| 양안시이상 | 원거리 안위 | 근거리 안위 | AC/A |
| --- | --- | --- | --- |
| 폭주과다(CI) | 거의 정위 | 높은 내사위 | 높음 |
| 폭주부족(CE) | 거의 정위 | 6△이상의 외사위 | 낮음 |
| 개산과다(DI) | 높은 외사위 | 6△이하의 외사위 | 높음 |
| 개산부족(DE) | 내사위 > 내사위 | | 보통 |
| | 내사위 < 내사위 | | 높음 |

정답 ①

## 79  출제키워드 ▶ 시기능처방 – 퍼시발 기준

- 퍼시발(Percival) 기준 : 전용합성 폭주폭을 3등분하였을 때, 중앙 부분 안에 정위인 지점이 있도록 처방
- 개산여력(BI 버전스) = 10△, 폭주여력(BO 버전스) = 26△
- $P = \dfrac{L - 2S}{3} = \dfrac{26 - 20}{3} = 2\triangle\,BO$

($L$ : 상대폭주량 중 큰 값, $S$ : 상대폭주량 중 작은 값)

※ 수직선을 이용한 풀이 : 개산여력과 폭주여력을 표시하고 3등분 점을 구한다.

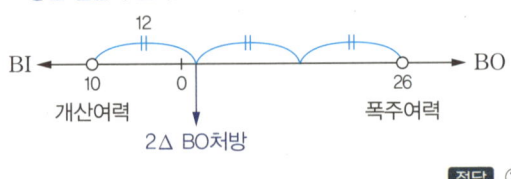

정답 ③

## 80  출제키워드 ▶ 시기능처방

AC/A 비가 높고, 원거리 정위, 근거리 내사위인 경우는 폭주과다로 예상된다. AC/A 비가 높기 때문에 (+)구면렌즈를 처방하여 조절성 폭주량을 줄여주는 것이 효과적이다. 다음으로 BO

프리즘처방을 할 수 있다.

정답 ②

## 81 출제키워드 ▶ 각막난시

각막난시는 강주경선을 (−)원주렌즈로 교정해 준다.

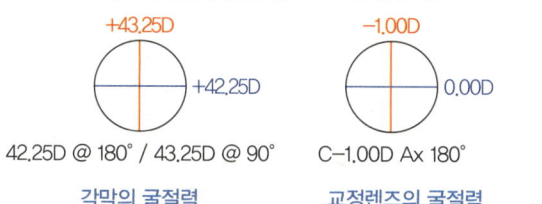

42.25D @ 180° / 43.25D @ 90°    C−1.00D Ax 180°

각막의 굴절력                         교정렌즈의 굴절력

정답 ⑤

## 82 출제키워드 ▶ 눈물의 성분

눈물은 지방층, 수성층, 점액층으로 구성되어 있다. 이 중 지질층은 눈물의 증발을 방지하고 눈꺼풀과 안구 표면의 윤활제 역할을 하는 성분으로 마이봄샘, 짜이스샘에서 분비된다.

정답 ⑤

## 83 출제키워드 ▶ 당량산소백분율(EOP)

콘택트렌즈를 착용하지 않았을 때 각막이 대기 중에 이용할 수 있는 산소량은 20.9%이다.

정답 ③

## 84 출제키워드 ▶ 하드 콘택트렌즈재질 − FSA

플루오르실리콘아크릴레이트(FSA ; Fluorosilicone Acrylate)는 눈물막의 점액과 친화성이 있고(= 습윤성이 우수) 산소투과성이 우수하여 하드 콘택트렌즈로 널리 쓰이는 재질이다. 침착물이 잘 생기지 않으나 지방 침착물은 잘 생긴다.

정답 ⑤

## 85 출제키워드 ▶ 콘택트렌즈의 변수 − 새그깊이

콘택트렌즈의 새그깊이(Sagittal Depth)는 콘택트렌즈의 커브 정점에서 커브의 양 끝점을 잇는 현까지의 수직거리이다. 콘택트렌즈의 전체직경이 모두 같을 때 새그깊이는 베이스커브가 작을수록 커진다(베이스커브가 일정할 때는 전체직경이 클수록 새그깊이가 깊어진다).

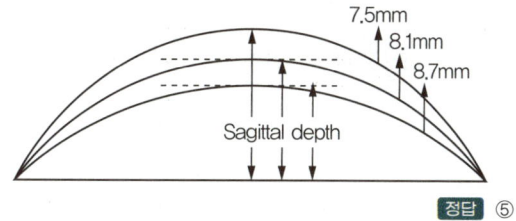

정답 ⑤

## 86 출제키워드 ▶ 굴절성 부등상시의 교정

안경을 착용했을 때 근시안은 망막상이 축소되고 원시안은 망막상이 확대되기 때문에 굴절부등시가 안경을 착용할 경우 부등상시가 발생한다. 이러한 굴절성 부등상시는 망막상의 크기 차이가 거의 나지 않는 콘택트렌즈로 교정하는 것이 적합하다(좌우 굴절력 차이가 작을수록 망막상의 크기 차이가 가장 작다).

정답 ③

## 87 출제키워드 ▶ 콘택트렌즈의 광학 − 잔여난시

- 플랫K와 같은 베이스커브(43D)의 구면 하드 콘택트렌즈 착용 시 각막곡률이 큰 수평경선 방향으로 (−) 눈물렌즈가 생성된다(잔여난시 발생).

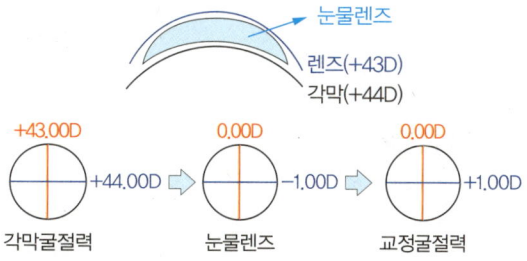

각막굴절력        눈물렌즈        교정굴절력

- 눈물렌즈로 발생한 잔여난시를 교정하기 위해서는 C+1.00D Ax 90°(=C−1.00D Ax 180°)가 필요하다.

정답 ⑤

## 88 출제키워드 ▶ 하드 콘택트렌즈의 피팅 − 베이스커브

하드 콘택트렌즈의 베이스커브(BC)가 0.05mm 짧아지면 굴절력은 +0.25D의 효과가 발생한다. 따라서 BC를 0.10mm 짧게 피팅한다면 처방굴절력은 −0.50D를 더해 주어야 한다.

정답 ④

## 89 출제키워드 ▶ 중력중심 이동방향

① 중심두께가 증가하면 전면 쪽으로 이동한다.
③ 플랫(Flat)하게 피팅하면 전면 쪽으로 이동한다.
④ 새그깊이(Sagittal Depth) 증가하면 후면 쪽으로 이동한다.
⑤ (−)렌즈의 굴절력이 감소하면 전면 쪽으로 이동한다.

⟨렌즈의 중력중심이 전면으로 이동하는 경우⟩

| | 굴절력 | 전체직경 | 중심두께 | 피팅상태 |
|---|---|---|---|---|
| (+)렌즈 | 증 가 | 감 소 | 증 가 | Flat |
| (−)렌즈 | 감 소 | 감 소 | 증 가 | Flat |

정답 ②

## 90 출제키워드 ▶ 하드 콘택트렌즈의 피팅

덧댐굴절검사값이 (−)굴절력을 가지고(+눈물렌즈), 플루레신 패턴에서 각막 주변부가 검게 보이고 중심부의 밝은 초록색이 넓게 관찰되는 것은 스팁(Steep)한 상태를 나타낸다. 플랫(Flat)한 피팅상태로 조정하기 위해서는 후면광학부 · 후면주변부 곡률을 작게(곡률반지름을 길게) 하거나 광학부 · 전체 지름은 작게 하고 새그깊이(Sagittal Depth)는 감소시켜 준다.
① 전체직경을 더 크게 한다. → Steep
② 전면광학부직경을 더 크게 한다. → Steep
③ 베이스커브의 곡률반지름을 더 길게 변경해 준다. → Flat
④ 새그깊이(Sagittal Depth)을 증가시켜 준다. → Steep
⑤ 후면주변부 커브의 곡률을 크게 해 준다. → Steep
※ 곡률이 더 크다 = 곡률반지름이 더 짧다 = 더 스티프(Steep)하다

정답 ③

## 91 출제키워드 ▶ 콘택트렌즈의 선택

각막난시가 있으나 교정굴절력이 구면일 경우에는 구면 소프트 콘택트렌즈를 처방한다.

정답 ①

## 92 출제키워드 ▶ 소프트 콘택트렌즈의 피팅

소프트 콘택트렌즈의 베이스커브나 전체지름을 변경할 경우 동일한 피팅상태를 유지하기 위해서는 전체지름이 0.5mm 작아지면 베이스커브는 0.3mm 짧은 것을 선택한다.

정답 ②

## 93 출제키워드 ▶ 소프트 콘택트렌즈의 피팅

중심두께를 얇게 하면 렌즈의 움직임은 감소한다.

정답 ①

## 94 출제키워드 ▶ 난시종류에 따른 렌즈의 선택

구면교정굴절력을 갖는 토릭형 각막인 경우 구면 소프트 콘택트렌즈가 적당하다.

정답 ①

## 95 출제키워드 ▶ 토릭 소프트 콘택트렌즈의 보정

토릭 소프트 콘택트렌즈는 난시축의 회전유무를 확인하고 회전이 일어나면 보정을 해 주어야 한다. 보정은 LARS(Left Add, Right Subtract)방법으로 해 준다. 반시계 방향(Right)으로 10° 회전하였으므로 난시 축은 160°로 보정해 준다.

정답 ③

## 96 출제키워드 ▶ 거대유두결막염

거대유두결막염은 렌즈 침착물에 의한 과민반응으로 위눈꺼풀 결막에 염증성 반응(여포, 유두, 충혈)이 나타난다. 이에 따라 렌즈의 움직임이 많아지고 이물감과 가려움을 호소하며, 점액 분비물이 많아진다.

정답 ④

## 97 출제키워드 ▶ 콘택트렌즈 관련 문제 및 해결법

콘택트렌즈 착용자에서 부작용이 나타나면 가장 우선하여 취할 조치는 증상이 사라질 때까지 렌즈 착용을 중지하는 것이다.

정답 ①

## 98 출제키워드 ▶ 콘택트렌즈 관련 문제 및 해결법

세균감염성 각막염은 심각한 시력장애, 농성 분비물과 심한 통증을 수반한다.

정답 ①

## 99 출제키워드 ▶ 과산화수소 소독법

과산화수소 소독법은 살균효과가 우수하고 렌즈 변색 가능성이 작다.

정답 ②

## 100 출제키워드 ▶ 킬레이팅제

킬레이팅제는 칼슘 침전을 억제한다.

정답 ④

## 101 출제키워드 란돌트고리 시표

- 시력 = $\dfrac{1}{\text{최소분리시각}}$
- 시력이 0.5일 때 최소분리시각 = $\dfrac{1}{\text{시력}} = \dfrac{1}{0.5} = 2$ (분각)
- 시력 1.0의 최소시각은 1분각이고, 5m용 란돌트고리의 1분각에 해당하는 틈 간격은 1.5mm이다. → 시력 0.5는 2분각이므로 란돌트고리의 틈 간격은 3.0mm

정답 ⑤

## 102 출제키워드 각막곡률계

- 각막 중심부 3mm 정도만 측정 가능
- 각막곡률은 조절의 영향을 받지 않는다.
- 각막이 편평할수록 곡률반지름이 크고 굴절력은 작다(마이어상의 크기가 크다).
- 각막이 볼록할수록 굴절력이 크고 마이어상의 크기는 작다.

정답 ④

## 103 출제키워드 포롭터의 보조렌즈 – P

P표시는 편광렌즈로 편광시표를 이용한 양안시 검사에 주로 사용된다.

정답 ③

## 104 출제키워드 세극등현미경 – 공막산란조명법

세극등현미경은 조명법과 배율을 조절하여 각막 및 결막 등의 눈알 표면을 관찰하는 기기이다. 공막산란조명법은 귀 쪽 공막에 강한 세기의 빛을 비추어 조명된 빛이 각막 내에서 전반사되는 나가는 것을 이용한다. 이때 각막부종이 있으면 그 부위에서 빛이 산란되기 때문에 각막의 혼탁상태를 관찰할 수 있다.

정답 ②

## 105 출제키워드 검안경

직상검안경(Direct Ophthalmoscope)은 망막, 시신경유두, 황반부 등의 안저를 직접 관찰할 수 있는 기기이다.

정답 ②

---

# 3교시 실기시험

## 01 출제키워드 나안시력의 측정

시력표의 가장 큰 시표를 판독하지 못할 때는 시표가 보일 때까지 걸어 나오도록 한다. 이때의 시력은 다음과 같이 구할 수 있다.

- 시력 = 시표의 시력 × $\dfrac{\text{시표판독거리}}{\text{시력표의 검사거리}} = 0.1 \times \dfrac{3}{5} = 0.06$

정답 ③

## 02 출제키워드 색각검사

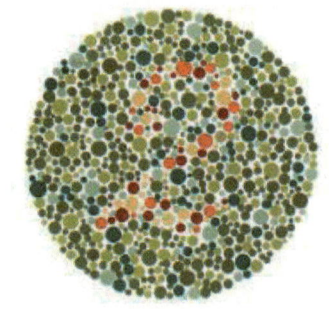

거짓동색표는 가장 간단하고 널리 쓰이는 색각검사 시표이다.

정답 ③

## 03 출제키워드 정적검영법

검영법은 검영기를 이용하여 굴절이상을 타각적으로 측정하는 검사이다. 발산광선속으로 검영을 할 때 입사선조광과 반사선조광의 움직임이 서로 동행, 역행, 중화인가에 따라 원점의 위치를 파악할 수 있다. 역행일 경우 눈의 원점은 검영기와 눈 사이에 위치한다. 검사거리 67cm에서 검영을 했을 때 역행이 관찰되었으므로 원점은 눈에서 67cm보다 더 가까이 위치한다. 즉, 이 눈의 굴절이상은 −1.5D보다 더 심한 근시이다.

정답 ④

## 04 출제키워드 안모형통을 이용한 검영법

안모형통의 기준선을 +1로 맞추면 안축장이 짧아져 상측초점이 망막 뒤에 위치하게 되므로 +1.00D로 교정되는 원시안이 되고, 렌즈받침대에 C+2.00D Ax 90°의 원주렌즈를 장입하면 C−2.00D Ax 90°로 교정되는 난시안이 된다.

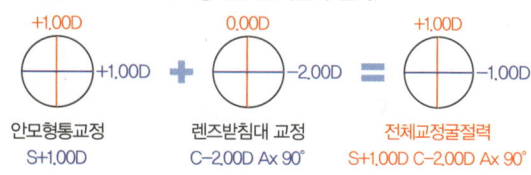

정답 ①

## 05 출제키워드 ▶ 단순 원시안의 교정굴절력

| 가입렌즈 | 교정시력 |
|---|---|
| S+1.50D | 0.8 |
| S+1.75D | 0.9 |
| S+2.00D | 1.0 |
| S+2.25D | 1.0 |
| S+2.50D | 0.9 |

원시는 목표시력이 나오는 가장 높은 (+)구면도수가 교정굴절력이 된다. S+2.00~+2.25D에서 목표시력 1.0이 나오므로 더 높은 도수인 S+2.25D가 교정굴절력이 된다.

정답 ④

## 06 출제키워드 ▶ 운무법

정적굴절상태에서 교정굴절력을 정확하게 측정하기 위해서는 눈의 조절기능을 배제하여야 한다. 조절을 배제하는 방법은 조절마비제를 쓰거나 운무법을 사용한다. 안경원에서는 약물을 사용할 수 없으므로 운무법을 사용하는데, 눈 앞에 강한 (+)렌즈를 가입하여 조절개입을 배제하는 방법이다. 운무를 하면 눈은 근시성 상태가 된다.

정답 ②

## 07 출제키워드 ▶ (−)원주렌즈의 교정축

근시성 난시안이 방사선시표의 2시 방향이 선명하다고 한다면 (−)원주렌즈의 교정축은 2 × 30° = 60°이다. (−)원주렌즈의 교정축 방향은 강주경선과 수직이므로 강주경선 방향은 150°이고, 약주경선 방향은 60°이다.

정답 ③

## 08 출제키워드 ▶ 난시정밀검사

크로스실린더렌즈를 이용한 난시정밀검사는 방향성이 없는 점군시표를 사용한다.

정답 ③

## 09 출제키워드 ▶ 난시량 정밀검사

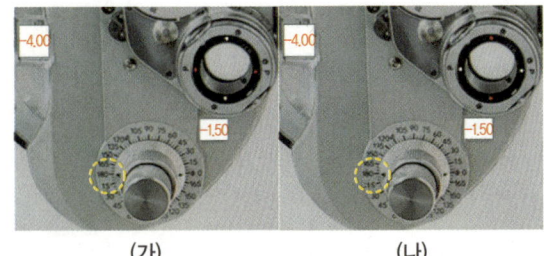

(가)　　　　　　(나)

사진과 같이 난시 교정축(180°)과 크로스실린더렌즈의 (+)축 또는 (−)축을 일치시키고 반전검사를 하면 난시량 정밀검사를 할 수 있다. 반전검사 시 비교선명도가 같지 않다면 원주렌즈의 굴절력을 수정해 주어야 한다. 반전검사 시 교정축과 (+)축(흰색 점)이 일치하였을 때 더 선명하다고 한다면 (+)원주렌즈를 추가해야 한다.

정답 ①

## 10 출제키워드 ▶ 양안조절균형검사 − 프리즘분리법

프리즘을 이용한 양안조절균형검사는 약 6△ 정도의 수직프리즘을 장입하고 한 줄 수평시표를 위아래로 분리하여 선명도를 비교하는 방법으로 양안균형상태를 만들어 주는 검사이다.

정답 ①

## 11 출제키워드 ▶ 가입도검사 − 크로스실린더법

정시의 눈 앞에 크로스실린더렌즈의 적색점(−축)을 90°로 위치시키면 눈의 전초선은 수평 방향이고, 후초선은 수직 방향이 된다. 이 상태에서 근거리 격자시표를 보게 했을 때 수평선이 더 선명하다고 한다면 수평선과 수직선의 선명도가 같아질 때까지 (+)구면렌즈를 가입한다. 이때 추가된 (+)구면굴절력이 이론가입도이다.

정답 ③

## 12 출제키워드 ▶ 근용안경의 처방

정시인 사람이 눈 앞 33cm를 주시하기 위해서는 3.00D의 조절력이 필요하다. 최대조절력이 2.00D이고 유용조절력은 최대조절력의 $\frac{1}{2}$이므로 1.00D는 본인이 가지고 있는 조절력을 사용하고 나머지 2.00D는 가입도 처방을 한다.
※ 정시안은 가입도와 근용안경의 굴절력이 같다.

정답 ⑤

## 13 출제키워드 ▶ 가공후피팅

완성된 안경의 광학중심점이 동공보다 아래쪽에 있으면 안경 전면부를 올려주어야 한다. 전면부를 올리기 위해서는 코받침 지지를 아래로 내려 주거나 코받침의 좌우 간격의 폭을 좁혀 준다.

정답 ⑤

## 14 출제키워드 ▶ 필요렌즈 최소지름

필요렌즈의 최소지름 = (FPD − PD) + 렌즈삽입부 최장길이 + 작업여유분
→ (48 + 20) − 60 + 48 + 2 = 58(mm)

※ FPD(Frame PD) = 렌즈삽입부 크기 + 연결부 길이(박싱시스템)

정답 ①

## 15 출제키워드 ▶ 형판설계 – 수평 편위량

- 단안 FPD : 50 □ 20 → $\dfrac{50+20}{2}=35$(mm)
- 단안 조제가공 PD : 31(mm)
- 수평 편위량 = 단안 FPD − 단안 조제가공 PD
  = 35 − 31 = 4(mm)

(편위량이 (+)이면 코 방향, (−)이면 귀 방향)

정답 ⑤

## 16 출제키워드 ▶ 형판설계 – 광학중심점높이

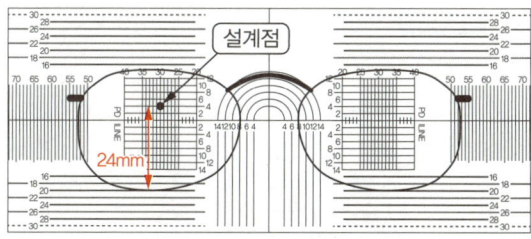

조제가공을 위한 광학중심점높이는 설계점에서 하부림까지의 거리이다.

정답 ②

## 17 출제키워드 ▶ 렌즈굴절력 측정

렌즈미터의 크로스라인 타깃상은 경선 방향과 수직(축 방향)으로 선명한 초선상을 맞는다.

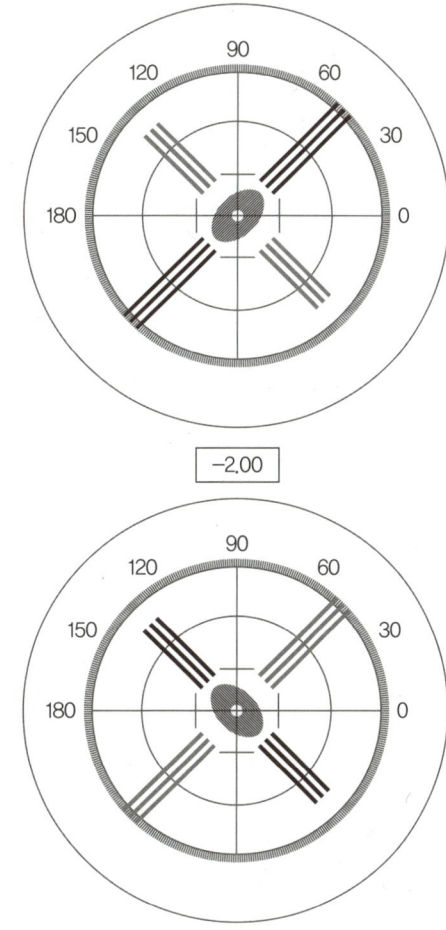

- −2.00D에서 45°방향 선명 → C−2.00D Ax 45°
- −0.50D에서 135°방향 선명 → C−0.50D Ax 135°

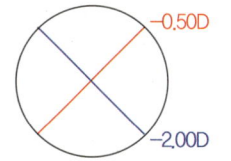

- C−2.00D Ax 45° ◐ C−0.50D Ax 135°
- S−2.00D ◐ C+1.50D Ax 135°
- S−0.50D ◐ C−1.50D Ax 45°

정답 ②

## 18 출제키워드 ▶ 산각세우기

- 산각줄기의 커브
  - (+)렌즈, 외면 토릭렌즈 : 후면(−면)에 평행하게
  - (−)렌즈, 내면 토릭렌즈 : 전면(+면)에 평행하게
  - 프리즘처방렌즈 : (−)렌즈는 후면과 평행하게, (+)렌즈는 전면과 평행하게

- 가장자리가 두꺼운 (-)렌즈의 산각줄기 위치
  - D > -6.00D : 전면에 가깝게(외관 중시)
  - -3.00 < D ≦ -6.00D : 중간에

정답 ①

### 19 출제키워드 ▶ 점검 및 수정 - PD

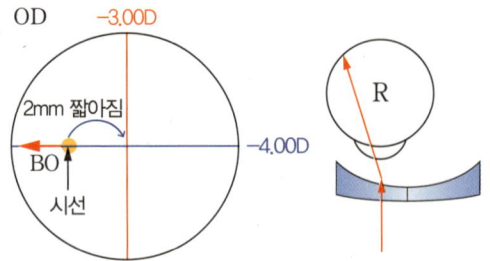

- PD 64 → 60mm : (-)렌즈에서 단안 PD 가 2mm 짧아짐
  → BO 효과
- 프리즘양 : $|P|=|D'|×h=4×0.2=0.8(△)$ → 양안 $1.6△$ BO
  ($D'$ : 렌즈의 상측굴절력, $h$ : 렌즈의 광학중심점 ~ 동공중심 (cm))

정답 ④

### 20 출제키워드 ▶ 점검 및 수정 - PD의 허용오차

- 원용안경은 폭주력의 여유가 많고, 개산력의 여유는 적다.
  → 허용오차가 큰 방향 : BO, 허용오차가 작은 방향 : BI
- 근용안경은 개산력의 여유가 많고, 폭주력의 여유는 적다.
  → 허용오차가 큰 방향 : BI, 허용오차가 작은 방향 : BO

정답 ①

### 21 출제키워드 ▶ 점검 및 수정 - 근용 PD의 허용오차

근용안경은 개산력의 여유가 많고, 폭주력의 여유는 적다.
→ 허용오차가 큰 방향 : BI, 허용오차가 작은 방향 : BO

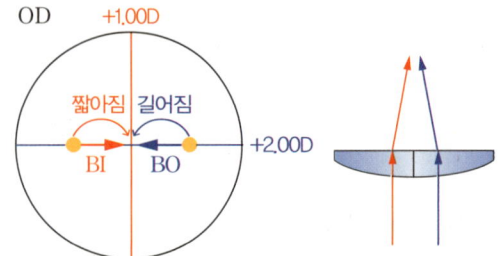

- 허용오차가 큰 방향 : $1.0△$ → BI → (+)렌즈 : PD 짧아진 경우
  $|P|=2×h=1.0(△)$ → $h=0.5(cm)$ → PD가 5mm 짧아진 경우

- 허용오차가 작은 방향 : $0.5△$ → BO → (+)렌즈 : PD 길어진 경우
  $|P|=2×h=0.5(△)$ → $h=0.25(cm)$ → PD가 2.5mm 길어진 경우
- 허용오차 범위 내 PD : $(55-5) \sim (55+2.5)$
  $= 50 \sim 57.5(mm)$

정답 ⑤

### 22 출제키워드 ▶ 역산각 안경(반무테)

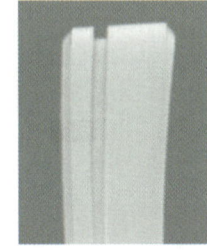

역산각(Reverse Type Bevel) 가공은 나일론실을 사용하는 반무테에 렌즈 끼워넣기를 위한 가공으로 평산각으로 가공한 렌즈의 가장자리에 홈을 파듯 산각을 거꾸로 세우는 방법이다.

정답 ③

### 23 출제키워드 ▶ 이중초점렌즈의 설계 - 설계점

이중초점렌즈는 일반적으로 근용 PD를 조제가공 PD로 하고 근용부 상부경계선의 중앙점을 설계점(가상광학중심점)으로 하여 조제가공한다.

정답 ④

### 24 출제키워드 ▶ 이중초점렌즈 - 합성광학중심점 위치

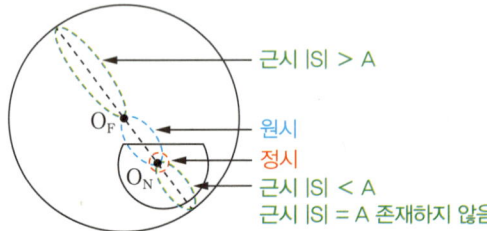

〈이중초점렌즈의 근용부 합성광학중심점의 위치〉

근시이면서 $|S|>A$인 이중초점렌즈의 근용부 합성광학중심점은 모렌즈 광학중심점 위쪽에 존재한다.

정답 ①

## 25 출제키워드 ▶ 누진굴절력렌즈의 중요표식

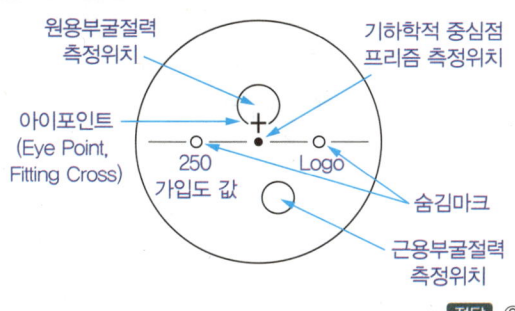

정답 ③

## 26 출제키워드 ▶ 누진굴절력렌즈의 설계 및 가공

누진굴절력렌즈는 원거리에서 근거리까지 불명시역이 없고 외관 상 보기가 좋다는 장점이 있지만 근용부 시야가 좁고 가입도가 클수록 주변부 수차가 커져 적응하기가 어렵다는 단점이 있다.

정답 ④

## 27 출제키워드 ▶ 누진굴절력렌즈 - 거울검사법

조제가공이 끝난 누진굴절력렌즈는 거울검사법으로 점검한 후 결과에 따라 미세조정을 한다. 거울검사 결과 좌우 동공중심이 코 쪽으로 몰려 있는 경우 경사각을 크게 하거나 정점간거리를 짧게 해 준다.

정답 ②

## 28 출제키워드 ▶ 복식알바이트 안경

복식알바이트 안경은 원근양용으로 2매의 렌즈를 겹쳐서 사용하는 안경이다. 근용으로 뒷렌즈를 사용하고, 원용으로 앞렌즈와 뒷렌즈를 겹쳐서 사용하는 경우 앞렌즈의 굴절력은 가입도에서 부호를 (−)로 바꾸어 주면 되고, 광학중심점은 앞·뒷렌즈의 프리즘굴절력이 상쇄되도록 설계한다.

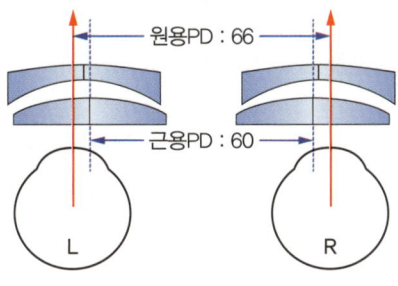

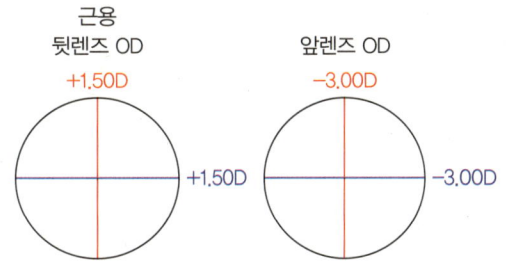

- 뒷렌즈 : 근용 PD에 광학중심점이 위치하므로 원거리를 주시할 때 시선이 귀쪽 3mm를 지남
  → $|P| = 1.5 \times 0.3 = 0.45(\triangle)$ BI
- 앞렌즈 : 0.45△ BO이 되도록 설계함
  - 앞렌즈 굴절력 = −(가입도) = −3.00D
  - $3(D) \times$ 편심량$(cm) = 0.45(\triangle)$
    → 편심량 $= 0.15(cm) = 1.5(mm)$
  - (−)렌즈에서 BO효과가 발생하려면 시선이 광학중심점에서 귀 방향을 통과해야 한다( → 조제가공 PD는 짧아짐).
  - 단안 편심량은 코쪽으로 1.5mm이므로 양안 PD는 3mm 짧아진다(66 → 63mm).

정답 ③

## 29 출제키워드 ▶ 프리즘처방안경

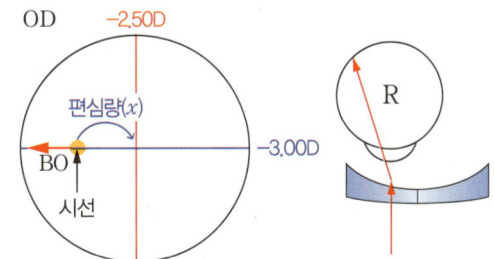

- 오른쪽 (−)렌즈에서 BO 효과가 발생하려면 시선이 렌즈의 광학중심점에서 귀 방향을 통과해야 한다( → 조제가공 PD는 짧아짐).
- 0.9△을 얻기 위한 편심량$(x)$ : $3(D) \times$ 편심량$(cm) = 0.9(\triangle)$
  → $x = 0.3(cm) = 3(mm)$
- 양안 PD는 6mm 짧아진다(62 → 56mm).

정답 ①

## 30 출제키워드 ▶ 프리즘 처방 안경

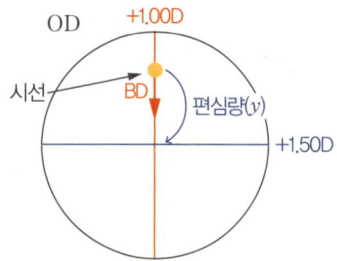

- (+)렌즈에서 BD 효과가 발생하려면 시선이 렌즈의 광학중심점에서 위쪽을 통과해야 한다(→ 조제가공 Oh가 낮아짐).
- 0.5△을 얻기 위한 편심량($y$) : 1(D)×편심량(cm)＝0.5(△)
  → $y=0.5(cm)=5(mm)$
- Oh는 5mm 낮아진다(24 → 19mm).

정답 ②

## 31 출제키워드 ▶ 충동안구운동

충동안구운동검사는 두 물체 사이를 번갈아 쳐다보도록 하면서 운동 속도와 정확도를 관찰하는 검사이다. 충동안구운동은 현재 주시하고 있는 물체에서 다른 물체로 시선을 신속하게 옮기는 기능을 하고 안구운동 중 속도가 가장 빠른 운동이다. 주위 환경을 탐색하거나 독서에 관여하는 등 일상 활동에 중요한 역할을 담당한다.

정답 ④

## 32 출제키워드 ▶ 안위이상검사 – 가림벗김검사

- 정위와 사위를 구별
- 차폐한 눈의 가림판을 제거하는 직후 차폐했던 눈의 움직임 관찰
- 움직임이 관찰되면 사위(융합을 위해 교정운동을 하면서 주시 물체를 향해 움직임)
- 코 방향으로 움직이면 외사위, 귀 방향으로 움직이면 내사위
- 귀 방향으로 움직임 → 내사위(수평사위는 좌우안을 구분하지 않음)
※ 가림검사에서 움직임이 없으면 정위 또는 사위

정답 ②

## 33 출제키워드 ▶ 사위검사 – 편광법

편광법은 편광축 방향이 서로 수직인 편광렌즈와 편광시표를 이용해 좌우안으로 보이는 상을 다르게 하여 안위상태를 평가하는 방법이다.

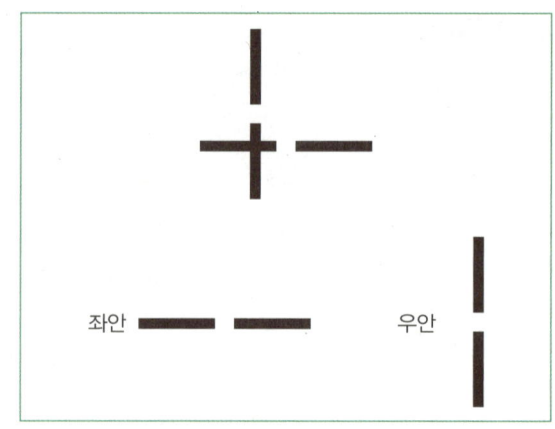

편광렌즈 착용 후 보이는 상태

- 수평사위 : 좌안의 상은 오른쪽, 우안의 상은 왼쪽에 있으므로 교차성으로 외사위이다.
- 수직사위 : 우안의 상이 위, 좌안의 상이 아래에 있으므로 우안 하사위(= 좌안 상사위)이다.

정답 ②

## 34 출제키워드 ▶ 사위검사 – Cross Ring Test

적록안경과 Cross Ring 시표를 사용하면 수직, 수평사위를 종합적으로 평가할 수 있다.

| 시표 모양 | 편광렌즈를 가입 후에 보이는 시표 | | |
|---|---|---|---|
| | OD | OS | OU |
| ⊕ | + | + | ⊕ |

우안의 상이 우측에, 좌안의 상이 좌측에 치우쳐 있으므로 동측성으로 내사위에 해당한다.

정답 ①

## 35 출제키워드 ▶ 조절기능검사 – 상대조절검사

상대조절력 검사는 폭주자극이 일정하게 하고(근용 시표를 눈 앞 40cm에 위치) 조절긴장 또는 조절이완 능력을 측정하는 검사이다.

- 양성상대조절력(PRA) : (-)구면렌즈를 점진적으로 부가하여 흐린점을 측정, S-2.25D에서 S-4.25D까지 부가 → PRA : S-2.00D
- 음성상대조절력(NRA) : (+)구면렌즈를 점진적으로 부가하여 흐린점을 측정, S-2.25D에서 S-0.25D까지 부가 → NRA : S+2.00D

정답 ②

## 36 [출제키워드] 폭주기능검사 – 양성상대폭주력

양성상대폭주력은 양안에 기저외방(BO) 프리즘을 서서히 증가시키면서 시표가 흐려지기 시작하는 지점의 프리즘양을 측정한다.

정답 ④

## 37 [출제키워드] 그래디언트법 AC/A 비

그래디언트(Gradient)법은 근거리를 주시하게 하고 S+1.00D를 가입하기 전과 후의 사위량을 측정하여 조절성폭주비(AC/A)를 구한다. 근접성 폭주량을 유지하면서 측정하기 때문에 정확한 AC/A 비를 구할 수 있다.

- $AC/A = \dfrac{\text{렌즈가입 전 사위량} - \text{렌즈가입 후 사위량}}{\text{조절자극변화량}}$
  $= \dfrac{(-5)-(-8)}{1.00} = 3(\triangle/D)$

※ 외사위는 (−), 내사위는 (+)로 계산한다.

정답 ③

## 38 [출제키워드] 입체시검사 – TNO Test

티엔오(TNO) 검사는 적록안경을 착용하고 시표를 바라보면 여러 도형이 떠 보이는 입체시를 느낄 수 있다.

정답 ①

## 39 [출제키워드] 감각기능검사 – 워스4점검사

| 시표 모양 | 우안 시표 | 좌안 시표 | 양안에 보이는 상태 |
|---|---|---|---|
| ◆<br>✚<br>✚<br>○ | ◆<br>✚<br>● | ✚<br>✚<br>● | ◆<br>✚<br>✚<br>○ |

워스4점검사는 좌우안에 적색과 녹색필터를 장착하여 억제, 우세안, 복시, 안위 상태 등을 종합적으로 검사할 수 있다. 양안에 보이는 시표상태는 복시나 편위가 없는 정상적인 안위상태를 나타낸다.

정답 ①

## 40 [출제키워드] 시기능처방 – 쉐어드 기준

- 원거리 정위, 근거리 심한 내사위, 높은 AC/A 비는 폭주과다에 해당하고, BO 프리즘 대신에 (+)구면렌즈를 처방할 수 있다(조절성 폭주를 덜 하게 되므로 효과적).

- 쉐어드 기준에 따른 프리즘처방은 사위를 교정하고 남은 융합여력이 사위량의 2배가 되도록 처방한다.
  – 10△ 내사위 → 개산여력(BI 버전스) = 8△
  – $P = \dfrac{2H-R}{3} = \dfrac{20-8}{3} = 4\triangle BO$ ($H$ : 사위량, $R$ : 폭주여력 or 개산여력)

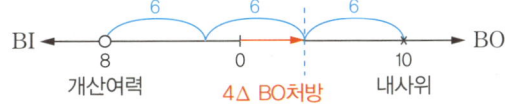

- 4△BO → 가입도 = $\dfrac{\text{프리즘 처방값}}{AC/A \text{ 비}} = \dfrac{4}{8} = 0.50(D)$

정답 ②

## 41 [출제키워드] 공막산란법

- 귀쪽 각막가장자리에 조명하여 각막내부반사를 유도
- 각막부종의 유무, 각막의 혼탁상태를 관찰

정답 ④

## 42 [출제키워드] 쉬르머테스트(Schirmer Test)

쉬르머테스트는 와트만 41번 여과지(35*5mm)의 끝단을 접어 아래 눈꺼풀 밑에 걸쳐 놓고 자연스러운 눈깜박임을 유지한 상태에서 5분 동안 눈물에 젖는 용지의 길이를 기록하여 눈물 분비량을 측정하는 검사이다. 10mm 이하이면 안구 건조증으로 판단할 수 있다.

정답 ③

## 43 [출제키워드] 소프트 콘택트렌즈 – 푸시업검사

푸시업검사는 손가락으로 아래 눈꺼풀을 밀어 렌즈가 위쪽으로 밀려 올라가는 정도와 회복속도로 관찰함으로써 소프트 콘택트렌즈 피팅상태를 평가하는 방법이다. 이상적인 피팅상태에서는 렌즈가 쉽게 위로 움직이고 빠르게 복귀한다.

정답 ④

## 44 [출제키워드] 하드 콘택트렌즈 – 덧댐굴절검사값

| 교정굴절력(A) | S−3.00D ◯ C−0.50D Ax 180° |
|---|---|
| 시험렌즈 굴절력(B) | S−3.00D |
| 눈물렌즈 굴절력(C) | S−0.50D |
| 덧댐굴절검사값 (A−B−C) | S+0.50D ◯ C−0.50D Ax 180°<br>C+0.50D Ax 90° |

※ 눈물렌즈 : 하드 콘택트렌즈의 베이스커브(BC)가 각막보다 플랫하게 피팅되면 (−)눈물렌즈가 만들어진다. 렌즈의 BC가 0.05mm 길어질 때 굴절력은 0.25D씩 변화하므로 0.10mm 플랫하게 피팅하면 −0.50D의 눈물렌즈가 생성된다.

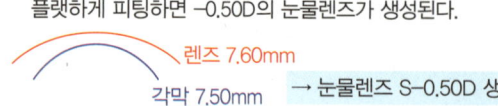

정답 ③

### 45 출제키워드 ▶ 하드 콘택트렌즈 – 렌즈굴절력 결정

- CL 교정굴절력 : 안경교정굴절력이 −4.00 ~ 6.25D인 경우 콘택트렌즈굴절력은 +0.25D를 보정해 준다.

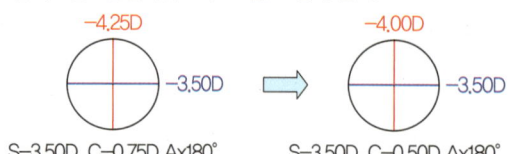

- 눈물렌즈 : 렌즈의 BC와 각막사이에는 눈물렌즈가 생성되는데, 플랫하게 피팅되면 (−)눈물렌즈가 만들어진다.

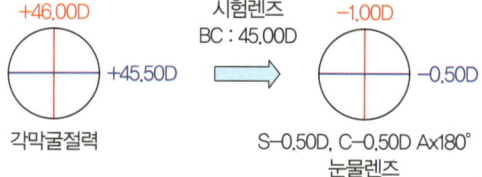

- 최종 교정값

| CL 교정굴절력(A) | S−3.50D ○ C−0.50D Ax 180° |
| --- | --- |
| 눈물렌즈 굴절력(B) | S−0.50D ○ C−0.50D Ax 180° |
| 최종 교정값(A−B) | S−3.00D |

정답 ②

### 46 출제키워드 ▶ 하드 콘택트렌즈 – 스티프한 피팅상태

플루레신 패턴에서 각막중심부가 밝은 초록색으로 관찰되는 것은 스티프한 피팅상태를 나타내고 눈물렌즈는 (+)렌즈 효과를 보이고 있음을 알 수 있다. 현 상태보다 플랫(Flat)한 상태로 조정하려면 후면광학부·후면주변부 곡률반지름을 길게 하거나 전체직경은 작게 한다. 중심두께는 더 두껍게 한다.
① 새그깊이(Sagittal Depth)을 더 깊게 한다. → Steep
② 전체직경을 더 크게 한다. → Steep
③ 베이스커브의 곡률반지름를 더 길게 한다. → Flat
④ 주변부 곡률반지름을 더 짧게 한다. → Steep
⑤ 중심두께를 더 얇게 한다. → Steep, 렌즈의 움직임 감소

정답 ③

### 47 출제키워드 ▶ 관리용품의 특징 – 계면활성제

계면활성제는 친수성기와 소수성기를 함께 가지고 있는 화합물로 렌즈 침착물과 미셀(Micelle)을 형성하여 침착물을 효과적으로 제거한다.

정답 ①

### 48 출제키워드 ▶ 토릭 소프트 콘택트렌즈 난시축 보정

토릭 소프트 콘택트렌즈는 난시축의 회전유무를 확인하고 회전이 일어나면 LARS(Left Add, Right Subtract)방법으로 보정한다. 반시계 방향(Right)으로 15° 회전하였으므로 난시축은 15°를 빼 준다(180 − 15 = 165°).

정답 ④

### 49 출제키워드 ▶ 노안교정 콘택트렌즈 – 모노비전

모노비전(단안보기)은 한쪽 눈은 원용, 다른 한쪽 눈은 근용으로 처방하는 방법으로 간단하게 노안을 교정할 수 있으나 단안환자에게는 처방할 수 없다는 단점이 있다. 또한 입체시와 대비감도가 저하된다.

정답 ⑤

### 50 출제키워드 ▶ 조절 및 폭주량 변화

근시안이 안경에서 콘택트렌즈로 교체 착용하고 근거리를 주시하면 조절과 폭주 요구량이 모두 증가하고, 망막상은 확대된다.

정답 ①

### 51 출제키워드 ▶ 티타늄의 특성

- 초경량이다.
- 생체적합성이 우수하다.
- 내식성이 우수하다.
- 강도가 알루미늄의 3배 정도이다.
- 열전도율과 열팽창계수가 낮다.
- 탄성이 좋으나 철보다는 낮다(티타늄은 탄성률이 철의 {1} over {2} 정도로 소프트한 탄성을 가지고 있다).

정답 ⑤

### 52 출제키워드 ▶ 금속안경테 땜질

- 납재의 융점은 모금속보다 낮아야 한다.
- 연납 : 융점이 450℃ 이하, 납과 주석의 합금
- 경납 : 융점이 600℃ 이상, 금납, 은납, 황동납, 인동납 등
- 융제 : 접합면의 청정과 땜납의 유동성을 높이기 위해 사용

- 은납은 충격과 진동에 강하고 인성이 우수하여 금속안경테의 땜납으로 광범위하게 사용

정답 ①

### 53 출제키워드 ▶ 열가소성 수지의 특성
- 열을 가하면 연화하여 가소성이 나타나고, 냉각하면 굳어짐
- 사출성형, 압출성형 등으로 가공
- 성형과정은 가역적 반응으로 재활용 가능
- 내열성이 떨어진다.
- 셀룰로이드, 폴리아미드 등

정답 ②

### 54 출제키워드 ▶ 폴리에테르이미드(울템테)의 특성
- 열가소성 수지 중에서 가장 강도가 높음
- 초경량이며 탄성과 복원력이 좋음
- 내열성, 난연성, 내약품성, 내기후성 우수

정답 ⑤

### 55 출제키워드 ▶ 열경화성 플라스틱 안경테
열경화성 수지에는 에폭시수지, 페놀수지, 요소수지, 멜라민수지, 우레탄수지 등이 있으며, 옵틸은 에폭시수지의 일종이다.

정답 ③

### 56 출제키워드 ▶ 이중초점렌즈의 제조법
이중초점렌즈에서 근용부를 선명하게 보기 위해서는 자렌즈의 굴절력을 (+)방향으로 높여주어야 한다.
- 융착형 : 모렌즈보다 굴절률이 높은 재질을 사용
- 원피스형 : 모렌즈보다 곡률을 크게 한다(= 곡률반지름을 작게 한다).

정답 ②

### 57 출제키워드 ▶ 녹색 컬러렌즈
- 녹색계열의 착색렌즈는 가시광선의 양 끝단에 있는 단파장과 장파장 영역의 빛을 흡수하므로 색수차를 경감시켜주고 안정피로를 덜어주는 효과가 있다.

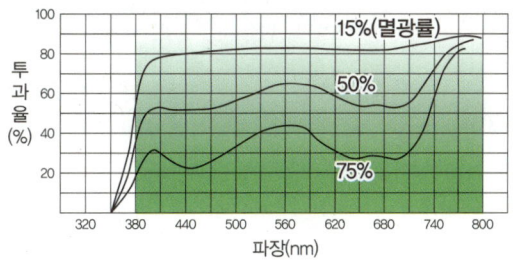

정답 ③

### 58 출제키워드 ▶ 고굴절률렌즈
굴절력이 같은 구면렌즈에서 고굴절률렌즈를 사용하면 (-)렌즈는 가장자리두께가 감소하고, (+)렌즈는 중심두께가 감소한다.
※ 처방 시 주의사항 : 굴절률이 증가하면 표면반사율, 색수차 등이 증가하고, 렌즈의 곡률이 감소하므로 안경테선택에 주의를 기울여야 한다.

정답 ①

### 59 출제키워드 ▶ 렌티큘러렌즈
±10D 이상의 높은 굴절력이 필요한 경우에는 렌즈의 두께와 무게를 줄이기 위해 시선이 닿지 않는 가장자리 부분을 가공하는 렌티큘러렌즈를 사용한다.

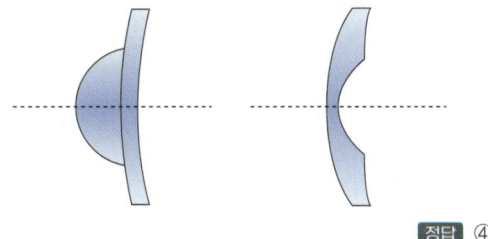

정답 ④

### 60 출제키워드 ▶ 프레넬 프리즘렌즈의 특성

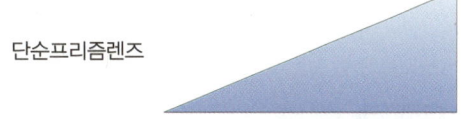

- 프리즘 사이의 연결부분 때문에 표면이 고르지 않고 재질의 투명도가 감소한다.
- 상의 대비감도가 감소하여 시력이 저하된다.
- 프리즘굴절력이 1△ 증가할수록 시력은 약 3% 저하된다.
- 높은 안위이상을 교정하기 위한 목적으로 사용된다.

정답 ②

# 제5회 기출동형 모의고사 정답 및 해설

## 1교시 시광학이론

**01** 출제키워드 ▶ 각막의 신경
눈신경의 신경 말단이 각막상피에 분포되어 있어 자극에 민감하게 반응하며 외부로부터 눈을 보호한다.
정답 ②

**02** 출제키워드 ▶ 사상판
공막 후방의 사상판은 체모양의 구조로 시신경섬유와 망막중심동맥이 눈알 속으로 들어가는 곳이다.
정답 ①

**03** 출제키워드 ▶ 섬모체근의 조절작용
근거리에 있는 물체를 주시할 때 섬모체근의 수축으로 수정체가 두꺼워지면 굴절력이 증가하여 근거리 물체를 선명하게 볼 수 있다.
정답 ③

**04** 출제키워드 ▶ 부르크막
부르크막은 맥락막과 망막 사이에 위치하는 1~4μm의 경계막으로 안쪽은 망막의 색소상피층과 접하고 있고 바깥쪽은 맥락막 모세혈관층의 바닥막을 형성한다(기저복합층).
정답 ⑤

**05** 출제키워드 ▶ 원뿔세포
- 망막 중심오목에 집중적으로 분포
- 밝은 빛에 민감(명소시)하고, 요돕신을 함유
- 형태 및 색각 인식에 매우 민감함
정답 ①

**06** 출제키워드 ▶ 수정체의 특성
수정체는 수정체낭, 전면상피, 수정체섬유로 구성되어 있고 후면에는 상피세포가 없다.
정답 ④

**07** 출제키워드 ▶ 방수의 배출경로
방수 유출량의 90%는 뒷방 → 동공 → 앞방 → 섬유주 → 쉴렘관 → 집합관 → 방수정맥 → 상공막정맥으로, 10%는 포도막 → 공막으로 배출된다.
정답 ③

**08** 출제키워드 ▶ 유리체
유리체는 투명하고 혈관이 없는 겔(Gel) 조직으로 안구의 형태를 유지하고, 망막을 안구벽에 밀착시키는 기능을 한다.
정답 ④

**09** 출제키워드 ▶ 눈꺼풀의 근육과 신경
눈을 뜨고 감을 때 다음과 같은 근육과 신경이 작용한다.

| 구 분 | 작용 근육 | 지배신경 |
| --- | --- | --- |
| 눈을 뜰 때 | 위눈꺼풀올림근(맘대로근) 뮐러근(제대로근) | 눈돌림신경 교감신경 |
| 눈을 감을 때 | 눈둘레근 (눈꺼풀부-맘대로근, 안와부-제대로근) | 얼굴신경 |

정답 ④

**10** 출제키워드 ▶ 결막의 분비샘
결막상피에는 술잔세포, 결막실질의 아데노이드층에는 덧눈물샘(볼프링샘, 크라우제샘)이 위치한다.
정답 ⑤

**11** 출제키워드 ▶ 눈물막의 지방층
눈물막은 3개의 층으로 구성되어 있고, 외부와 접하는 지방층은 눈물의 증발 및 넘침을 방지한다. 이 지방층은 마이봄샘과 짜이스샘에서 분비된다.

정답 ④

## 12 출제키워드 ▶ 외안근의 작용과 지배신경

〈외안근의 작용과 지배신경〉

| 외안근 | 주작용 | 보조작용 | 지배신경 |
|---|---|---|---|
| 안쪽곧은근 | 안쪽돌림(내전) | 없음 | 눈돌림신경 |
| 가쪽곧은근 | 가쪽돌림(외전) | 없음 | 가돌림신경 |
| 위곧은근 | 올림(상전) | 안쪽돌림, 내회선 | 눈돌림신경 |
| 아래곧은근 | 내림(하전) | 안쪽돌림, 외회선 | 눈돌림신경 |
| 위빗근 | 코 방향회선 (내회선) | 내림, 가쪽돌림 | 도르래신경 |
| 아래빗근 | 귀 방향회선 (외회선) | 올림, 가쪽돌림 | 눈돌림신경 |

정답 ②

## 13 출제키워드 ▶ 색맹유전

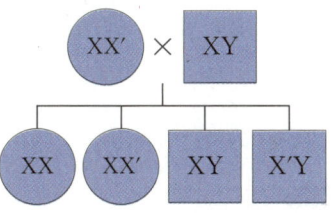

색맹유전자는 X염색체에 의한 반성유전이다. 어머니가 색맹보인자(XX')이고 아버지가 정상일 때, 자녀에게 색맹이 유전될 확률은 전체 자녀의 25%, 아들 중 50%이다. 딸 중 50%는 보인자이다.

정답 ⑤

## 14 출제키워드 ▶ 최소시각과 시력

시력 $= \dfrac{1}{\text{최소시각(분)}} = \dfrac{1}{5} = 0.2$

정답 ①

## 15 출제키워드 ▶ 시야장애

시각로에 병변이 있으면 병변이 있는 반대쪽 동측반맹이 나타난다.

|왼쪽 시각로 병변| |오른쪽 시각로 병변| |
|---|---|---|---|
|L|R|L|R|

정답 ②

## 16 출제키워드 ▶ 저시력

교정시력이 0.3 미만이거나 시야가 20° 이내인 눈을 저시력이라 한다. 저시력자는 시력 향상이 불가능하므로 망막상을 확대할 수 있는 보조도구가 필요하고 원용으로 망원경, 근용으로 확대경을 처방한다.

정답 ②

## 17 출제키워드 ▶ 푸르키네현상

푸르키네(Purkinje)현상 : 시세포의 순응 정도에 따라 밝은 곳에서는 황록색 계열(555nm), 어두운 곳에서는 청록색 계열(505nm) 파장의 빛이 가장 밝게 보인다.

정답 ④

## 18 출제키워드 ▶ 거짓동색표

거짓동색표는 가장 빠르고 간편한 색각검사로 여러 가지 비슷한 색을 가진 원형점으로 문자나 숫자를 배열한 검사표이다. 숫자나 문자를 식별할 수 없으면 색각이상으로 분류한다. 이 외에도 검사 목적에 따라 다음과 같은 색각검사가 있다.

※ 색각검사의 종류

| 검사방법 | 검사목적 | 종류 |
|---|---|---|
| 거짓동색표 | 선별검사 | 이시하라 색각검사표 한식 색각검사표 HRR 색각검사표 |
| 색배열법 | 색각이상 및 색각이상 정도 판정 | 패널 D-15 검사 FM 100 색상검사 |
| 색각경 | 진단확정검사 | 나겔 색각경 |
| 색등검사 | 직업적성검사 | 랜던검사 |

정답 ③

## 19 출제키워드 ▶ 전색맹

- 원뿔세포의 결손이나 불완전한 발달로 모든 색을 흑백으로만 인식
- 0.1 이하로 시력이 불량

- 눈떨림, 주간맹, 시야에 중심암점 등의 증상을 동반

정답 ④

## 20 출제키워드 ▶ 원시
원시는 정적굴절상태에서 상측초점이 망막 뒤에 맺힌다. 조절력이 충분할 경우 원거리와 근거리의 시력이 모두 양호하지만, 근거리 작업을 장시간으로 하게 되면 조절성 눈피로를 느낄 수 있다.

정답 ①

## 21 출제키워드 ▶ 수정체의 노화
수정체는 나이가 들수록 수분과 가용성단백질이 감소하고, 단단한 핵층, 불용성단백질이 증가한다. 점차 황색(노란색)으로 변하고 탄력성을 잃어 조절력을 상실한다.

정답 ⑤

## 22 출제키워드 ▶ 조절작용
근거리를 주시할 때 눈에서는 다음과 같은 변화가 나타난다.
- 섬모체근 수축
- 섬모체소대 이완
- 쉴렘관 열림 → 방수 유출
- 수정체 중심두께 증가 → 굴절력 증가

정답 ⑤

## 23 출제키워드 ▶ 굴절조절 내사시
- +2.5D 이상의 원시를 교정하지 않았을 때 근거리 작업 시 과도한 조절과 함께 눈모음이 과도하게 일어나 발생
- 원거리 사시각과 근거리 사시각이 같음
- 적절한 원시교정안경을 착용하면 증상이 호전

정답 ③

## 24 출제키워드 ▶ 정상동공
- 기능 : 눈으로 들어오는 광선의 양을 조절
- 크기 : 2~4mm, 밝은 곳에서 축소, 어두운 곳에서 확대, 조절 시 축소
- 동공확대근은 교감신경, 동공축소근은 부교감신경과 눈돌림신경이 지배
- 동공부동 : 두 눈의 동공크기가 0.5mm 이상 차이가 날 때(비정상)

정답 ④

## 25 출제키워드 ▶ 긴장동공(에디증후군)
- 대광 – 근접반사 해리
- 대광반사보다 근접반사에서 더 강한 동공수축
- 20~40대 여성에게 흔하게 나타남
- 주로 한 눈에서 발생하고, 이상이 있는 눈의 동공이 정상보다 큼

정답 ③

## 26 출제키워드 ▶ 초음파검사
초음파검사 검사 목적에 따라 두 가지로 시행한다.
- A-scan모드 : 백내장, 외상 등으로 수정체 적출 시 삽입할 인공수정체의 도수 등을 결정하기 위해 안구의 길이와 눈의 구조물의 거리와 상태 측정
- B-scan모드 : 고도근시에서 안구 변화를 확인하기 위하여 유리체와 망막상태, 시신경, 공막후부돌출 등을 관찰한다.

정답 ①

## 27 출제키워드 ▶ 형광안저촬영
안저검사는 확대된 동공을 통해 시신경유두, 황반부, 망막, 맥락막 등을 관찰하는 검사로 국소적인 안 질환 및 전신 질환에 의한 안저의 이상소견을 관찰할 수 있다. 망막혈관을 직접 관찰함으로써 고혈압, 동맥 경화, 당뇨병 등의 전신 질환 또는 합병증을 진단 할 수 있다.

정답 ②

## 28 출제키워드 ▶ 진균각막궤양
- 중심각막궤양으로 각막중심에 회황색 원형 침윤
- 곡물, 직물 등을 취급하는 사람에게 각막상피의 외상이 있을 때 발생하기 쉬우며, 먼지, 이물, 점안약을 통해 직접적으로 감염되거나 다른 조직에서 전이
- 진균은 데스메막을 쉽게 통과하여 앞방축농 발생
- 각막내피반(Corneal Endothelial Plaque), 위성병소가 관찰

정답 ①

## 29 출제키워드 ▶ 비타민A결핍 각막궤양
- 눈마름증(건성안), 야맹
- 각막연화증(조직 연화, 괴사, 천공)
- 각막중앙에 회색궤양, 각막지각 저하로 무통증
- 비토반점 : 결막상피가 각화되어 귀쪽 각막에 삼각형 밑변을 둔 비누거품 같은 형태의 반점

정답 ⑤

### 30 출제키워드 ▶ 주간맹

주간맹은 각막이나 수정체 중심부 혼탁으로 밝을 때(동공수축)보다 어두울 때(동공확대)의 시력이 더 좋다.

정답 ①

### 31 출제키워드 ▶ 섬광유리체융해

- 황색의 콜레스테롤 결정체가 유리체강을 떠다니는 증상
- 안구운동 정지 시 가라앉음
- 대체로 양쪽 눈에서 발생

정답 ②

### 32 출제키워드 ▶ 급성세균결막염

- 결막 전체에 심한 충혈을 보이므로 'Pink Eye'로 불림
- 점액화농성 분비물, 결막부종, 유두증식, 결막밑출혈 등
- 이물감, 작열감, 눈부심, 눈물흘림 등의 자각증상

정답 ⑤

### 33 출제키워드 ▶ 급성출혈결막염

- 바이러스결막염, 일명 '아폴로눈병'
- 짧은 잠복기(8~48시간)와 경과 기간(5~7일)
- 결막충혈, 결막밑출혈, 여포, 전신 근육통

정답 ④

### 34 출제키워드 ▶ 검열반

- 자외선, 바람, 먼지, 염증, 눈건조증 등이 원인
- 각막 근처 코 쪽의 눈알결막에서 유리질과 노란 탄력조직으로 구성된 황색 결절이 관찰
- 치료가 필요하지 않으나 미용상 절제

정답 ①

### 35 출제키워드 ▶ 베세트병

- 전체포도막염
- 전신 조직의 재발성 급성염증, 자가면역질환
- 앞방축농, 홍채염, 뒤포도막염, 망막염 등
- 구강궤양, 외음부궤양, 피부증상 등이 동반
- 우리나라를 비롯한 아시아에서 발생빈도가 높음
- 재발에 따른 실명률이 높음

정답 ②

### 36 출제키워드 ▶ 녹농균각막궤양

- 세균성, 급성 중심각막궤양
- 오염된 점안액을 통해 감염
- 심한 통증과 시력장애, 앞방축농
- 녹농균이 만든 색소로 삼출물이 청록색을 띰

정답 ②

### 37 출제키워드 ▶ 안와연조직염

- 안와 내 세포조직의 급성 화농성염증
- 수술, 외상으로 직접 감염되거나 주로 코곁굴염에서 전이되어 발생
- 눈꺼풀과 결막의 부종 및 충혈, 안구돌출, 안구운동장애, 복시, 심한 통증 등을 수반
- 소아 안구돌출의 가장 흔한 원인

정답 ③

### 38 출제키워드 ▶ 개방각녹내장

- 초기 자각증상 없이 서서히 진행
- 섬유주변성, 섬유주 간격의 폐쇄, 쉴렘관 내피의 변성, 방수정맥을 포함한 상공막 내 방수유출로의 저항이 증가하여 안압 상승
- 시신경유두의 함몰, 주변시야협착(관모양시야) 등이 나타남

정답 ④

### 39 출제키워드 ▶ 망막중심 동맥폐쇄

망막중심동맥폐쇄가 발생하면 통증이 없는 급격한 시력장애를 일으킨다.

정답 ②

### 40 출제키워드 ▶ 거대유두결막염

- 콘택트렌즈나 의안에 대한 과민반응으로 발생
- 위눈꺼풀판결막에 유두 발생
- 이물감, 충혈, 가려움, 점성분비물 등이 관찰

정답 ①

### 41 출제키워드 ▶ 가소제의 역할

셀룰로이드를 제조하는 과정에서 가소제를 첨가하는 것은 고형의 셀룰로이드가 힘을 받을 때 탄력성과 가역성을 갖도록 하기 위함이다.

정답 ①

## 42 출제키워드 ▶ 에폭시수지

에폭시수지는 열경화성 수지로 경화 반응 시 수축이 거의 일어나지 않아 정교한 제품을 만들기 쉽다. 대표적인 제품으로 오스트리아의 Wilhelm Anger사가 개발한 옵틸(Optyl)테가 있다.

정답 ④

## 43 출제키워드 ▶ 티타늄

티타늄 소재는 열전도율과 전기 전도도가 낮다.

정답 ③

## 44 출제키워드 ▶ 이온 도금(Ti-IP)의 특징

- 이온상태의 방전법을 이용하여 금속피막 형성(고가의 설치비)
- 피막의 밀착성이 우수
- 무공해 공정으로 폐수처리시설이 불필요
- 초경질막(경도가 강함)
- 다양한 색상(금색, 회색, 갈색)
- (작업온도가 낮아서) 소재의 변형이 없음
- 내부식성, 내마모성이 우수

정답 ④

## 45 출제키워드 ▶ 안경렌즈의 광학적 특성

아베수는 분산능의 역수이므로 아베수가 작을수록 분산능이 커진다(= 색수차가 커진다). 따라서 안경렌즈는 아베수가 크고, 굴절률이 높은 것이 이상적이다.

정답 ①

## 46 출제키워드 ▶ 폴리카보네이트

폴리카보네이트(PC ; Polycarbonate)는 플라스틱 렌즈 중 내충격성이 가장 우수하다.

정답 ③

## 47 출제키워드 ▶ 풀 림

중합 반응 시 발생한 내부의 잔류응력을 제거하기 위해서는 풀림(Annealing, 서냉) 과정을 거쳐야 한다.

정답 ③

## 48 출제키워드 ▶ 고굴절률렌즈

굴절률이 높아질수록 두께가 얇은 렌즈를 제작할 수 있다. (+)렌즈는 중심부 두께를 얇게, (-)렌즈는 가장자리 두께가 얇게 만들기 위해 고굴절률렌즈를 사용한다. 같은 굴절력을 가진 렌즈에서 굴절률이 높은 재질을 사용하면 곡률반지름은 커지고 곡률은 작아진다.

정답 ⑤

## 49 출제키워드 ▶ 프리즘디닝

누진굴절력렌즈는 아래로 내려갈수록 (+)면의 굴절력이 커져야 하므로 곡률이 점점 커진다. 이때 원용부의 (+)굴절력이 클수록, 가입도가 높을수록 원용부의 두께가 두꺼워지고 무거워진다. 이러한 문제점을 해결하기 위하여 기저하방 프리즘효과가 발생하도록 윗부분을 깎는 프리즘디닝(Prism Thinning) 가공을 한다.

정답 ②

## 50 출제키워드 ▶ 강구낙하시험

강구낙하시험(Drop Ball Test) : 안경렌즈의 충격에 대한 안전도를 측정하기 위한 것으로 127cm의 높이에서 16g의 강구(Steel ball)를 렌즈 중심부에 자연 낙하시켰을 때 파손되지 않으면 안전렌즈라고 판정한다.

정답 ①

## 51 출제키워드 ▶ 주점과 절점

주점(H, H′)은 각막 앞 정점에서 약 +1.5mm, 절점(N, N′)은 약 +7mm에 위치한다.

정답 ③

## 52 출제키워드 ▶ 시 선

시선(시축)은 주시점과 중심오목을 잇는 선으로 절점을 지난다.

정답 ②

## 53 출제키워드 ▶ 홍 채

렌즈로 입사하는 광선의 양을 제한하는 것은 구경조리개이며, 안광학계에서 구경조리개의 역할을 하는 것은 홍채이다.

※ 시야조리개 : 망막 또는 필름에 맺히는 상의 범위를 제한(눈꺼풀, 망막, 안경 착용 시 안경테의 림)

정답 ④

## 54 출제키워드 ▶ 동공과 시력

동공의 크기가 변하면 초점심도, 수차, 망막조도, 회절현상 등의 복합적인 요인이 작용하여 시력에 영향을 미친다(시력이 안정적일 때 동공의 크기는 약 2.4mm).

- 동공이 확대되면 ① 초점심도는 얕아짐 → 시력 저하 요인
  ② 수차 증가 → 시력 저하 요인
  ③ 망막조도 상승 → 시력 향상 요인
  ④ 회절현상 감소 → 시력 향상 요인

정답 ②

## 55 출제키워드 ▶ 원거리 적녹검사

백색광이 안광학계를 통과하면 굴절률이 높은 순서대로 상을 맺게 된다(녹색 → 황색 → 적색). 녹색바탕의 시표가 적색바탕의 시표보다 더 선명하게 보인다면 기준파장(황색)이 망막 뒤에 놓여 있는 것이므로 저교정된 원시이거나 과교정된 근시상태로 (+)굴절력을 추가해야 한다.

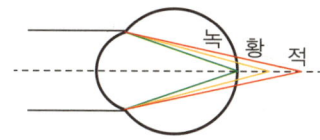

정답 ④

## 56 출제키워드 ▶ 비정시의 원점

- 원점 : 정적굴절상태에서 망막 중심와에 선명한 상을 맺는 외계의 대응물점(정시 – 무한대, 근시 – 눈 앞 유한거리, 원시 – 눈 뒤 유한거리)
- 원점굴절도 = $\dfrac{1}{원점거리} = \dfrac{1}{+0.5} = +2.0$ (단위 : $m^{-1} = D$)
- 원점거리가 눈 뒤 유한거리이고 원점굴절도가 (+)이므로 이 눈은 원시이다.

정답 ①

## 57 출제키워드 ▶ VD변화에 따른 교정렌즈의 굴절력

- 정점간거리가 변하면 교정과잉 또는 교정부족 현상이 발생한다.

| 정점간거리(VD) 변화 | 교정효과 |
|---|---|
| VD가 길어지면<br>(+)효과 발생(근시화) | 근시교정용 (−)렌즈는 교정부족(저교정 상태)<br>원시교정용 (+)렌즈는 교정과잉(과교정 상태) |
| VD가 짧아지면<br>(−)효과 발생(원시화) | 근시교정용 (−)렌즈는 교정과잉(과교정 상태)<br>원시교정용 (+)렌즈는 교정부족(저교정 상태) |

※ 안광학계에서 굴절력이 높아지는 경우 근시화, 낮아지는 경우를 원시화라고 한다.

① 콘택트렌즈에서 안경으로 전환하면 VD가 길어지므로 (+)효과가 발생 → 원시는 (+)렌즈로 교정되므로 과교정 상태
② 안경에서 콘택트렌즈로 전환하면 VD가 짧아지므로 (−)효과가 발생 → 근시는 (−)렌즈로 교정되므로 과교정 상태
③ VD가 길어지면 (+)효과가 발생 → 근시는 (−)렌즈로 교정되므로 저교정 상태
④ VD가 길어지면 (+)효과가 발생 → 원시는 (+)렌즈로 교정되므로 과교정 상태
⑤ VD 변화에 따른 교정효과는 원시, 근시에 따라 다르게 나타난다.

정답 ③

## 58 출제키워드 ▶ 토릭렌즈 중간경선의 굴절력

- 토릭렌즈의 중간 경선($\theta$)의 굴절력($D_\theta'$) :
  $D_\theta' = S + C \cdot \sin^2\theta$
  - S−3.00D ○ C−1.00D Ax 180°인 토릭렌즈의 45°경선의 굴절력
  - $D_\theta' = S + C \cdot \sin^2\theta = (-3) + (-1) \times \sin^2 45°$
    $= -3 - \dfrac{1}{2} = -3.5(D)$

**간단풀이** 45°경선의 굴절력은 양주경선 굴절력의 평균값으로 구할 수 있다(30°경선의 굴절력은 0°와 45°의 평균값, 60°경선의 굴절력은 45°와 90°의 평균값으로 구할 수 있다).

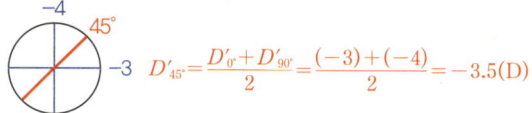

$D'_{45°} = \dfrac{D'_{0°} + D'_{90°}}{2} = \dfrac{(-3) + (-4)}{2} = -3.5(D)$

정답 ④

## 59 출제키워드 ▶ 난시의 교정

- S−1.50D ○ C+0.50D Ax 180°인 토릭렌즈로 교정될 난시안의 양주경선의 굴절력은 합성광학계(교정렌즈+난시안)의 각 경선별 굴절력이 +60D(정시)가 되도록 하면 된다.

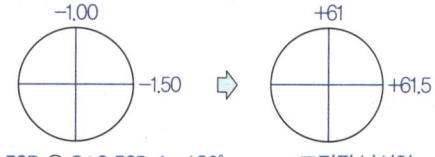

S−1.50D ○ C+0.50D Ax 180°    교정될 난시안

- 교정될 난시안의 양주경선의 굴절력이 각각 +61.00D, +61.50D이므로 근시성 복성이고, 강주경선이 수평 방향이므로 도난시이다.

정답 ②

## 60 출제키워드 ▶ 크로스실린더렌즈

- 크로스실린더렌즈의 (+)축은 (−)굴절력을 가지므로 Cr± 0.50D 렌즈의 수평 방향은 −0.50D, 수직 방향은 +0.50D이다.
- 렌즈의 표기는 CC, S+C, S−C 표기법으로 나타낼 수 있다.

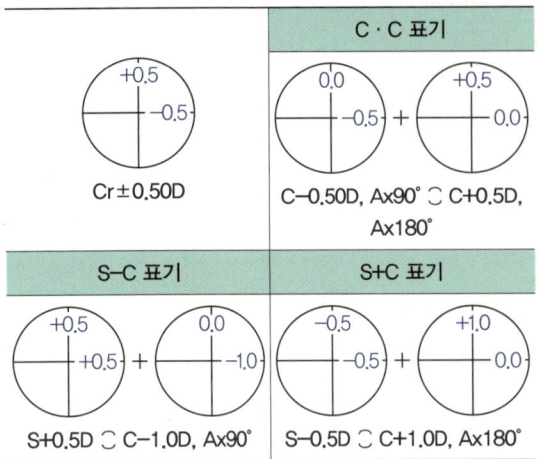

정답 ④

## 61 출제키워드 ▶ 선명시역(조절범위)

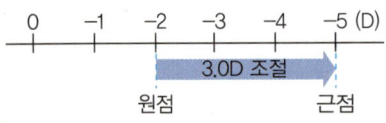

- 교정렌즈의 굴절력과 원점굴절도는 거의 같다. → 원점은 −2.00D에 위치한다.
- 원점에서 +3.00D 조절을 하면 근점의 위치는 −5.00D이다.
- 원점(−2.00D)에서 근점(−5.00D)까지 선명시역이 된다.
- 공기 중에서 거리와 디옵터는 역수관계이므로 디옵터 범위를 거리 범위로 바꾸어 준다.
- 선명시역(조절범위) :
$$-2 \sim -5(D) = \frac{1}{-2} \sim \frac{1}{-5} = -0.5 \sim -0.2(m)$$

정답 ④

## 62 출제키워드 ▶ 근용안경의 굴절력

정시의 근용안경은 근거리 작업을 위해 필요한 굴절력에서 유용굴절력을 고려하여 처방하면 된다.

- 작업거리 버전스
$$= \frac{1}{\text{작업거리(눈 앞 33cm)}} = \frac{1}{-33} = -\frac{100}{33} = -3.00(D)$$
- 유용조절력 = 최대조절력(+2.00) × $\frac{1}{2}$ = +1.00(D)
- 근용안경의 처방값 = −(작업거리 버전스) − 유용굴절력
$$= -(-3) - 1 = +2(D)$$

간단풀이 정시의 원점은 0.00D에 위치하고 눈 앞 33cm를 명시하기 위해서는 +3.00D가 필요하다. 이 중 유용조절력 +1.00D를 사용하기 때문에 근용안경은 +2.00D를 처방하면 된다.

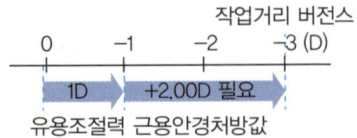

정답 ①

## 63 출제키워드 ▶ 상 도약량

상의 도약은 이중초점렌즈에서 원용부에서 근용부로 주시선이 이동될 때, 물체의 상이 갑자기 위로 이동하여 보이는 현상으로 자렌즈의 상부경계선에서 프리즘굴절력 변화의 연속성이 깨어지기 때문에 발생한다.

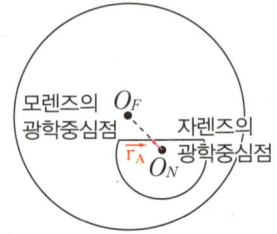

- 상도약 벡터 = 가입도$(A) \times \vec{r_A}$
- $\vec{r_A}$ : 자렌즈의 광학중심점에서 상부경계선까지의 위치벡터(실용적으로는 방향을 고려하지 않고 크기로만 계산할 수 있다)

※ 프리즘굴절력(△)을 구할 때는 길이의 단위는 반드시 cm를 사용할 것

간단풀이 상의 도약량은 가입도와 자렌즈의 광학중심점$(O_N)$에서 상부경계선까지의 거리의 곱으로 구할 수 있다(원용부의 굴절력과는 무관함).
- 상 도약량 = (가입도) × $(O_N \sim$ 상부경계선$)$
$$= 3.00 \times 1(cm) = 3.00(△)$$

정답 ⑤

## 64 출제키워드 ▶ 근용부 합성광학중심점

이중초점렌즈의 원용부가 구면렌즈일 때 근용부 합성광학중심점은 모렌즈의 광학중심점$(O_F)$과 자렌즈의 광학중심점$(O_N)$를 잇는 직선상에 위치하고 원용구면굴절력$(S)$과 가입도$(A)$에 따라 5가지로 분류할 수 있다.

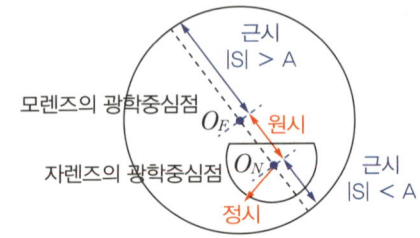

- $S>0$ (원시) : $O_F$와 $O_N$사이
- $S=0$ (정시) : $O_N$
- $S<0$, $|S|>A$ (근시) : $O_F$보다 위쪽
- $S<0$, $|S|=A$ (근시) : 존재하지 않는다.
- $S<0$, $|S|<A$ (근시) : $O_N$보다 아래쪽

③ 원시교정용 이중초점렌즈의 근용부 합성광학중심점은 항상 모렌즈의 광학중심점과 자렌즈의 광학중심점 사이에 위치한다.

정답 ③

## 65 출제키워드 ▶ 안경렌즈에서 발생하는 프리즘효과

안경렌즈의 광학중심점을 기준으로 시선의 위치를 찾아 프리즘의 크기와 방향을 수평과 수직으로 분리해 계산한다.
조제가공이 잘못되어 안경렌즈의 광학중심점이 코 방향, 아래 방향으로 이동했다면 광학중심점을 기준으로 시선의 위치는 귀 방향, 위 방향으로 이동한다.

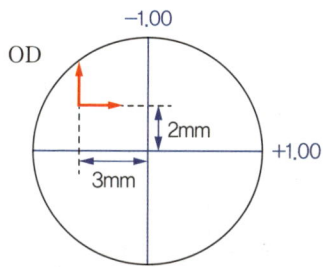

- 수평 방향 : 시선이 광학중심점에서 귀 방향 0.3cm
  - 크기 : $|\vec{P}|=|h|(\text{cm})\times|D'|=0.3\times 1=0.3(\triangle)$
  - 방향 : (+)렌즈의 기저는 중심방향(오른쪽) → B.I.
- 수직 방향 : 시선이 광학중심점에서 위 방향 0.2cm
  - 크기 : $|\vec{P}|=|h|(\text{cm})\times|D'|=0.2\times 1=0.2(\triangle)$
  - 방향 : (-)렌즈의 기저는 가장자리방향(위쪽) → B.U.

정답 ①

## 66 출제키워드 ▶ 사이즈렌즈

- 사이즈렌즈(Size Lens) : 안경배율의 조정으로 좌우 망막 상의 크기를 맞추어 양안시장애를 개선하는 렌즈(부등상시 교정)
- 어포컬 사이즈렌즈 : 렌즈의 상측정점굴절력($D_V'$)이 0인 사이즈렌즈
- 어포컬 사이즈렌즈의 안경배율
  - 안경배율($\Gamma_{SM}$) = 형상계수($F_S$) = $\dfrac{1}{1-\dfrac{t}{n}\cdot D_1'}$

  (※ 굴절력계수($F_S$) = 1)
- 어포컬 사이즈렌즈의 안경배율을 변화시키려면 형상계수를 조정해야 한다. 형상계수를 변화시키려면 렌즈의 중심두께($t$), 전면 굴절력($D_1'$), 굴절률($n$)을 조정해야 한다.

정답 ③

## 67 출제키워드 ▶ 축성 비정시안의 상대배율

축성 비정시안은 안경렌즈가 눈의 물측초점(눈 앞 약 -15.7mm)에 놓이면 상대배율이 1이다.

정답 ①

## 68 출제키워드 ▶ 광학적 암점

- 광학적 암점 : (+)렌즈의 가장자리에서 안경렌즈 주변 시야와 렌즈 바깥쪽 실제 시야 사이에 단락이 생겨 보이지 않는 부분이 발생
- (+)렌즈의 굴절력이 높을수록 암점의 범위가 넓어짐

정답 ①

## 69 출제키워드 ▶ 매질에서 빛의 전파

- 빛이 진공에서 (굴절률이 높은) 매질 내로 입사하면 속도가 느려진다.
- 파동의 속도($v$) = 진동수($f$) × 파장($\lambda$), 매질이 바뀌어도 진동수는 변하지 않으므로 파장과 속도는 비례한다(즉, 빛이 굴절률이 높은 매질로 입사하면 파장이 짧아진다).
- 굴절의 법칙($n_1 \cdot \sin\theta_1 = n_2 \cdot \sin\theta_2$)에 따라 빛이 굴절률이 높은 매질로 입사하면 굴절각은 입사각보다 작다.
- 매질의 경계면에 수직으로 입사하는 빛은 법선을 따라 이동하므로 굴절이 일어나지 않는다.

정답 ④

## 70 출제키워드 ▶ 버전스

- 버전스 = $\dfrac{\text{굴절률}}{\text{거리(m)}}$ (단위 : $m^{-1}=D$)
- 점광원에서부터 오른쪽으로 5.0m 떨어진 지점의 버전스

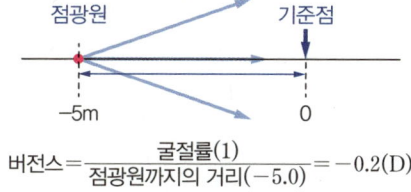

버전스 = $\dfrac{\text{굴절률}(1)}{\text{점광원까지의 거리}(-5.0)} = -0.2(D)$

※ 기준점으로부터 광원이 왼쪽에 있으므로 거리의 부호가 (-)이며, 거리의 단위는 반드시 미터(m)를 사용한다.

정답 ②

## 71 출제키워드 ▶ 빛의 굴절

- 매질의 경계면에서 빛이 진행할 때는 굴절의 법칙에 따라 굴절된다.
- 굴절의 법칙 : $n_1 \cdot \sin\theta_1 = n_2 \cdot \sin\theta_2$

밀한 매질로 굴절될 때($n_1 < n_2$)

입사각($\theta_1$) > 굴절각($\theta_2$)

소한 매질로 굴절될 때($n_1 > n_2$)

입사각($\theta_1$) < 굴절각($\theta_2$)

정답 ③

### 72 출제키워드 ▶ 전반사와 임계각

- 전반사 : 투명한 매질의 경계면에서 빛이 100% 전부 반사되는 현상
- 임계각($\theta_C$) : 굴절각이 90°가 될 때의 입사각, $\sin\theta_C = \dfrac{n_2}{n_1}$
- 임계각이 45°일 때 제 1매질의 굴절률($n_1$)

  $- \sin 45° = \dfrac{1}{n_1}\left(\sin 45° = \dfrac{\sqrt{2}}{2} = \dfrac{1}{\sqrt{2}}\right)$

  $\rightarrow n_1 = \dfrac{1}{\sin 45°} = \dfrac{1}{\dfrac{1}{\sqrt{2}}} = \sqrt{2}$

정답 ②

### 73 출제키워드 ▶ 오목거울에 의한 상

- 오목거울에 의한 상이 축소된 도립실상이 되려면 물체가 곡률중심(2F)보다 앞쪽에 위치해야 한다.

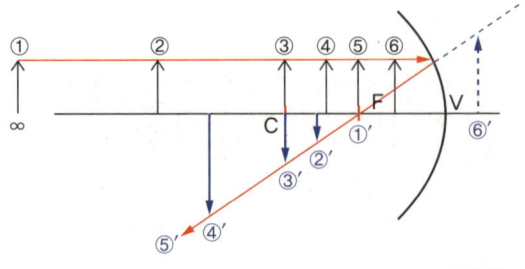

정답 ①

### 74 출제키워드 ▶ 단일구면의 면굴절력($D'$)

- 구면의 면굴절력은 굴절률의 차이($n'-n$)가 클수록, 곡률이 클수록 커진다. 곡률은 곡률반경($r$)에 반비례한다.
- 빛이 공기에서 1.5인 매질로 진행, 구면의 곡률반경이 50cm 일 때

  $-$ 구면의 상측면굴절력 : $D' = \dfrac{n'-n}{r} = \dfrac{1.5-1}{0.50(\text{m})} = \dfrac{0.5}{0.50}$

  $= +1.00(\text{D})$

※ 길이의 단위는 반드시 미터(m)를 쓴다.

정답 ①

### 75 출제키워드 ▶ 프리즘굴절력

- 프리즘굴절력은 굴절률($n$)이 클수록, 정각($a$)이 클수록 커진다.
- 프리즘굴절력($P$) $= a(n-1)$ (단위 : crad, △)
- 정각이 0.2rad이고 굴절률이 1.5인 프리즘의 굴절력

  $\rightarrow P = a(n-1) = 0.2 \times (1.5-1) = 0.2 \times 0.5 = 0.10(\text{rad})$

  $= 10(\text{crad})$

정답 ①

### 76 출제키워드 ▶ 렌즈의 굴절력

- 렌즈의 굴절력($D'$) = 전면굴절력($D_1'$) + 후면굴절력($D_2'$)

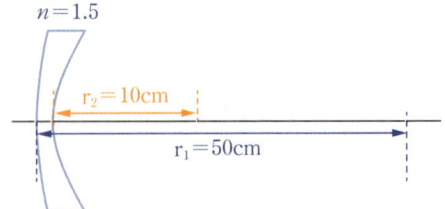

- $D' = \dfrac{n-1}{r_1} + \dfrac{n-1}{r_2}$ ($n$ : 렌즈의 굴절률, $r_1$ : 전면곡률반경, $r_2$ : 후면곡률반경)
- $r_1 = 0.50$, $r_2 = 0.10$, $n = 1.5$일 때,

  $\rightarrow D' = \dfrac{1.5-1.0}{0.50} + \dfrac{1.0-1.5}{0.10} = 1.00 + (-5.00)$

  $= -4.00(\text{D})$

정답 ②

## 77 출제키워드 ▶ 평행광선법을 이용한 상의 작도

- 광축과 평행하게 입사하는 광선은 굴절 후 상측초점(F')를 향하거나 상측초점에서 나온 것처럼 발산한다.
- 물측초점(F)을 향하는 광선은 굴절 후 광축과 평행하게 진행한다.
- 렌즈중심(O)을 지나는 광선은 굴절되지 않고 직진한다.

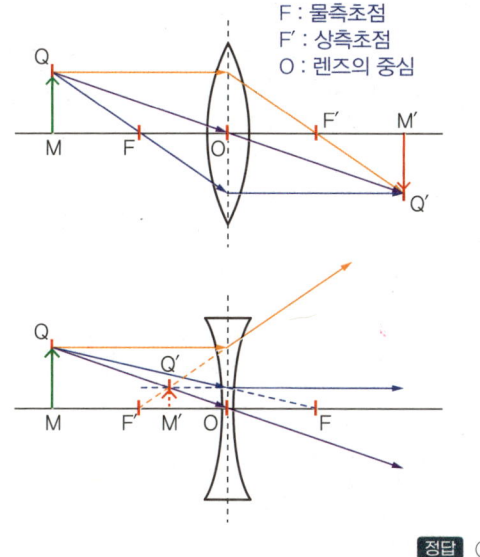

F : 물측초점
F' : 상측초점
O : 렌즈의 중심

정답 ②

## 78 출제키워드 ▶ 주점과 절점의 특성

- 주점 : 거리 측정의 기준점, 횡배율이 +1이 되는 공역점
- 절점 : 시각, 정적시야의 기준점, 각배율이 +1이 되는 공역점
- 주점과 절점은 광학계의 주요점이며 렌즈의 형태와 굴절률이 결정되면 고정되는 점이다.

정답 ③

## 79 출제키워드 ▶ 떨어져 있는 두 렌즈의 합성

공기 중에 거리D(=0.25) 만큼 떨어져 있는 얇은 렌즈의 합성
- 상측초점거리가 −50cm인 렌즈의 굴절력 :

$$D_1' = \frac{1}{f'} = \frac{1}{-0.5} = -2(D)$$

- 상측초점거리가 +1m인 렌즈의 굴절력 :

$$D_2' = \frac{1}{f'} = \frac{1}{+1} = +1(D)$$

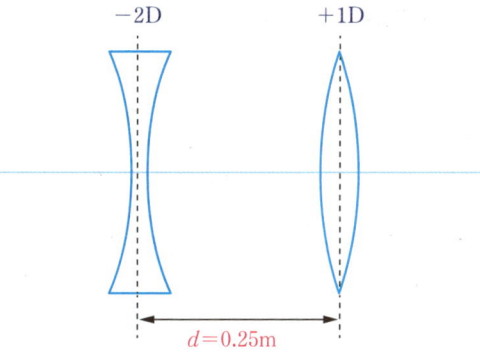

- 합성렌즈계의 상측주점굴절력

$$D' = D_1' + D_2' - d \cdot D_1' \cdot D_2'$$
$$= (-2) + 1 - 0.25 \times (-2) \times 1$$
$$= -0.50(D)$$

정답 ①

## 80 출제키워드 ▶ 입사동

입사동은 광학계로 입사하는 유효광선속의 범위를 제한한다.

정답 ①

## 81 출제키워드 ▶ 진동수

파동이 굴절률이 낮은 매질에서 높은 매질 내로 진행하면 속도와 파장 등이 변하지만 진동수는 변하지 않는다.

정답 ②

## 82 출제키워드 ▶ 반사율

굴절률이 $n_1$, $n_2$인 매질의 경계면에서의 반사율($R$)

$$R = \frac{(n_1 - n_2)^2}{(n_1 + n_2)^2} = \left(\frac{1 - 1.5}{1 + 1.5}\right)^2 = \left(-\frac{1}{5}\right)^2 = \frac{1}{25} = 0.04 = 4.00\%$$

정답 ①

## 83 출제키워드 ▶ 파동의 간섭

- 보강간섭 : 두 파동의 마루와 마루, 골과 골이 중첩되어 합성파의 진폭이 커지는 경우. 두 파동의 위상차가 파장(360°)의 정수배일 때
- 상쇄간섭 : 두 파동의 마루와 골, 골과 마루가 중첩되어 합성파의 진폭이 작아지는 경우. 두 파동의 위상차는 반파장(180°)의 홀수배일 때

정답 ⑤

## 84 출제키워드 ▶ 빛의 회절

날카로운 면도날의 가장자리에서는 빛의 회절이 잘 일어나기 때문에 경계면이 뚜렷하지 않은 그림자가 생긴다.
② 비눗방울의 알록달록한 색 → 간섭
③ 노을 → 산란
④ 푸른 하늘 → 산란
⑤ 무지개 → 분산

정답 ①

## 85 출제키워드 ▶ 편광각(부르스터의 각)

- 반사에 의한 편광 : 매질의 경계면에서 반사와 굴절이 일어날 때 경계면(입사면과 수직)과 나란하게 진동하는 빛이 반사가 더 잘 일어난다.
- 부르스터의 법칙 : 편광되지 않은 빛이 투명한 매질에 입사하여 반사와 굴절이 일어날 때 반사광선과 굴절광선이 90°를 이룰 때 반사광선은 완전 직선편광된다. 이 때의 입사각을 편광각($\theta_B$)이라 한다.

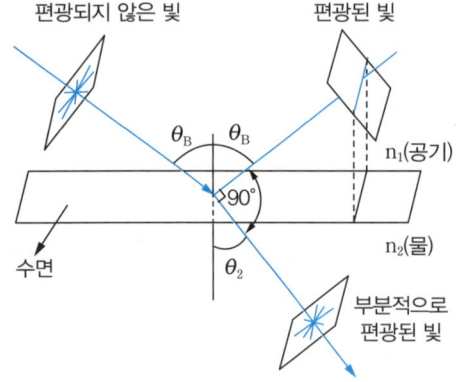

- 편광각($\theta_B$) → $\tan\theta_B = \dfrac{n_2}{n_1}$
- 공기 중에서 굴절률이 $\sqrt{3}$인 유리로 빛이 입사될 때의 편광각
  $\tan\theta_B = \dfrac{n_2}{n_1} = \dfrac{\sqrt{3}}{1}$ ($\tan 60° = \sqrt{3}$) → 편광각편광각($\theta_B$) = 60°

정답 ③

# 2교시 의료관계법규 / 시광학응용

## 01 출제키워드 ▶ 의료기관

의료기관은 의원급, 조산원, 병원급으로 구분되며 질병관리청은 의료기관이 아니다.
제3조(의료기관) ② 의료기관은 다음 각 호와 같이 구분한다.
1. 의원급 의료기관 : 의사, 치과의사 또는 한의사가 주로 외래환자를 대상으로 각각 그 의료행위를 하는 의료기관으로서 그 종류는 다음 각 목과 같다.
   가. 의원
   나. 치과의원
   다. 한의원
2. 조산원 : 조산사가 조산과 임산부 및 신생아를 대상으로 보건활동과 교육·상담을 하는 의료기관을 말한다.
3. 병원급 의료기관 : 의사, 치과의사 또는 한의사가 주로 입원환자를 대상으로 의료행위를 하는 의료기관으로서 그 종류는 다음 각 목과 같다.
   가. 병원
   나. 치과병원
   다. 한방병원
   라. 요양병원
   마. 정신병원
   바. 종합병원

정답 ③

## 02 출제키워드 ▶ 면허 조건과 등록

제11조(면허 조건과 등록) ①보건복지부장관은 보건의료 시책에 필요하다고 인정하면 제5조 및 제6조까지의 규정에 따른 면허를 내줄 때 3년 이내의 기간을 정하여 특정 지역이나 특정 업무에 종사할 것을 면허의 조건으로 붙일 수 있다.

정답 ③

## 03 출제키워드 ▶ 변사체 신고

제26조(변사체 신고) 의사·치과의사·한의사 및 조산사는 사체를 검안하여 변사(變死)한 것으로 의심되는 때에는 사체의 소재지를 관할하는 경찰서장에게 신고하여야 한다.

정답 ③

## 04 출제키워드 ▶ 요양병원의 운영

노인성 치매환자를 제외한 정신질환자는 요양병원의 입원 대상에 해당하지 않는다.
시행규칙 제36조(요양병원의 운영) ① 법 제36조 제3호에 따른 요양병원의 입원 대상은 다음 각 호의 어느 하나에 해당하는 자로서 주로 요양이 필요한 자로 한다.
　1. 노인성 질환자
　2. 만성질환자
　3. 외과적 수술 후 또는 상해 후 회복기간에 있는 자
② 제1항에도 불구하고 「감염병의 예방 및 관리에 관한 법률」 제41조 제1항에 따라 질병관리청장이 고시한 감염병에 걸린 같은 법 제2조 제13호부터 제15호까지에 따른 감염병환자, 감염병 의사환자 또는 병원체보유자(이하 "감염병환자등"이라 한다) 및 같은 법 제42조 제1항 각 호의 어느 하나에 해당하는 감염병환자 등은 요양병원의 입원 대상으로 하지 아니한다.
③ 제1항에도 불구하고 「정신건강증진 및 정신질환자 복지서비스 지원에 관한 법률」 제3조 제1호에 따른 정신질환자(노인성 치매환자는 제외한다)는 같은 법 제3조 제5호에 따른 정신의료기관 외의 요양병원의 입원 대상으로 하지 아니한다.

**정답 ⑤**

## 05 출제키워드 ▶ 의료인의 품위 손상 행위의 범위

**시행령 제32조(의료인의 품위 손상 행위의 범위)** ① 법 제66조 제2항에 따른 의료인의 품위 손상 행위의 범위는 다음 각 호와 같다.
1. 학문적으로 인정되지 아니하는 진료행위(조산 업무와 간호 업무를 포함한다. 이하 같다)
2. 비도덕적 진료행위
3. 거짓 또는 과대 광고행위
4. 불필요한 검사·투약·수술 등 지나친 진료행위를 하거나 부당하게 많은 진료비를 요구하는 행위
5. 전공의의 선발 등 직무와 관련하여 부당하게 금품을 수수하는 행위
6. 다른 의료기관을 이용하려는 환자를 영리를 목적으로 자신이 종사하거나 개설한 의료기관으로 유인하거나 유인하게 하는 행위
7. 자신이 처방전을 발급하여 준 환자를 영리를 목적으로 특정 약국에 유치하기 위하여 약국개설자나 약국에 종사하는 자와 담합하는 행위

**정답 ①**

## 06 출제키워드 ▶ 간호조무사 자격

간호조무사 교육훈련기관은 보건복지부장관의 지정 및 평가를 받아야 한다.
**제80조(간호조무사 자격)** ① 간호조무사가 되려는 사람은 다음 각 호의 어느 하나에 해당하는 사람으로서 보건복지부령으로 정하는 교육과정을 이수하고 간호조무사 국가시험에 합격한 후 보건복지부장관의 자격인정을 받아야 한다. 이 경우 자격시험의 제한에 관하여는 제10조를 준용한다.
② 제1항 제1호부터 제4호까지에 따른 간호조무사 교육훈련기관은 보건복지부장관의 지정·평가를 받아야 한다. 이 경우 보건복지부장관은 간호조무사 교육훈련기관의 지정을 위한 평가업무를 대통령령으로 정하는 절차·방식에 따라 관계 전문기관에 위탁할 수 있다.
③ 보건복지부장관은 제2항에 따른 간호조무사 교육훈련기관이 거짓이나 그 밖의 부정한 방법으로 지정받는 등 대통령령으로 정하는 사유에 해당하는 경우에는 그 지정을 취소할 수 있다.
④ 간호조무사는 최초로 자격을 받은 후부터 3년마다 그 실태와 취업상황 등을 보건복지부장관에게 신고하여야 한다.
⑤ 제1항에 따른 간호조무사의 국가시험·자격인정, 제2항에 따른 간호조무사 교육훈련기관의 지정·평가, 제4항에 따른 자격신고 및 간호조무사의 보수교육 등에 관하여 필요한 사항은 보건복지부령으로 정한다.

**정답 ②**

※ 본 해설은 2024년 기준 법령에 따라 작성되었으며, 법령 개정으로 내용이 달라질 수 있습니다.

## 07 출제키워드 ▶ 벌 칙

의료기관의 의료용 시설, 기물 등을 파괴하거나 손상한 자(제12조 제2항 위반)는 5년 이하의 징역이나 5천만원 이하의 벌금에 처한다(제87조의2 제2항).
① 제38조의2 위반
② 제27조 제3항 위반
③ 제22조 제3항 위반
⑤ 제23조의5 위반

**제88조(벌칙)** 다음 각 호의 어느 하나에 해당하는 자는 3년 이하의 징역이나 3천만원 이하의 벌금에 처한다.
　1. 제19조, 제21조 제2항(제40조의2 제4항에서 준용하는 경우를 포함한다), 제22조 제3항, 제27조 제3항·제4항, 제33조 제4항, 제35조 제1항 단서, 제38조 제3항, 제47조 제11항, 제59조 제3항, 제64조 제2항(제82조 제3항에서 준용하는 경우를 포함한다), 제69조 제3항을 위반한 자. 다만, 제19조, 제21조 제2항(제40조의2 제4항에서 준용하는 경우를 포함한다) 또는 제69조 제3항을 위반한 자에 대한 공소는 고소가 있어야 한다.
　2. 제23조의5를 위반한 자. 이 경우 취득한 경제적 이익 등은 몰수하고, 몰수할 수 없을 때에는 그 가액을 추징한다.
　3. 제38조의2 제2항에 따른 절차에 따르지 아니하고 같은 조 제1항에 따른 폐쇄회로 텔레비전으로 의료행위를 하는 장면을 임의로 촬영한 자
　4. 제82조 제1항에 따른 안마사의 자격인정을 받지 아니하고 영리를 목적으로 안마를 한 자

**정답 ④**

## 08 출제키워드 ▶ 과태료

수술 등의 필요성, 방법 및 내용을 환자에게 설명하지 않거나 서면 동의를 받지 아니한 자(제24조의2 제1항 위반)는 300만원 이하의 과태료를 부과한다(제92조).

**제24조의2(의료행위에 관한 설명)** ① 의사·치과의사 또는 한의사는 사람의 생명 또는 신체에 중대한 위해를 발생하게 할 우려가 있는 수술, 수혈, 전신마취를 하는 경우 제2항에 따른 사항을 환자에게 설명하고 서면으로 그 동의를 받아야 한다.

② 제1항에 따라 환자에게 설명하고 동의를 받아야 하는 사항은 다음 각 호와 같다.
  1. 환자에게 발생하거나 발생 가능한 증상의 진단명
  2. 수술 등의 필요성, 방법 및 내용
  3. 환자에게 설명을 하는 의사, 치과의사 또는 한의사 및 수술 등에 참여하는 주된 의사, 치과의사 또는 한의사의 성명
  4. 수술 등에 따라 전형적으로 발생이 예상되는 후유증 또는 부작용
  5. 수술 등 전후 환자가 준수하여야 할 사항

**제92조(과태료)** ①다음 각 호의 어느 하나에 해당하는 자에게는 300만원 이하의 과태료를 부과한다.
  1. 제16조 제3항에 따른 교육을 실시하지 아니한 자
  1의2. 제23조의3 제1항을 위반하여 진료정보 침해사고를 통지하지 아니한 자
  1의3. 제24조의2 제1항을 위반하여 환자에게 설명을 하지 아니하거나 서면 동의를 받지 아니한 자
  1의4. 제24조의2 제4항을 위반하여 환자에게 변경 사유와 내용을 서면으로 알리지 아니한 자
  2. 제37조 제1항에 따른 신고를 하지 아니하고 진단용 방사선 발생장치를 설치·운영한 자
  3. 제37조 제2항에 따른 안전관리책임자를 선임하지 아니하거나 정기검사와 측정 또는 방사선 관계 종사자에 대한 피폭관리를 실시하지 아니한 자
  4. 삭제 〈2018. 3. 27.〉
  5. 제49조 제3항을 위반하여 신고하지 아니한 자

정답 ④

## 09 출제키워드 ▶ 법률의 제정 목적

**제1조(목적)** 이 법은 의료기사, 보건의료정보관리사 및 안경사의 자격·면허 등에 관하여 필요한 사항을 정함으로써 국민의 보건 및 의료 향상에 이바지함을 목적으로 한다.

정답 ③

## 10 출제키워드 ▶ 의료기사 등의 업무

콘택트렌즈의 조제는 안경사의 주된 업무가 아님

**제1조의2(정의)** 이 법에서 사용하는 용어의 뜻은 다음과 같다.

  1. '의료기사'란 의사 또는 치과의사의 지도 아래 진료나 의화학적 검사에 종사하는 사람을 말한다.
  2. '보건의료정보관리사'란 의료 및 보건지도 등에 관한 기록 및 정보의 분류·확인·유지·관리를 주된 업무로 하는 사람을 말한다.
  3. '안경사'란 안경(시력보정용에 한정한다. 이하 같다)의 조제 및 판매와 콘택트렌즈(시력보정용이 아닌 경우를 포함한다. 이하 같다)의 판매를 주된 업무로 하는 사람을 말한다.

정답 ⑤

## 11 출제키워드 ▶ 안경사의 업무범위와 한계

안경사는 의사의 지도를 받지 않으며, 약제를 사용하지 않는 자각적 굴절검사와 타각적 굴절검사 중 자동굴절검사기기를 이용한 검사를 할 수 있다.

**시행령 제2조 1항(별표1) 안경사의 업무 범위**

가. 안경(시력보정용)의 조제 및 판매와 콘택트렌즈의 판매에 관한 다음의 구분에 따른 업무
  1) 안경의 조제 및 판매. 6세 이하의 아동을 위한 안경은 의사의 처방에 따라 조제, 판매해야 한다.
  2) 콘택트렌즈의 판매. 6세 이하의 아동을 위한 콘택트렌즈는 의사의 처방에 따라 판매해야 한다.
  3) 안경, 콘택트렌즈의 도수를 조정하기 위한 목적으로 수행하는 자각적(주관적) 굴절검사로서 약제를 사용하지 않는 검사
  4) 안경, 콘택트렌즈의 도수를 조정하기 위한 목적으로 수행하는 타각적(객관적) 굴절검사로서 약제를 사용하지 않는 검사 중 자동굴절검사기기를 이용한 검사
나. 그 밖에 안경의 조제 및 판매와 콘택트렌즈의 판매에 관한 업무

정답 ③

## 12 출제키워드 ▶ 실태 등의 신고

**제11조(실태 등의 신고)** ① 의료기사 등은 대통령령으로 정하는 바에 따라 최초로 면허를 받은 후부터 3년마다 그 실태와 취업상황을 보건복지부장관에게 신고하여야 한다.

정답 ③

## 13 출제키워드 ▶ 국가시험

**제6조(국가시험)** ① 국가시험은 대통령령으로 정하는 바에 따라 해마다 1회 이상 보건복지부장관이 실시한다.

② 보건복지부장관은 대통령령으로 정하는 바에 따라 「한국보건의료인국가시험원법」에 따른 한국보건의료인국가시험원으로 하여금 국가시험을 관리하게 할 수 있다.

**제7조(응시자격의 제한 등)** ① 제5조 각 호의 어느 하나에 해당하는 사람은 국가시험에 응시할 수 없다.
② 부정한 방법으로 국가시험에 응시한 사람 또는 국가시험에 관하여 부정행위를 한 사람에 대하여는 그 시험을 정지시키거나 합격을 무효로 한다.
③ 보건복지부장관은 제2항에 따라 시험이 정지되거나 합격이 무효가 된 사람에 대하여 처분의 사유와 위반 정도 등을 고려하여 보건복지부령으로 정하는 바에 따라 그 다음에 치러지는 국가시험 응시를 3회의 범위에서 제한할 수 있다.

정답 ④

## 14 출제키워드 ▶ 안경업소의 시설기준

**시행규칙 제15조(안경업소의 시설기준 등)** 법 제12조 제4항에서 '보건복지부령으로 정하는 시설 및 장비'란 채광과 환기가 잘 되고 청결하며 안경(시력보정용으로 한정한다)의 조제 및 판매와 콘택트렌즈(시력보정용이 아닌 것을 포함한다)의 판매에 적합한 시설과 다음 각 호의 장비를 말한다.
1. 시력표(Vision Chart)
2. 시력검사 세트(Phoroptor and Unit Set)
3. 시험테와 시험렌즈 세트(Trial Frame and Trial Lens Set)
4. 동공거리계(PDmeter)
5. 자동굴절검사기(Auto Refractormeter)
6. 렌즈 정점굴절력계(Lensmeter)

정답 ⑤

## 15 출제키워드 ▶ 개설등록의 취소 등

안경사가 콘택트렌즈의 사용방법과 유통기한 및 부작용에 관한 정보를 제공하지 아니한 경우는 시정명령을 받을 수 있다.
**제24조(개설등록의 취소 등)** ① 특별자치시장·특별자치도지사·시장·군수·구청장은 치과기공소 또는 안경업소의 개설자가 다음 각 호의 어느 하나에 해당할 때에는 6개월 이내의 기간을 정하여 영업을 정지시키거나 등록을 취소할 수 있다.
1. 제11조의2 제2항 또는 제12조 제2항을 위반하여 2개 이상의 치과기공소 또는 안경업소를 개설한 경우
2. 제14조 제1항을 위반하여 거짓광고 또는 과장광고를 한 경우
3. 안경사의 면허가 없는 사람으로 하여금 안경의 조제 및 판매와 콘택트렌즈의 판매를 하게 한 경우
4. 이 법에 따라 영업정지처분을 받은 치과기공소 또는 안경업소의 개설자가 영업정지기간에 영업을 한 경우
5. 치과기공사가 아닌 자로 하여금 치과기공사의 업무를 하게 한 때
6. 제23조에 따른 시정명령을 이행하지 아니한 경우

정답 ①

## 16 출제키워드 ▶ 의료기사 등의 품위손상행위

안경사와 보건의료정보관리사는 의사나 치과의사의 지도를 받지 않고 업무를 할 수 있다.
**시행령 제13조(의료기사 등의 품위손상행위의 범위)** 법 제22조 제1항 제1호에 따른 품위손상행위의 범위는 다음 각 호와 같다.
1. 제2조에 따른 의료기사 등의 업무 범위를 벗어나는 행위
2. 의사나 치과의사의 지도를 받지 아니하고 제2조의 업무를 하는 행위(보건의료정보관리사와 안경사의 경우는 제외한다)
3. 학문적으로 인정되지 아니하거나 윤리적으로 허용되지 아니하는 방법으로 업무를 하는 행위
4. 검사 결과를 사실과 다르게 판시하는 행위

정답 ②

## 17 출제키워드 ▶ 보수교육

**시행규칙 제18조(보수교육)** ② 보건복지부장관은 다음 각 호의 어느 하나에 해당하는 사람에 대해서는 해당 연도의 보수교육을 면제할 수 있다.
1. 대학원 및 의학전문대학원·치의학전문대학원에서 해당 의료기사 등의 면허에 상응하는 보건의료에 관한 학문을 전공하고 있는 사람
2. 군 복무 중인 사람(군에서 해당 업무에 종사하는 의료기사 등은 제외한다)
3. 해당 연도에 법 제4조에 따라 의료기사 등의 신규 면허를 받은 사람
4. 보건복지부장관이 해당 연도에 보수교육을 받을 필요가 없다고 인정하는 요건을 갖춘 사람
③ 보건복지부장관은 다음 각 호의 어느 하나에 해당하는 사람에 대해서는 해당 연도의 보수교육을 유예할 수 있다.
1. 해당 연도에 보건기관·의료기관·치과기공소 또는 안경업소 등에서 그 업무에 종사하지 않은 기간이 6개월 이상인 사람
2. 보건복지부장관이 해당 연도에 보수교육을 받기가 어렵다고 인정하는 요건을 갖춘 사람
④ 보건기관·의료기관·치과기공소 또는 안경업소 등에서 그 업무에 종사하지 않다가 다시 그 업무에 종사하려는 사람은 제3항 제1호에 따라 보수교육이 유예된 연도(보수교육이 2년 이상 유예된 경우에는 마지막 연도를 말한다)의 다음 연도에 다음 각 목의 구분에 따른 보수교육을 받아야 한다.
가. 제3항에 따라 보수교육이 1년 유예된 경우 : 12시간 이상
나. 제3항에 따라 보수교육이 2년 유예된 경우 : 16시간 이상
다. 제3항에 따라 보수교육이 3년 이상 유예된 경우 : 20시간 이상

정답 ②

## 18 출제키워드 ▶ 면허취소

3회 이상 면허자격정지 처분을 받은 경우에 면허를 취소할 수 있다.

**제21조(면허의 취소 등)** ① 보건복지부장관은 의료기사 등이 다음 각 호의 어느 하나에 해당하면 그 면허를 취소할 수 있다. 다만, 제1호의 경우에는 면허를 취소하여야 한다.
1. 제5조(결격사유) 제1호부터 제4호까지의 규정에 해당하게 된 경우
2. 삭제
3. 제9조 제3항을 위반하여 다른 사람에게 면허를 대여한 경우
3의2. 제11조의3 제1항을 위반하여 치과의사가 발행하는 치과기공물 제작의뢰서에 따르지 아니하고 치과기공물 제작 등 업무를 한 때
4. 제22조 제1항 또는 제3항에 따른 면허자격정지 또는 면허효력정지 기간에 의료기사 등의 업무를 하거나 3회 이상 면허자격정지 또는 면허효력정지 처분을 받은 경우

정답 ⑤

## 19 출제키워드 ▶ 자격정지

**제22조(자격의 정지)** ① 보건복지부장관은 의료기사 등이 다음 각 호의 어느 하나에 해당하는 경우에는 6개월 이내의 기간을 정하여 그 면허자격을 정지시킬 수 있다.
1. 품위를 현저히 손상시키는 행위를 한 경우
2. 치과기공소 또는 안경업소의 개설자가 될 수 없는 사람에게 고용되어 치과기공사 또는 안경사의 업무를 한 경우
3. 그 밖에 이 법 또는 이 법에 따른 명령을 위반한 경우

정답 ②

## 20 출제키워드 ▶ 벌 칙

**제31조(벌칙)** 다음 각 호의 어느 하나에 해당하는 자는 500만원 이하의 벌금에 처한다.
1. 제9조 제2항을 위반하여 의료기사 등의 면허 없이 의료기사 등의 명칭 또는 이와 유사한 명칭을 사용한 자
1의2. 제11조의2 제2항을 위반하여 2개소 이상의 치과기공소를 개설한 자
2. 제12조 제2항을 위반하여 2개 이상의 안경업소를 개설한 자
2의2. 제11조의2 제3항을 위반하여 등록을 하지 아니하고 치과기공소를 개설한 자
3. 제12조 제3항을 위반하여 등록을 하지 아니하고 안경업소를 개설한 자
3의2. 제12조 제5항을 위반한 사람(전자상거래 등 금지)
3의3. 제12조 제6항을 위반하여 안경 및 콘택트렌즈를 안경업소 외의 장소에서 판매한 안경사

4. 제14조 제2항을 위반하여 영리를 목적으로 특정 치과기공소·안경업소 또는 치과기공사·안경사에게 고객을 알선·소개 또는 유인한 자

정답 ③

## 21 출제키워드 ▶ 비정시의 교정굴절력

비정시안을 교정할 수 있는 렌즈의 대략적인 굴절력은 원점굴절도와 같다.

• 원점굴절도 = $\dfrac{1}{원점거리} = \dfrac{1}{+1.00} = +1.00(D)$

정답 ①

## 22 출제키워드 ▶ 근 시

안구의 불충분한 성장은 원시의 원인이 된다. 눈의 굴절력에 비해 안축장의 길이가 상대적으로 짧으면 상측초점이 눈 뒤에 놓이게 되므로 축성원시가 된다.

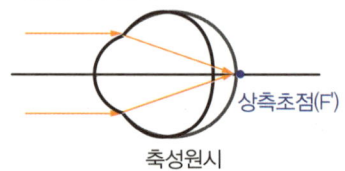

정답 ④

## 23 출제키워드 ▶ 잠복원시량

잠복원시량은 조절마비제를 사용하는 굴절검사에서 측정된 원시량(조절마비굴절검사값)과 운무법으로 측정한 원시량(현성굴절검사값)의 차이값이다.

잠복원시량 = 조절마비굴절검사값(+3.50) − 현성굴절검사값(+2.00) = +1.50(D)

정답 ②

## 24 출제키워드 ▶ 난시의 교정

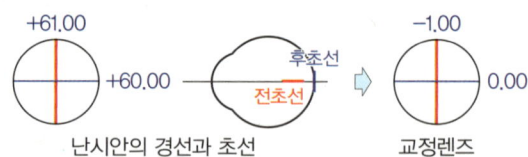

난시안의 교정은 교정렌즈와 안광학계의 합성굴절력이 경선별로 정시가 되도록 교정한다. 수평경선의 굴절력이 +60.00D, 수직경선의 굴절력이 +61.00D인 난시안은 전초선은 망막의 앞쪽에, 후초선은 망막에 결상되는 눈(근시성 단난시)으로 수직경선만 근시를 교정할 수 있는 (−)렌즈로 교정하면 된다.

정답 ④

## 25 출제키워드 ▶ 광학적 부등상시의 교정

두 눈의 교정굴절력이 2D 이상 차이가 나는 굴절부등시가 안경을 착용할 때 광학적 부등상시가 나타날 수 있다. 복시나 안정피로를 유발할 수 있으므로 안경보다 콘택트렌즈로 교정하는 것이 좋다.

정답 ④

## 26 출제키워드 ▶ 시력과 최소분리시각

최소분리시각은 일정 거리에서 떨어져 있는 두 점이 분리되었음을 인식할 수 있는 최소각도로 그 각도 이하가 되면 분리된 것으로 인식하지 못한다. 최소분리시각이 작을수록 시력이 좋으며, 시력은 최소분리시각의 역수로 나타낸다.

시력 $= \dfrac{1}{\text{최소분리시각(분)}} = \dfrac{1}{2} = 0.5$

정답 ④

## 27 출제키워드 ▶ 가림검사

가림검사는 정위와 사위 또는 사시의 구분과 안위이상의 방향을 간단하게 검사할 수 있다.

- 가림검사(CT ; Cover Test) : 한쪽 눈을 가리면서 가리지 않은 눈의 움직임을 관찰(사시의 구분)
- 가림벗김검사(CUT ; Cover Uncover Test) : 한쪽 눈을 가렸다가 가림판을 제거하는 순간 가려졌던 눈의 움직임을 관찰(정위와 사위의 구분)

정답 ①

## 28 출제키워드 ▶ 핀홀검사

광학적 교정 가능 여부는 핀홀검사로 확인할 수 있다. 눈 앞에 동공의 지름보다 작은 핀홀판을 두면 피사체심도가 깊어져 시력이 향상되는 효과가 나타난다. 핀홀검사로 시력이 향상되지 않으면 안구 내 질환이 있을 수 있으므로 광학적 교정이 불가능하다.

정답 ③

## 29 출제키워드 ▶ 정적검영법

발산광선속을 사용하여 정적검영법으로 중화점을 찾을 때 동행이 나타나면 중화점이 안경사의 뒤쪽에 있는 것이므로 (+)구면렌즈를 부가한다.

정답 ①

## 30 출제키워드 ▶ 정적검영법

정적검영법에서 검사거리 보정렌즈를 사용하지 않았다면 교정굴절력은 중화렌즈 도수에 검사거리 환산도수를 더해준다.

- 검사거리 환산도수 $= \dfrac{1}{\text{검사거리(67cm)}} = \dfrac{1}{-0.67}$
  $= -1.50(D)$
- 교정굴절력
  $= 중화렌즈(-0.50) + 검사거리환산도수(-1.50)$
  $= -2.00(D)$

정답 ④

## 31 출제키워드 ▶ 정적검영법 – 난시

난시안의 검영은 경선별로 중화점을 찾아 교정굴절력을 측정한다. 발산광선속으로 검영할 때, 피검사자의 원점(중화점)이 검사거리와 일치하면 중화, 앞쪽에 위치하면 역행, 뒤쪽에 위치하면 동행이 나타난다.

- 원점거리 $= \dfrac{1}{\text{교정굴절력}}$

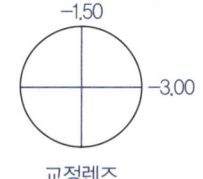

교정렌즈

- 수평경선의 원점 $= \dfrac{1}{-3.00} = -0.33(m)$
- → 원점이 검사거리(50cm) 앞쪽에 위치하므로 (수직선조광) 역행
- 수직경선의 원점 $= \dfrac{1}{-1.50} = -0.67(m)$
- → 원점이 검사거리(50cm) 뒤쪽에 위치하므로 (수평선조광) 동행

정답 ④

## 32 출제키워드 ▶ 각막난시

+43.50  +44.00

각막의 굴절력

- 수평경선 : +44.00D
- 수직경선 : +43.50D
- 난시량 : 0.50D
- 각막난시 : C-0.50D Ax 90°의 도난시

※ 각막난시는 교정렌즈 굴절력으로 표현한다.

정답 ②

## 33 출제키워드 ▶ 포롭터의 보조렌즈

P표시의 편광필터는 편광법으로 하는 사위검사, 부등상시검사 등에 사용된다.

- P : 편광필터
- R : 검영보정렌즈

- GL : 녹색필터
- OC : 차폐렌즈
- RMH : 수평적색마독스

정답 ①

### 34  출제키워드 ▶ 자각적 굴절검사 - 난시

눈이 근시성 상태일 때 (-)원주렌즈의 교정축은 선명한 (시간)방향×30°이다. 근시성 상태인지 확인한 후 S+C는 S-C로 전환하고 선명한 시간 방향을 구해준다.

S-2.50D ◯ C+1.00D Ax 150° → S-1.50D ◯ C-1.00D Ax 60°

$x$(선명한 방향)×30°=60° → $x$=2(시)

정답 ②

### 35  출제키워드 ▶ 크로스실린더렌즈

크로스실린더렌즈는 양주경선의 굴절력이 크기가 같고 부호는 반대인 렌즈로 (+)굴절력을 가진 경선은 (-)축, (-)굴절력을 가진 경선은 (+)축이 된다. 따라서 ±0.50D 크로스실린더렌즈의 (+)축을 수평으로 위치시키면 굴절력 표기는 다음과 같다.

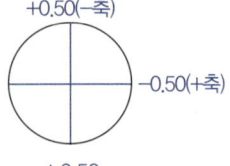

C-0.50D Ax 90° ◯ C+0.50D Ax 180°
S+0.50D ◯ C-1.00D Ax 90°
S-0.50D ◯ C+1.00D Ax 180°

정답 ③

### 36  출제키워드 ▶ 난시축 정밀검사

크로스실린더렌즈를 이용한 난시축 정밀검사는 (-)원주렌즈의 교정축과 크로스실린더렌즈의 중간기준축을 일치시키고 검사를 시작한다.

정답 ③

### 37  출제키워드 ▶ 적록검사 - 구면굴절력 정밀검사

- 적록검사는 눈의 색수차를 이용하여 보다 정확한 교정구면굴절력을 측정할 수 있는 검사이다. 백색혼합광이 눈에서 굴절되면 색에 따라 결상되는 위치가 달라지는데 녹색, 황색, 적색의 순으로 결상된다.

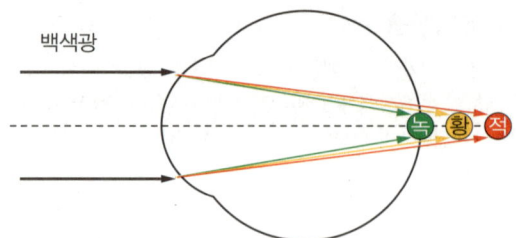

- 적록검사 시 녹색바탕의 시표가 더 선명하다면 위의 그림과 같이 기준파장인 황색의 상측초점이 망막 뒤에 놓여 있는 경우이므로 구면굴절력을 (+)방향으로 수정해 준다.

정답 ⑤

### 38  출제키워드 ▶ 양안균형검사 - 프리즘분리법

- 프리즘을 가입하여 좌우안의 시표를 분리시킴(상은 기저과 반대 방향으로 이동)
- 우안 : BU → 시표는 아래로, 좌안 : BD → 시표는 위로
- 더 선명하게 보이는 쪽에 S+0.25D를 가입
- 위쪽 시표가 더 선명하다고 했으므로 좌안에 S+0.25D를 가입

정답 ②

### 39  출제키워드 ▶ 동적검영법 - 잠정적 이론가입도

동적검영법은 근용 교정굴절력을 측정하는 타각적 굴절검사로 가입도, 조절래그 등의 검사에 이용된다. 동적검영법은 조절이 개입된 상태이므로 중화되는 위치가 일정한 범위(중화역)를 가진다. 중화역에서 고중화점은 실제 가입도와 근용안경처방값에 쓰이고, 저중화점은 잠정적 이론가입도와 조절래그를 구하는 데에 쓰인다.

- (이론)가입도 = (저)중화점(+2.00) - 원용교정굴절력의 S값 (+1.00) = +1.00(D)

정답 ②

### 40  출제키워드 ▶ 가입도검사 - 크로스실린더법

눈 앞에 크로스실린더렌즈의 백색점(+축)을 180°로 위치시키면 눈의 전초선은 수평 방향이고, 후초선은 수직 방향이 된다. 이 상태에서 근거리 격자시표를 보게 했을 때 가로선이 더 선명하다면 가로선과 세로선의 선명도가 같아질 때까지 (+)구면렌즈를 가입한다. 이때 추가된 (+)구면굴절력이 가입도이다.

정답 ②

### 41  출제키워드 ▶ 근거리 적록검사

적색파장과 녹색파장의 빛이 눈에서 굴절되면 굴절률이 높은 녹색이 먼저 결상되고 적색은 더 뒤쪽에 결상되는데, 기준파장인 황색을 기준으로 ±0.25D 정도 차이가 난다. 따라서 근거리

적록시표를 보았을 때 녹색바탕의 시표보다 적색바탕의 시표가 더 선명하다면 기준파장인 황색이 망막 앞에 있음을 나타내므로 (−)구면렌즈를 가입해 준다.

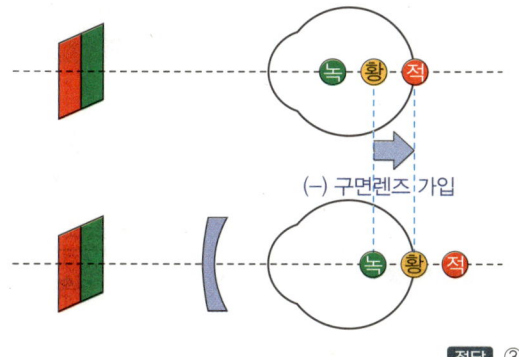

정답 ③

### 42 출제키워드 ▶ 근용안경의 굴절력

정시인 사람이 눈 앞 40cm를 주시하기 위해서는 2.50D의 조절력이 필요하다. 유용조절력은 최대조절력의 $\frac{1}{2}$이므로 1.00D는 본인이 가지고 있는 조절력을 사용하고 나머지 1.50D는 안경으로 교정한다.

간단풀이 ▶ 다음과 같이 디옵터 수직선을 이용하여 풀이할 수도 있다.

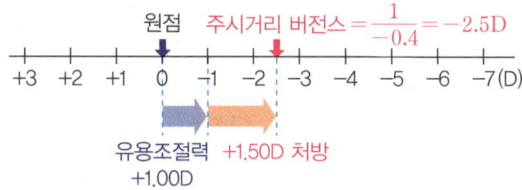

주시거리 버전스 = $\frac{1}{-0.4}$ = −2.5D

정답 ②

### 43 출제키워드 ▶ TABO 방향각

TABO 방향각은 안경사가 피검사자를 마주 보는 상태에서 우측을 0°로 하고, 시계 반대 방향으로 각도를 측정한다. 난시축은 0~180°, 프리즘렌즈의 기저 방향은 0~360°가 유효범위이다.
※ 난시축이 180°를 넘어가는 경우 그 값에서 −180°을 해준다 (270° → 270 − 180 = 90°로 표기).

정답 ③

### 44 출제키워드 ▶ 난시의 교정

- 근시성 복난시는 전초선과 후초선이 모두 망막 앞에 위치하므로 교정렌즈의 양주경선은 모두 (−)굴절력을 가진다.
- 근거리를 선명하게 보지 못하는 노안은 가입도를 처방한다.
① S−2.00D ◯ C+1.50D Ax 180° → 양주경선의 굴절력 : −2.00D, −0.50D → 근시성 복난시 교정
② S−1.00D ◯ C+1.50D Ax 180° → 양주경선의 굴절력 : −1.00D, +0.50D → 근시성 혼합난시 교정
③ S+1.00D ◯ C−1.50D Ax 180° → 양주경선의 굴절력 : +1.00D, −0.50D → 원시성 혼합난시 교정
④ S−1.00D ◯ C+2.00D Ax 90° → 양주경선의 굴절력 : −1.00D, +1.00D → 주경선 균형상태의 혼합난시 교정
⑤ S+0.50D ◯ C+1.50D Ax 90° → 양주경선의 굴절력 : +0.50D, +2.00D → 원시성 복난시 교정

정답 ①

### 45 출제키워드 ▶ 필요렌즈 최소지름

- FPD : 54 + 18 = 72
  ※ FPD(Frame PD) = 렌즈삽입부 크기 + 연결부 길이(박싱 시스템)
- PD : 60
- 렌즈삽입부 최장길이 : 54
- 작업여유분 : 2
- 필요렌즈의 최소지름 : FPD − PD + 렌즈삽입부 최장길이 + 작업여유분 = 68(mm)

정답 ④

### 46 출제키워드 ▶ 안경테의 계측 − 박싱시스템

'렌즈삽입부길이 □ 연결부길이, 다리부길이'
- 렌즈삽입부 길이 : 49mm
- 연결부 길이 : 기준점간거리(70) − 렌즈삽입부(49) = 21mm
- 다리부 길이 : 145mm
  → 49 □ 21 145

정답 ①

### 47 출제키워드 ▶ 표준상태피팅

표준상태피팅은 안경테의 처음 상태를 확인하고 안경테의 뒤틀림이나 좌우의 균형을 바로잡는 조정으로 안경테를 진열하기 전에 하는 피팅이다. 설계점 설정을 위해서는 반드시 선행되어야 하는 피팅이다.

정답 ⑤

### 48 출제키워드 ▶ 피팅 − 정점간거리 조정

정점간거리를 짧게 하려면 코받침의 좌우 간격을 넓게 해 주거나 코받침지지를 림쪽으로 눌러 준다.

정답 ①

## 49 출제키워드 ▶ 주시거리별 조제가공 PD

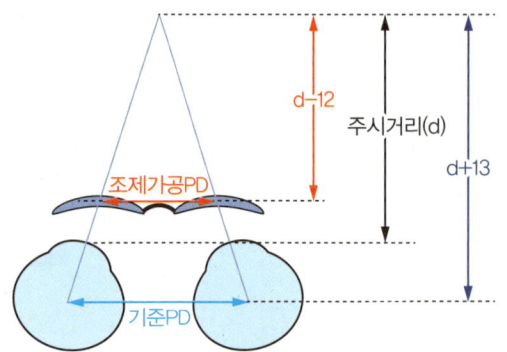

- 조제가공 $PD$ = 기준 $PD \times \dfrac{주시거리-12}{주시거리+13} = 60 \times \dfrac{737-12}{737+13}$
  $= 58(mm)$

정답 ④

## 50 출제키워드 ▶ 설계차트

설계차트(Box-O-Graph)는 필요렌즈 최소직경, 조제가공 PD와 Oh의 확인 등에 사용된다. 정밀한 조제가공을 위한 필수적이고 기본적인 도구이다.

정답 ③

## 51 출제키워드 ▶ 형판설계 – PD

형판의 기준점(FPD)에서 '조제가공 PD와 Oh'와의 편위량을 구하여 설계점을 설정한다.

- 기준점간거리(FPD) : 52 □ 18 → FPD = 52 + 18 = 70(mm)
- 수평 편위량 : 코 방향으로 2.5mm
- 조제가공 PD : 형판의 기준점에서 코 방향으로 2.5mm씩 편위시키면 조제가공 PD는 5mm 짧아져 65mm가 된다.

정답 ③

## 52 출제키워드 ▶ 산각세우기

안경렌즈의 가장자리와 맞닿는 부분은 안경테 림으로 림의 모양 및 홈 깊이에 맞추어 렌즈의 가장자리를 가공하게 된다. 이 과정을 '산각세우기'라고 한다.

정답 ⑤

## 53 출제키워드 ▶ 렌즈끼워넣기 – 하프림테

하프림(반무테)의 위쪽 림에 닿는 부분은 다른 부분보다 조금 더 깊게 파서 렌즈를 안정적으로 지지하도록 하는 것이 좋다.

정답 ②

## 54 출제키워드 ▶ 프리즘굴절력

프리즘굴절력의 크기는 렌즈의 굴절력이 클수록, 입사광선이 광학중심점에서 벗어날수록 커진다.

- 프리즘굴절력 : $|P|=|D'| \times h$ (단위 : $D \cdot cm = \triangle$)
  - $D'$ : 렌즈의 상측굴절력
  - $h$ : 렌즈의 광학중심점 ~ 동공중심(cm)
- $|P| = 5 \times 0.2 = 1.0(\triangle)$

정답 ③

## 55 출제키워드 ▶ 점검 및 수정 – PD

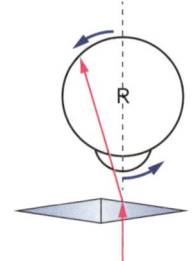

- (+)렌즈에서 PD가 5mm 길어졌을 때
  → BO 효과 발생
  → 폭주부담을 갖는 외사위 유발

정답 ②

## 56 출제키워드 ▶ 점검 및 수정

OD : S-1.00D ◯ C+1.00D Ax 90°

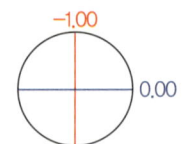

R : 180°경선 : 0.00D

- 수평경선의 굴절력이 0이므로 수평 방향의 프리즘영향은 0

OS : S-2.00D ◯ C+1.00D Ax 90°

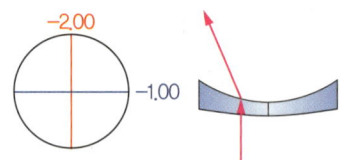

L : 180°경선 : -1.00D

- 시선이 코쪽 2mm 지점 통과
- BI 효과 발생
- $|P| = 1 \times 0.2 = 0.2 (\triangle)$
→ 양안에 미치는 프리즘영향 : 0.2△ BI

정답 ①

## 57 출제키워드 점검 및 수정

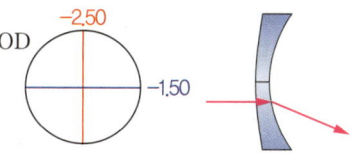

- R : 90°경선 : −2.50D
- Oh : 20 → 22mm
  − 시선이 아래쪽 2mm 지점 통과
  − BD 효과 발생
  − $|P| = 2.5 \times 0.2 = 0.5(\triangle)$

정답 ①

## 58 출제키워드 근용 PD의 허용오차

- 근용안경은 개산력의 여유가 많고, 폭주력의 여유는 적다.
  → 허용오차가 큰 방향 : BI, 허용오차가 작은 방향 : BO

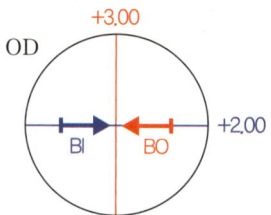

- 허용오차가 큰 방향 : 1.0△ → BI → (+)렌즈에서는 PD 짧아지는 경우
  $|P| = 2 \times h = 1.0(\triangle) \rightarrow h = 0.5(cm)$
- 허용오차가 작은 방향 : 0.5△ → BO → (+)렌즈에서는 PD 길어지는 경우
  $|P| = 2 \times h = 0.5(\triangle) \rightarrow h = 0.25(cm)$
- 허용오차 범위 내 PD : (55 − 5) ~ (55 + 2.5) = 50 ~ 57.5mm

정답 ⑤

## 59 출제키워드 렌즈미터 − 토릭렌즈

렌즈미터의 크로스라인 타깃상은 경선방향과 수직(축 방향)으로 선명한 초선상을 맞는다.

- −0.50D에서 135° 방향 선명 → C−0.50D Ax 135°
- −2.00D에서 45° 방향 선명 → C−2.00D Ax 45°

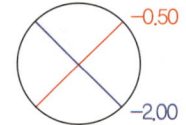

- C−0.50D Ax 135° ◯ C−2.00D Ax 45°
- S−0.50D ◯ C−1.50D Ax 45°
- S−2.00D ◯ C+1.50D Ax 135°

정답 ④

## 60 출제키워드 근용안경의 굴절력

- 근용안경의 굴절력 = 원용안경의 굴절력 + 가입도

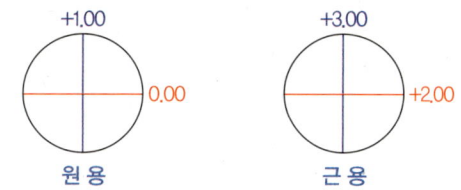

- 원용 : S+1.00D ◯ C−1.00D Ax 90°
- Add : S+2.00D
- 근용 : S+3.00D ◯ C−1.00D Ax 90°

정답 ③

## 61 출제키워드 슬랩오프가공

굴절부등시가 이중초점안경을 쓰고 근용부를 보면 좌우 모렌즈의 굴절력 차이로 수직 방향 부등사위가 발생하여 융합이 어려울 수 있다. 이때 근용부의 프리즘 크기를 같게 하는 슬랩오프(Slab Off)가공을 한다.

- 가공할 렌즈 : (−)방향의 굴절력이 큰쪽 → 왼쪽
- 프리즘양 : 좌우굴절력차이(D) × 원용부 광학중심점에서 근용부 시선까지의 거리(cm) → 2.00(D) × 1.0(cm) = 2.00(△)

정답 ①

## 62 출제키워드 이중초점렌즈 − 근용부 합성광학중심점

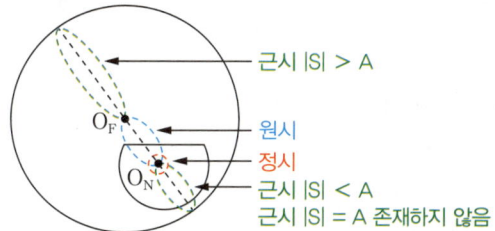

- 근시이면서 $|S| < A$인 이중초점렌즈의 근용부 합성광학중심점은 자렌즈 광학중심점 아래쪽에 있다.

정답 ⑤

## 63 출제키워드 누진굴절력렌즈의 설계 및 가공

- 누진굴절력렌즈는 조제 기준점으로 아이포인트(= 피팅크로스)가 표시되어 있다. 아이포인트의 기본 위치는 동공중심에 위치시키는 것이고, 원용부 우선 설계 시에는 동공중심에서 아래쪽으로 2mm, 근용부 우선 설계 시에는 동공중심에서 위쪽으로 2mm 정도 이동시킨다.
- 정점간거리가 길어지면 안경시야가 좁아지고, 정점간거리가 짧아지면 안경시야가 넓어지지만 원용부에서 근용부까지 시

선이동량이 커지는 단점이 있다.

정답 ①

### 64 출제키워드 ▶ 누진굴절력렌즈 – 거울검사법

거울검사 결과 좌우 동공중심이 근용참조원의 중앙에서 귀쪽으로 치우쳐 있다면 정점간거리를 길게 해 준다.

정답 ②

### 65 출제키워드 ▶ 프리즘처방렌즈

- BO(or BI) 처방은 수평 방향 프리즘이므로 조제가공 PD를 조정해 준다.

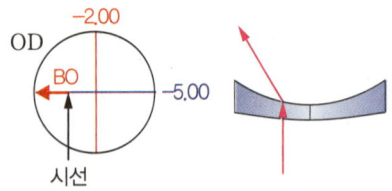

- 수평 경선의 굴절력이 $-5.00D$이고, 오른쪽 $(-)$렌즈에서 BO 효과를 보기 위해서는 시선이 광학중심점에서 귀 방향으로 통과해야 한다. → 조제가공 PD가 짧아진다.
- 프리즘양$(1.0\triangle)$ = $5.00(D)$ × 편심량(cm) → 편심량 = $0.2$(cm) = $2$(mm)
- 단안에서 2mm 짧아져야 하므로 양안PD는 4mm 짧아진다 (62 → 58mm).

정답 ②

### 66 출제키워드 ▶ 프리즘처방렌즈

- BU(or BD) 처방은 수직 방향 프리즘이므로 조제가공 Oh를 조정해 준다.

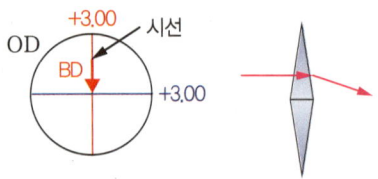

- 수직 경선의 굴절력이 $+3.00D$이고, $(+)$렌즈에서 BD 효과를 보기 위해서는 시선이 광학중심점에서 위를 통과해야 한다. → 조제가공 Oh가 낮아진다.
- 프리즘양$(1.5\triangle)$ = $3.00(D)$ × 편심량(cm) → 편심량 = $0.5$(cm) = $5$(mm)
- 측정 Oh는 조제가공 Oh보다 5mm 높다(20 → 25mm).

정답 ⑤

### 67 출제키워드 ▶ 복식알바이트 안경

- 원거리를 주시할 때의 뒷렌즈에서 유발되는 프리즘양
  - 근용처방굴절력: S+1.00D ◯ C+1.00D Ax 90°

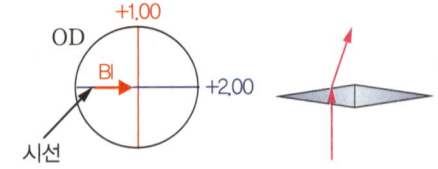

  - 근용 PD가 28mm, 원용 PD가 31mm이므로 원거리를 주시할 때 시선은 귀 방향 3mm 지점을 통과
  → BI 효과 발생
  → $|P| = 2.0(D) \times 0.3(cm) = 0.6 (\triangle)$

- 앞렌즈는 프리즘이 중화되도록 PD를 설계해야 함 (0.6△ BO)

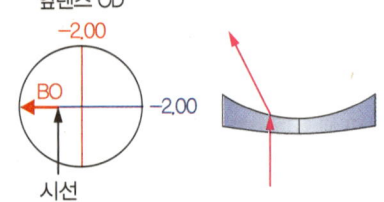

  - 앞렌즈 굴절력 = $-$(가입도) = $-2.00D$
  - $(-)$렌즈에서 BO 효과를 보기 위해서는 시선이 광학중심점에서 귀 방향을 통과해야 한다. → 조제가공 PD가 짧아져야 한다.
  - 프리즘양$(0.6\triangle)$ = $2.00(D)$ × 편심량(cm) → 편심량 = $0.3$(cm) = $3$(mm)
  - 단안 편심량이 3mm이므로 양안 PD는 6mm 짧아진다(62 → 56mm).

정답 ①

### 68 출제키워드 ▶ 파눔융합영역

- 파눔융합영역 = 파눔의 감각융합역 + 파눔역
- 주시물체가 좌우안의 망막에 비대응점 결상을 해도 감각성융합이 되는 외계 시야 내의 물체 범위를 파눔의 감각융합역이라고 하고, 파눔의 감각융합역에 있는 물체 범위에 대응되는 망막 위의 상 범위를 파눔역이라고 한다. 이 파눔융합영역 내에서 비대응점 결상의 감각적융합이 정밀한 입체시를 생기게 한다.

정답 ①,

### 69 출제키워드 ▶ 이상대응

주시물체의 좌우 망막상이 대응점에 결상되어 자연스러운 감각성 융합이 일어나서 양안단일시가 되는 것을 정상대응이라하고, 한쪽 눈의 망막중심와와 다른 쪽 눈의 중심와 이외의 한 점과 대응하여 감각성 융합을 하는 경우를 이상대응이라 한다.

정답 ③

### 70 출제키워드 ▶ 조절용이성검사

조절용이성검사 시 (−)렌즈에서 반응이 느리다면 조절긴장 속도가 느림을 의미하므로 조절부족을 의심할 수 있다.

정답 ④

### 71 출제키워드 ▶ 폭주각

- 폭주각($\triangle$) = $\dfrac{PD(\text{cm})}{\text{주시거리(m)}} = \dfrac{6.5}{1} = 6.5(\triangle)$

정답 ②

### 72 출제키워드 ▶ 융합력검사

- 융합여력 : 사위를 보정한 후 남은 상대 폭주력. 외사위는 양성융합성 폭주력, 내사위는 음성융합성 폭주력으로 안위가 정렬되므로 외사위는 폭주여력(양성상대 폭주력), 내사위는 개산여력(음성상대 폭주력)이 융합여력이 된다.
- 융합력검사 : 음성융합성 폭주력은 BI 프리즘, 양성융합성 폭주력은 BO 프리즘을 부가하여 검사하고, 흐린점 / 분리점 / 회복점으로 기록한다. 흐린점이 융합여력이고, 흐린점 ~ 분리점이 조절성 폭주량이다.
- 원거리 수평사위 : 5△ 내사위 → 융합여력은 개산여력이므로 BI 버전스검사의 분리점이 융합여력이다(8△).
- ※ 원거리 개산여력 검사에서는 흐린점이 나타나지 않으므로 분리점을 개산여력으로 한다.

정답 ①

### 73 출제키워드 ▶ 헤테로포리아법 AC/A 비

$AC/A = PD(\text{cm}) + \dfrac{\text{근거리사위량} - \text{원거리사위량}}{\text{조절자극변화량}}$

$= 6.0 + \dfrac{(-9) - (-4)}{2.5} = 6.0 - 2.0 = 4.0(\triangle/D)$

※ 외사위는 (−), 내사위는 (+)로 계산한다.

정답 ③

### 74 출제키워드 ▶ 각막반사법(허쉬버그법)

- 각막반사상의 위치로 대략적인 사시각을 재는 방법
- 쉽고 간단하여 시력이 나쁘거나 어린이에게도 적용 가능

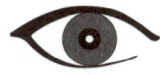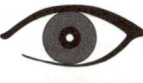
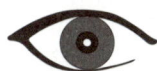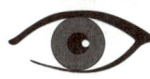

표준위치
1mm → 15△
2mm → 20△

정답 ①

### 75 출제키워드 ▶ 폰 그레페법(프리즘분리법)

- 운동성 융합력 이상의 프리즘을 가하여 같은 시표를 좌, 우안 각각의 상으로 분리시켜 복시를 만들어 안위상태를 검사한다.
- 수평사위검사 : 수직일자시표 사용하고 상을 위·아래로 분리 → 분리프리즘 6△ BU(상은 아래쪽으로 이동)
- 수직사위검사 : 수평일자시표 사용하고 상을 좌·우로 분리 → 분리프리즘 12△ BI(상은 귀 방향으로 이동)

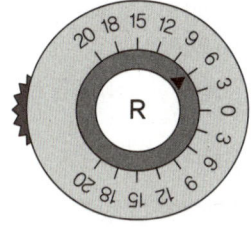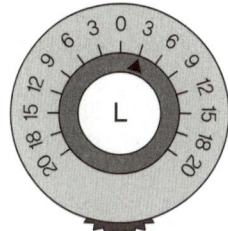

- R−분리프리즘 : 6△ BU → 수평사위 검사
- L−측정프리즘 : 3△ BO → 내사위

정답 ②

### 76 출제키워드 ▶ 사위검사 − 마독스봉검사

- 마독스봉의 축을 수평으로 가입하면 선조광이 수직으로 보이고 수평사위를 검사할 수 있다.
- 오른쪽에 마독스봉을 가입했으므로 오른쪽은 선조광, 왼쪽은 점광원으로 보임
- 좌안의 상은 왼쪽, 우안의 상은 오른쪽에 있으므로 동측성으로 내사위이다.

정답 ③

### 77 출제키워드 ▶ 4△ BO 프리즘검사

4△ BO 프리즘검사는 한쪽 눈에 '4△ BO'프리즘렌즈를 가입하고, 다른 쪽 눈의 움직임을 관찰함으로써 미세사시의 억제 유무를 알 수 있는 검사이다.

- 정상의 경우 : 한쪽 눈에 프리즘을 대면 양안이 함께 한쪽으로 회전(헤링의 법칙)한 후, 프리즘을 대지 않은 눈이 융합성 운동으로 반대 방향으로 회전한다.

• 좌안에 억제가 있는 경우 : 좌안에 프리즘을 대면 양안이 모두 움직임이 없고, 우안에 프리즘을 대면 양안이 함께 움직이지만 연이어 일어나야 하는 좌안의 융합성 회전이 일어나지 않는다.

정답 ⑤

## 78 출제키워드 감각기능검사 – 편광법

편광렌즈를 착용 후 보이는 양안 시표에서 우안의 상만 보이므로 좌안억제가 있음을 확인할 수 있다.

정답 ④

## 79 출제키워드 시기능처방 – 쉐어드 기준

- 쉐어드(Sheard) 기준 : 사위를 교정하고 남은 상대폭주량(개산여력 또는 폭주여력)이 사위량의 2배 이상이 되도록 처방
- 4△ 내사위 → 개산여력(BI 버전스) 확인(8△)
- $P = \dfrac{2H-R}{3} = \dfrac{8-8}{3} = 0$ ($H$ : 사위량, $R$ : 폭주여력 or 개산여력) → 처방하지 않음

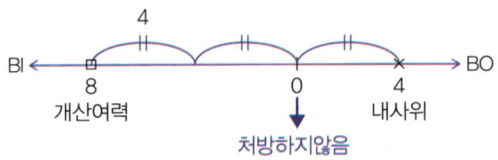

정답 ⑤

## 80 출제키워드 시기능처방

AC/A 비가 낮고, 원거리 정위, 근거리 외사위이므로 폭주부족이 예상된다. 양성폭주력은 시기능훈련으로 증가시킬 수 있으므로 시기능훈련을 먼저 하게 하고 BI 프리즘처방을 고려한다.

정답 ①

## 81 출제키워드 각막의 형상

- 각막은 중심부가 가장 얇은 오목메니스커스 형상이다.

정답 ③

## 82 출제키워드 각막의 산소 공급

각막은 평상시 눈을 뜬 상태에서는 눈물, 윤부혈관, 결막혈관 등에서 산소를 공급받고, 눈을 감은 상태에서는 눈꺼풀 결막의 혈관 등에서 산소를 공급받는다.

정답 ③

## 83 출제키워드 당량산소백분율(EOP)

당량산소백분율은 렌즈 착용 시 각막 표면에 얼마만큼의 산소가 도달하는가를 나타내는 것으로 렌즈 재질의 특성과 더불어 디자인까지 고려한 값이다.

정답 ③

## 84 출제키워드 실리콘하이드로겔렌즈의 특성

- 산소침투성(Dk)이 높아 각막에서의 산소분압이 우수하다.
- 각막부종이 적게 발생한다.
- 환경의 영향을 적게 받으므로 렌즈의 마름 현상이 적다.
- 눈물 순환이 잘 되어 렌즈의 각막 부착이 방지된다.
- 재질이 단단하여 다루기가 쉽다.
- 단백질보다 지방 침착물이 더 잘 생긴다.

정답 ②

## 85 출제키워드 정점간거리 보정

안경 및 콘택트렌즈의 교정굴절력은 정점간거리에 따라 달라진다. 정점간거리가 짧아질수록 (–)효과가 발생하므로 굴절력은 (+)방향으로 추가해준다. 일반적으로 렌즈의 굴절력이 ±4.00D 이상일 때 안경에서 콘택트렌즈로 교체할 경우 보정을 해 주어야 한다.

- $D'_{CL} = \dfrac{D'_0}{1 - l \times D'_0}$ ($l$ : 정점간거리 변화량, $D'_0$ : 안경렌즈굴절력)

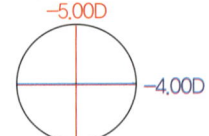

- 안경렌즈 : S-4.00D ◌ C-1.00D Ax 180°
- 콘택트렌즈의 굴절력
- $D'_{90°} = \dfrac{-5.00}{1 - 0.012 \times (-5.00)} = -4.72 ≒ -4.75$
- $D'_{180°} = \dfrac{-4.00}{1 - 0.012 \times (-4.00)} = -3.82 ≒ -3.75$

→ S-3.75D ◌ C-1.00D Ax 180°

※ 안경렌즈에서 콘택트렌즈로 교정할 때 보정값은 대략 -4.00 ~ 6.25D는 +0.25D, -6.50 ~ 7.75D는 +0.50D, -8.00D는 +0.75D정도이다.

정답 ③

## 86 출제키워드 조절, 폭주 및 배율의 변화

원시안이 안경에서 콘택트렌즈로 교체 착용하고 근거리를 볼 때
- 망막상 축소, 안경배율 감소, 선명시야범위 증가

- 조절 및 폭주 요구량 감소

**정답** ④

### 87 출제키워드 ▶ 콘택트렌즈 광학 – 잔여난시

각막과 하드 콘택트렌즈 사이에는 눈물렌즈가 만들어지기 때문에 하드 콘택트렌즈를 처방 시에는 눈물렌즈를 고려하여야 한다.

- 플랫K와 같은 베이스 커브(44D)의 구면 하드 콘택트렌즈 착용 시 곡률이 큰 경선 방향으로 (−)눈물렌즈가 생성된다.

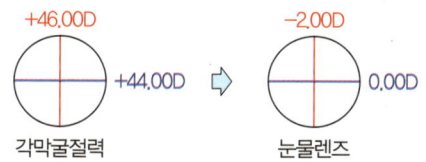

- 하드 콘택트렌즈를 착용할 경우 눈물렌즈를 고려하여야 한다.

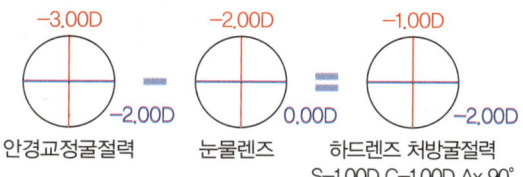

- 구면 하드 콘택트렌즈를 착용 시 잔여난시는 C−1.00D Ax 90°으로 예상할 수 있다.

**정답** ④

### 88 출제키워드 ▶ 하드 콘택트렌즈 – Power 결정

안경에서 콘택트렌즈로 교체하는 경우 교정굴절력이 4.00D 이상일 경우 정점간거리를 보정해 주어야 하며, 하드 콘택트렌즈는 각막과 렌즈 사이에 만들어지는 눈물렌즈를 고려하여 처방하여야 한다.

- 정점간거리 보정 굴절력

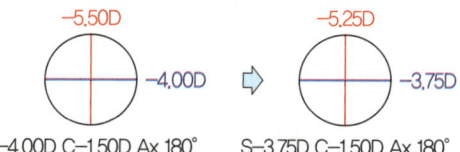

- BC가 45.00D인 착용 시 눈물렌즈

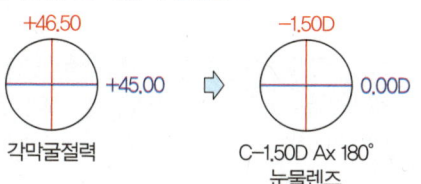

- 정점간거리 보정과 눈물렌즈를 고려한 처방 굴절력

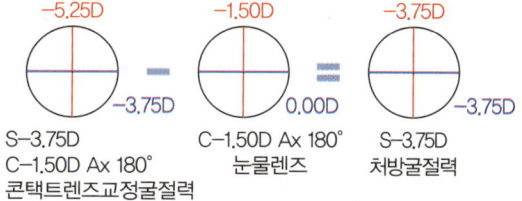

**정답** ①

### 89 출제키워드 ▶ 하드 콘택트렌즈의 피팅

플랫한 피팅상태가 되면 렌즈의 중력중심이 전면으로 이동하여 렌즈의 움직임이 증가하고 중심잡기가 불량해진다.

**정답** ④.

### 90 출제키워드 ▶ 하드 콘택트렌즈의 피팅

어두운 곳에서나 야간에는 동공이 확대되는데, 렌즈의 광학부 지름이 작을 때 동공을 다 커버하지 못해 시력이 저하된다.

**정답** ②

### 91 출제키워드 ▶ 소프트 콘택트렌즈 변수 – 전체직경

소프트 콘택트렌즈의 전체직경은 각막을 충분히 덮을 수 있도록 가시홍채지름보다 2~3mm 큰 것을 선택한다.

**정답** ③

### 92 출제키워드 ▶ 비구면 RGP 콘택트렌즈

- 각막형상과 유사하여 압력이 고루 분산되어 착용감 우수
- 4.00D의 각막난시까지 교정 가능

**정답** ⑤

### 93 출제키워드 ▶ 소프트 콘택트렌즈의 피팅

후면곡률반지름이 길어지면 플랫한 피팅상태가 되고 렌즈의 움직임이 증가한다.

**정답** ③

### 94 출제키워드 ▶ 난시종류에 따른 렌즈의 선택

난시량의 대부분이 수정체난시이고 각막이 구형인 경우 전면이 토릭인 렌즈를 처방한다.

**정답** ⑤

## 95 출제키워드 ▶ 노안교정 콘택트렌즈 – 모노비전

모노비전(단안보기)은 한쪽 눈은 원용, 다른 한쪽 눈은 근용으로 처방하는 방법으로 간단하게 노안을 교정할 수 있다. 보통 우위안을 원용으로 처방하며, 입체시가 감소하는 단점이 있다.

정답 ①

## 96 출제키워드 ▶ 각막 저산소증의 해결방법

콘택트렌즈 착용에 따른 각막 저산소증의 해결은 산소투과율을 높이는 것이다. 산소투과율을 높이기 위해서는 산소침투성이 높은 재질을 선택하고 중심두께는 더 얇은 렌즈를 선택한다.

정답 ⑤

## 97 출제키워드 ▶ 가시아메바각막염

가시아메바는 주로 물이나 토양에 서식하는 원생동물로 콘택트렌즈에 부착되었다가 각막으로 침투하여 감염을 일으킬 수 있다. 가시아메바가 실질로 침투하여 심한 염증을 유발하여 고리 모양 침윤이 나타나는 것이 특징이다. 심한 통증과 충혈, 눈부심, 눈물흘림 등을 수반한다. 강이나 호수 등에서 소프트 콘택트렌즈를 착용하고 수영을 하거나 수돗물로 렌즈를 세척할 경우 감염 위험이 커지므로 주의하여야 한다.

정답 ③

## 98 출제키워드 ▶ RGP 콘택트렌즈 부작용

RGP를 포함한 하드 콘택트렌즈 착용자에게 주로 나타나는 눈꺼풀처짐은 렌즈엣지에 의한 만성적인 자극이 원인이다.

정답 ①

## 99 출제키워드 ▶ 렌즈침착물 – 지방

지방 침착물은 렌즈 표면을 건조하게 해 착용감이 떨어지고 시력저하를 유발한다. 건성안이나 건조한 환경에서 근무하는 사람에게 잘 생기고, 실리콘하이드로겔렌즈나 RGP 렌즈에 잘 부착된다.

정답 ②

## 100 출제키워드 ▶ 렌즈 세척액의 성분과 기능

① 완충제 – 용액의 산도(pH) 유지
② 방부제 – 관리용액 내 세균이 번식하는 것을 방지
④ 킬레이팅제 – 칼슘 침전 억제
⑤ 점성유지제 – 렌즈와 세척액 사이의 접촉시간 증대

정답 ③

## 101 출제키워드 ▶ 검영기의 구조와 용도

검영법은 눈으로 입사한 광선이 망막에서 반사되어 나오는 광선속의 움직임을 통해 눈의 원점 및 근점의 위치를 찾는 타각적 굴절검사법이다. 이때 입사광선속의 모양은 슬리브를 위아래로 조정하여 변경한다.

정답 ①

## 102 출제키워드 ▶ 포롭터 보조렌즈

① PH – 핀홀렌즈
② R – 검영보정렌즈
③ P – 편광필터
④ GL – 녹색필터
⑤ ±.50 – 크로스실린더렌즈

정답 ⑤

## 103 출제키워드 ▶ 렌즈미터

망원경식 렌즈미터는 콜리메이터부와 망원경부로 구성되어 있다. 콜리메이터부(표준렌즈 + 측정안경렌즈)에서 나온 평행광선속이 대물렌즈에 의해 핀트글래스에 선명한 상을 맺는다. 결상된 타깃상과 여러 눈금선과 수치 등은 측정자가 볼 수 있도록 접안렌즈부에서 확대된다. 접안렌즈부에는 사용자에 따라 시도조절을 할 수 있는 시도조절환도 장착되어 있다.

정답 ⑤

## 104 출제키워드 ▶ 왜곡검사기

왜곡검사기를 이용하여 안경테에 맞추어 안경렌즈의 조제가공이 잘 되었는지를 검사할 수 있다.

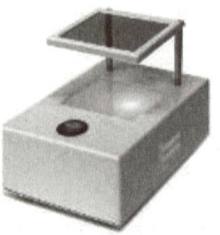

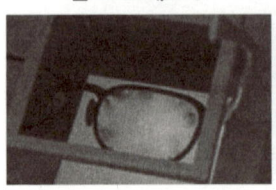
렌즈스트레스 O

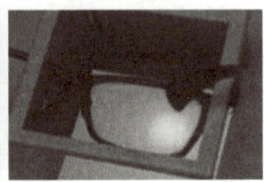
렌즈스트레스 X

정답 ③

## 105 출제키워드 검안경

검안경(Ophthalmoscope)은 망막, 시신경유두, 황반부 등의 안저와 수정체, 유리체 등을 검사하는 데 사용되는 기기이다.

정답 ④

---

## 3교시 실기시험

### 01 출제키워드 안전수지(Finger Count)시력

- 검사거리 50cm에서 시표를 판독하지 못하면 손가락 개수를 판별할 수 있는 거리를 시력으로 표기한다.
- 30cm에서 손가락 개수를 판별한다면 'FC / 30cm'로 표기

정답 ⑤

### 02 출제키워드 조절력검사

근거리를 보기 위해서는 눈의 굴절력을 변화시켜주어야 한다. 눈의 조절기능은 수정체가 담당하며, 조절력은 나이가 들어갈수록 서서히 감소한다. 원거리 시력은 좋으나 근거리 시력이 좋지 않을 때는 조절력검사를 통해 근용안경처방 여부를 결정해야 한다.

정답 ③

### 03 출제키워드 정적검영법

검영법은 검영기를 이용하여 굴절이상을 타각적으로 측정하는 검사로 중화가 관찰되면 검사를 종료한다. 검사거리 보정렌즈를 사용하지 않았을 경우 교정렌즈의 굴절력은 검영값(중화렌즈)에 검사거리 환산굴절력를 더해 주어야 한다.

- 교정렌즈의 굴절력 = 중화렌즈 + 검사거리 환산굴절력
  → (S-1.00) + (S-1.50) = S-2.50(D)

정답 ④

### 04 출제키워드 안모형통을 이용한 검영법

- 안모형통의 기준선을 -1로 맞추면 안축장이 길어져 상측초점이 망막 앞에 위치하게 되므로 -1.00D로 교정되는 근시안이 되고, 렌즈받침대에 C+0.50D Ax 180°의 원주렌즈를 장입하면 C-0.50D Ax 180°로 교정되는 난시안이 된다.
- 합성광학계의 양주경선은 각각 -1.00D, -1.50D로 교정되는 근시성 복난시이고, 강주경선이 수직인 직난시이다.

정답 ①

## 05 출제키워드 ▶ 단순 근시안의 교정굴절력

| 가입렌즈 | 교정시력 |
|---------|---------|
| S-1.50D | 0.8 |
| S-1.75D | 0.9 |
| S-2.00D | 1.0 |
| S-2.25D | 1.0 |
| S-2.50D | 0.9 |

근시는 목표시력이 나오는 가장 낮은 (-)구면도수가 교정굴절력이 된다. S-2.00 ~ -2.25D에서 목표시력 1.0이 나오므로 더 낮은 도수인 S-2.00D가 교정굴절력이 된다.

정답 ③

## 06 출제키워드 ▶ 자각적굴절검사 - 난시

운무법을 이용한 난시안의 교정
- 운무하여 전초선과 후초선이 모두 망막 앞에 위치하는 근시성 복난시 상태로 만든다.
- 구면렌즈를 가입하여 전초선을 망막 앞에, 후초선이 망막 상에 위치하는 근시성 단난시 상태로 만든다.
- 원주렌즈를 가입하여 전초선이 망막 상에 놓이도록 한다(이때 난시가 교정됨).

정답 ②

## 07 출제키워드 ▶ (-)원주렌즈의 교정축

- 근시성 난시안이 방사선시표를 보았을 때
  (-)원주렌즈의 교정축 = 선명한 (시간)방향 × 30°
- 1시 방향이 선명하다면 교정축은 1 × 30° = 30°이다.

정답 ①

## 08 출제키워드 ▶ 난시축 정밀검사

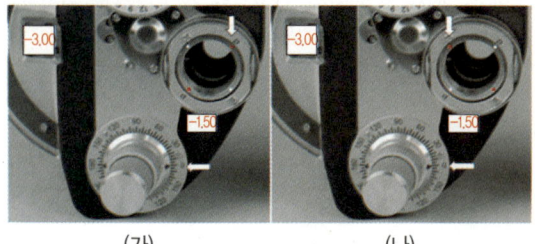

(가)    (나)

사진과 같이 난시 교정축(180°)과 크로스실린더렌즈의 중간기준축을 일치시키고 반전검사를 하면 난시축 정밀검사를 할 수 있다. 반전검사를 했을 때 비교선명도가 같지 않다면 난시 교정축을 수정해 주어야 한다. 교정축의 수정은 더 선명하다고 하는 상태에서 (-)축(적색점) 방향으로 회전시켜 준다. (가)상태에서 더 선명하다고 했으므로 교정축은 반시계 방향으로 회전시켜 5°로 수정한다.

정답 ①

## 09 출제키워드 ▶ 양안조절균형검사 - 편광법

양안조절균형검사는 +0.50 ~ +0.75D 운무한 상태에서 검사를 진행하고, 시표의 선명도가 비슷해질 때까지 더 선명하게 보이는 쪽에 (+)구면렌즈를 가입한다. 우안으로 보는 위쪽 시표가 더 선명하다고 하였으므로 우안에 S+0.25D를 가입한다.

정답 ①

## 10 출제키워드 ▶ 양안조절균형검사 - 적록검사

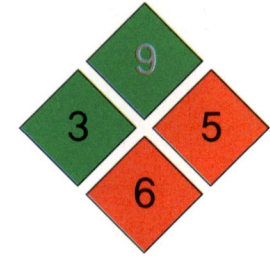

좌안시표(3과 5)는 적록시표의 선명도가 동일하므로 조정이 필요하지 않고, 우안시표(9와 6)는 적색바탕의 시표가 더 선명하므로 우안의 굴절력 조정이 필요하다. 적록검사 시 적색 바탕의 시표가 더 선명하면 기준파장이 망막 앞에 위치하므로 우안에 (-)구면굴절력을 추가한다.

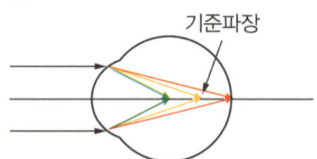

OU : S-3.00D → OD : S-3.25D, OS : S-3.00D

정답 ④

## 11 출제키워드 ▶ 가입도검사 - 적록검사

적색파장과 녹색파장의 빛이 눈에서 굴절되면 굴절률이 높은 녹색이 먼저 결상되고 적색은 더 뒤쪽에 결상되는데, 기준파장인 황색을 기준으로 ±0.25D 정도 차이가 난다. 원용완전교정 후 근거리 적록시표를 보았을 때 녹색 바탕의 시표가 적색 바탕의 시표보다 더 선명하게 보인다고 하면 기준파장인 황색이 망막 뒤에 있음을 나타내므로 가입도가 필요한 상태이고 (+)구면렌즈를 추가한다.

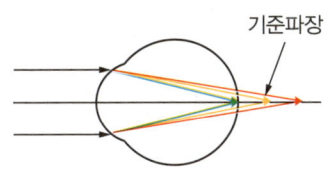
기준파장

정답 ③

### 12 출제키워드 ▶ 근용안경의 처방

- 눈 앞 50cm를 주시하기 위해서는 2.00D의 조절력이 필요하다. 최대조절력이 1.00D이고 유용조절력은 최대조절력의 1/2이므로 0.50D는 본인이 가지고 있는 조절력을 사용하고 나머지 1.50D는 가입도 처방을 한다.
- 근용안경굴절력 = 원용완전교정굴절력(S+1.00) + 가입도 (+1.50) = S+2.50(D)

정답 ④

### 13 출제키워드 ▶ 사용중피팅

안경테의 왼쪽 다리만 잡고 안경을 쓰거나 벗는 경우
- 오른쪽 다리벌림각이 커진다.
- 오른쪽 정점간거리가 짧아진다.
- 왼쪽 전면부가 돌출된다(정점간거리가 길어진다).

정답 ④

### 14 출제키워드 ▶ 설계차트를 이용한 필요렌즈 최소지름

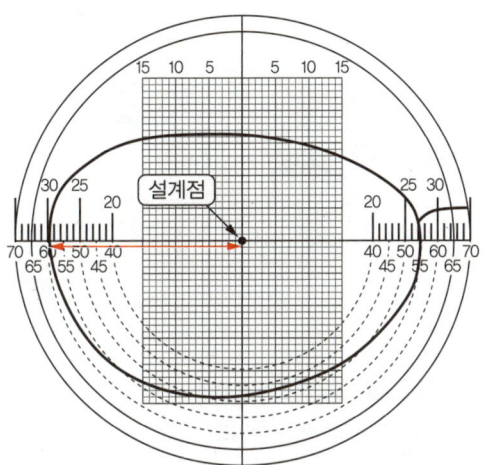

설계점이 렌즈의 광학중심점이므로 설계점으로부터 림까지 최장 길이가 필요렌즈의 반지름이 된다. 반지름이 30mm이므로 필요렌즈의 최소지름은 60mm이다.

정답 ②

### 15 출제키워드 ▶ 형판설계 – 수평편위량

좌우 단안 PD가 같을 경우 설계점의 수평편위량은 $\frac{FPD-PD}{2}$ 이다.
- FPD : 46 □ 18 → 46 + 18 = 64(mm)
- 조제가공 PD : 60(mm)
- 수평편위량 = $\frac{FPD-PD}{2} = \frac{64-60}{2} = 2$(mm)

※ 편위량이 +이면 코 방향, -이면 귀 방향

정답 ①

### 16 출제키워드 ▶ 형판설계 – Oh의 측정

일상적인 수평시 머리자세에서 측정한 Oh는 조제가공 시 보정을 해 주어야 한다.
- VD : 12mm, 각막정점~안구회선점 : 13mm, 경사각 10°일 때 보정값(d)
  d = (13 + 2) × sin10° ≒ 4.3(mm)
- 조제가공 Oh = 측정Oh(28) – 보정값(4) = 24(mm)

정답 ②

### 17 출제키워드 ▶ 렌즈굴절력 측정

렌즈미터의 크로스라인 타깃상은 경선방향과 수직(축 방향)으로 선명한 초선상을 맺는다.

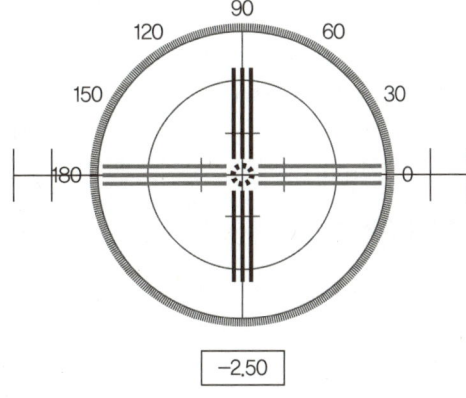

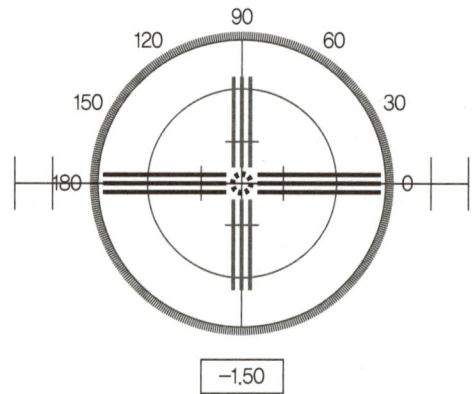

- −2.50D에서 90° 방향 선명 → C−2.50D Ax 90°
- −1.50D에서 180° 방향 선명 → C−1.50D Ax 180°

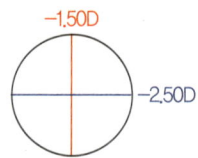

- C−2.50D Ax 90° ○ C−1.50D Ax 180°
- S−2.50D ○ C+1.00D Ax 180°
- S−1.50D ○ C−1.00D Ax 90°

정답 ⑤

**18** 출제키워드 산각세우기

근용프리즘처방 렌즈의 산각줄기
- 기저내방(BI) : 전면과 평행하게
- 기저외방(BO) : 후면과 평행하게

정답 ④

**19** 출제키워드 점검 및 수정 − PD

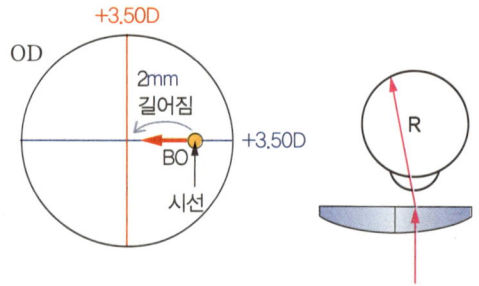

- PD 64 → 68mm : (+)렌즈에서 단안 PD가 2mm 길어짐
  → BO 효과
- 프리즘양 : $|P|=|D'|\times h=3.5\times 0.2=0.7(\triangle)$
  ($D'$ : 렌즈의 상측굴절력, $h$ : 렌즈의 광학중심점 ∼ 동공중심(cm)) → 양안 1.4△BO

정답 ④

**20** 출제키워드 점검 및 수정 − 원용 PD 허용오차

원용안경은 폭주력의 여유가 많고, 개산력의 여유는 적다.
→ 허용오차가 큰 방향 : BO, 허용오차가 작은 방향 : BI

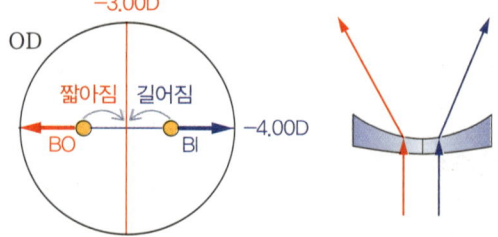

- 허용오차가 큰 방향 : 1.0△ → BO → (−)렌즈 : PD 짧아진 경우
  $|P|=4\times h=1.0(\triangle) \to h=0.25(cm) \to$ PD가 2.5mm 짧아진 경우
- 허용오차가 작은 방향 : 0.5△ → BI → (−)렌즈 : PD 길어진 경우
  $|P|=4\times h=0.5(\triangle) \to h=0.125(cm) \to$ PD가 1.25mm 길어진 경우
- 허용오차 범위 내 PD : (60 − 2.5) ∼ (60 + 1.25) = 57.5 ∼ 61.25(mm)

정답 ②

**21** 출제키워드 평산각 안경(무테)

포인트테(무테) 안경의 고정금대는 일반안경테의 엔드피스에 해당한다.

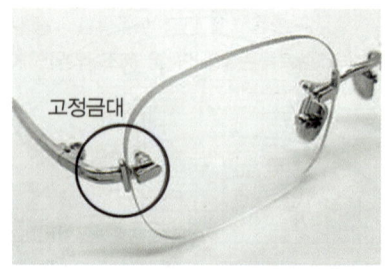

정답 ①

**22** 출제키워드 원용안경의 굴절력

원용굴절력 = 근용굴절력 − 가입도

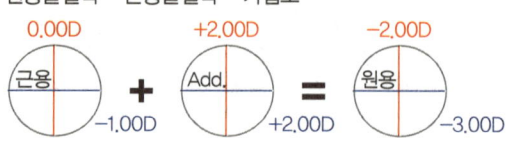

C−1.00D Ax 90°   Add. +2.00D   S−2.00D C−1.00D Ax 90°
                               S−3.00D C+1.00D Ax 180°
                               C−2.00D Ax 180°, C−3.00D Ax 90°

정답 ⑤

## 23  출제키워드 ▶ 이중초점렌즈의 세그높이

이중초점렌즈의 가상광학중심점높이(Oh)인 세그높이는 경사각 0° 자세에서 피팅된 안경테 하부 림(Rim)에서 직상방 각막가장자리 또는 아래 눈꺼풀까지의 높이이다.

정답 ①

## 24  출제키워드 ▶ 이중초점렌즈 – 슬랩오프가공

굴절부등시가 이중초점안경을 쓰고 근용부를 보면 좌우 모렌즈의 굴절력 차이로 수직 방향 부등사위가 발생하여 융합이 어려울 수 있다. 이때 (−)굴절력이 높은 쪽 렌즈에 기저하방 프리즘을 떼어내는 슬랩오프(Slab Off) 가공을 하고, 기저하방 프리즘을 떼어내면 BU 효과가 발생한다. (−)굴절력이 높은 쪽은 오른쪽이므로 오른쪽에 BU 효과를 주는 슬랩오프가공을 한다.

정답 ①

## 25  출제키워드 ▶ 누진굴절력렌즈의 중요표식

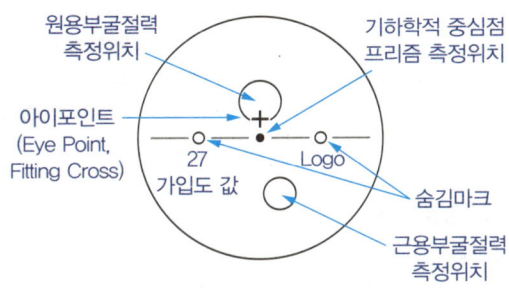

가입도값에 27은 2.75D를 의미한다.

정답 ⑤

## 26  출제키워드 ▶ 누진굴절력렌즈의 설계

누진굴절력안경의 아이포인트는 원용 PD와 일치시켜 설계한다.

정답 ④

## 27  출제키워드 ▶ 프리즘시닝가공

누진굴절력렌즈에서 원용부의 (+)굴절력이 크거나 가입도가 높으면 원용부가 두꺼워진다. 원용부의 두께와 무게를 감소시키기 위해서 렌즈의 윗부분을 깎아내는 프리즘시닝(Prism Thining) 가공을 하면 BD 효과가 나타난다.

정답 ②

## 28  출제키워드 ▶ 복식알바이트 안경

복식알바이트 안경은 원근양용으로 2매의 렌즈를 겹쳐서 사용하는 안경이다. 근용으로 뒷렌즈를 사용하고, 원용으로 앞렌즈와 뒷렌즈를 겹쳐서 사용하는 경우 앞렌즈의 굴절력은 가입도에서 부호를 (−)로 바꾸어 주면 되고, 광학중심점은 앞·뒷렌즈의 프리즘굴절력이 상쇄되도록 설계한다.

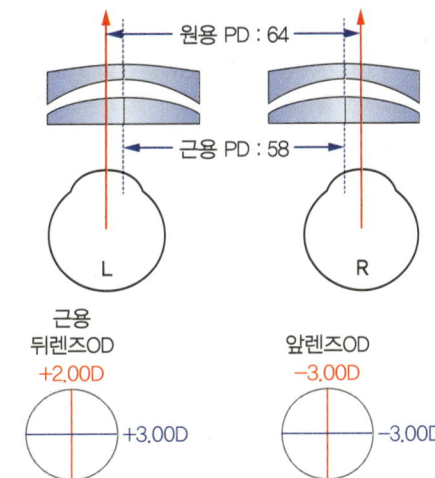

- 뒷렌즈 : 근용 PD에 광학중심점이 위치하므로 원거리를 주시할 때 시선이 귀쪽 3mm를 지남 → $|P|=3\times 0.3=0.9(\triangle)$ BI
- 앞렌즈 : 0.9△ BO이 되도록 설계함
  - 앞렌즈 굴절력 = −(가입도) = −3.00D
  - 3(D) × 편심량(cm) = 0.9(△) → 편심량 = 0.3(cm) = 3(mm)
  - (−)렌즈에서 BO 효과가 발생하려면 시선이 광학중심점에서 귀 방향을 통과해야 함(→ 조제가공 PD는 짧아짐)
  - 단안 편심량은 코쪽으로 3mm이므로 양안 PD는 6mm 짧아진다(64 → 58mm).

정답 ②

## 29  출제키워드 ▶ 프리즘처방 안경

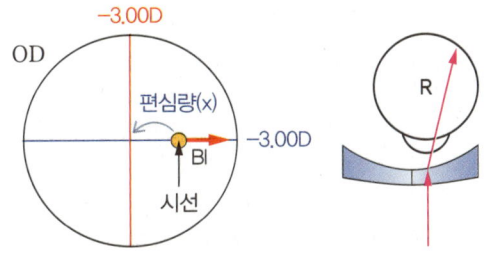

- 오른쪽 (−)렌즈에서 BI 효과가 발생하려면 시선이 렌즈의 광학중심점에서 코 방향을 통과해야 함(→ 조제가공 PD는 길어짐)
- 1.5△을 얻기 위한 편심량($x$) : $3(D)\times$편심량$(cm)=1.5(\triangle)$ → $x=0.5(cm)=5(mm)$
- 단안 PD는 5mm 길어진다(30 → 35mm).

정답 ⑤

## 30 출제키워드 프리즘처방 안경

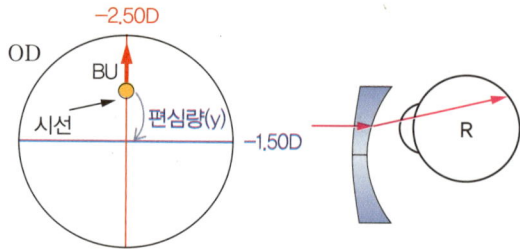

- (−)렌즈에서 BU 효과가 발생하려면 시선이 렌즈의 광학중심점에서 위쪽을 통과해야 함( → 조제가공 Oh가 낮아짐)
- 0.5△을 얻기 위한 편심량($y$) : 2.5(D)×편심량(cm)=0.5(△)
  → $y$=0.2(cm)=2(mm)
- Oh는 2mm 낮아진다(27 → 25mm).

정답 ③

## 31 출제키워드 추종안구운동

추종안구운동은 초당 30~60°의 속도의 약간 느린 안구운동으로 움직이는 표적에 주시를 유지하기 위한 운동이다. 눈 앞 40cm 거리에서 펜라이트 등의 물체를 부드럽게 움직이며 피검사자에게 계속 따라보게 하면서 눈의 움직임을 관찰함으로써 이상 유무를 검사한다.

정답 ⑤

## 32 출제키워드 폰 그레페법(프리즘분리법)

- 운동성 융합력 이상의 프리즘을 가하여 같은 시표를 좌, 우안 각각의 상으로 분리하여 복시를 만들고 안위상태를 검사한다.
- 수평사위검사 : 보조렌즈 6△U, 수직일자시표 사용
- 수직사위검사 : 보조렌즈 10△I, 수평일자시표 사용

정답 ④

## 33 출제키워드 사위검사 – 편광법

편광법은 편광축 방향이 서로 수직인 편광렌즈와 편광시표를 이용해 좌우안으로 보이는 상을 다르게 하여 안위상태를 평가하는 방법이다.

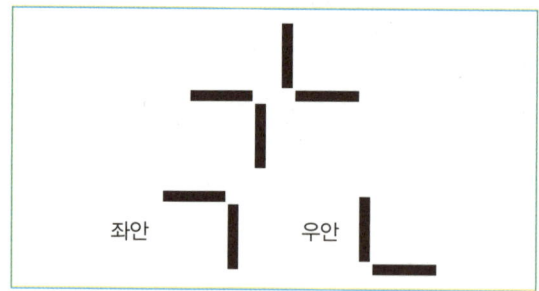

편광렌즈 가입 후 보이는 상태

- 양안에 보이는 시표 모양은 좌안의 상이 왼쪽, 우안의 상이 오른쪽에 있으므로 동측성으로 내사위이다.
- 내사위는 BO 프리즘으로 측정 및 교정을 하므로 로터리 프리즘의 기저 방향을 귀 방향으로 조작하며 시표의 상태를 확인한다.

정답 ②

## 34 출제키워드 상대조절검사

상대조절검사는 근용 시표를 눈 앞 40cm에 위치시키고(폭주자극이 일정할 때) 조절 또는 조절이완 능력을 측정하는 검사이다. 양성상대조절력을 측정하기 위해서는 (−)구면렌즈를 점진적으로 부가하며 흐린점(Blur Point)을 측정하고, 음성상대조절력은 눈에서는 (+)구면렌즈를 점진적으로 부가하여 흐린점(Blur Point)을 측정한다.

정답 ⑤

## 35 출제키워드 조절용이성 검사

조절용이성 검사 시 (+)렌즈에서 반응이 느리다면 조절이완기능이 느림을 의미하므로 조절과다를 의심할 수 있다.

정답 ④

## 36 출제키워드 폭주기능검사

폭주여력(양성융합버전스)은 양안에 BO 프리즘의 양을 서서히 증가시키면서 흐린점 / 분리점 / 회복점을 측정한다.

정답 ④

## 37 출제키워드 음성상대폭주력

양안에 기저내방(BI) 프리즘을 서서히 증가시키면서 시표가 흐려지기 시작하는 지점의 프리즘양을 측정하는 것은 음성상대폭주력(개산여력)을 검사하는 방법이다.

정답 ②

## 38 출제키워드 그래디언트법 AC/A 비

- $AC/A = \dfrac{\text{렌즈가입 전 사위량} - \text{렌즈가입 후 사위량}}{\text{조절자극변화량}}$
  $= \dfrac{(-3)-(-5)}{1.00} = 2(△/D)$

※ 외사위는 (−), 내사위는 (+)로 계산한다.

정답 ②

### 39 출제키워드 ▶ 감각기능검사 – 4△ BO검사

4△ BO검사는 억제유무를 알 수 있는 검사이다. 한쪽 눈에 4△ BO을 가입하면 두 눈이 함께 움직였다가(헤링의 법칙) 프리즘을 대지 않은 눈은 융합을 위해 반대로 움직이게 된다. 프리즘을 댄 눈의 움직임이 없다거나 프리즘을 대지 않은 눈의 되돌아오는 움직임이 일어나지 않으면 억제가 있음을 알 수 있다.

**정답 ⑤**

### 40 출제키워드 ▶ 시기능 분석

원거리는 6△ 이상의 심한 외사위, 근거리는 6△ 미만으로 정상범위의 외사위로 AC/A 비가 높을 경우 개산과다에 해당한다.

**정답 ③**

### 41 출제키워드 ▶ 평행육면체조명법

- 직접 조명법으로 각막의 전면과 후면의 상태관찰
- 각막실질의 횡단면 폭넓게 관찰

**정답 ⑤**

### 42 출제키워드 ▶ 루즈(Roose)한 피팅상태

- 시력 변동이 심함(교정굴절력이 계속 변동됨)
- 중심잡기 불량, 착용감 불량
- 눈깜박임 시 렌즈의 움직임이 2mm 이상
- 상방 또는 측방 주시 시 3mm 이상의 지체
- 렌즈 가장자리 말림

**정답 ③**

### 43 출제키워드 ▶ 소프트 콘택트렌즈 피팅상태

소프트 콘택트렌즈의 베이스커브나 전체직경을 변경할 경우 동일한 피팅상태를 유지하기 위해서는 전체직경이 0.5mm 증가할 때 베이스커브는 0.3mm 긴 것을 선택한다.

**정답 ④**

### 44 출제키워드 ▶ 하드 콘택트렌즈 – 덧댐굴절검사값

하드 콘택트렌즈는 각막과 렌즈 사이에 눈물렌즈가 만들어지기 때문에 처방 시 이를 고려해야 하며, 덧댐굴절검사를 통해 최종 처방굴절력을 결정한다.

- 눈물렌즈 : BC가 각막보다 플랫하게 피팅되면 (−)눈물렌즈가 만들어진다.

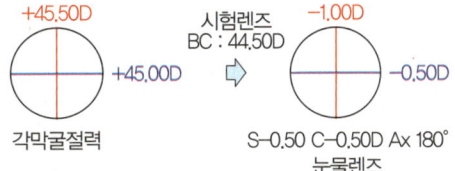

- 덧댐굴절검사값

| 안경교정굴절력 | S−4.00D ◯ C−0.50D Ax 180° |
|---|---|
| CL 교정굴절력(A) | S−3.75D ◯ C−0.50D Ax 180° |
| 시험렌즈굴절력(B) | S−3.00D |
| 눈물렌즈굴절력(C) | S−0.50D ◯ C−0.50D Ax 180° |
| 덧댐굴절검사값(A−B−C) | S−0.25D |

※ 안경교정굴절력이 −4.00 ∼ 6.25D인 경우 콘택트렌즈굴절력은 +0.25D를 보정해 준다.

**정답 ②**

### 45 출제키워드 ▶ 하드 콘택트렌즈 – 하방안정의 원인

- 고도의 직난시성 각막
- 고도의 (+)굴절력 렌즈
- 위 눈꺼풀의 장력이 느슨함
- 아래 눈꺼풀의 위치가 낮음
- 불완전한 눈깜박임

**정답 ②**

### 46 출제키워드 ▶ 하드 콘택트렌즈 – 플랫한 피팅상태

플루레신 패턴에서 각막 중심부가 검게 보이는 것은 플랫한 피팅상태를 나타내고 눈물렌즈가 (−)렌즈 효과를 보이고 있음을 알 수 있다. 현 상태보다 스티프(Steep)하게 조정하기 위해서는 후면광학부·후면주변부 곡률반지름을 짧게 하거나 전체직경을 크게 한다. 중심두께는 더 얇은 렌즈를 선택한다.
① 후면광학부 곡률반지름이 더 짧은 렌즈를 선택한다. → Steep
② 전체직경이 더 작은 렌즈를 선택한다. → Flat
③ 광학부 곡률반지름이 더 긴 렌즈를 선택한다. → Flat
④ 후면주변부 곡률반지름이 더 긴 렌즈를 선택한다. → Flat
⑤ 중심두께가 더 두꺼운 렌즈를 선택한다. → Flat, 렌즈의 움직임 증가

**정답 ①**

### 47 출제키워드 ▶ 콘택트렌즈 관리용액

다목적용액의 성분 중 염화나트륨(NaCl)은 삼투압조절제로 사용된다.

**정답 ⑤**

### 48 [출제키워드] 토릭 소프트 콘택트렌즈의 난시축 보정

토릭 소프트 콘택트렌즈는 난시축의 회전유무를 확인하고 회전이 일어나면 LARS(Left Add, Right Subtract)방법으로 보정한다. 시계방향(left)으로 20° 회전하였으므로 난시축은 20°를 더해준다(170+20=190 → 10°).

정답 ⑤

### 49 [출제키워드] 노안교정 콘택트렌즈

동시보기 디자인은 근용과 원용의 광학부가 동공 앞에 동시에 놓여 있는 피팅방법으로 하나의 주시물체에 대하여 선명도가 다른 두개의 망막상이 맺히게 된다. 흐린 상은 억제되어 선명한 상만 남도록 하는 방법으로 가입도가 높을 때 성공적이다.

정답 ④

### 50 [출제키워드] 콘택트렌즈 굴절력

안경 및 콘택트렌즈의 교정굴절력은 정점간거리에 따라 달라진다. 정점간거리가 짧아질수록 (−)효과가 발생하므로 굴절력은 (+)방향으로 추가해준다. 일반적으로 렌즈의 굴절력이 ±4.00D 이상일 때 안경에서 콘택트렌즈로 교체할 경우 정점간거리에 따라 보정을 해 준다.

$D'_{CL} = \dfrac{D'_0}{1 - l \times D'_0}$ ($l$ : 정점간거리변화량, $D'_0$ : 안경렌즈굴절력)

• 안경렌즈

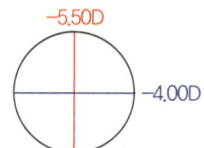

• 콘택트렌즈의 굴절력

$D'_{90°} = \dfrac{-5.50}{1 - 0.012 \times (-5.50)} = -5.16 ≒ -5.25$

$D'_{180°} = \dfrac{-4.00}{1 - 0.012 \times (-4.00)} = -3.82 ≒ -3.75$

→ S−3.75D ◌ C−1.50D Ax 180°

※ 안경렌즈에서 콘택트렌즈로 교정할 때 보정값은 대략 −4.00 ~ 6.25D는 +0.25D, −6.50 ~ 7.75D는 +0.50D, −8.00D는 +0.75D 정도이다.

정답 ②

### 51 [출제키워드] 모넬의 특성

• 니켈 63~70%, 구리 28%, 소량의 철, 규소, 알루미늄으로 구성된 합금
• 내부식성, 인장강도, 기계적 경도 우수
• 백색 계통으로 고광택을 유지

• 피부 알레르기 반응을 일으킬 수 있음

정답 ①

### 52 [출제키워드] 니켈 도금

금, 크롬, 로듐, 주석 − 니켈 등을 도금하기 전에 소지금속 표면에 광택니켈도금을 한다. → 도금의 광택성, 내마모성, 내식성, 경도 등이 향상

정답 ③

### 53 [출제키워드] 형상기억 플라스틱테의 특성

• 구부리거나 휘기 쉬우나 본래의 모양으로 되돌아온다.
• 온도(−93 ~ 213℃)에 대한 저항성이 크다.
• 치수 안정성이 뛰어나다.
• 가볍고 튼튼하다.
• 색상이 미려하고 잘 퇴색되지 않는다.
• 잘 긁히지 않고 광택이 풍부하다.
• 사출성형 가공을 한다.

정답 ⑤

### 54 [출제키워드] 열경화성 수지의 특성

• 열을 가하면 가교반응이 일어나 3차원 망목구조를 형성하여 경화
• 주형중합법(Mold Casting) 제조
• 열가소성 수지에 비해 내열성, 내용제성이 우수하나 내충격성은 낮음
• 에폭시수지, 페놀수지, 요소수지, 멜라민수지, 우레탄수지 등

정답 ③

### 55 [출제키워드] 비구면렌즈의 특성

• 주변부로 갈수록 곡률반지름이 증가한다(= 곡률이 감소한다).
• 주변부 구면수차, 비점수차가 감소한다.
• 상의 왜곡이 감소하고, 주변부 시야가 넓어진다.
• 렌즈 두께가 얇아지고 무게가 감소한다.

정답 ②

### 56 [출제키워드] 이중초점렌즈 슬랩오프가공

굴절부등시가 이중초점렌즈를 착용할 경우 근용부 시점에서 수직 방향 부등사위가 발생하게 된다. 이를 제거하기 위해 (−)굴절력이 높은 쪽 렌즈의 아래 부분을 깎아내는 슬랩오프가공을 하며, BU 효과가 발생하여 부등사위를 제거할 수 있다.

정답 ④

### 57 출제키워드 ▶ 편광렌즈

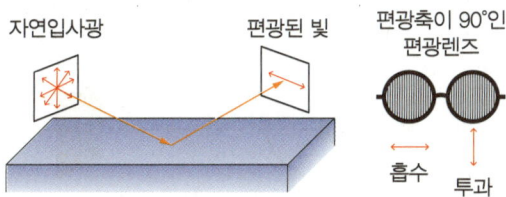

수면이나 설면에서 반사되는 빛은 반사면과 나란하게(입사면에 수직하게) 진동하는 빛이 많이 포함되어 있다. 편광축이 90°인 편광렌즈를 착용하면 180°로 진동하는 빛을 흡수하므로 반사광을 효과적으로 차단할 수 있다.

정답 ④

### 58 출제키워드 ▶ 감광렌즈

- 착색반응은 자외선과 가시광선 중 단파장 영역(250~410nm)에서 일어나고 약 370nm에서 가장 빠르다.
- 퇴색반응은 적외선과 가시광선 중 장파장 영역(600nm 이상)에서 일어난다.
- 착색반응은 빠르게 일어나고 퇴색반응보다 느리게 일어난다.
- 자외선이 강하고 기온이 낮은 경우 진하게 착색된다.
- 온도가 높을수록 엷게 착색되고, 퇴색반응은 더 빠르게 일어난다.
- 도심지의 스모그현상이 심하면 엷게 착색될 수 있다.

정답 ⑤

### 59 출제키워드 ▶ 프레넬막렌즈

안위이상을 교정할 프리즘굴절력이 너무 높은 경우 단순프리즘렌즈를 사용하게 되면 외관상 좋지 못하고 무겁기 때문에 프레넬막렌즈를 사용한다.

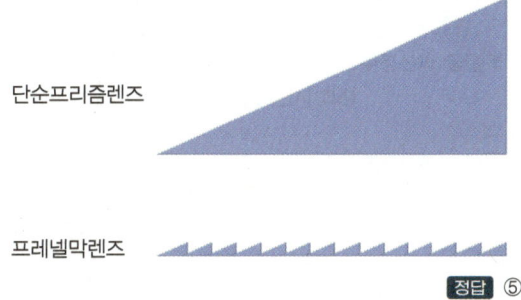

정답 ⑤

### 60 출제키워드 ▶ 미러코팅렌즈

미러코팅은 금속박막으로 렌즈의 전면을 코팅하여 외부에서 보면 마치 거울처럼 빛을 반사하는 렌즈다. 설원 등에서 발생하는 눈부심을 줄여주기 위해서는 미러코팅이 가장 효과적이다.

정답 ②

좋은 책을 만드는 길, 독자님과 함께하겠습니다.

### 국가고시 안경사 기출동형 단기완성

| | |
|---|---|
| 초 판 발 행 | 2026년 01월 05일(인쇄 2025년 09월 29일) |
| 발 행 인 | 박영일 |
| 책 임 편 집 | 이해욱 |
| 저　　　자 | 김미진 |
| 편 집 진 행 | 김준일 · 이경민 · 오다움 |
| 표지디자인 | 김도연 |
| 편집디자인 | 하한우 · 홍영란 |
| 발 행 처 | (주)시대고시기획 |
| 출 판 등 록 | 제10-1521호 |
| 주　　　소 | 서울시 마포구 큰우물로 75 [도화동 538 성지 B/D] 9F |
| 전　　　화 | 1600-3600 |
| 팩　　　스 | 02-701-8823 |
| 홈 페 이 지 | www.sdedu.co.kr |
| I S B N | 979-11-434-0025-3 (13320) |
| 정　　　가 | 30,000원 |

※ 이 책은 저작권법의 보호를 받는 저작물이므로 동영상 제작 및 무단전재와 배포를 금합니다.
※ 잘못된 책은 구입하신 서점에서 바꾸어 드립니다.

# 시대에듀 금융시리즈

**시대에듀 금융, 경제·경영과 함께라면 쉽고 빠르게 단기 합격!**

| | | |
|---|---|---|
| 금융투자협회 | 펀드투자권유대행인 한권으로 끝내기 | 18,000원 |
| | 펀드투자권유대행인 출제동형 100문항 + 모의고사 3회분 + 특별부록 PASSCODE | 18,000원 |
| | 증권투자권유대행인 한권으로 끝내기 | 18,000원 |
| | 증권투자권유대행인 출제동형 100문항 + 모의고사 3회분 + 특별부록 PASSCODE | 18,000원 |
| | 펀드투자권유자문인력 한권으로 끝내기 | 31,000원 |
| | 펀드투자권유자문인력 실제유형 모의고사 4회분 + 특별부록 PASSCODE | 21,000원 |
| | 증권투자권유자문인력 한권으로 끝내기 | 32,000원 |
| | 증권투자권유자문인력 실제유형 모의고사 4회분 + 특별부록 PASSCODE | 21,000원 |
| | 파생상품투자권유자문인력 한권으로 끝내기 | 32,000원 |
| | 투자자산운용사 한권으로 끝내기(전2권) | 38,000원 |
| | 투자자산운용사 실제유형 모의고사 + 특별부록 PASSCODE | 55,000원 |
| | 투자자산운용사 출제동형 100문항 최신 9회분 | 33,000원 |
| 금융연수원 | 신용분석사 1부 한권으로 끝내기 + 무료동영상 | 24,000원 |
| | 신용분석사 2부 한권으로 끝내기 + 무료동영상 | 24,000원 |
| | 은행FP 자산관리사 1부 [개념정리 + 적중문제] 한권으로 끝내기 | 20,000원 |
| | 은행FP 자산관리사 1부 출제동형 100문항 + 모의고사 3회분 + 특별부록 PASSCODE | 17,000원 |
| | 은행FP 자산관리사 2부 [개념정리 + 적중문제] 한권으로 끝내기 | 20,000원 |
| | 은행FP 자산관리사 2부 출제동형 100문항 + 모의고사 3회분 + 특별부록 PASSCODE | 17,000원 |
| | 은행텔러 한권으로 끝내기 | 23,000원 |
| | 한승연의 외환전문역 Ⅰ종 한권으로 끝내기 + 무료동영상 | 25,000원 |
| | 한승연의 외환전문역 Ⅱ종 한권으로 끝내기 + 무료동영상 | 25,000원 |
| 기술보증기금 | 기술신용평가사 3급 한권으로 끝내기 | 31,000원 |
| 매일경제신문사 | 매경TEST 단기완성 필수이론 + 출제예상문제 + 히든노트 | 30,000원 |
| | 매경TEST 600점 뛰어넘기 | 23,000원 |
| 한국경제신문사 | TESAT(테셋) 한권으로 끝내기 | 28,000원 |
| | TESAT(테셋) 초단기완성 | 23,000원 |
| 신용회복위원회 | 신용상담사 한권으로 끝내기 | 27,000원 |
| 생명보험협회 | 변액보험판매관리사 한권으로 끝내기 | 20,000원 |
| 한국정보통신진흥협회 | SNS광고마케터 1급 7일 단기완성 | 20,000원 |
| | 검색광고마케터 1급 7일 단기완성 | 20,000원 |
| 한국보건의료인국가시험원 | 국가고시 안경사 기출동형 단기완성 | 30,000원 |

※ 도서의 제목 및 가격은 변동될 수 있습니다.

## 시대에듀 금융자격증 시리즈와 함께하는
# 금융권 취업의 골든키!

| 은행텔러 | 한승연의 외환전문역 | 신용분석사 | 은행FP 자산관리사 |
|---|---|---|---|
| 한권으로 끝내기 | 1·2종 한권으로 끝내기 | 1·2부 한권으로 끝내기 + 무료동영상 | 1·2부 [개념정리 + 적중문제] 한권으로 끝내기 & 실제유형 모의고사 PASSCODE |

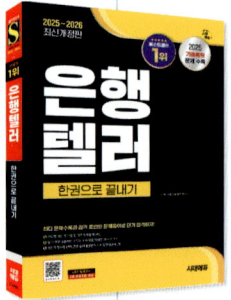 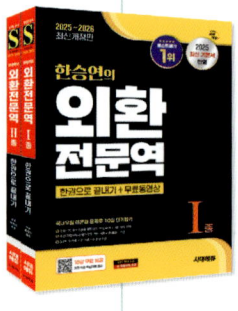 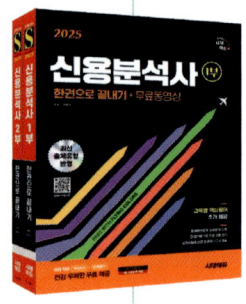 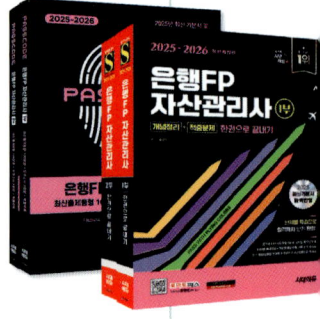

독학으로 2주면 합격! 핵심개념부터 실전까지 단기 완성! | 국내 유일! 핵심이론과 유형문제 및 무료동영상 강의로 합격하기! | 개념정리 + 문제풀이 무료동영상 강의로 실전에 강해지는 체계적 학습! | 방대한 내용에서 핵심만 쏙! 쏙! 효율적 학습으로 단기 합격!

# 시대에듀 금융자격증 시리즈

시대에듀 금융자격증 도서 시리즈는 짧은 시간 안에 넓은 시험범위를 가장 효율적으로 학습할 수 있도록 구성하여 시험장을 나올 그 순간까지 독자님들의 합격을 도와드립니다.

### 투자자산운용사
한권으로 끝내기 &
실제유형 모의고사 + 특별부록 PASSCODE &
출제동형 100문항 최신 9회분

### 증권투자권유자문인력
한권으로 끝내기 &
실제유형 모의고사 PASSCODE

### 매경TEST & TESAT
단기완성 & 한권으로 끝내기

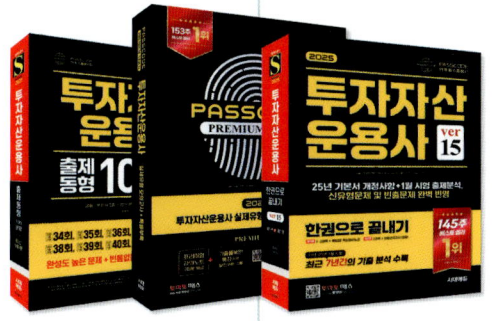

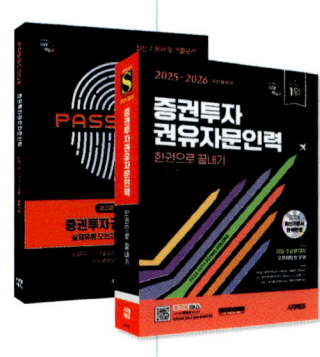

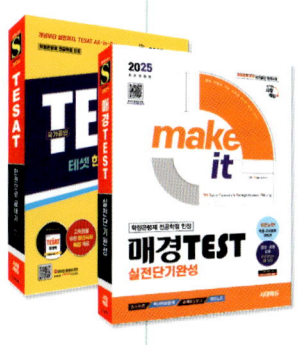

매회 최신시험 출제경향을 완벽하게 반영한
종합본, 모의고사, 기출문제집

단기합격을 위한 이론부터 실전까지
완벽하게 끝내는 종합본과 모의고사!

단순 암기보다는 기본에 충실하자!
자기주도 학습형 종합서!

※ 도서의 제목 및 이미지는 변동될 수 있습니다.

## 시대에듀 회원만을 위한 **특별한 혜택**

회원 가입만 해도 누릴 수 있는 다양한 프리미엄 혜택!

### 01 무료 회원 혜택
- 전문가와 1:1 무료 상담 서비스 제공
- 자격증/공무원/취업 관련 무료 특강 제공
- 월별 이슈 & 상식 특강 제공
- 인적성 검사 및 면접 특강 지원

### 02 유료 회원 혜택
- 750명 교수진의 고품질 명품 강의 제공
- 무제한 반복 수강 가능
- 모바일 강의 다운로드 및 스트리밍
- Full HD 고화질 강의 시청

### 03 추가 제공 서비스
- 교재 및 동영상 구매 시 적립금 3,000원 제공
- 강의 수강료 5% 할인 쿠폰 제공
- 원격지원 서비스를 통한 빠른 문제 해결

※ 모의고사 및 무료특강은 일부 상품에 한해 제공되며, 상품에 따라 제공 여부가 달라질 수 있습니다. 또한, 상품 정책에 따라 서비스 내용은 사전 예고 없이 변경될 수 있습니다.

합격을 위한 최고의 선택! **시대에듀 회원 혜택!**
합격을 위한 첫 걸음, 지금 바로 QR코드로 확인하세요!

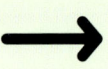